现代医学影像鉴别诊断学丛书

丛书主编　段承祥

骨关节软组织疾病影像鉴别诊断

曹来宾　名誉主编

徐爱德　王世山　主　编

刘吉华　田　军　郗万江　崔建岭　徐文坚　副主编

编写人员名单（按姓氏笔画排序）

王世山　山东省潍坊市人民医院放射科

王绍武　大连医科大学附属医院放射科

毛云华　青岛市第八人民医院放射科

牛军杰　郑州骨科医院放射科

左书耀　青岛大学医学院附属医院核医学科

龙莉玲　广西医科大学附属医院放射科

田　军　山东省医学影像研究所

冯卫华　青岛大学医学院附属医院放射科

刘　霞　北京积水潭医院放射科

刘吉华　青岛大学医学院附属医院放射科

刘存兵　山东省潍坊市人民医院放射科

刘红光　青岛胶南市人民医院放射科

刘增胜　青岛市立医院放射科

刘慧敏　青岛大学医学院第二附属医院放射科

巩武贤　山东省医学影像研究所

孙英彩　河北医科大学第三附属医院放射科

李　锋　广州亿仁医院放射科

李传亭　山东省医学影像研究所

宋英儒　广西医科大学附属医院放射科

汪敬群　厦门市人民医院放射科

连鸿凯　郑州骨科医院放射科

陈海松　青岛大学医学院附属医院放射科

郗万江　厦门市人民医院放射科

房世保　青岛大学医学院附属医院超声室

屈　辉　北京积水潭医院放射科

孟　凯　山东省中医院骨科

孟繁禄　山东省立医院放射科

赵晶品　河北医科大学第三附属医院放射科

郝大鹏　青岛大学医学院附属医院放射科

柳　澄　山东省医学影像研究所

段　峰　青岛大学医学院附属医院放射科

徐　锐　山东省日照市人民医院放射科

徐文坚　青岛大学医学院附属医院放射科

徐爱德　青岛大学医学院附属医院放射科

高传平　青岛大学医学院附属医院放射科

高振华　广东中山医科大学附属医院放射科

郭志远　河北医科大学第三附属医院放射科

黄仲奎　广西医科大学附属医院放射科

曹庆选　青岛第二人民医院放射科

崔建岭　河北医科大学第三附属医院放射科

中国协和医科大学出版社

图书在版编目（CIP）数据

骨关节软组织疾病影像鉴别诊断／徐爱德，王世山主编．—北京：中国协和医科大学出版社，2010.6

（现代医学影像鉴别诊断学丛书／段承祥主编）

ISBN 978－7－81136－356－2

Ⅰ．骨…　Ⅱ．①徐…②王…　Ⅲ．①关节疾病－影像诊断：鉴别诊断②软组织损伤－影像诊断：鉴别诊断　Ⅳ．R684.04　R686.04

中国版本图书馆 CIP 数据核字（2010）第 057597 号

现代医学影像鉴别诊断学丛书

骨关节软组织疾病影像鉴别诊断

主　　编：徐爱德　王世山

责任编辑：王云珊

出版发行：中国协和医科大学出版社

（北京东单三条九号　邮编 100730　电话 65260378）

网　　址：www. pumcp. com

经　　销：新华书店总店北京发行所

印　　刷：北京丽源印刷厂

开　　本：787×1092 毫米　1/16 开

印　　张：45.5

字　　数：900千字

版　　次：2010 年10月第一版　2010 年 10 月第一次印刷

印　　数：1—3 000

定　　价：110.00 元

ISBN 978－7－81136－356－2/R · 356

（凡购本书，如有缺页、倒页、脱页及其他质量问题，由本社发行部调换）

内容简介

医学影像诊断是一个对照、比较、鉴别的过程。日常工作中，首先获得的是与病人相关的临床、病变部位和影像学征象等信息，依据这些资料，想到几种可能性，相互间进行比较和鉴别，推断出更符合客观的病理性质或病因。本书正是按照这一思维过程编写的。全书分为骨、关节和软组织三篇，每一篇先讲述病变的影像学基本征象和病理机制，列表说明病变发生的相关病因；然后，按系统较全面地叙述各种病变，主要介绍与诊断和鉴别诊断相关的临床和影像学表现（主要包括普通 X 线、CT 和 MRI）。本书图文并茂，既适合医学影像学医师，也适合骨科临床医师的需要。

丛书序言

现代医学影像学的发展拓宽了临床诊断和治疗的内容，影像诊断学和介入放射学的结合也提高了临床诊断和鉴别诊断的要求，并不断充实着其内涵。在 CT、MRI、超声、核医学、DSA 等设备已普及的今天，传统的放射学已向医学影像学转变，这种转变将表现在工作模式、学习方法、思维模式和人员培养方式等方面。

当前，医学影像学发展迅速，关于疾病的各种影像诊断的书籍不断涌现，但综合了各种影像技术的有关鉴别诊断的有较为深入讨论的专著尚缺如。疾病的发展是一个不断变化的动态过程，各种影像表现大多仅仅是一瞬间的静态记录，多数情况下不可能完全反映疾病整个发展变化的过程。影像诊断也只是根据局部征象来判断疾病。疾病是整体的，尤其是复杂的疾病，在各方面都会有所表现，一个正确诊断的建立，必须通过对各种影像技术所获得的各种征象进行综合分析，在多数情况下，鉴别诊断是建立诊断的一个必要的过程。因此要应用当今各种影像技术的优越性，在各个疾病的诊断和鉴别诊断中扬长避短，相互补充，彼此印证，充分发挥各种影像技术的作用。鉴别诊断不仅仅要依靠深厚的专业背景和经验，而且要强调分析中的思维方法。各个疾病的影像表现之间既是相互联系又是相互区别的，既存在共点又存在差异，是鉴别诊断的客观基础。

有鉴于此，我们邀请国内有关专家编写了本套《现代医学影像鉴别诊断学丛书》。将丛书按系统分为七卷，涉及颅脑、头颈部、胸部、腹部、盆腔、脊柱、骨骼肌肉等内容。在内容上，我们力求使其符合编写要求，能反映当前现代医学影像学发展的新水平，突出本丛书的特点是“鉴别诊断”。

由于这是一项新的工作，突出影像诊断中的鉴别诊断还只能是一种探索，并无现成的经验可资借鉴，难免存在原有编写专著的框框；同时编写人员众多，地区分散，成书时间较紧，难以统一规范。加之编者水平有限，使书中难免有错误和不足之处，尚望读者批评指正，使之能不断改进，逐步完善编写的要求和企望。

段承祥

2010年6月

前言

医学影像学鉴别诊断著作的编写，通常是以疾病征象为纲，疾病为目，在每一个征象中罗列尽可能全面的病因疾病，而不是按疾病的分类来叙述。但肌肉骨骼系统比较特殊，组织结构和解剖部位相对比较复杂，“同征异病”、“异征同病”比比皆是。因此，按照惯例编写，难免会造成内容上的重复，一种疾病可能会出现在若干征象的描述之中，且每种疾病的内容也会被肢解、零散，不利于读者对某一疾病的全面认识。为此，我们仍按疾病的病因分类加以叙述，但突出“认证辨病”这一指导思想。全书分为骨、关节、软组织三篇，每一篇先较详细地介绍基本征象的影像学特点、发生机制、病理基础及产生该征象的尽可能全面的病因；再介绍不同病变的优势发病部位；然后按系统讲述每一疾病，重点介绍其与鉴别诊断相关的内容，如临床特点、重要的实验室检查和影像学表现。文字尽量简明，插图力求包含不同病征、不同部位的图像，以供鉴别的需要。书中图片除个别引自文献外，均为作者在日常工作中积累的经手术病理证实的资料。

影像界老前辈段承祥教授和曹来宾教授对本书的编写，自始至终给予极大的关注，从编写大纲的制定、编写的体例格式、内容的阐述方式，到部分内容的审阅和修改，都给予悉心指导，同时还提供了珍贵的资料，在此深表谢意！本书部分内容的书写，邀请了国内知名专家屈辉、黄仲奎、龙莉玲、王绍武和崔建岭等，他们在百忙中不辞辛劳，积极撰写，为本书增辉添色，谨表衷心感谢！

由于编者水平和经验所限，书中难免有纰漏之处，敬请读者不吝指正！

徐爱德　王世山

目 录

第一篇 骨 骼

第一章 概论 …… (3)
第一节 比较影像学 …… (3)
第二节 骨骼病变的基本影像学表现 …… (43)
第三节 骨骼病变的优势发病部位 …… (91)
第二章 骨折 …… (107)
第一节 创伤性骨折 …… (107)
第二节 应力性骨折 …… (127)
第三章 骨肿瘤 …… (133)
第一节 成骨性肿瘤 …… (135)
第二节 成软骨性肿瘤 …… (163)
第三节 骨巨细胞瘤 …… (191)
第四节 骨髓肿瘤 …… (198)
第五节 骨脉管组织肿瘤 …… (229)
第六节 骨其他结缔组织肿瘤 …… (239)
第七节 骨其他肿瘤 …… (261)
第八节 骨转移瘤 …… (271)
第四章 肿瘤样病变 …… (286)
第五章 骨感染 …… (338)
第六章 骨软骨病 …… (389)
第七章 造血系统病变 …… (417)
第一节 贫血 …… (417)
第二节 骨髓组织增生异常 …… (426)

第三节 脂沉积症，组织细胞增多症，高脂蛋白血症 …………………………………(436)
第四节 丙种球蛋白异常血症 ……………………………………………………………(447)
第八章 内分泌与代谢性骨病 ……………………………………………………………(451)
第一节 内分泌性骨病 ……………………………………………………………………(451)
第二节 代谢性骨病 ………………………………………………………………………(465)
第九章 理化因素所致骨病 ……………………………………………………………(480)
第十章 先天性骨病 ……………………………………………………………………(488)
第一节 骨发育畸形 ………………………………………………………………………(488)
第二节 骨软骨发育障碍 …………………………………………………………………(508)
第三节 黏多糖贮积症 ……………………………………………………………………(549)
第四节 黏脂贮积症 ………………………………………………………………………(554)
第五节 染色体异常 ………………………………………………………………………(555)
第十一章 其他骨病 ……………………………………………………………………(562)

第二篇 关 节

第一章 概述 ……………………………………………………………………………(575)
第二章 感染性关节病 …………………………………………………………………(593)
第三章 系统性和变态反应性关节病 …………………………………………………(603)
第四章 创伤和退变性关节病 …………………………………………………………(618)
第五章 代谢性关节病 …………………………………………………………………(628)
第六章 滑膜肿瘤和肿瘤样病变 ………………………………………………………(636)
第七章 其他类型关节病 ………………………………………………………………(643)

第三篇 软组织

第一章 概论 ……………………………………………………………………………(651)
第二章 软组织肿瘤 ……………………………………………………………………(657)
第一节 软组织良性肿瘤 …………………………………………………………………(658)
第二节 软组织恶性肿瘤 …………………………………………………………………(682)
第三章 其他软组织病变 ………………………………………………………………(700)

第一篇　骨　骼

第一章 概论

第一节 比较影像学

当代影像学领域的五大成像技术（X线、超声、CT、MRI与放射性核素显像）在骨骼肌肉系统均发挥着重要作用，每种方法都有各自的优势和不足，在应用中要扬长避短，合理选择，相辅相成。其中超声检查主要对四肢的软组织病变有诊断价值，将于第三篇软组织中介绍。以下只对X线、CT、MRI和放射性核素显像四种成像方法的特点和在骨骼肌肉系统的应用给予介绍。

一、X线、计算机X线成像（CR）、数字X线成像（DR）

由于骨骼本身结构及其周围的软组织有鲜明的自然对比，X线摄影可使骨骼清楚显影，因此，大多数骨骼病变特别是四肢骨的病变易于显示出来。而且X线摄影方法简便，空间分辨率高，能整体观察要检查的部位。此外，X线摄影有悠久的历史，在诊断上积累了丰富的经验，检查费用低，目前仍为骨骼疾病最常用和首选的检查方法。CR（computer radiography）、DR（digital radiography）是传统X线摄影与计算机技术结合的数字成像方法，目前国内已广泛应用，数字成像与传统的模拟成像相比具有许多优点，一次曝光后可通过后处理（改变对比度、灰阶、图像大小和能量减影等）来观察特定的组织结构，不仅可以观察骨质，而且可以观察软组织的改变，还可局部放大以观察细微结构。在图像存储和传输方面实现了网络化和信息化的要求。但CR、DR成像也是依据X线特性和组织密度的差异成像，仍然是投照部位所有组织结构的重叠影像，因此其成像特点基本与X线摄影相同。

有些病变如创伤性骨折、骨发育畸形、骨发育障碍和缺血坏死等，X线表现是非常重要的诊断依据。良、恶性骨肿瘤的鉴别诊断、成软骨性肿瘤或成骨性肿瘤的定性，X线检查也具有很高的价值。但许多疾病X线征象缺乏特征性，必须结合临床表现如发病急缓、症状轻重和体征特点、实验室检查资料与其他影像学资料，才能明确诊断。

X线检查的局限性：X线表现比病理改变和临床表现出现晚，如炎症和肿瘤的早期，病变仅在骨髓内浸润而不破坏骨质时，X 线检查可无阳性发现或改变不明显。此时，不应轻易放弃诊断，而应根据临床拟诊，依不同病情，进一步作 CT、MRI 或核素扫描，以发现病变（图 1-1-1）。X 线平片是投照部位所有组织重叠在一起的图像，因重叠因素，某些解剖结构特别是中轴部位的骨骼，常显示不满意（图 1-1-2、3）；特别是小的病灶或密度较淡的病变可被掩盖或难以辨认。

二、CT

CT 以其组织分辨率高、无重叠和图像后处理的优点，弥补了传统 X 线的不足。近年

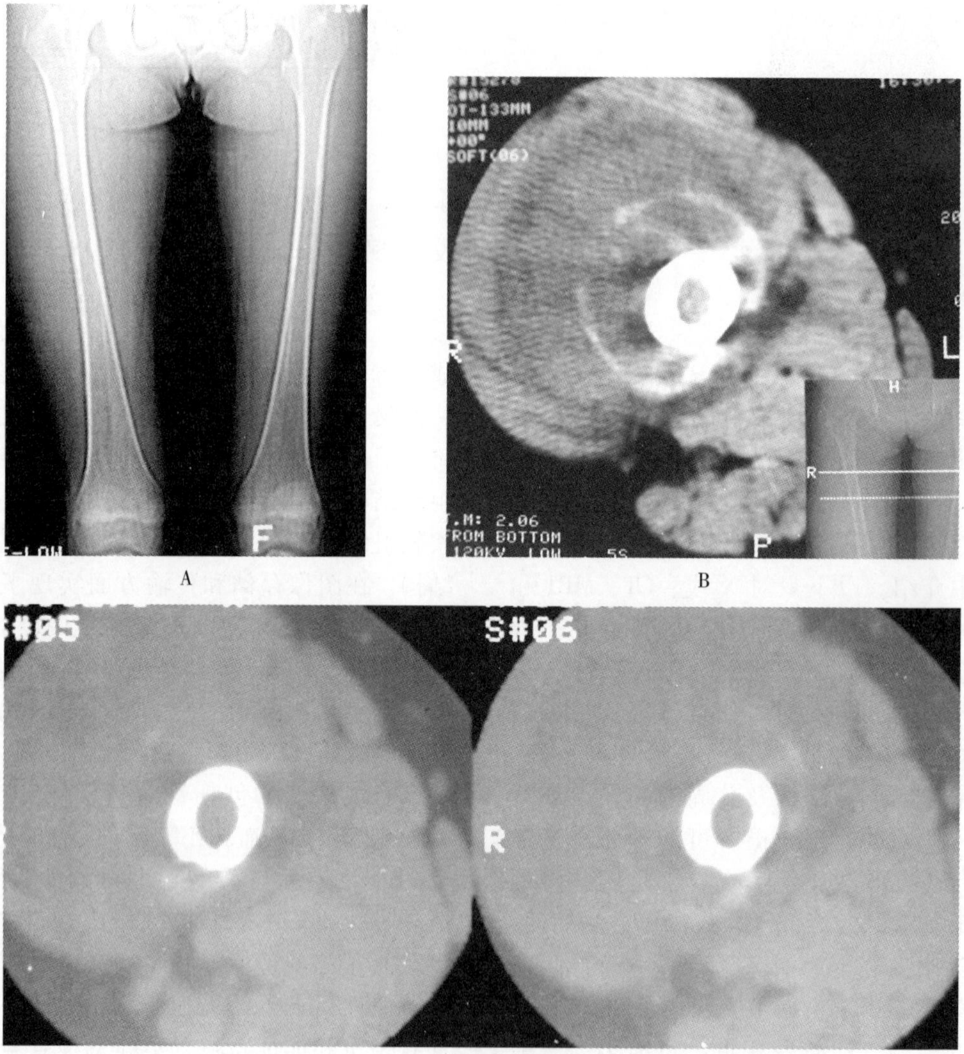

A　　B

C

图 1-1-1　尤因肉瘤

A：X 线无阳性发现；B、C：CT 见骨髓腔密度增高，周围骨膜增生及软组织肿胀。

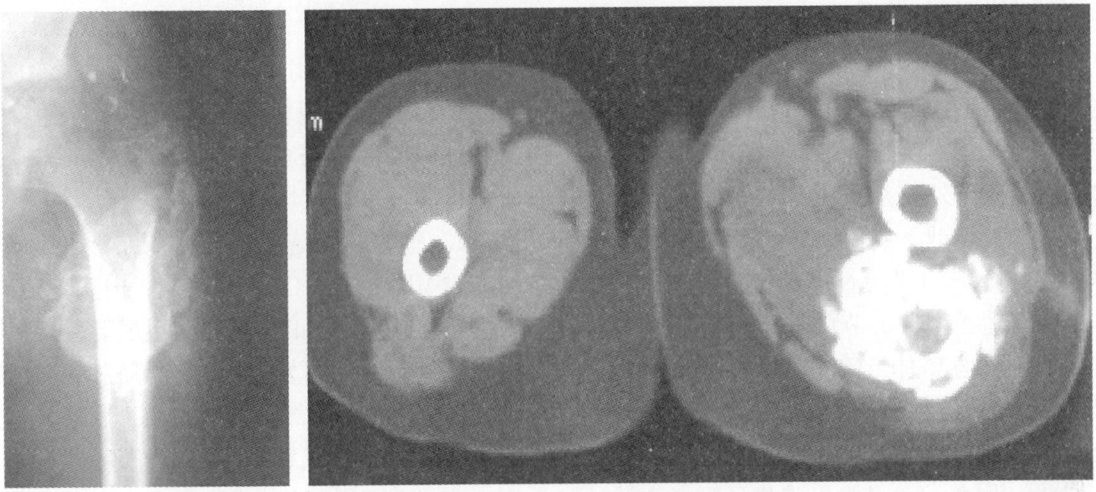

A B

图 1-1-2 骨化性肌炎

A：X 线平片，股骨上段骨周骨化影与股骨关系不明确；B：CT，骨化影位于软组织内。

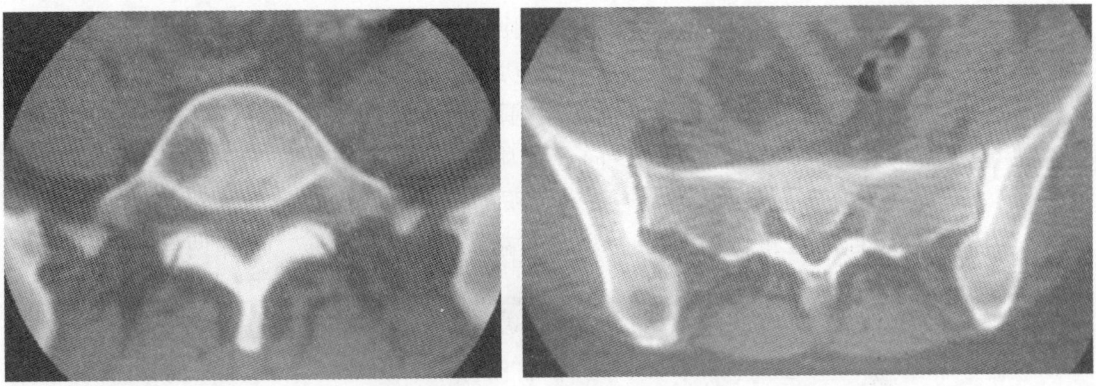

A B

图 1-1-3 骨转移性肿瘤

A、B：CT 见 L_5 和髂骨后嵴溶骨破坏，X 线平片未能显示（X 线片未附）。

来，随着多层螺旋 CT 技术的迅速进展，其优势更加凸显。一般来讲，骨和关节解剖部位复杂或常规 X 线难以检查的部位，CT 则能提供更多的诊断信息。CT 的作用主要是评价骨盆、髋、骶骨、骶髂关节、胸骨、脊柱（包括颅颈交界部位）、跗跖部、颞颌关节和腕等部位的病变。CT 可区分密度差别小的脂肪、液体、肌肉和软骨等组织，可清楚显示气体和细微的钙化或骨化，从而使诊断趋于明确或使鉴别诊断范围缩小。CT 增强扫描有助于判断组织性质，帮助诊断和鉴别诊断。CT 还可准确引导对骨内或软组织脓肿、肿瘤进行抽吸或活检。

（一）CT 在骨骼病变的临床应用

1. 创伤　CT 在骨关节外伤方面的应用占的比例最大。外伤病人常病情较重或疼痛剧烈而不宜搬动，特别适应多层螺旋 CT（MSCT）检查。CT 检查可确定骨折或脱位的存在和病理类型、关节内异常（包括软骨损伤、骨软骨游离体）和相邻的软组织情况。CT 显示某些较复杂解剖部位细微骨折的能力明显优于常规 X 线平片（图 1-1-4）。

（1）脊柱　CT 基本上替代了常规的 X 线检查，用来评价复杂骨折和脱位，如突向椎管内的骨块，椎弓或椎板骨折，小关节突关节囊的撕裂等。

（2）骨盆　CT 能清楚地诊断骶骨的压缩骨折，骨盆环的复杂骨折，髋臼的隐匿骨折与髋脱位等。

（3）胸锁关节脱位　X 线平片很难诊断，而 CT 轴位像可直接确定锁骨的位置异常，向前或后移位。

（4）肩关节脱位合并骨和软骨损伤　CT 可检出关节内骨块。对软骨损伤，CT 关节造影检查可以确定。

CT 检查也常用于膝、踝、肘和腕部的骨折脱位，如髌骨脱位或半脱位、胫骨平台骨折、远侧胫腓关节或尺桡关节脱位、腕或跗骨骨折脱位等。

2. 感染　骨髓炎的早期诊断最好行核素扫描或 MRI 检查，CT 亦可确定骨内病变范围，因炎性充血水肿，正常骨髓的脂肪密度被替代。在慢性感染，CT 可发现死骨、骨脓肿、软组织脓肿和窦道。对深部关节（如髋、骶髂、肩关节、胸锁关节）或脊柱周围软组织感染的范围，CT 也能清楚显示（图 1-1-5）。

3. 肿瘤　CT 可确定肿瘤部位，区别肿瘤是起源于骨骼还是来自软组织（图 1-1-6），估计病变累及骨和软组织的范围。随着外科手术的发展，对恶性骨肿瘤的治疗倾向于做肿瘤大块切除来代替截肢手术，以保存肢体功能，提高生活质量。故术前了解病变的范围、观察同周围神经血管的关系十分重要。因 CT 有高的分辨率，很易确定肿瘤侵及软组织的范围，肿瘤在骨内的纵向扩展，即上下端侵犯范围的确定。肢体两侧进行比较更易

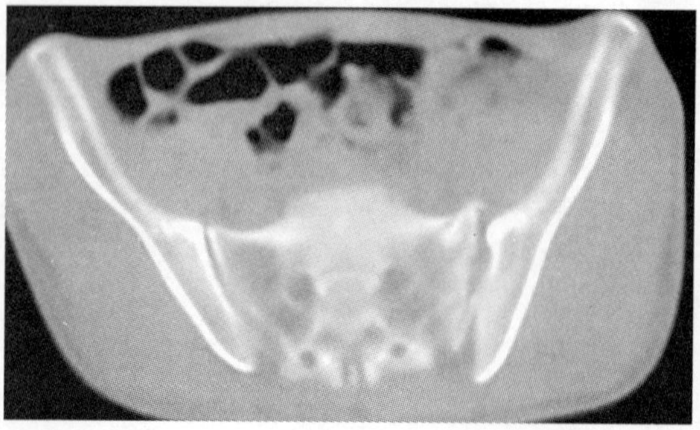

A

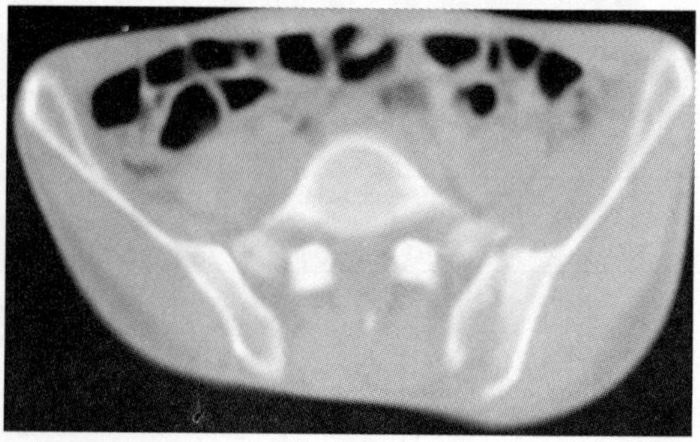

B

图 1-1-4　CT 发现中轴部位骨折

A、B：左骶髂关节错位及髂骨骨折。

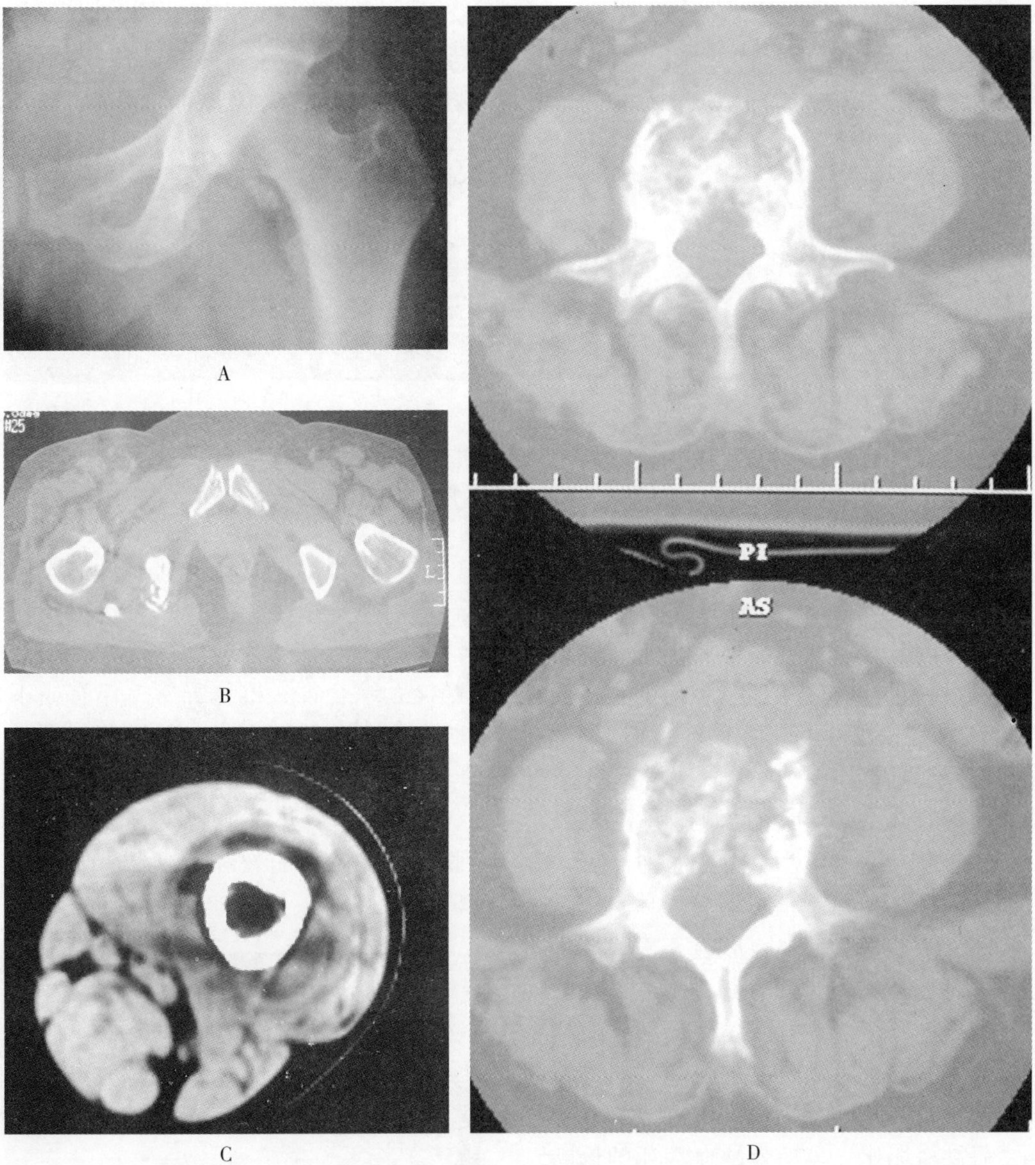

图 1-1-5　CT 发现死骨、软组织脓肿和气体

A、B：X 线平片、CT 示左坐骨骨髓炎，见死骨及软组织脓肿；C：骨髓炎，软组织内气体影；D：腰椎结核，破坏灶内死骨及椎旁脓肿。

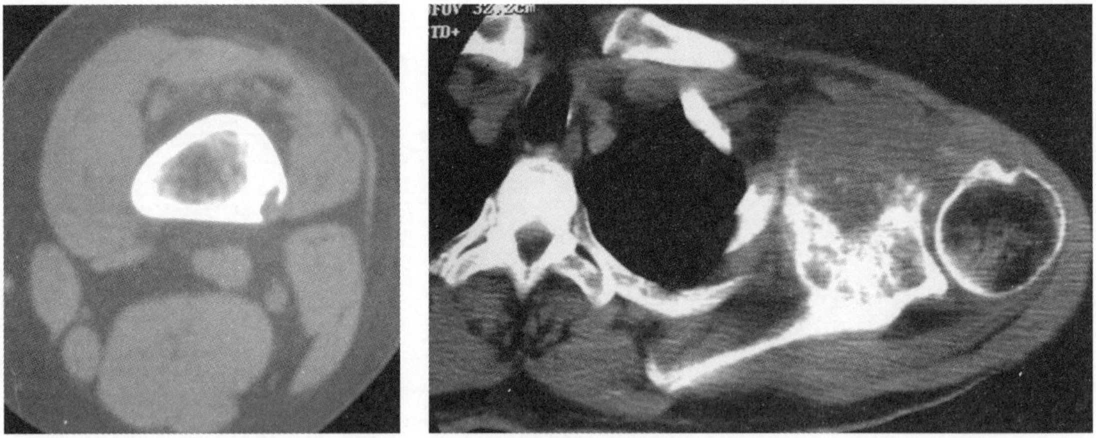

A B

图 1-1-6 CT 帮助确定肿瘤起源部位

A：纤维皮质缺损，病灶位于皮质内；B：肩胛骨软骨肉瘤，肿瘤起源于肩胛骨。

发现异常。X 线平片有相当大的局限性，往往低估病变，原因是肿瘤髓腔内的浸润在 X 线平片上难以反映。CT 则容易检测出来，肿瘤浸润髓腔取代脂肪组织，使负 CT 值变为正的 CT 值。CT 增强扫描可更清楚确定肿瘤同周围大血管神经束的关系。

CT 检查的重要意义是帮助制定手术方案，而不是确切的诊断，但对一些特殊肿瘤可予以定性。测病灶内的 CT 值可区分液体、纤维组织及脂肪组织。CT 示小圆形透亮病灶周围有明显的骨硬化，可支持骨样骨瘤的诊断。病灶内发现液-液面，常为孤立性或动脉瘤样骨囊肿。CT 引导下对骨内或软组织肿瘤进行抽吸活检，可帮助定性。

4．骨缺血坏死　早期骨缺血坏死的诊断以核素扫描和 MRI 最敏感。对股骨头缺血坏死，CT 可提供重要信息，特别是在较晚期证实软骨下骨的塌陷非常重要，因为直接关系到手术计划的制定。

5．先天性病变　CT 可估计髋臼的发育，还可测量股骨前倾角和胫骨扭转。先天性跗骨融合特别是跟距骨融合在直接冠状位扫描可清楚显示。在脊柱，CT 可诊断脊髓纵裂、脊髓栓系综合征、椎体异常、伴有或不伴有脂肪瘤的椎管闭合不全、脊膜膨出。

6．脊柱退变　CT 主要用来诊断椎间盘退变、突出及术后并发症。CT 对诊断椎管狭窄、滑膜囊肿、椎弓崩裂和后纵韧带骨化等很有价值（图 1-1-7、8）。

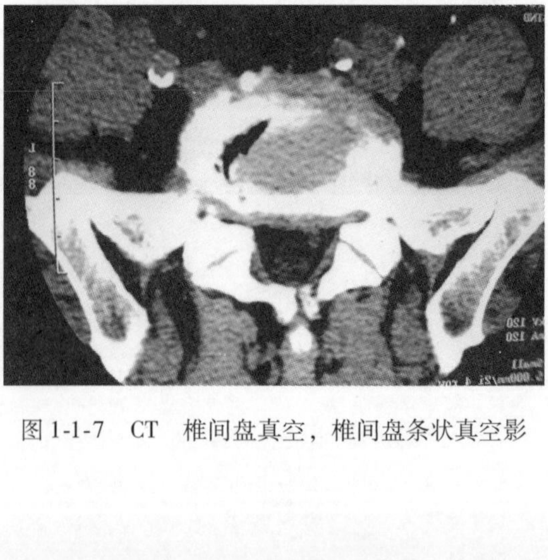

图 1-1-7　CT　椎间盘真空，椎间盘条状真空影

CT 解决了组织的相互重叠，且提高了密度分辨力，但空间分辨力仍不如 X 线平片，对细微征象的分析受限制。

（三）多层螺旋 CT 在骨骼病变的临床应用

CT 常规横断面图像对解剖复杂部位（如脊柱、关节）虽避免了骨骼的相互重叠，但缺乏像 X 线平片那样的整体观念，在判断空间关系上受到一定的限制，高性能的多层螺旋 CT 可弥补这方面的不足（图 1-1-9、10）。

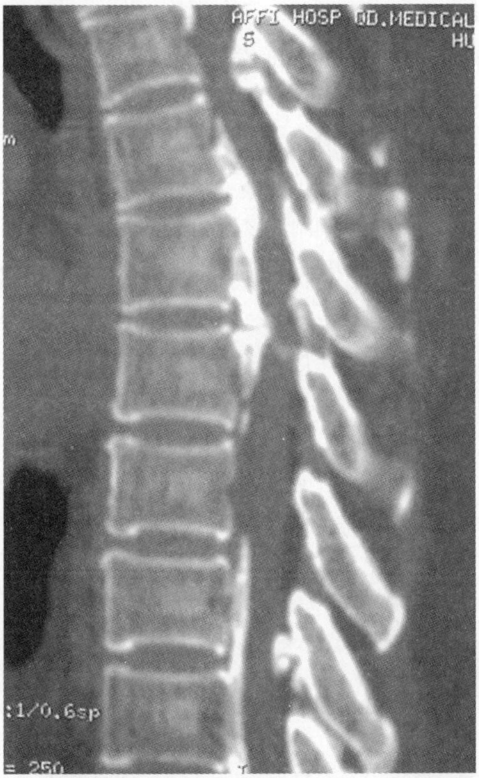

图 1-1-8 CT 观察后纵韧带钙化，CT 矢状位重建，胸椎后纵韧带钙化

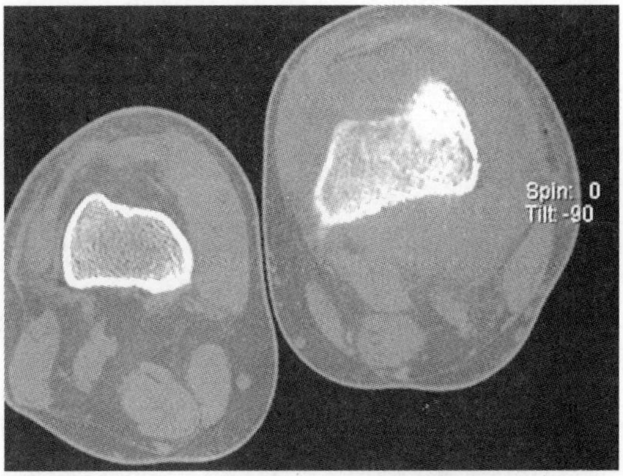

图 1-1-9 膝关节股骨下端 CT 轴位图像，常规 CT 只能横断（短轴）断层

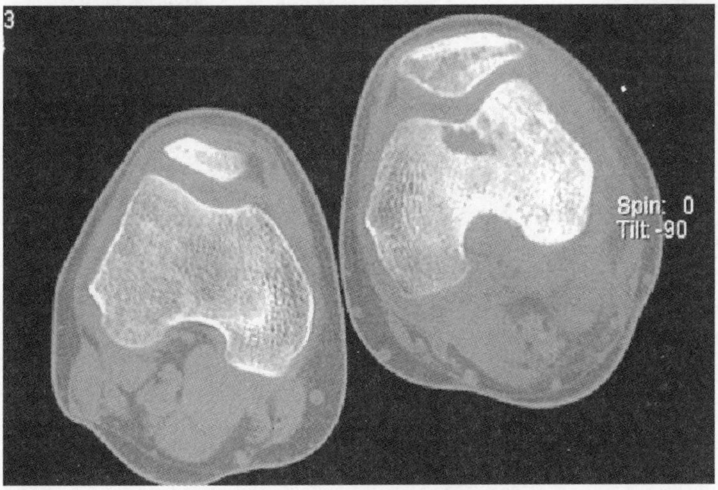

A

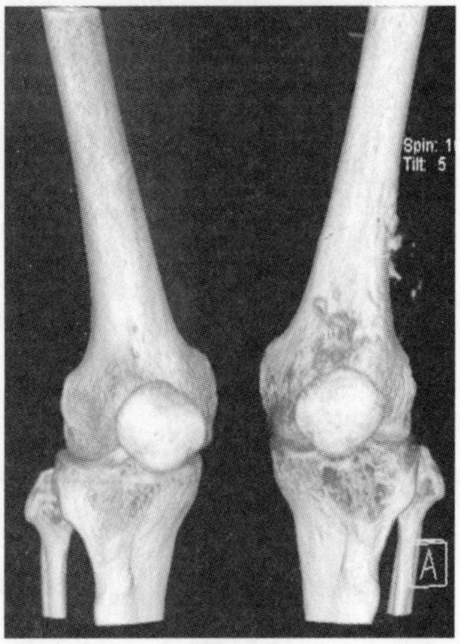

B

图 1-1-10 膝关节

A：CT 轴位图像，二维图像，难以全面展示关节结构；B：膝关节螺旋 CT 三维成像，显示关节为三维结构。

1．脊柱

（1）一次扫描，多种重建　在过去的脊柱螺旋 CT 扫描中，观察椎间盘和局部椎体，需两次扫描分别进行。在采用各向同性扫描后，可以通过一次扫描重建出一系列图像（图 1-1-11）。

（2）椎间盘轴位多平面重建（MPR）扫描（图 1-1-12）。

（3）替代 X 线双斜位透照观察椎间孔（图 1-1-13A、B）。

（4）显示椎管正矢状断层和所有椎体及椎弓结构　正矢状 MPR 可以观察椎管纵向长轴断面、椎间隙、椎体骨质、椎弓根、椎间盘和后纵韧带病变（图 1-1-13C），长轴显示脊柱也有利于观察椎旁病变（如冷脓肿）的形态和范围（图 1-1-14）。

（5）三维成像　常用方法主要有表面遮盖显示（SSD）和 VRT。可立体直观地显示脊柱及椎体病变和畸形，如蝴蝶椎、半椎体、侧弯、后突、椎板及椎体融合（图 1-1-15）；立体观察脊柱多发骨折，精确显示骨折及其移位情况；多方位观察病变与椎间隙及椎间孔的关系（如椎间孔神经源性肿瘤）。

2．髋关节

（1）一次扫描多种显示　可更好地观察髋关节病变，如骨折、脱位、先天发育异常等。

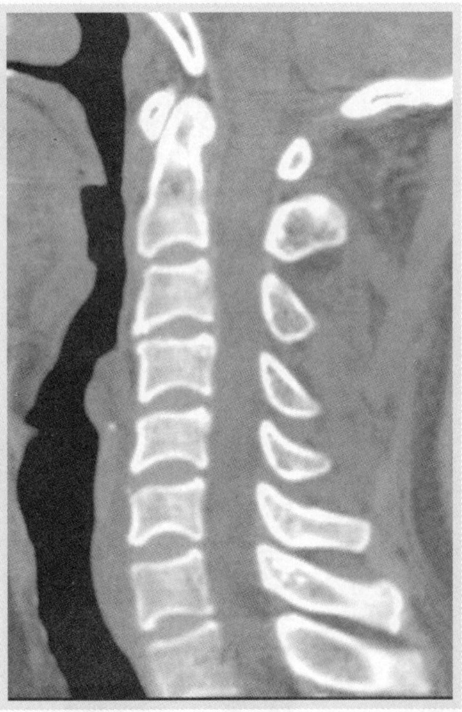

A

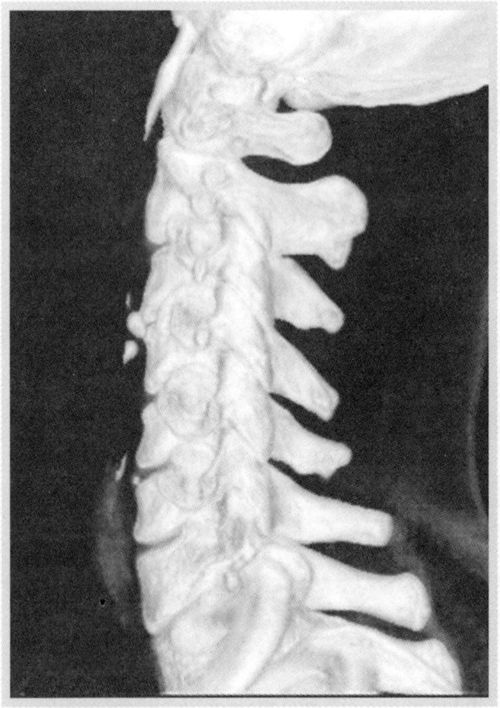

B

图 1-1-11　螺旋 CT 全颈椎各向同性轴位扫描后重建

A、B：矢状位图像、三维容积再现技术（VRT）立体图像。

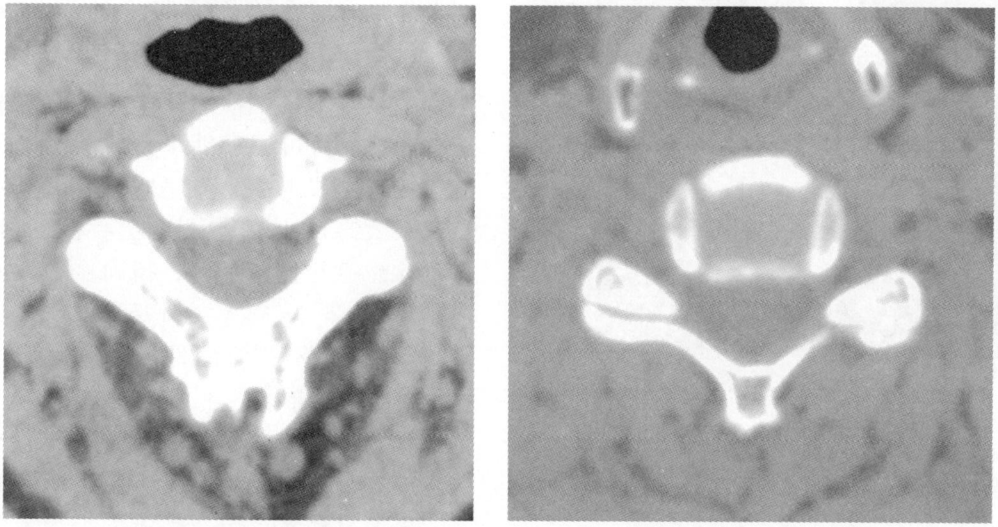

A B

图 1-1-12 螺旋 CT 全颈椎各向同性轴位扫描

A、B：各向同性轴位扫描后的椎间盘轴位 MPR 图像与轴位直接扫描椎间盘图像具有相同的质量，可替代常规间盘扫描模式观察椎间盘并用于诊断。

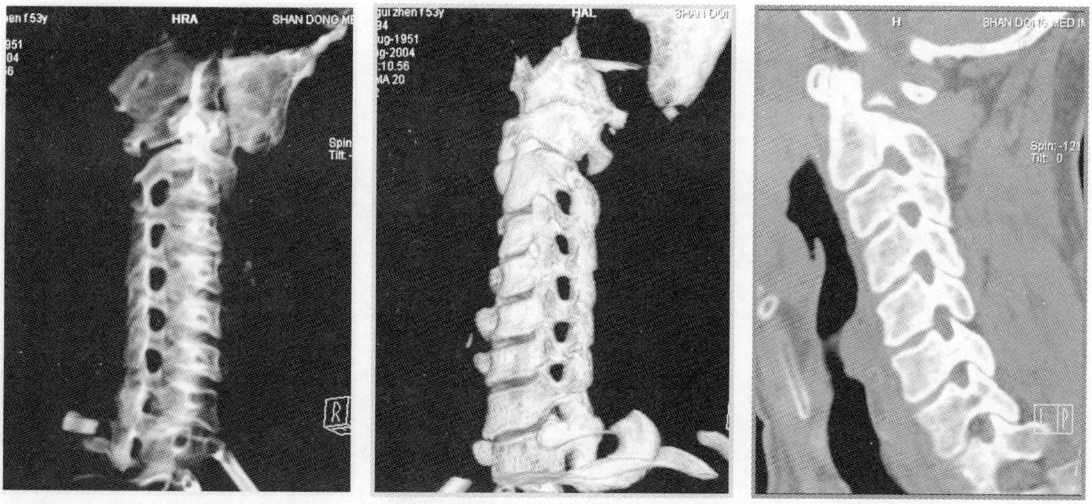

A B C

图 1-1-13 CT 三维重建

A、B：CT 三维透明重建及三维 VRT 立体重建，可清晰显示双侧椎间孔的完整形态及大小，可替代颈椎双斜位平片；C：颈椎 MPR，颈椎的正中矢状位 MPR，显示椎管正矢状断层和所有椎体骨质结构。

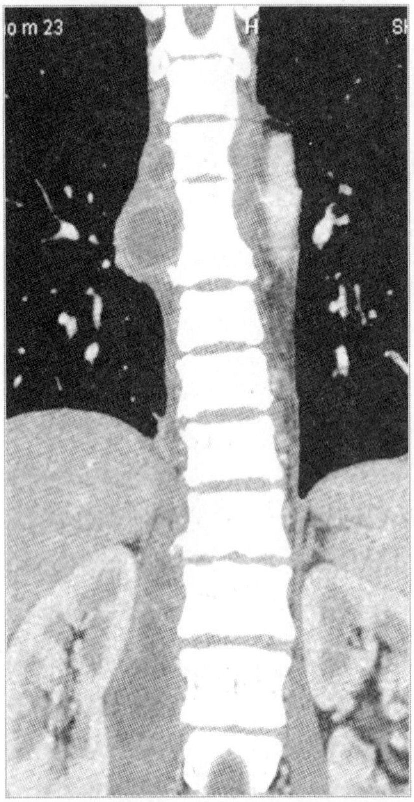

图 1-1-14　胸椎冠状 MPR：长轴显示椎体骨质破坏、椎间隙狭窄、椎旁脓肿

（2）分离重建技术　髋臼和股骨头可分别重建出 SSD 图像，使原先一直被遮盖的髋臼形态能清楚显示（图 1-1-16），对小儿先天髋关节发育不良不仅能从影像学上做出正确的诊断，而且可以帮助小儿外科医生在术前作出更加精确的手术方案。在应用这项技术之前，大约 1/3 的患者只能在手术中打开髋关节后才能确定手术细节。

3. 足部

（1）MPR、三维图像　使解剖结构的辨认与定位更为准确（图 1-1-17、18）。结合横断面轴位图像有助于足部骨骼病变的诊断。

（2）分离重建技术　可使靶结构独立显示，更加清晰显示病变整体形态与结构，为整形外科医生制定手术方案提供更有价值的信息。

4. 肘关节　肘关节横断面图像难以显示关节组成骨的相互位置关系，肘关节三维重建图像可同时显示骨的异常和关节结构的异常，对显示关节组成的位置异常及表面形态的改变有重要意义。

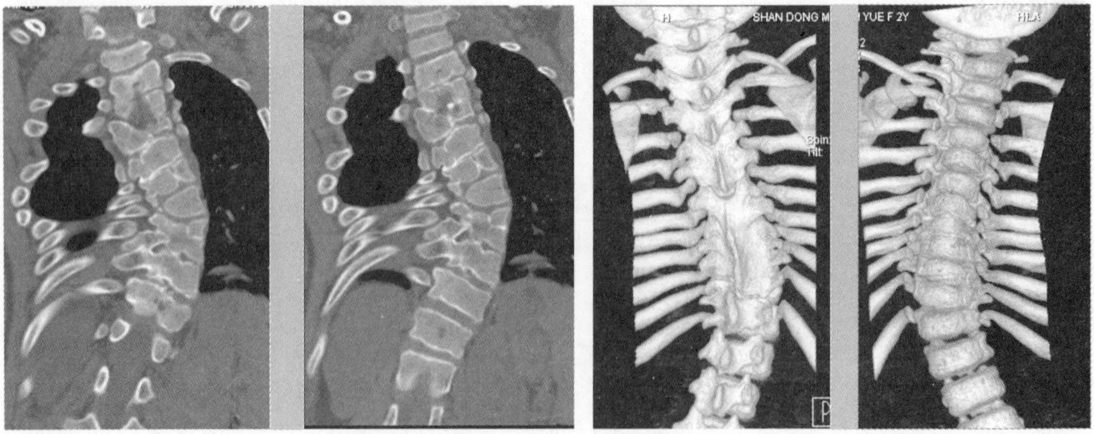

A　　　　B

图 1-1-15　脊柱 MPR 图像及 VRT 三维图像

A、B：清晰显示蝴蝶椎、半椎体、侧弯、椎板及椎体的融合。

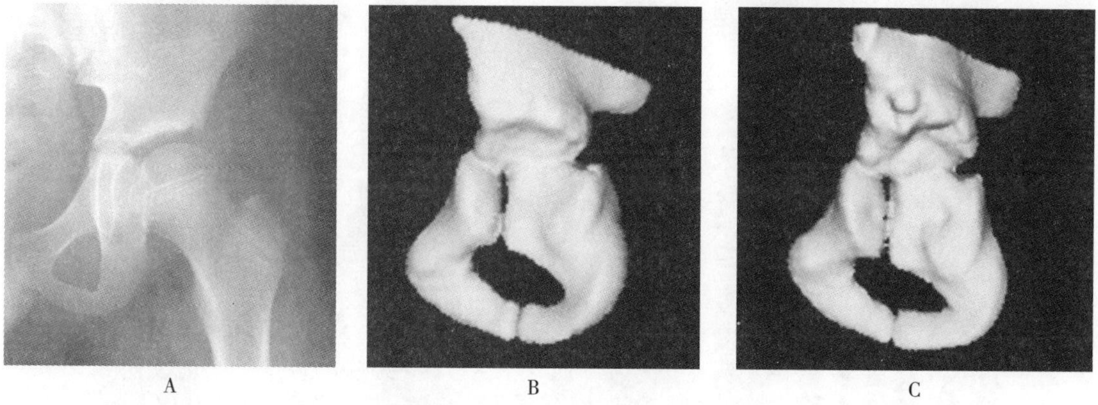

图 1-1-16 髋关节三维分离重建

A、B：髋关节平片、三维分离重建，正常髋关节；C：髋关节三维分离重建，髋臼发育不良。

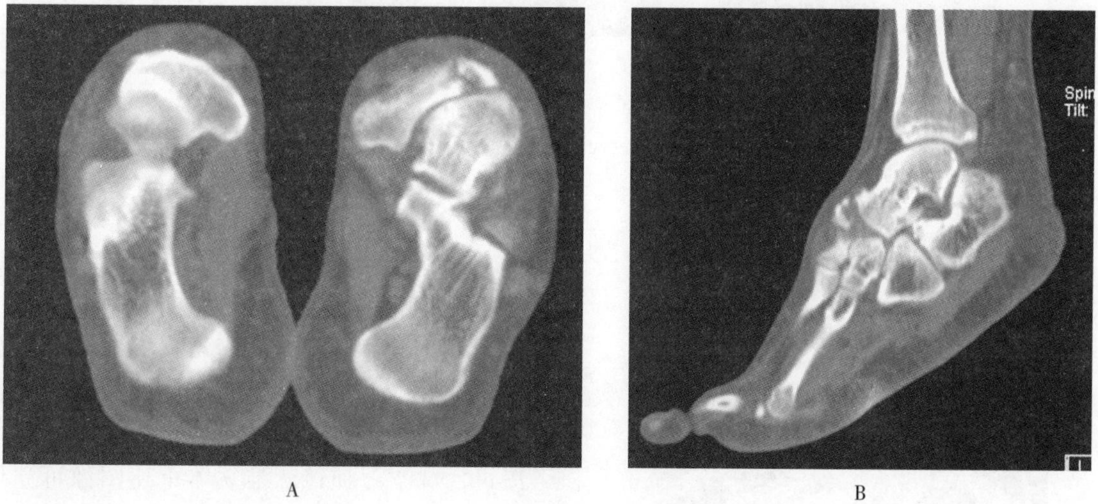

图 1-1-17 足部 CT

A：轴位 CT 显示一骨骼骨折，但难以定位；B：MPR 图像显示舟骨骨折。

5．肋骨

（1）显示变异/和（或）畸形种类，如叉状肋、颈肋等。

（2）精确显示肋骨骨折位置 X 线片经常由于摄片位置的关系不能清晰显示骨折线；CT 横断面图像不能沿肋骨走行方向显示肋骨，其对肋骨骨折的诊断价值明显低于 X 线平片，即使显示了骨折也难以判断病变肋骨的序数。肋骨的三维 CT 重建图像能显示肋骨全部范围的表面及立体结构，并可任意方向旋转，对肋骨骨折的检出率明显高于 X 线平片（图 1-1-19），对骨折的定位明显精确于常规 CT

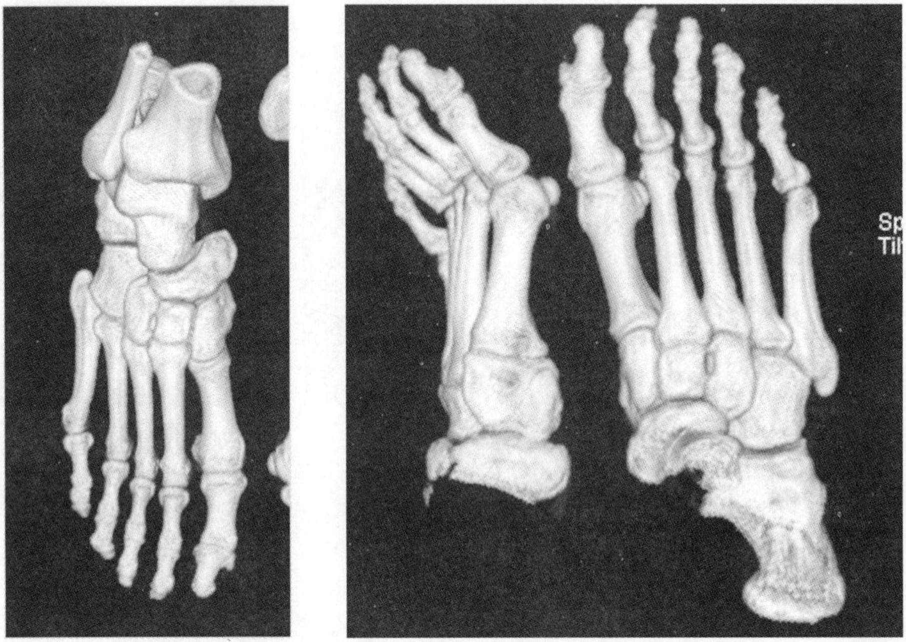

A　　　　　　　　　　B

图 1-1-18　与图 1-1-17 同一病例的各向同性扫描后的三维图像

A、B：足部骨骼可显示立体关系，使舟骨骨折的显示更为清晰，骨折部位及骨折程度的辨认更为容易。

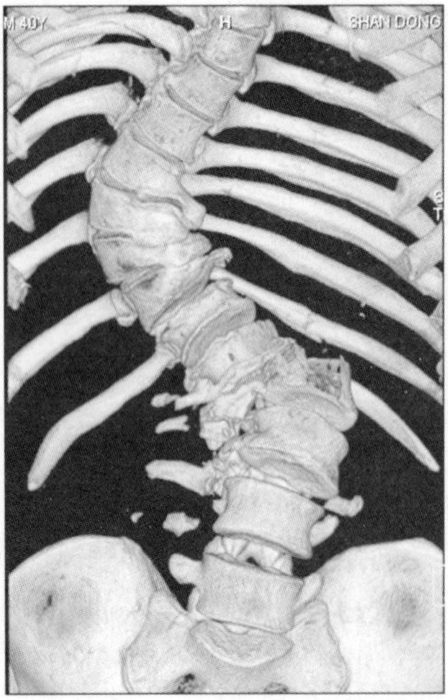

图 1-1-19　肋骨三维 CT 重建图像

图像。

6. 长骨肿瘤的诊断　常规轴位 CT 无法显示肿瘤的整体、长轴形态及与上下骨质的关系，也无法显示关节情况（图 1-1-20A、B）。多层螺旋 CT 的多方向 MPR 重建，可将病变全貌显示于长骨的长轴上（图 1-1-20C），更符合观察习惯；三维立体重建图像可立体观察肿瘤形态，了解骨质破坏的整体情况、范围及骨表面受侵情况，利于判断肿瘤起源于骨内、骨表面或骨外。

三、MRI

（一）MRI 检查的价值

MRI 与 X 线、CT 相比主要有以下优点：①软组织分辨力高，对各种正常软组织如脂肪、骨髓、肌肉、韧带、肌腱、软骨等，病变如肿块（炎性或肿瘤）、坏死、出血、水肿

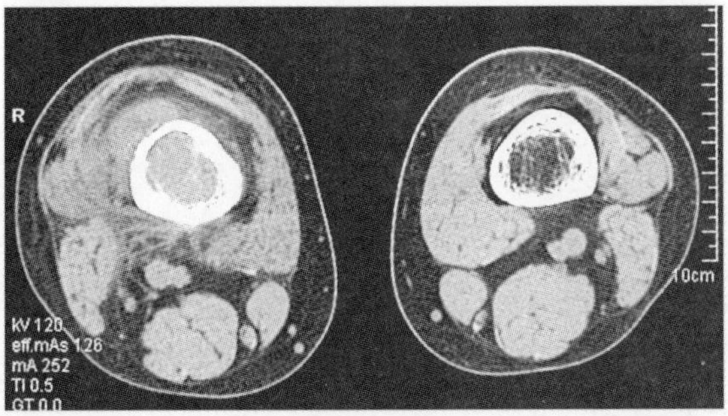

A

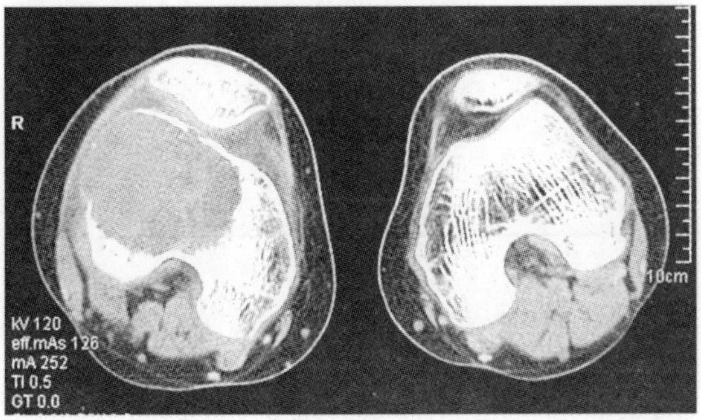

B

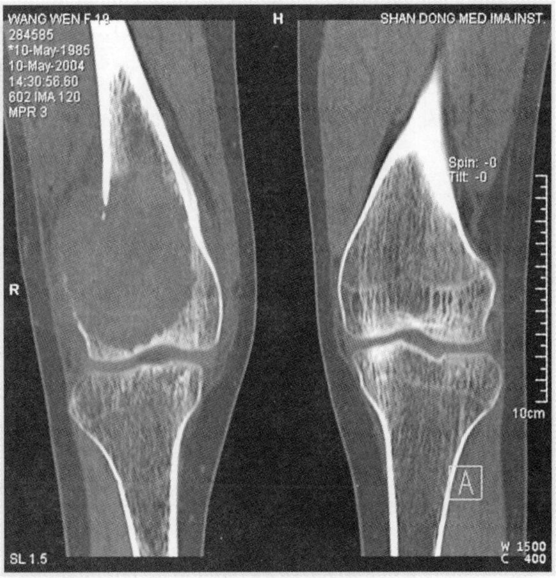

C

图 1-1-20 股骨下端巨细胞瘤

A、B：轴位 CT 图像，无法显示肿瘤的整体或长轴形态及与上下骨质的关系，无法显示关节状态；C：同一病例 MPR 图像，将病灶显示于冠状长轴上，较轴位 CT 图像有更高的空间分辨率使图像变得更直接，更符合视觉习惯。

等都能很好显示；②多参数成像能提供更多信息（表 1-1-1），CT 图像对比仅来自于不同组织对 X 线吸收系数的差异，MRI 有组织的 T1WI、T2WI、质子密度像（PD）、弥散成像（DWI），磁共振波谱成像（MRS）还可提供组织代谢产物的信息；③MRI 采取多方位成像，获得人体轴位、冠状位、矢状位及任何方位的图像，有利于病变的三维定位。

MRI 的不足之处：①对钙化和细小骨化的显示不如 X 线和 CT。MRI 对钙化不敏感，常表现为低信号，且与周围组织的对比较差，因此不易发现钙化。钙化的表现也比较复杂，完全的钙化在 T1WI、T2WI 上均表现为低信号；而不成熟的钙化，其周围可有很多结合水，因此在 T1WI 上可表现为高信号；②对骨结构显示相对较差，在骨髓组织和骨外软组织的衬托下虽可显示其形态和结构，但由于骨结构的质子含量很低，且 MRI 的空间分辨力相对较低，因此在 MRI 图像上骨质结构一般显示欠佳。另外，MRI 信号变化解释相对复杂，病变定性仍有困难。因此对多数骨骼病变的 MRI 诊断应在平片的基础上进行。

骨和软组织 MRI 增强扫描的目的和意义与增强 CT 扫描相同。

正常人体骨骼肌肉与病变组织的 T1WI、T2WI（信号）表现见表 1-1-1：

表 1-1-1 人体骨骼肌肉正常组织与病变组织的 T1 与 T2 表现

组织	T1（信号）	T2（信号）	组织	T1（信号）	T2（信号）
脂肪	短（高）	中长（较高）	含铁血黄素	等或长（较低）	短（低）
肌肉	等（中）	短（低）	顺磁性物质	短（高）	短（低）
韧带及关节囊	等（中）	短（低）	钙化	长或短（高或低）	短（低）
骨皮质	长（极低）	短（极低）	肿瘤	稍长（较低）	稍长（较高）
红骨髓	稍长（较低）	稍长（较高）	水肿	稍长（较低）	长（高）
黄骨髓	短（高）	稍长（较高）	坏死、液化	长（低）	长（高）
透明软骨	等（中）	稍长（较低）	肉芽组织	稍长（中或较低）	稍长、等或短（较高）
纤维软骨	长（较低）	短（低）	亚急性出血	短（高）	长（高）
纤维瘢痕	长（较低）	短（低）	积脓	短、等、稍长（中或较高）	长（高）
早期骨膜反应（骨膜水肿）	长（较低）	长（较高）	骨硬化（成骨）	短	短（“象牙”骨） 长（“云絮”骨）

（二）肌骨 MRI 检查序列及临床应用

1. 自旋回波序列（SE）

（1）T1WI 使用比组织 T1 弛豫时间短的重复时间（TR < 700ms）和短的回波时间（TE < 20ms）所形成的图像。该序列伪影较少，信噪比高，对解剖定位显示好，是肌肉骨骼系统的基本序列。缺血坏死早期、骨挫伤或隐匿性骨折、炎症或肿瘤早期病变、骨髓浸润性病变，在黄骨髓高信号的衬托下很容易发现，其敏感性明显高于 X 线、CT；对骨内病变的范围也能很好地确定（图 1-1-21、22）。

（2）PDWI 使用比 T1 弛豫时间长的重复时间（TR 1 800 ~ 3 000ms），和一短的回波时间（TE 10 ~ 20ms）所形成的图像。这一序列在肌骨系统上应用较少，若与预饱和法脂肪抑制技术合用，可清楚显示关节软骨（透明软骨）。关节软骨呈高信号，与相邻的骨质和关节腔液体形成明显对比（图 1-1-23）。

（3）T2WI 使用比 T1 弛豫时间长的重复时间（TR 1 800 ~ 3 000ms）和长回波时间（TE 80 ~ 120ms）所形成的图像。为缩短检查时间和减少运动伪影，通常采用快速自旋回波序列和梯度回波序列（图 1-1-24）。为了更清楚地显示病变多结合压脂技术。大多数病变呈较高或高信号。

2. 梯度回波序列（GRE）是一种快速成像序列，特点是利用小翻转角激励脉冲和利用反转梯度取代 180°重聚脉冲。该序列图像的磁敏感性伪影和化学位移伪影比 SE 序列明显，但对图像的信噪比和空间分辨率无明显影响。主要有两种序列：

（1）去除剩余磁化的 GRE（FLASH 类）序列 又称扰相梯度回波序列（SPGR），其特点是完全去除剩余的横向磁化，使纵向磁化矢量达到稳定状态。所以该序列主要加强 T1 权重，产生 T1 加权像。若用小翻转角（5° ~ 15°）得到的图像为质子密度加权像；较大翻转角时（45°左右）得到 T1 加权像，但与 SET1WI 图像相比仍有差距（图 1-1-25）。扰

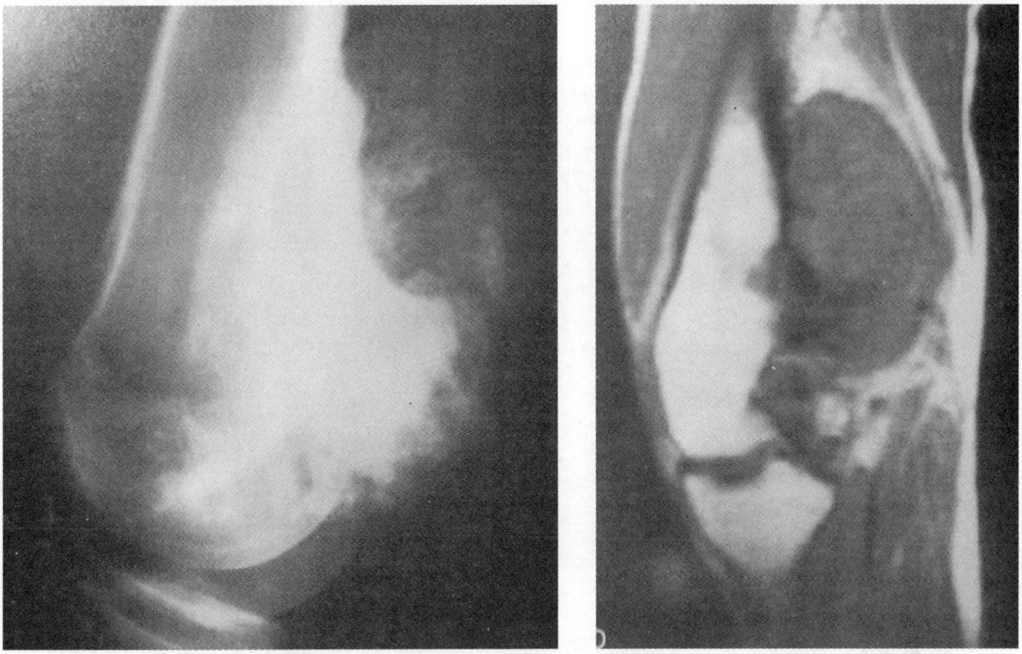

A　　　　B

图 1-1-21　皮质旁骨肉瘤

A、B：X 线平片侧位、MRI T1WI 清楚显示病变侵及软组织和髓腔的范围。

相 GRE 结合压脂技术对观察软骨非常有价值，关节软骨信号较强，因此易于观察软骨损伤或软骨退变（图 1-1-24F）。

（2）利用剩余磁化的 GRE（FISP 类）序列　又称稳态自由感应衰减梯度回波序列（GRASS），其特点是使产生散相的横向磁矩重新聚合（即横向磁化矢量稳态）。该序列对长 T2 组织的显示较扰相梯度回波序列要好。应用该序列可使脑脊液、尿液、胆汁、水肿等液体产生很强的信号，因而常用于 MR 椎管造影，获得脑脊液与周围组织间高的对比。进行血管造影也会取得好的效果。可采用三维采集和多平面重建使关节成像，如观察膝关节十字韧带撕裂及腕三角纤维软骨撕裂，对观察椎间盘突出和神经孔狭窄，特别是颈椎，效果也较好。

3. 脂肪抑制序列　对检查轻微的骨软骨损伤和骨髓浸润性病变很有价值，因这些病变常被高信号的脂肪所掩盖。常用脂肪抑制技术有以下两种：

（1）化学位移或频率选择饱和法　该序列常与 FSET2WI 结合应用，因脂肪信号在 FSET2WI 要比常规 SET2WI 强（图 1-1-24D、E，26，27）；与静脉注射钆（Gd）T1WI 结合也很有价值（图 1-1-28），因在这种情况下增强区域可被相邻高信号的脂肪所掩盖。该技术一般用于特殊的临床需要，如含脂肪性肿瘤同出血的鉴别，对观察软骨可提供很好的对比（图 1-1-29），用在肩部可增加诊断肩袖撕裂的敏感性。但此种抑制方法由于射频脉

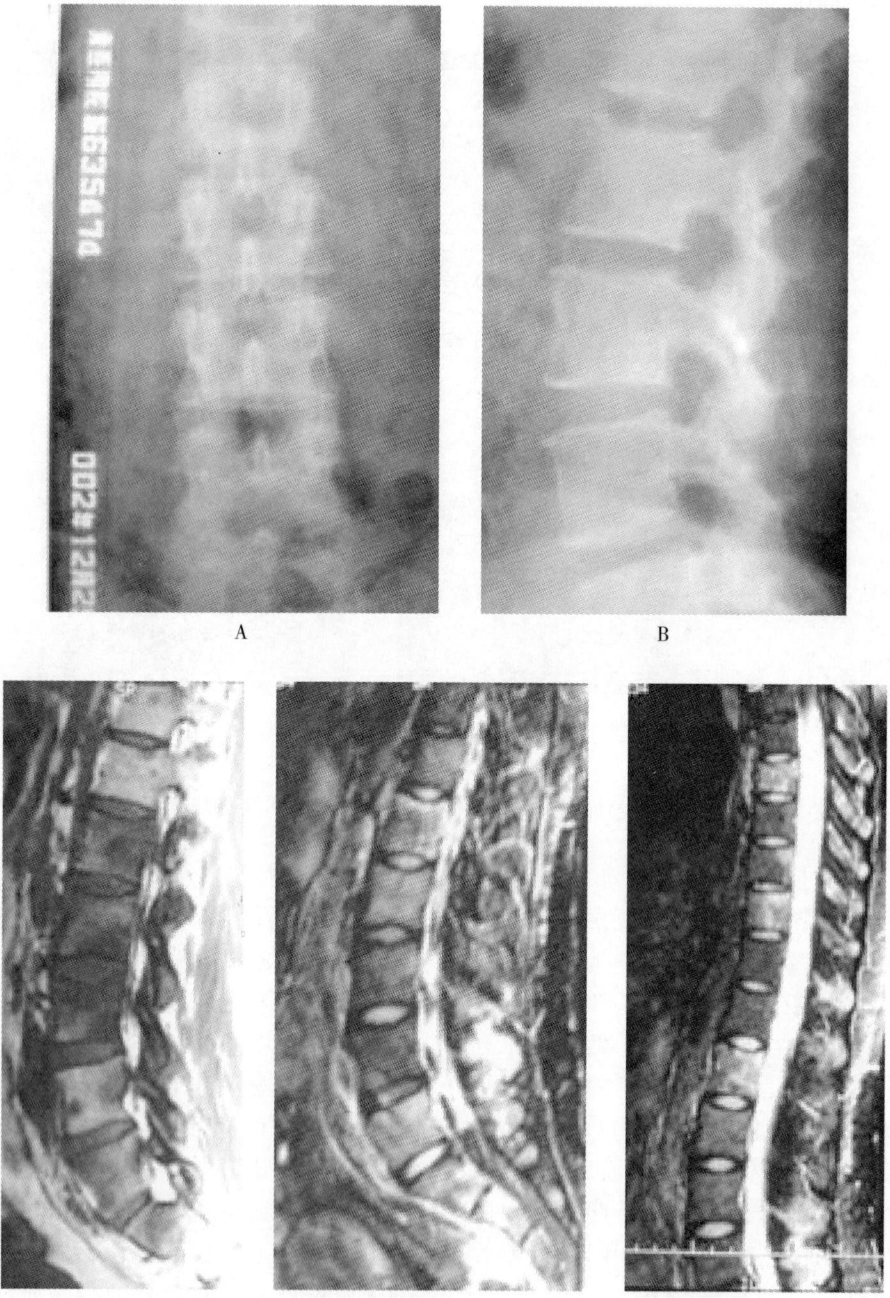

图 1-1-22 脊椎转移瘤

A、B：脊椎正侧位，仅见腰 3 椎体右上缘轻度压缩；C、D、E：腰椎矢状位 MRI T1WI、T2WI 压脂扫描、胸椎矢状位 T2WI 压脂扫描，胸腰椎多发转移瘤，呈长 T1 长 T2 信号。

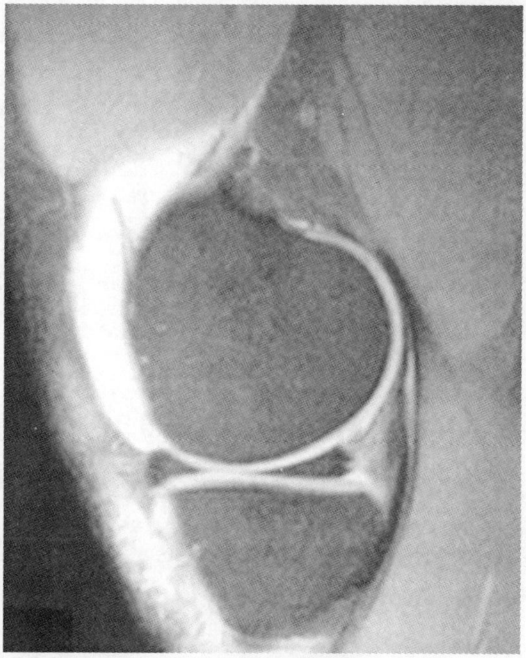

图 1-1-23 PDWI，结合压脂扫描关节软骨显示很清楚

冲的不均匀性，可致脂肪抑制不够均匀。

（2）短时间反转恢复（STIR）序列 检查肌骨疾患很有价值，易于观察如水肿或肿瘤浸润等病理变化，可清楚地显示骨髓水肿或软组织炎症（图 1-1-30）。该序列对磁场不均质性不敏感，适宜低场 MR。该序列不只是抑制脂肪组织，T1 信号类似脂肪的组织也可被抑制，因而可造成假象；被 Gd 增强的组织结构也可被抑制，因而该序列不适用于 Gd 对比增强的检查。

4. 对比增强和动态增强成像 常规静脉注射 Gd 的增强机制和 CT 增强检查中的碘剂几乎完全相同。对比剂不透过细胞膜，主要在细胞外液。静脉注射 Gd 后 4 ~ 5min，血药浓度在组织器官中达到高峰。对比的程度与对比剂的浓度、组织的血供情况及扫描的延迟时间等因素有关。一般在诊断剂量范围内（<0.5mmol/kg），Gd 的剂量越高，顺磁作用（对比）越强。组织血供丰富，Gd 浓度高，MRI 信号增强明显。Gd 是一种较强的顺磁性物质，能增加质子弛豫，缩短 T1 和 T2 弛豫时间，因而用于 T1WI 以增加 MRI 信号强度（图 1-1-28）。

Gd 是一种非特异性对比剂，对增强的器官和组织没有选择性。Gd 对比增强可用于鉴别脓肿和肿瘤坏死，良、恶性肿瘤，骨髓水肿和浸润等。动态钆喷酸葡胺（Gd-DTPA）增强成像，可帮助鉴别恶性和良性肿瘤（图 1-1-31）。目前的研究认为，Gd 对比增强对肌骨肿瘤的定性仍有限度。

5. 弥散成像（diffusion-weighted imaging，DWI） 弥散成像主要反映组织内水分子的弥

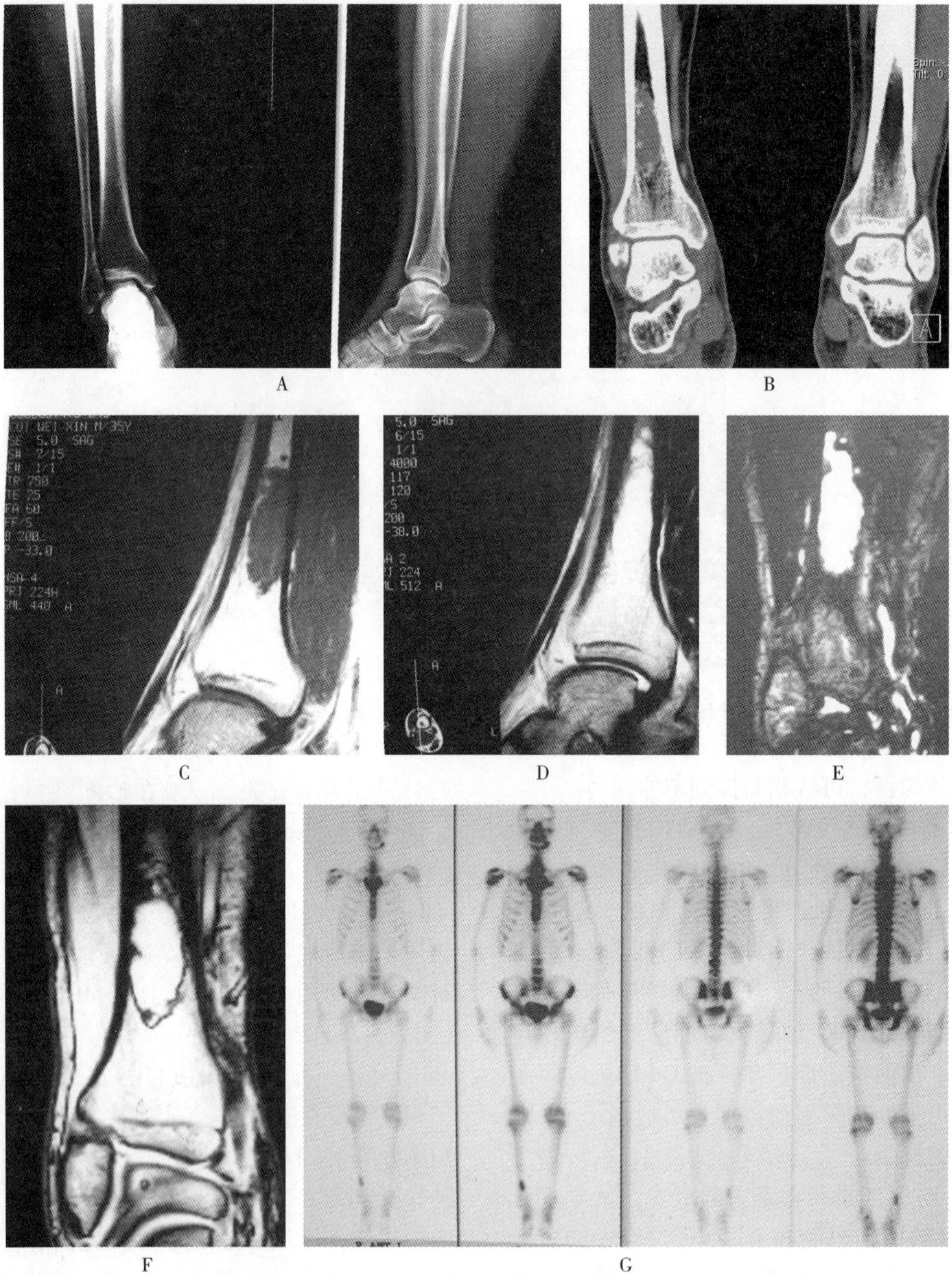

图 1-1-24　骨髓充血水肿

A：右胫骨正侧位 X 线片，胫骨未见异常表现；B：CT 冠状位重建，右胫骨髓腔密度增高；C、D、E、F：MRI T1WI、T2WI、T2WI 压脂扫描、梯度 T2WI，病灶呈长 T1 长 T2 信号，T2WI 病变与脂肪信号相近（D），梯度 T2WI 病变境界清楚、踝关节软骨显示清楚（F）；（G）：核素扫描，病灶浓聚。

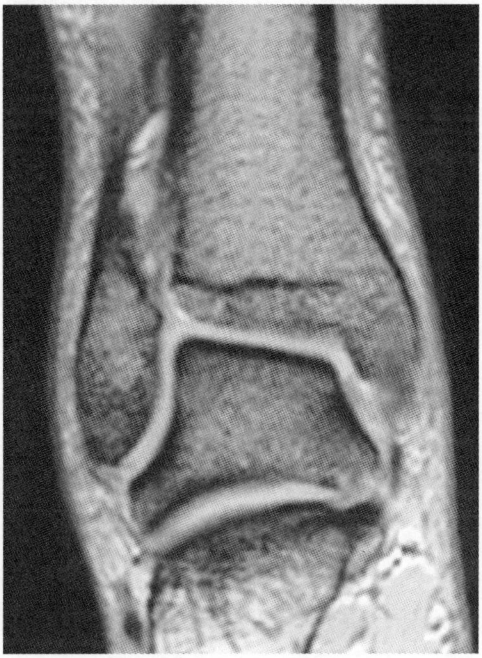

图 1-1-25　扰相梯度回波，结合压脂扫描观察关节软骨

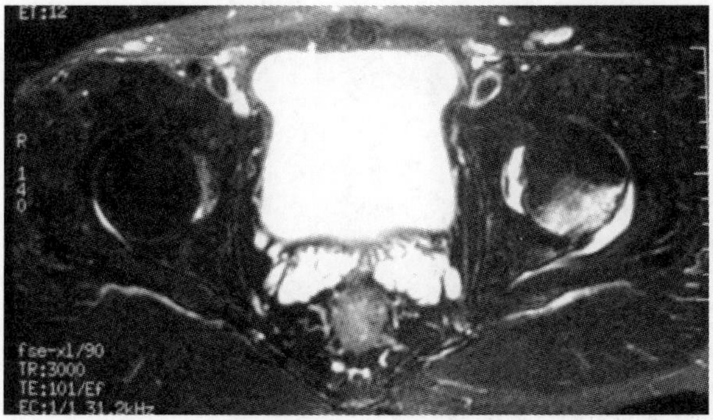

A

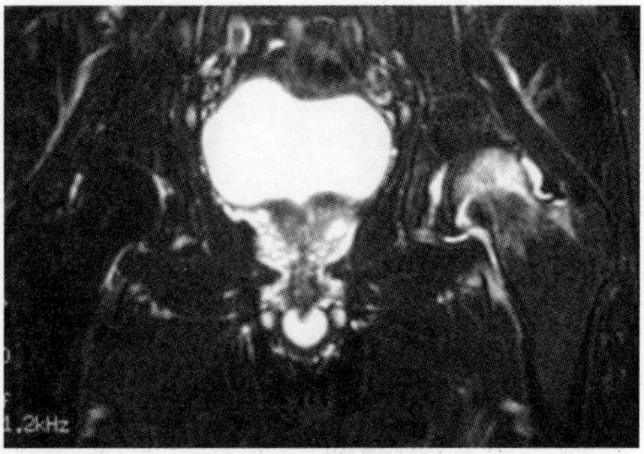

B

图 1-1-26　股骨头暂时性骨质疏松

A、B：轴位和冠状位 T2WI 压脂扫描（频率选择饱和法），左股骨头水肿呈高信号。

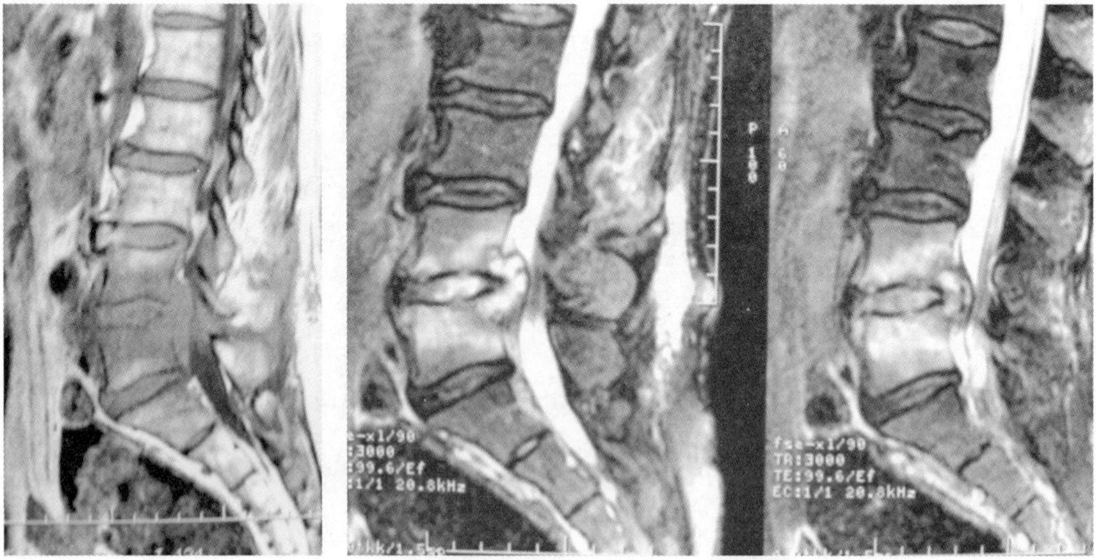

A B

图 1-1-27　化脓性脊柱炎

A、B：腰椎矢状位 T1WI、T2WI 压脂扫描（频率选择饱和法），腰椎 4 ~5 间盘及椎管内脓肿 T2WI 压脂呈明显高信号。

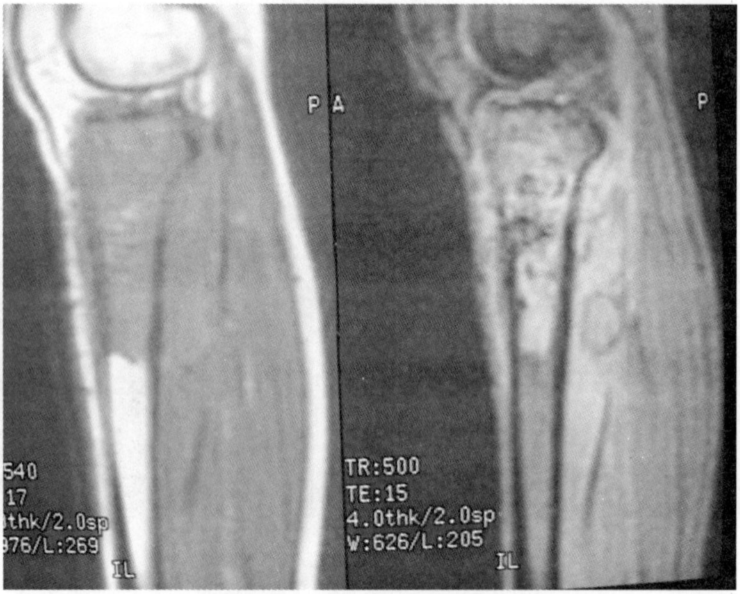

图 1-1-28　骨肉瘤

T1WI、T1WI 增强结合频率选择饱和法脂肪抑制，病灶不均匀强化。

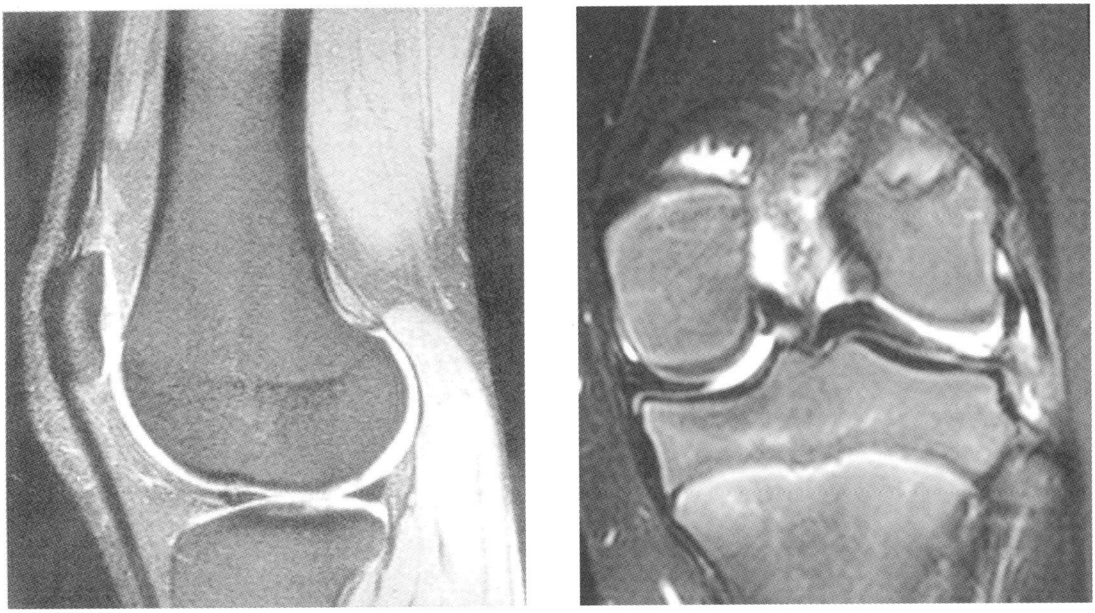

A　　　　B

图 1-1-29　频率选择饱和法脂肪抑制

A：T1 频谱预饱和反转恢复序列（SPIR），膝关节软骨呈高信号（TR = 600ms，TE = 15ms）；B：T2SPIR，膝关节内积液呈高信号（TR = 4000ms，TE = 100ms）。

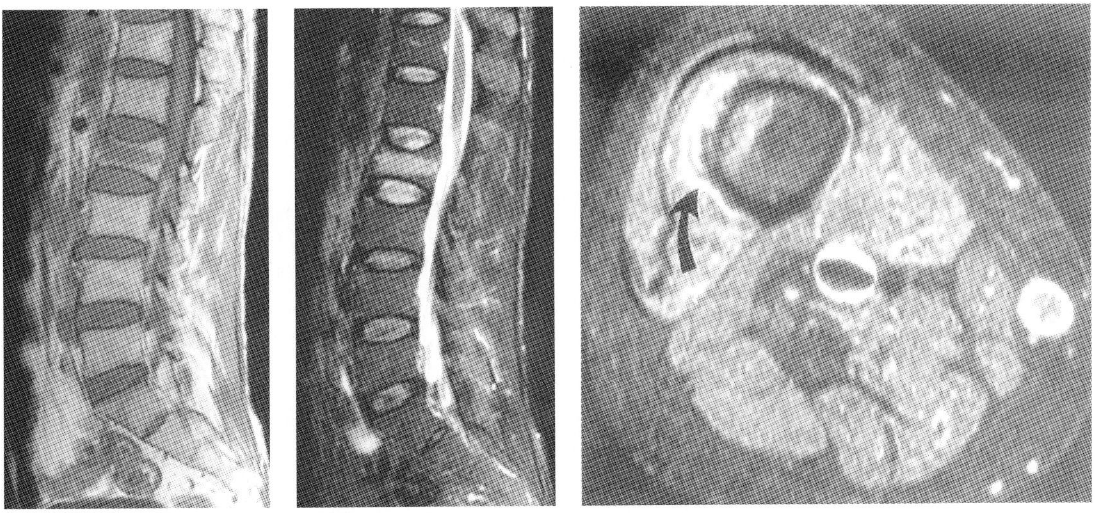

A　　　　B　　　　C

图 1-1-30　STIR 序列

A、B：T1WI、T2WI 压脂扫描（STIR），腰 2 压缩骨折呈长 T1 长 T2 信号；C：肺癌股骨转移，病变累及髓腔、皮质及骨周，呈高信号（箭头）（TR = 1000ms，TI = 100ms，TE = 15ms，0.5T）。

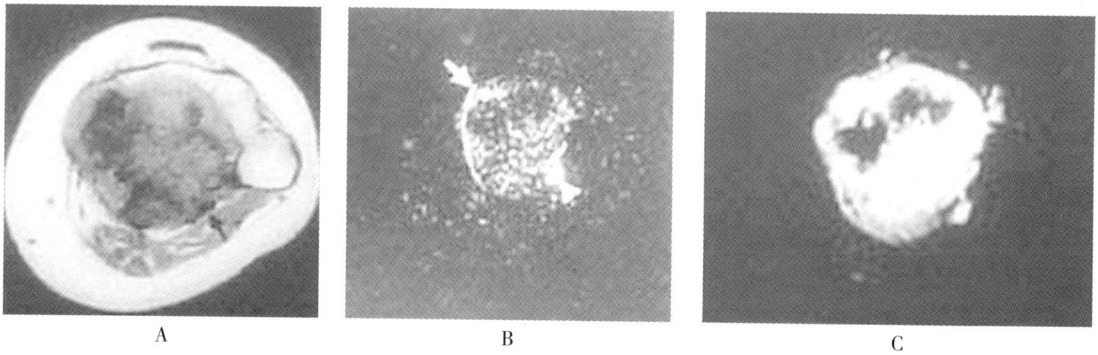

图 1-1-31　骨肉瘤动态增强

A：胫骨近端轴位 T1WI，病灶呈不均匀低信号；B：动脉期，肿瘤血管（箭头）；C：延迟期，肿瘤大部分强化。

散（扩散）运动。在人体中，脑脊液、尿液等的水分子弥散运动不受约束，视作自由弥散；而在一般组织中，水分子弥散则受到一定程度的限制，即所谓受限弥散。受限的程度与周围组织环境有关，如细胞毒性水肿及大分子蛋白等，水分子弥散则明显受限。在弥散加权像（DWI）上，水分子弥散运动越大（自由），信号越低，如脑脊液、坏死液化呈低信号；水分子弥散运动越小（受限），信号越高，如脑梗死细胞毒性水肿、脓液呈高信号。DWI 主要应用在中枢神经系统，急性脑卒中、肿瘤、脓肿和囊肿的诊断与鉴别诊断。

近来，弥散加权像在骨骼肌肉系统病变的鉴别诊断方面已取得进展，如脓肿和肿瘤坏死的鉴别，坏死与存活的肿瘤组织的鉴别，膝关节不同病变渗出液性质的区别，脊柱骨质疏松性压缩骨折和恶性肿瘤骨折的鉴别等方面，DWI 的作用都得到了肯定。在 DWI 上，脓肿和恶性肿瘤实质为高信号，肿瘤坏死为低信号；椎体骨折表现为低信号，恶性肿瘤骨折信号增高（图 1-1-32、33）。

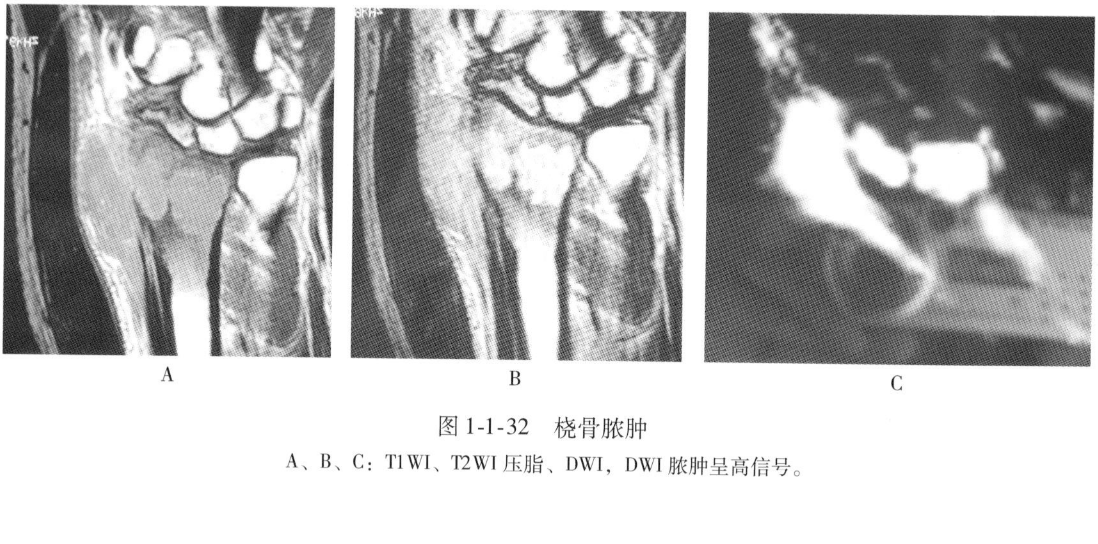

图 1-1-32　桡骨脓肿

A、B、C：T1WI、T2WI 压脂、DWI，DWI 脓肿呈高信号。

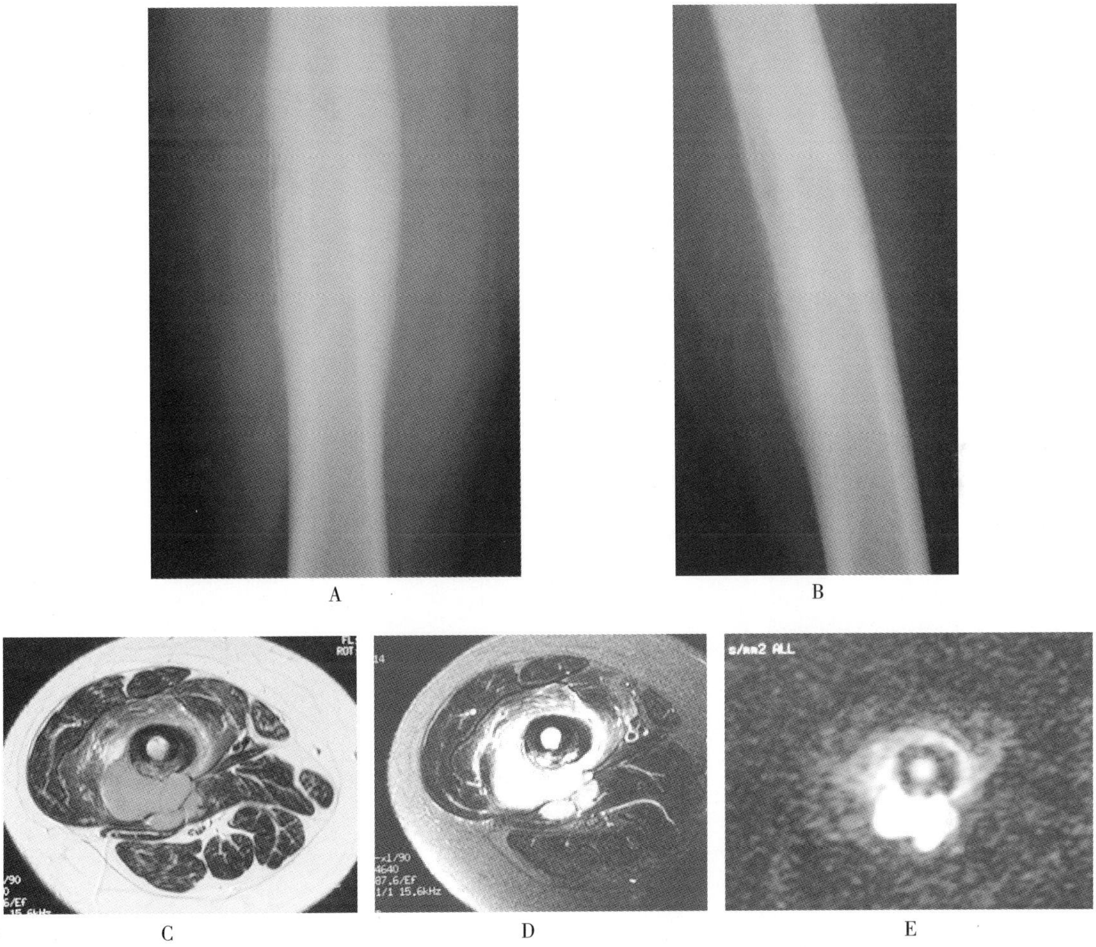

图 1-1-33　股骨小圆细胞型骨肉瘤

A、B：右股骨正侧位 X 线片，股骨干皮质外后缘破坏及骨膜增生；

C、D、E：轴位 T2WI、T2WI 压脂扫描、DWI，DWI 肿瘤呈高信号。

6. 灌注成像（perfusion-weighted imaging，PWI）　灌注成像反映的主要是组织中微观血流动力学信息。MR PWI 技术主要有两种方法：①对比剂首次通过法；②动脉自旋标记法。前者是目前应用最多的灌注成像方法，是将大量对比剂 Gd-DTPA 快速注入周围静脉，在对比剂以团块形式通过微循环过程中，用 T2 加权的梯度回波序列或回波平面成像序列（T2 加权的自旋回波序列），检测含对比剂血液首次通过受检组织时的信号强度变化。在对比剂首次进入的过程中，对比剂主要位于血管内（毛细血管床），含高浓度对比剂的血液快速取代不含对比剂的血液。此时，信号强度的改变主要与血管内对比剂的剂量相关，因而评价此时信号强度改变的最大速率，可以反映组织的血流灌注率。将测量得到的信号强度-时间曲线转变为组织浓度-时间曲线，并计算出血容量（BV）、血流量（BF）等数值。

PWI 主要用于脑缺血性病变、脑肿瘤的血供研究。在骨骼肌肉系统主要用于鉴别肿瘤的良恶性。在肿瘤活检或介入治疗的位置确定、肿瘤复发评估等方面也有一定作用。对肿瘤与感染的鉴别也有相当价值。肿瘤内部的血管分布有一定规律性，恶性肿瘤边缘区域的血管化程度有高于中心区域的趋势，即边缘区域呈高血流灌注，中心区域呈低血流灌注；良性肿瘤边缘和中心血流灌注率较为一致。因此，评价肿瘤的边缘-中心强化差异率有助于鉴别肿瘤的良恶性（图 1-1-34、35）。

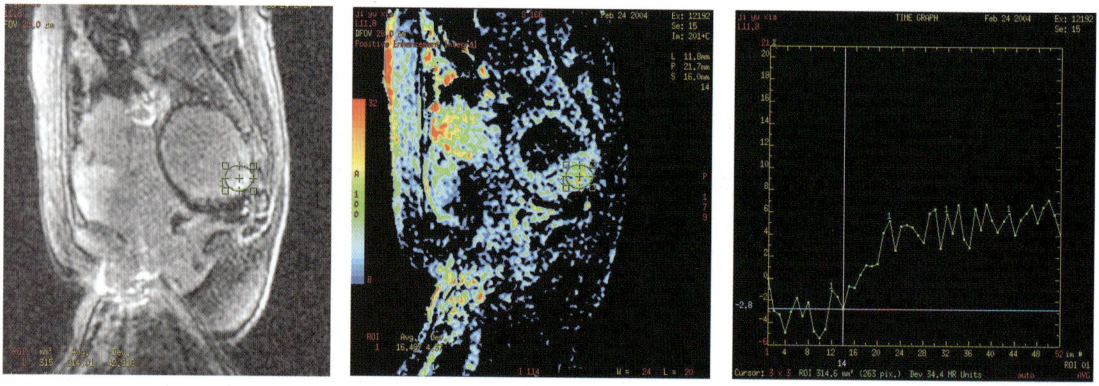

A　　B　　C

图 1-1-34　神经纤维瘤 PWI

A：灌注原始图像；B：灌注伪彩图，根据左边的灰阶，越偏红色方向的部分血供越丰富；C：SI-T 曲线，可见首过期信号增幅为 8.3%，支持良性肿瘤。

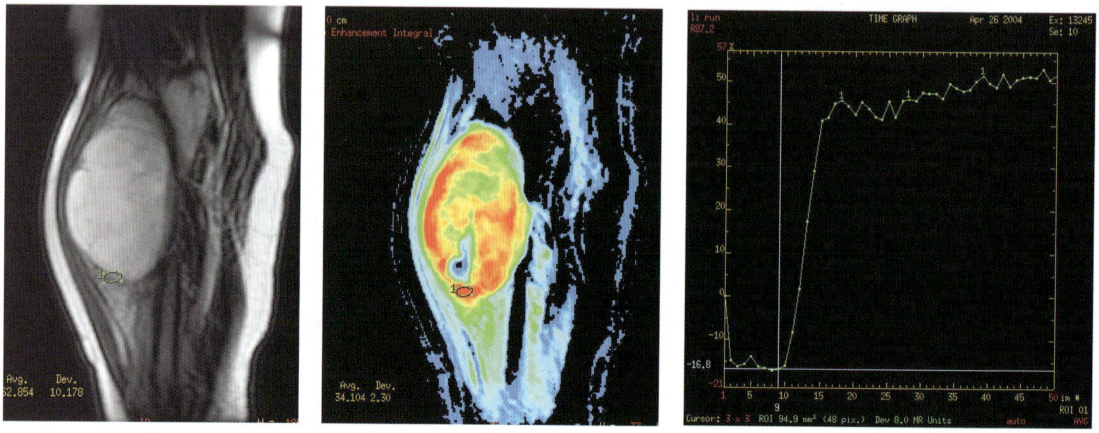

A　　B　　C

图 1-1-35　恶性纤维组织细胞瘤 PWI

A：灌注原始图像；B：灌注伪彩图，根据左边的灰阶，越偏红色方向的部分血供越丰富；C：SI-T 曲线，可见首过期信号增幅为 62.0%，支持恶性肿瘤。

7. 磁共振波谱（magnetic resonance spectrum，MRS） MRS主要是应用化学位移原理，即不同分子的同一种原子核因所处化学环境不同（周围磁场强度的细微差异），其共振频率会有差别，这种现象称为化学位移。不同代谢产物间的这种差异可用波谱形式反映出来，通过波峰的变化（波谱）反映病变的代谢情况。

在活体组织，MRS主要是对^{1}H频谱、^{31}P频谱进行研究。^{1}H-MRS，在水质子和脂质子两个共振峰之间还有多种浓度较低代谢物所形成的共振峰，如N-乙酰基天门冬氨酸（NAA）、肌酸（Cr）、胆碱（Cho）等，这些代谢物的浓度与水和脂肪相比非常低，其共振峰被水和脂肪所淹没。MRS需要通过匀场抑制水和脂肪的共振峰，才能使这些微弱的共振峰显示出来。在正常组织中，代谢物在物质中的浓度是特定的，但当组织发生病变时，代谢物浓度会发生变化，这些改变可在MRS反映出来。活体脑肿瘤组织中^{1}H-MRS可以检测到以下几种物质共振峰的变化：

（1）胆碱（cho） 3.23ppm，它参与细胞膜的合成和退化，在脑肿瘤时，Cho升高和NAA降低，因此Cho/NAA升高。

（2）肌酸（Cr） 3.02ppm，它在能量代谢中起重要作用。

（3）N-乙酰基天门冬氨酸（NAA） 2.02ppm，它是神经元标志物，其含量反映神经的功能状态，含量降低表示神经元受损。

（4）丙氨酸（Ala） 1.4ppm，它是某些肿瘤中能找到的高浓度氨基酸。

（5）乳酸（Lac） 1.3ppm，为糖酵解的终产物，一般情况下^{1}H-MRS无明显的Lac峰，但在脑缺血或恶性肿瘤时，由于异常酶化过程或厌氧酵解过程加强，Lac含量增高。

（6）脂类（Lip） 0.9ppm。

MRS主要应用在中枢神经系统：脑肿瘤、脑缺血疾病的诊断和鉴别诊断，脑代谢性疾病的脑改变。MRS在骨骼肌肉系统的应用主要用于评估肿瘤的良恶性、恶性程度（图1-1-36）。

四、骨与关节放射性核素显像

（一）骨显像的原理

骨骼无机盐的主要成分是羟基磷灰石晶体，类似于一种离子交换柱，其中的一些阴离子（如PO_4^{3-}、OH^-、F^-、Cl^-等）和一些阳离子（如Ca^{2+}、Na^+、K^+、Mg^{2+}等）可以与注入体内的相应放射性核素不断地进行离子交换，也可以通过化学吸附方式将某些骨显像剂吸附在骨骼的表面，使骨骼显影。如目前常用的骨显像剂^{99m}Tc标记的磷酸盐类化合物，亚甲基二磷酸盐（methylene diphosphate，MDP）；羟基亚乙基二磷酸盐（hydroxyethylidene diphosphate，HEDP）等，大多数都是通过化学吸附方式使骨骼显像。但是，骨显像时显像剂摄取量的多少与骨骼的代谢高低，血管分布和局部血供丰富程度有一定关系。当骨骼血流量增加，成骨细胞活跃和新骨形成时，骨显像剂聚积增多，局部骨骼显示放射性浓集区；反之，由于某些病变而导致骨组织血供减少，骨代谢减低或发生溶骨时，则可表现骨显像剂聚积减少而显示放射性稀疏或缺损区。

此外，交感神经也可影响骨组织对骨显像剂的摄取。当交感神经兴奋时，可引起毛细血管收缩，使骨组织摄取骨显像剂减少。交感神经抑制或切除后，骨血管扩张，血流量增加，使骨显像剂浓集增多。

（二）骨显像的方式、特点及反映的病理生理

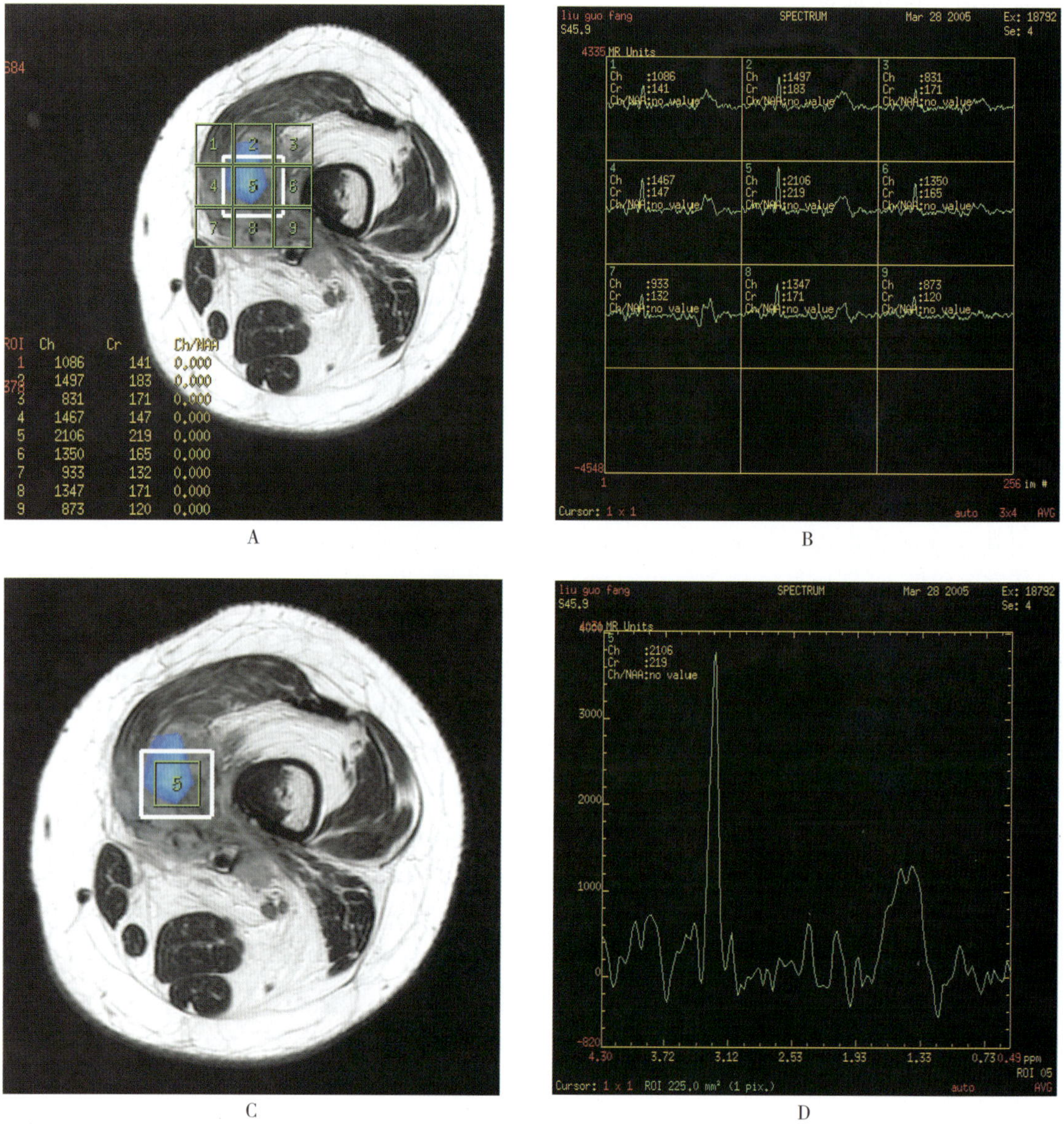

图 1-1-36 恶性纤维组织细胞瘤 MRS

A：多体素[1]H-MRS 兴趣区选择图示；B：多个体素的谱线；C、D：兴趣区内选择一个区域进行谱线显示，可以看到在 3.2ppm 处有一个明显的 Cho 峰，提示为恶性病变。

1．骨显像的方式　目前，骨显像的类型可分为以下5种方式：①局部骨平面显像和全身骨骼显像：局部骨平面显像的优点可以获得局部骨足够的信息量，骨影像较清晰，且方法简便；但由于前后组织的重叠显影的原因，影响骨病变的分辨，不利于骨关节疾病的探测；②“三相”骨显像：骨血流灌注相、骨动态血池相、骨延迟相。骨血流灌注相，是用“团注”方式注射显像剂后，立即以1～3秒/帧的速度连续采集的影像，主要反映局部骨血管的血流灌注变化；骨动态血池相，在血流灌注相之后，又以1～5分/帧的速度连续采集的影像，反映骨和周围软组织的血供及血液分布情况；骨延迟相，一般指注射显像剂2h后的骨显像，此时软组织内的绝大多数放射性核素被清除，骨骼显影清晰，有利于观察骨骼的病变。“三相”骨显像是鉴别软组织炎症和急性骨髓炎非常有价值的方法。但是，由于骨动态显像采集速度快，信息量低，骨骼显影质量较差；③单光子发射计算机断层术（SPECT）骨骼显像，其优点与骨平面显像相比，骨断层像提供了断面的解剖信息和影像的对比度，又去除了周围组织放射性重叠信息的干扰，更有益于骨关节疾病的诊断（图1-1-37）。尽管如此，与X线、CT检查相比，SPECT骨显像的断层信息量不及CT的信息量高，在显示骨骼的对比度、清晰度方面仍逊色于CT和MRI成像。但是，SPECT骨显像的最大优点在于能够显示局部断面骨代谢的变化；④正电子发射断层术（PET）骨骼显像：该法是一种高能正电子成像技术，临床上多用于恶性肿瘤侵及骨骼或骨转移灶的定性诊断；⑤骨骼SPECT/CT或PET/CT融合显像，SPECT或PET骨骼显像与CT图像同机融合是近几年新形成的一门技术，其优点是将骨骼核医学的分子成像（molecule imaging）与CT的骨骼解剖结构成像融为一体，达到最佳定位、定量、定性的目的（图

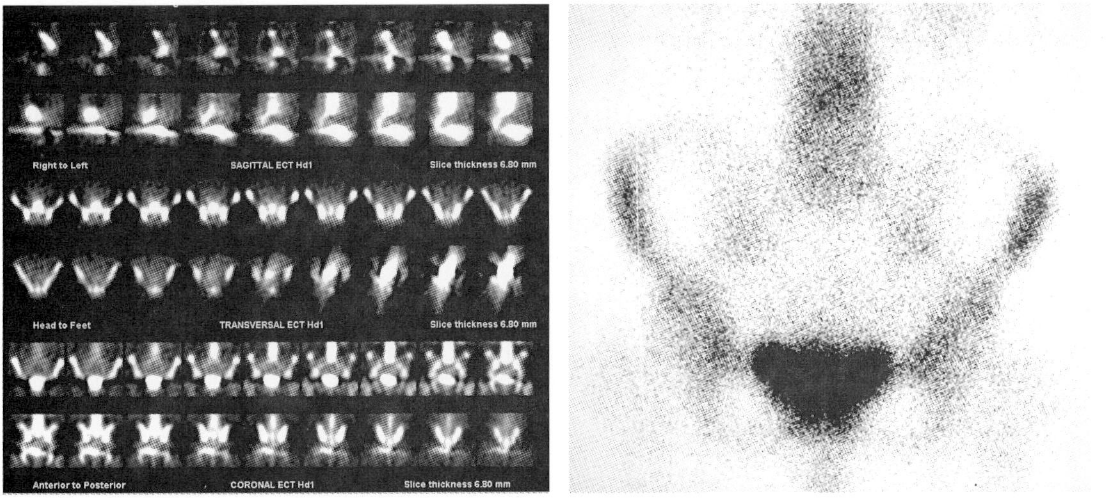

A　　　B

图1-1-37　正常股骨头SPECT骨显像

A：断层像；B：平面像。

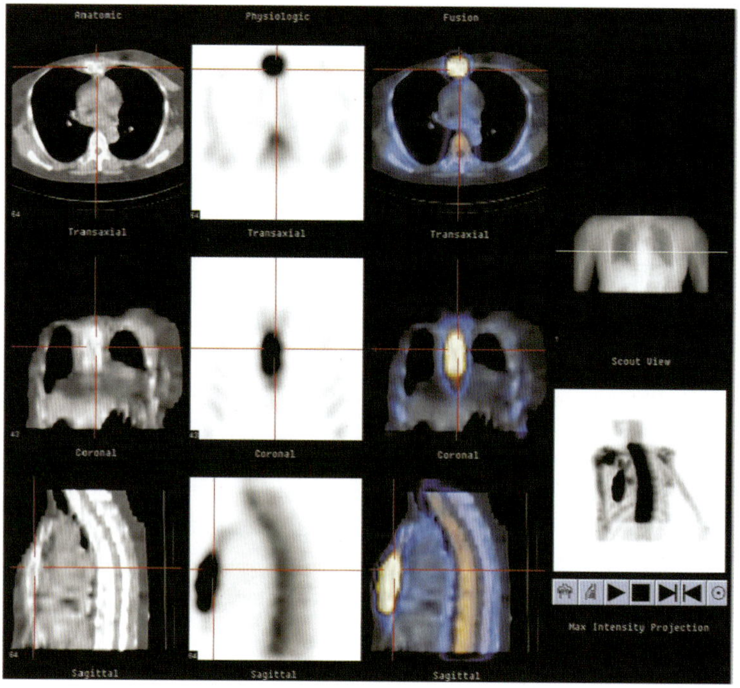

图 1-1-38 胸骨转移瘤 SPECT/CT 图像融合

1-1-38)。

2. 骨显像特点及其反映的病理生理

(1)正常骨显像 由于各个年龄段骨骼发育的差异和骨有机物及无机物含量的不同,骨骼对骨显像剂摄取的多少也不一致,使得成人和儿童全身骨显像时骨骼影像有较大的差别(图 1-1-39)。

1)成人骨骼显像 各部位骨骼的显影程度有差异。颅骨、胸骨、椎骨和骨盆以及长骨的干骺端的骨松质较多,血供相对丰富及代谢活跃,因而在骨平面显像时,这些部位骨骼的放射性分布轻度增高。另外一些骨骼如肩胛骨及关节等部位,因位置的重叠,也常显示局限性放射性增高区。长骨的骨干部位血供与代谢程度不及扁骨和干骺端,所以骨干部位的放射性分布相对较稀疏,甚至有时显示不清。一般来说,正常成人骨骼影像显示清晰且较均匀,骨骼的显像剂分布基本是左右对称。但是,经常受力较大的骨关节可表现左右不对称性。从后位观察全身骨显像,胸椎下段和腰椎上段由于生理性弯曲的原因显示更为清楚。另外,一些正常的组织器官也可以显影。例如,未被骨骼摄取的显像剂通常经泌尿系统排出,正常肾脏及膀胱可以显影;有时正常乳腺也可显影等。因此,在骨显像分析时应注意鉴别。

2)儿童期骨骼显像 由于儿童骨骼处于生长发育期,骨骼的骨化中心部位血供丰富,骨细胞增殖较快,骨代谢活跃。儿童骨骼显像时,骨骺端多呈放射性浓集区。另外,幼年儿童颅骨连结处多显示不同形状的放射性浓集带。

3)老年人骨骼显像 一般在 50 岁以后,组织器官开始衰老退化,骨代谢也随之发生

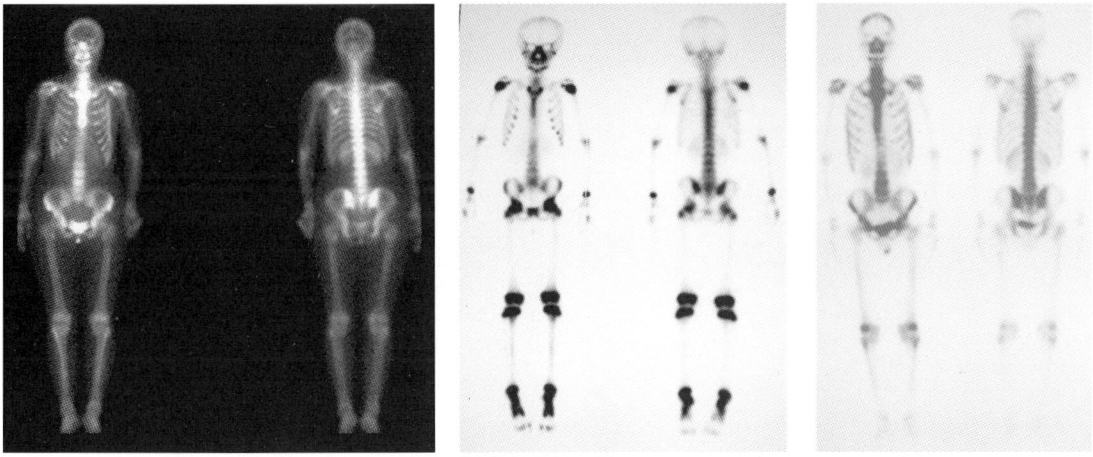

A B C

图 1-1-39 正常全身骨显像

A：正常成年人全身骨显像；B：正常儿童全身骨显像；C：正常老年人全身骨显像。

变化，骨骼逐渐出现退行性改变。骨平面显像时颅骨、胸骨往往呈弥漫性放射性增高，双侧肋骨显影较淡，或模糊不清，有时可见椎骨两侧“点状”和四肢骨关节部位局限性放射性浓集区。

（2）异常骨骼显像

1）异常放射性浓集区　是最常见的异常表现。任何原因使骨组织损伤后导致新骨形成或局部血流增加、骨细胞代谢活跃的过程，均可产生骨异常放射性浓集区，如原发性骨肿瘤和转移性骨肿瘤、骨骼及其周围组织的炎性病变、创伤等。放射性浓集区的形态可分为点状、条索状、片状和团块状等，其数目可分为单发和多发。临床研究表明，放射性浓集灶的发生部位、形态和数目多少及分布特点，常与某些疾病有一定的关系。“头盔”样颅骨影，“领带”样胸骨影，多为代谢性骨病特有的骨显像表现。骨显像时见有多发性不规则的条索状、团块状或大片状放射性浓集区，多为恶性肿瘤骨转移的影像表现（图 1-1-40）。

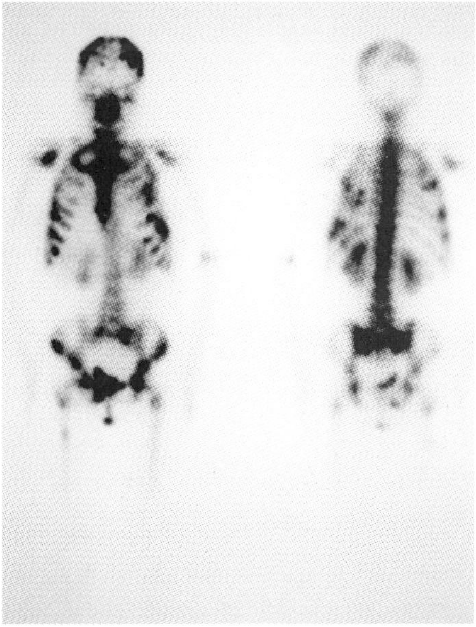

图 1-1-40 乳腺癌术后多发性骨转移

2）异常放射性稀疏或缺损区　当骨组织血供减少、骨代谢减低或发生溶骨性骨质破坏时，骨显像均可显示异常放射性稀疏或缺

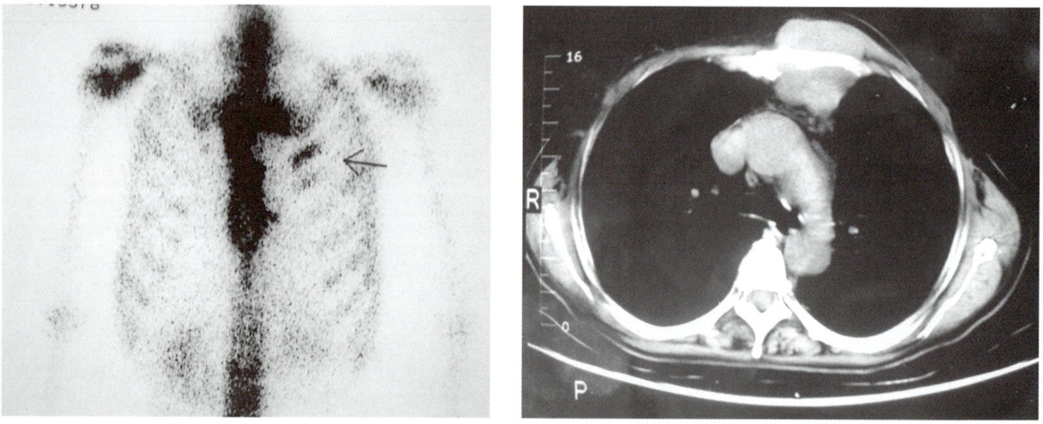

A　　　　B

图 1-1-41　乳腺癌术后 3 年胸骨转移

A：骨显像示胸骨溶骨性转移；B：CT 示胸壁软组织肿块及胸骨破坏。

损区，如骨囊肿、骨梗死、骨坏死的早期、肿瘤所致的溶骨性破坏等（图 1-1-41）。有时放疗后或异物遮挡也可导致局部骨骼显示放射性稀疏或缺损区（图 1-1-42）。

3）放射性浓集和缺损区并存　骨显像时常见到骨病灶区既有放射性浓集，又有异常放射性稀疏或缺损区并存的情况；有时还可见到病变周围出现异常放射性浓集，而病灶的中心呈放射性缺损区，称为“轮圈”样改变。引起这种情况的原因之一，可能为破骨细胞活性增强，使骨溶解。由于在骨破坏的同时也存在骨的修复过程，因此，骨显像时可表现出放射性浓集和缺损区并存的现象。此外，多发性骨髓瘤、骨转移癌等，也可见到这种显像表现（图 1-1-43）；其二，是由于缺血引起的骨坏死改变。病变早期，骨显像多表现为放射性分布缺损区，随着骨修复的产生，坏死部位的周边区域可显示放射性浓集区，如股骨头缺血性坏死的修复期，可表现为“轮圈”样的显像特征。

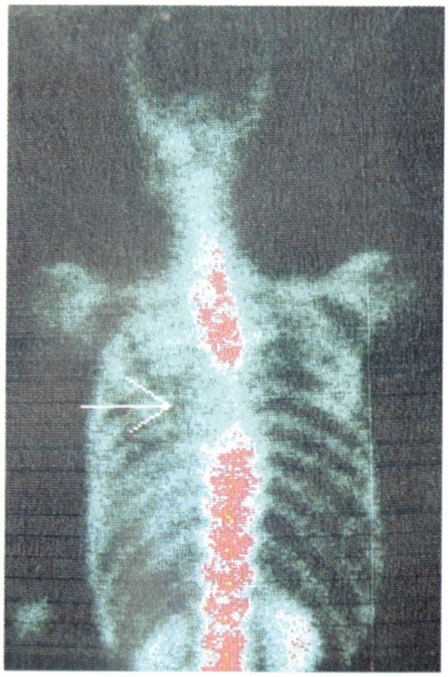

图 1-1-42　肺癌术后放疗致骨显像局部放射性缺损区

4）超级骨显像（super bone imaging）其特点是以中轴骨为主的全身骨骼均匀分布的异常放射性增高，骨骼影像异常清晰，且

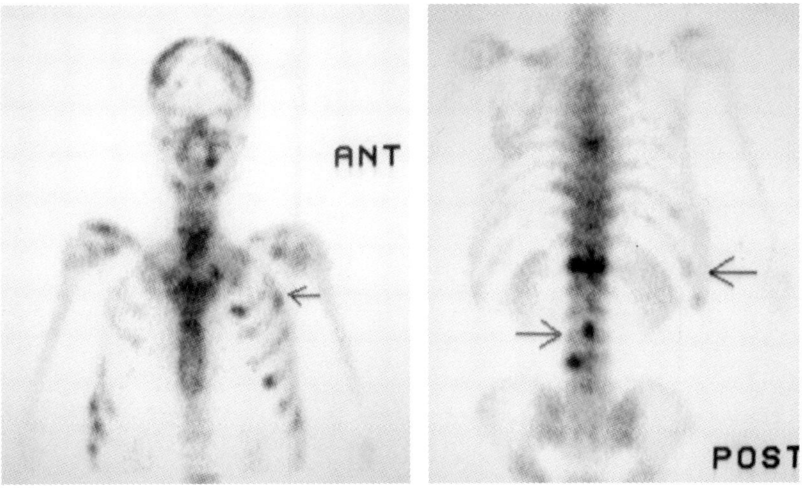

A B

图 1-1-43 多发性骨髓瘤侵及肋骨、脊椎和颅骨，全身骨显像显示多处放射性浓集和缺损灶并存

A：前位；B：后位。

无肾脏显影（图 1-1-44）。这种表现多见于某些肿瘤骨转移或代谢性骨病等，如前列腺癌、乳腺癌、胃癌等肿瘤骨转移、甲状旁腺功能亢进症等疾病，其发生机制尚不完全清楚，可能与上述疾病所致的弥漫性反应性骨形成有关。

5）骨闪烁现象（flare phenomenon） 某些骨转移瘤患者经过治疗一段时间后，临床症状虽有明显好转，但骨显像可见病灶部位的放射性浓集较治疗前更为明显，病灶更加突出。再经过一段时间后观察，骨病灶又会消退或改善，这种现象称为骨闪烁现象（图 1-1-45）。其原因可能是治疗后短期内使局部病灶区血流增加和骨骼细胞代谢活跃所致，是一种骨修复的表现。常见于乳腺癌、前列腺癌骨转移的患者。

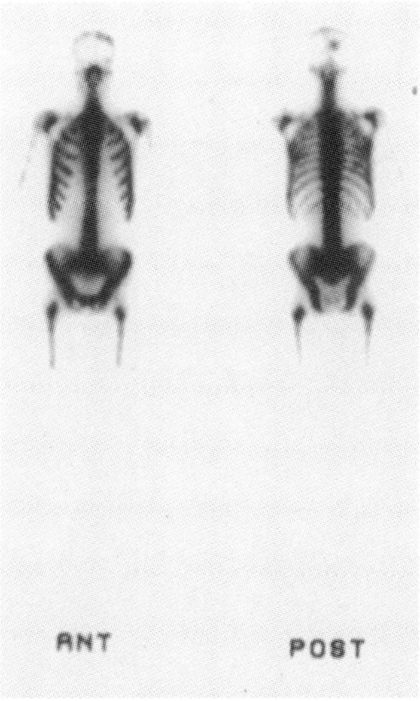

图 1-1-44 胃癌术后广泛性骨转移，骨显像示“超级骨显像”

6）骨外组织异常放射性浓集 骨显像中常发现一些骨外组织摄取显像剂，显示异常放射性浓集现象（图 1-1-46）。如肺肿瘤合并胸腔积液时，骨显像剂可随着漏出液进入胸

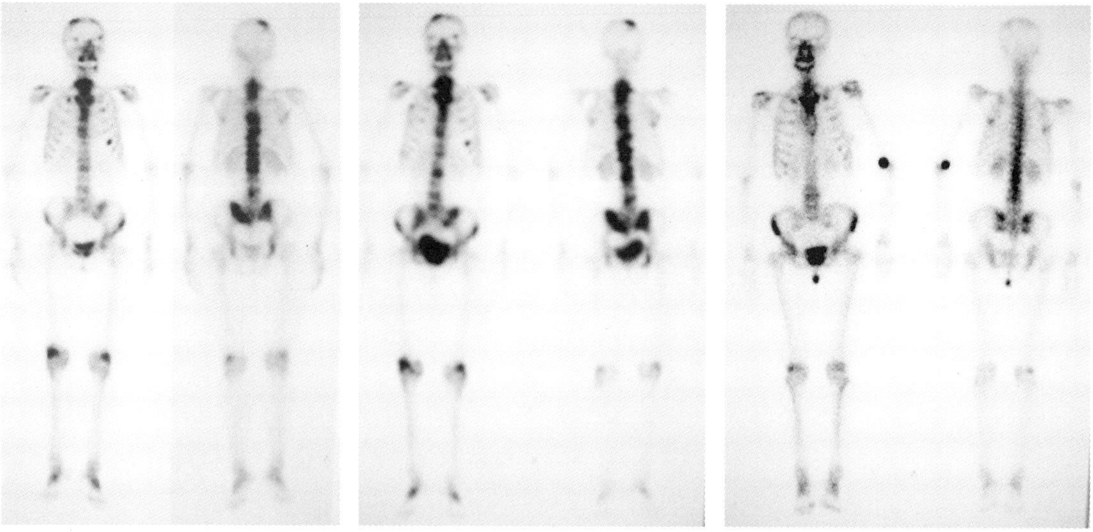

A B C

图 1-1-45 骨闪烁现象

A：双乳腺癌术后多发性骨转移，化疗前；B：化疗 4 疗程后患者症状明显减轻，再次全身骨显像显示原病灶影更浓；C：化疗后 8 个月，第 3 次全身骨显像示转移灶数量明显减少。

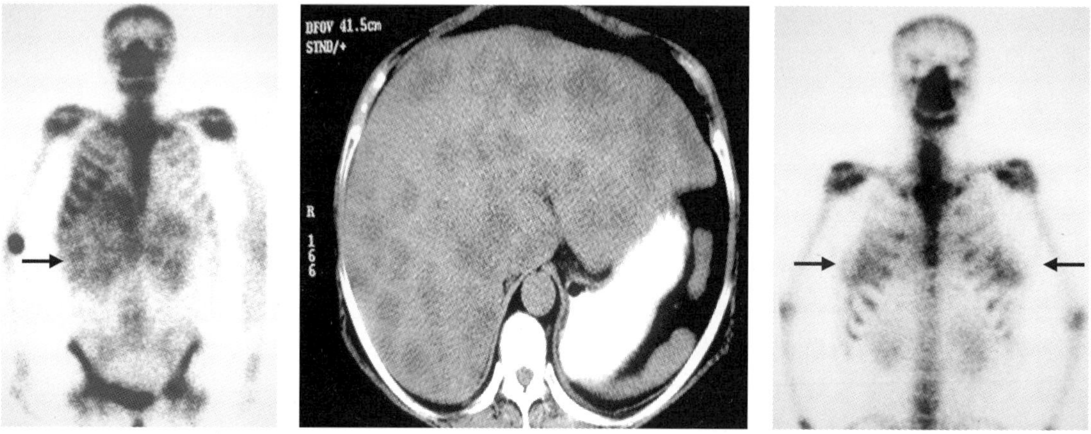

A B C

图 1-1-46 骨外软组织摄取骨显像剂

A：骨显像肝内转移灶异常摄取显像剂；B：CT 显示肝内多发转移灶；C：骨显像双侧乳腺摄取骨显像剂，呈对称性放射性浓集影腔内，呈现大片状放射性浓集区。还有一些软组织钙化、转移灶、营养障碍等因素显示骨外异常放射性浓集。其机制尚不清楚，可能与放射性药物的大分子同软组织病灶中的某些物质结合，或因软组织病灶的内环境发生改变，离子成分增多并与显像剂中的离子发生交换有关。

（三）关节显像原理

关节显像通常用^{99m}Tc标记的二磷酸盐类显像剂与骨骼的羟基磷灰石晶体结合直接使骨关节显像；或利用$^{99m}TcO_4^-$透过滑膜进入滑膜腔内，与渗出液中的蛋白结合分布于关节腔，直接用于关节的显像；选择应用炎性病灶浓集显像剂（如$^{111}In/^{99m}Tc$-WBC、$^{111}In/^{99m}Tc$-人免疫球蛋白等），还可使关节炎性病变显影。正常情况下，前者可直接使骨关节清晰显影，而后两者则相反，正常骨关节轻度显影或不显影。当关节发生病变时，因软骨及软骨下组织破坏与修复，或骨性关节的应力异常等原因，病变区的血流增多，血管通透性增高，以及滑膜炎性反应，出现渗出液增多，骨关节显像可显示异常放射性浓集区，从而进行诊断。

（四）关节显像特点及其反映的病理生理

1. 正常关节显像　成人^{99m}Tc-MDP骨关节显像时，关节面的骨骺端常显示局限性放射性分布增高区，边缘光滑，轮廓完整，影像清晰，双侧关节形态结构基本对称。有的正常人因双肩长期负重不一，可显示双侧关节放射性分布不对称。骨关节的软骨血供不丰富，大多不显影。关节间隙无显像剂分布，呈放射性空白区，四肢小关节由于关节间隙较小常显示不清晰。正常骶髂关节和胸锁关节多呈对称性放射性增高区（图1-1-47）。儿童生长期，大小关节的骨骺端呈规则的、对称性条状放射性浓聚影，并随着年龄的增长关节部位的浓聚影逐渐变淡。正常$^{99m}TcO_4^-$关节显像时，关节周围的软组织（如肌肉和血管）内的放射性分布明显高于正常关节部位，关节位置呈放射性稀疏区。

2. 异常关节显像　多数关节疾病表现为不同形状的异常放射性浓集区，少数可显示为放射性稀疏或缺损区。但是，由于各种关节疾病的病因、时间长短不同，所发生的病理生理变化不尽一致。因此，关节显像时显示的异常放射性浓集区的位置、数量、放射性分布的高低及形态也有一定差别。非化脓性关节炎多数由非特异性因素所致，病理表现关节滑膜下的小血管扩张，炎性细胞浸润，渗透性增加以及软骨下骨质破坏和新骨形成、

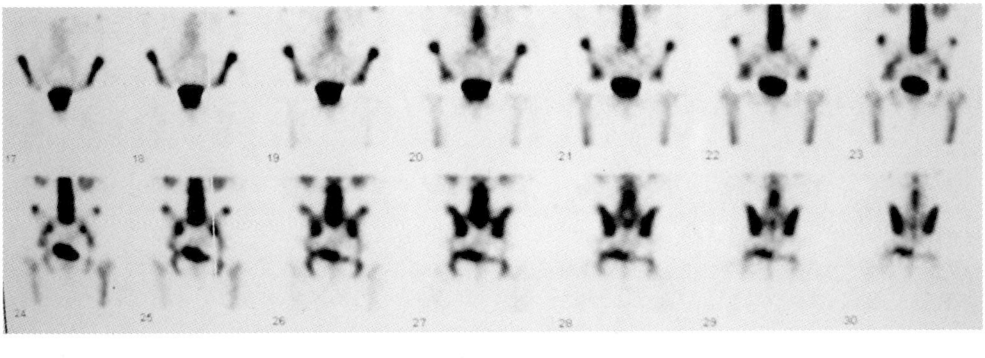

图1-1-47　正常髋关节和骶髂关节断层显像

钙化等，导致受累关节显示放射性浓集区。例如强直性脊柱炎的早期，骶髂关节处多呈局限性、对称的椭圆形放射性浓集区；当疾病进展到晚期，椎间关节和肋椎关节受累，脊椎可呈现类似于“节段样”或“长带状”放射性浓集；四肢大关节受累多表现为非对称性的放射性浓集（图 1-1-48）。类风湿性关节炎，关节多为对称性的放射性浓集，且多以小关节为主。化脓性关节炎由于关节滑膜的小血管充血、扩张，细胞间隙扩大，通透性增高及炎性渗出物增多，动态“三相”的血流灌注相和动态血池相，病变区均表现为异常放射性充盈；延迟相大多为放射性浓集区，渗出液过多时也可显示放射性稀疏或缺损区。如化脓性髋关节炎关节囊内压力过高时，延迟相显像局部可呈放射性稀疏或缺损区，对幼儿化脓性髋关节炎的诊断颇有价值。

（五）骨与关节显像的临床应用

1. 原发性骨肿瘤　骨显像对原发性骨肿瘤的检出率为 70% ~90%。原发性骨肿瘤骨显像通常表现为放射性浓集、稀疏或缺损区，也可表现为病灶周边放射性浓集而中间缺损。骨显像用于原发性骨肿瘤检查主要有 3 方面的优点：①术前或放疗前估计肿瘤侵及骨骼的范围。由于常规 X 线平片和 CT 仅能显示骨肿瘤组织结构的变化，不能反映肿瘤病灶的代谢情况，往往低估骨肿瘤侵及的范围。因此，按照目前 X 线平片来确定手术的切缘，骨肿瘤术后的复发率较高。实验证明，骨显像显示的骨创范围与实际值相比大 1. 02cm，这恰好是临床切除骨肿瘤所选择的安全切缘；②治疗前观察原发性骨肿瘤有无远处转移。如成骨肉瘤和尤因肉瘤等早期容易发生远处骨转移，这对治疗方案的选择有较高的价值（图 1-1-49）；③原发性骨肿瘤术后或放化疗后的疗效随访，评价治疗后的效果及有无复发等。

2. 转移性骨肿瘤　大部分恶性肿瘤容易发生骨骼转移，尤其在骨转移的早期，临床症状轻微或不明显，普通 X 线平片、CT 及常

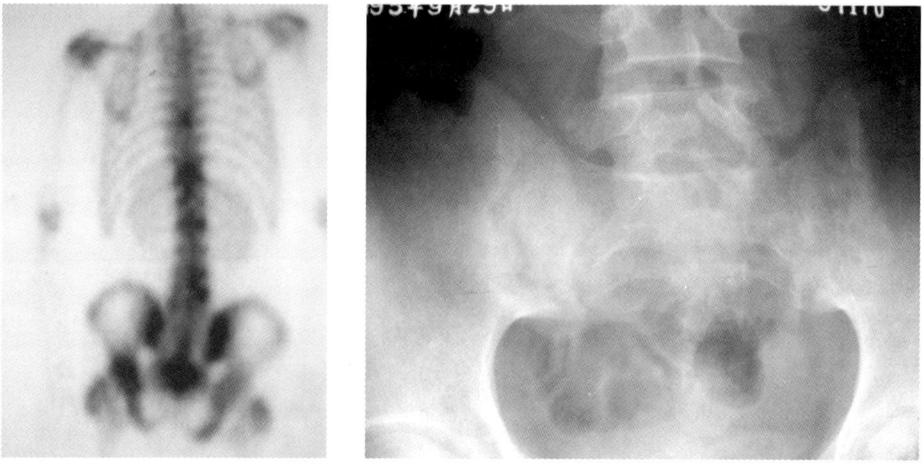

A　　B

图 1-1-48　强直性脊柱炎

A：放射性核素骨显像；B：X 线平片示双侧骶髂关节硬化

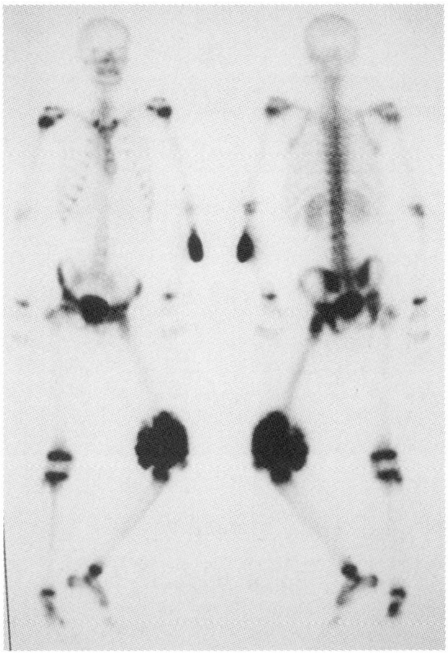

图 1-1-49　骨肉瘤并转移

股骨下段原发性骨肉瘤全身骨显像示股骨下段放射性浓集区之外，股骨上段还显示一“跨越”性转移灶

规 MRI 均难以查找全身性骨转移灶。放射性核素骨显像对早期骨转移有较高的灵敏性，能较早发现 X 线片或 CT 所不能发现的骨转移病灶（图 1-1-50）。骨显像一般较 X 线平片早 3～6 个月发现转移性骨肿瘤，有时可以提早到 15 个月。另外，由于全身显像的优点，可以全身观察骨转移灶的分布和数量，以及病灶侵及的范围等，有利于手术前或术后了解恶性肿瘤有无骨转移，对肿瘤治疗方案的制定和选择具有重要临床价值。而其他影像方法仅能进行局部骨转移灶的观察，缺乏全面了解骨转移情况的能力。

3. 早期诊断股骨头缺血性坏死　股骨头缺血坏死的早期，局部股骨头区呈缺血性改变，骨代谢减低，骨显像可显示放射性稀疏或缺损区，而常规 X 线平片和 CT 检查多为阴性（图 1-1-51）。但骨显像对股骨头缺血性坏死的特异性不如 MRI。由于髋关节前后组织内放射性重叠的原因，平面骨显像对早期股骨

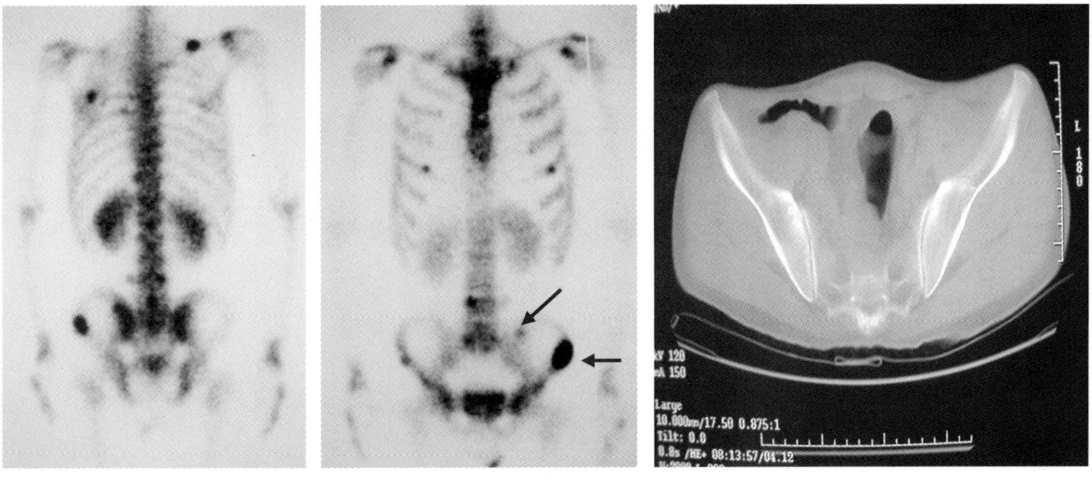

A　　B　　C

图 1-1-50　肺癌术后多发性骨转移

肺癌术后 2 个月全身骨显像显示多发性骨转移，相同时间骨盆位置的转移灶 CT 表现正常。

A：骨显像后位；B：骨显像前位；C：同一部位的 CT。

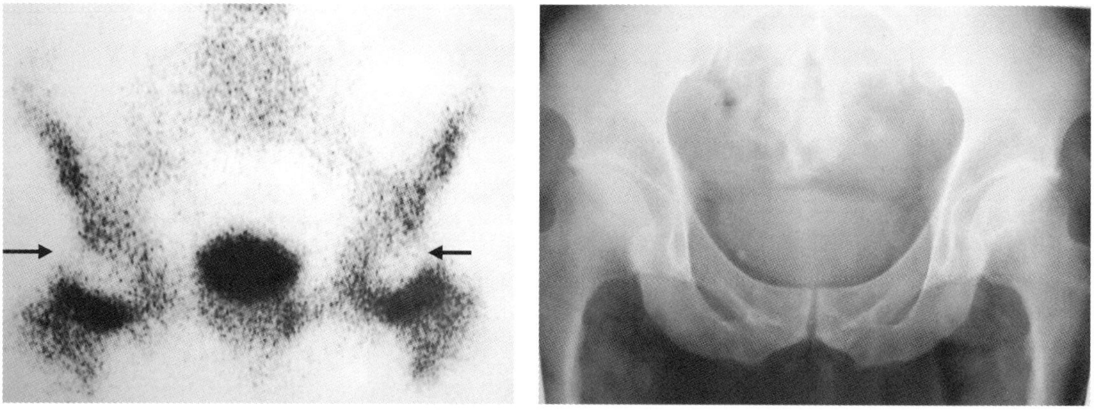

A　　　　B

图 1-1-51　双侧股骨头缺血性坏死

A：骨显像显示双侧股骨头缺血性坏死；B：X 线平片显示正常。

头缺血性坏死诊断的灵敏性不如 SPECT 骨显像。Collier 等研究表明，骨 SPECT 显像和平面显像对本病的诊断灵敏性分别为 85% 和 55%。

4．急性骨髓炎的早期诊断　“三相”骨显像诊断急性骨髓炎是非常灵敏的方法，其特点表现为血流灌注相、动态血池相和延迟相均显示放射性浓集影（图 1-1-52）。这一特点有助于与蜂窝织炎或软组织炎性肿块相鉴别，后者在血流灌注相和动态血池相，呈局限性放射性增高区，而延迟相放射性分布正常或减低。Hadjipavlon 等报告了 103 例 3 个月

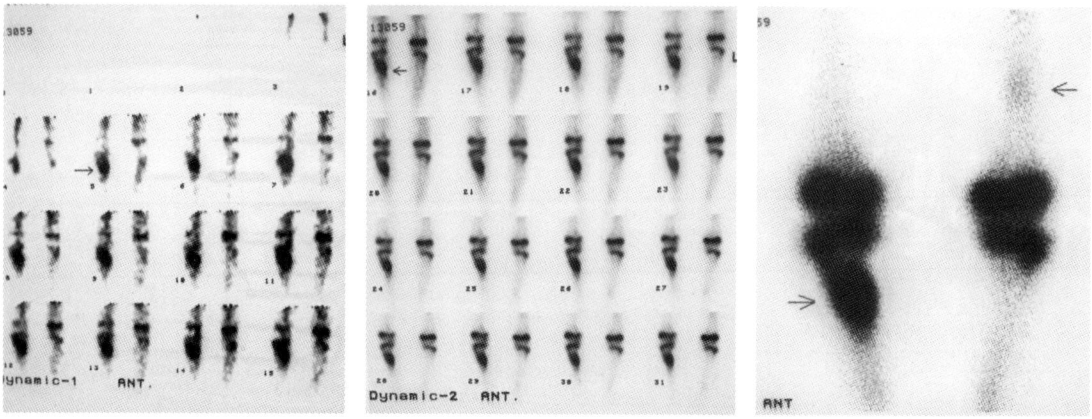

A　　　　B　　　　C

图 1-1-52　急性骨髓炎“三相”骨显像

A：血流灌注相；B：动态血池相；C：延迟相均呈放射性浓集。

~81 岁的急性骨髓炎患者，其骨显像的灵敏性为 86%，X 线仅为 25%，两者的特异性分别为 98% 和 96%，准确性分别为 94% 和 78%。

5. 代谢性骨病 代谢性骨病通常是由于内分泌腺功能失调、营养不足、维生素 D 缺乏或药物等原因所致的骨代谢异常。如甲状旁腺功能亢进、甲状腺功能亢进、软骨病、肾性营养不良等疾病及某些激素类、抗肿瘤等药物的使用，均可引起骨代谢的改变。骨显像对代谢性骨病有高度敏感性，主要表现：①椎骨、颅骨、下颌骨和胸骨等摄取显像剂明显增多；②肋软骨呈“串珠”样放射性分布，③双肾显影不清为其特点的“超级骨显像”。这些变化可表现在 X 线平片、CT 和 MRI 异常改变之前。代谢性骨病的中、晚期，X 线平片和 CT 可表现骨皮质变薄、骨小梁稀少、骨密度减低、脊椎压缩性骨折，MRI 以及双能 X 线骨密度测定等均有助于该病的诊断（图 1-1-53）。

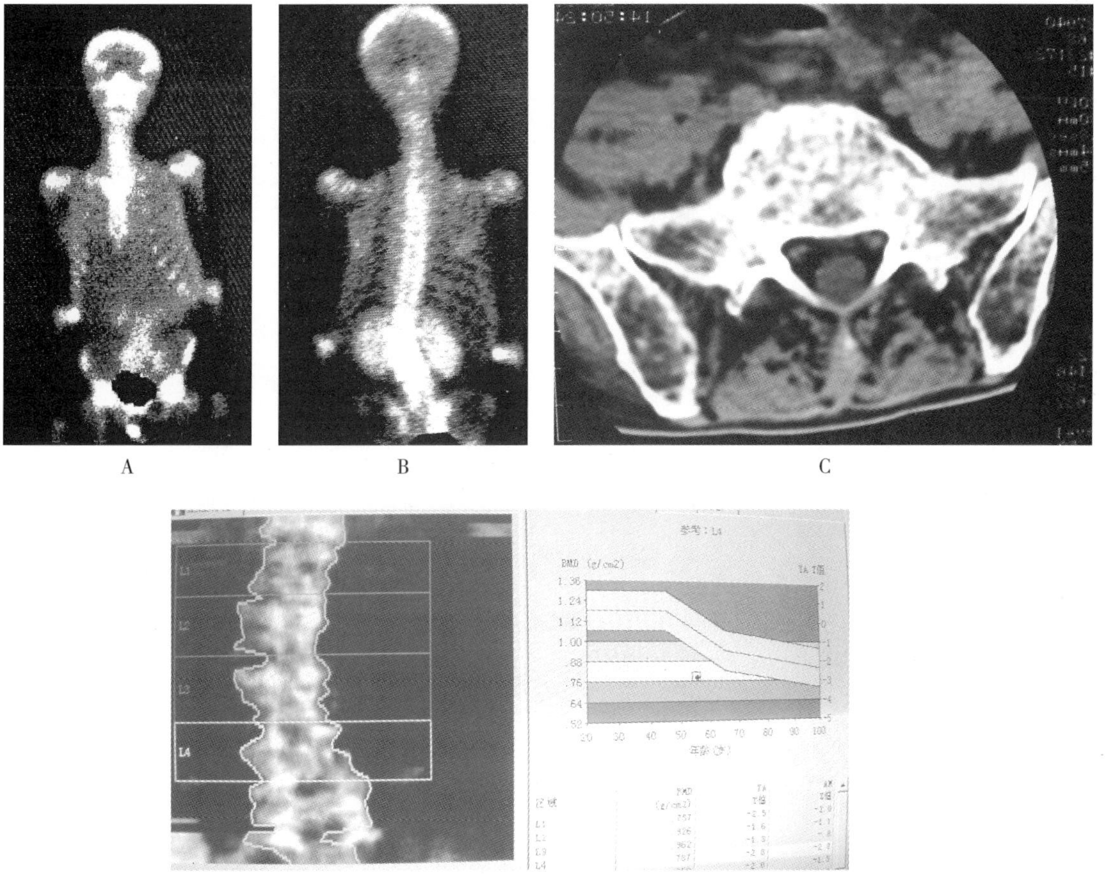

图 1-1-53 代谢性骨病

A、B：全身骨显像前位、后位；C：CT 显示椎体骨小梁稀疏，骨密度减低；D：双能 X 线骨密度显示 T 值 > -2.5。

6. 移植骨的监测 随着器官移植手术的不断发展，自体和同种异体骨移植也日趋增多。但是，通常的X线片、CT和MRI影像检查方法不足以早期判断移植骨微血管的血供及成活情况。“三相”骨显像能够提供移植骨的血供和成活情况，带血管移植骨术后1周内如果移植手术成功，血供恢复正常，血流灌注相和动态血池相可显示局部放射性增高，反之呈放射性稀疏或缺损区。术后2～8周，延迟相继续显示移植骨部位放射性增高，且与正常骨之间连续提示移植骨成活（图1-1-54）。此外，“三相”骨显像还有助于判断局部软组织感染对移植骨成活的影响，这较其他影像方法更有价值。

7. 跟痛症的诊断 引起跟痛症的因素很多，其原因有外伤、炎症、跟骨刺等，多见于中、老年人。X线平片、CT及MRI对外伤、跟骨刺等所致的跟痛症较容易诊断，但对跖筋膜炎引起的跟痛症诊断常表现阴性。“三相”骨显像对跖筋膜炎引起的跟痛症有较高的价值，主要特点为早期动态像足跟处显示“蝌蚪状”放射性充盈区，延迟相则呈局限性浓集区（图1-1-55）。有报告，用^{99m}Tc-MDP“三相”骨显像检查了26例跟痛症患者，其诊断灵敏性为76.6%，特异性为100.0%，准确性为83.3%。而X线片的灵敏性仅为28.6%，特异性为68.8%，准确性为62.5%。

（六）骨与关节显像应用中的不足

1. 清晰度 放射性核素骨与关节显像和X线平片、CT及MRI影像检查相比较，骨显像在单位时间内获取的影像信息量较低，骨骼与关节影像相对较为模糊。例如全身骨显像时各颈椎之间大多显示不清楚，而X线平

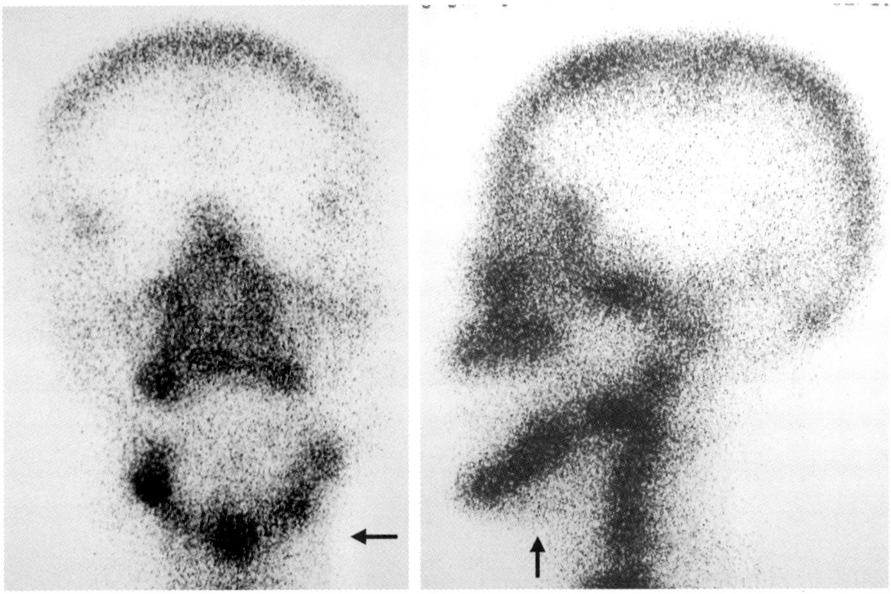

A B

图1-1-54 移植骨的监测

左下颌骨肿瘤切除术后，腓骨带血管移植术后半个月，骨显像显示移植骨成活。A：前位；B：左侧位。

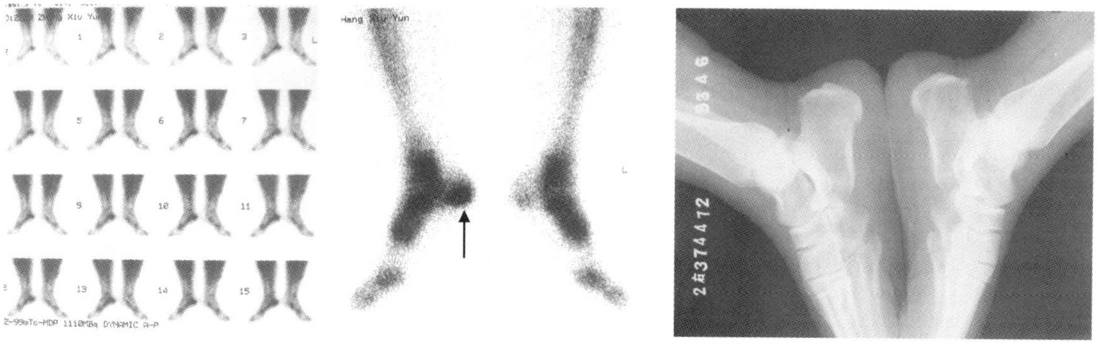

A　　B　　C

图 1-1-55　跟痛症

A："三相"骨显像动态像右跟骨处显示"逗点"样浓集区；B：延迟相右跟骨呈放射性浓集区；C：X 线平片示双跟骨正常。

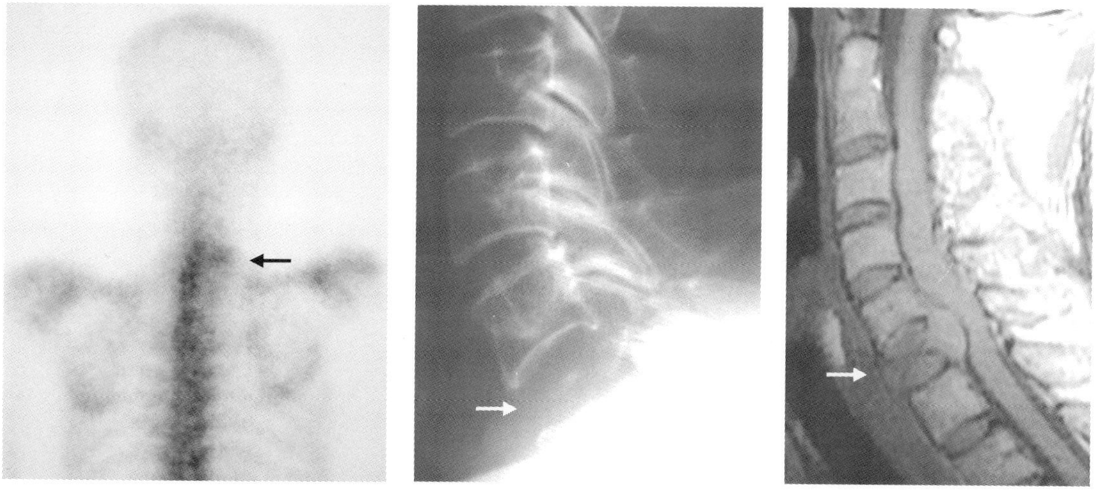

A　　B　　C

图 1-1-56　清晰度对比

A：骨显像显示颈 7 处轻度放射性浓集，各椎体间显示不清；B：X 线平片较清晰显示颈 7 骨质破坏，明显变薄，呈线条样改变；C：MRI 清晰显示颈 7 及其附件异常。

片、CT 及 MRI 影像检查则较清晰（图 1-1-56）。尤其对骨骼和关节的细微结构及病变骨与周围组织之间的关系方面，仍逊色于 X 线平片、CT 及 MRI 检查。如股骨头缺血性坏死的中晚期时，平面和断层骨显像只能观察显像剂的分布变化，却不能像 X 线平片、CT 那样清晰显示股骨头内部骨质的增生修复变化。

2. 特异性　骨显像检查虽然对骨骼疾病

有较高的敏感性，但对骨与关节疾病的定性诊断效果较差。尤其对于骨骼的单发性病灶，有时难以判断其性质。如骨质疏松引起的胸腰椎压缩性骨折和恶性肿瘤所致的脊椎转移，在骨显像时两者很难区别，常需要借助某些实验室检查或加做 CT 以及进一步结合 SPECT/CT 融合图像才能确定其病变性质（图 1-1-57）。

3．组织结构　骨显像在显示骨骼的细微结构方面较为粗略，对观察和分析骨关节病变的内部结构，及其与相邻组织之间的关系较为困难。而 X 线平片、CT 及 MRI 对骨骼结构的显示则很清晰，尤其是 CT、MRI，组织分辨力高，对正常骨骼、病变及其与周围组织结构的关系，显示更为清晰，更有益于病因或病变性质的诊断。（图 1-1-58）。

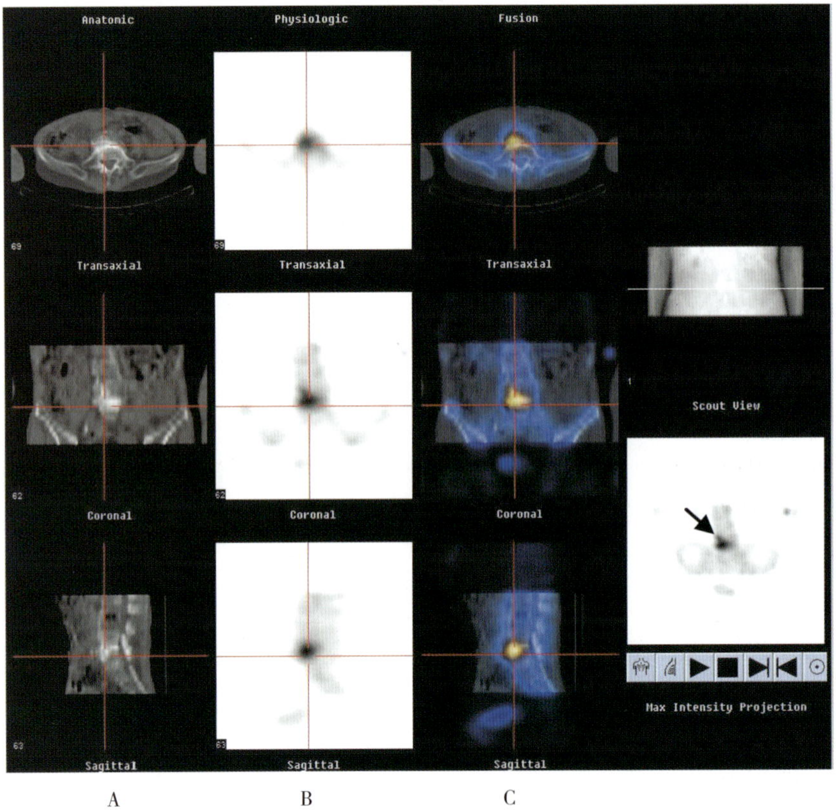

图 1-1-57　特异性比较

骨显像显示腰 1 病变，性质待定，加做 SPECT/CT 图像融合后确定为骨转移灶。A：CT 断层像；B：SPECT 断层像；C：SPECT/CT 融合像。

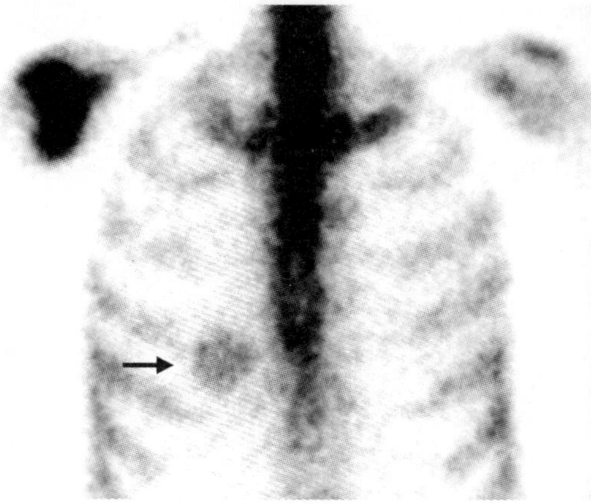

A

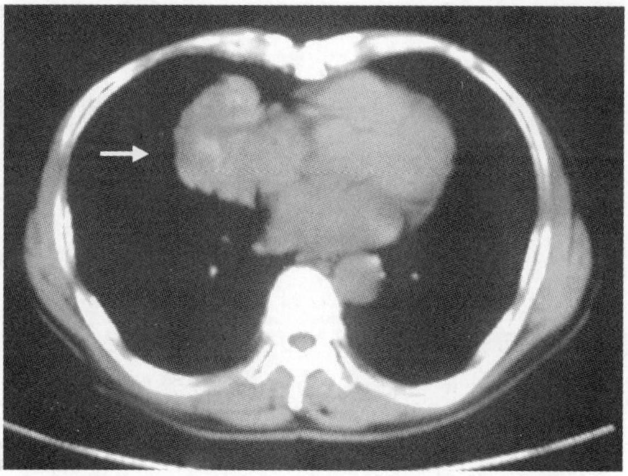

B

图 1-1-58　组织结构分辨能力比较

A：骨显像示右肋缘处放射性浓集灶，不能确定骨骼或软组织肿块；B：CT 检查证实为肺内肿瘤摄取骨显像剂影。

（柳　澄　陈海松　徐爱德　郁万江　高振华　左书耀）

第二节　骨骼病变的基本影像学表现

一、骨密度减低

骨密度减低系因骨质减少或骨基质钙化不足所致。前者表现为骨质疏松或骨吸收，后者表现为骨软化。正常骨结构和骨密度取决于多种因素：①骨细胞的正常功能；②良好的营养状态；③正常的内分泌平衡；④正常的神经和压力刺激；⑤正常的泌尿系和胃肠道功能。任何一种因素的功能异常均可或引起骨质减少，或引起骨基质钙化不足，而导致骨密度减低。此外，骨髓浸润性病变可引起骨吸收，造成骨密度减低。

普遍性骨密度减低的主要原因：骨疏松、骨软化、甲状旁腺功能亢进、某些恶性肿瘤如骨髓瘤。

（一）骨质疏松

骨质疏松是指单位体积内的骨质减少，但是骨内矿化物和基质比例正常。在正常情况下，通过破骨细胞的活动使骨质吸收而改建塑型，成骨细胞形成类骨质并被包埋，相继矿物盐在骨样组织上沉积形成骨质。破骨在先，成骨在后。这种骨吸收和骨形成过程发生在骨的表面即骨皮质内、外表面，哈氏管内面和骨小梁表面，两种过程处于不断转换的平衡状态。若两种过程失去平衡，成骨活动减弱或骨破坏活动增强，均可引起骨质减少。成骨活动减弱使骨样组织形成不足，而矿化过程正常。虽骨样组织和钙盐含量比例正常，但因骨基质数量不足，使单位体积内的骨质减少。破骨活动增强使骨基质和钙盐均过度吸收，引起骨质减少。骨外膜吸收可使骨皮质外表面模糊或不规则。骨内膜吸收可使骨皮质变薄。骨小梁表面的骨吸收可使骨小梁变细，松质骨区出现线状、带状、点状透亮区。哈氏管内面骨吸收可使骨皮质出现多条纤细的透亮线或骨皮质成层状。

纤维骨炎和骨髓浸润性病变也可引起骨质疏松。前者主要因甲状旁腺功能亢进，破骨活动增强使髓腔被疏松的纤维血管结缔组织所代替。后者见于骨髓瘤、白血病等。

病理上，骨质疏松表现骨小梁变细、数目减少、间隙增大，髓腔内脂肪组织增多，骨皮质内面吸收、骨皮质变薄，骨髓腔增宽，哈氏管壁亦可见骨吸收使管腔增大。

影像学表现：在常规X线片上，只有骨内矿盐减少达30%以上才能显示有骨密度减低。如果以微焦点（0.1mm）X线管行放大摄影，则可观察骨小梁的形态和结构。骨质疏松可表现为均匀性与不均匀性。前者为骨密度普遍性降低，皮质变薄，骨小梁变细、数量减少，持重的骨小梁可相对粗大（图1-1-59）；后者表现为骨端区域性或斑点状骨小梁减少，小梁间隙增大，骨性关节面变薄，但光滑完整。疏松的骨骼易发生骨折。椎体骨质疏松表现椎体骨密度减低，骨小梁变细、稀疏，垂直的骨小梁可出现增厚，椎体终板变薄。严重者，椎体骨密度明显减低，近于或低于邻近软组织密度，骨小梁显示不清，仅显示一线状椎体轮廓，椎体双凹变形或压缩骨折呈楔形变（图1-1-60）。颅骨骨质疏松可表现为颅骨内、外板变薄；重者，颅骨内、外板影几乎消失，板障血管影外显，使颅骨呈弥漫颗粒状外观（图1-1-61）。颌骨齿槽硬板消失（图1-1-62）。CT表现与X线相同，骨小梁稀少及皮质变薄。MRI难以显示骨小梁，但可清楚显示髓腔变化。若为脂肪组织增多，各序列均呈脂肪信号；若为骨髓浸润增生性病变，T1WI为低信号，压脂T2WI为高信号。

骨质疏松按发病过程可分为急性和慢性，两者的X线表现可有不同。

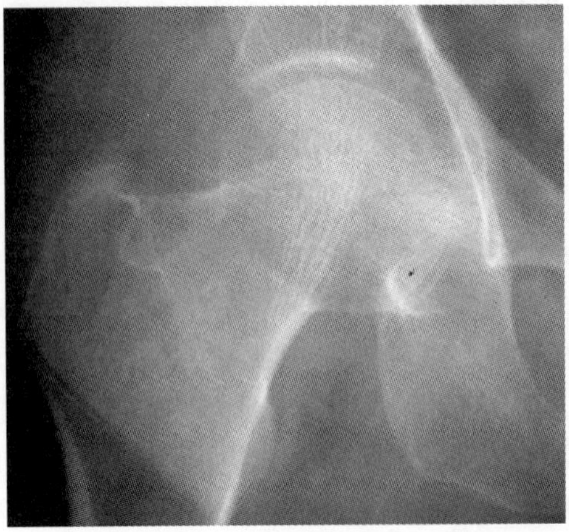

A

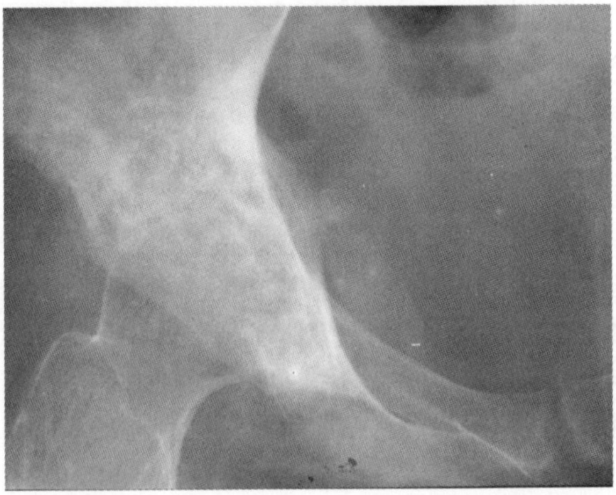

B

图1-1-59 骨质疏松

A：尿毒症，股骨近端骨小梁减少，皮质变薄，承重小梁相对增粗；B：髂骨骨髓炎，股骨近端密度明显减低，骨小梁稀疏、变细，皮质变薄。

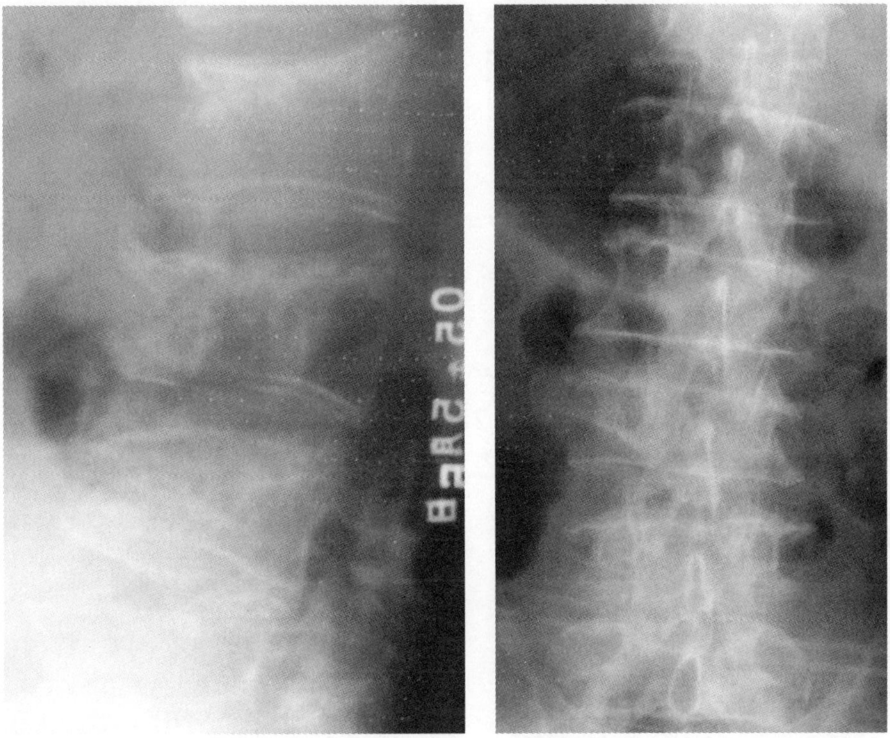

A　　　B

图 1-1-60　骨质疏松

A、B：腰椎椎体骨质疏松及压缩。

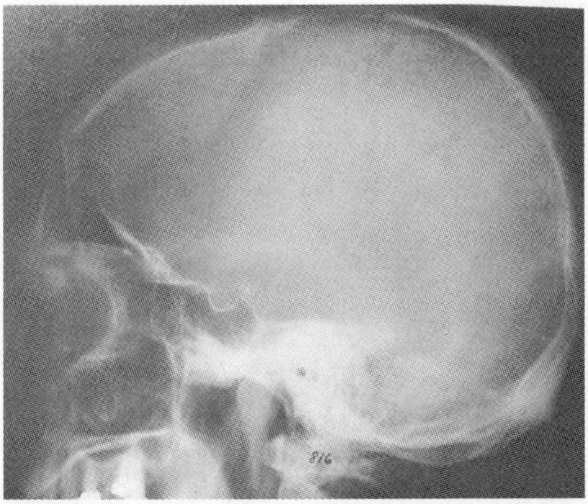

图 1-1-61　骨质疏松

甲状旁腺功能亢进：颅骨内外板几乎消失，颅骨呈颗粒状。

急性骨疏松通常为骨成形活动增加（骨转换加速性骨质疏松），是快速骨转换引起的过度骨吸收。急性过度骨吸收，常不反映骨的机械性应力学需要，主要特点为：①骨端斑驳状骨质疏松区，表现为局部骨小梁消失，难与骨质破坏区分（图 1-1-63）；②骨皮质内出现纵行透亮线或骨皮质成层状（图 1-1-64）；③干骺端横行透亮带，宽 4～8mm（图 1-1-65）；④在骨骺或不规则骨为皮质下的一圈环形透亮线；⑤骨膜下骨吸收，是甲状旁腺功能亢进颇具特征的表现（图 1-1-66）。

急性骨疏松可见于以下原因：创伤后骨质疏松（sudeck 综合征）；抗惊厥药物相关；甲状旁腺功能亢进；甲状腺功能亢进；小肠

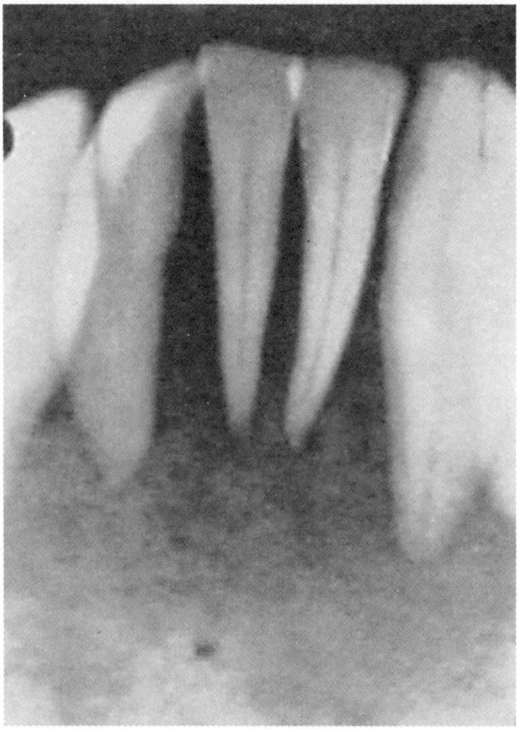

图 1-1-62 骨质疏松

甲状旁腺功能亢进：齿尖周围齿槽硬板吸收。

病（早期，补偿性矿盐异常吸收）；胃切除术后（矿盐异常吸收）；停经后或老年性骨质疏松的某种类型；红细胞增生症；血红蛋白沉着病；青年性骨质疏松；肥大细胞增多症；反应性症状骨营养不良（如白血病浸润）。

慢性骨疏松一般为骨成形活动减低（骨转换减低性骨质疏松），骨的改建过程仍按机械应力的要求进行，表现为：①骨皮质吸收从内表面开始，而皮质外层不受影响（图 1-1-67）；②骨小梁的骨吸收首先是张力性骨小梁吸收，然后是承重骨小梁吸收，疏松的承重骨小梁常增粗，多见于椎体和股骨颈部位（图 1-1-68）；③在关节面，凸面明显骨吸收变薄，而凹面骨质增厚，这也是反映骨的应力学需要。

慢性骨疏松可见于以下原因：糖皮质激素相关；慢性肝病；酒精相关；胆汁淤积；甲状腺功能减低；严重的系统性疾病；饥饿，营养不良；停经后或老年性骨质疏松的某种类型；完全肠外营养。

骨质疏松按范围可分普遍性和局限性：

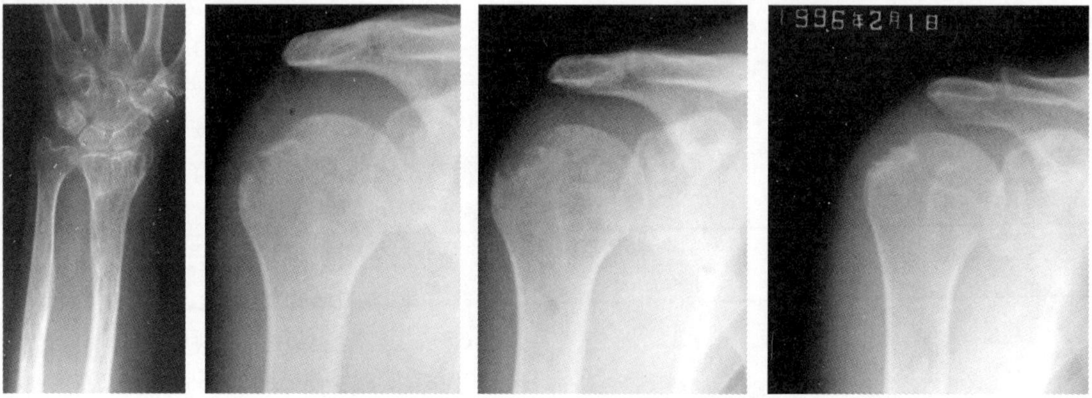

A　　B　　C　　D

图 1-1-63 急性骨质疏松

A：外伤后腕部斑驳状骨质疏松；B、C、D：肩部药物封闭后 1 个月（B）、1 个半月（C），肱骨大结节区骨质吸收、1 年半（D）修复。

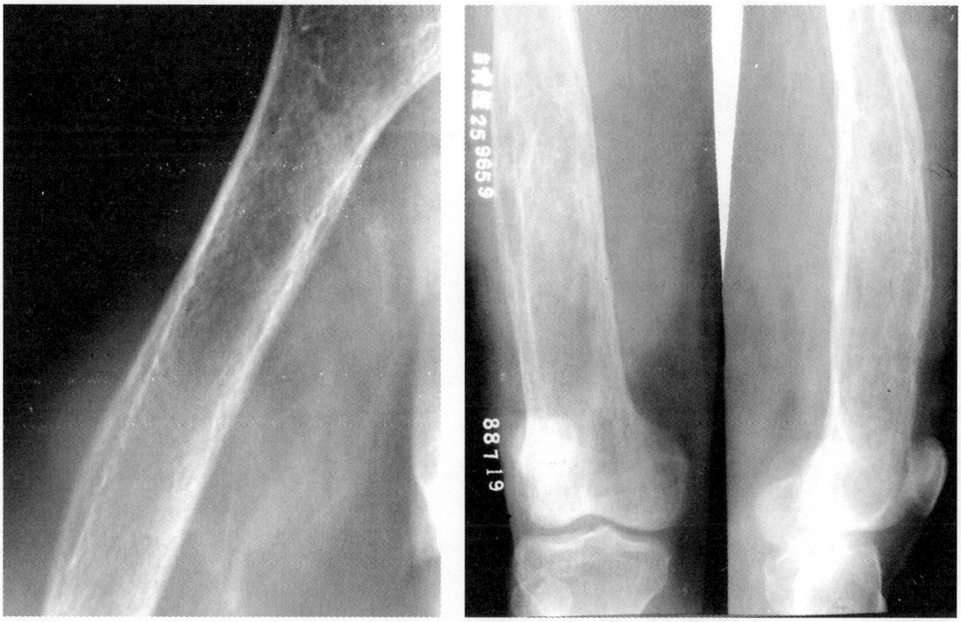

A　　B

图 1-1-64　骨质疏松

A：肩周炎半年，皮质成层状疏松；B：Paget 病，皮质成层状疏松。

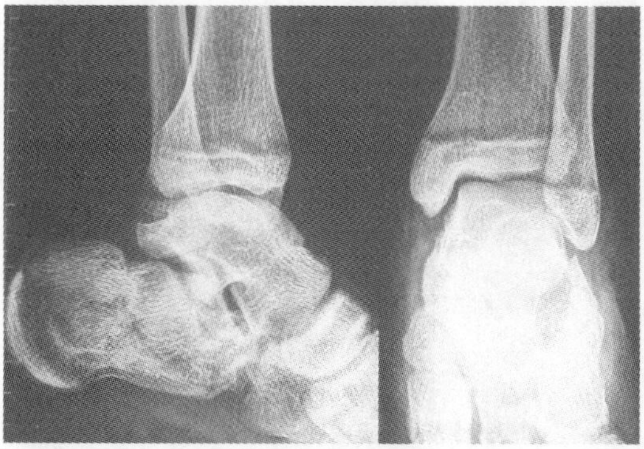

图 1-1-65　骨质疏松

外伤后：干骺端横行透亮带。

1. 普遍性骨质疏松的病因

(1) 先天性发育障碍和代谢疾病

成骨不全

早老

Ehlers-Danlos 综合征

同型胱氨酸尿

特发性尿钙增多症

黏多糖贮积症

染色体异常

糖原贮积症

钢发综合征（Menke 病）

(2) 生理性（绝经后和老年性）骨质疏松

(3) 特发性幼年或青年性骨质疏松

(4) 内分泌性骨质疏松

肾上腺皮质病变（Cushing 综合征、Addison 综合征）

性功能障碍

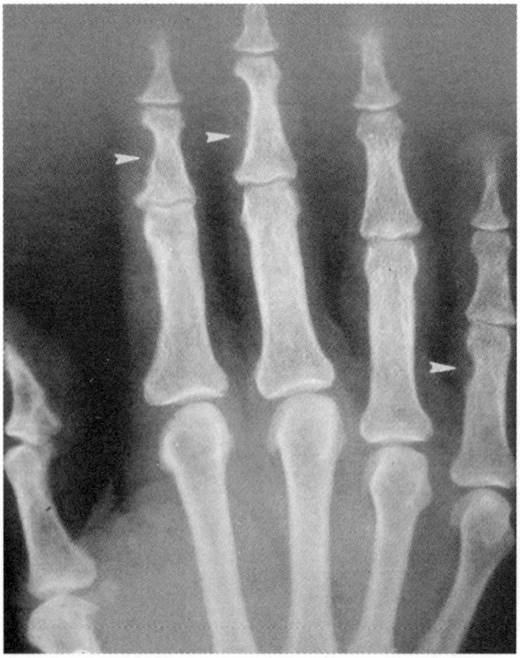

图 1-1-66　骨质疏松

甲状旁腺功能亢进；指骨骨膜下骨吸收。

垂体异常（肢端肥大症、垂体功能减退）

甲状腺疾病（甲状腺功能亢进、克汀病）

甲状旁腺疾病（甲状旁腺功能亢进、假性甲状旁腺机能亢进、假-假性甲状旁腺功能亢进）

糖尿病性骨关节病

分泌 ACTH-多肽酶样的非内分泌腺性肿瘤（燕麦细胞癌，oat cell carcinoma）

孕期

性腺功能减退

（5）营养性骨质疏松

严重营养不良

异常吸收综合征

胃次全或全切术后

维生素 C 缺乏

（6）骨髓增生或浸润病变

骨髓瘤

白血病

淋巴瘤

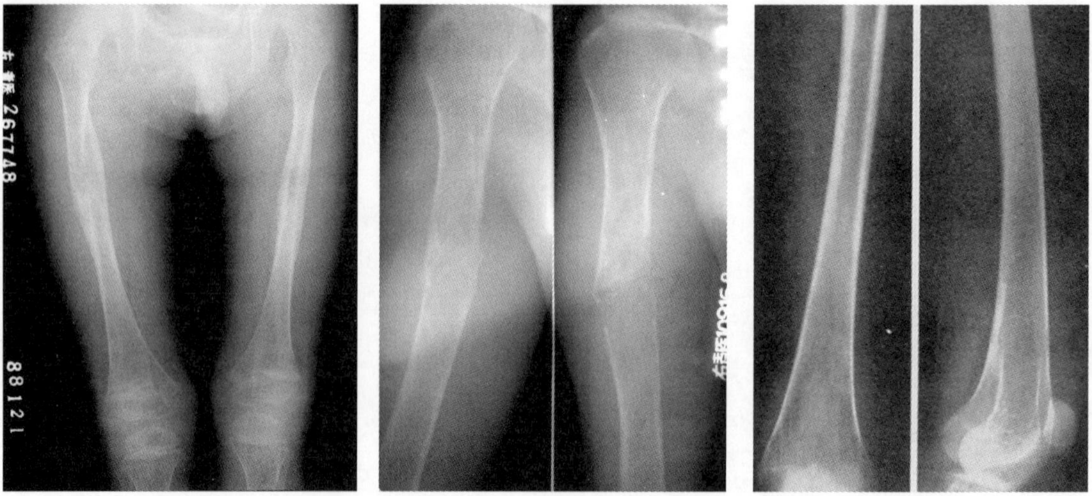

A　　B　　C

图 1-1-67　慢性骨质疏松

A：成骨不全；B：甲状旁腺功能亢进；C：性功能减退。

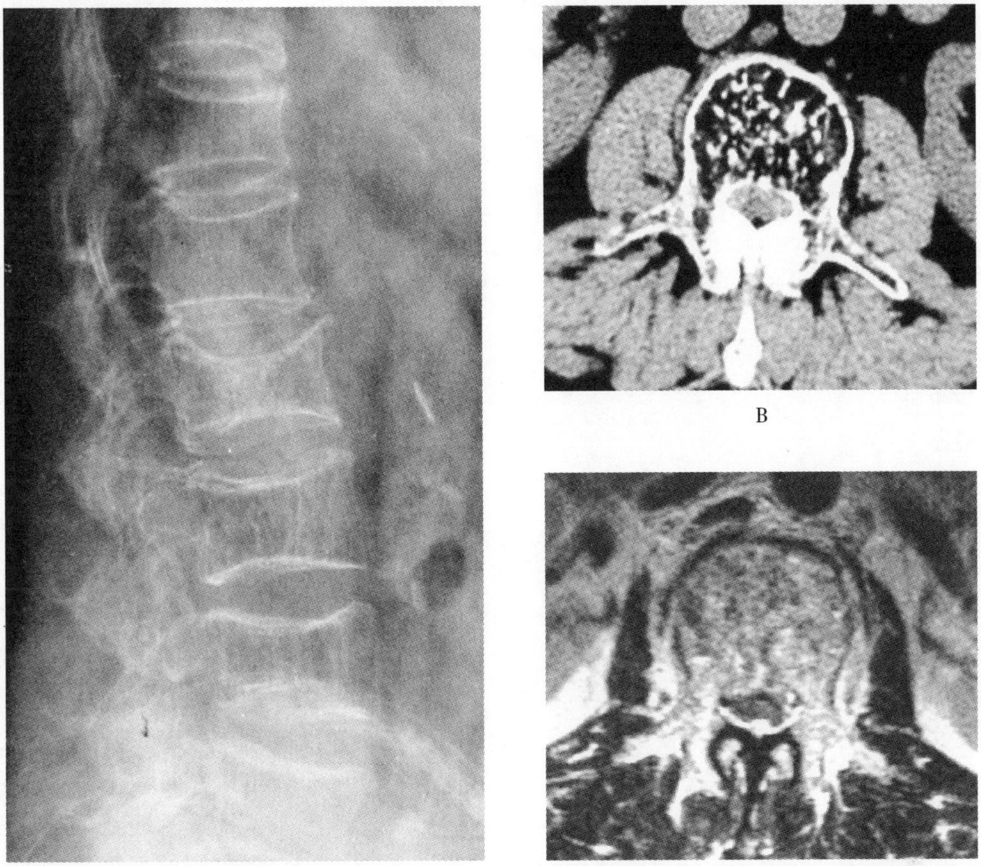

图 1-1-68　慢性骨质疏松

A、B、C 为腰椎侧位、CT、MRI 轴位 T2WI：腰椎体骨质疏松，承重骨小梁增粗，T2 为点状低信号。

转移瘤

贫血（镰状细胞贫血、珠蛋白生成障碍性贫血、血友病）

血色病（hemochromatosis）

巨球蛋白血症

类脂质代谢紊乱（戈谢病、尼曼-皮克病）

（7）慢性系统性病变

慢性肾病

肝功不全（胆汁性肝硬化、肝豆状核变性）

慢性阻塞性肺病

发绀型先天性心脏病

（8）医源性

大量应用皮质醇、抗癫痫类、肝素等药物

（9）中毒性疾病

地方性或工业性氟中毒

慢性酒精中毒

（10）结缔组织病

类风湿

系统性红斑狼疮

系统性硬皮病

多发性肌炎与皮肌炎

2. 局限性骨质疏松的病因

(1) 失用性

骨折远端

石膏固定

神经肌肉性瘫痪

Sudeck 骨萎缩

(2) 烧伤或冻伤后骨萎缩

(3) 炎症

骨髓炎

结核

类风湿性关节炎

(4) 骨梗死

(5) 骨肿瘤

(6) Paget 病溶骨期

(7) 股骨头暂时性骨质疏松

(8) 交感神经反射性营养不良

(9) 局限性游走性骨质疏松

3. 骨膜下骨质吸收的病因

(1) 广泛性

甲状旁腺功能亢进

肾性骨营养不良

脂肪肉芽肿病(播散性)

黏脂贮积症(黏脂病)、GMI 神经节苷脂沉积症

假-假性甲状旁腺功能减退

佝偻病(重度)

(2) 局限性

肌腱撕脱

骨膜外硬纤维瘤

骨膜下血肿

骨膜下骨髓炎

4. 广泛或普遍性骨密度减低伴粗骨小梁的病因

贫血(特别是镰状细胞贫血、珠蛋白生成障碍性贫血)

甲状旁腺功能亢进

多发性骨髓瘤

骨质疏松

畸形性骨炎

瘫痪

(二) 骨软化

骨软化是指单位体积内骨组织有机成分正常,而骨内的钙盐含量降低,使骨发生软化。

主要有三种原因:维生素 D 缺乏或代谢障碍、低血磷和异常骨质形成。前两种原因引起血钙和血磷的不足,使骨样组织不能正常迅速的矿化,导致骨骼在质上发生异常。后一种原因虽钙、磷代谢正常,但骨骼骨化不全,形成异常骨质,如低磷酸酯酶症。

组织学上显示骨样组织钙化不足,常见骨小梁中央部分钙化,而骨小梁表面的骨样组织缺乏钙化,小儿干骺端新形成的类骨质不能钙化。单纯性骨软化很少单独存在,大多数是骨软化和骨质疏松同时存在,故亦可称之为混合型骨质疏松。

单纯性骨软化见于以下病因:

性联低磷酸盐血症(抗维生素 D 佝偻病)

散发性低磷酸盐血症

抗酸药物诱发性骨软化

瘤源性骨软化

原发性维生素 D 不足

慢性胰腺炎

慢性肝外阻塞

代谢性酸中毒

肾性骨病(铝结合性骨软化)

混合型骨软化见于以下的病因:

原发性维生素 D 不足(营养性、日晒不

足）

小肠病（维生素 D 和钙吸收异常）

胃切除术后（维生素 D 和钙吸收异常）

肾性骨病（混合型）

钙不足（儿童）

维生素 D 依赖性佝偻病

骨软化的 X 线表现与骨质疏松相似，也表现为骨密度降低、骨小梁变细、骨皮质变薄，但骨小梁的数量减少不明显，骨小梁模糊更为严重，可呈所谓“磨玻璃”样改变（图 1-1-69）。由于骨质软化，承重骨骼常发生各种变形，如多个椎体压缩骨折，或脊椎呈普遍性、程度相似的双凹变形（图 1-1-70），骨盆内陷，长骨弯曲（图 1-1-71）等，不同于骨质疏松。此外，还可见多发对称的假骨折线（Looser 带），表现为宽 1～2mm 的光滑透亮线，与骨皮质垂直，边缘稍致密，好发于耻骨支、肱骨、肩胛骨、股骨上段和胫骨，是骨质软化的特征性表现（图 1-1-72）。假性骨折可类似疲劳骨折，但前者不一定发生在承重骨，长期观察很少发生变化，双侧、对称、多发是其特点。在骨发育成熟之前发病，长骨骺板和干骺还有佝偻病改变（图 1-1-73）。

骨质软化的病因：

1. 维生素 D 缺乏

日光照射不足

营养不良

胃大部切除术后

小肠吸收异常

短结肠综合征

慢性胰腺炎

胆汁性肝硬化

2. 肾性

肾性骨营养不良（尿毒症性骨病）

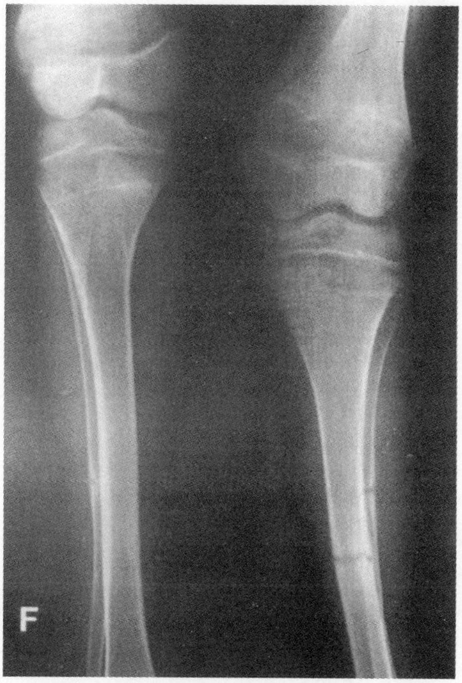

图 1-1-69 骨质软化

继发于甲状旁腺功能亢进，双胫腓骨骨密度明显减低、骨小梁模糊、骨皮质变薄骨干中段可见假性骨折。

肾小管酸中毒

肾小管性低磷酸盐血症

（1）先天性

家族性抗维生素 D 佝偻病（性联低磷酸盐血症）

原发性 Fanconi 综合征

胱氨酸尿症

Wilson 病（肝豆状核变性）

Lowe 综合征（眼脑肾综合征）

（2）继发性

肿瘤性（血管外皮细胞瘤最常见）

药物性（常为抗惊厥药物）骨质软化

重金属中毒（镉、铍中毒）

异型蛋白血症（paraproteinemias）

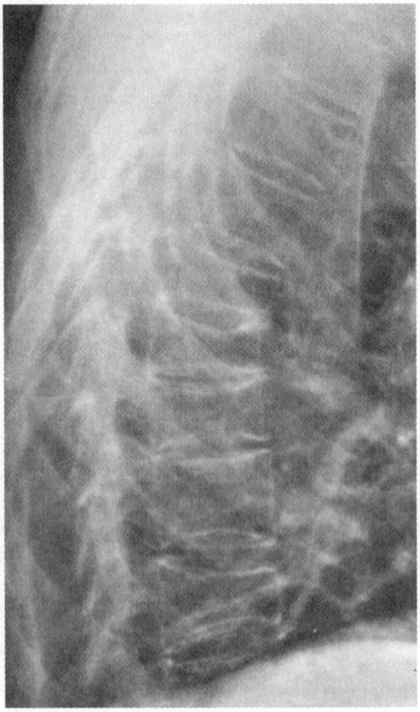

图 1-1-70 骨质软化
椎体明显密度减低及多个椎体压缩。

3．低磷酸酯酶症

4．遗传性维生素 D 依赖性佝偻病

5．假性维生素 D 不足性佝偻病

6．非典型性中轴骨软化

二、骨密度增高

骨密度增高系因骨质增生硬化或矿盐过多沉积所致。骨质增生硬化是由成骨活动增加或破骨活动减弱，致单位体积内骨量的增加。

泛发性先天发育异常性骨密度增高，增生骨质一般为成熟的板层骨。一般骨病引起的骨质增生可为反应性骨，肿瘤性骨或化生性骨，组织学上为编织骨（woven bone）或板层骨。编织骨是一种不成熟骨，也称为纤维骨（fiber bone），骨基质中的胶原纤维粗大、排列紊乱呈编织状，矿化密度较板层骨为低。骨骼发育成熟后不出现编织骨，出现编织骨提示为修复性或病理性改变。炎症，骨折后

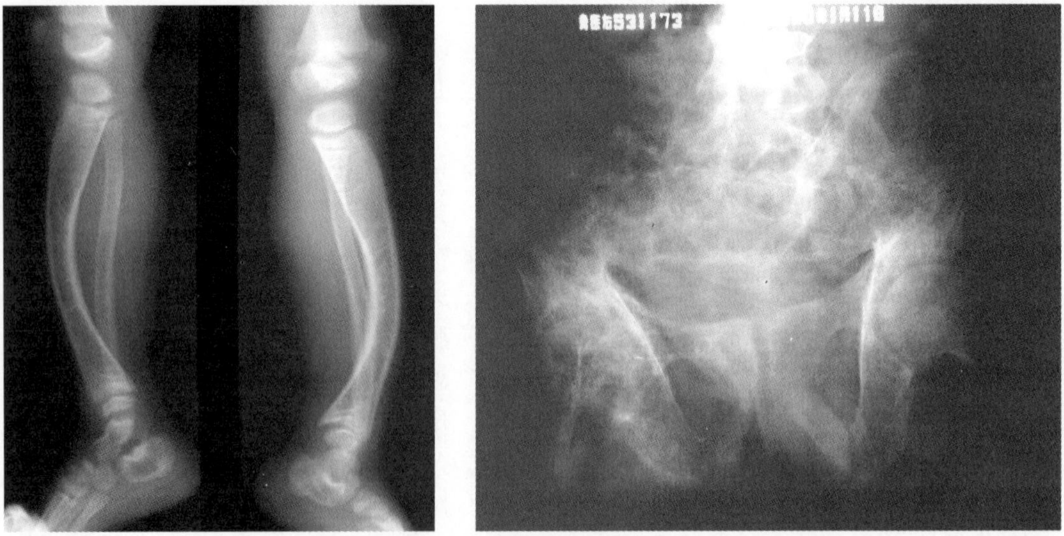

A　　　　　　B

图 1-1-71 骨质软化
A：双胫骨弯曲畸形；B：骨盆明显内凹变形。

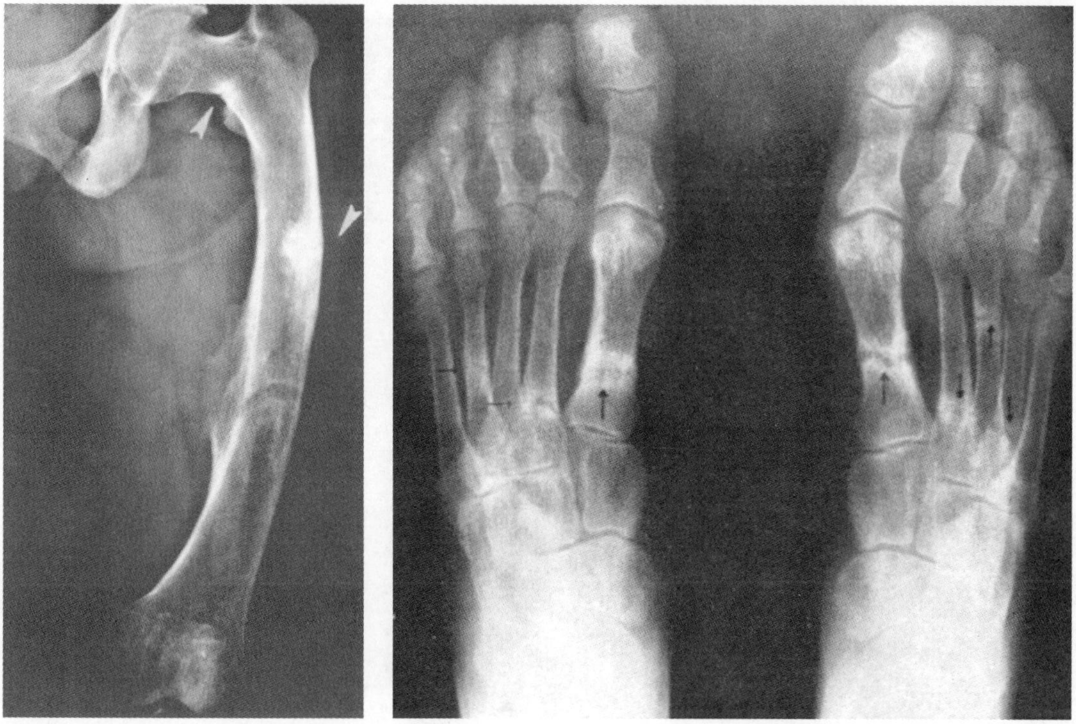

A B

图 1-1-72 骨质软化

A：左股骨假性骨折（箭头）；B：双跖骨多发假性骨折。

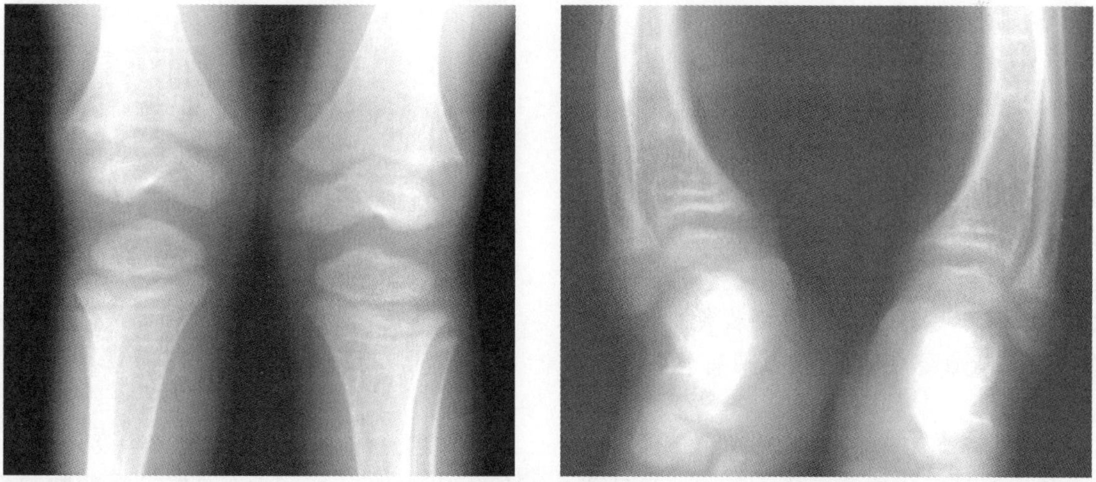

A B

图 1-1-73 抗维生素 D 维生素 D 缺乏病

A、B：双膝及双踝正位，股骨、胫腓骨骺板增宽、先期钙化带模糊，骨密度减低，骨质疏松及皮质变薄。

骨痂，各种原因引起的骨膜反应，良性骨肿瘤（骨样骨瘤、骨母细胞瘤）或肿瘤样病变（骨纤维结构不良、Paget 病）等都能产生不成熟的编织骨。反应性或良性肿瘤性不成熟骨的表面都有骨母细胞被覆。反应性或修复性编织骨（如炎症的反应性骨、骨折后的骨痂和甲状旁腺功能亢进引起的纤维囊性骨炎）可成熟为板层骨。板层骨（lamellar bone）是由编织骨经过改建形成的成熟骨，呈规则的层状同心圆结构，内含成熟的骨细胞，骨小梁之间间质通常为富于血管的疏松纤维脂肪组织。骨肉瘤的肿瘤性骨为编织骨，不仅排列紊乱、也缺乏成熟倾向，是由肉瘤性肿瘤细胞直接产生，表面无良性骨母细胞被覆，小梁之间富含有肿瘤细胞和致密的纤维间质反应，缺乏正常的骨髓组织。

化生性骨由软骨化生或纤维化生。软骨化骨是指软骨基质的钙化和骨化，这种骨不是由骨母细胞形成，而是由软骨化生而来，比较成熟，与周围的软骨组织有移行。除了正常骺板软骨的骨化，也常见于软骨性肿瘤、骨痂和一些反应性病变等。纤维化骨由纤维组织化生而来，最见于骨纤维结构不良（1-1-74）。纤维结构不良中的编织骨周围缺乏骨母细胞被覆，无成熟倾向。编织骨大量形成是病理诊断骨纤维结构不良最重要依据。它与高分化骨肉瘤（骨旁骨肉瘤和髓内高分化骨肉瘤）不同。骨性纤维结构不良、骨纤维组织细胞瘤（少见）也可以出现骨化生，这种化生骨比较成熟，骨小梁周围有骨母细胞被覆。

矿盐过多沉积系因骨内异常钙化或重金属在骨内沉积，如软骨钙化、髓腔梗死后脂肪坏死钙化、氟中毒、铅或磷中毒等。

死骨因周围骨密度减低而呈相对性增高。

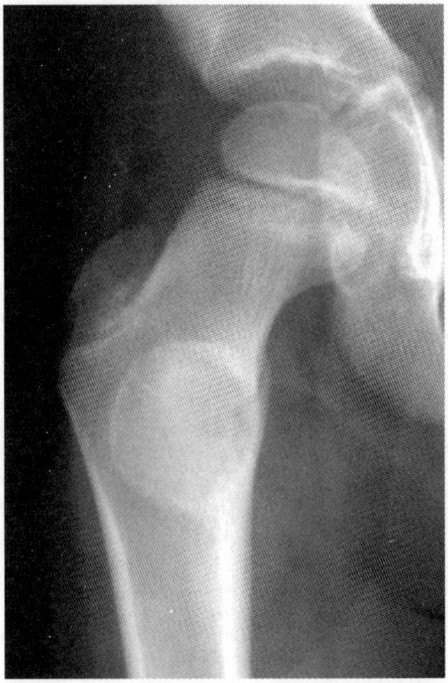

图 1-1-74　骨密度增高，磨玻璃样密度，纤维结构不良

缺血、炎症和肿瘤浸润都可引起宿主骨坏死而形成死骨。组织学上，骨细胞死亡，而骨小梁和钙盐含量无变化。如死骨由缺血性梗死所致，骨小梁间隙内的骨髓组织和小血管连同宿主骨一起坏死，但常保留原有组织的结构轮廓。如死骨由骨髓炎或恶性肿瘤破坏宿主骨所致，死骨周围有炎症细胞和炎性肉芽组织，或为间变性恶性细胞。

骨质增生硬化在 X 线上表现骨密度增高。密度可较低呈无结构的斑片状、云絮状或磨玻璃样密度，亦可明显致密呈象牙质样。前者一般见于不成熟的编织骨或低级分化的肿瘤骨，后者见于成熟骨或高级分化的肿瘤骨。反应性骨在骨小梁或皮质表面沉积，可表现骨小梁增粗、增多、密集，骨皮质增厚、致密，明显者骨结构消失，难以区分骨皮质、骨松质和髓腔。钙化多呈致密的斑点或斑块状，软骨钙化常呈拱状或环形。CT 比 X 线更易发现密度较低、范围较小或隐蔽的异常骨化或钙化。MRI 对密度较低或较小的骨（钙）化不敏感，致密骨（钙）化在各序列均呈低信号；骨髓浸润性病变引起的反应性骨（如淋巴瘤），因被增生细胞的信号所掩盖，可只表现后者的信号特点，T1WI 呈低信号，T2WI 压脂像为高信号（图 1-1-75）。

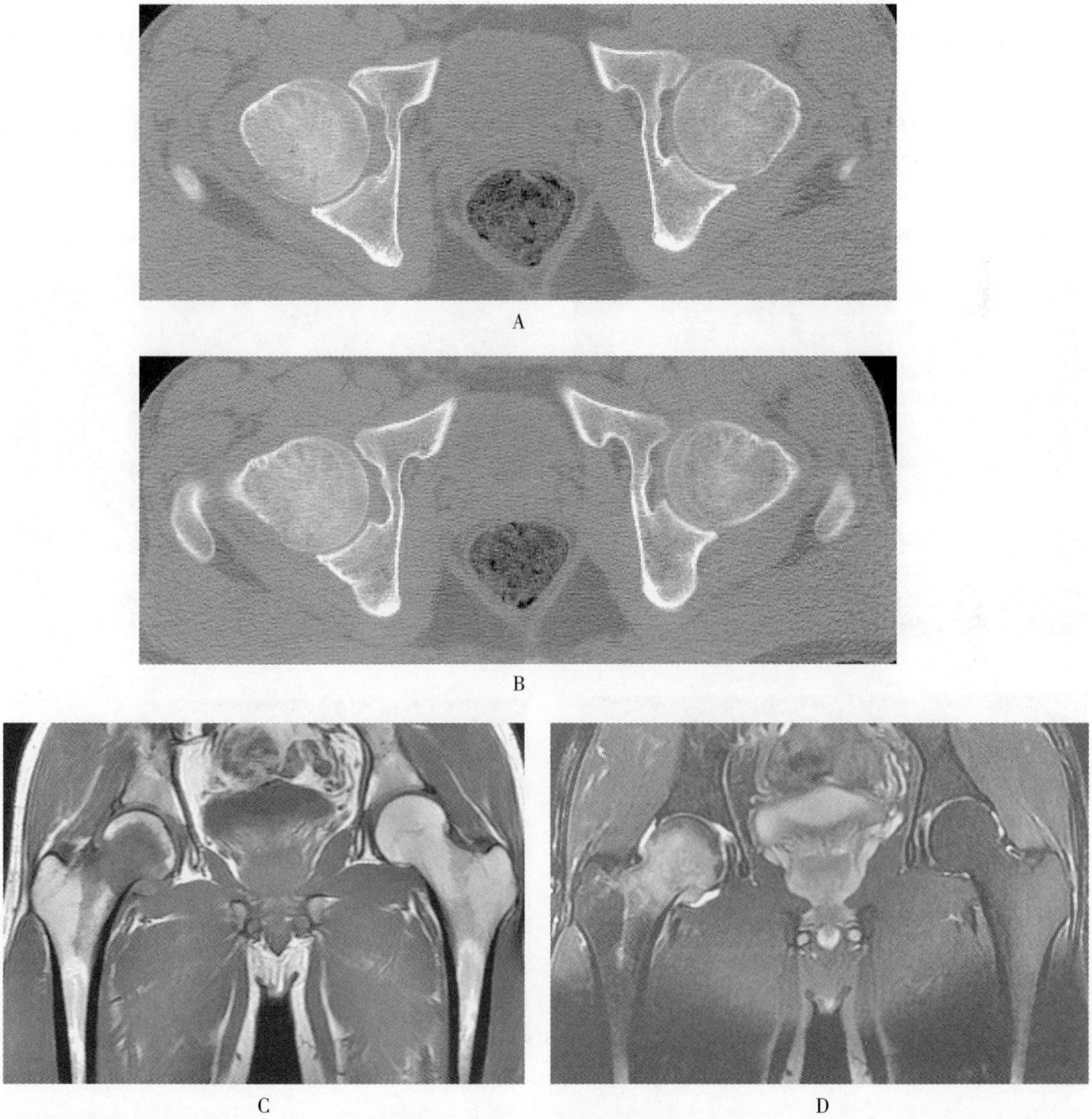

图 1-1-75　B 细胞型淋巴瘤

男，32 右髋痛 1 个月。A、B：CT 右侧股骨头颈部密度增高，平片无明显异常（未附图）；C、D：MRI T1WI 股骨头颈部低信号、T2WI 压脂像病变呈高信号。

1. 引起骨质增生硬化的原因　有以下几种：

（1）先天性　可为成骨活动增加，如进行性骨干发育不良；或为破骨活动减弱致钙化的软骨或骨质过多的蓄积，如石骨症、骨斑点症、蜡泪骨病等（图 1-1-76）。

（2）肿瘤性　为肿瘤性成骨细胞形成的新生骨（肿瘤骨），如成骨性肿瘤。肿瘤性骨发生在肿瘤性破坏病灶内，呈斑片状、无结构的高密度影，或密度较淡呈云絮状（图 1-1-77），或呈致密的象牙质样。象牙质样瘤骨可见于成骨性骨肉瘤、骨瘤或内生骨瘤（骨岛）（图 1-1-78）。发生在骨表面的瘤骨可呈放射或针状（图 1-1-79）。肿瘤内也可形成反应性骨，如尤因肉瘤（图 1-1-80）。亦可肿瘤骨和反应性骨在同一种肿瘤中并存。

（3）反应性　骨骼受病理刺激如炎症、外伤和肿瘤等，成骨细胞活跃，产生过量的骨组织。反应性骨多发生在病变如破坏的周围，可范围较大（如炎症），硬化浓度远离病

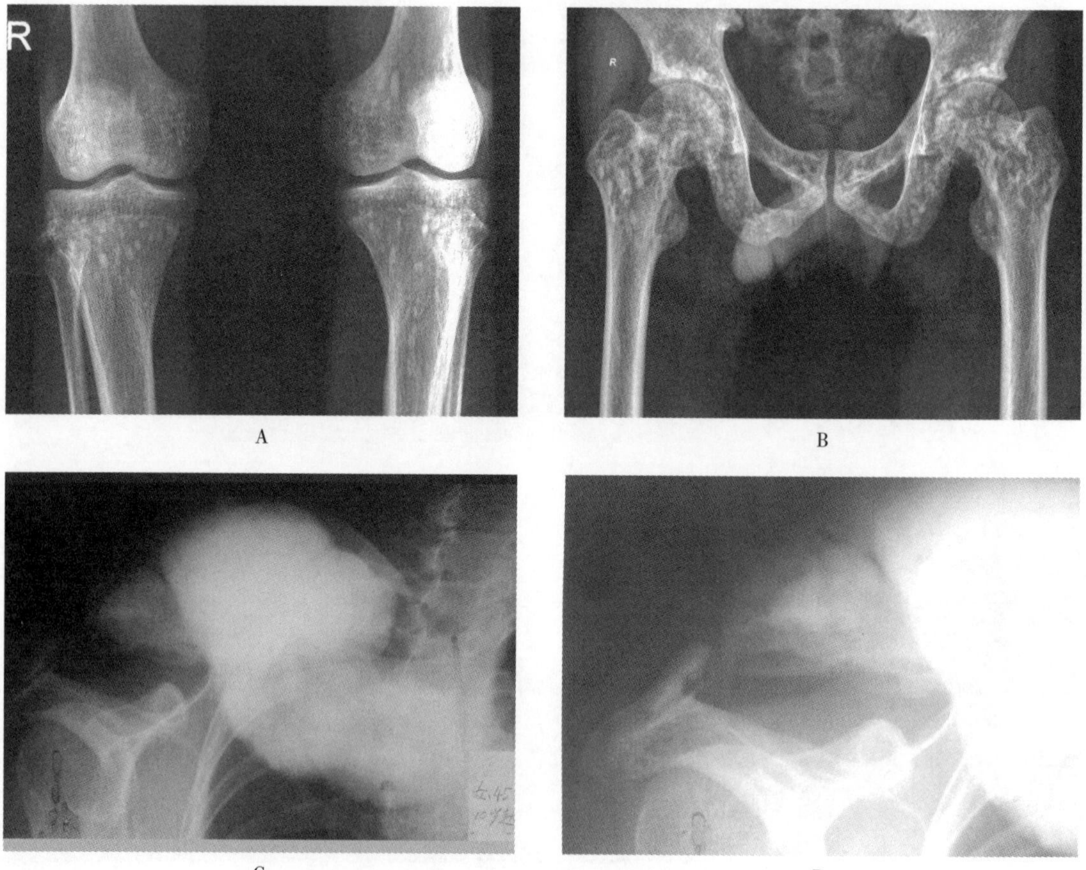

图 1-1-76　骨密度增高，先天性

A、B：骨斑点症，双膝、双髋松质骨内结节状高密度影；C、D：蜡泪骨病，右锁骨明显增粗及象牙质样致密，肩峰亦见致密骨硬化。

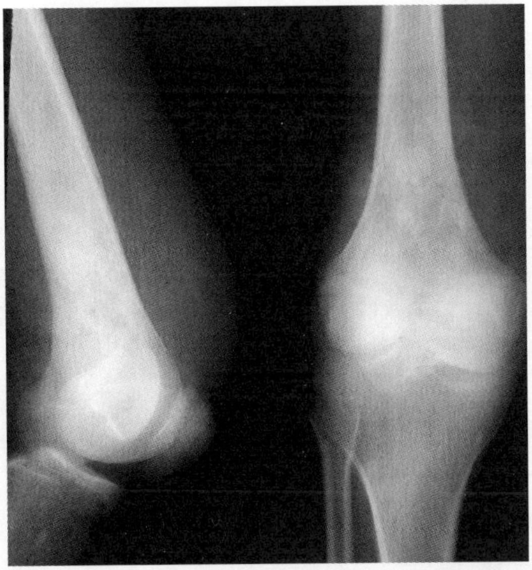

图 1-1-77　骨密度增高，肿瘤性，云絮状

右股骨下端骨肉瘤：病灶内见密度较淡呈云絮状高密度瘤骨。

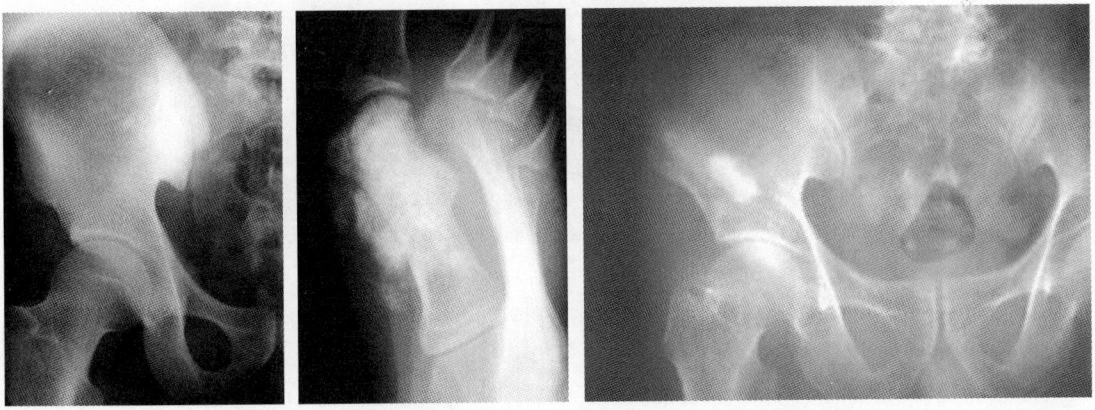

A　　B　　C

图 1-1-78　骨密度增高，象牙质样

A：髂骨骨肉瘤，象牙质样瘤骨；B：左第一趾骨骨肉瘤，病灶内及周围软组织内见致密的象牙质样肿瘤骨；C：髂骨骨岛。

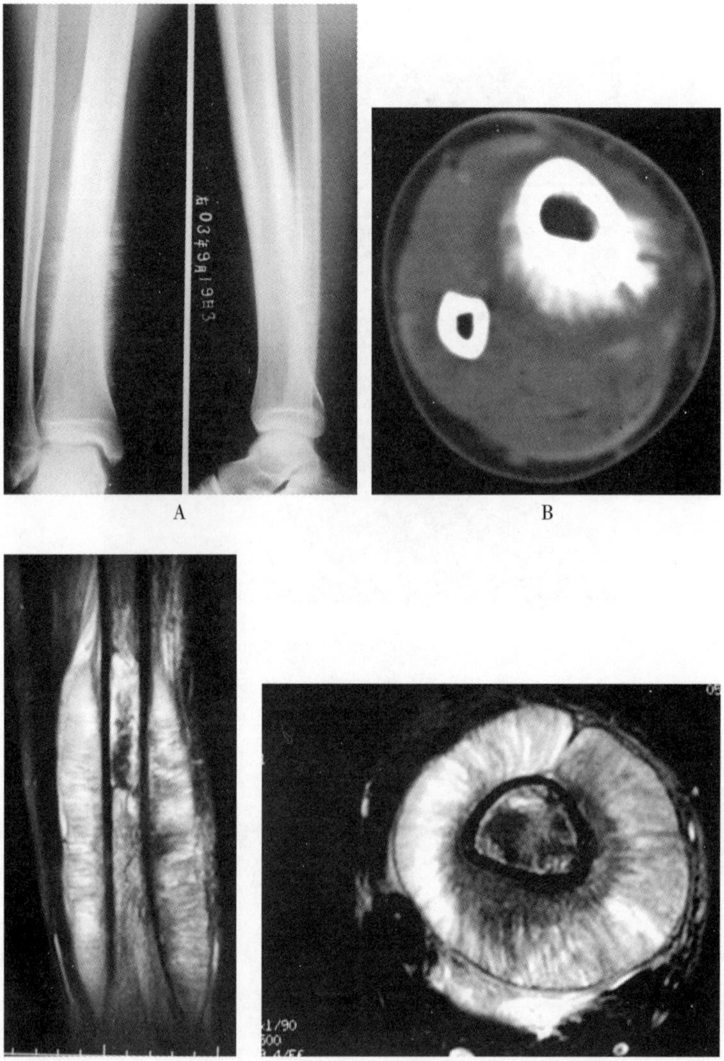

A　B　C　D

图 1-1-79　骨密度增高，针状瘤骨

A、B、C、D：骨肉瘤右胫腓骨正侧位、CT、MRI 冠状位、轴位 T2WI 压脂，骨表面针状瘤骨。

变逐渐变淡，仍可见骨小梁结构（图 1-1-81）；亦可在破坏边缘呈壳状硬化，境界清楚，如良性肿瘤或肿瘤样病变（图 1-1-82）。成骨性转移的机制仍不清，可能为反应性骨增生，通常呈圆形，可融合成不规则形，为均匀一致的高密度影，一般边界清楚。

（4）骨内钙化　软骨类肿瘤可出现基质钙化，骨梗死可引起骨髓坏死并钙化。X 线表现为颗粒状或小环状无结构的致密影（图 1-1-83）。

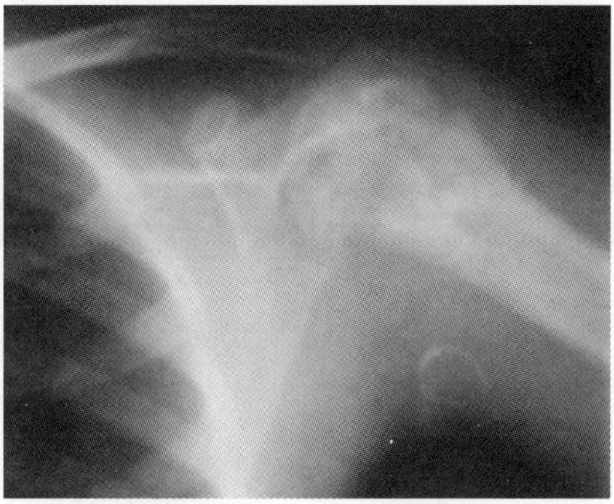

图 1-1-80　骨密度增高

尤因肉瘤：右肱骨近端溶骨破坏和密度增高（反应性骨硬化）混合存在。

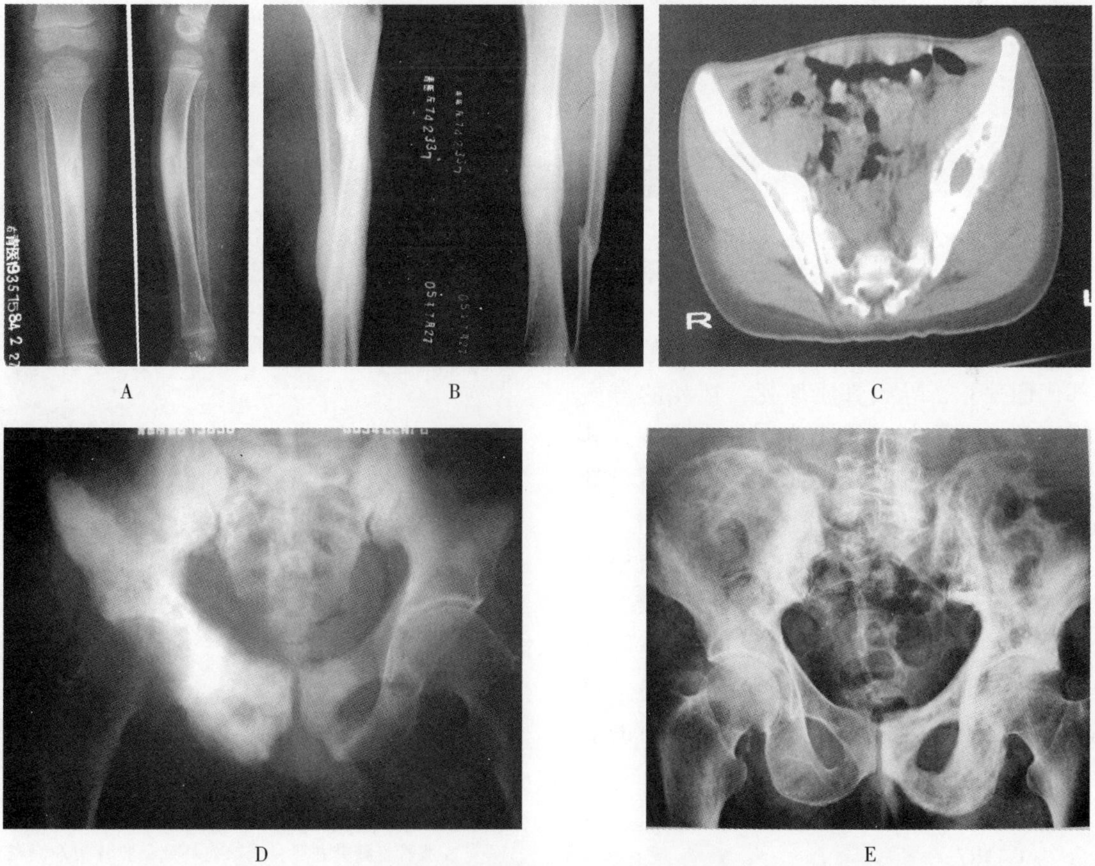

图 1-1-81　骨密度增高（反应性骨硬化）

A：慢性骨髓炎，右胫骨干骨皮质增厚、髓腔硬化浓度由中心向周围逐渐变淡；B：左胫腓骨骨折愈合；C：左髂骨尤因肉瘤，髓腔和骨周围硬化灶；D：骨盆成骨性转移；E：畸形性骨炎。

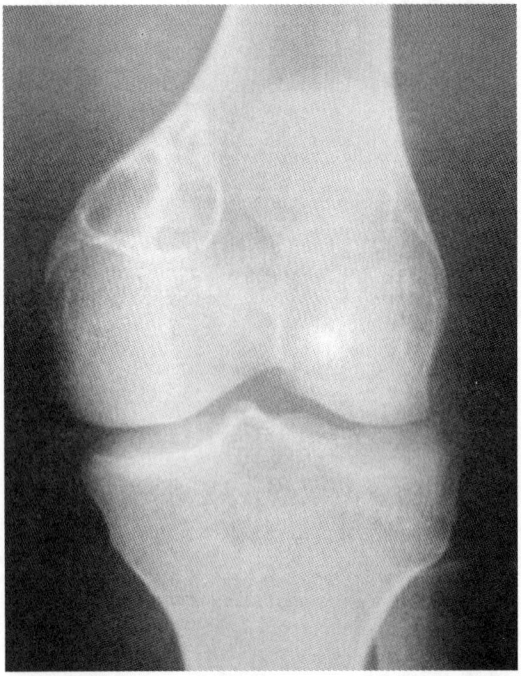

图 1-1-82　骨密度增高，良性肿瘤

非骨化纤维瘤：右股骨内侧髁囊状破坏边缘硬化。

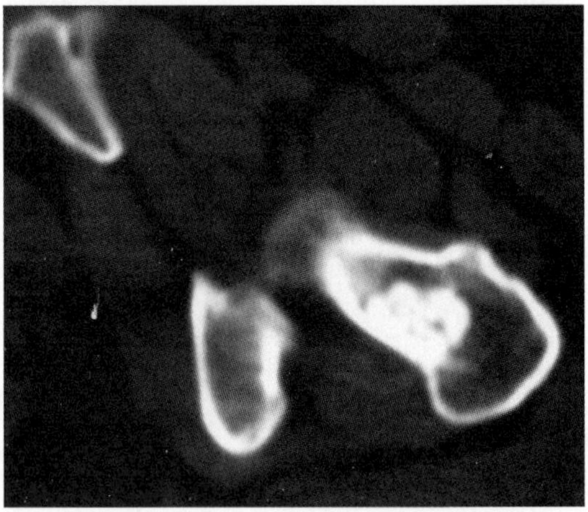

图 1-1-83　骨密度增高，骨内钙化

软骨瘤钙化：左股骨转子间骨髓腔内呈环状无结构的致密影。

（5）骨质坏死（死骨）　骨质血供中断，局部代谢停止，导致骨质坏死，坏死的骨质称为死骨。死骨在 X 线上表现为高密度，其原因有：①死骨骨小梁表面有新骨形成，骨小梁增粗造成骨的绝对密度增高（图 1-1-84）；②死骨在周围肉芽、脓液和骨质疏松的衬托下，显示为相对密度增高（图 1-1-85）。

（6）矿物质沉积　铅、磷、铋等金属进入体内，大部沉积于骨内，在生长期内主要沉积于干骺端。X 线表现为多条相互平行的横行致密带（图 1-1-86）。

（7）其他　如骨肿瘤刮除自体骨植入术后（图 1-1-87）。

2. 骨密度增高的病因　骨先天发育性疾病、骨内分泌代谢性疾病、骨肿瘤或肿瘤样

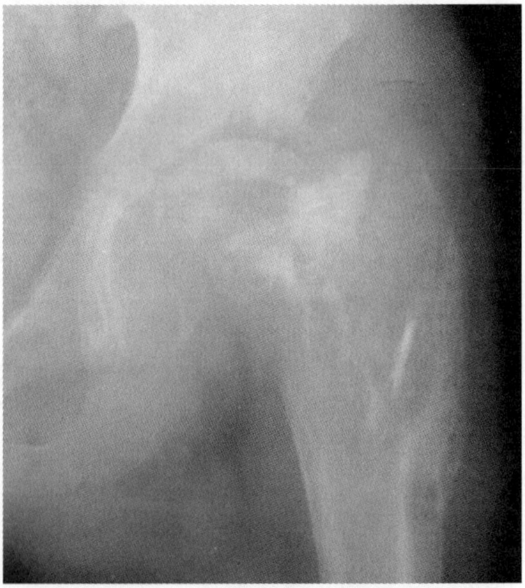

图 1-1-84　骨密度增高，缺血坏死

左股骨骨髓炎并股骨头缺血坏死，股骨头外侧密度增高。

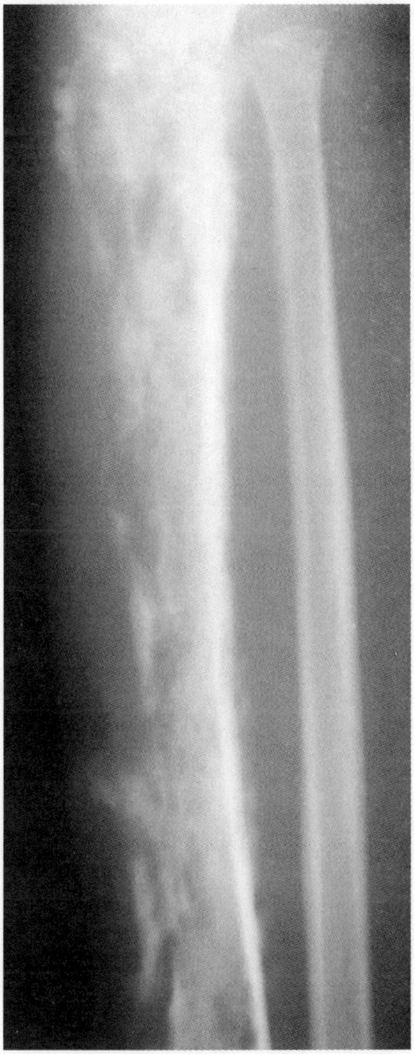

图 1-1-85　骨密度增高，死骨

左胫骨慢性骨髓炎：破坏区内见条状、斑片状高密度死骨。

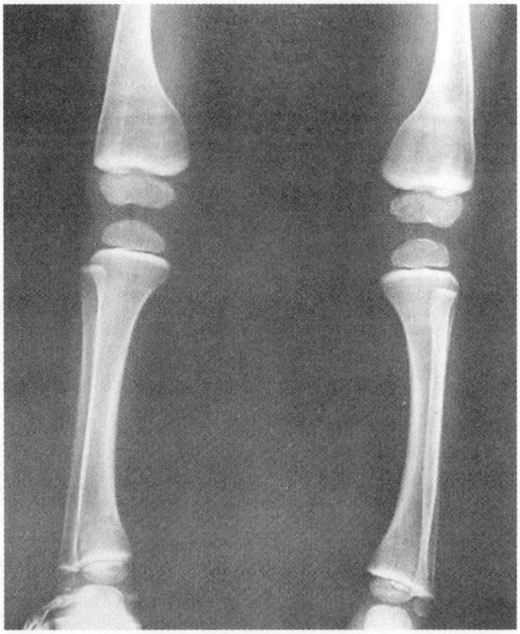

图 1-1-86　骨密度增高，骨矿沉积

铅中毒：双胫骨远端见多条相互平行的横行致密带（铅线）。

病变、骨感染性炎症、骨血液性疾病、骨中毒性疾病、骨创伤等。

（1）广泛性骨密度增高

石骨症

致密性骨发育不全

婴儿皮质增厚症

进行性骨干发育不良

遗传性多发骨干硬化症

普遍性骨肥厚伴厚皮症

普遍性骨皮质增厚症

肢骨纹状肥大症

条纹状骨肥厚症

颅干骺发育不良

颅骨干发育不良：因颅面骨硬化及骨增大引起面部畸形，失明和耳聋。管状骨骨干皮质明显向内增厚和成型障碍

管状骨硬化症：骨皮质增厚、髓腔狭窄，囟闭合延迟、众多缝间骨，甲状旁腺功能减退、低血钙，侏儒，近视或远视、小眼

骨硬化症：常染色体隐性遗传。婴儿或

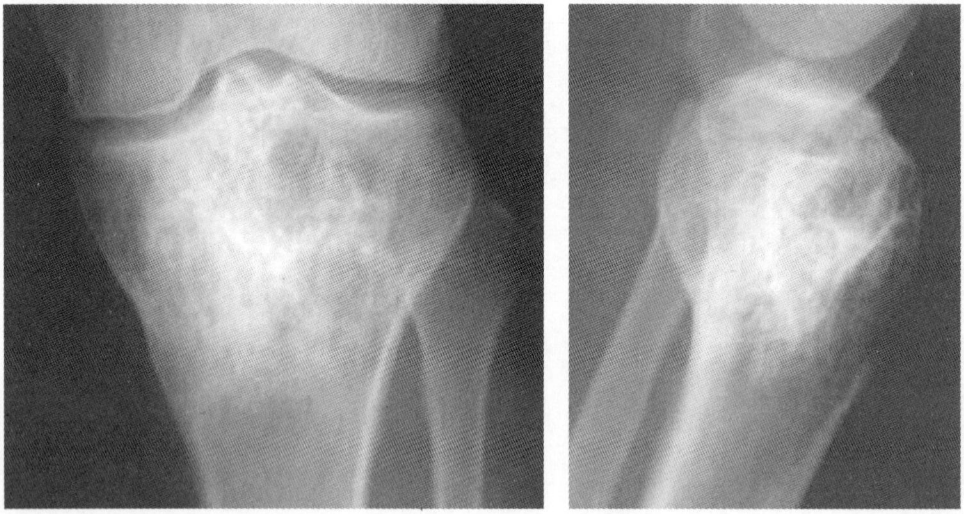

A　　B

图 1-1-87　骨密度增高，骨植入术后

A、B：骨巨细胞瘤病灶清除及植骨术后。

儿童早期出现面神经麻痹、下颌突出、身高和体重超常、甲发育不良，颅骨、颌骨、脊椎和椎弓硬化，第 2、3 并指畸形

骨斑点症

骨髓纤维化

白血病性骨硬化

肥大细胞增生症

色素性荨麻疹

成骨性转移（特别是来自乳腺、前列腺）

氟骨症

肾性骨硬化

甲状旁腺功能减退

假性甲状旁腺功能减退

维生素 A 过多症

维生素 D 过多症

新生儿生理性骨硬化（正常变异、特别是早产儿）

镰状细胞贫血（其他贫血罕见）

重金属中毒（如铅、磷、铋、镉中毒）

高磷酸酯酶症

肥大性骨关节病

特发性高钙血病

发绀型先天型心脏病

胎儿成红细胞增多症

脑苷脂类脂沉积病

（2）单发或局限性骨密度增高

骨痂形成（已愈合或愈合中骨折）、应力性骨折骨梗死

缺血坏死

致密性骨炎（髂骨、锁骨）

慢性骨髓炎

骨梅毒

骨岛（内生骨瘤）

骨样骨瘤

Paget 病成骨期

骨淋巴瘤

成软骨病变（如内生软骨瘤、骨软骨瘤、继发性软骨肉瘤）

愈合或愈合中良性骨病变（如骨囊肿、非骨化性纤维瘤、纤维骨皮质缺损、朗格汉斯细胞组织细胞增生症、棕色瘤）

成骨性转移（特别是乳房、前列腺）

骨坏死（如放射）

畸形性骨炎

骨肉瘤

骨纤维结构不良

骨化性纤维瘤

蜡泪样骨病

脑膜瘤（头颅）

成骨细胞瘤

(3) 多发骨密度增高

骨梗死

骨岛

成骨性转移

畸形性骨炎

斑点状软骨发育不良

内生软骨瘤病

骨纤维结构不良

重金属中毒（如磷、铋、铅、镉中毒等）

肥大细胞病

蜡泪样骨病

多发愈合或愈合中的良性骨病变（如棕色瘤、朗格汉斯细胞组织细胞增生症、囊性血管瘤病）

骨瘤（如肠息肉伴骨瘤综合征）

结节病

梅毒、雅司

结节性硬化

(4) 松质骨为主的骨密度增高

骨梗死

骨岛

斑点状软骨发育不良

氟中毒

维生素 D 过多症

淋巴瘤、白血病

肥大细胞病

骨髓纤维化

骨肉瘤（成骨型）

尤因肉瘤（盆骨）

成骨性转移

真性红细胞增多症

肾性骨营养不良

镰状细胞贫血及其变异

重金属中毒（如磷、铋、铅、镉中毒等）

(5) 皮质骨为主的骨密度增高

骨皮质增厚症

骨干发育异常综合征

肥大性骨关节病

颅-骨干发育异常

厚皮性骨膜增生症

遗传性多发骨干硬化症

骨膜新骨与皮质交织状态（特别是广泛骨髓炎或创伤）

畸形性骨炎

肢端肥大症、巨人症

颅-干骺端发育异常

高磷酸酶症

婴儿骨皮质肥厚症

蜡泪骨病

新生儿生理性骨硬化

结节性硬化

管状骨硬化症

(6) 松质骨和皮质骨均密度增高

特发性高钙血症

石骨症

硬化伴牙质发育异常

致密性骨发育不全

骨硬化形成

(7) 显著骨皮骨肥厚伴浓密骨膜反应

骨折（如一般、应力或行军骨折，虐儿综合征，神经性骨折，成骨不全）

骨样骨瘤

骨髓炎（特别是慢性、轻度或骨膜下，硬化骨髓炎，足分枝菌病）

反应性骨膜炎（自发性-常因创伤）

静脉或淋巴淤积

邻近软组织炎症

朗格汉斯细胞组织细胞增生症

肥大性骨关节病

婴儿骨皮质肥厚症

蜡泪样骨病

厚皮性骨膜病

佝偻病（愈合中，特别是肋骨）

梅毒、雅司（愈合中）

甲状腺杵状指

结节性硬化（特别是肋骨）

(8) 肌腱或韧带附着处新骨形成

强直性脊柱炎

弥漫性特发骨骼肥厚症（DISH）

氟中毒

甲状旁腺功能减退

POEMS 综合征

三、骨质破坏

骨质破坏是局部骨质为病理组织所代替而造成的骨组织消失。可以由病理组织本身或由它引起破骨细胞生成和活动增强所致。

X 线表现为局限性骨密度减低，骨小梁模糊以至消失而形成骨质缺损（图 1-1-88）。骨皮质破坏，在早期发生于哈氏管周围，X 线上呈筛孔状或虫蚀状（图 1-1-89），进而骨皮质中断或缺损（图 1-1-90）。

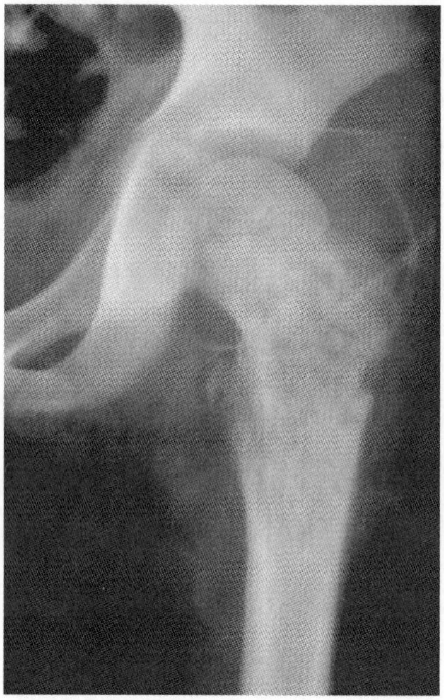

图 1-1-88 骨质破坏

急性骨髓炎，股骨近端松质骨小斑片状透亮区。

X 线上，骨质破坏应同正常骨质减少区、骨质疏松相鉴别：

1. 正常骨质减少区的特点

(1) 特定的解剖部位 股骨大转子区，肱骨大结节区，跟骨窦，股骨远端髁间窝区，肱骨鹰嘴窝区等（图 1-1-91）。

(2) 周边无硬化缘。

(3) 邻近骨皮质和小梁结构正常。

2. 侵袭性病变的早期或急性期的影像学表现同局限性骨质疏松很相似，两者的鉴别可从以下几点来考虑：

(1) 局部透亮区靠近骨皮质，骨皮质虽然变薄，但仍完整，则是骨质疏松；如骨皮质不规则或中断、缺损，则为骨质破坏。

(2) 在透亮区附近有骨膜反应应考虑骨

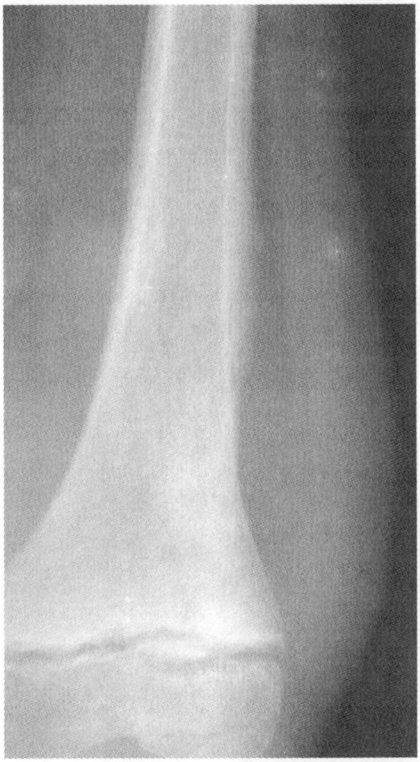

图 1-1-89 骨质破坏
尤因肉瘤，皮质成层状。

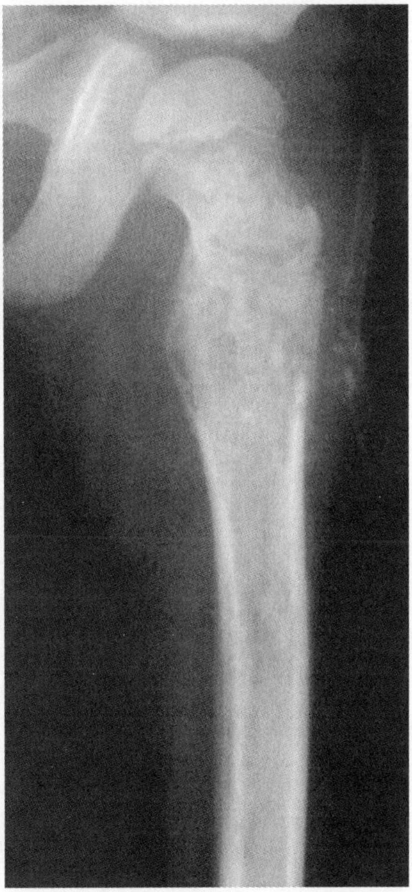

图 1-1-90 骨质破坏
急性骨髓炎，皮质成层状及中断消失。

破坏。

（3）如在透亮区出现较粗糙、按应力方向排列整齐的骨小梁，为骨质疏松；如骨小梁不规则、断裂，则为骨破坏。

（4）骨质疏松透亮区的周围一般无硬化缘，如有则应考虑骨破坏。

CT 发现骨破坏病灶较 X 线敏感，特别是早期小的破坏灶，或中轴骨骼因解剖结构复杂而被掩盖的病灶。其表现与 X 线相同。

MRI 对发现骨破坏非常敏感，可发现 X 线和 CT 表现无异常的早期或隐性骨破坏。MRI 还可确定病变组织的性质，如坏死、坏死液化、囊变、脓液、出血和实性组织等。破坏组织在 T1WI 为低信号，在脂肪高信号的衬托下很容易发现；在 T2WI 呈高信号，但因脂肪信号也较高，致对比不明显，若结合压脂序列则可清楚显示。病变周围充血、水肿的信号变化可类似破坏表现，从而影响对病变范围的估计，DWI、PWI 和对比增强可有助于区别。MRI 很容易鉴别骨破坏与骨疏松，疏松区的信号变化与脂肪相一致。

骨质破坏是骨骼疾病的重要影像学表现之一，常见于肿瘤或肿瘤样病变、炎症、肉

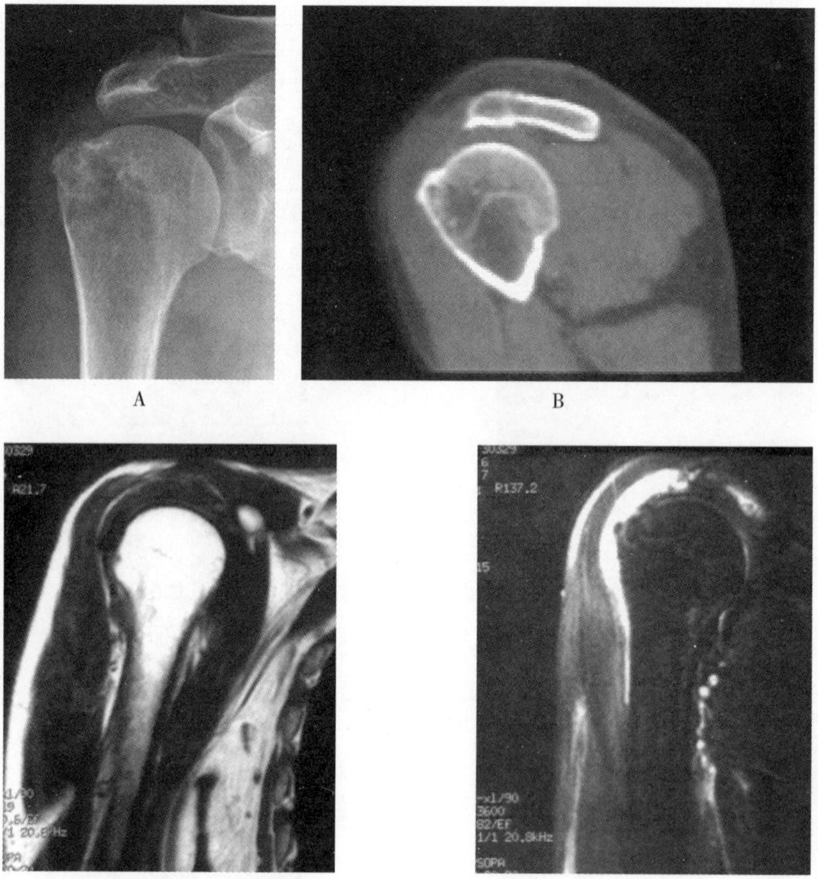

A B C D

图 1-1-91　正常骨质减少区

A、B：X线平片、CT示肱骨结节区密度减低；C、D：MRI T1WI、T2WI压脂示肱骨结节区为脂肪信号。

芽肿。对于孤立性骨质破坏性病灶，重要的是区分肿瘤性还是非肿瘤性，若是肿瘤应确定是侵袭性还是非侵袭性，这对指导治疗和估计预后至关重要。影像学分析，结合相关资料如年龄、病史、实验室检查等，通常可做出较为符合客观的诊断。影像学资料还可指导组织学检查。影像学分析应从以下几方面考虑：

（一）骨破坏部位

一些病变的骨破坏发生于某一骨骼及某一骨骼的位置，有一定的倾向性，这一特点可提供重要的诊断线索。

骨骼的解剖部位因其发生上的化骨过程，骨的组织结构（如红骨髓或黄骨髓、细胞活性、血流等）有不同，因此，有些病变倾向于发生在四肢骨，而有些病变则倾向于发生在中轴骨。在四肢骨，发病在长管骨或短管骨，也有倾向性。转移瘤、骨髓瘤、造血系统病变等好发于富红骨髓或造血组织区域的中轴骨。许多骨病变包括肿瘤和炎症好发于骨生长迅速的区域，特别是股骨远端、胫骨近端和肱骨近端。因为在该区域肿瘤的同源正常细胞最活跃。另外，在该区域血管解剖比较特殊，形成血管襻、血窦，血流缓慢，有利于转移肿瘤或感染的种植。一些肿瘤依据其起源发生在特殊部位：①脊索瘤主要发生在脊索残留区域，脊椎的头侧和尾侧；②上皮样囊肿特别易发在来自表皮组织细胞种植的部位如末节指骨和颅骨；③神经鞘瘤好发在骨内有广泛神经的部位如下颌骨和骶骨。

发生在管状骨的病变，按其位置可分为横向和纵向。

1. 病灶的横向位置　病灶可分为中心性、偏心性、皮质内、皮质表面、邻皮质（皮质旁或骨膜）及软组织。较小病灶估计位置容易些，细管状骨（如腓骨）病灶位置的估计可靠性较差，因偏心性病灶很快即成为中心性。

（1）中心性病灶　包括内生软骨瘤、纤维结构不良、骨囊肿和少数动脉瘤样骨囊肿，骨髓炎、骨结核、嗜酸性肉芽肿和棕色瘤等。

（2）偏心性病灶　可位于髓腔内邻近皮质，或在皮质内（即皮质性病灶），鉴别两者常很困难。偏心性病灶包括骨巨细胞瘤、软骨黏液样纤维瘤、间叶性肉瘤（如骨肉瘤、软骨肉瘤、纤维肉瘤）、转移瘤等。皮质性病灶包括非骨化纤维瘤、骨样骨瘤、转移瘤、骨髓炎、棕色瘤等。

（3）邻皮质性病灶（juxtacortical）　通常认为起源于骨皮质的外表面，压迫相邻皮质可有侵袭或受压性改变，分为骨膜性和骨旁性。前者起源于骨膜的深层，在骨皮质和骨膜之间包括肌腱和韧带附着部位，又称骨表面性病灶。后者起源骨膜表层呈外向性生长。典型的邻皮质性病灶包括邻皮质性软骨瘤、骨膜骨肉瘤、皮质旁骨肉瘤等。

（4）软组织病灶邻近骨表面，但在骨膜外（即骨旁性病灶），或离骨有一定距离（即骨外病灶，extraosseous）。

2. 病灶的长轴位置　孤立性骨病变在管状骨的纵向位置［骨骺（骨端）、干骺、骨干］有明显的倾向性。

（1）骨骺病灶　成人发生骨端的肿瘤有骨巨细胞瘤、成软骨细胞瘤、透明细胞软骨肉瘤、转移瘤、脂肪瘤、邻关节囊肿。儿童骺区病变，如成软骨细胞瘤、骨感染、骨结核，较少见有骨样骨瘤、内生软骨瘤、嗜酸性肉芽肿等。孤立性骨端恶性肿瘤可跨关节发展，如骨肉瘤、浆细胞瘤、骨转移瘤。

（2）干骺病灶　非骨化性纤维瘤（离骺板有一定距离）、软骨黏液样纤维瘤（紧靠骺板）、骨囊肿、骨软骨瘤、Brodies 脓肿、肉芽肿性病变、间叶性肉瘤如骨肉瘤和软骨肉瘤等。

（3）骨干病灶　侵袭性病变，尤因肉瘤和嗜酸性肉芽肿；非侵袭性病变，包括非骨化性纤维瘤、骨囊肿、动脉瘤样骨囊肿、内生软骨瘤、成骨细胞瘤、骨纤维结构不良等。

扁骨在髋骨、肩关节盂的关节软骨下区可相当于管状骨骺区部位，因此在这些部位的病变有类似管状骨骺的倾向性。腕、跗和髌骨等小骨也相当于管状骨骺区。

（二）骨破坏类型

病灶和宿主骨之间的界面变化，是评价病变生长速度和侵袭性的最重要征象。在 X 线平片上溶骨性病灶与周围矿化骨之间形成鲜明对照。正常松质骨主要集中在骺端和干骺端，在骨干的髓腔内缺乏松质骨，因此干骺端病变在骨干髓腔侧的边缘常不清楚；骨干的髓内病变如果在骨皮质破坏之前 X 线平片难以发现，如早期尤因肉瘤。

骨病变在发展过程中周围的宿主骨可形成反应性新生骨。这种新生骨的形成与病变的生物学行为和进展速度密切相关，可有多种X线表现。肿瘤边界的状况只意味病变进展的速度，而并不直接表示病变恶性程度。骨破坏有三种类型：

1. 类圆形（geographic）骨破坏　通常反映病灶发展缓慢，很少有侵袭性，有足够的时间允许病变在膨胀过程中完全移去周围所有的松质骨，因此病灶骨质破坏与正常骨之间移行区狭窄，边界清楚或光滑。病灶多呈类圆形，病灶增大可呈囊状膨胀性表现（图1-1-92A）。该型破坏又分为3个亚型：

（1）A型　有硬化性边缘，硬化缘厚度不一（图1-1-92B、C、D），硬化缘越厚、越完整，症灶侵袭越轻。良性骨肿瘤、肿瘤样病变、骨脓肿或肉芽肿性病变通常为该类型。

（2）B型　无硬化性边缘，病灶多呈圆形、边界清楚、周围无硬化带形成，亦可呈穿凿状（punched out），提示病变进展速度较快。骨髓瘤和朗格汉斯细胞组织细胞增生症多见这种类型，转移瘤等也可为该形式破坏。颅骨的穿凿状骨质破坏，由于颅骨内外二层骨板破坏的口径不一致，在X线可形成“洞中洞”现象，见于骨髓瘤和朗格汉斯细胞组织细胞增生症（图1-1-93）。

（3）C型　部分边界不很清楚，反映病变进展速度比较快。

不同的病变所致的类圆形骨破坏类型不同，大致可分为：

（1）边界清晰的单发溶骨性病变

骨内腱鞘囊肿

骨囊肿

甲状旁腺功能亢进（棕色瘤，褐色瘤）

皮质硬纤维瘤

内生软骨瘤

骨纤维结构不良

骨巨细胞瘤

朗格汉斯细胞组织细胞增生症（特别是嗜酸性肉芽肿）

骨转移瘤

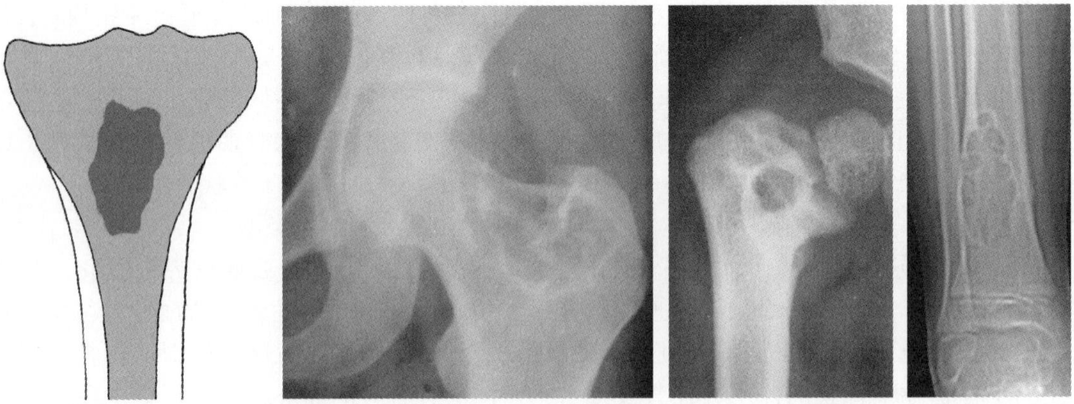

A　　B　　C　　D

图1-1-92　类圆形骨破坏

A：硬化缘的破坏；B：骨巨细胞瘤；C：骨结核；D：非骨化性纤维瘤。

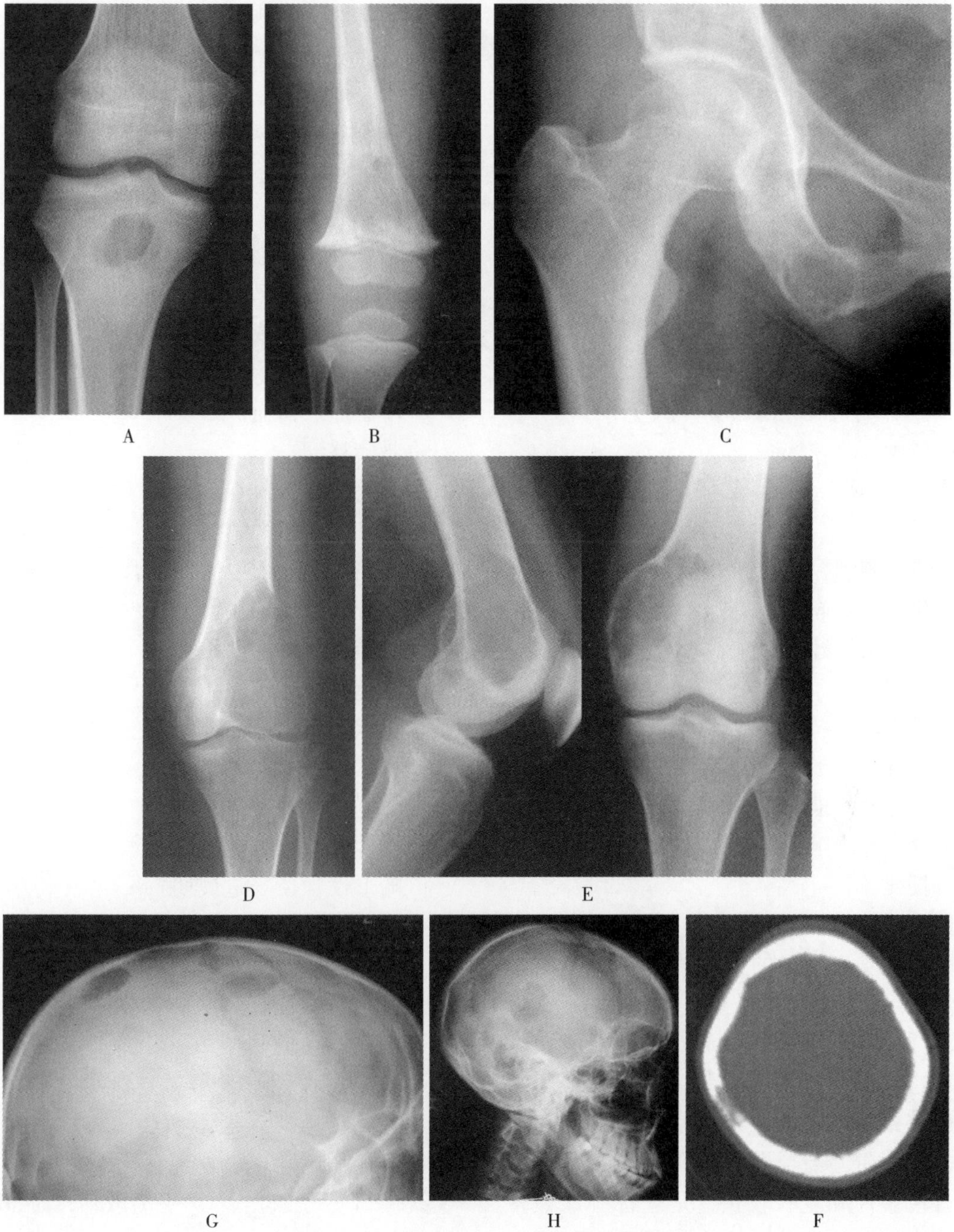

图 1-1-93 边界清楚的类圆形骨破坏

A：骨脓肿；B：骨囊肿；C：骨巨细胞瘤；D：骨巨细胞瘤；E：动脉瘤样骨囊肿；F：嗜酸性肉芽肿；G、H：颅骨乳腺癌转移。

纤维性骨皮质缺损
骨脓肿
动脉瘤样骨囊肿
血管瘤
成软骨细胞瘤
表皮样囊肿（指、趾骨）
骨结核
血友病假瘤
棘球囊肿
浆细胞瘤

（2）伴周边硬化的破坏性病变
骨脓肿
骨梅毒
骨样骨瘤
成骨细胞瘤
内生性软骨瘤
软骨黏液样纤维瘤
软骨肉瘤
纤维肉瘤
骨纤维结构不良
非骨化性纤维
良性骨纤维组织细胞瘤
骨梗死
退行性骨关节囊肿
已痊愈或痊愈中的良性骨囊肿或纤维囊性病灶（纤维性骨皮质缺损）

2. 鼠咬状（motheaten）或虫蚀状骨破坏

破坏边界较模糊呈多孔状，许多孔之间是尚未被摧毁的骨，病灶和正常骨质之间有一较宽的过渡带。与类圆形骨破坏相比，该型更具有侵袭性和生长较快，是恶性肿瘤最常见的改变，也见于进展较快的骨巨细胞瘤和动脉瘤样骨囊肿。某些良性过程如嗜酸性肉芽肿亦可表现鼠咬状破坏（图 1-1-94）。

3. 浸润性或渗透性（permeative）骨破坏

该破坏类型反映病变迅速发展和具有强的侵袭性，正常骨、异常骨和溶骨性骨质破坏互相混杂在一起，病灶边缘模糊，难以同正常骨质相区分，移行区宽没有边界。是高度恶性肿瘤的表现，如尤因肉瘤常表现这种破坏。急性骨髓炎，迅速发展的骨质疏松如反射性交感性骨萎缩（dystrophy）亦可有这种表现（图 1-1-95）。

形成虫蚀状或浸润性骨破坏的病变有：
朗格汉斯细胞组织细胞增生症
淋巴瘤、白血病
骨转移瘤
骨髓炎（如结核、真菌、细菌）
浆细胞瘤、骨髓瘤
肉瘤（特别是尤因肉瘤、骨肉瘤、软骨肉瘤、纤维肉瘤、血管肉瘤）
釉质上皮瘤
动脉瘤样骨囊肿
甲状旁腺功能亢进（棕色瘤）
脊索瘤
骨巨细胞瘤
恶性纤维组织细胞瘤
畸形性骨炎（进展期）

（三）病变内部组织性质

破坏病灶内的组织性质，包括病变基质（如肿瘤实质及肉芽肿）、钙化、骨化、死骨、坏死液化、黏液样变性、出血等，因病变性质和病变过程而有显著差异，对诊断病变的性质有重要意义。通常病变实质成分在影像学上无特征性表现。发现钙化、骨化或死骨，X 线、CT 易于查出，CT 更为敏感，而 MRI 敏感性较差。判断坏死液化、黏液样变性、出血等，MRI 优势更大。脓液在 MRI DWI 象上可呈特征性高信号。病变变性液化或坏死液化，若含两种密度不一的成分，在 CT、MRI

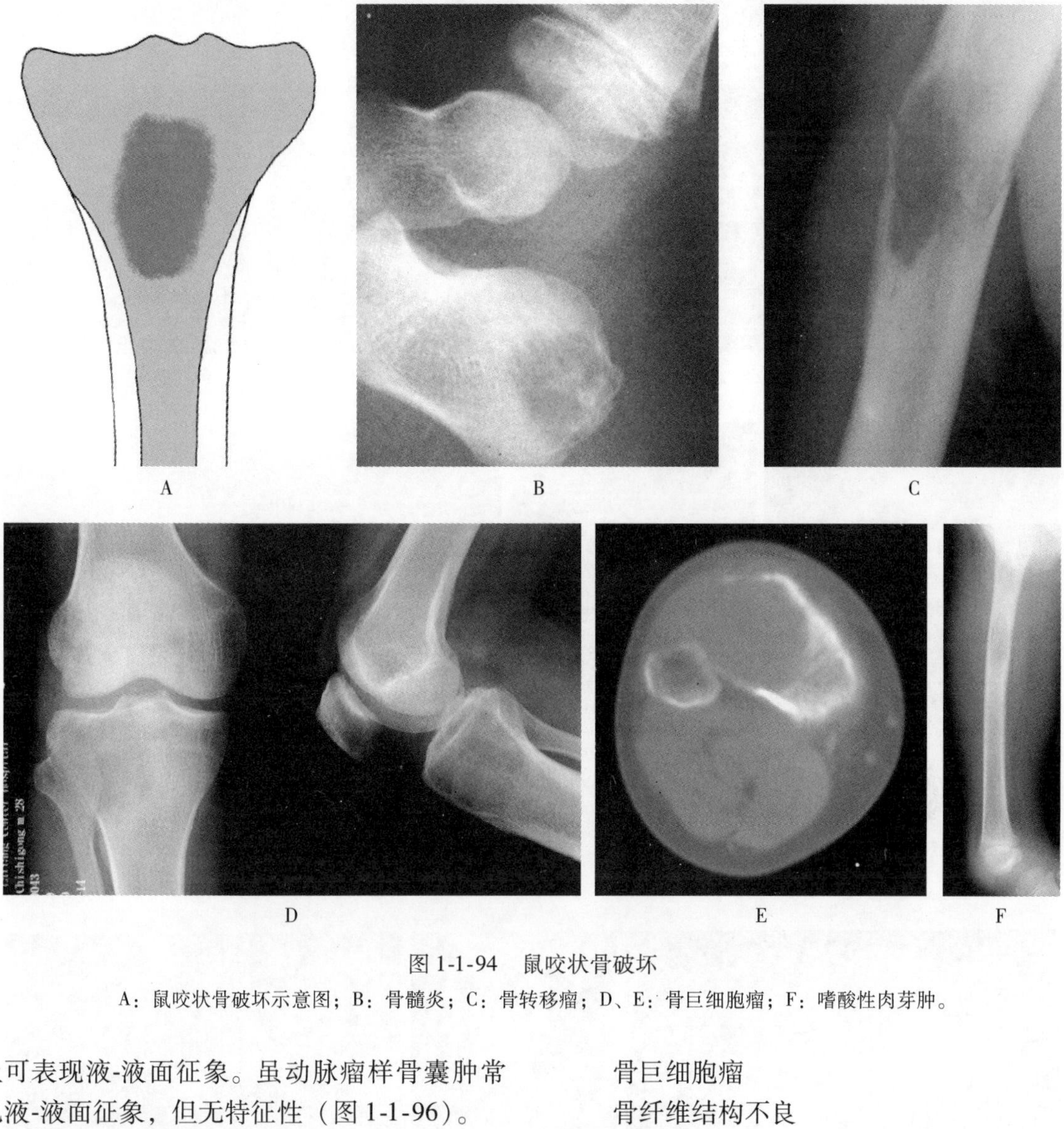

图 1-1-94 鼠咬状骨破坏

A：鼠咬状骨破坏示意图；B：骨髓炎；C：骨转移瘤；D、E：骨巨细胞瘤；F：嗜酸性肉芽肿。

上可表现液-液面征象。虽动脉瘤样骨囊肿常见液-液面征象，但无特征性（图 1-1-96）。

伴液-液面的骨破坏病变：

良性	恶性
动脉瘤样骨囊肿	血管扩张性骨肉瘤
单纯性骨囊肿	纤维肉瘤
骨内腱鞘囊肿	浆细胞瘤
成软骨细胞瘤	转移瘤
骨巨细胞瘤	
骨纤维结构不良	
骨脓肿	
成骨细胞瘤	
棕色瘤	

破坏区内死骨在炎症、肿瘤、缺血和朗格汉斯细胞组织细胞增生症等均可发生。长条状皮质死骨是骨髓炎的特点；骨结核的死

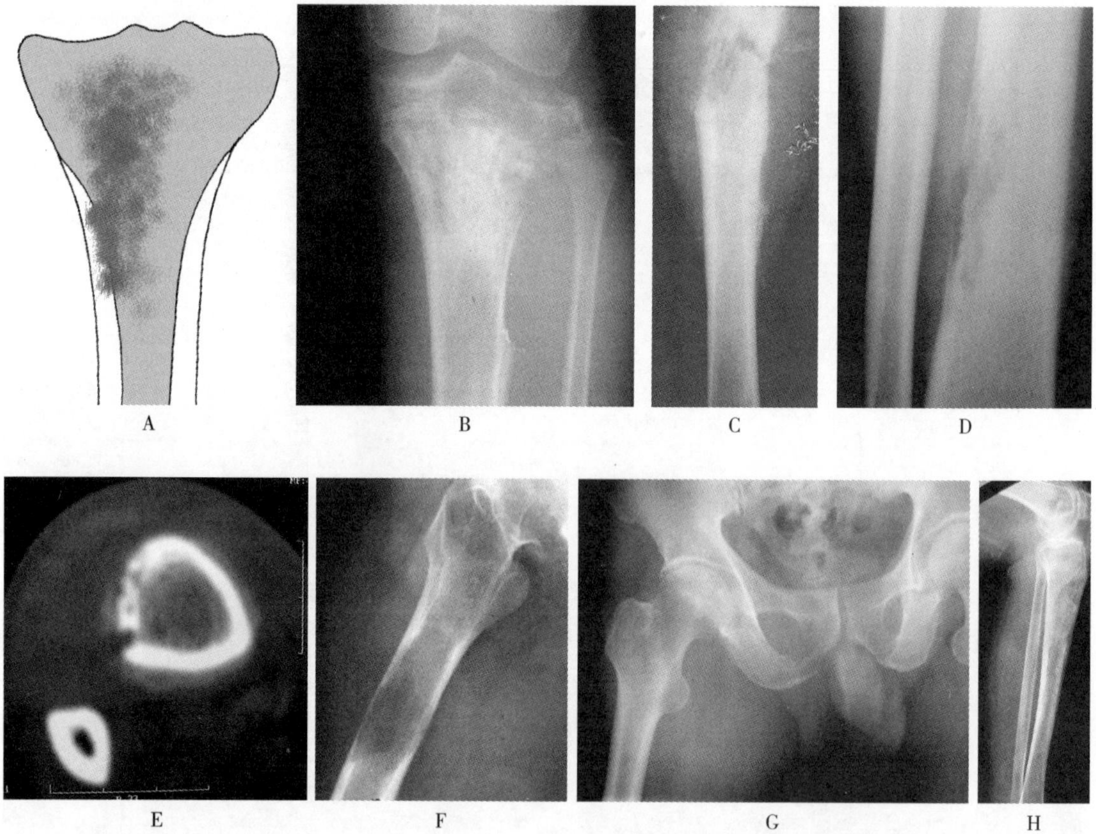

图 1-1-95　浸润性骨破坏

A：浸润性骨破坏示意图；B：骨肉瘤；C：尤因肉瘤；D、E：急性骨髓炎；F：甲状旁腺功能亢进；G：软组织黏液脂肪肉瘤侵及耻骨；H：皮肤癌侵及胫骨前缘皮质。

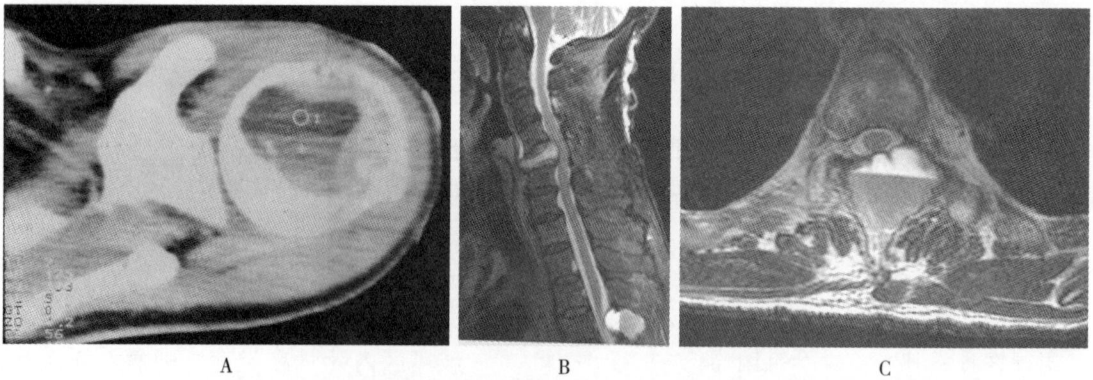

图 1-1-96　骨质破坏可见液-液面

A：动脉瘤样骨囊肿；B、C：骨转移瘤。

骨通常为松质骨坏死，呈小结节或沙砾状；肿瘤内的残留骨也可为坏死骨（图 1-1-97、98、99）。病灶内出现钙化或成骨为肿瘤的特点。软骨类肿瘤、脂肪瘤、骨髓坏死等可发生钙化。软骨基质钙化常见于成软骨性肿瘤，常发生在中心区域，呈环形、絮状或斑点状（图 1-1-100）。成骨性肿瘤细胞可直接形成初级类型的病理骨（编织骨），而不通过软骨内化骨形式。成骨性浓密区范围大小不同，可占据整个病灶，或病灶的一部分，可均匀或不均匀；密度可较淡呈棉絮状，或致密呈象牙质样。软骨类肿瘤内亦可通过软骨内化骨成骨，在良性肿瘤比恶性更常见。纤维化骨如纤维结构不良，密度均一性增加，呈现磨玻璃样改变，使相邻的骨小梁模糊或消失。

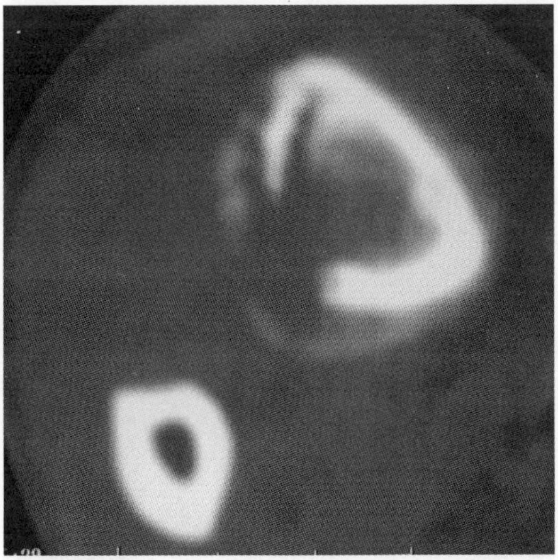

图 1-1-97　骨髓炎，胫骨破坏灶内长条状死骨

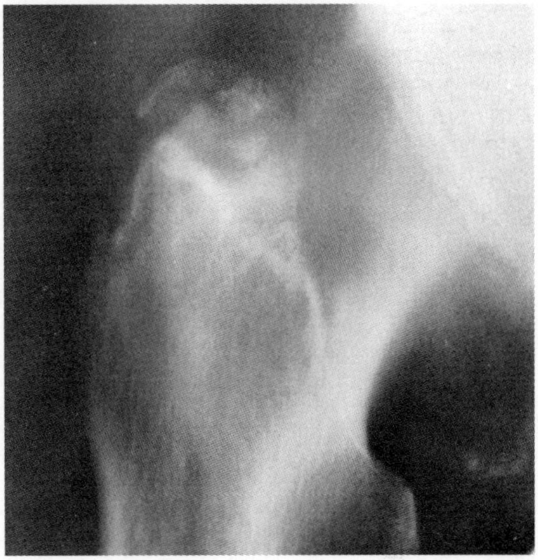

图 1-1-98　骨结核，股骨大结节破坏灶内斑点状死骨

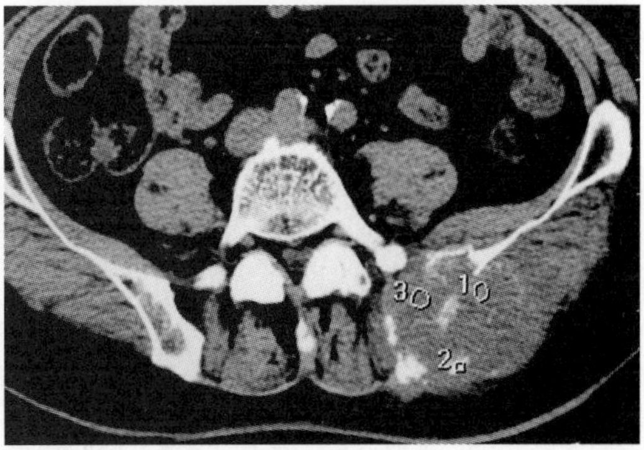

图 1-1-99　转移瘤，破坏灶内斑点状残留骨

含钙化或骨化的破坏性病变有：
骨样骨瘤
成骨细胞瘤
骨肉瘤
成软骨细胞瘤
内生软骨瘤
软骨肉瘤
软骨黏液样纤维瘤
骨髓炎
血管病变
骨脂肪瘤

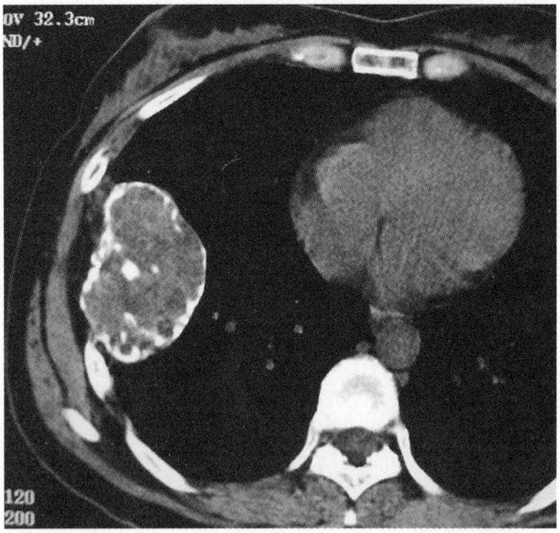

图 1-1-100 肋骨内生软骨瘤内点状钙化钙化

缺血性坏死、剥脱性骨软骨病
骨梗死
骨纤维结构不良
转移（特别是来自乳房）
嗜酸性肉芽肿伴死骨
尤因肉瘤（伴反应骨）
纤维肉瘤伴死骨
脂肪瘤

病灶内骨性间隔或小梁主要见于肿瘤和肿瘤样病变，可为被肿瘤改建或移位的残存骨小梁；亦可为肿瘤刺激所形成的新生骨。骨性间隔的表现对估计病变性质有一定意义（表 1-1-2）。例如，巨细胞瘤通常为纤细的间隔（图 1-1-101），软骨黏液样纤维瘤和硬纤维瘤常具有粗或厚的小梁（图 1-1-102），动脉瘤样骨囊肿的特点是纤细的小梁水平走向，且延伸到周围软组织（图 1-1-103）。血管瘤常为粗的、呈蜂窝状，条状或放射状骨性间隔（图 1-1-104）。非骨化性纤维瘤常为分叶状骨性间隔（图 1-1-105）。

表 1-1-2 破坏病灶内小梁结构特点的鉴别

病 灶	小梁结构
骨巨细胞瘤	纤细
软骨黏液样纤维瘤	粗厚
硬纤维瘤	粗厚
非骨化纤维瘤	分叶状
动脉瘤样骨囊肿	纤细且水平走行
血管瘤	栅栏状，放射状

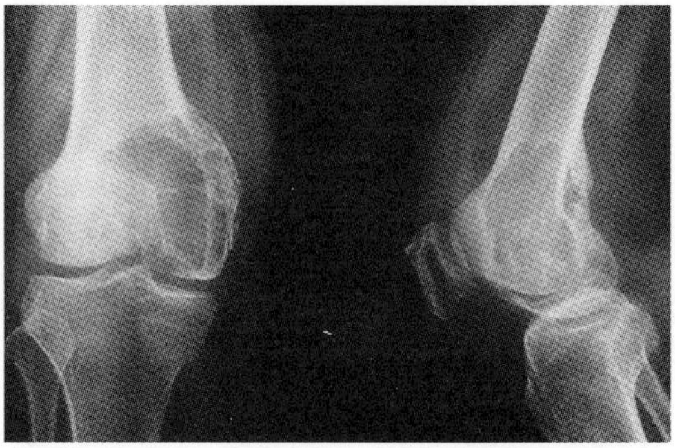

图 1-1-101 骨巨细胞瘤，破坏灶内细的间隔

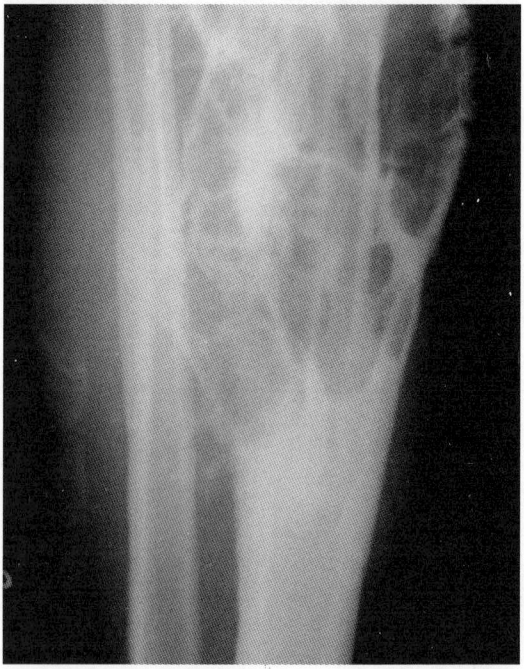

图 1-1-102 软骨黏液样纤维瘤，破坏灶内粗的间隔

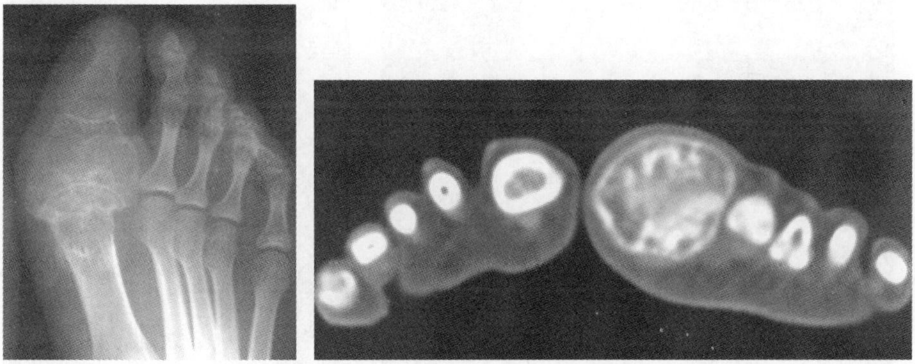

A　　　　B

图 1-1-103　动脉瘤样骨囊肿，破坏灶内细的横行间隔

A：X 线平片；B：CT。

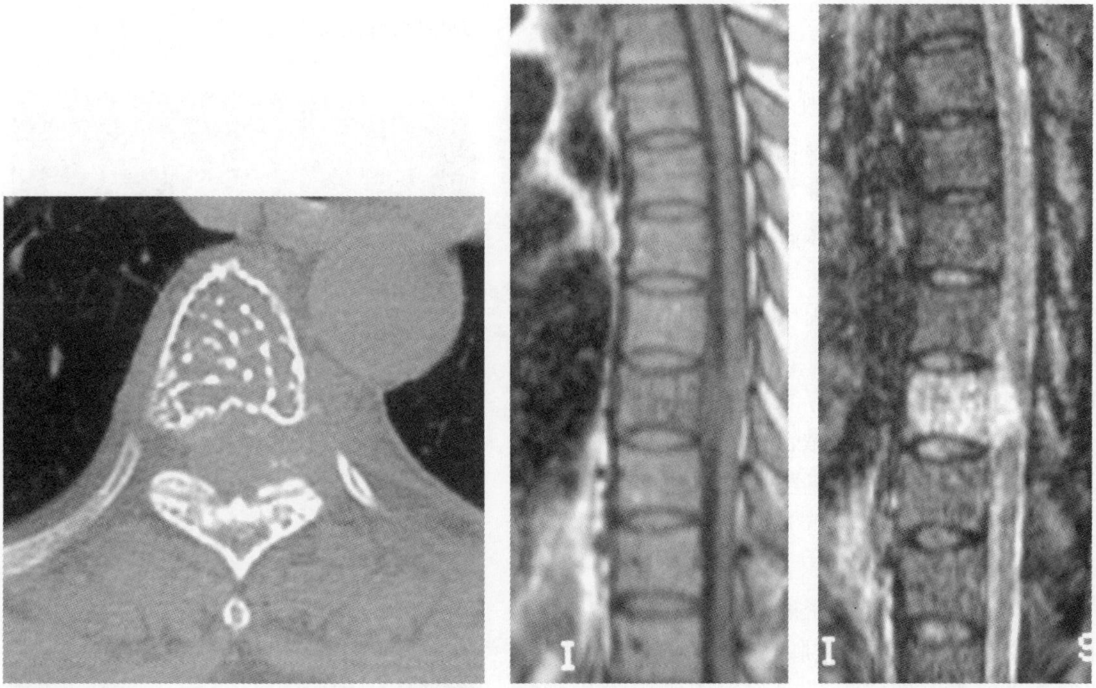

A　　　　B　　　　C

图 1-1-104　脊椎血管瘤，粗的小梁

A：CT；B、C：MRI T1WI、T2WI 压脂。

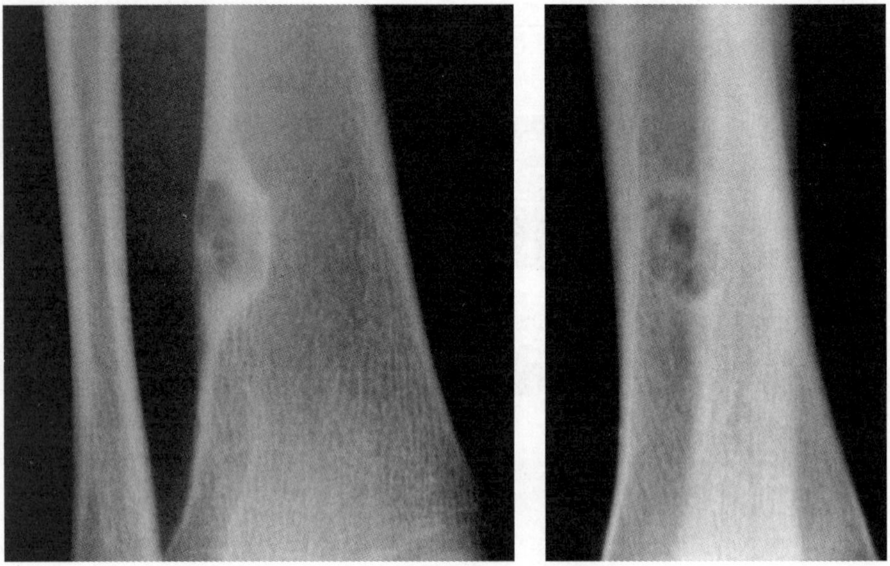

A　　B

图 1-1-105　非骨化纤维瘤，分叶状骨性间隔

（四）破坏周围骨质改变

骨破坏周围骨质可表现为正常、密度减低或密度增高。骨质正常常见于良性骨肿瘤或肿瘤样病变。密度减低多反映病变早期或病变进展较快，周围骨质因充血导致的骨质疏松。密度增高系破坏周围反应性的骨质增生，慢性骨髓炎最常见，表现为骨小梁表面和皮质内面的骨膜增生，表现骨小梁增多密集或融合成均匀一致的浓白影，与皮质界限消失（图 1-1-106）。反应性骨质增生应与邻近破坏的瘤骨区别，后者为肿瘤骨，与破坏过程无关，不包绕破坏区。

（1）骨破坏周围骨密度减低的病变　急性骨髓炎、骨结核、骨脓肿（早期）、骨巨细胞瘤、骨梅毒、朗格汉斯细胞组织细胞增生症（组织细胞增生症 X）。

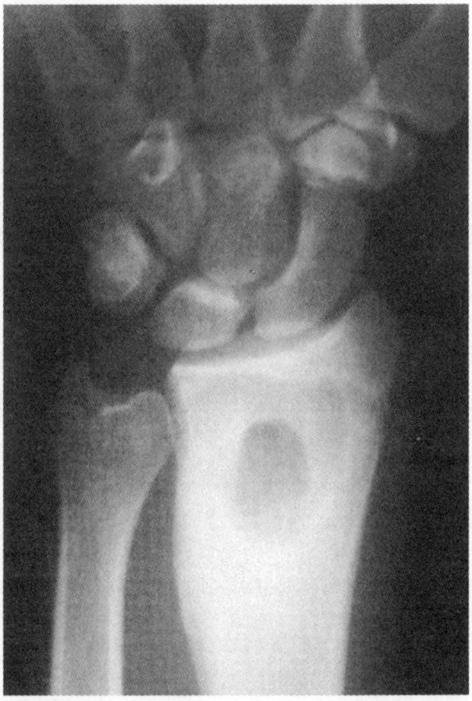

图 1-1-106　骨脓肿，骨破坏周围广泛硬化

（2）骨破坏周围骨密度增高的病变　慢性骨髓炎、骨样骨瘤、骨梅毒、成软骨细

胞瘤。

（五）骨皮质改变

骨皮质对病变的发展是一有效的屏障，但侵袭性病变可穿透骨皮质。非进行性的髓源性病灶在髓腔内向阻力小的方向发展，骨皮质内膜面仅引起很轻微的变化。骨皮质变薄或膨胀常见于髓内膨胀性生长的良性或恶性病变。髓内病变的生长一方面压迫骨皮质内层，刺激皮质内表面破骨细胞活动和内层骨质吸收，另一方面也刺激骨膜下成骨细胞增生，促使骨膜下新骨形成。如果肿瘤生长速度缓慢，骨皮质内层破骨和外层成骨基本平衡，皮质的厚度可保持不变甚至增厚并向外隆起；如果肿瘤生长速度较快，皮质内表面的破骨细胞活力超过骨膜面成骨细胞的活力，可表现皮质变薄或膨胀性表现（图 1-1-107、108）。皮质的变化主要反映病变的进展速度，而与病变的良恶性并不完全一致，例如长骨低度恶性的软骨肉瘤由于生长缓慢常引起骨皮质增厚，动脉瘤性骨囊肿由于生长迅速可以使皮质迅速隆起变薄如蛋壳，侵袭性巨细胞瘤可以穿破骨皮质累及周围软组织。侵袭性病变早期，如急性骨髓炎、侵袭性强的恶性肿瘤（尤因肉瘤），可沿哈氏系统蔓延，在骨皮质内形成线状透亮影致皮质呈“层状”（图 1-1-109）。

（六）骨膜及软组织改变

破坏性病变可穿透骨皮质，抬起骨膜，引起不同形式的骨膜反应。破坏骨膜侵及软组织引起肿胀、形成脓肿或肿块。

伴明显软组织肿块的骨破坏性病变有：骨淋巴瘤、尤因肉瘤、pPNET（外周型原始神经外胚层瘤）、骨肉瘤。

四、骨膜反应

成人的骨膜在正常情况下几乎处于静止

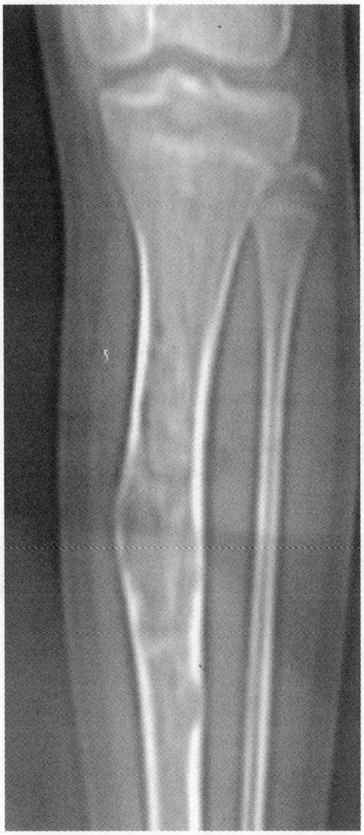

图 1-1-107 骨纤维结构不良，皮质内缘扇形压迹

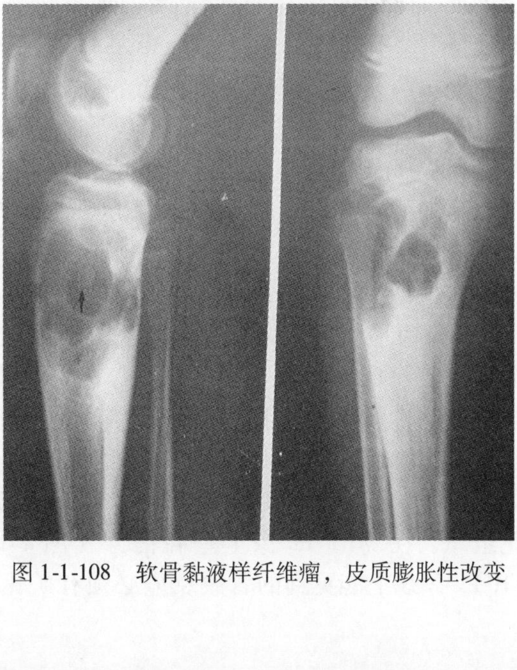

图 1-1-108 软骨黏液样纤维瘤，皮质膨胀性改变

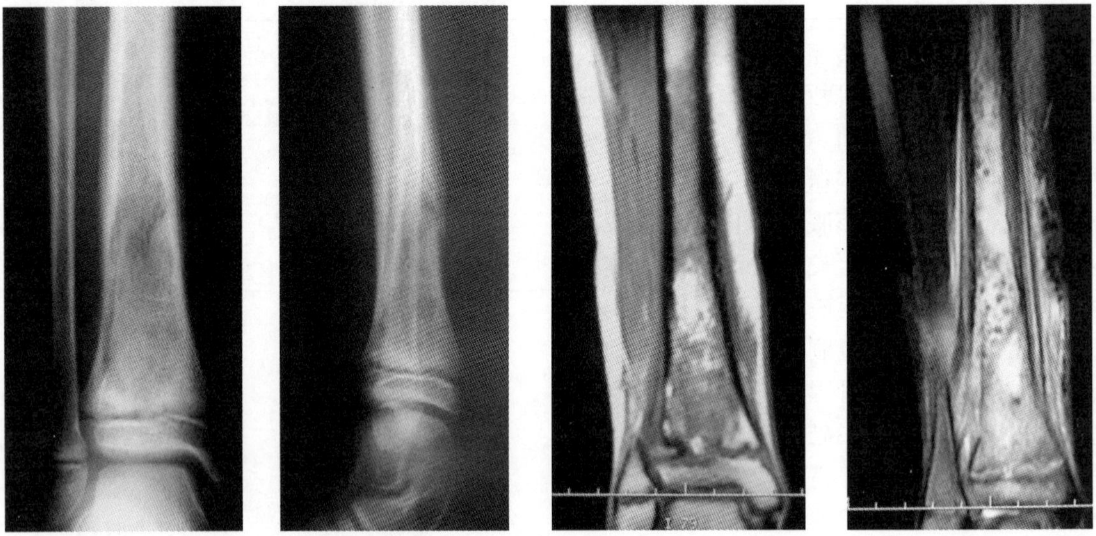

图 1-1-109 骨髓炎

A、B：皮质浸润破坏；C、D：MRI T1WI、T2WI 压脂，胫骨干骺端外侧骨皮质低信号消失。

状态，细胞很少，主要是纤维组织。在儿童正常发育时期骨膜内层的成纤维细胞和成骨细胞均能分泌类骨组织并成骨，使骨干的周径增加。这种变化在影像学上表现不出来。病理情况下，如先天性异常、营养代谢性骨病、外伤、炎症、肿瘤和出血等情况下，骨膜受到刺激，内层成骨细胞活动增加，形成骨膜新生骨，称骨膜增生或骨膜反应。软组织病变如静脉曲张，因局部缺氧亦可刺激骨膜引起增生。组织学上，可见骨膜内层成骨细胞增多，新生的骨小梁形成。

骨膜反应可表现为全身普遍性或局限性。局限性骨膜反应的范围、形态、厚度和密度与病变的性质、部位和发展阶段有关。一般长骨骨干部明显，炎症较广泛，而肿瘤则较局限。早期骨膜反应病理为骨膜水肿和非矿化组织，在 MRI T2 像上呈高信号（图 1-1-110）。X 线上能见到的骨膜反应必须有矿化，一般从骨膜受到刺激到 X 线上能显影需 10 天到 3 周。儿童骨膜成骨功能活跃，骨膜反应出现较早。骨骼骨嵴在某一投照位置上可表现为骨表面致密影，其特定解剖部位和相邻皮质正常可与骨膜增生相鉴别（图 1-1-111）。

骨膜形态改变通常分为一致性（连续性、实性）和间断性。一致性骨膜反应可薄（1mm 左右），可厚（2mm 以上）。间断性骨膜反应表现成层状（葱皮样）、垂直状（放射状）和骨膜三角（Codman 三角）等。

（1）单层骨膜反应　在 X 线表现为 1 ~ 2mm 厚的单层致密层，早期密度较低，位于骨皮质表面，与皮质间有一透亮线，在其两端可与皮质合并在一起（图 1-1-112）。一般见于良性骨病，如骨髓炎，朗格汉斯细胞组织细胞增生症等。肿瘤周围有一薄层新骨形成表明病变进展缓慢，即使皮质有破坏也是良性过程。

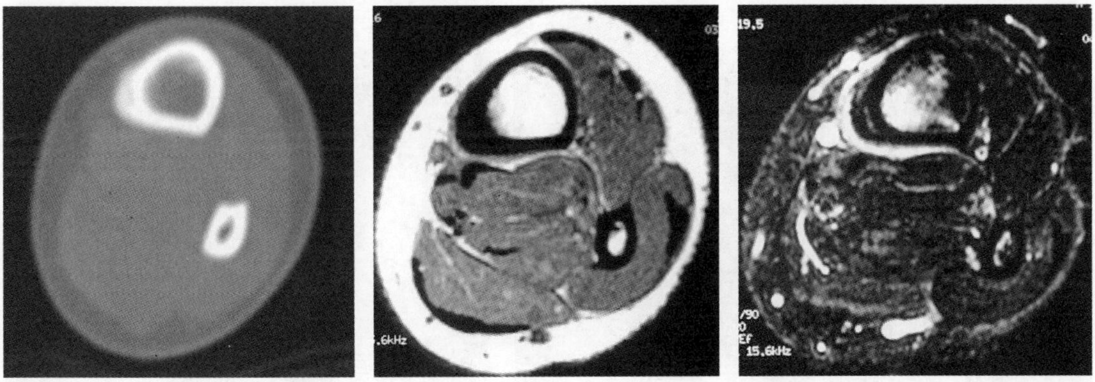

A　　　　B　　　　C

图 1-1-110　骨膜反应

A：胫骨 CT，横轴位，胫骨内侧局限骨膜增生；B：MRI 横轴位 T2WI，骨膜增生呈低信号，与骨皮质信号一致，骨髓呈明亮高信号；C：MRI 横轴位 T2WI 压脂，左侧胫骨内侧皮质呈新月形增厚，髓腔内见片状长 T2 信号。

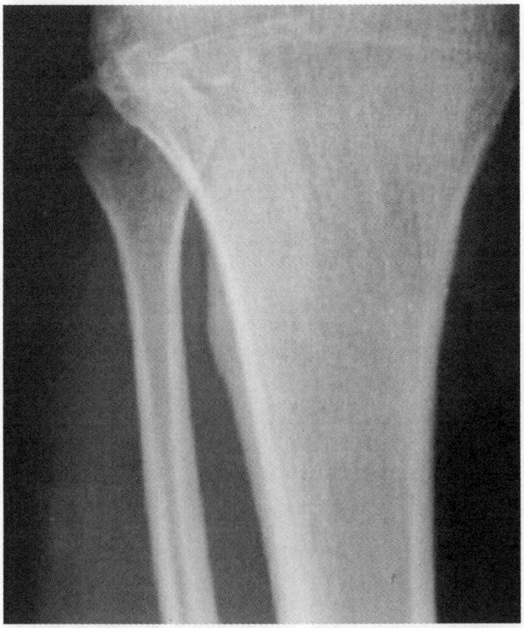

图 1-1-111　胫骨骨嵴

（2）实性骨膜反应　当病变进展缓慢或病变好转、愈复，骨膜有足够的时间成骨，增生骨膜与骨皮质融合，表现为皮质增厚呈平直、卵圆形和波浪状（图 1-1-113、114、115），提示为良性病变，常见于骨样骨瘤、疲劳性骨折修复期、慢性骨髓炎、内生软骨瘤等。

（3）多层状骨膜反应　也称葱皮样骨膜反应，为同心圆结构的层状新骨形成，提示病变进展速度时快时慢。这种骨膜反应常见于骨髓炎、朗格汉斯细胞组织细胞增生症、张力性骨折、髓内型的骨肿瘤如尤因肉瘤和骨肉瘤等。良性病变层与层之间为疏松血管结缔组织；如果是恶性肿瘤引起的层状骨膜反应，层间由肿瘤组织填充，但是骨膜下生长的肿瘤一般不产生葱皮样骨膜反应（图 1-1-116）。

（4）垂直状骨膜反应　也称日光放射状、短发状骨膜反应，是支持恶性肿瘤的很有价值的征象，骨肉瘤最常见。该征象是肿瘤迅速生长所致，在早期，垂直于骨皮质的反应性骨小梁之间为疏松的血管结缔组织，以后逐渐被肿瘤组织代替。偶尔可见于颅骨血管

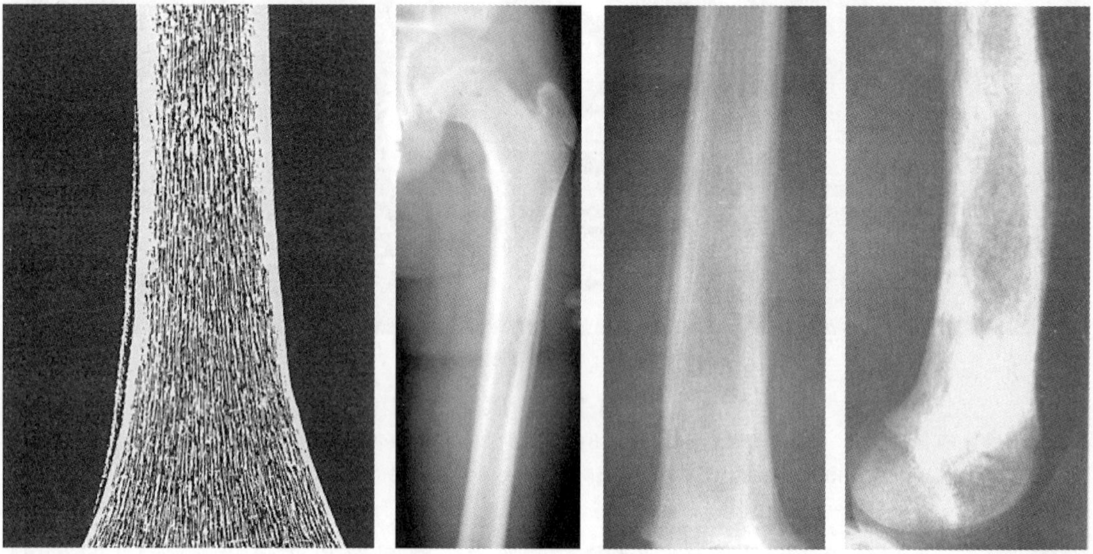

A B C D

图 1-1-112 薄层（1mm）的骨膜反应

A：示意图；B：骨髓炎；C：尤因肉瘤；D：骨肉瘤。

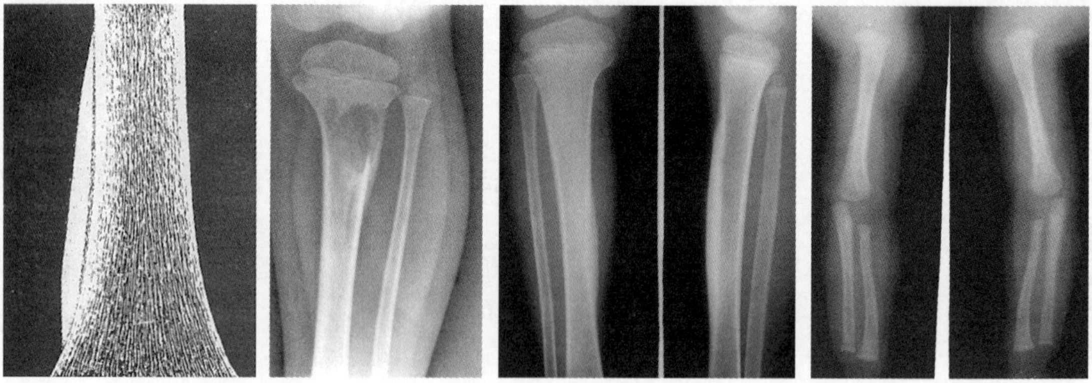

A B C D

图 1-1-113 一致性厚骨膜反应

A：示意图；B：嗜酸性肉芽肿；C、D：骨梅毒。

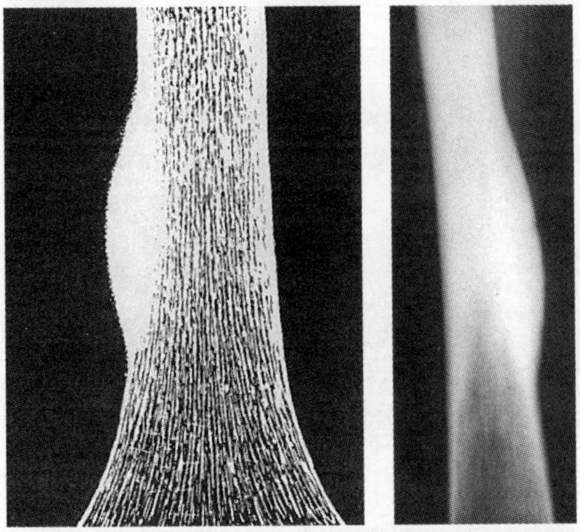

A B

图 1-1-114 一致性椭圆形骨膜反应

A：示意图；B：骨样骨瘤。

瘤和骨髓炎等良性病变（图 1-1-117）。

（5）骨膜三角 又称 Codman 三角，是层状骨膜反应被病变突破，在中央缺损的周围形成一个套袖，提示病变快速进展并向皮质外延伸。良、恶性过程均可见到此种征象，最常见于骨肉瘤，也见于快速生长的良性病变如动脉瘤性骨囊肿、骨髓炎和骨膜下血肿（图 1-1-118）。

骨膜的形态在病变定性上虽有一定帮助，但无特异性。骨膜的不同表现可帮助估计病变过程或病程长短。薄层或间断性骨膜反应通常反映病变早期，或病变进展较快及侵袭性较强的病变。厚的骨膜反应通常反映病变发展缓慢、病程较长，多为良性病变（图 1-1-119）。

病变发展速度与骨破坏及骨膜反应类型的相互关系见表 1-1-3。

表 1-1-3 病变发展速度与骨破坏及骨膜反应类型的相互关系

发展速度	破坏类型	骨膜反应
慢	类圆形	浓密，呈壳样、嵴样、分叶或平滑
中	虫蚀样	Codman 三角
		壳样或分层
快	浸润	分层或针状
最快	不明显	针状或无

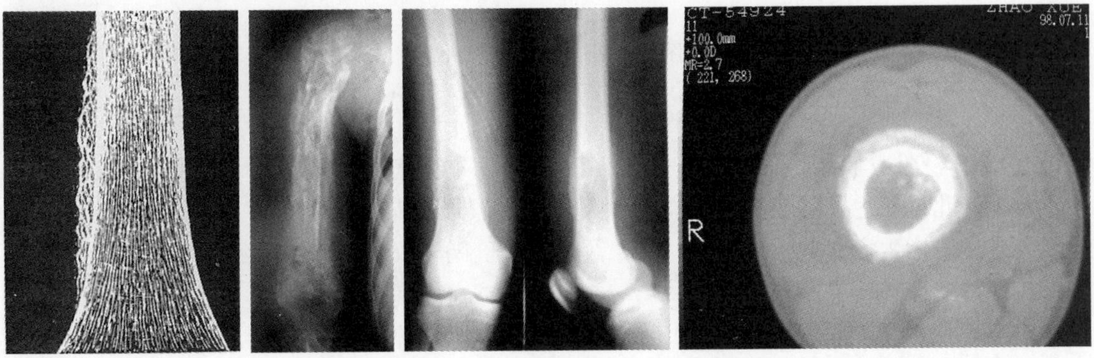

A B C D

图 1-1-115 不规则骨膜反应

A. 示意图；B：肱骨骨髓炎；C、D：X 线平片、CT，股骨骨髓炎。

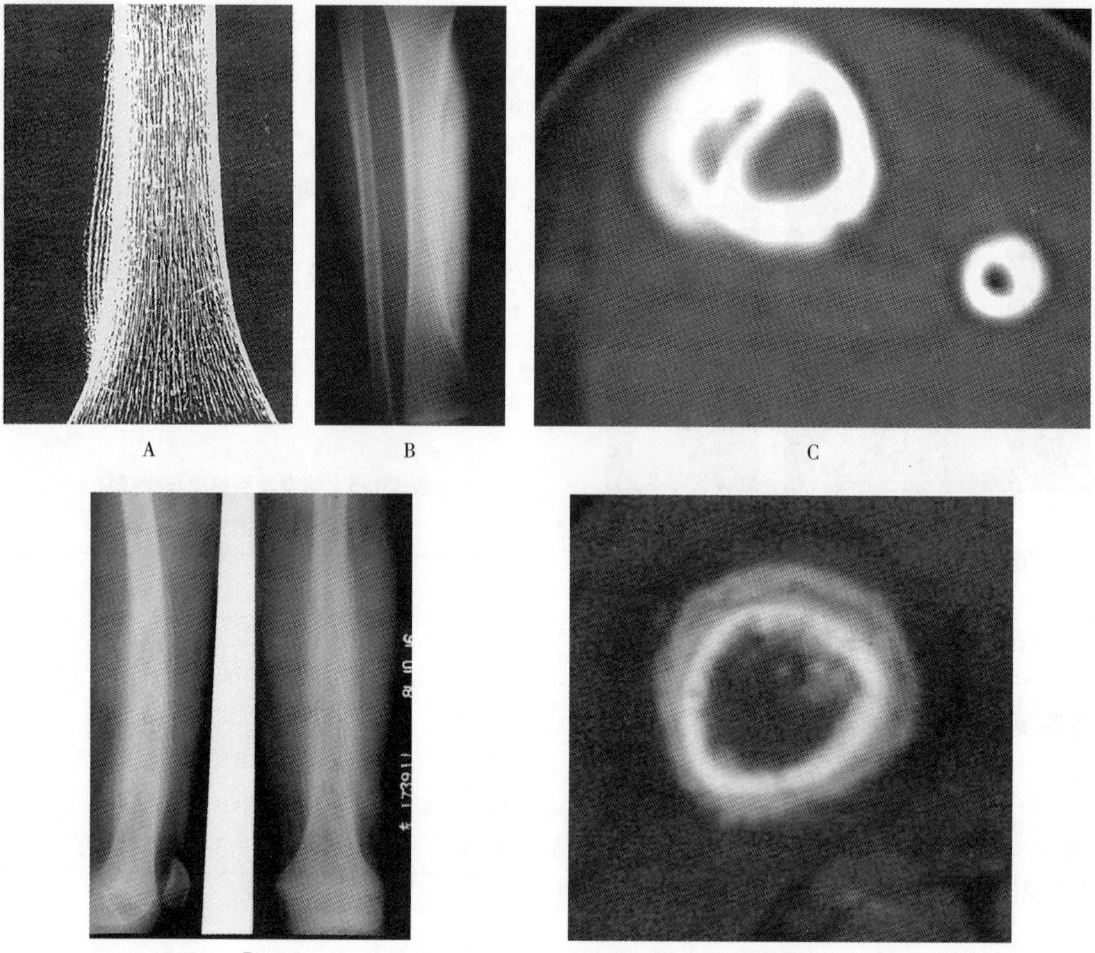

图 1-1-116　层状骨膜增生

A：示意图；B、C：骨梅毒；D、E：X 线平片、CT，股骨骨髓炎。

1．引起广泛性骨膜增生的病变：
正常早产儿或新生儿生理性骨膜炎
婴儿骨皮质增生症
家族性特发性骨关节病
厚皮性骨膜病（皮肤骨膜肥厚症）
肥大性骨关节病
结节性硬化症
先天性早发梅毒
Gaucher 病
黏脂病Ⅱ型
神经节苷脂沉积症
朗格汉斯细胞组织细胞增生症
血友病（B 型）
甲状腺性肢端肥大症
佝偻病
维生素 C 缺乏症（坏血病）
维生素 A 过多症
维生素 D 过多症

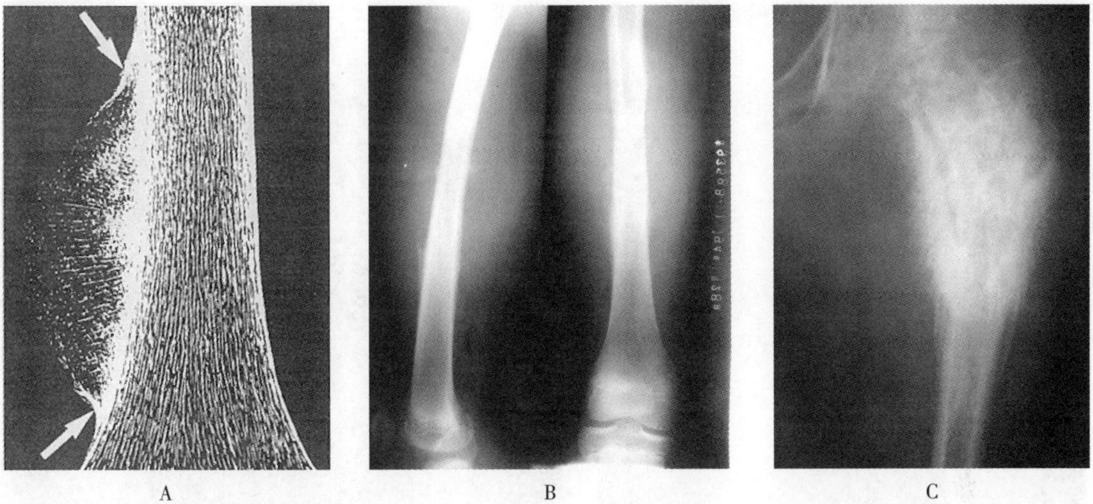

图 1-1-117 垂直状骨膜反应
A：示意图；B：尤因肉瘤；C：骨髓炎。

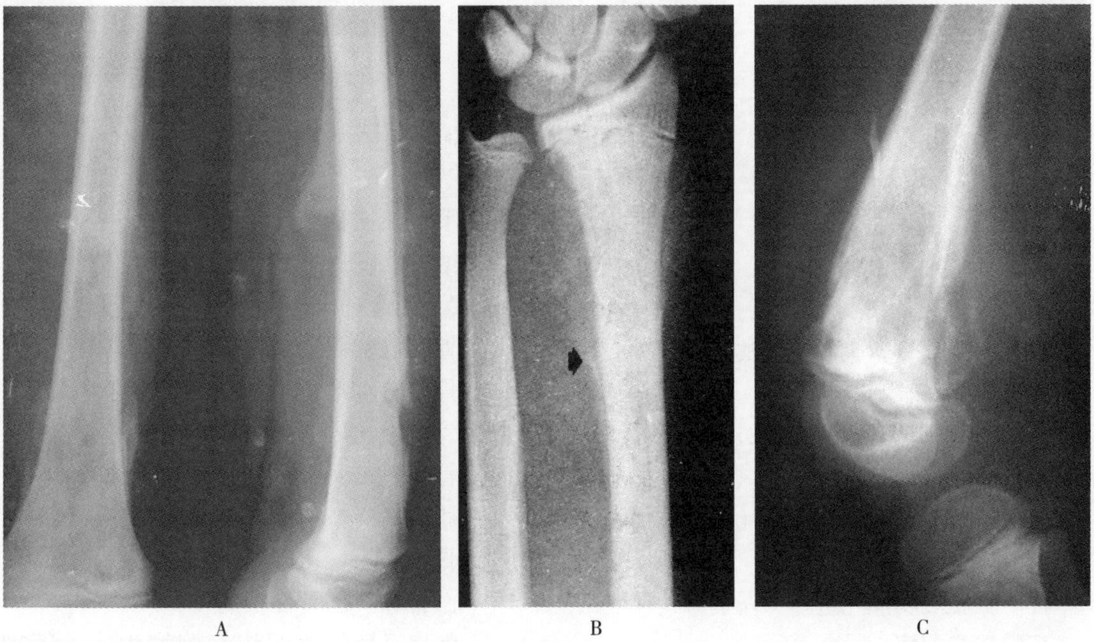

图 1-1-118 骨膜三角
A：骨髓炎；B：骨膜下出血；C：骨肉瘤。

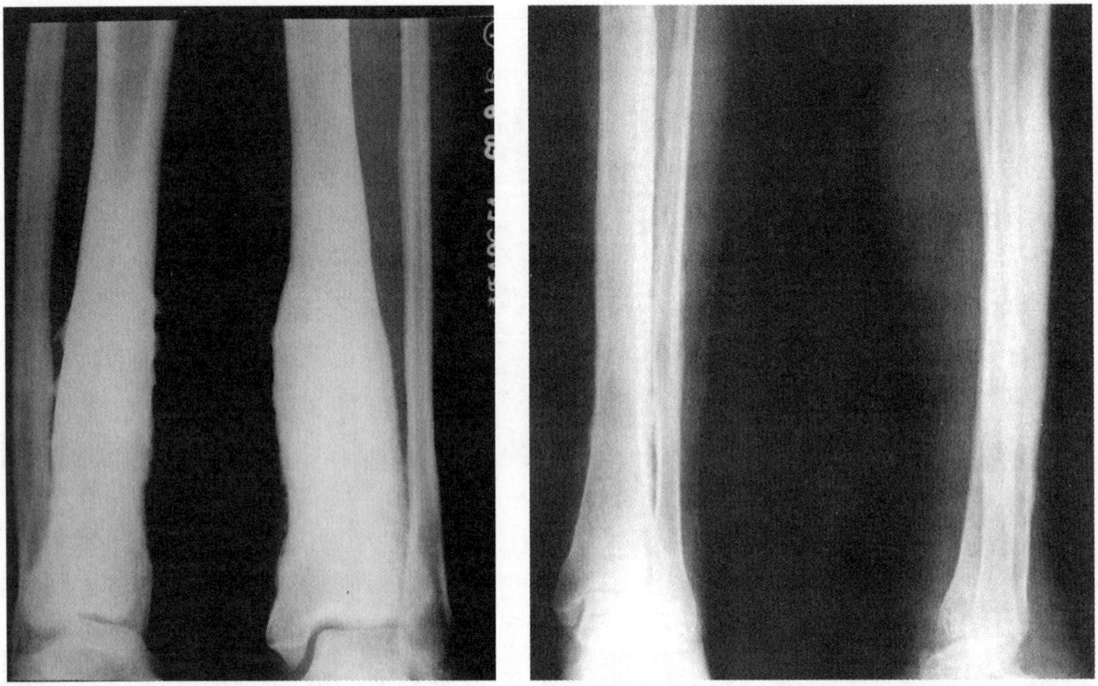

A B

图 1-1-119 慢性骨膜增生

A：慢性骨髓炎；B：下肢静脉曲张。

氟中毒

白血病

多发性骨髓瘤

成神经细胞瘤（神经母细胞瘤）骨转移

静脉或淋巴管淤滞

关节炎［如青年类风湿性；银屑病；眼-尿道-关节综合征］

结缔组织疾病伴动脉炎（如红斑狼疮、多发结节性动脉炎）

肾上腺皮质功能亢进伴大量骨痂

高磷酸酯酶症

肥大细胞病（早期）

肾性骨营养不良

佝偻病（愈合中）

甲状腺杵状指（手、足）

结节性硬化

2. 引起局限性骨膜反应的病变

骨髓炎

骨结核

骨梅毒

骨膜下出血（如创伤、血友病）

坏血病

骨折

血管和淋巴管性疾病

朗格汉斯细胞组织细胞增生症（特别是嗜酸性肉芽肿）

骨样骨瘤

成软骨细胞瘤

骨肉瘤

尤因肉瘤

软骨肉瘤

纤维肉瘤

白血病、淋巴瘤

软组织病灶邻近骨（如糖尿病溃疡或褥疮溃疡、蜂窝织炎、深部脓肿、脉管肿瘤）

静脉曲张

关节炎（如青年类风湿性；银屑病；眼-尿道-关节综合征）

骨梗死（特别是在镰状细胞贫血）

肥大性骨关节病

骨转移瘤（如成神经细胞瘤）

3. 引起葱皮样骨膜反应的病变

骨髓炎

骨肉瘤

尤因肉瘤

朗格汉斯细胞组织细胞增生症

外伤骨折

成神经细胞瘤骨转移

白血病骨浸润

4. 引起骨膜三角的病变

恶性骨肿瘤

骨转移瘤

骨髓炎

骨膜下出血（血友病）

动脉瘤样骨囊肿

骨折愈复期

5. 引起日光放射状骨膜反应的病变

小儿白血病

骨转移瘤

骨肉瘤

Ewing 肉瘤

成神经细胞瘤转移（颅骨）

遗传性球形细胞增多症（颅骨）

脑膜瘤（颅骨）

血管瘤（颅骨）

真性红细胞增多症（颅骨）

珠蛋白生成障碍性贫血（颅骨）

发绀型先天性心脏病继发红细胞增多症

愈合中的骨折（特别是行军骨折）

骨髓炎（包括足分枝菌病）

6. 伴明显骨膜反应的恶性骨肿瘤（可能与骨髓炎混淆）

尤因肉瘤

骨肉瘤

儿童白血病

成神经细胞瘤转移

7. 破坏明显但少有或没有骨膜反应的恶性骨肿瘤

软骨肉瘤

纤维肉瘤

淋巴瘤、成人白血病

转移瘤

多发性骨髓瘤

骨肉瘤（溶骨型）

成釉质上皮瘤

血管肉瘤、血管内皮瘤

尤因肉瘤

巨细胞瘤，恶性

脂肪肉瘤

恶性纤维组织细胞瘤

恶性血管外皮细胞瘤

五、骨骼变形

骨骼变形系指骨骼形态和大小的异常，表现为骨骼膨大、变小、轮廓不规整、骨缺损或突出、骨骼弯曲畸形以及变形引起的位置异常等。

全身性疾患如骨发育障碍、内分泌与代谢异常、造血系统病变、贮积性病变和染色体异常等，均可引起骨骼形态的异常，通常表现为全身或大部分骨骼受累，常双侧对称。引起的骨形态改变多数无特异性，需要结合临床资料、家族遗传史、实验室检查等做出诊断。但有些骨发育障碍性疾病的命名主要根据发病部位和形态改变，如多发性骨骺发育不良、干骺发育不良、脊柱骨骺发育不良、对称性长骨扩展症等（图 1-1-120），其形态变化对诊断则有重要意义。正常管状骨在生长发育过程中，通过改建塑型从骨端至骨干逐渐呈向心形变细，如果成型障碍则引起骨端或/和骨干膨大增粗（图 1-1-121），若成型过度则引起骨端或/和骨干变细（图 1-1-122）。在先天性疾病，骨骼变小和形态不规

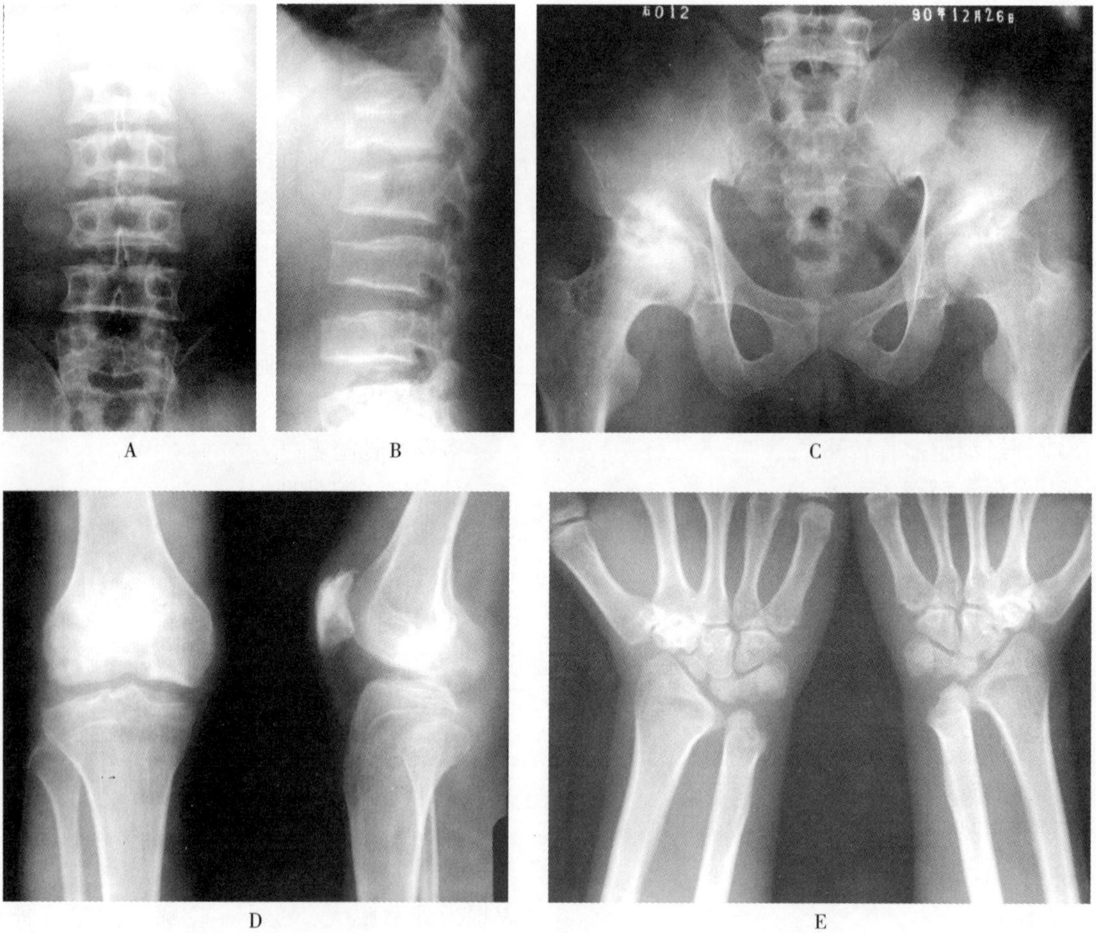

图 1-1-120　骨变形，发育障碍（脊柱骨骺发育不良）

A、B：胸腰段侧位，椎体普遍变扁，椎间隙变窄，下位胸椎及腰椎终板后部呈驼峰状圆突；C：骨盆正位，骨盆狭小，坐、耻骨支相对呈直立状，双髋臼角大，股骨头骺大而扁，股骨颈粗短，关节间隙明显变窄，关节面不规则硬化；D：膝关节正侧位，双侧股骨髁、胫骨髁发育小和关节面不整，间窝变浅；E：双腕，双腕骨发育小和不规则。

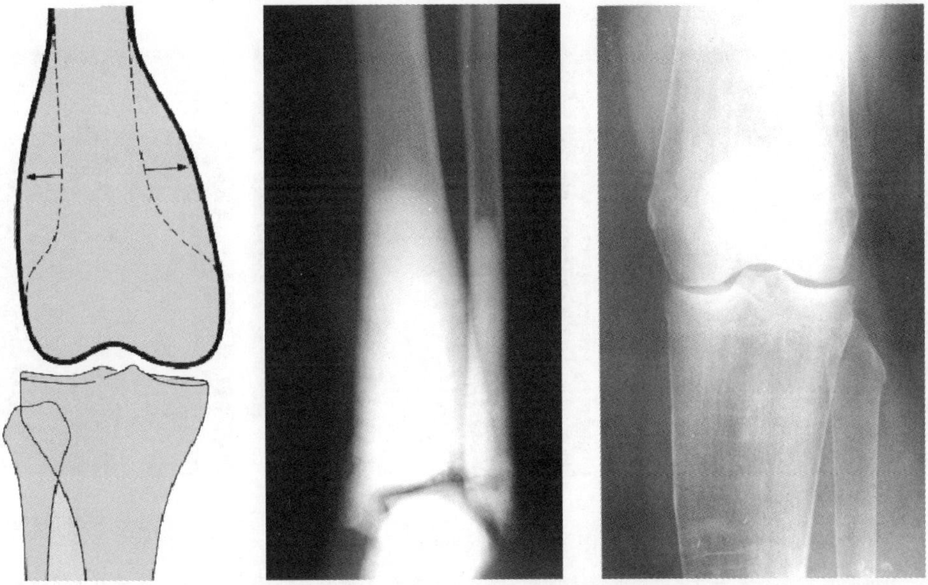

A　　B　　C

图 1-1-121　骨变形，成型障碍

A：示意图；B：石骨症，干骺端增粗；C：Pyle 病，干骺端增粗。

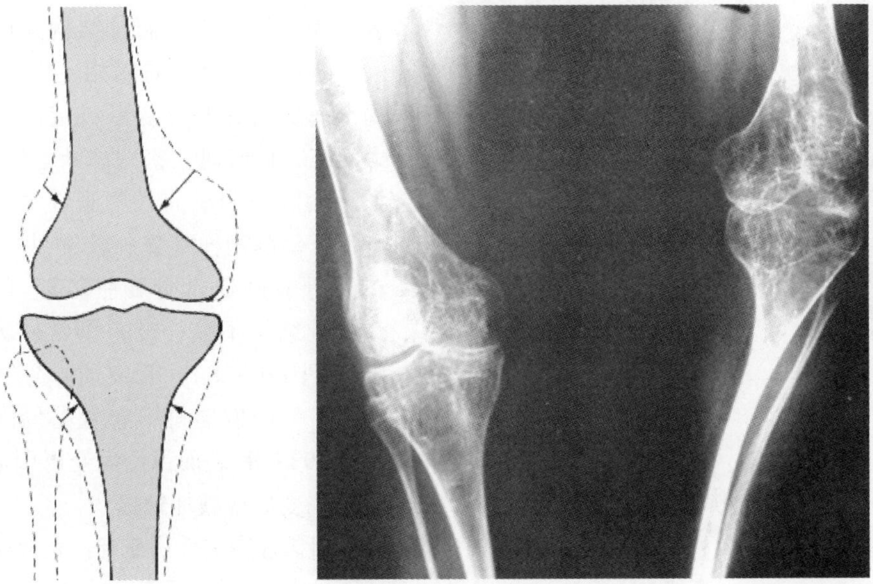

A　　B

图 1-1-122　骨变形，成型过度

A：示意图；B：成骨不全，股骨、胫腓骨干骺及骨干变细。

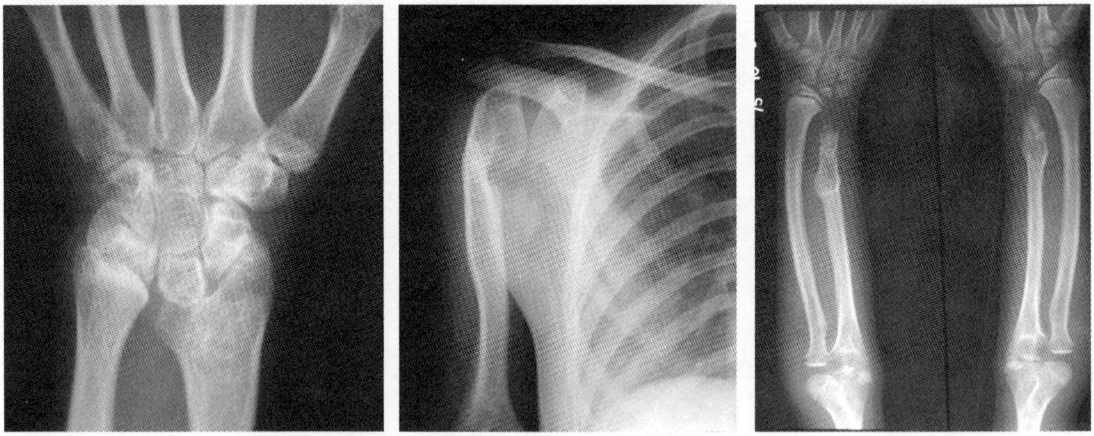

A B C

图 1-1-123 骨变形，发育不良

A：Madelung 畸形，腕关节正位显示桡骨远端内侧骨骺发育小，致桡骨远端变细；B：肩关节正位示右侧肱骨头、干骺端发育不良、变小和形态欠不规则，肱骨干变细、内翻；C：尺桡骨正位显示双侧尺骨远端发育不良、变小和形态欠不规则。

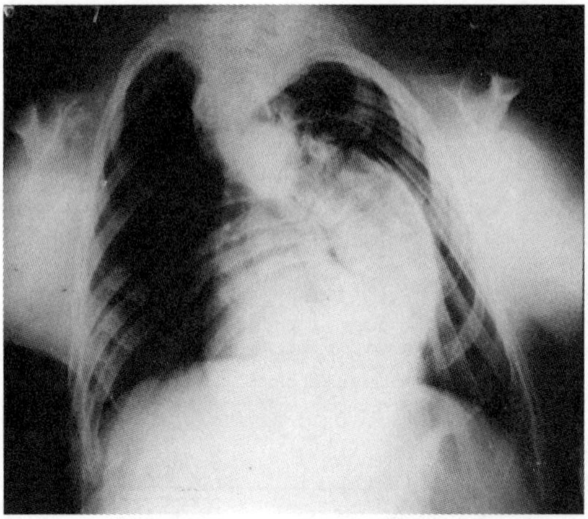

图 1-1-124 骨发育不全

胸部正位显示双侧锁骨完全缺如，胸椎侧弯畸形，双侧肩关节向内聚拢。

则称为骨发育不良（图 1-1-123）；骨骼部分或完全缺如称为骨发育不全（图 1-1-124）。

单一骨或相邻的多骨形态异常，通常见于局部病变，如正常变异、发育畸形、创伤、炎症和肿瘤或肿瘤样病变等。先天异常可仅表现为骨骼变形，而骨结构无明显改变，这一点有助于同其他骨病相鉴别（图 1-1-125）。局部病变引起的骨变形对定性诊断通常无多大意义，但有时在鉴别诊断上可有参考价值，如骨骺区的明显向外膨胀性病变，以骨巨细胞瘤、动脉瘤样骨囊肿较常见（图 1-1-126），单纯骨囊肿通常骨膨胀较轻（图 1-1-127），骨纤维结构不良病变范围常较大、膨胀多较轻（图 1-1-128）。骨皮质、骨膜及骨膜表面病变，外向发展可引起骨骼局限性膨突（图 1-1-129）；骨表面占位病变可引起相邻骨骼受压凹陷变形或破坏缺损。

骨表面膨突性病变有：大量反应性骨膜炎、骨膜骨肉瘤、骨膜下血肿（颅骨）、骨膜下骨样骨瘤、皮质旁骨化性肌炎、骨膜软骨肉瘤、骨软骨瘤或外生骨疣、骨膜下动脉瘤样骨囊肿、外生性软骨瘤、骨旁脂肪瘤、骨间膜骨化。

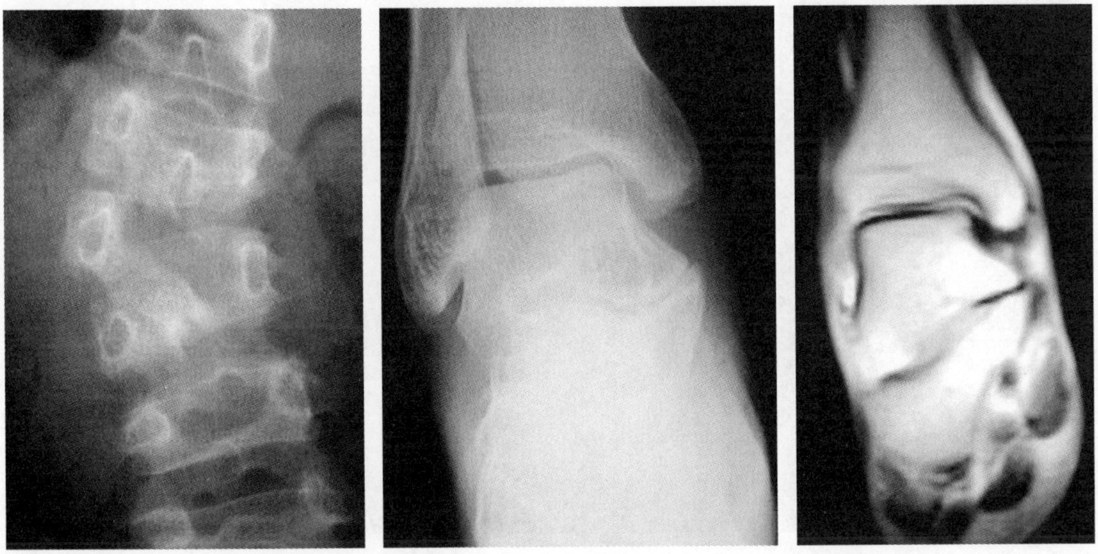

A B C

图 1-1-125 发育畸形

A：半椎体；B、C：X 线平片、CT 冠状位重建，跟距骨骨桥，假关节形成。

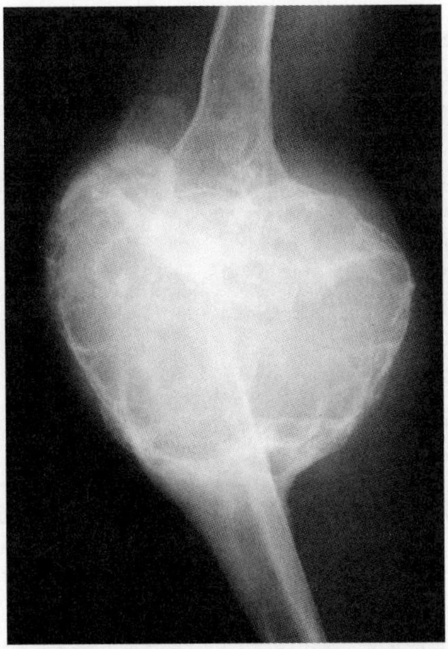

图 1-1-126 骨变形，明显膨胀

骨巨细胞瘤，下肢平片显示胫骨近端呈多囊状膨胀性改变，内见骨嵴。

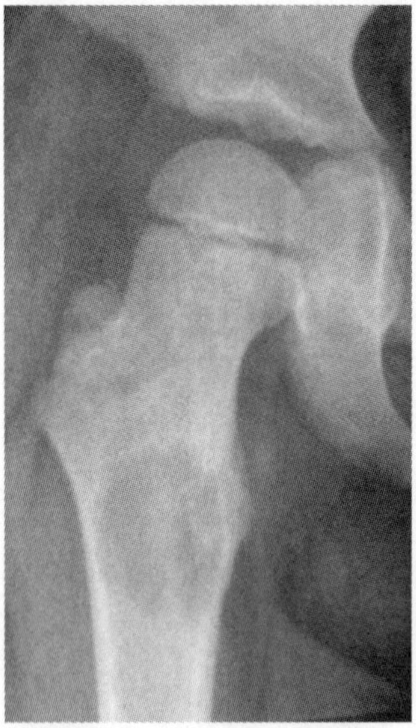

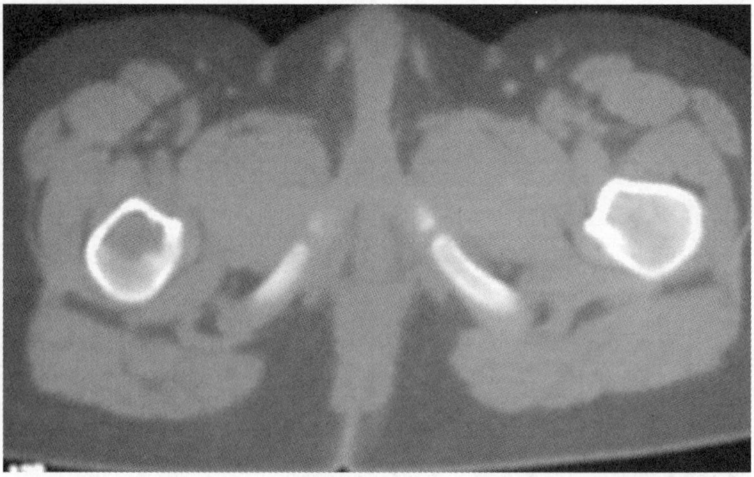

A B

图 1-1-127　骨变形，轻膨胀

A、B：X 线平片、CT，单纯骨囊肿，显示右侧股骨上端溶骨性骨破坏区，病变轻度膨胀，CT 显示骨破坏区密度均匀，边界清晰。

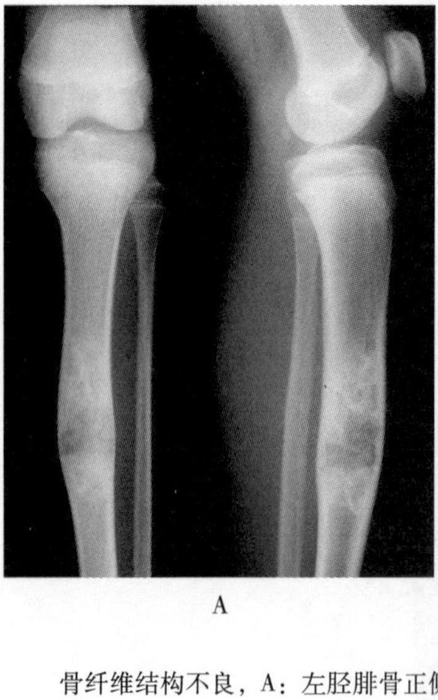

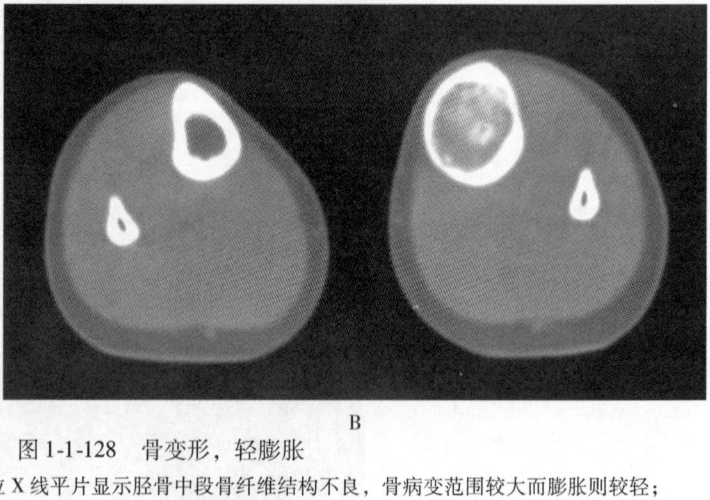

A B

图 1-1-128　骨变形，轻膨胀

骨纤维结构不良，A：左胫腓骨正侧位 X 线平片显示胫骨中段骨纤维结构不良，骨病变范围较大而膨胀则较轻；B：CT 显示骨骼膨胀，骨内密度不均，呈高低混杂密度，变细、内翻。

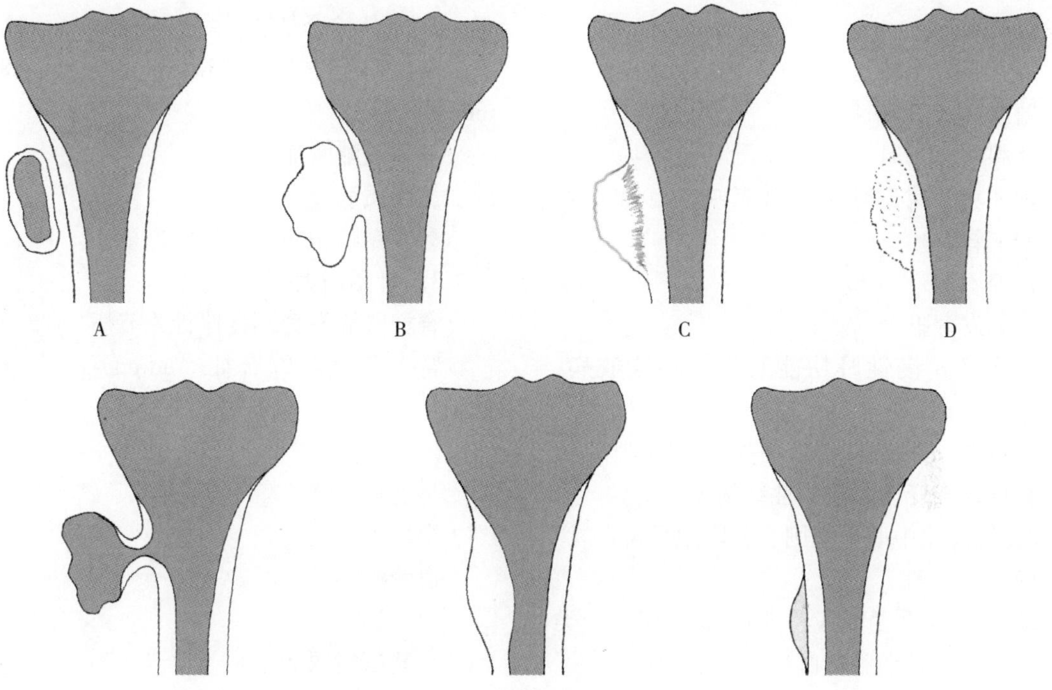

图 1-1-129 骨表面隆突示意图

A：骨化性肌炎；B：皮质旁骨肉瘤；C：骨膜骨肉瘤；D：骨膜软骨肉瘤；E：骨软骨瘤；F：骨样骨瘤；G：局限性骨膜炎。

（徐爱德 田 军）

第三节 骨骼病变的优势发病部位

不同骨病，在其病变的分布、累及的骨骼部位（中轴骨或四肢骨）及骨骼哪一种组织结构或位置上，有不同的倾向性。先天性发育障碍、系统性疾病（如造血组织、内分泌代谢异常）通常广泛累及全身或大部分骨骼，常双侧对称发病；虽为广泛性，但累及的部位和病变程度也因病而异。有些病变（如骨转移瘤、朗格汉斯细胞组织细胞增生症、纤维结构不良）亦可累及大部分骨骼，双侧但不一定对称。骨骼炎症、肿瘤和肿瘤样病变，通常为单发，在不同的骨骼及不同的解剖区域（如长骨的骺端、干骺、骨干），各种骨病的发生率有明显差异。因此，有时病变在影像上表现相似，但因发生在不同的部位或位置，考虑的骨病则有所不同。了解这些特点对诊断很有帮助。

一、四肢骨

（一）骨骺病变

1. 骨骺成熟延迟（骨龄减少）

先天性心脏病（特别是发绀型）

全身性生长和青春期迟缓（非特异性或特发性延迟）

甲状腺功能减退

糖尿病（青年性）

性腺功能减退

垂体功能减退伴生长激素缺乏（如特发性、颅咽管瘤）

营养不良

大脑发育不全

肾病（如慢性肾功能衰竭、胱氨酸病、肾小管酸中毒）

严重全身性疾病或慢性疾病（如腹腔疾病、囊性纤维变性、溃疡性结肠炎）

2. 骺骨化中心不规则、分段或呈斑点状

（1）局限性

缺血性坏死（如股骨头缺血性坏死、类固醇治疗、镰状细胞贫血）

骨软骨病

正常，与年龄相关（如股骨远端、肱骨小头）

青年性类风湿性关节炎

佝偻病

血友病

创伤

半肢骨骺发育不良

（2）普遍性

呆小病，甲状腺功能减退

垂体（前叶）功能减退伴生长激素缺乏

垂体巨人症

斑点状软骨发育不良

肢端骨发育不全（acrodysostosis）

干骺发育不良

多发性骨骺发育不良

脊柱骨骺发育不良

软骨外胚层发育不良

周围骨发育不良

21 三体综合征

18 三体综合征（Edwards 综合征、18-trisomy 综合征）

低磷酸酯酶症

黏脂质病

黏多糖贮积病

3. 骨骺增大

脊柱骨骺发育不良伴骨关节病

肾上腺性腺综合征（adreno-genital 综合征）

巨人症

早老症

慢性关节炎

血管瘤

血友病

高胱氨酸尿症

维生素 A 过多症

类风湿性关节炎

骨纤维结构不良

畸形性骨炎

4. 骨骺密度增高

（1）局限性

骨软骨炎或缺血坏死

骨髓炎

骨梅毒

骨岛

骨纤维结构不良

畸形性骨炎成骨期

成骨性转移瘤

退行性骨关节病

骨病治愈后

（2）普遍性

石骨症

骨斑点症

结节性硬化症
5．骨骺破坏性病变
（1）骨骺溶骨性破坏
化脓性关节炎
结核（关节结核及骨骺结核）
类风湿性关节炎
夏科关节
痛风
血友病性关节炎
嗜酸性肉芽肿
甲状旁腺功能亢进
软骨肉瘤
恶性纤维组织细胞瘤
浆细胞瘤
骨转移瘤
剥脱性骨软骨病
（2）骨骺囊状破坏
退行性骨关节病
邻关节囊肿
痛风
类风湿性关节炎
骨结核
骨髓炎（Brodie 脓肿）
色素沉着绒毛结节性滑膜炎
成软骨细胞瘤
内生软骨瘤
软骨肉瘤
骨巨细胞瘤
动脉瘤样骨囊肿
骨纤维结构不良
棕色瘤
朗格汉斯细胞组织细胞增生症
血友病性假肿瘤
骨髓瘤
骨转移瘤

（二）干骺病变
1．干骺杯口状变形
软骨发育不全
干骺软骨发育不良
周围性骨发育不良
佝偻病改变
维生素 A 过多症
白血病
骨梅毒
外伤
2．干骺端成型障碍（膨大）
颅锁骨发育不全
对称性长骨扩展症
颅骨干骺端发育不良
遗传性多发性外生骨疣
石骨症
软骨发育不全
内生软骨瘤病
戈谢（Gaucher）病
贫血（如珠蛋白生成障碍性贫血、镰状细胞贫血）
黏多糖贮积症（特别是Ⅳ型、Ⅰ型）
脑苷脂类脂沉积病、鞘磷脂沉积症
低磷酸酯酶症
佝偻病愈复期
胆道闭锁、胆汁性肝硬化
高磷酸酯酶症
铅中毒（晚期）
维生素 D 或 A 过多症
骨纤维结构不良
畸形性骨炎
骨折愈复期
骨髓炎（如硬化性骨髓炎、先天性梅毒）
3．干骺端成型过度（变细）
垂体功能减退

性腺功能减退
致密性骨发育不全
成骨不全
早老症
马方（Marfan）综合征
神经纤维瘤病
高胱氨酸尿症
青年类风湿性关节炎
皮肌炎
大疱性表皮松解
失用性萎缩
慢性病伴张力减低或制动
肌障碍（如关节弯曲、先天性肌弛缓、进行性肌营养不良）
麻痹性障碍（如脊髓灰质炎、大脑性麻痹、脑和脊髓先天性畸形）

4．干骺端破坏性病变

(1) 干骺端横行透亮带
成骨不全
白血病
坏血病
骨梅毒
成神经细胞瘤骨转移

(2) 干骺端虫蚀或浸润性病灶
急性骨髓炎
骨肉瘤
朗格汉斯细胞组织细胞增生症
淋巴瘤
白血病
恶性纤维组织细胞瘤
尤因肉瘤
纤维肉瘤
骨转移瘤
多发性骨髓瘤

(3) 干骺端周界模糊的破坏
骨髓炎
骨结核
骨梅毒
甲状旁腺功能亢进
白血病
淋巴瘤
骨肉瘤
软骨肉瘤
纤维肉瘤
硬性纤维瘤
恶性纤维组织细胞瘤
骨髓瘤
骨转移瘤
骨梗死

(4) 干骺端周界清楚或囊状膨胀性破坏
骨脓肿
骨结核
嗜酸性肉芽肿
甲状旁腺功能亢进（棕色瘤）
动脉瘤样骨囊肿
血友病性假肿瘤
骨囊肿
成骨细胞瘤
骨样骨瘤
内生软骨瘤
软骨岛
软骨黏液样纤维瘤
骨硬性纤维瘤
纤维性骨皮质缺损
非骨化性纤维瘤
骨纤维结构不良
骨良性纤维组织细胞瘤
骨血管瘤
骨脂肪瘤
骨髓瘤（穿凿样病灶）

骨转移瘤

5. 干骺密度增高性病变

(1) 横行硬化带

维生素 D 中毒症

维生素 A 中毒症

特发性高血钙症

金属中毒性骨病（铅、磷、铋中毒）

石骨症

干骺软骨发育不良

氨基蝶呤（白血宁）综合征

雌激素治疗

甲状腺功能减退

佝偻病愈复期

维生素 C 缺乏症

骨梅毒

生长障碍线

肾性骨病

(2) 纵行硬化带

肢骨纹状硬化（蜡泪样骨病）

条纹状骨肥厚症

甲状旁腺功能减退

白血病

淋巴瘤

先天性风疹

(3) 单、多灶或普遍性

石骨症

骨斑点症

结节性硬化症

系统性肥大细胞病

骨梗死

骨髓炎

骨岛

骨样骨瘤

硬化型骨肉瘤

骨纤维结构不良

畸形性骨炎成骨期

成骨性转移

骨髓硬化症

甲状旁腺功能减退

肾性骨营养不良

骨折愈复期

白血病

骨淋巴瘤

(三) 骨干

1. 长骨弯曲病因

先天性胫骨弯曲

胫骨内翻（Blount 病）

成骨不全

低磷酸酯酶症

Madelung 畸形

佝偻病

肾性佝偻病

肝豆状核变性

骨质软化

骨髓炎

骨梅毒（铡刀形胫骨）

骨折畸形愈合

骨纤维结构不良

畸形性骨炎

内生软骨瘤病

神经纤维瘤病

宫内位置畸形

黏多糖贮积症Ⅳ型

2. 骨干破坏性病变

(1) 骨干溶骨性破坏

骨髓炎

骨肉瘤

纤维肉瘤

尤因（Ewing）肉瘤

骨髓瘤

骨转移瘤
淋巴瘤
恶性脉管性肿瘤
(2) 骨干髓腔内囊状膨胀性破坏
骨结核
骨囊肿
棕色瘤
骨纤维结构不良
软骨瘤
血管瘤
朗格汉斯细胞组织细胞增生症
脑苷脂类脂沉积病
肥大细胞病
(3) 骨干皮质内破坏性病变
骨皮质感染
骨样骨瘤
骨化纤维瘤
纤维皮质缺损或非骨化纤维瘤
甲状旁腺功能亢进（棕色瘤）
白血病
长骨造釉细胞瘤
骨髓瘤
骨转移瘤
软骨类肿瘤（如外生软骨瘤、软骨黏液样纤维瘤、软骨肉瘤）

(4) 骨干皮质表面吸收或侵袭破坏性改变

骨表面软组织肿瘤
纤维性皮质缺损
骨旁动脉瘤
骨膜性纤维瘤
骨膜性骨肉瘤
骨膜性软骨肉瘤
骨膜下血肿
骨膜下骨髓炎
末端指（趾）骨吸收
痛风
甲状旁腺功能亢进（骨膜下骨吸收）
邻近关节糜烂，起自类风湿性或其他关节炎或淀粉样变性
滑膜病变（如腱鞘巨细胞瘤、色素绒毛结节性滑膜炎、滑膜瘤）
肌腱撕脱

(5) “分裂”或双层皮质性病变

骨梗死（如镰状细胞贫血）
痊愈中骨折，虐儿综合征
骨髓炎
骨质疏松（特别是失用性、固定性）
脑苷脂类脂沉积病
高磷酸酯酶症
维生素 C 缺乏症
畸形性骨炎进展期

3. 骨干密度增高

(1) 普遍或广泛

进行性骨干发育不良（Gamurati-Engelmann 病）
婴儿骨皮质增生症
普遍性骨皮质增厚症（Van Buchem 病）
石骨症
颅骨干发育不良
肢骨纹状硬化（蜡泪样骨病）
肢端肥大症
肥厚性骨关节病
结节性硬化症
骨髓硬化症
维生素 A 过多症

(2) 单发或多发

骨纤维结构不良
畸形性骨炎成骨期
慢性或硬化性骨髓炎

骨梅毒

骨雅司：在第二期约有 20% 患者伴有骨骼改变，常为多骨受累，表现为广泛的骨膜下新生骨和灶状骨破坏

骨样骨瘤

硬化型骨肉瘤

骨梗死

骨折愈复期

（四）手足骨

1. 末节指骨吸收、变尖或缩短

先天异常（伴短指综合征或伴指甲发育不良）

致密性骨发育不全

厚皮性骨膜增生病

颅锁骨发育不全

早老症

先天性肢端骨溶解（Haidy-Cheney 病）

肺性肥大性骨关节病

发绀型先天性心脏病

肝硬化

物理性损伤（冻伤、烧伤、放射性损伤）

化学性肢端骨质溶解（氯化乙烯骨质溶解）

神经营养性骨关节病

甲状旁腺功能亢进

闭塞性动脉硬化

糖尿病性坏疽

Buerger 病

Raynaud 病

弹性纤维黄色假瘤

肾性骨病

结缔组织病（硬皮症、皮肌炎）

银屑病关节炎

幼年类风湿性关节炎

2. 短管状骨近端异常逐渐变细

头-四肢-指（趾）畸形综合征

黏多糖贮积症（如Ⅰ、Ⅱ、Ⅳ型）

3. 手足骨周界清晰的单发或多发骨破坏

血管球瘤（末节指骨）

上皮样囊肿（末节指骨）

骨囊肿

内生软骨瘤

痛风

创伤后（如舟骨或月骨骨折后缺血性坏死伴囊性透光）

邻关节囊肿

淀粉样变性

动脉瘤样骨囊肿

成软骨细胞瘤

软骨黏液样纤维瘤

钻工病（腕骨）

骨纤维结构不良

腱鞘囊肿（特别是骨内）

骨巨细胞瘤

血管瘤，内生软骨瘤病伴血管综合征

脂肪瘤（特别是跟骨）

骨转移瘤

骨结核

结节病

巨细胞修复性肉芽肿

结节硬化症

甲状旁腺功能亢进

基底细胞痣综合征

4. 手足骨的硬化病灶

骨岛（内生骨瘤）

内生软骨瘤

成骨细胞瘤

骨样骨瘤

骨纤维结构不良

蜡泪样骨病

骨斑点症
结节性硬化
慢性骨髓炎
梅毒
雅司
愈合中的骨折
缺血性坏死（如类固醇治疗、舟骨或月骨创伤）

（五）髌骨

1. 常见肿瘤

软骨瘤
成软骨细胞瘤
骨巨细胞瘤
邻关节囊肿

2. 关节面下骨缺损

髌骨软化症
痛风
黄色瘤样肉芽肿

（六）骨表面病变

骨膜下血肿
骨化性肌炎
骨膜炎
肿瘤或瘤样病变
骨软骨瘤
外生性软骨瘤
骨旁（皮质）硬纤维瘤
骨膜骨肉瘤
骨膜下骨样骨瘤
骨旁血管瘤
骨旁脂肪瘤
骨旁骨瘤
骨旁骨肉瘤
骨膜软骨肉瘤
骨膜纤维瘤
骨膜或骨膜下腱鞘囊肿
骨膜下动脉瘤样骨囊肿

二、颅骨

（一）颅骨破坏性病变

1. 颅骨弥漫性脱钙或破坏性病变

甲状旁腺功能亢进
白血病
淋巴瘤
转移瘤
多发性骨髓瘤
贫血（如珠蛋白生成障碍性贫血）
畸形性骨炎
梅毒
骨质疏松（如老年、绝经后）

2. 颅骨单发或多发骨质破坏或缺损

（1）先天或发育性缺损

先天性蛛网膜囊肿
先天性纤维瘤病
颅顶陷窝
皮样囊肿
脑或脑膜脑膨出
囟门
额孔
神经纤维瘤病（如人字缝缺损、蝶翼缺如）
颅骨顶孔
顶骨菲薄
静脉湖或导静脉沟

（2）创伤

医源性（如手术）
骨折，单纯性或凹陷性
血肿（板障内、硬膜下水囊）
软脑膜囊肿

（3）感染

骨髓炎
骨结核

梅毒

雅司

(4) 肿瘤

动脉瘤样骨囊肿

巨细胞瘤

血管瘤

淋巴瘤

白血病

恶性纤维组织细胞瘤

脑膜瘤

骨转移瘤（包括成神经细胞瘤）

骨髓瘤

原发骨恶性肿瘤（如骨肉瘤、尤因肉瘤、软骨肉瘤）

皮肤或头皮肿瘤伴侵袭（如侵袭性溃疡）

(5) 其他

朗格汉斯细胞组织细胞增生症

甲状旁腺功能亢进症（棕色瘤）

脂质沉积症

血友病假肿瘤

畸形性骨炎（局限性骨质疏松）

3. 颅骨纽扣样死骨

朗格汉斯细胞组织细胞增生症

骨转移瘤

骨髓炎

梅毒

骨结核

4. 颅底骨破坏

(1) 蝶鞍区骨破坏

颈内动脉动脉瘤（海绵窦段或鞍上段）

鞍旁或鞍上肿瘤

垂体腺瘤

脊索瘤

朗格汉斯细胞组织细胞增生症

骨转移瘤

蝶窦黏液囊肿

蝶窦新生物（如癌、血管纤维瘤、巨细胞瘤）

骨髓炎或肉芽肿

神经纤维瘤病

(2) 颞骨岩部骨质破坏

听神经瘤

骨良性、恶性肿瘤

胆脂瘤

骨转移瘤

颈静脉球瘤

朗格汉斯细胞组织细胞增生症

听神经瘤

小脑桥脑角脑膜瘤

三叉神经或面神经瘤

神经纤维瘤病

（二）颅骨硬化性病变

1. 广泛性

石骨症

致密性骨发育不全

颅干骺发育不良

颅骨干发育不良

普遍性骨皮质增厚症（Van Buchem 病）

肢端肥大症

贫血（镰状细胞贫血、珠蛋白生成障碍性贫血、缺铁性贫血；遗传性球形红细胞症）

骨纤维结构不良

儿童大脑萎缩（小头颅）

普遍内板骨肥厚

甲状旁腺功能亢进，已治疗

肾性骨营养不良（特别是透析患者）

骨转移瘤，成骨性（如前列腺、乳腺）

骨髓硬化症

畸形性骨炎（“棉球”形外观）

2. 局限或多发

脑膜瘤
骨转移瘤
甲状旁腺功能亢进
骨纤维结构不良
骨化性纤维瘤
Paget 病
骨髓炎
梅毒
骨瘤
骨膜下血肿骨化
血管瘤
解剖变异（如颅内缝化、枕外粗隆）
凹陷性颅骨骨折
额骨内板肥厚

（三）颅骨短发状骨针改变

成神经细胞瘤转移
脑膜瘤
血管瘤
遗传性球形细胞增多症
真性红细胞增多症
珠蛋白生成障碍性贫血
发绀型先天性心脏病继发红细胞增多症

三、颌骨

（一）颌骨骨膜炎

朗格汉斯细胞组织细胞增生症
恶性骨肿瘤
骨髓炎（化脓性、非化脓性）
邻近软组织感染
维生素 A 过多症
婴儿骨皮质肥厚症

（二）颌骨破坏性病变

1. 牙源性

(1) 尖周病灶

牙骨质化纤维瘤
牙骨质瘤
尖周炎
牙周囊肿（牙、根、尖周和残余囊肿）

(2) 冠周病灶

成釉细胞瘤
钙化上皮牙源性肿瘤
钙化牙源性囊肿
含牙（滤泡）囊肿
牙源性纤维
牙源性角化囊肿（原始囊肿）
牙源性黏液瘤
拔牙后牙槽

2. 非牙源性

动脉瘤样骨囊肿
骨囊肿
甲状旁腺功能亢进
骨化性纤维瘤
骨纤维结构不良
朗格汉斯细胞组织细胞增生症（特别是嗜酸性肉芽肿）
恶性骨肿瘤
神经源性肿瘤
骨髓炎
放射性骨坏死
手术缺损

3. 周界清晰的破坏性病变（不一定累及牙）

成釉细胞瘤（多小房或单囊样）
甲状旁腺功能亢进（棕色瘤）
牙骨质化纤维瘤或骨化性纤维瘤（早期）
含齿（滤泡）囊肿
朗格汉斯细胞组织细胞增生症
巨细胞修复性肉芽肿
切牙管囊肿、中腭囊肿
牙源性角化囊肿（原始囊肿）
尖周肉芽肿或脓肿

牙周囊肿（根、牙、尖周或残余囊肿）

手术缺损、拔牙后牙槽

（三）颌骨硬化性病变（单发或多发）

牙骨质瘤（成熟）

致密性骨炎

骨纤维结构不良

骨化性纤维瘤

复合牙瘤、混合牙瘤、成釉细胞纤维牙瘤

畸形性骨炎

硬化性骨髓炎

埋伏牙或阻生牙残留根

四、脊柱、骨盆

（一）椎体形态异常

1. 双凹（鱼）椎 椎体上下面弓形凹陷，特别是下胸和腰椎

骨疏松

骨软化

Paget 病

甲状旁腺功能亢进

遗传性球形红细胞增多症

同型胱氨酸尿症

肾性骨病

2. “H”形椎 椎体终板中部台阶样压缩

镰状细胞贫血

地中海贫血

戈谢（Gaucher）病

3. 丘比特弓（Cupid bow）椎 下腰椎下面旁矢状平面凹陷（正常变异）

4. 蝴蝶椎或半椎 椎体中间漏斗形缺损分椎体左右两部分，或椎体一半不发育另一半呈三角形（先天性）

5. 软骨结节 椎体终板压缩或不连续伴骨内透亮区和周围硬化

休门病

创伤

甲状旁腺功能亢进

椎间骨软骨病

6. 椎体楔形变或变扁 椎体前部压缩或整个椎体压缩

缺血坏死

先天性（脊椎骨骺发育不良、黏多糖贮积症、成骨不全）

压缩骨折（创伤性）

肿瘤（血管瘤、骨髓瘤、淋巴瘤、转移瘤等）

朗格汉斯细胞组织细胞增生症

骨质疏松

甲状旁腺功能亢进

脊椎炎症（化脓性、结核性）

正常变异（胸 12、腰 1）

半椎畸形（前后半椎）

7. 一个或多个椎体增大

肢端肥大症

肿瘤（血管瘤、巨细胞瘤、成骨细胞瘤、骨髓瘤、淋巴瘤等）

肿瘤样病变（骨纤维结构不良、动脉瘤样骨囊肿、Paget 病等）

压缩骨折（前后径或左右径增大）

8. 单个或多个椎体后缘过度内凹（扇形）

软骨发育不全

椎管新生物（如室管膜瘤、皮样囊肿、脂肪瘤、神经纤维瘤、脑膜瘤）

神经纤维瘤病

正常变异（生理性扇形，特别是 L_4、L_5）

（二）脊柱、骨盆硬化性病变

1. 广泛性

石骨症（颅底为著）

致密性骨发育不全

普遍性骨皮质增厚症（Van Buchem 病）
氟骨症
甲状旁腺功能亢进
甲状旁腺功能减退
肾性骨营养不良
骨髓硬化症
2. 局限或多发
骨纤维结构不良
畸形性骨炎
骨髓炎
骨岛（瘤）
骨样骨瘤
骨肉瘤
软骨瘤
软骨肉瘤
Ewing 肉瘤
成骨性转移瘤（前列腺癌常见）
骨髓瘤
淋巴瘤
骨折，压缩或痊愈中
结节性硬化
3. 夹层椎或“骨中骨”
石骨症
致密性骨发育不全
氟骨症
甲状旁腺功能亢进
肾性骨营养不良
（三）脊柱、骨盆破坏性病变
1. 脊柱、骨盆单发溶骨性病变
血管瘤
朗格汉斯细胞组织细胞增生症
骨转移瘤
骨髓瘤、浆细胞瘤
骨髓炎
骨结核
包虫囊肿
畸形性骨炎
动脉瘤样骨囊肿
脊索瘤
巨细胞瘤
甲状旁腺功能亢进
肉瘤（如尤因肉瘤、溶骨性骨肉瘤、软骨肉瘤、纤维肉瘤、横纹肌肉瘤、恶性纤维组织细胞瘤）
淋巴瘤
创伤性缺血性坏死
2. 单发椎体和（或）附件囊样膨胀性病灶
动脉瘤样骨囊肿
血管瘤
成骨细胞瘤
成软骨性病变
骨纤维结构不良
骨巨细胞瘤
畸形性骨炎
痛风
血管外皮细胞瘤
骨转移瘤
骨髓瘤、浆细胞瘤
3. 骶骨破坏
脊索瘤
骨巨细胞瘤
神经源性肿瘤
良性骨肿瘤（成骨细胞瘤、软骨瘤）
恶性肿瘤（转移瘤、软骨肉瘤、尤因肉瘤、淋巴瘤、骨肉瘤、骨髓瘤）
强直性脊柱炎（骶骨耳状面）
白血病
动脉瘤样骨囊肿
畸形性骨炎

（四）脊椎骨质减少

贫血（特别是镰状细胞贫血、珠蛋白生成障碍性贫血）

甲状旁腺功能亢进

肾性骨营养不良

多发性骨髓瘤

骨质软化

骨质疏松（特别是老年或绝经后、长期固定）

类固醇治疗、肾上腺上质功能亢进

肢端肥大症

脂质沉积症

高胱氨酸尿症

甲状腺功能亢进

性腺功能减退

淋巴瘤

白血病

成骨不全

（五）单个或多个椎体纵形（条纹状）骨小梁增加

贫血

血管瘤

骨质疏松

畸形性骨炎

五、肋锁胸及肩胛骨

（一）肋锁胸及肩胛骨破坏性病变

1. 肋骨破坏性病变

骨纤维结构不良

内生软骨瘤

骨转移瘤

骨髓瘤

甲状旁腺功能亢进

嗜酸性肉芽肿

骨髓炎

骨结核

骨真菌感染

骨肉瘤

软骨肉瘤

Ewing 肉瘤

淋巴瘤

2. 肋骨膨胀性破坏

骨囊肿

甲状旁腺功能亢进（棕色瘤）

内生软骨瘤

骨纤维结构不良

骨折、骨痂

朗格汉斯细胞组织细胞增生症（特别是嗜酸性肉芽肿）

骨结核

骨转移瘤

骨髓瘤

成软骨细胞瘤

软骨黏液样纤维瘤

成骨细胞瘤

软骨肉瘤

动脉瘤样骨囊肿

3. 锁骨破坏性病变

骨转移瘤

Ewing 肉瘤

软骨肉瘤

骨髓瘤

骨髓炎

朗格汉斯细胞组织细胞增多症

白血病

淋巴瘤

甲状旁腺功能亢进（肩峰端）

类风湿（肩峰端）

骨溶解

4. 锁骨外端糜烂、铅笔状或破坏甲状腺功能亢进，原发性或继发性骨转移瘤

骨髓瘤
骨感染（特别是化脓性、结核性）
创伤后骨质溶解
类风湿性关节炎
佝偻病
外科过程
淀粉样变性
朗格汉斯细胞组织细胞增生症
神经源性骨质溶解
早老症
颅锁骨发育不全
致密骨发育不全
硬皮病

5. 胸骨破坏性病变

骨髓炎
骨结核
骨转移瘤
淋巴瘤
骨肉瘤
软骨肉瘤

6. 肩胛骨破坏性病变

骨髓炎
骨结核
骨转移瘤
骨髓瘤
软骨肉瘤
Ewing 肉瘤
淋巴瘤
骨肉瘤
硬性纤维瘤

（二）肋锁胸骨硬化性病变

1. 肋骨硬化性病变

石骨症（普遍性）
骨纤维结构不良（单骨或多骨）
滑膜炎痤疮脓疱病骨肥厚骨髓炎综合征（SAPHO 综合征）（双侧上部前肋）
成骨性转移瘤（单发或多发）
氟骨症（普遍性）

2. 锁骨

慢性骨髓炎
Paget 病
SAPHO 综合征（双侧内侧端）
锁骨致密性骨炎（单侧，胸骨端）
骨肉瘤
骨折伴骨痂
骨瘤
骨样骨瘤
骨转移瘤

3. 胸骨

慢性骨髓炎
成骨性转移
SAPHO 综合征（胸骨柄、体部）

（王世山　田　军）

参 考 文 献

1. Ergun EL, Ceylan E. Soft tissue uptake observed on $^{99}Tc^{m}$-MDP bone scans. Clin Nucl Med, 2001, 26：958－959.
2. 马超，谢加伟，左书耀. 核素骨显像预测骨病变范围的实验研究. 亚洲核医学杂志，2002，2：100－102.
3. 左书耀，罗杏生，王国明，等. 乳腺癌术后 ^{99m}Tc 骨显像的临床价值. 中华核医学杂志，1989，9：86－87.
4. Collier BD, Carrera GF, Johnson RP, et al. Detection of femoral head avascular necrosis in adults by SPECT. J Nucl Med, 198526：976－987.
5. 左书耀，陈晓亮，陈伯华，等. ^{99m}Tc-MDP 三相骨显像诊断跟痛症的临床价值. 中华核医学杂志，1996，16：268－269.
6. Intenzo CM, Wapner KL, Park CH, et al. Evaluation of

plantar fasciitis By three-phase bone scintigraphy. Clin Nucl Med, 1991, 16:325.

7. Hahn HK, Link F, Peitgen HO. Concepts for rapid application prototyping in medical image analysis and visualization. In: Proceedings of SimVis-Simulation and Visualisierung 2003. Erlangen, Germany: SCS Verlag, 2003.
8. 姜兆候，程家文主编. 骨关节疾病 X 线鉴别诊断学. 武汉：武汉出版社，1998.
9. 孔庆德. 汪志杰，译. 医学影像学诊断全书. 上海：上海科学技术出版社、施普林格出版公司，1997.
10. 崔允峰，孟繁禄. 儿科放射学鉴别诊断手册. 济南：山东科技出版社，1988.
11. 王云钊，曹来宾主编. 骨放射诊断学. 北京：北京医科大学中国协和医科大学联合出版社，1994.
12. 曹来宾主编. 实用骨关节影像诊断学. 济南：山东科学技术出版社，1998.
13. 王云钊主编. 中华影像医学（骨肌系统卷）. 北京：人民卫生出版社，2004.
14. 李景学，孙鼎元编著. 骨关节 X 线诊断学. 北京：人民卫生出版社，1982.
15. 徐爱德，徐文坚，刘吉华主编. 骨关节 CT MRI 诊断学. 济南：山东科技出版社，2003.
16. 周康荣. 螺旋 CT. 上海：上海医科大学出版社，1998.
17. 吴恩惠主编. 医学影像诊断学. 北京：人民卫生出版社，2001.
18. Edeiken J. Roentgen diagnosis of disease of bone. 3rd edition. Baltimore: Willams & Wilkins, 1981.
19. Resnick D. Diagnosis of Bone and Joint Disorders. Beijing: Health Science Asia, Elsevier Science, 2002.
20. Kalender WA. Thin-section three-dimensional spiral CT: Is isotropic imaging possible? Radiology, 1995, 197 (3): 578 - 580.
21. Borgefors G, Ramella G, Sanniti di Baja G. Hierarchical decomposition of multiscale skeletons. IEEE Trans Patt Anal Mach Intell, 2001, 9 (1): 23.
22. Hu H, He HD, Foley WD, et al. Four multidetector-row helical CT: image quality and volume coverage speed. Radiology, 2000, 215 (1): 55 - 62.
23. Klingenbeck-Regn K, Schaller S, Flohr T, et al.. Subsecond Multi-slice computed tomography: basics and application. Eur J Radiol, 1999, 31 (1): 10 - 124.
24. Hu H, Fox SH. The effect of helical pitch and beam collimation on the lesion contrast and slice profile in helical CT imaging. Med Phys, 1996, 23 (12): 1943 - 1954.
25. Krass S, Link F, Boskamp T, et al. The "Virtual Institute for Computed Assistance in Clinical Radiology" (VICORA): first results of the development of algorithms and application. In: Lemke HU, Vannier MW, Inamura K, Farman AG, Doi K, Reiber JHC, eds. CARS2002 Computer Assisted Radiology and Surgery. Berlin, Germany: Springer-Verlag, 2002.
26. Rydberg J, Buckwalter KA, Caldemeyer KS, et al. Multislice CT. scanning techniques and clinical applications. RadioGraphics, 2000, 20 (5): 1787 - 1806.
27. Hopper KD, Iyriboz AT, Wise SW, Neuman JD, et al. Musoal detail at CT virtual realit: surface versus volume rendering. Radiology, 2000, 214 (2): 517 - 552.
28. J Rydberg. Fundamentals of mutilchannel CT. Radiol Clin N Am, 1999, 41 (2): 465 - 472.
29. BRINK JA. Technical aspects of helical (spiral) CT. Radiol Clin North Am, 1995, 33 (3): 825 - 841.
30. 江浩主编. 骨与关节 MRI. 上海：上海科技出版社，1999.
31. 施庭芳. 磁共振骨髓成像的临床应用. 中华放射学杂志，1993，27:10 - 12.
32. Donald Resnick. Bone and joint imaging. 2nd ed. New York: W. B. Saunders company, 1996, 53 - 58, 70 - 83.
33. Martin Vahlensieck. MRI of the musculoskeletal system. New York: Thieme Press, 2000.
34. Thomas H Berquist. MRI of the musculoskeletal system. New York: Lippincott Williams & Wilkins Press, 2001.
35. Disler DG, McClauley TR, Ratner LM, et al. In-phase and out-of-phase imaging of bone marrow: prediction of neoplasia based on the detection of coexistent fat and water. Amer. J. Roentgenol, 1997, 169: 1071 - 1077.
36. Drapé JL, Thelen P, Gay-Depassier P, et al. Intraarticular diffusion of Gd-DTPA after intravenous injection in the knee: MR imaging evaluation. Radiology, 1993, 188: 277 - 284.
37. Elster A D. Gradient-echo MR imaging: techniques and acronyms. Radiology, 1993, 186: 1 - 8.
38. Lang P, Honda G, Roberts T, et al. Musculoskeletal neoplasm: perineoplastic edema versus tumor on dynamic postcontrast MR images with spatial mapping of instantaneous enhancement rates. Radiology, 1995, 197: 831 - 839.

39. Resnick DL. Erosivearthritis of the hand and wristin hyperparathyroidism. Radiology, 1974, 110：263－269.

40. Rose GA. Radiological diagnosis of osteoporosis, osteomalacia and hyperparathyroidism. Clin Radiol, 1964, 15：75.

41. Edeiken J. Roentgen diagnosis of disease of bone. 3rd edition. Baltimore：Willams & Wilkins, 1981.

42. 王云钊. 代谢性骨病Ⅰ：骨质疏松、骨软化、骨转换. 中华放射学杂志，1991，25：305.

第二章

骨　　折

第一节　创伤性骨折

一、概述

骨折是指骨结构的连续性和完整性中断，包括骨小梁、骨皮质的中断和儿童骨骺板的断裂。

（一）分类

骨折根据作用力方式及骨本身的情况，骨折可分为三类：创伤性骨折、应力性骨折和病理性骨折。

1．创伤性骨折　是指直接或间接暴力引起正常骨结构的骨折，最多见。创伤性骨折根据骨折的程度分为完全骨折和不完全骨折，前者骨折线贯穿骨骼全径，后者则不贯穿全径。根据骨折线的形状和走行，可将骨折分为横形、斜形、螺旋形、粉碎形和特殊型。根据是否易发生移位可分为稳定型骨折和不稳定型骨折。开放性骨折指骨折部位与外界相通，可见到软组织内的气体和碎片影；闭合性骨折指骨折部位与外界不相通。

急性骨折，骨折断端形成血肿。48 小时后血肿开始机化，并逐渐形成纤维骨痂连接骨折断端。纤维骨痂通过软骨内成骨和骨膜成骨的方式，形成腔内骨痂和环行骨痂。最后，骨折断端完全骨性连接，以至恢复正常的骨结构。

2．应力性骨折　指在长期应力作用下而发生的慢性不完全性骨折。

3．病理性骨折　指在骨病的基础上发生的骨折，常因轻微外伤而造成，主要见于骨肿瘤或肿瘤样病变，放射学检查除显示骨折外，可见局部骨病变。

（二）影像学表现

1．X 线　表现为锐利的线状透亮影。细微和不全的骨折有时看不到明显的骨折线而表现为皮质皱褶、成角、凹陷、裂痕，松质骨骨小梁中断、折屈和镶嵌。儿童青枝骨折常见于四肢长骨的骨干，表现为骨皮质的皱褶、凹陷或隆起而不见骨折线。X 线可以观察骨折的移位及成角情况。骨折断端的移位有以下几种情况：横向移位、断端嵌入、重叠移位、分离移位、成角、旋转移位。描述移位时应以近端为参照，观察远端的移位情况，向前、后、内、外移位。成角指骨折两端骨长轴相互成角，描述时应为远端相对于近段的成角，排列的关系通常用内翻和外翻来描述。旋转指骨折断端两端的异常旋转情况，主要通过该骨两端的解剖标志来衡量，例如在评价股骨的旋转时，可通过股骨两端的解剖标志来定，即股骨颈前倾角的测量。

有时轻微的骨折或隐蔽性骨折在外伤后摄片，可以见不到明确的骨折线，称为隐性骨折。在外伤1~2周后，由于骨折线处骨质吸收或断端出现错位，骨折线即可清楚的显示出来。隐性骨折常见于肋骨、股骨颈、腕舟骨和骶骨等部位。

2. CT　是X线平片的重要补充，可以发现X线平片上不能发现的隐性骨折。对于结构复杂和有骨性重叠的部位的骨折，CT比X线平片更能显示骨折移位情况。但当骨折线与CT扫描层面平行时，则可能漏掉骨折线，所以一定要结合X线平片选择与骨折线成角的扫描层面。随着多层螺旋CT的发展，使得扫描层面越来越薄，重建的图像具有各向同性，多方位重建的图像可以清晰地显示骨折线。三维CT重建可以更全面直观的了解骨折的情况，主要用于移位比较明显且解剖结构比较复杂的部位的骨折，其目的不是用于诊断而是用于指导手术治疗。

2. MRI　在发现隐性骨折方面比CT更敏感，更清楚的显示软组织及骨髓损伤。骨折线在T1WI上表现为低信号影，与骨髓的高信号形成明显的对比，在T2WI上为高信号，代表水肿或肉芽组织，在压脂T2WI及GFR显示更清楚。由于骨折断端间出血的时间及肉芽组织形成与演变的不同也可表现为多种信号。

二、四肢骨骨折

（一）常见的四肢骨骨折

1. 肱骨骨折

（1）肱骨外科颈骨折　骨折部位发生在解剖颈下2~3cm，多见于成人，尤以骨质疏松者好发生。可分为无移位骨折（图1-2-1）、外展骨折（图1-2-2）、内收骨折和粉碎性骨折4型，常合并大结节撕脱骨折。

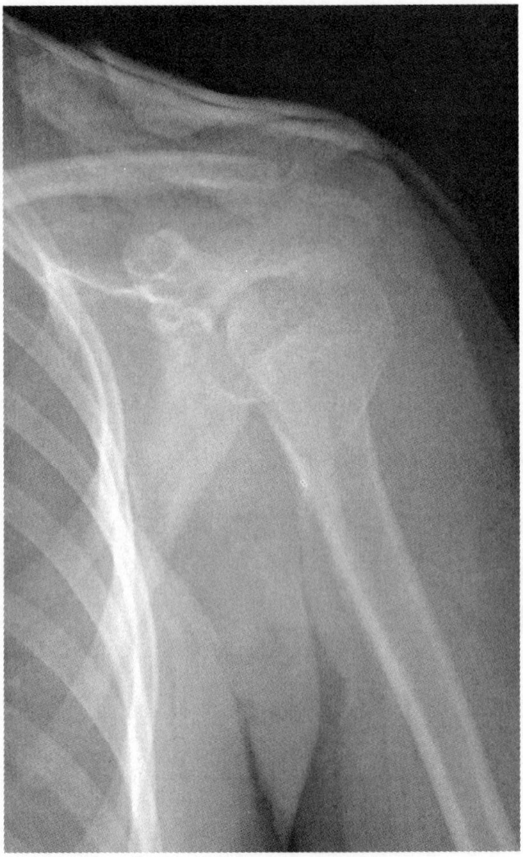

图1-2-1　肱骨外科颈嵌顿骨折，骨折近端嵌插入远端髓腔内

（2）肱骨髁上骨折　最常见于3~10岁儿童。骨折分为两型：①伸直型，此型多见，占90%以上，骨折近端向前下移位，远侧断端向上移位（图1-2-3）；②屈曲型，骨折向

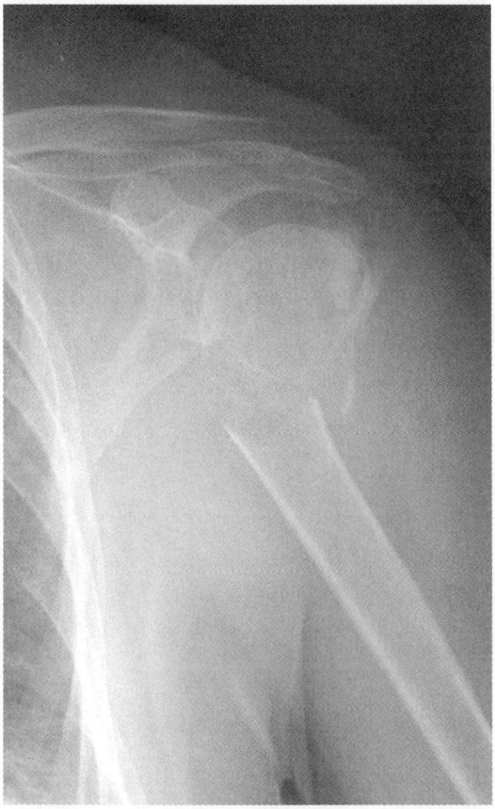

图 1-2-2 股骨外科颈外展型骨折，骨折远端呈外展位，外侧皮质插入近端髓腔并向内上移位

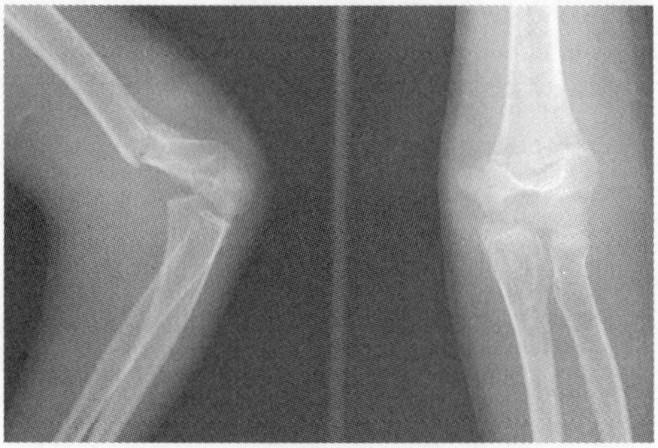

图 1-2-3 肱骨髁上伸直型骨折，肱骨髁上示骨皮质不连续，断端向前成角

后成角，远侧断端向掌侧倾斜。肱骨髁上骨折经常有旋转移位（图 1-2-4）。

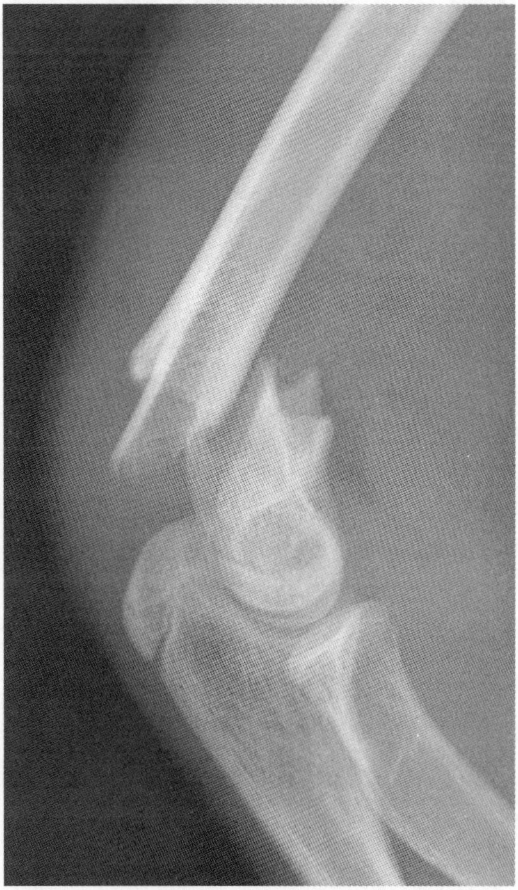

图 1-2-4 肱骨髁上屈曲型骨折，肱骨髁上示骨皮质不连续，断端向后成角，断端远端向前移位

2. 前臂骨折

（1）Colles 骨折 指桡骨远端，距离远端关节面 2.5cm 以内的横形骨折，常伴远侧断端向背桡侧移位和向掌侧成角，使手呈银叉状畸形（图 1-2-5）。有时为粉碎性或“T”形骨折，骨折线累及关节面。此种骨折常合并尺骨茎突骨折和下尺桡关节分离。桡骨远端骨骺未联合前，常发生桡骨远端骨骺分离。

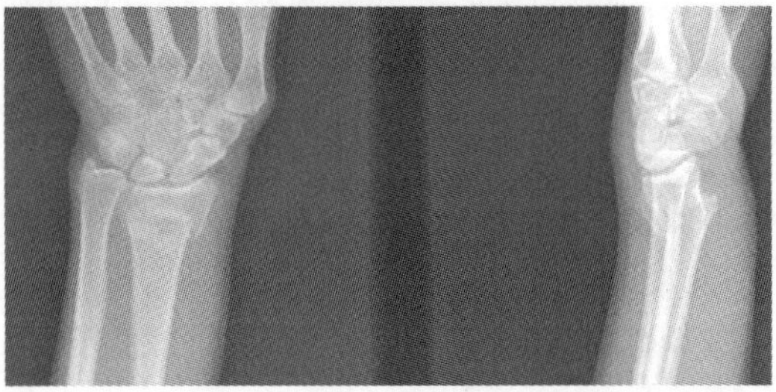

图 1-2-5 Colles 骨折，桡骨远端示骨皮质部连续，断端远端向背侧移位

同一部位的骨折，如桡骨远侧断端向掌侧移位和向背侧成角，则称为屈曲型骨折，又称反 Colles 骨折或 Smith 骨折（图 1-2-6）。

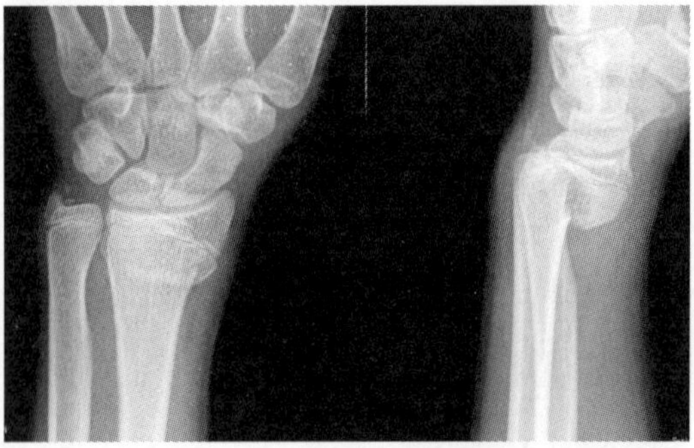

图 1-2-6 Smith 骨折，桡骨远侧干骺端骨质中断，断端远端向掌侧移位

（2）蒙泰贾骨折（Monteggia fracture）系尺骨上 1/3 骨折合并桡骨小头脱位。分为伸展型和屈曲型。前者尺骨骨折向前向桡侧成角，桡骨小头向前桡侧脱位；后者尺骨骨折向背侧成角，桡骨小头向后脱位。

（3）加莱阿齐骨折（Galeazzi fracture）为桡骨下段（几乎均于中下 1/3）骨折合并下尺桡关节脱位。

3. 股骨颈骨折　50 岁以上老年人占 74%，因骨质疏松，轻微外伤即可引起骨折。壮年和中年人则为暴力所致。股骨颈头下部骨折极易并发股骨头缺血性坏死。

按骨折是否稳定，分为无错位嵌入型骨折和错位型骨折　嵌入型又称外展型骨折，比较稳定，骨折远端骨折线与股骨干纵轴的垂直线所成的夹角小于 30°；错位型股骨颈骨折多见，骨折远端骨折线与股骨干纵轴的垂直线所成的夹角大于 50°（图 1-2-7）。股骨颈骨折特别是嵌入型骨折，骨折线在 X 线上常不易显示，有时仅表现为部分骨小梁中断及重叠，要仔细观察张力骨小梁、应力骨小梁

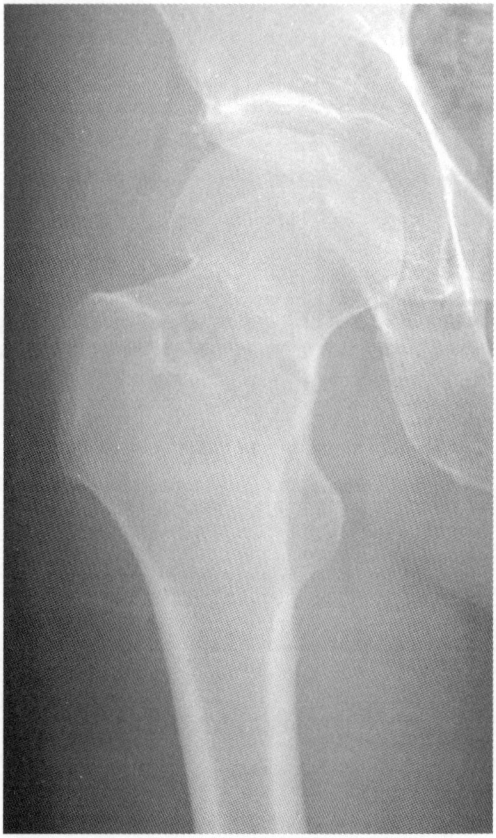

图 1-2-7 股骨颈骨折，股骨颈可见骨皮质不连续，并可见斜行线状透亮影，与股骨干纵轴的垂直线所成的夹角大于 50°

和皮质是否连续。

4. 胫腓骨骨折 胫腓骨以双骨折最多（图1-2-8），胫骨单骨折次之，腓骨单骨折少见。直接暴力引起的双骨折多在一个平面上，间接暴力双骨折时，腓骨骨折部位多比胫骨的高，摄片应包括腓骨上下端，否则易漏诊。胫骨中下1/3处骨折，远侧断端的滋养动脉中断，引起骨干骨外膜血供障碍，可导致骨折延迟愈合，甚至不愈合。

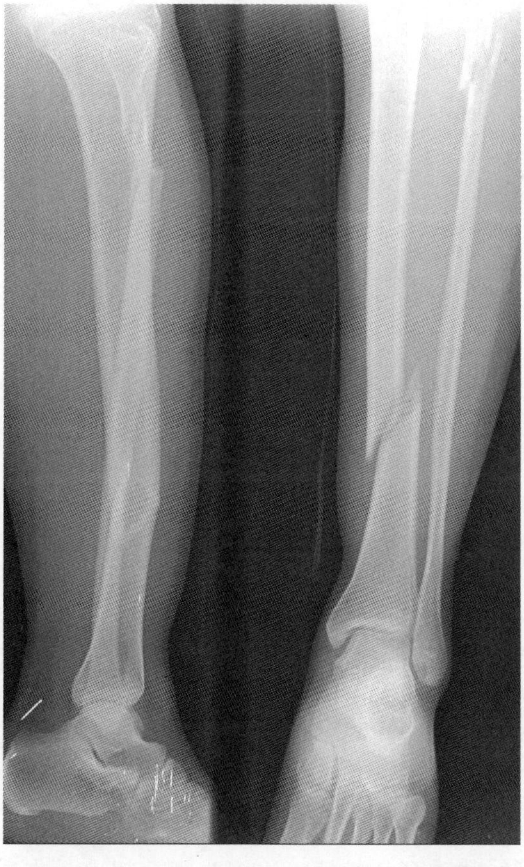

图1-2-8 胫腓骨双骨折，胫骨下1/3及腓骨下1/3示骨皮质不连续，远端向内上方轻度移位

5. 跟骨骨折 跟骨骨折分为两大类：①不波及距骨下关节的跟骨骨折；②波及距骨下关节的跟骨骨折。后者较重，常合并足弓塌陷和距下关节创伤性骨关节病（图1-2-9）。X线平片对显示关节内骨折常不满意，CT可以显示骨折碎片的大小、数量以及移位情况，冠状面CT扫描显示后侧关节突最佳。

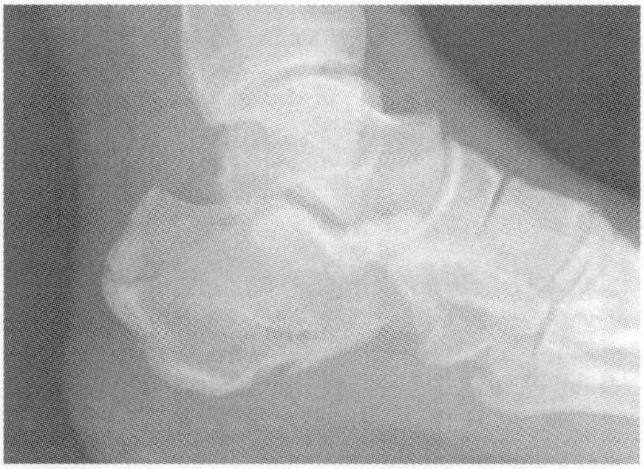

图1-2-9 跟骨骨折，跟骨骨皮质不连续，线状透亮影累及距骨下关节

6. 骨折并发症

（1）骨折不愈合 一般将骨折达8个月仍未愈合称为骨折不愈合。假关节形成为骨折不愈合的一种形式，表现为骨折线仍存在，断端边缘圆钝、平滑及硬化。局部血供差或感染，断端表现为疏松、萎缩，或有骨破坏（图1-2-10A）。

（2）骨化性肌炎 在X线上的特征性表现为周边密度高，中心密度低，其钙化骨化常沿骨纤维走行。另外，骨性肿物与骨皮质之间有一透亮间隙（图1-2-10B、C）。

（3）缺血性坏死 X线表现为骨质密度增高，骨纹理消失，骨形态变形等（图1-2-10D～G）。常见的有腕舟骨骨折后近折端缺血性坏死，股骨颈骨折后股骨头缺血性坏死。

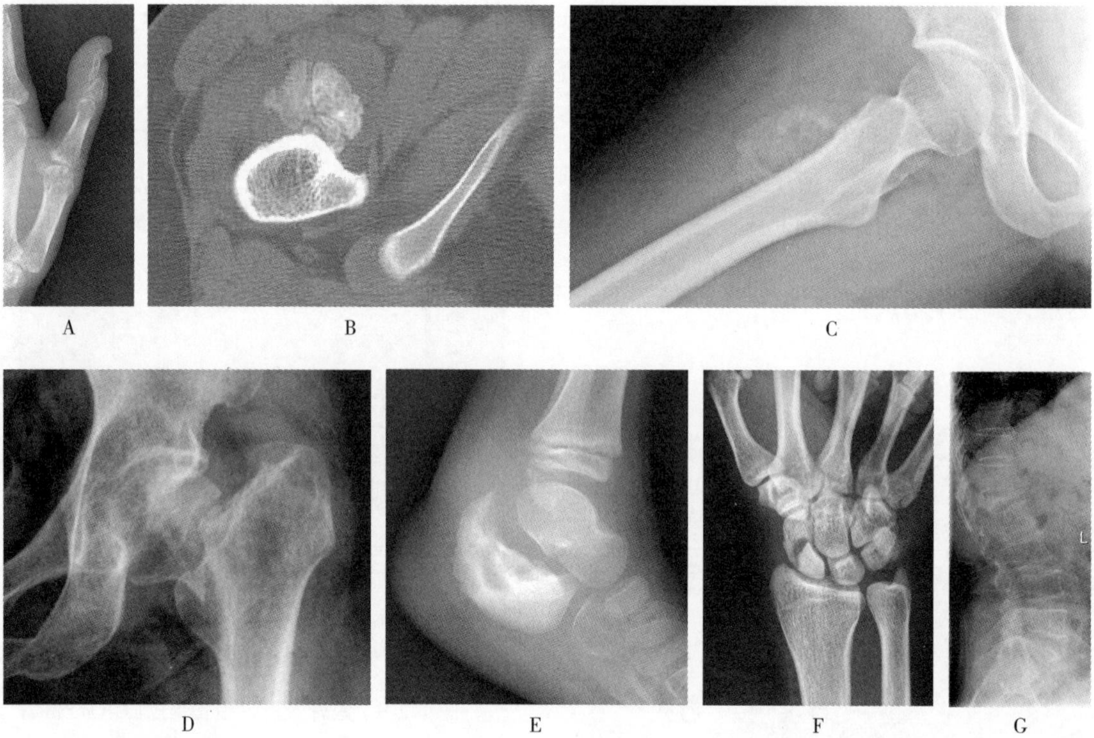

图 1-2-10　骨折并发症

A：骨折不愈合，拇指远节指骨骨质不连续，断端光滑；B：骨化性肌炎，CT 可见高密度影沿肌纤维走行，与骨皮质间有一透亮线，邻近骨质未见破坏；C：骨化性肌炎，股骨上端前方可见一类圆形高密度影，密度不均，周边密度高，中心密度低；D～G：缺血坏死，股骨颈骨折股骨头坏死（D），跟骨缺血坏死（E），腕舟骨折并缺血坏死（F），腰椎压缩骨折并缺血坏死（G），均表现骨质密度增高、变形和骨结构不清。

（二）鉴别诊断

X 线清晰显示骨折线时，诊断非常容易。但有时需与骨骼的正常解剖及正常变异鉴别，骨折线模糊的轻微骨折亦造成诊断困难。

1. 骨折线应同以下几种正常情况相鉴别

（1）正常变异　籽骨，副骨，额外骨突，二分骨或多分骨等（图 1-2-11～21）。

（2）血管沟。

（3）软组织边缘重叠影。

（4）双骨骼边缘重叠影。

（5）生长发育期骺线。

主要鉴别点：骨折线透亮度高，边缘锐利不整，无硬化缘，骨折线至于骨皮质边缘而不超出骨皮质。正常变异骨块有完整的骨皮质围绕，边缘光滑。长管状骨的血管沟斜形贯穿于皮质的一侧，一般只显示于某一方位，血管沟的透亮影不如骨折线锐利（图 1-2-22）。其他情况，则有其特定的解剖部位，或线状透亮影较淡、边缘光滑、超出骨皮质边缘而伸向软组织（图 1-2-23～25）。

2. 与病理骨折相鉴别　引起病理骨折的原因很多，如成骨不全、甲状旁腺功能亢进、

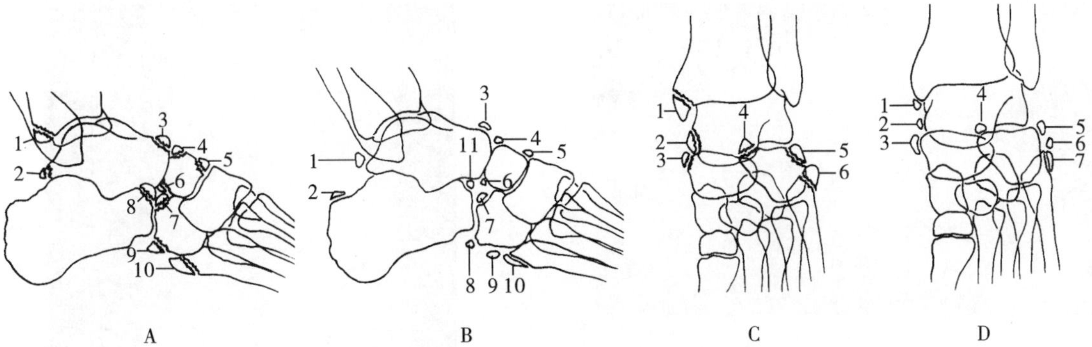

图 1-2-11 副骨与骨折的鉴别

A：骨折；B：与 A 相似部位小副骨；C：骨折；D：与 C 相似部位小副骨。

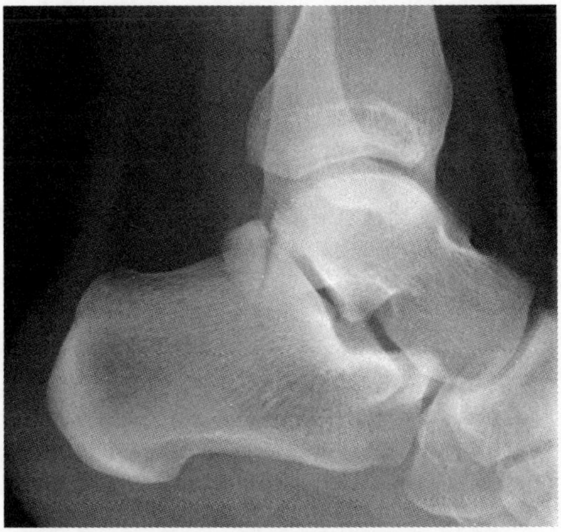

图 1-2-12 距骨后骨

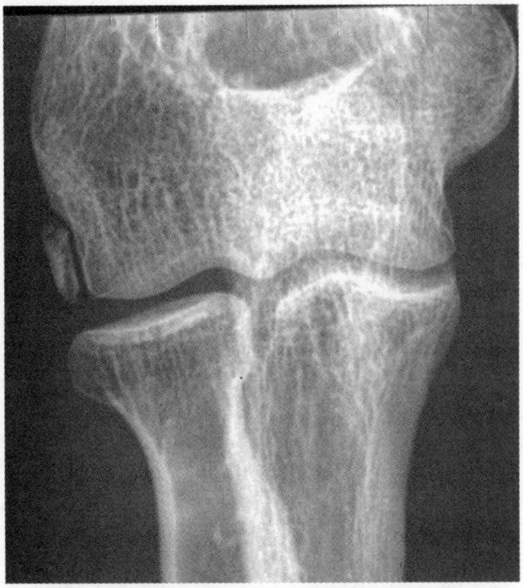

图 1-2-13 肱骨小头旁骨

原发或继发肿瘤。X 线上除了看到骨折线以外，还可看到各种骨病的不同 X 线表现。骨病改变在 X 线上明显时鉴别不困难，但是有些病变在 X 线上改变不明显，CT 和 MRI 有助于鉴别诊断。CT 可以发现小的骨质破坏及周围软组织的改变，MRI 对早期仅限于髓腔的病变最为敏感，对周围软组织的改变也非常敏感。

3. 与骨挫伤相鉴别 骨挫伤也称微骨折或小梁骨折，指只有髓腔内骨小梁的断裂和出血水肿，而没有骨皮质的中断，在 X 线平片上常看不到骨折线，此时骨折的一些间接

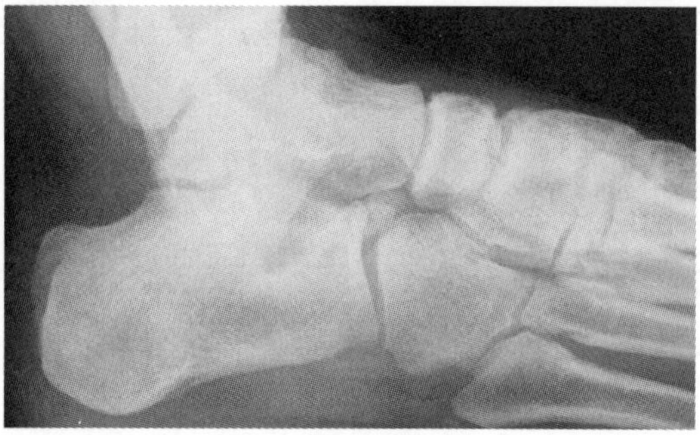

图 1-2-14　副跟骨

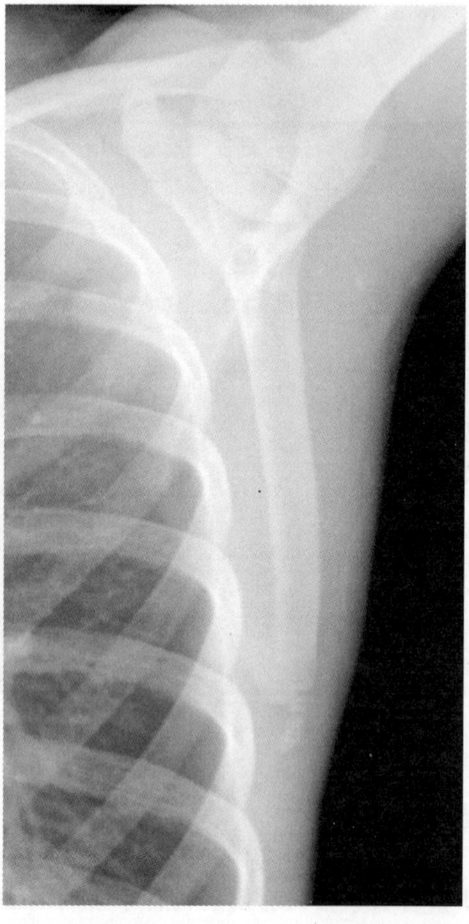

图 1-2-15　肩胛骨骨化中心

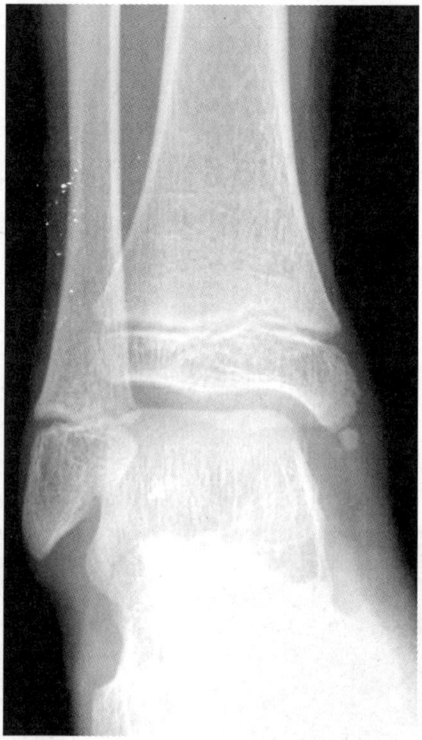

图 1-2-16　下胫骨

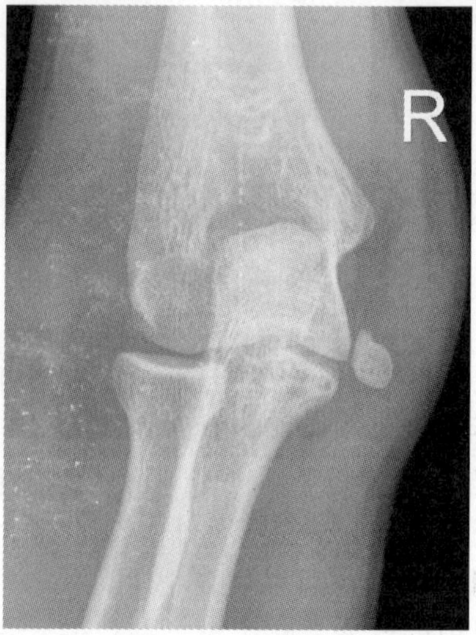

图 1-2-17　肘旁骨

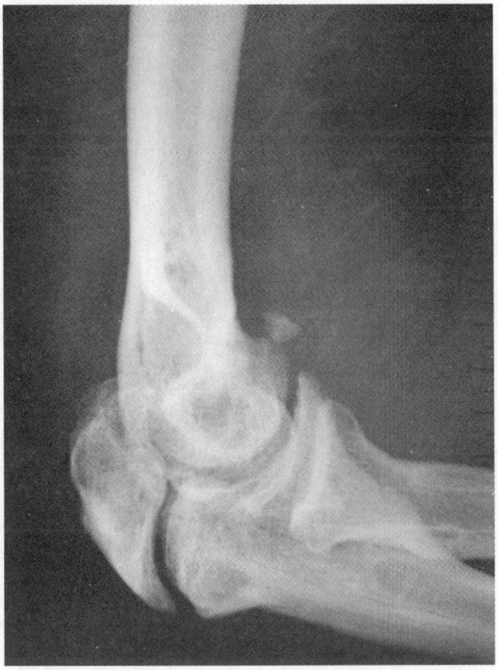

图 1-2-18　肘髌骨与肘前小骨

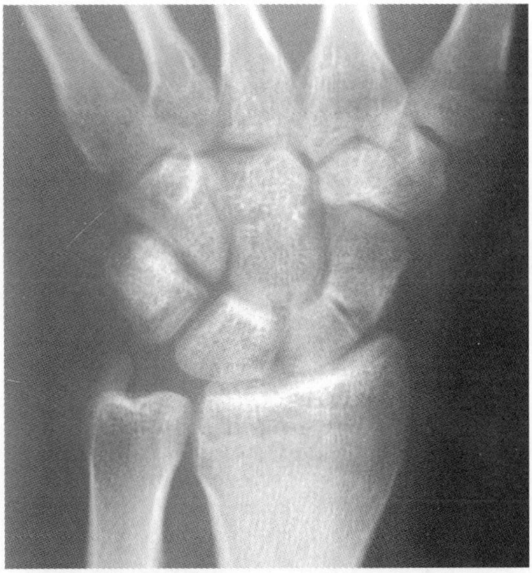

图 1-2-20　二分舟骨

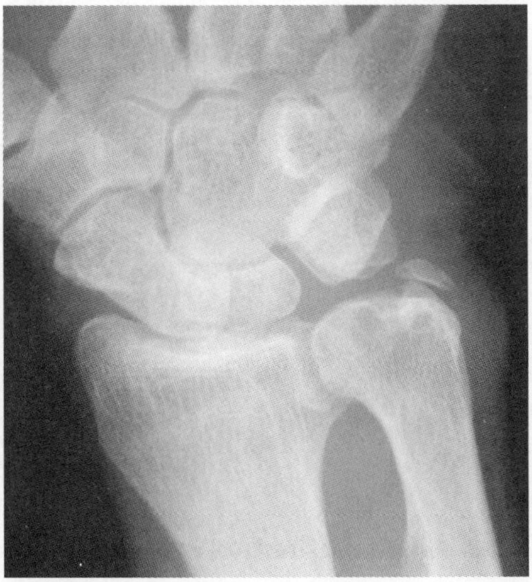

图 1-2-19　尺骨茎突骨

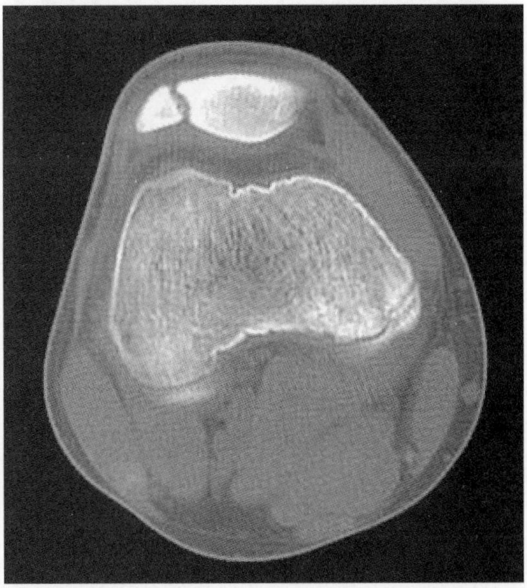

图 1-2-21　二分髌骨

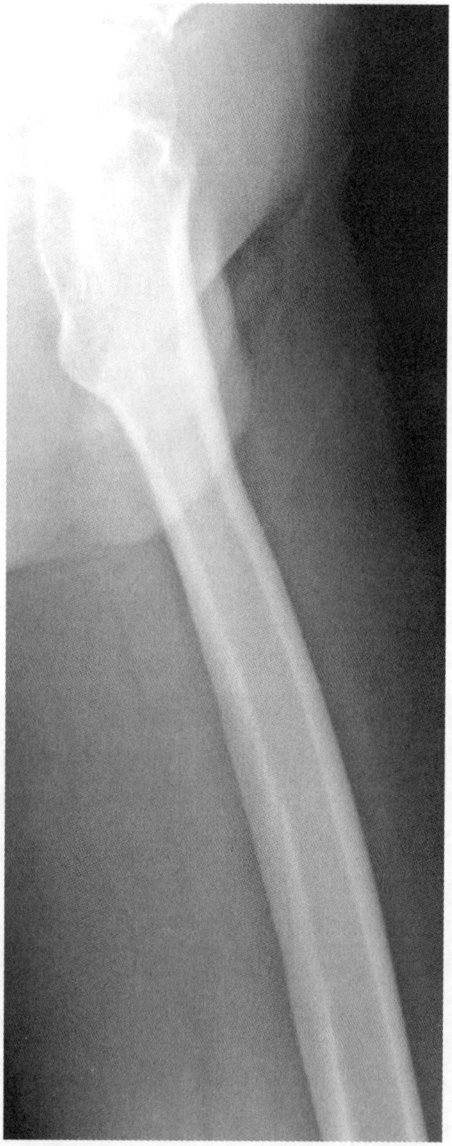

图 1-2-22　血管沟，股骨中断内侧皮质内可见一斜行线状透亮影，边缘规则清晰但不锐利

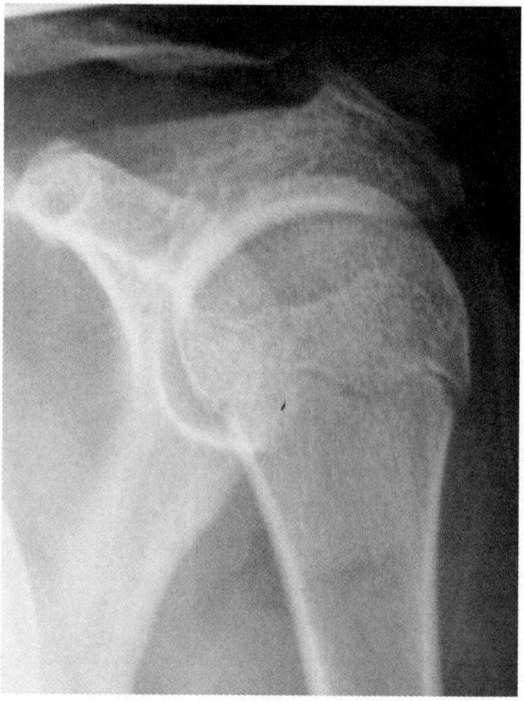

图 1-2-23　肱骨近端骨骺

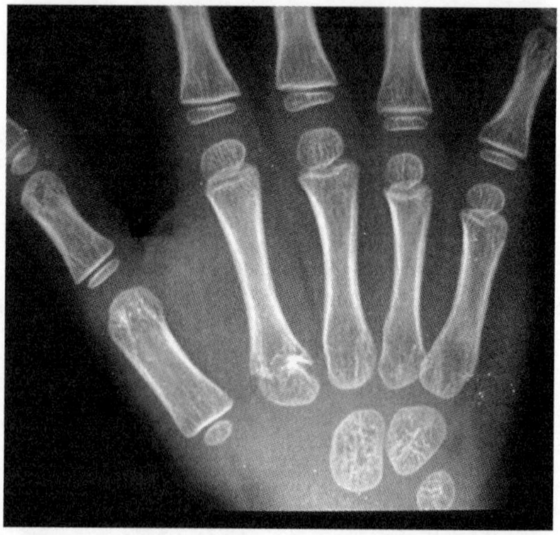

图 1-2-24　掌骨骨骺

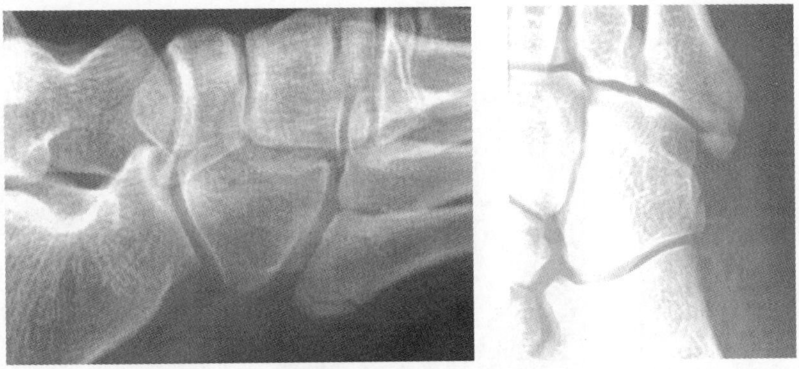

A　　B

图 1-2-25　跖骨额外骨化中心与跖骨骨折的鉴别

A：跖骨额外骨化中心；B：跖骨骨折

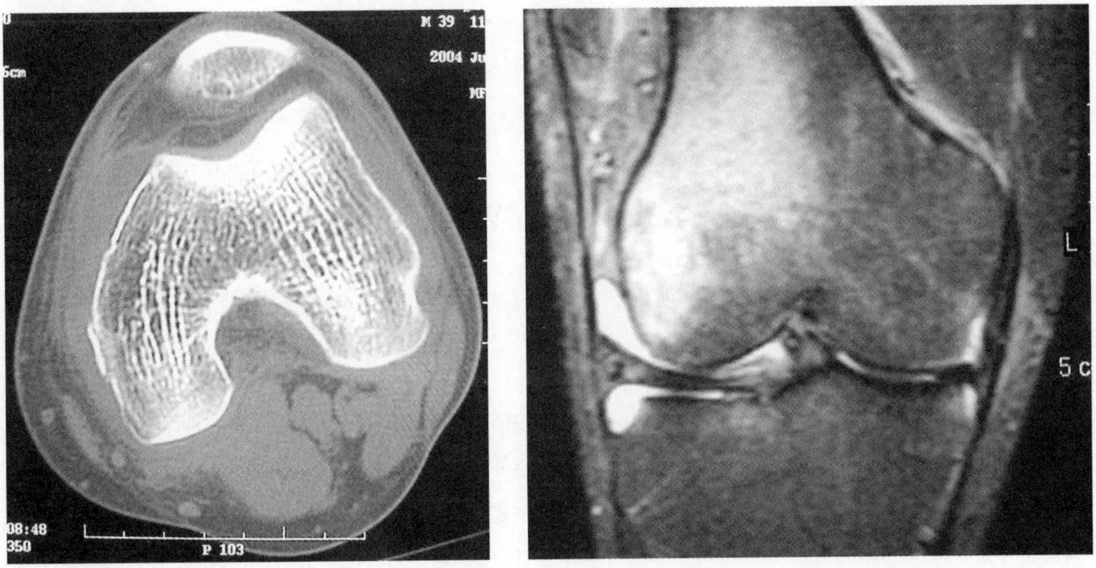

A　　B

图 1-2-26　隐性骨折

A：股骨 CT 未见异常；B：MRI 示股骨远端内侧髁呈长 T2 信号。

征象有助于鉴别诊断。如软组织肿胀、脂肪线的模糊移位、关节积液等。骨挫伤在 MRI 上能很好地显示，表现为斑片状长 T1、长 T2 信号，好发于膝关节周围（图 1-2-26、27）。

三、脊柱骨折

（一）常见的脊柱骨折

1. 脊椎骨折　从生物力学角度，脊柱分为前、中、后三柱：前柱包括前纵韧带、椎

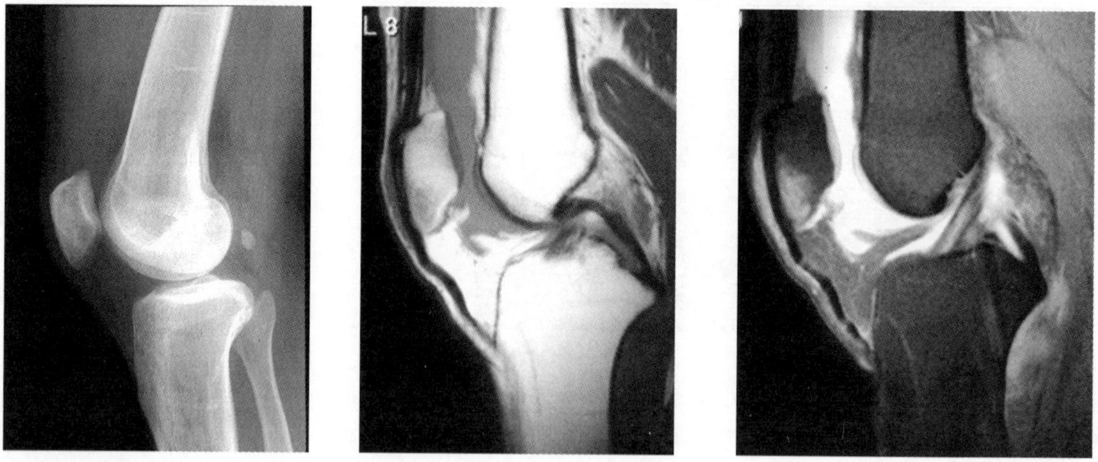

A B C

图 1-2-27 髌骨骨挫伤

A：髌骨侧位未见异常；B、C：MRI 显示髌骨下部长 T1 信号，频谱预饱和反转恢复序列（SPIR）像呈高信号。

体及纤维环和椎间盘的前 2/3；中柱包括椎体及纤维环和椎间盘的后 1/3、后纵韧带；后柱为脊椎骨附件，骨性结构包括椎弓根、椎板、横突、关节突和棘突，软组织为椎间关节的关节囊、黄韧带、棘间韧带和棘上韧带。中、后柱的损伤可累及神经系统，特别是中柱的损伤。

（1）单纯压缩或楔形骨折　以胸腰椎最常见。X 线表现为椎体前侧上部终板塌陷，皮质断裂，而后柱正常，致使椎体成楔形（图 1-2-28A、B）。压缩大于 50% 的骨折需经 CT 检查排除爆裂骨折。

（2）爆裂性骨折　此型骨折可分为两类，即稳定型和不稳定型。前者前、中柱都受累，并有骨碎片突入椎管；后者前、中、后三柱同时受累，同时也可有椎板骨折，椎弓间距加大（图 1-2-28C）。CT 显示爆裂骨折最佳，它能清晰地显示椎体后上部分碎裂及骨片突入椎管，显示后柱骨折也比 X 线平片优越，矢状面重建有助于显示椎管狭窄情况。

（3）Chance 骨折　为脊椎水平状撕裂性损伤。在张力的作用下三柱均可发生损伤，可伴韧带和椎间盘的损伤。影像学上表现为：小关节脱位，椎间孔、椎间隙和棘间距增宽，可累及所有骨性结构，表现三柱破坏、椎体移位、后柱持续性分离。CT 扫描需矢状面重建，显示骨折的范围。

（4）骨折-脱位　又称移动性损伤，三柱都有损伤。X 线平片上，主要显示椎体脱位、关节突绞锁，常伴骨折。CT 对显示关节突的位置很有价值。矢状面重建能显示椎体脱位及椎间隙管狭窄的程度。

2. 寰枢椎损伤

（1）寰枢关节脱位　主要因横韧带损伤所致。X 线侧位片上，寰椎前结节后缘与枢椎齿状突前缘的距离成人大于 2mm、儿童大于

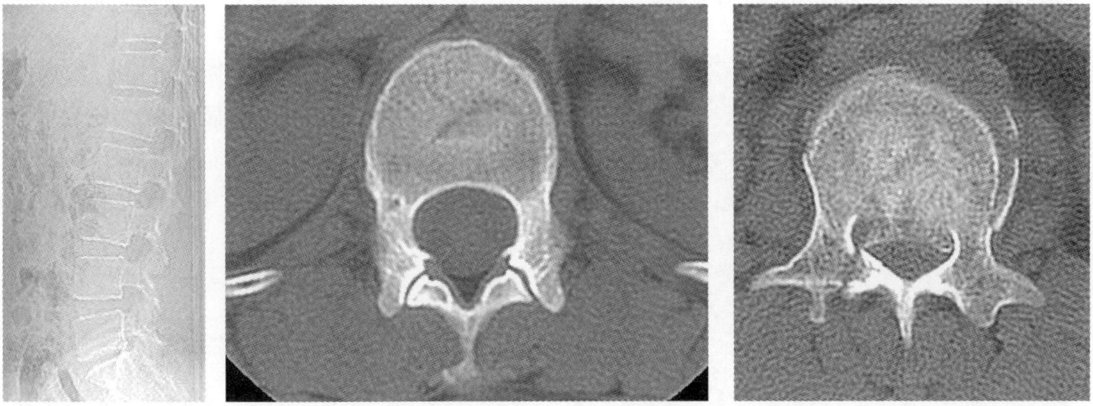

A B C

图 1-2-28 单纯压缩骨折

A、B：单纯压缩骨折 X 线平片、CT，X 线平片示 L_2 椎体轻度变扁，CT 示椎体中间可见线状透亮影，边缘锐利；C：爆裂性骨折，CT 示椎体及左侧椎板多发骨皮质不连续，并可见椎体后缘骨质突入椎管内压迫脊髓。

4mm 则说明有横韧带的撕裂。薄层 CT 横断面扫描并矢状面和冠状面重建，可以精确显示寰枢椎的相互关系，是诊断本病的最佳方法。

（2）齿状突骨折 Anderson 将齿状突骨折分为三型：Ⅰ型骨折罕见，表现为齿状突尖部的斜形骨折；Ⅱ型骨折是三型中最常见的骨折，表现为齿状突基地部的骨折；Ⅲ型骨折是通过椎体的骨折。

（二）鉴别诊断

1. 与先天异常相鉴别

（1）枢椎齿状突变异 ①中央纵裂，为左右各一原发骨化中心不联合所致，正常出生时已闭合；②横裂为原始骨化中心与椎体不联合所致，正常应 5 岁左右联合；③终末骨为齿状突之继发骨化中心不愈合所致。齿状突发育不良末端可呈分叉状。根据边缘光滑，有骨皮质存在以及没有移位可与新鲜骨折鉴别。依据有没有移位和骨质增生硬化，可区别于陈旧性骨折。另外，可根据周围软组织是否肿胀来加以判断，如有骨折必伴有软组织肿胀，若无软组织肿胀，则不可能存在骨折。

（2）椎体前上缘椎缘骨 也叫椎体永存骨骺，显示为椎体前上缘的游离骨块影，一般呈三角形，骨块的前、上缘分别平行或连续于椎体的上、前缘，其斜面与椎体隔以等距离的透亮线，边缘清晰，有一层骨皮质，无骨皮质中断现象（图 1-2-29）。

（3）腰椎棘突、横突及上下关节突永存骨骺 卵圆形的游离小骨，边缘清晰（图 1-2-30）。

（4）腰椎峡部裂 为先天发育异常，好发于第五腰椎，可为单侧或双侧性。在腰椎斜位上观察最好，表现为“狗颈”部透亮线，边缘光滑，有骨皮质存在。可因慢性损伤继发退行性变（图 1-2-31）。

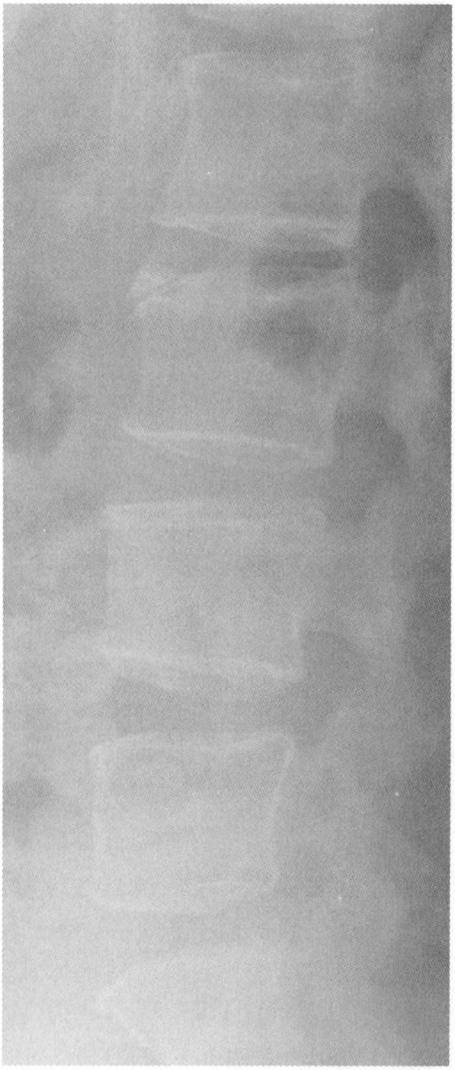

图 1-2-29　椎体永存骨骺

（5）椎间血管　位于椎体前缘，呈对称性透亮线，形态规则，有轻度的硬化边，骨小梁保持完整（图 1-2-32）。

2. 与脊椎病理性变扁相鉴别

（1）骨质疏松　通常为多个椎体变扁，椎体可呈楔形变，也可呈椎体上下缘双凹变形，如鱼椎骨状，椎间隙相对较宽呈双凸的梭形。除了椎体的改变外也有全身骨质疏松改变。

（2）椎体一次骨化中心缺血　发病年龄较小，2～15 岁，椎体明显变扁，甚至呈扁盘状，病椎周围可有小碎骨片，由于前部变扁明显，可出现以病椎为中心的局限性椎体后突。

（3）嗜酸性肉芽肿　临床症状轻，可能由于创伤偶然发现椎体变扁，椎体周围软组织膨隆，相邻椎间隙正常，可同时出现颅骨的破坏改变。CT 可见骨质破坏及椎体周缘软组织肿胀，MRI 也有助于鉴别诊断。

（4）脊椎结核　典型的改变有椎间隙变窄，椎体上下缘的骨质破坏，椎旁脓肿，一般不会误诊为创伤性骨折，但有时脊椎破坏不明显时，CT 和 MRI 有助于鉴别诊断，可以发现小的骨质破坏和椎旁脓肿。

（5）椎体肿瘤　椎体可出现不同程度及不同形态的骨质破坏，如囊状膨胀性骨质破坏或溶骨性骨质破坏，椎体缘向椎管内突出。骨质破坏在 X 线上明显时鉴别不困难，但是有些病变在 X 线上改变不明显，CT 和 MRI 有助于鉴别诊断。CT 可以发现小的骨质破坏及周围软组织的改变，MRI 对早期仅限于髓腔的病变最为敏感，对周围软组织的改变也非常敏感。

3. 后遗改变　齿状突骨折不愈合时应与先天性齿状突发育不全相鉴别。先天性齿状突发育不全一般比骨折的间隙要宽，游离骨片比较圆滑，分离线在寰枢关节面以上，有时伴有其他畸形。

四、骨盆骨折

1. 骨盆环骨折　骨折线贯穿骨盆环结构，使骨盆环中断。可分为骨盆环一处骨折、

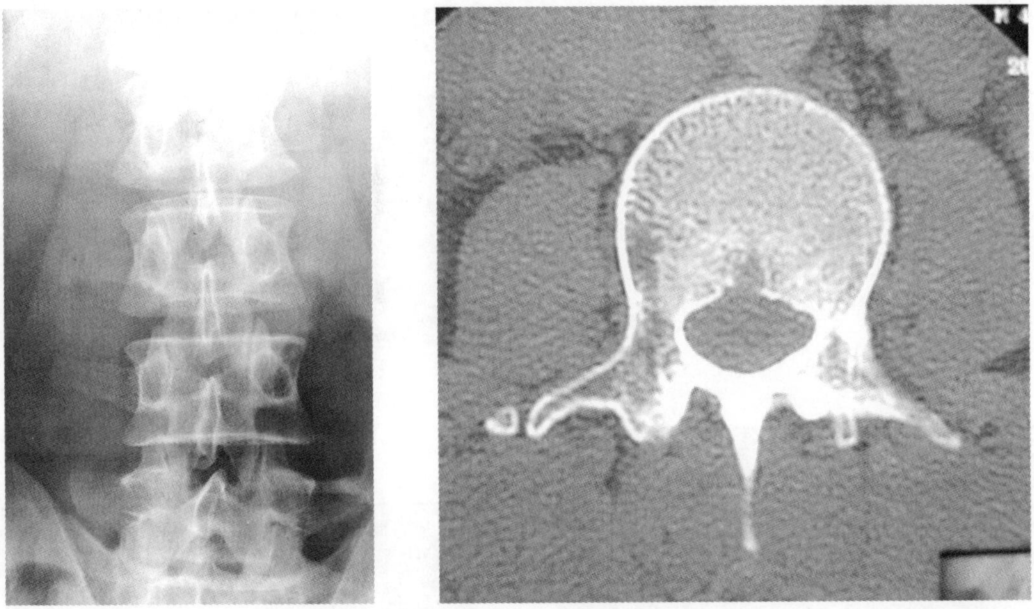

A B

图 1-2-30 腰椎横突永存骨骺

A：X 线平片；B：CT。

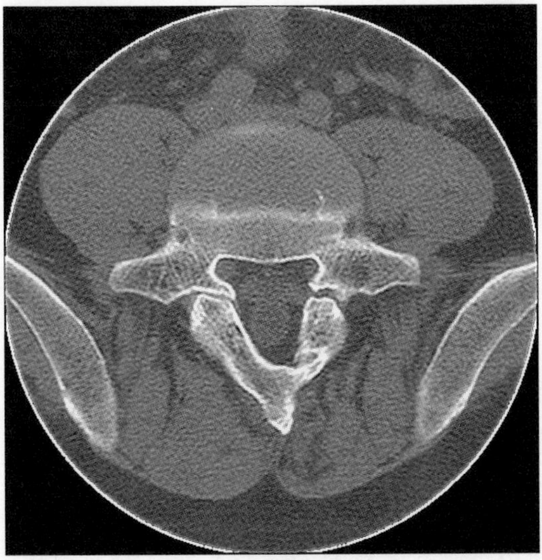

图 1-2-31 腰椎峡部裂

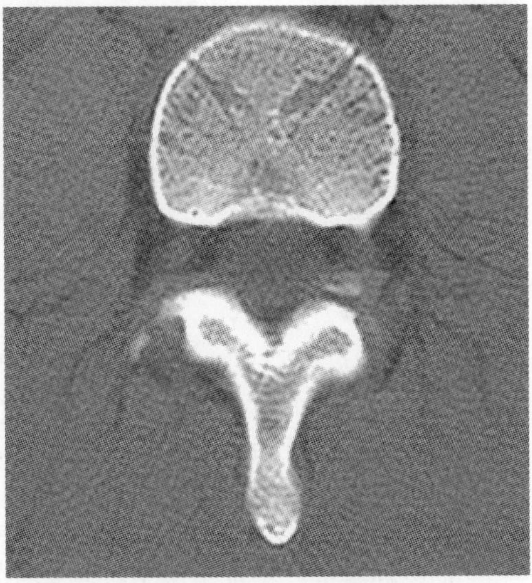

图 1-2-32 椎间血管

骨盆环两处以上骨折两型。因骨盆是环形结构，X 线平片必然有骨性重叠。CT 能清楚地显示骨折后的移位情况，以指导临床治疗。

2．骨盆边缘骨折　不累及骨盆环，常见于髂骨翼骨折。

3．骨盆撕脱骨折　骨折的部位常见于肌腱韧带附着处，如髂前上棘、髂前下棘、坐骨结节等处，骨折碎片较小并有移位（图 1-2-33）。撕脱骨折需与这些部位的骨化中心或骨旁小骨鉴别（图 1-2-34）。

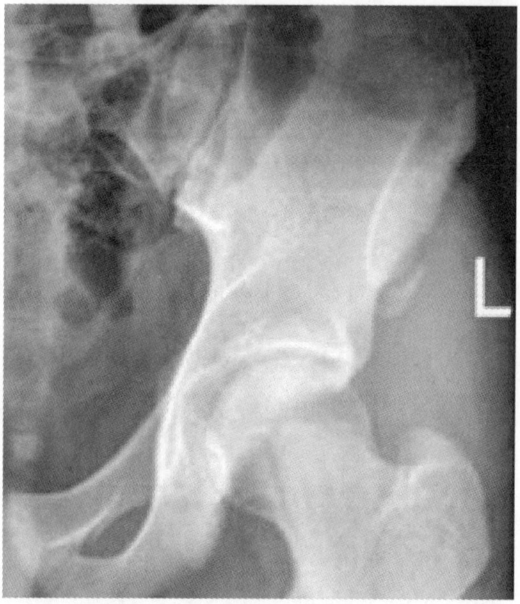

图 1-2-33　髂前上棘撕脱骨折

五、颅骨骨折

（一）常见的颅骨骨折

1．线形骨折　颅盖部发生率最高，表现为锐利而清晰的线状影，呈直线状、分叉状或星芒状（图 1-2-35）。

2．凹陷性骨折　多见于颅盖骨骨折，好发于额骨和顶骨。多呈全层凹陷，仅少数为

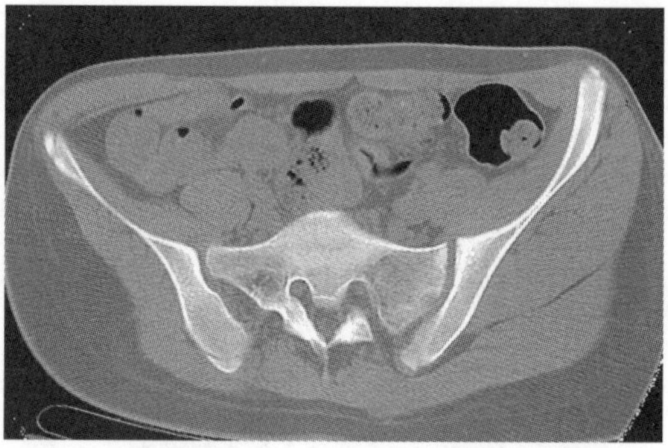

图 1-2-34　髂骨正常骨骺

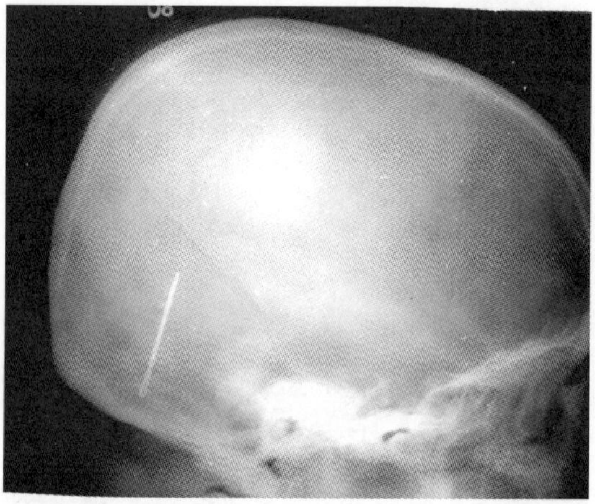

图 1-2-35　颅骨线形骨折

内层凹陷。骨折线多呈不规则线状或呈环形，中心部分向内凹陷，颅骨内外板均塌陷移位（图 1-2-36）。成人凹陷性骨折多为粉碎性骨折，小儿凹陷性骨折可无明显锐利的透亮影，呈乒乓球内陷样改变。

（二）鉴别诊断

1．颅缝　颅缝的特征呈锯齿状，常有硬化边，但颅内板的颅缝较平直，有时很像骨折。颅缝有一定解剖位置。骨折线为边缘锐

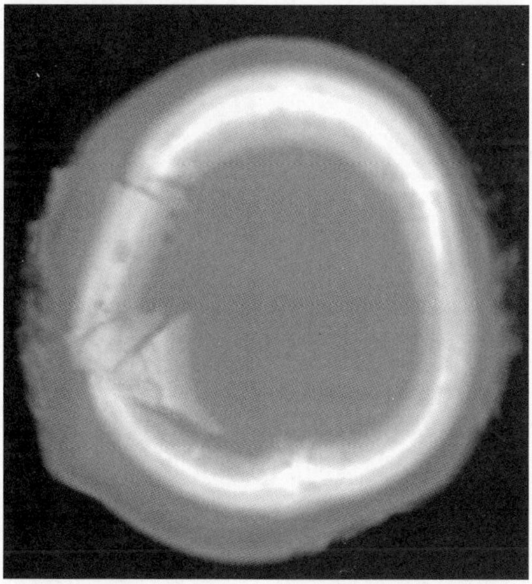

图 1-2-36 颅骨凹陷性骨折

顶骨骨皮质不连续，不规则骨片向内凹陷压迫脑组织。

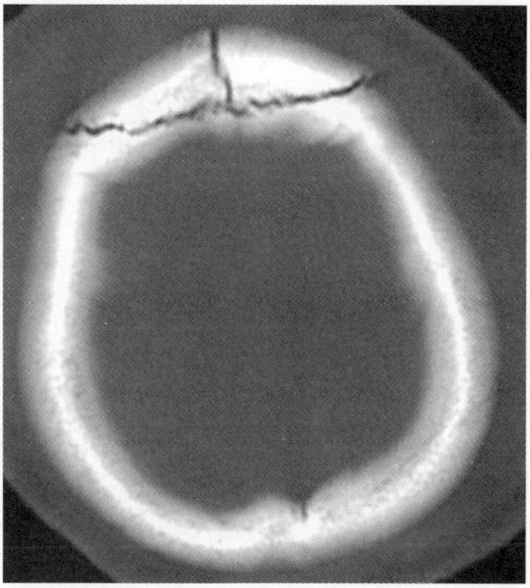

图 1-2-37 颅骨颅缝

利的线状或带状密度减低区，宽窄长短不一，方向不定，多为两头尖中间宽的直线，有时内外板骨折不在同一平面上，可见两条清晰的线影。其他征象如颅内气体、硬膜外血肿、脑脊液漏等有助于鉴别（图 1-2-37）。

2. 血管沟 颅骨的脑膜动脉及板障静脉的压迹可误认为骨折。颞骨鳞部的脑膜动脉沟与骨折鉴别较困难。主要有以下不同：骨折线累及内、外板，较脑膜动脉密度低，边缘锐利，可跨过动脉沟；脑膜动脉沟分为两支，向外围的管径逐渐变细，脑膜动脉沟其边缘硬化及两侧对称（图 1-2-38）。

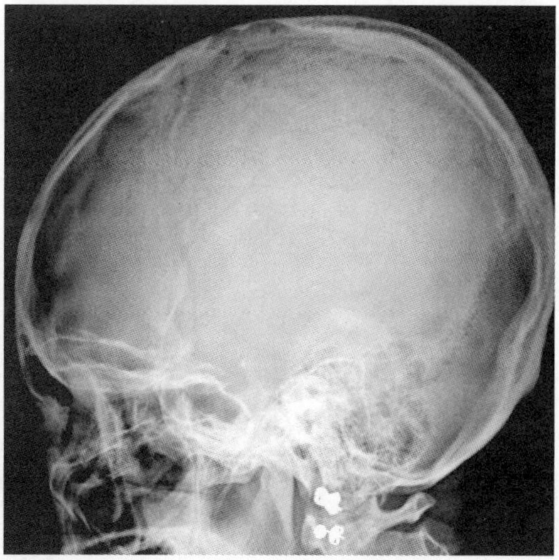

图 1-2-38 颅骨脑膜中动脉沟

六、儿童创伤性骨折

（一）常见的儿童创伤性骨折

儿童的创伤性骨折总体上分为两大类：一类骨折只涉及骨干与干骺端，另一类涉及生长板及骨骺。儿童青枝骨折大多数损伤较轻微，只有骨的折裂和骨髓损伤，骨膜组织可以保持完整或轻微撕裂。骨骺和软骨板的损伤是儿童期常见的骨骼创伤，有时诊断比较困难，临床上容易漏诊和误诊，主要原因是骨骺部的软骨在 X 线上不显影。儿童期骺软骨的损伤可并发不同程度的骨发育畸形。

骨骺损伤一般采用 Salter-Harris 分型方法，分为7 型：

1. Ⅰ型　骨折线仅穿过骺板软骨，骺分离而无骨折。骨骺分离明显和与骨干成角时 X 线不难诊断。轻的损伤 X 线不易显示，常在数日后，出现骨膜新生骨时才提示有骨折可能，但需与骨髓炎鉴别（图 1-2-39）。

2. Ⅱ型　骨折线通过骺板再向干骺端延伸，即骺分离加干骺端骨折。此型最常见。干骺端见三角形骨折片，骨折片常与骨骺一起移位（图 1-2-40、41）。

3. Ⅲ型　骨折线由关节面通过骨骺达骺板软骨肥大细胞层，然后再沿骺板软骨到周围（图 1-2-42）。此型因其累及的软骨不显影，故诊断困难，尤其无移位者诊断更为困难。MRI 有助于单纯软骨骨折的诊断。

4. Ⅳ型　骨折线经过干骺端穿过骺板软骨进入骨骺，即骨骺干骺骨折，将骨骺干骺端一分为二。因损伤生发细胞，常引起成角畸形和生长停止（图 1-2-43）。

5. Ⅴ型　骺板压缩骨折，膝关节和踝关

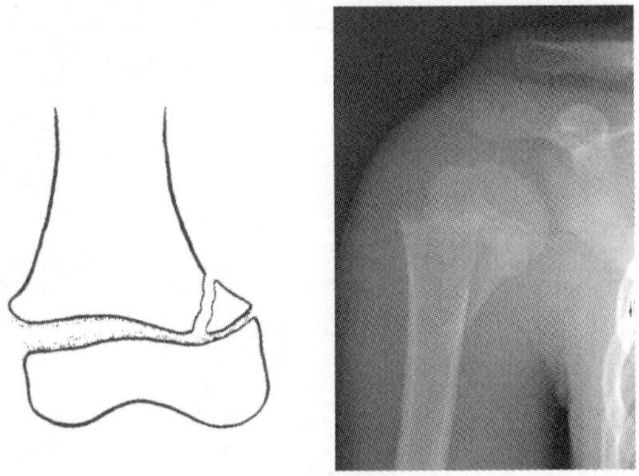

A　　B

图 1-2-40　骨骺损伤Ⅱ型

A：示意图，软骨板不完全的撕裂，伴干骺端斜行骨折，三角形骨折断片仍附着于干骺；B：右肱骨近端可见骨折线自生长板外侧进入干骺端，干骺端可见一三角形骨块影。

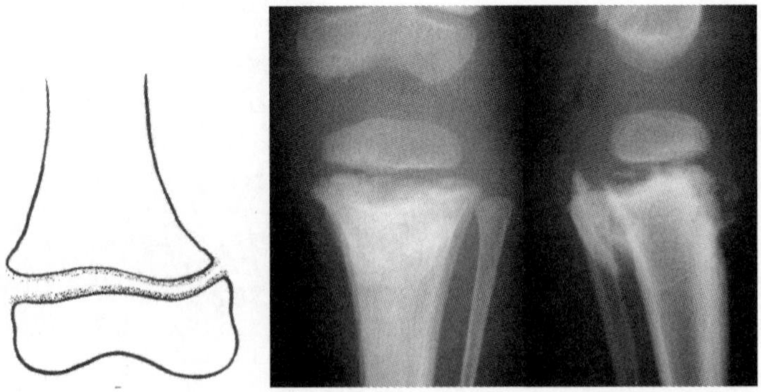

A　　B

图 1-2-39　骨骺损伤Ⅰ型

A：骨骺损伤Ⅰ型示意图，损伤限于骺板完全的横行撕裂，骨自身完好；

B：左膝关节正侧位 X 线片，胫骨骨骺稍向前移位，后部骺板增宽，干骺大量骨痂形成。

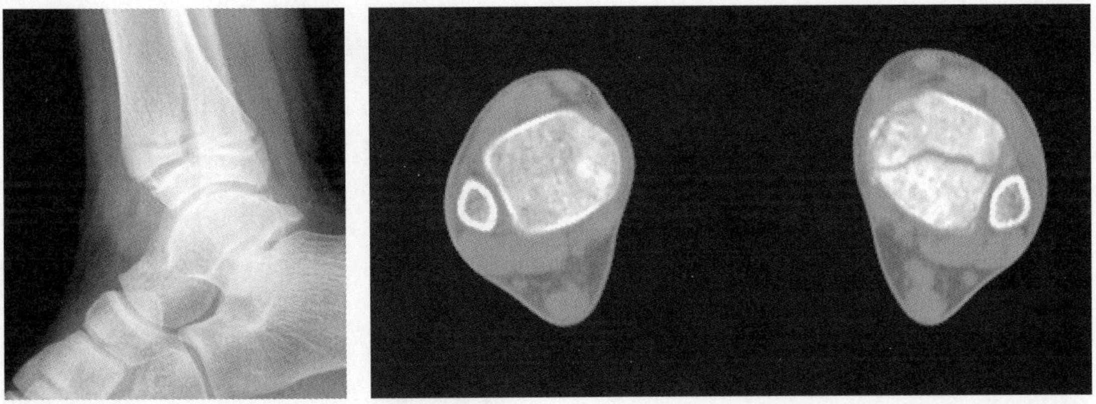

A B

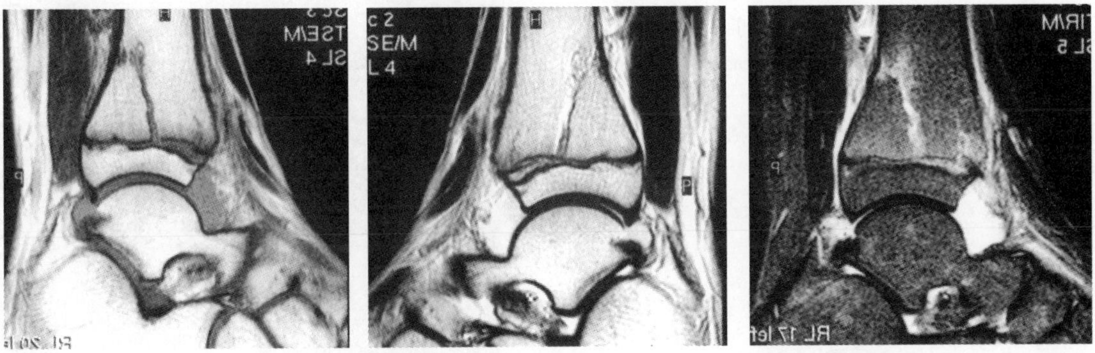

C D E

图 1-2-41 骨骺损伤Ⅱ型

A、B：X 线平片、CT 分别示胫骨远侧干骺端锐利透亮线，骺板前部稍增宽；C、D、E：MRI 显示线状长 T1 短 T2 信号，SPIR 呈高信号，骺板前部亦呈高信号。

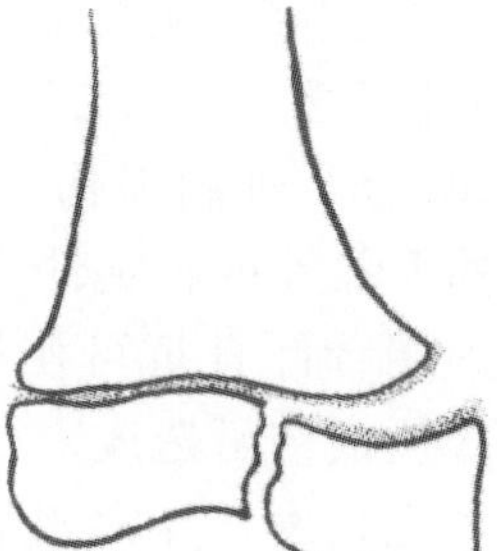

图 1-2-42 骨骺损伤Ⅲ型

示意图示骺板不完全的横行撕裂伴通过骨骺的纵行骨折。

节常见（图 1-2-44）。垂直重力造成骺板的部分或全部软损伤。此种损伤也累及生发层细胞，预后极差。

6. Ⅵ型 骺板边缘的 Ranvier 区损伤。此种骨折可在骺板的一端形成骨桥，而另一端继续生长，导致骨生长不均匀，形成骨干弯曲畸形。

7. Ⅶ型 骨折线仅累及骨骺软骨。多见于内踝，骨折线穿过骺软骨或骺骨化中心，并未累及骺板。

（二）鉴别诊断

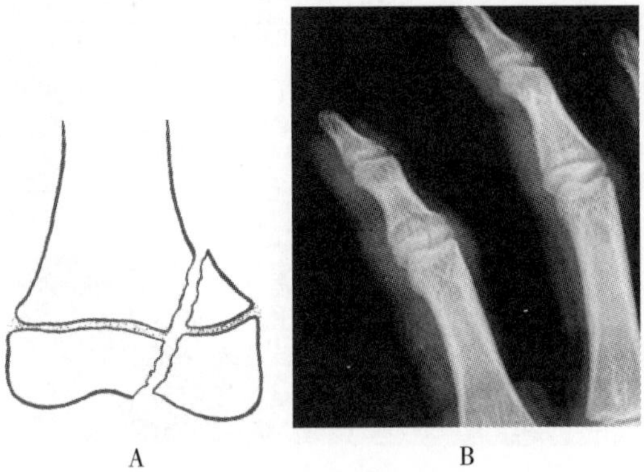

图 1-2-43　骨骺损伤Ⅳ型

A：示意图，通过骨骺、骺板和干骺端的斜行纵向骨折；B：示指中节近端纵行骨折线累及干骺端、骺板与骨骺。

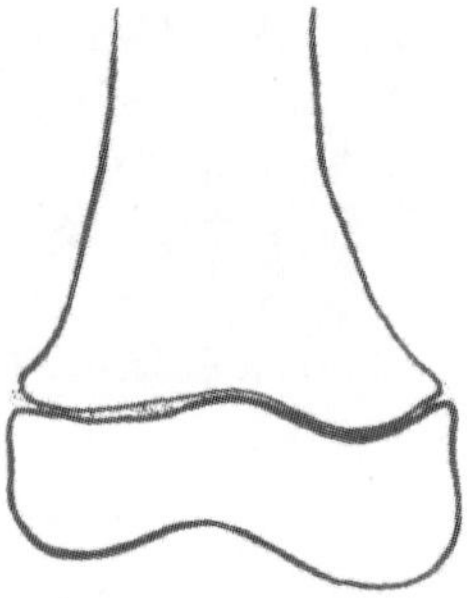

图 1-2-44　骨骺损伤Ⅴ型

示意图示骺板塌陷，骨仍完整，常发生骺早闭而停止生长。

1. 骨骺线　骨骺线可被误认为骨折，常见的有肱骨小头、尺骨鹰嘴（图 1-2-45）、肱骨滑车、肱骨外上髁及跟骨骨骺。

2. 软骨炎　骨骺密度不均，可节裂成形态大小不一的排列不整的骨块，邻近骨端可有较大的骨质缺损。如肱骨外上髁骨软骨炎（图 1-2-46）、胫骨结节骨软骨炎。好发于青少年。

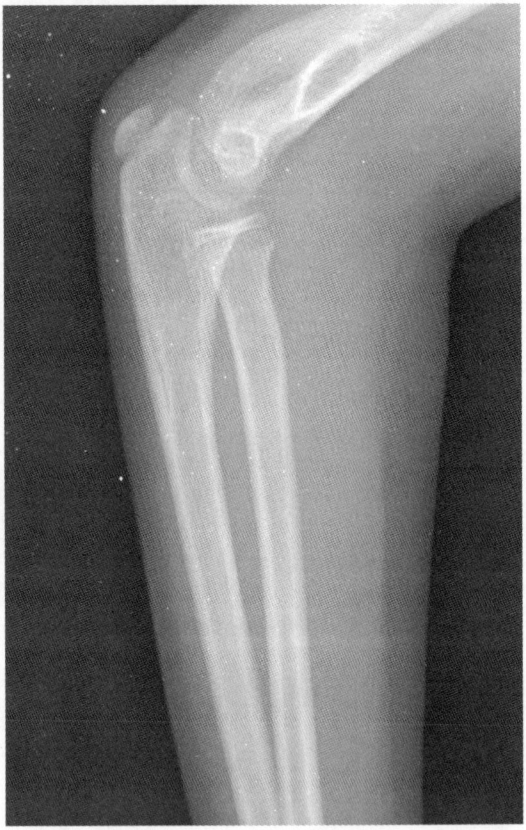

图 1-2-45　正常尺骨鹰嘴骨骺

3. 较小的化骨核可被误认为撕脱骨折，如肱骨内外上髁、股骨大粗隆骨骺。

4. 肘部骨骼损伤，尤其是肱骨下端全骺分离误诊的机会很多。

5. 后遗畸形　骨骺损伤可造成各种畸形，如肱骨外上髁骨折后肱骨远端出现鱼尾畸形，桡骨近端骨骺骨折可使桡骨头膨大，尺桡骨远端骨骺损伤可造成麦德隆畸形，这些畸形主要和先天发育异常相鉴别，主要鉴别点为有明确的外伤史，干骺端有骨折碎片，正常骨骺位置异常。

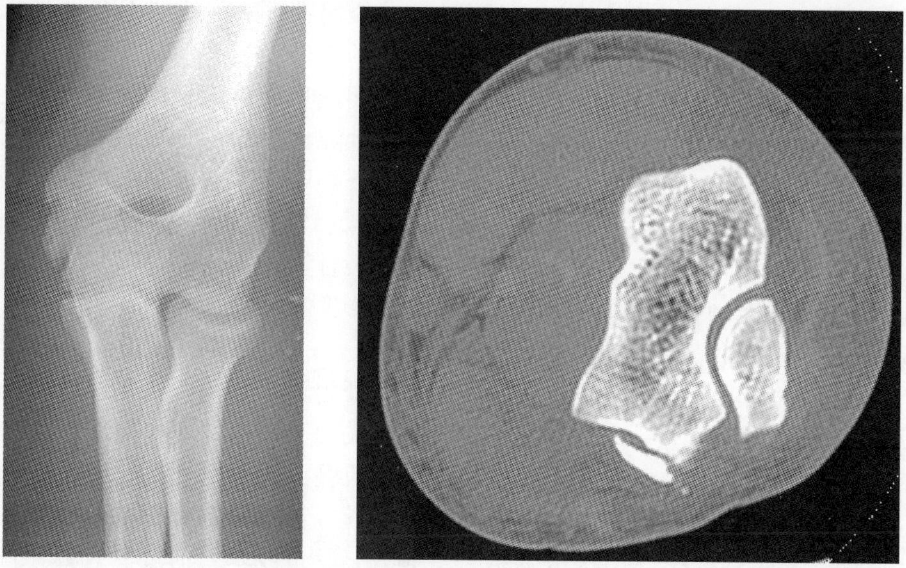

图 1-2-46 肱骨外上髁骨软骨炎

A、B：左肘关节 X 线正位片、CT 示肱骨外上髁密度均匀增高。

（屈 辉 刘 霞 李 锋）

第二节 应力性骨折

应力性骨折（stress fracture）是一种慢性积累性损伤，系由内在或外在的微小创伤反复作用于骨，超过了骨组织的自身调节能力，最终造成完全或不完全骨折。按损伤骨的骨矿含量正常与否，可分为两型：疲劳骨折（fatigue fracture）和衰竭骨折（insufficiency fracture）。疲劳骨折是由于肌肉的反复异常应力或扭曲力作用于骨矿含量和弹性抵抗力正常的骨骼所致。衰竭骨折为正常或生理性肌肉活动作用于矿物质减少和弹性抵抗力减弱的骨骼所致。

一、疲劳骨折

疲劳骨折好发于青少年学生、新兵及运动员，多由剧烈运动引起，骨折部位与活动有关：胫骨、腓骨、跖骨和跗骨骨折常由于径赛运动、足球运动、长途行军或跳芭蕾舞引起；肱骨和尺骨鹰嘴骨折则多发生投掷运动；尺骨和掌骨骨折常见于小球类（乒乓球、羽毛球、网球等）运动；肋骨骨折常见于划桨运动；内踝骨折常见于花样滑冰运动员；而椎弓峡部和上肢骨折则多见于体操运动员和举重运动员。疲劳骨折的典型表现为活动时疼痛，休息后减轻，继续活动后加重。由于骨折后骨痂形成，局部高起，可有硬性“包块”。其影像学表现如下：

1. X 线　两周以内，长骨骨折表现为穿通一侧皮质的线样透亮区，无骨膜反应或骨痂形成。随着骨折的愈合，在骨外膜面或骨内膜面出现层状或丘状骨膜增生。反应性骨形成通常只局限于骨皮质的小部分区域，多偏于皮质的一侧面，有时表现为骨内横行致密带，而骨折线被掩盖其中或已愈合。最终，骨膜反应性增厚区随骨折塑型而消失（图1-2-47、48A）。

2. 核素扫描　临床拟诊患者，若出现骨内核素浓聚，则高度提示应力性骨折的诊断。早期阶段示轻度浓聚，后期表现为边缘清楚的明显浓聚（图1-2-48B、49A）。

3. MRI　与核素扫描相比敏感性相似，但特异性更高。初期，主要改变为骨髓和软组织水肿，T1WI上呈低信号，T2WI及STIR上均呈高信号，增强扫描骨折区呈弥漫性强化，骨折线不能单独显示，易被误为一过性骨质疏松、肿瘤或感染。后期，由于骨折部骨痂及新骨形成，T1WI及T2WI上均表现为线样低信号，增强扫描无强化。周围水肿区仍表现为长T1长T2信号（图1-2-48C～E、49B）。

二、衰竭骨折

衰竭骨折又称功能不全性骨折，是严重脱钙的骨骼在生理活动下发生的骨折。最常见于闭经后骨质疏松的老年女性，也可发生于其他原因引起的骨质疏松患者，如激素治疗后、类风湿性关节炎、糖尿病等，常发生于骶骨、髂骨、耻骨、坐骨、髋臼、股骨头颈及距骨等。其影像学表现如下：

影像学表现

1. X线、CT　症状开始1～2周后才有异常征象。主要累及长骨端、椎体、骶骨等部位的松质骨。由于松质骨压缩，骨小梁嵌入、重叠及内骨痂形成，骨折线表现为带状骨硬化。骶骨衰竭骨折在X线上的分布相对恒定，骨折线垂直通过骶骨翼，位于骶髂关节内侧、骶骨孔的外侧（图1-2-50）。脊椎衰竭骨折，表现为多发性椎体压缩，终板变薄、边缘锐利、密度较椎体增高，椎间盘疝入椎体致呈“鱼椎样”变形（图1-2-51）。CT能更清楚显示骨盆衰竭骨折，早期表现为骶骨翼松质骨内垂直方向硬化带或骨折线，晚期骨折处常有明显骨质吸收而类似骨质破坏。

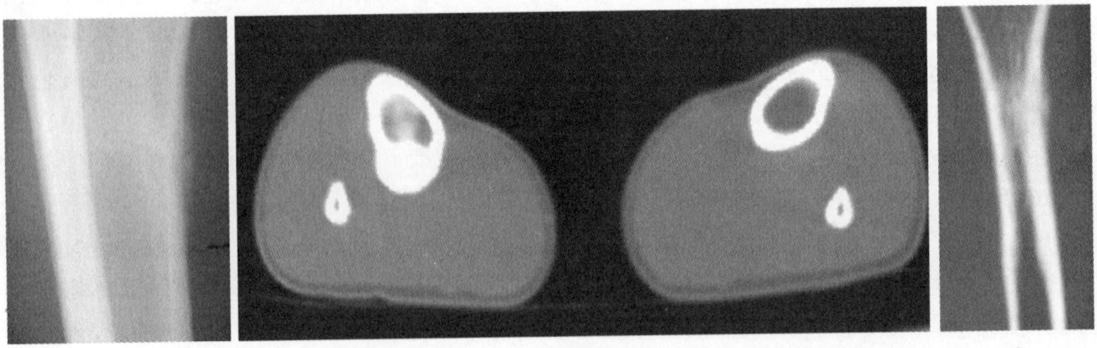

A　　B　　C

图1-2-47　疲劳骨折

A：左胫骨上段见不规则骨膜新生骨形成；B、C：丘状骨膜新生骨及骨内横行密度增高影。

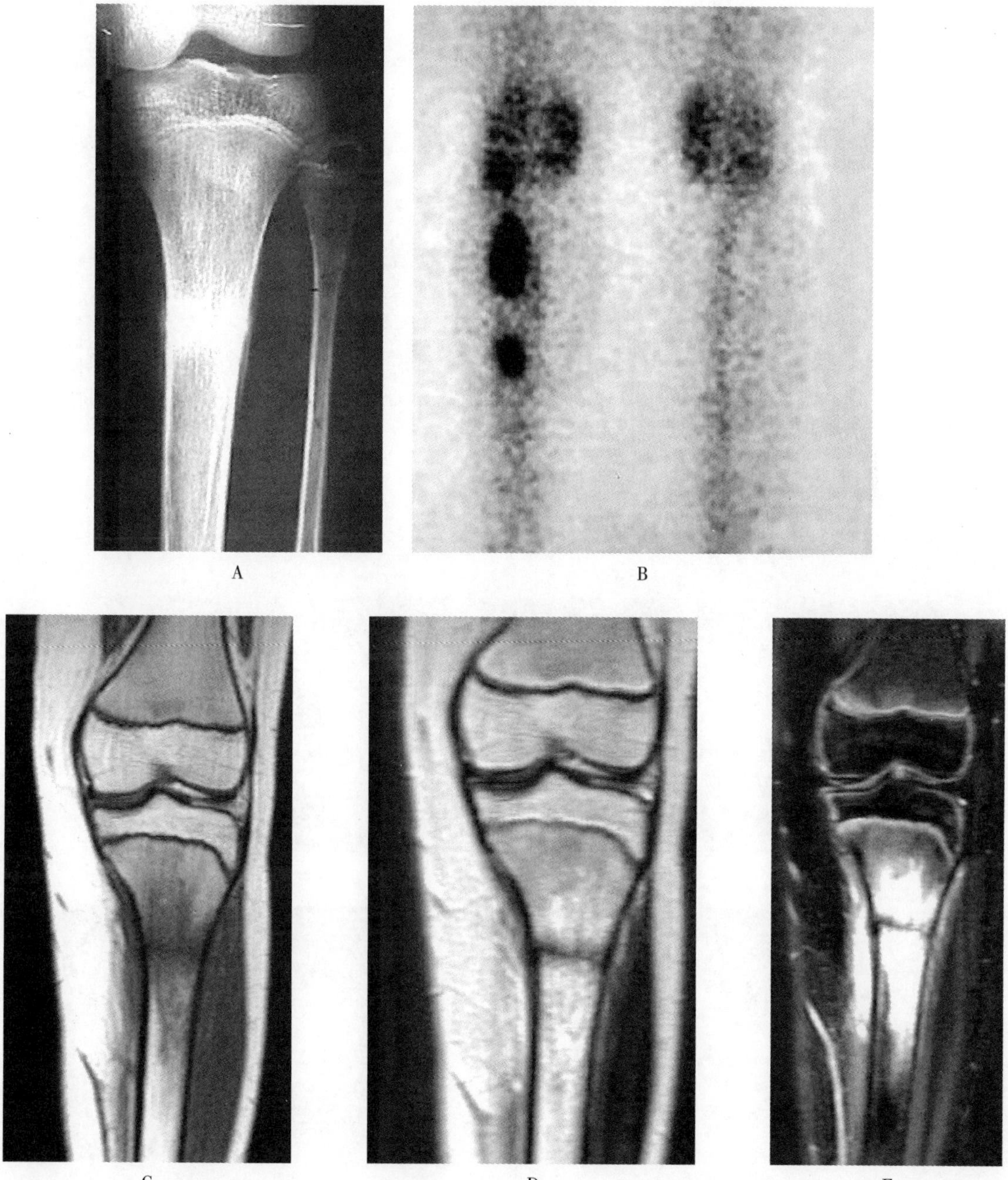

图 1-2-48 疲劳骨折

A：左胫骨 X 线正位片示左胫骨上段见不规则骨膜新生骨形成及骨内横行密度增高影；B：胫骨后位核素扫描示左胫骨上段边缘清楚的核素浓聚；C、D、E：MRI 冠状位 T1WI、T2WI、T2WI 压脂扫描示左胫骨上段见横行不规则线状长 T1 短 T2 信号，周围见片状长 T1 长 T2 信号，邻近软组织内见片状长 T1 长 T2 信号。

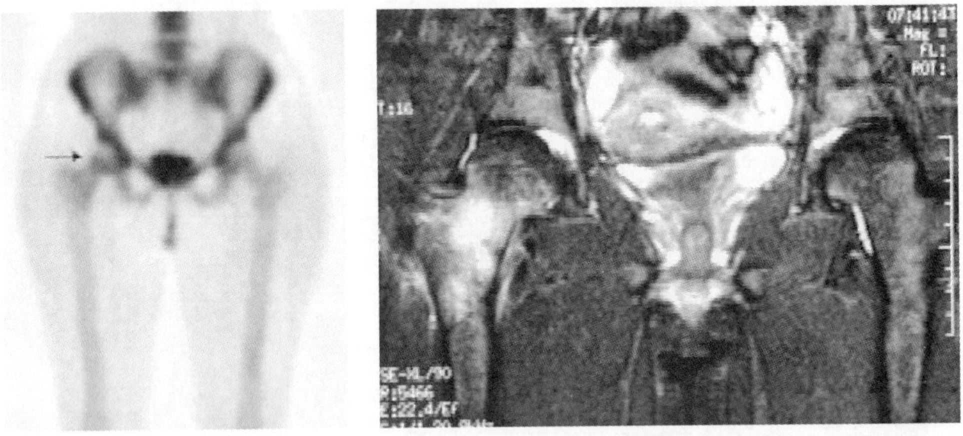

A B

图 1-2-49 疲劳骨折

A：盆部前位核素扫描示右股骨颈边缘模糊核素浓聚；B：MRI 冠状位 T2WI 压脂扫描示右股骨颈明显高信号，边界不清。

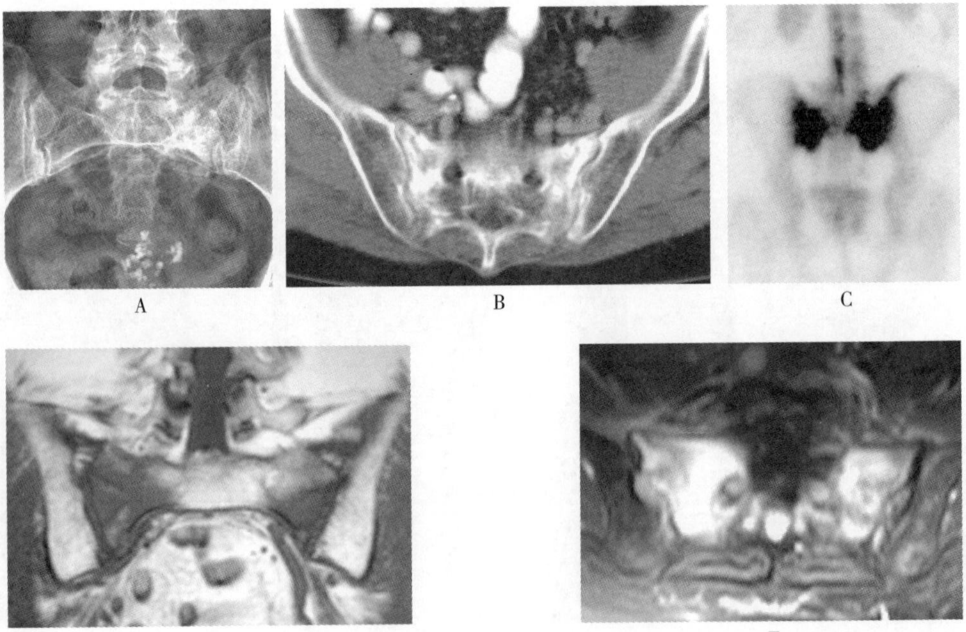

A B C

D E

图 1-2-50 衰竭骨折

A：骨盆 X 线正位片示右侧骶骨翼斜行骨折透亮线，左侧骶骨翼边缘模糊硬化带；B：骨盆 CT 平扫示双侧骶骨翼不规则骨折线，周围伴有边缘模糊硬化带；C：骨盆前位核素扫描示双侧骶骨翼区明显核素浓聚，呈“蝶形”；D、E：MRI 冠状位 T1WI、T2WI 压脂扫描示双侧骶骨翼见斜行不规则线状长 T1 短 T2 信号，周围见片状长 T1 长 T2 信号。

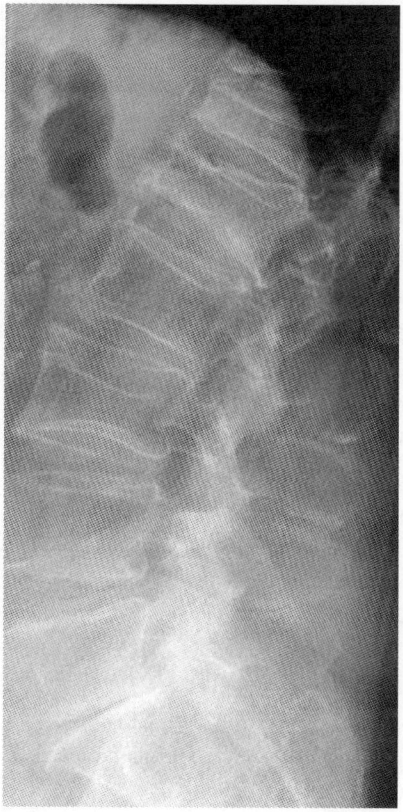

图 1-2-51 衰竭骨折

腰椎 X 线侧位片示 T_{12}、L_{1-3} 椎体压缩，终板变薄、密度增高，部分椎体呈“鱼椎样”变形。

髋臼上缘骨折和耻骨支骨折也可表现为骨痂形成性硬化和/或线样骨折。

2. 核素扫描 骶骨衰竭骨折表现为骶骨翼部近骶髂关节处纵行带状放射性浓聚区，双侧骨折并骶骨体部受累及时，可出现典型的“H”形或“蝶形”放射性浓聚区（“Honda 征”）（图 1-2-50C）。

3. MRI 表现与疲劳骨折相似（图 1-2-50D、E）。

三、鉴别诊断

1. 骨样骨瘤 骨皮质反应性硬化区内可见透亮瘤巢，其周围硬化区明显大于应力性骨折。骨样骨瘤典型表现为夜间痛、口服水杨酸类药物减轻，而应力性骨折为活动后疼痛加重、休息后减轻。

2. 慢性硬化性骨髓炎 主要以硬化表现为主，范围广、常累及整个骨，动态变化慢。

3. 骨肉瘤 多发生于长骨干骺端，以溶骨性骨质破坏为主，骨膜反应不完整或出现 Codman 三角等。

（徐文坚 郝大鹏）

参 考 文 献

1. 荣独山. X 线诊断学，第三册-骨关节眼耳鼻喉. 上海：上海科技出版社，2000.
2. 曹来宾主编. 实用骨关节影像诊断学. 济南：山东科技出版社，1998.
3. 王云钊. 骨关节创伤 X 线诊断学. 北京积水潭医院，1978.
4. 张欣宇，苏恩亮，曲敬等主编. 骨与关节创伤 X 线 CT 诊断学. 北京：人民军医出版社，2001.
5. 胡振民主编. 实用创伤影像诊断学. 南京：江苏科学技术出版社，1997.
6. 王云钊，李果珍主编. 骨关节创伤 X 线诊断学. 北京：北京医科大学 中国协和医科大学联合出版社，1994.
7. 施庭芳主编. 磁振造影于脊椎病变的应用. 国立台湾大学医学院出版社，1999.
8. 雍宜民主编. 实用骨科临床. 北京：科学技术文献出版社，1999.
9. 陈炽贤主编. 实用放射学. 北京：人民卫生出版社，1998.
10. 李景学，孙鼎元主编. 骨关节 X 线诊断学. 北京：人民卫生出版社，1982.
11. 赵定麟主编. 脊柱外科学. 上海：上海科学技术文献出版社，1996.

12. 贾连顺主编. 现代颈椎外科学. 上海：上海远东出版社，1993.
13. 何灿熙. 枕寰枢段创伤的X线诊断若干问题. 中华放射学杂志，1984，18（2）:131.
14. 朱亮，吴国宜. 胸腰椎骨折的CT应用和价值. 中华放射学杂志，1995，29:269.
15. 张雪哲，等. 脊柱损伤的CT诊断. 中华放射学杂志，1988，22:227.
16. 戴力扬. 胸腰椎爆裂性骨折的诊断. 骨与关节损伤杂志，1999，4:232.
17. 程敬亮，等. 脊柱外伤的MR诊断. 临床放射学杂志，1994，13（增）:223.
18. 徐均起，等. 骨盆创伤的CT检查. 骨与关节损伤杂志，1999，1:11.
19. 程晓光，屈辉，王云钊. CT在骨关节系统中应用. 创伤骨科学报，1999，3:321.
20. 何国祥，等. 跟骨骨折的CT检查及其价值. 中华放射学杂志，1994，28:544.
21. 廉宗澄，等. 隐匿性骨内骨折MR诊断1例. 中华放射学杂志，1994，28:140.
22. 侯筱魁，张峻，孙月华. 三维CT重建在骨关节损伤中的应用. 中国矫形外科杂志，2000，7（5）:421.
23. 徐春福，褚瑞华，高丽娟，等. 隐匿性骨折的CT诊断. 中华骨科杂志，1998，18（2）:97.
24. 王林森，王植，王淑丽，等. 应力性骨折影像诊断. 中华创伤骨科杂志，2002，4（4）:297-300.
25. Rogers LF. Radiology of skeletal trauma. C Hurchill Livingstone，1982.
26. Murphey，et al. Diagnostic imaging of spine trauma. Radiol Clin North Am，1989，27:855.
27. Petersilge CA，Pathria MN，Emery SE，et al. Thoracolumbar burst fractures：evaluation with MR imaging. Radiology，1995，194（1）:49.
28. Leo FC，Thomas H，Berquist. Imaging of the Spine：Techniques of MR imaging. Radiol Clin North Am，1997，28:583.
29. Johnson EE. Intraarticular fractures of the calcaneus. Orthopedics，1990，13:1091.
30. Munk PL，Lee MJ，Logan PM，et al. Scaphoid bone waist fractures，acute and chronic：imaging with different techniques. AJR，1997，168:779.
31. Ehman RI，Berquist TH. Magnetic resonance imaging of musculoskeletal trauma. Radiol Clin North Am，1986，24:291.
32. Yao L，Lee JK. Occult intraosseous fracture. Detection with MR imaging. Radiology，1988，167:749.
33. inha AK，Kaeding CC，Wadley GM. Upper extremity stress fractures in athletes：clinical features of 44 cases. Clin-J-Sport-Med，1999，9（4）:199-202.
34. Nelson BJ，Arciero RA. Stress Fractures in the Female Athlete. Sports Medicine and Arthroscopy Review，2002，10（1）:83-90.

第三章

骨 肿 瘤

骨肿瘤和肿瘤样病变的诊断原则是临床表现、影像学表现和病理检查三者相结合。临床表现可提供发病过程和患者全身情况，推测是肿瘤性或是非肿瘤性病变。骨肿瘤的主要症状是局部疼痛和肿块，疼痛显著且进行性加重、肿块生长较快，是恶性肿瘤的特点。影像学可发现病变和观察形态及动态方面的信息，推断肿瘤的良恶性（侵袭性或非侵袭性）及肿瘤的性质（表1-3-1），这一点对制订治疗方案和估计预后有重要意义。确诊须依靠组织学定性，但病理必须结合临床与影像学表现才能避免因病理的局限而作出错误判断。

骨肿瘤在发病年龄和部位上有明显的倾向性，为诊断提供了重要线索。通常，将发病年龄作为纵坐标，肿瘤的好发部位作为横坐标，在两者交汇处列出几种最可能的病变，作为诊断和鉴别诊断的对象。

5岁以前，恶性骨肿瘤大多是转移性神经母细胞瘤。5～19岁大多为骨肉瘤和Ewing瘤。巨细胞瘤都发生于20岁以后的成年人。软骨肉瘤、纤维肉瘤、脊索瘤大多发生于30岁以后，40岁以后的中老年人以转移瘤和多发性骨髓瘤最常见。良性骨病大多发生于10～29岁年龄组，而Paget病较少发生于40岁以前。骨恶性肿瘤有2个发病高峰年龄，第1个高峰出现在5～19岁，第2个高峰是50以上的老年人。大多数骨肉瘤都发生于第1个高峰年龄段，且好发长管骨（80%以上），50岁以后发生的骨肉瘤，位于四肢长骨的只占50%，盆骨、颅面骨所占的比例明显升高（表1-3-2）。

表1-3-1　提示恶性骨肿瘤的影像征象

骨破坏周界不规则、模糊（正常与不正常骨间“过渡带”宽）
皮质糜烂及破坏
Codman三角、“葱皮”状骨膜、针状骨膜
骨破坏附近有软组织肿块
软骨样或骨样基质（特别是骨外组织）
病变密度不均或混杂信号（反应坏死、液化、出血）
血管造影显示肿瘤血管或血供丰富
CT、MRI增强扫描，病灶不均匀强化
病变大小：一般来讲，孤立性恶性骨肿瘤都比良性大，首次发现的病灶如最大径>6cm，病灶最长径是最短径的1.5倍以上常提示为恶性。
随访检查，病灶进展快（疼痛症状进行性加重）
远距离转移

表 1-3-2 骨肿瘤与肿瘤样病变好发年龄

1. 10 岁以内	
内生性软骨瘤	成神经细胞瘤骨转移
嗜酸性肉芽肿	骨化性纤维瘤
尤因肉瘤	非骨化性纤维瘤
骨囊肿	纤维性皮质缺损
白血病骨浸润	
2. 10～25 岁	
成软骨细胞瘤	骨肉瘤
骨软骨瘤	白血病骨浸润
内生性软骨瘤	软骨黏液样纤维瘤
骨囊肿	皮质硬纤维瘤
动脉瘤样骨囊肿	骨化性纤维瘤
尤因肉瘤	非骨化性纤维瘤
骨样骨瘤	纤维性皮质缺损
成骨细胞瘤	骨纤维结构不良
3. 25～40 岁	
软骨肉瘤	内生性软骨瘤
脊索瘤	巨细胞瘤
纤维肉瘤	骨旁骨肉瘤
巨细胞瘤	骨瘤
淋巴瘤	血管瘤
恶性纤维组织细胞瘤	
4. 40 岁以上	
骨肉瘤	软骨肉瘤
脊索瘤	骨髓瘤
纤维肉瘤	骨转移瘤
恶性纤维组织细胞瘤	畸形性骨炎
血管瘤	

原发性骨肿瘤大多为单发。多发性骨病变如果发生在中老年人多为转移瘤、骨髓瘤、Paget 病和血管源性肿瘤包括血管瘤和血管肉瘤，年轻人常见为朗格汉斯细胞组织细胞增生症、多发性内生性软骨瘤（Ollier 病）、纤维结构不良、甲状旁腺功能亢进引起的棕色瘤等。

发病部位与发病率对肿瘤的诊断有重要意义。骨骼组织依部位不同而有差异，肿瘤的组织起源与部位有密切关系，因而各种骨肿瘤都有各自的好发部位（参见第一章第三节）。某些肿瘤倾向于发生在某一骨骼，甚至是某一骨的特定部位，例如长骨造釉细胞瘤和骨纤维结构不良几乎只发生于胫、腓骨骨干皮质，骨旁骨肉瘤几乎只发生于长骨而且70%位于股骨下段的后方，以至于人们将腘窝上区称为骨旁骨肉瘤的经典发病区域。骨内腱鞘囊肿几乎都发生于邻近关节处，以至于被称为邻关节骨囊肿。甲下外生性骨疣几乎都位于甲下或甲沟，尤其是拇趾甲。同类型肿瘤如成软骨性肿瘤在发生部位上亦可有显著差异。内生性软骨瘤最常发生于手足骨，尤其是手部第 2～5 掌指骨，在这些部位诊断软骨肉瘤应十分谨慎。软骨肉瘤最常发生于长骨、盆骨、肋骨和胸骨，在这些软骨肉瘤的高危部位诊断良性内生性软骨肉瘤应十分谨慎。软骨母细胞瘤在 20 岁以前好发于长骨骨骺，而年长者则好发于跗骨等其他部位。

在长骨的不同解剖区域，各种骨病变的发生率可有明显差异。长骨的骨骺或骨端是软骨母细胞瘤（<20 岁）和巨细胞瘤（>20 岁）的好发部位；干骺端是骨质增生最活跃的区域，也是许多良性和恶性肿瘤好发区域，如骨肉瘤、骨母细胞瘤、内生性软骨瘤、软骨肉瘤、动脉瘤样骨囊肿和单纯性骨囊肿等，因此位于干骺端的骨病变，鉴别诊断最复杂。长骨骨干是 Ewing 瘤、淋巴瘤、骨髓瘤、纤维结构不良、骨纤维结构不良、朗格汉斯细胞组织细胞增生症、骨样骨瘤和造釉细胞瘤的好发部位。

即使是同一解剖区域，不同的骨病也有不同的好发部位，例如单纯性骨囊肿和动脉瘤样骨囊肿都好发于长骨干骺端，但单纯性骨囊肿是中心性囊肿，使干骺端对称性膨大，而动脉瘤性骨囊肿是偏心性囊肿，偏于干骺端一侧，使骨皮质向一侧膨隆。同样是好发于骨干的肿瘤，骨样骨瘤、造釉细胞瘤和骨纤维结构不良倾向于发生在骨皮质，而纤维结构不良、Ewing瘤、淋巴瘤和骨髓瘤倾向于发生在髓腔。

骨肿瘤和肿瘤样病变的影像学征象分析参见第一章。

第一节　成骨性肿瘤

一、骨瘤

骨瘤（osteoma）多发生于颅骨和颜面骨，少数发生在四肢骨。多发性骨瘤合并肠道息肉或/和软组织肿瘤者称为加德纳（Gardner）综合征，为常染色体显性遗传病。骨瘤仅含有骨组织，根据其结构不同可分为致密型、松质型和混合型。四肢骨瘤按发生部位又可分为内生型和外生型。前者发生于松质骨，又称内生骨瘤或骨岛；后者位于皮质旁，又称骨旁骨瘤，自骨表面生长。骨瘤生长缓慢，除局部畸形外，多无症状。

（一）影像学表现

1. X线、CT　颅骨骨瘤一般为单发，少数多发。致密型多见，表现为半球状、分叶状、乳头状或扁平状突起，边缘光滑，CT上呈骨皮质样高密度，并与颅外板或皮质相连。较大者可同时累及颅内、外板和板障，表现为板障内高密度影或同时有内板增厚（图1-3-1）。面骨骨瘤多发生在下颌骨，常呈分叶状，偶尔发生于外耳道和乳突区。松质型生长较大，自颅板呈半球状或扁平状向外突起，边缘光滑，密度似板障或呈磨玻璃样改变，其中可有斑点状致密影。起于板障者可见内、外板分离，外板向外突出较明显，内板多示增厚。混合型通常外部为致密型，内部为松质型表现，较少见。

鼻窦及眶壁骨瘤常发生于额窦、筛窦。多为致密型，多有蒂与窦壁相连，常呈分叶状，边界清楚，密度可略不均匀（图1-3-2）。

四肢骨瘤较少见，可分为两型：①内生骨瘤，为起于髓腔和骨内膜的骨瘤，表现为松质骨或骨髓腔内与骨内膜相连的球形、半球形或分叶状钙化密度影，边缘光整或呈锯齿状，内无骨小梁结构（图1-3-3）；②骨旁骨瘤，多见于中年人，好发于四肢骨邻关节处，以股骨远端后侧最多见，其次为肱骨干。肿瘤呈圆形、类圆形或分叶状，病灶边界光滑锐利或棘状不规则，内为钙化密度或松质骨骨纹结构，相邻皮质表面可出现弧形压迹。

与X线平片相比，CT可发现骨性外耳道、乳突内侧等隐蔽部位的较小骨瘤，明确骨瘤的确切部位和起源。

3. MRI　致密型骨瘤T1WI和T2WI均呈边缘光整的低或无信号灶，与母骨皮质连续无间隔（图1-3-1B）。鼻窦巨大骨瘤内可见T1WI略低、T2WI略高信号，边缘可伴有T1WI高信号、T2WI等高信号带。病灶向颅内突出可者压迫脑质并形成大片状T1WI低、

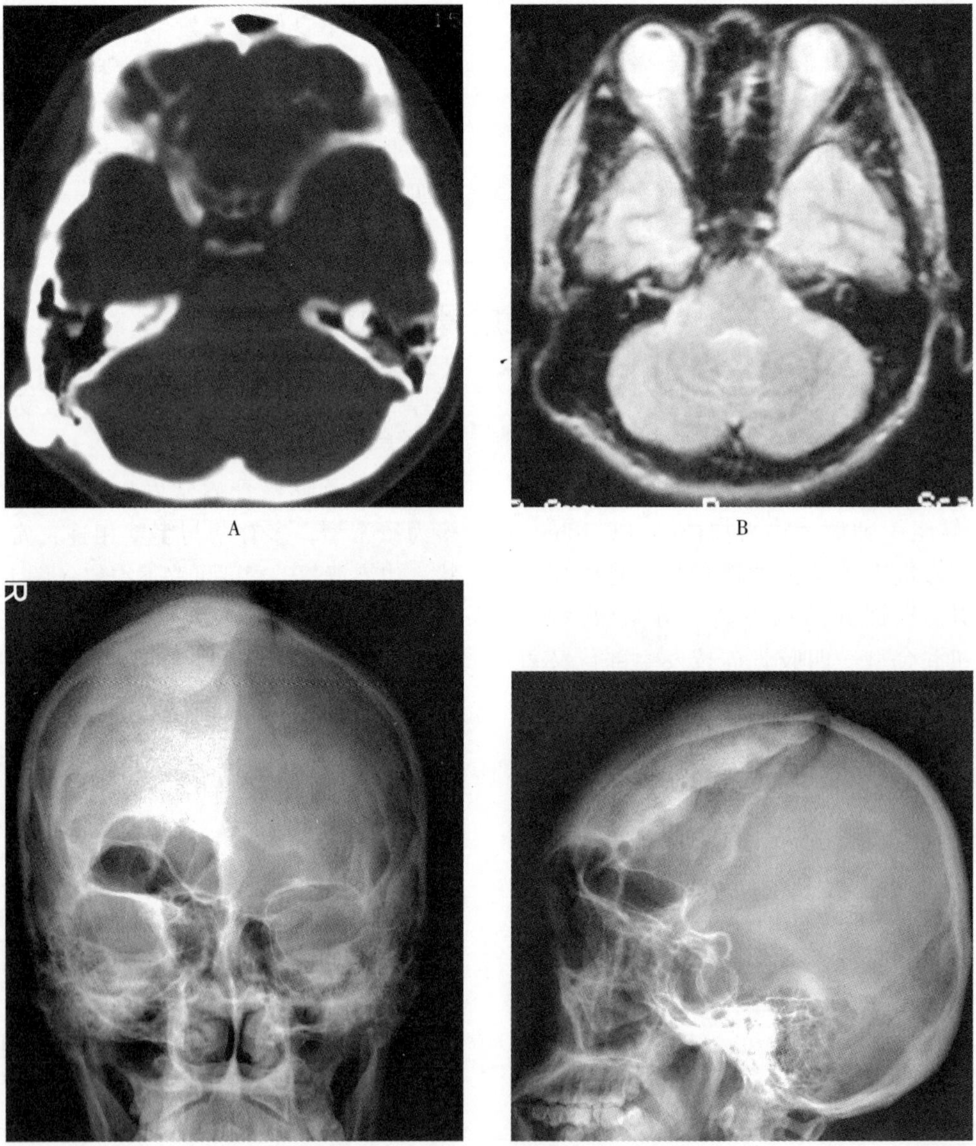

A　　B

C　　D

图 1-3-1　颅骨致密骨瘤

A：CT 骨窗示右侧乳突区与外板相连的卵圆形皮质骨样高密度影，边缘清楚；B：MRI 横断面 T2WI 示病灶呈低信号，与颅骨骨皮质不能分开；C、D：X 线平片示额骨右侧巨大骨性突起，边缘清楚，密度均匀。

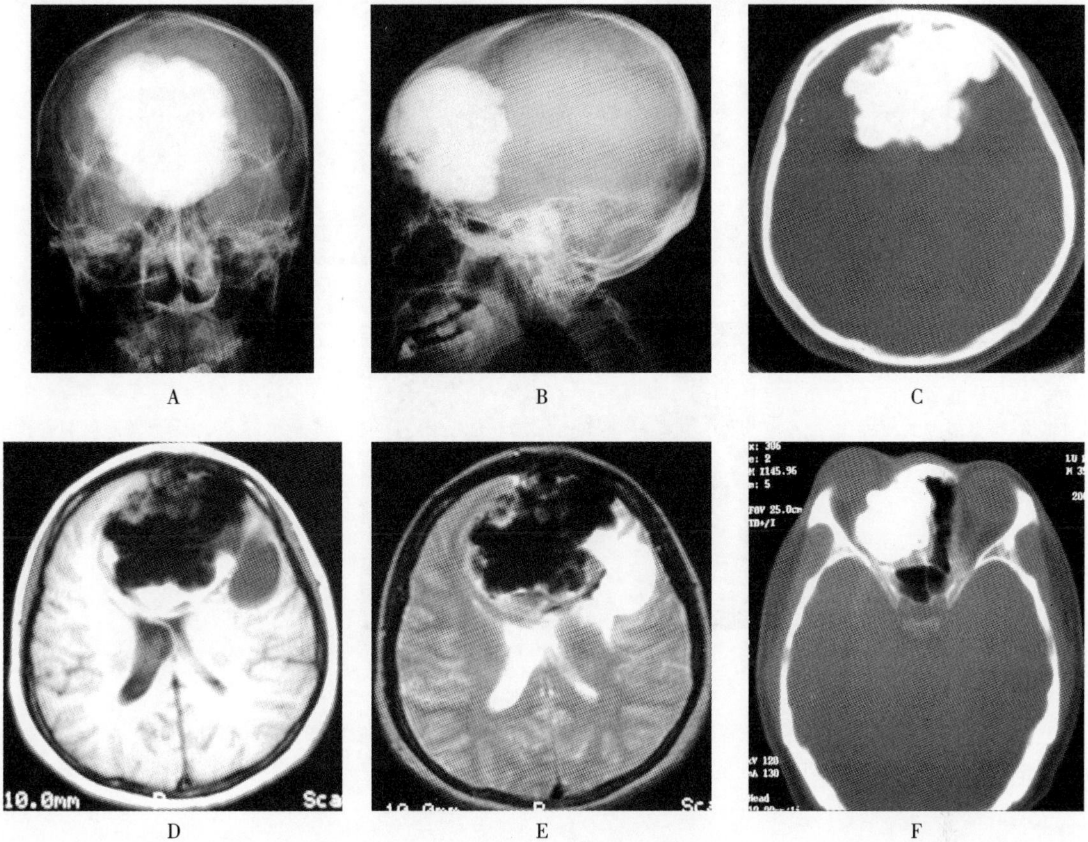

图 1-3-2 鼻窦致密骨瘤

A、B：头颅 X 线平片正侧位示前颅窝底与筛窦相连的巨大分叶状致密骨性肿块，边缘清楚；C：CT 骨窗示前颅窝分叶状皮质样骨性密度肿块，分叶状，密度略不均匀；D、E：MRI 横断面 T1WI 和 T2WI 示肿块大部分呈低信号，其内见斑点状 T1WI、T2WI 高信号影，边缘示 T1WI 高信号、T2WI 等高信号带，周围脑质受压、变形，脑质内见囊状液体信号（T1WI 低、T2WI 高信号）区；F：CT 骨窗示右侧筛窦内分叶状皮质样骨性密度肿块，边缘清楚。

T2WI 高信号水肿区或囊腔（图 1-3-2D、E）。

（二）鉴别诊断

1. 脑膜瘤钙化　脑膜瘤生长相对较快，颅骨有不规则新骨增生，并可出现大范围钙化，类似骨瘤（图 1-3-4），但其基底部较宽，可越过颅缝。肿瘤附近颅板血管沟影增多、增宽。CT 和 MRI 可直接显示相应颅内脑膜瘤或钙化灶，增强扫描肿瘤实体部分有明显强化，易于鉴别。

2. 额骨内板增生症　多见于停经后的女性，常双侧呈波浪状骨质增生，范围较广。

3. 颅骨纤维异常增殖症　颅面骨常多处同时发病，主要表现为板障增厚，其内可有囊变，内外板多变薄，呈囊状膨胀改变，范围较广。

4. 骨软骨瘤　与骨旁骨瘤不同，多从长

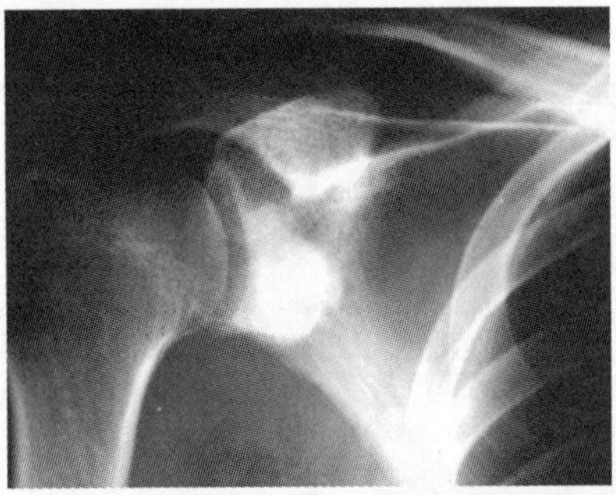

A

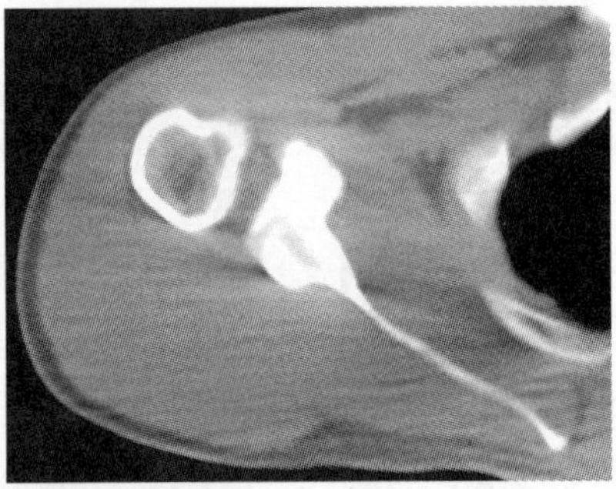

B

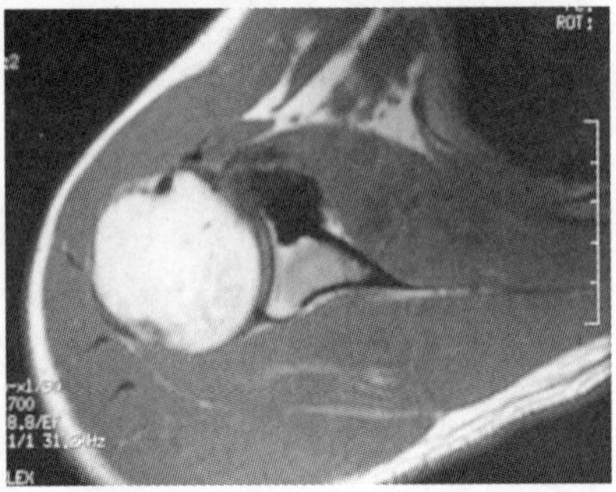

C

图 1-3-3　肩胛骨骨瘤

A、B：X 线平片与 CT 示肩胛骨内肩盂旁分叶状皮质骨密度影，边界清楚；C：MRI 轴位 T1WI 示病灶呈均匀低信号，与肩胛骨内膜分界不清。

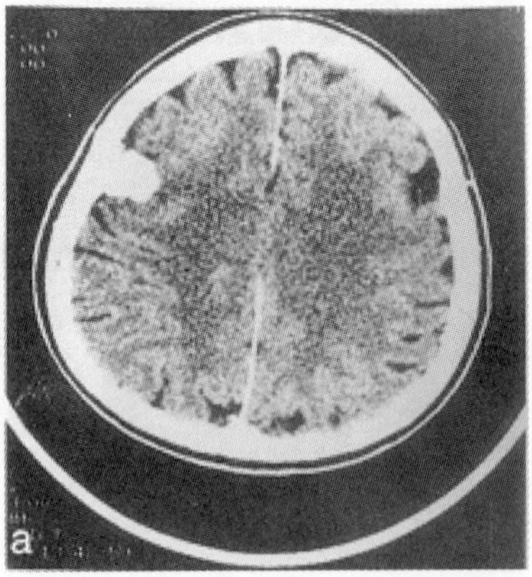

A

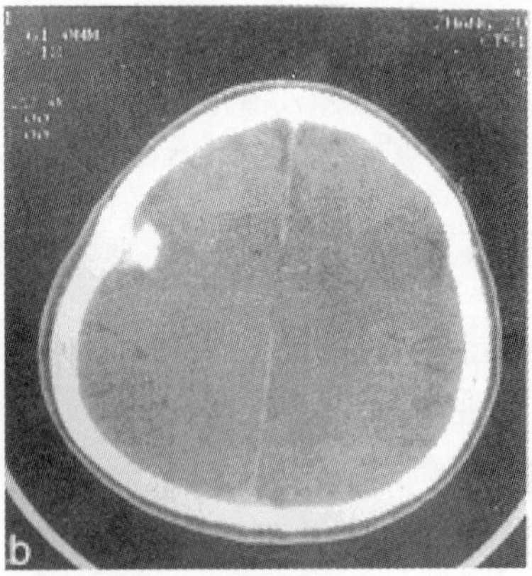

B

图 1-3-4　脑膜瘤钙化

A：CT 软组织窗示颅板内类似骨瘤的高密度灶，形态不规则，边界清楚，基底较宽；B：CT 骨窗示骨钙质样高密度灶，形态不规则，与颅板间有缝隙。

骨干骺端向外生长，由外围皮质骨和中心松质骨构成，二者均与母骨相连续；而骨旁骨瘤仅与母骨皮质相连，邻近皮质可有不规则压迹。

二、骨样骨瘤

骨样骨瘤（osteoid osteoma）由成骨细胞及其产生的异常骨样组织组成。发生于骨皮质者以骨样组织为主，发生于松质骨者则主要为成骨细胞。肿瘤由瘤巢和周围硬化两部分组成，二者之间有一环行充血带。瘤巢一般较小，多在0.1～1.5cm之间。小病灶可通过钙化或骨化而自行消退。

任何骨骼均可发病，多见于长骨，半数以上发生于下肢，以胫骨和股骨多见（约占50%）。在长管状骨，多见于骨干，亦可见于骨骺，85%发生于骨皮质，次为骨松质（13%）和骨膜下（2%）。

本病多见于5～20岁的青少年。起病缓慢，表现为局部疼痛，夜间为重，应用水杨酸类药物可缓解是本病的特点。

（一）影像学表现

1. X线、CT　根据受累部位大致分为皮质型、松质型、髓腔型和骨膜型四型，均表现为较早出现的圆形或卵圆形透光瘤巢及周围的反应性骨硬化。

（1）皮质型　瘤巢位于骨皮质，瘤巢中央可发生钙化，骨内外膜增生所致的骨皮质呈梭形增厚，骨外形增粗，髓腔变窄，以瘤巢所在处最明显。CT显示小环形低密度的瘤巢较X线平片更清楚（图1-3-5～7）。

（2）松质型　瘤巢位于松质骨，部分或完全钙化，周围松质骨密度轻度或无增高，亦可伴有相邻骨皮质的局限性缺损和相邻关节少量积液（图1-3-8～10）。

（3）髓腔型　位于骨干髓腔，骨内膜广泛增生硬化，以瘤巢所在处最明显，皮质增厚，髓腔变窄甚至闭塞。

（4）骨膜型　可发生于骨膜内、骨膜下或骨膜外，多位于股骨颈内侧及胫骨干（图1-3-11）。病灶为紧邻骨皮质的软组织密度肿块，边界清楚，可为骨外膜形成的线样骨壳所包绕，可有周围皮质增厚和相邻内侧皮质的浅凹状变形。

瘤巢的大小一般不超过2cm，有完整或不完整的皮质样高密度硬化边，瘤巢中心出现斑点状高密度影为典型表现。成熟期骨样组织骨化，瘤巢中心斑块状影范围更大、密度更高，但与硬化边之间多仍有环形软组织密度线。

2. MRI　瘤巢在T1WI多表现为小圆形或卵圆形与肌肉相似的中等信号区，T2WI呈高信号（图1-3-5、7、8），少数呈T1WI高信号、T2WI高信号。当病灶发生钙化或骨化后，T1WI和T2WI均可呈低信号。增强扫描后瘤巢明显强化，尤以非钙化骨化部分明显。少数可呈环状强化，相当于平扫时瘤巢边缘的T1WI等信号、T2WI高信号环。瘤巢周围增厚皮质多呈明显T1WI低信号、T2WI低信号。有时骨膜增生所致的增厚皮质内亦可出现斑片状T1WI略高、T2WI低信号区。瘤巢邻近髓腔和周围软组织内多有较广泛T1WI低信号、T2WI低信号区，脂肪抑制T2WI和STIR序列显示更为清楚，增强扫描后也有轻度强化。部分邻关节病变可伴有滑膜炎和积液（图1-3-8D）。

3. 骨核素扫描　在闪烁成像上呈现“双高密度”征象，即病变中心的瘤巢因血管丰富，示踪剂摄取高于周围骨硬化区。

（二）鉴别诊断

1. 成骨细胞瘤　病灶较大（直径>2cm）

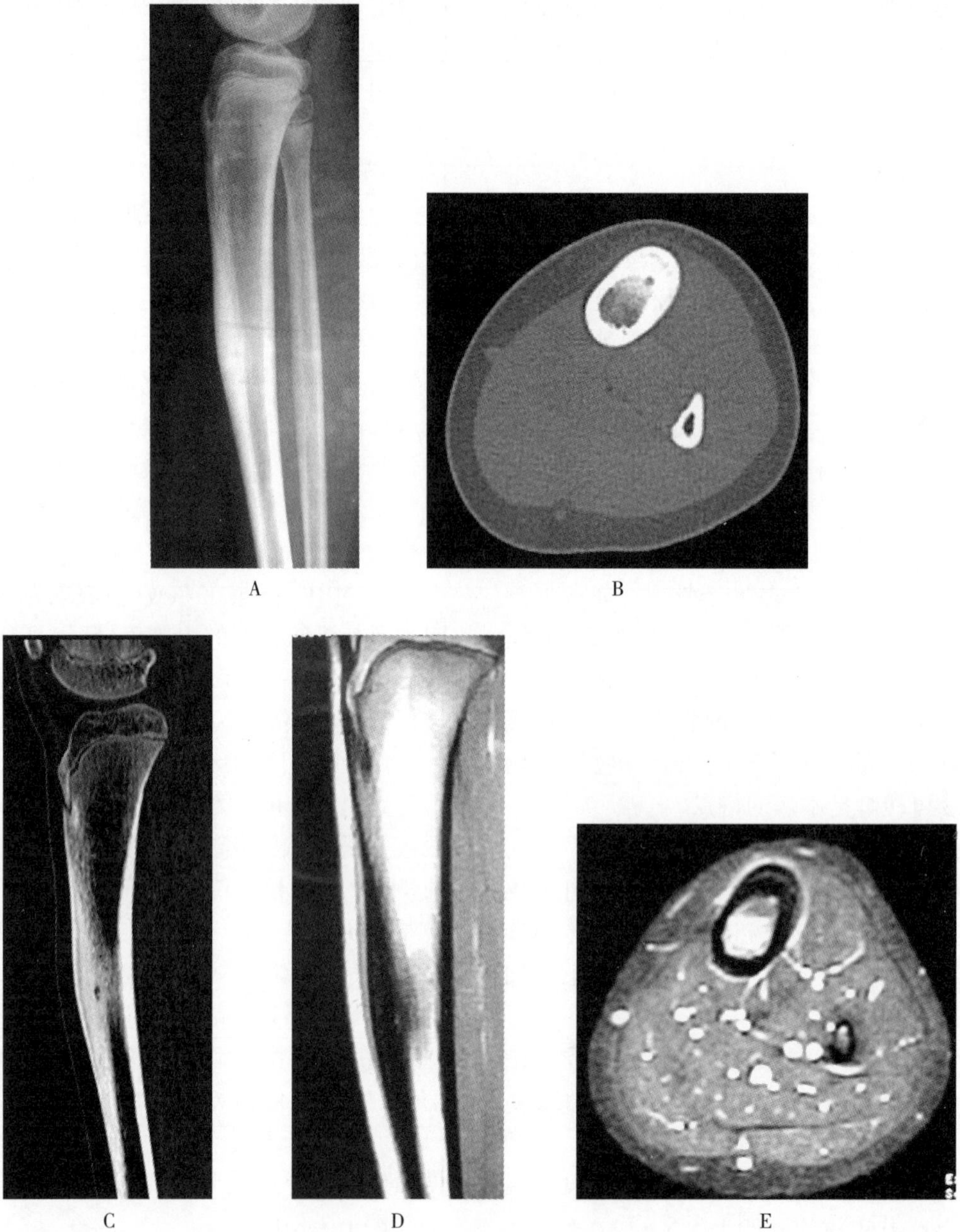

图 1-3-5　胫骨骨样骨瘤

A：胫骨 X 线侧位片示胫骨前缘皮质明显增厚，其中可见一小灶样透光区；B、C：CT 轴位片与矢状位示胫骨前外侧皮质骨明显增厚，其中可见一小灶样低密度影，邻近髓腔内云雾状密度增高；D、E：MRI 矢状位 T1WI 与轴位 T2WI 压脂扫描示胫骨前外侧皮质骨梭形增厚，呈长 T1 短 T2 信号，瘤巢呈等、短 T1 长 T2 信号。

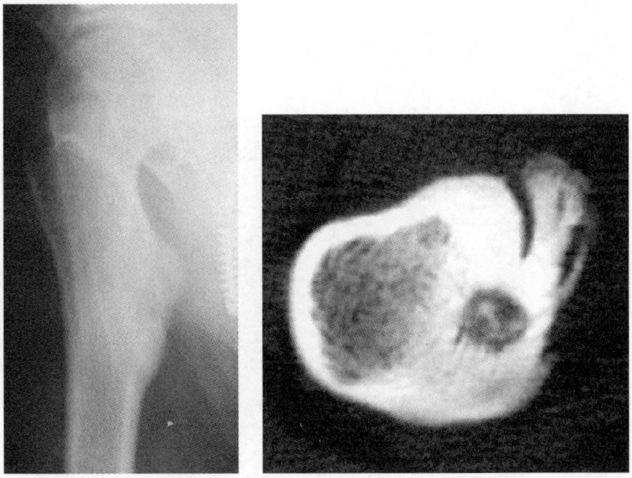

A B

图 1-3-6 股骨小粗隆骨样骨瘤（一）

A：股骨 X 线正侧位片示股骨小粗隆皮质增厚，其中见类圆形瘤巢；B：CT 示增厚的骨皮质内瘤巢显示更清楚，中心可见斑点状钙化影。

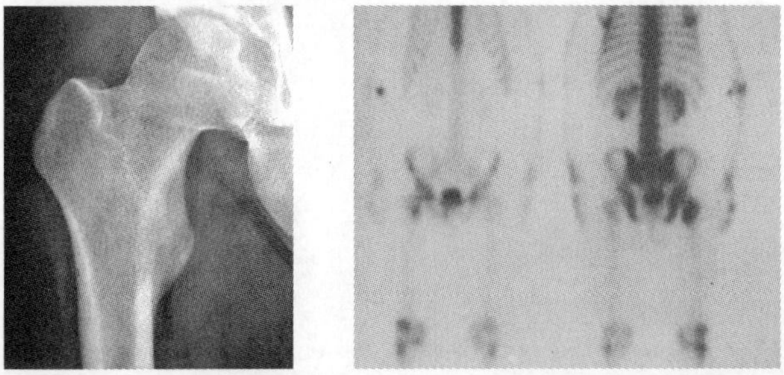

A B

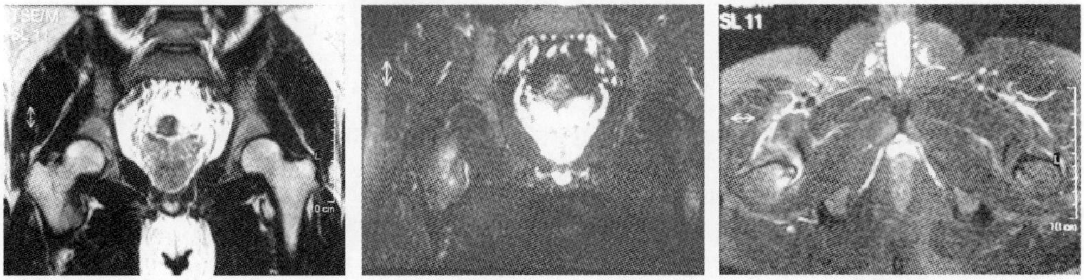

C D E

图 1-3-7 股骨小粗隆骨样骨瘤（二）

A：右髋 X 线正位片示右股骨小粗隆增大硬化，未见明确透亮影；B：核素扫描示右股骨小粗隆区核素浓聚；C、D、E：MRI 冠状位 T1WI、T2WI 压脂扫描、轴位 T2WI 压脂扫描分别示病灶呈低信号，T2WI 压脂病灶中央点状（瘤巢）及周围髓腔高信号。

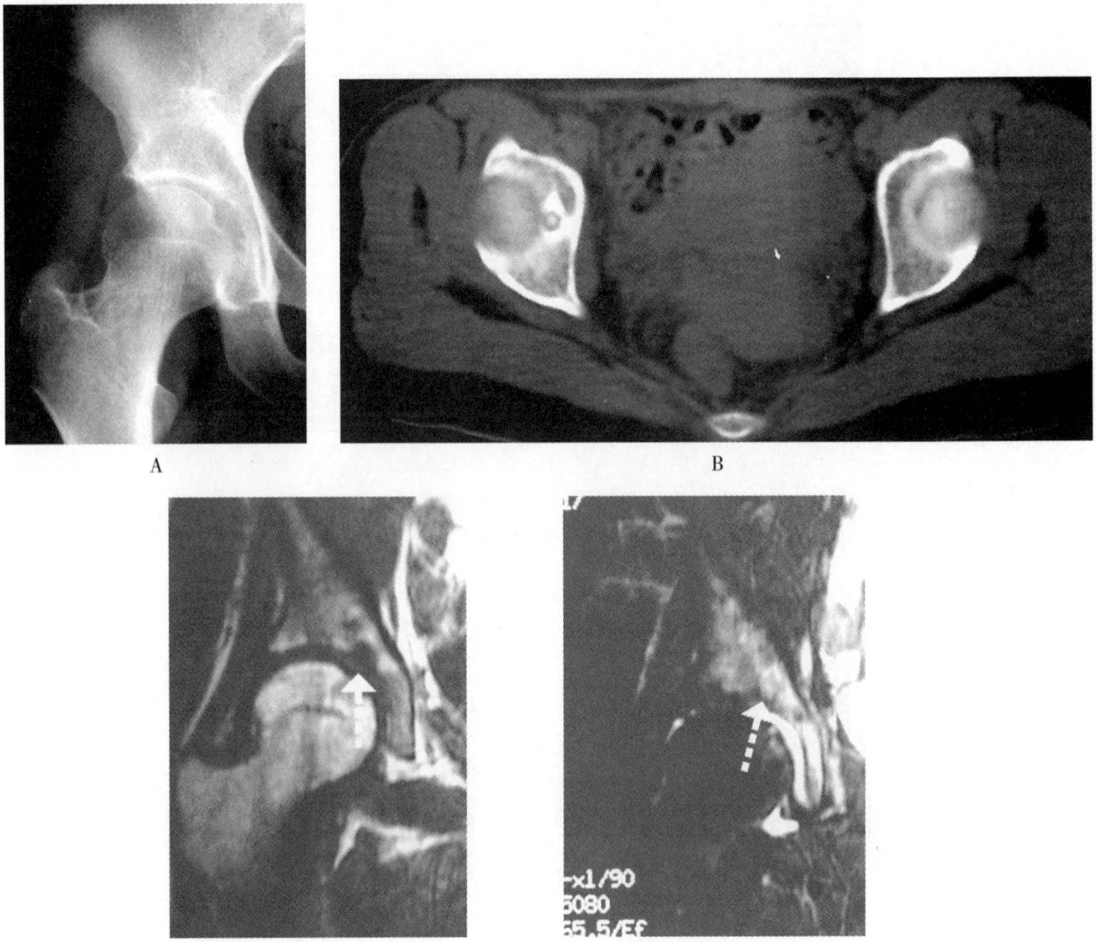

A B C D

图 1-3-8　髋臼骨样骨瘤

A：右髋关节 X 线正位片示邻髋臼内上关节面局限性骨质密度略增高；B：CT 骨窗示右髋臼内侧关节面下骨质内圆形骨破坏，周围伴高密度骨质硬化，骨破坏区中心示钙化密度灶；C、D：MRI 冠状面 T1WI、T2WI 压脂扫描示：髋臼病灶呈 T1WI 低、T2WI 高信号（箭头），周围硬化呈 T1WI 低、T2WI 低信号，病灶周围大片状 T2WI 高信号，髋关节少量积液。

并有膨胀，其内可有不同程度的钙化或骨化，周围硬化环较薄，无骨样骨瘤的特殊性疼痛。本病的病理组织学表现与骨样骨瘤容易混淆。

2. 局限性骨皮质脓肿　多有红、肿、热、痛等炎症表现和反复发作病史。骨膜新生骨范围小而不规整。周围软组织肿胀更明显。CT 或 MRI 增强扫描病灶无强化。

3. 硬化性骨髓炎　双侧骨皮质对称性增厚硬化，表面光滑，无软组织密度瘤巢。疼痛常呈间歇性，服用水杨酸类药物无效。

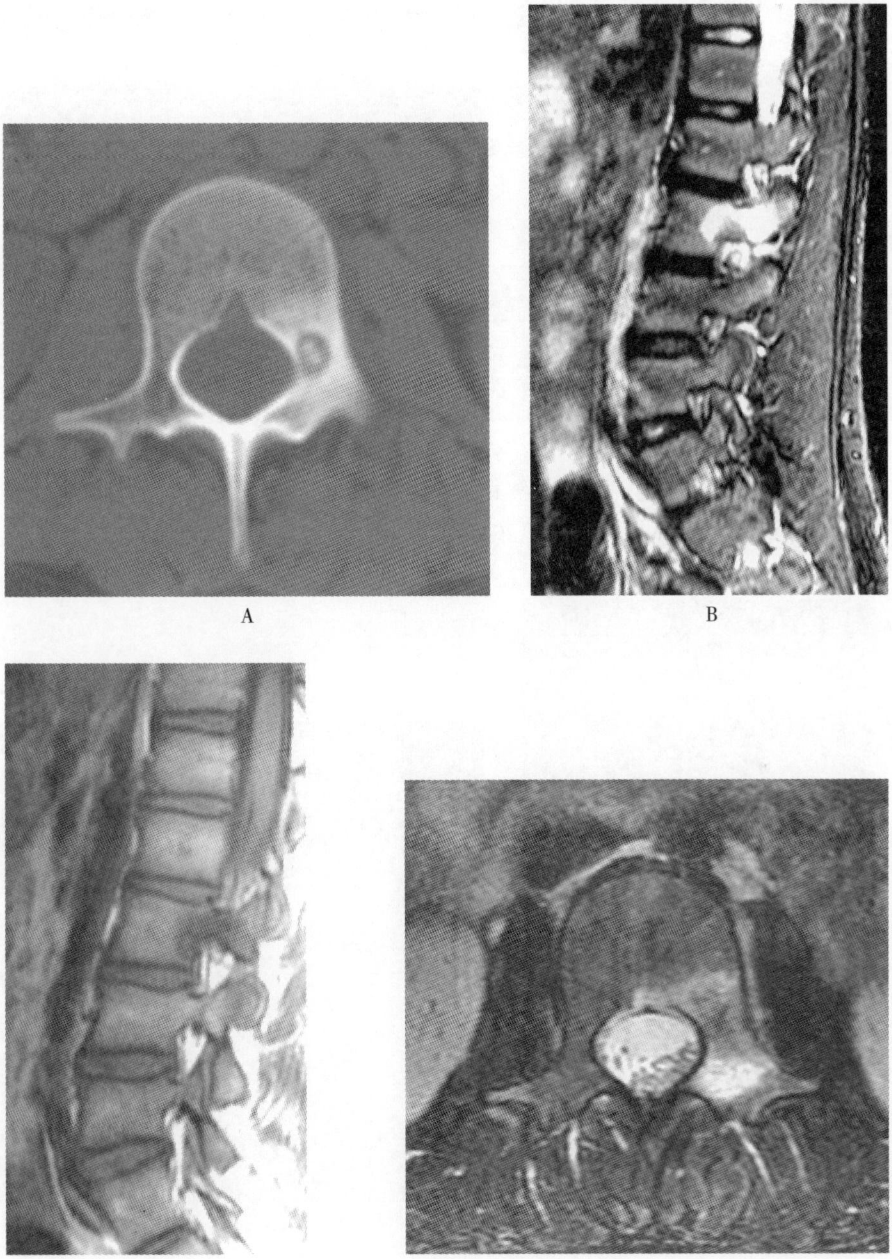

A B C D

图 1-3-9 椎弓骨样骨瘤

A：胸椎左侧椎弓可见一类圆形低密度灶，中央可见点状高密度钙化影；B、C、D：MRI 矢状位瘤巢 T1WI 低信号、T2WI 高信号，周围硬化呈 T1WI 低信号、T2WI 低信号，病灶周围大片状 T2WI 高信号。

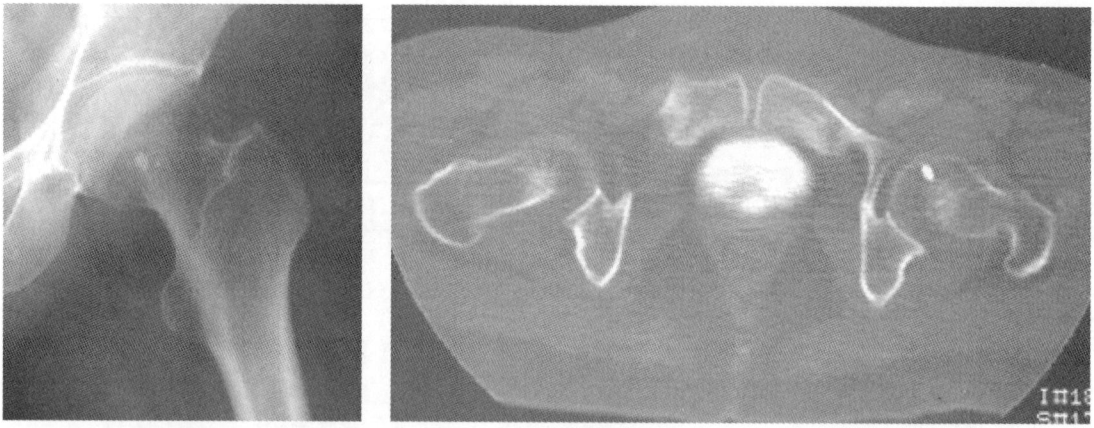

A　　B

图 1-3-10　左髋骨样骨瘤

A、B：左髋 X 线正位片、CT 示股骨颈结节状钙化影，骨样骨瘤瘤巢钙化。

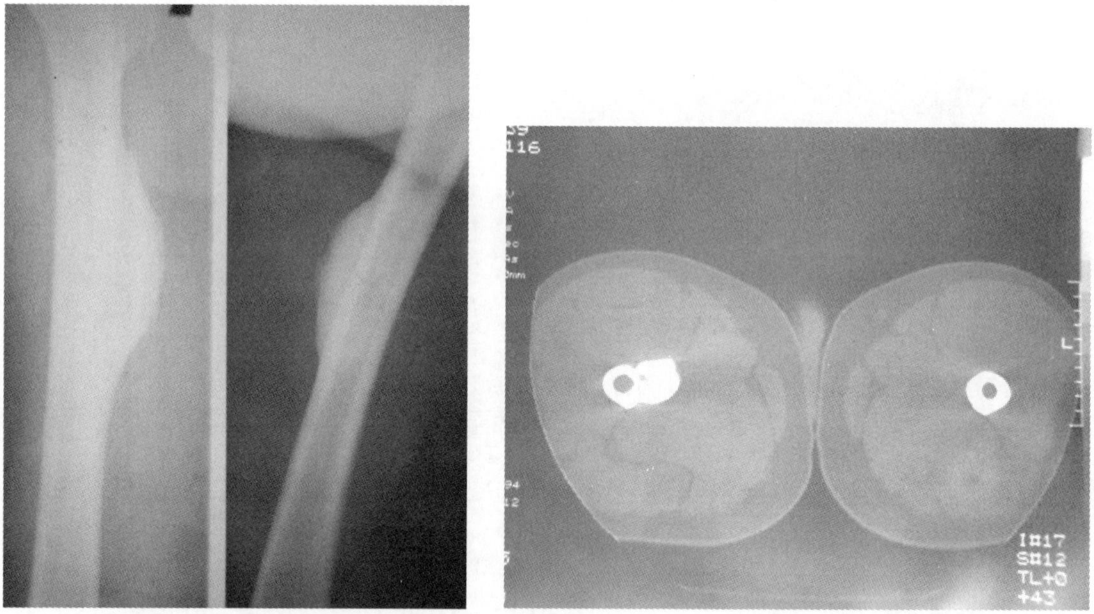

A　　B

图 1-3-11　骨膜型骨样骨瘤

A：右股骨 X 线正侧位片示右股骨内侧骨皮质局限性增厚，化骨成熟；

B：股骨 CT 示右股骨内侧骨皮质局限性团块状增厚，近皮质处密度略低。

4. 应力性骨折 骨皮质断裂，局限性骨膜增生和骨质硬化，颇似骨样骨瘤。但无小圆形骨质破坏区，MRI 显示横行骨折线。临床上多有长期连续运动史。

5. 骨岛 位于松质骨有刷状边缘，中心无低密度瘤巢。

三、成骨细胞瘤

成骨细胞瘤或骨母细胞瘤（osteoblastoma）起于成骨性结缔组织，具有骨样骨瘤的病理特点，肿瘤呈膨胀性生长，直径为 2～10cm 不等。肿瘤好发于脊柱（44%）、四肢长骨（29%）和手足骨（18%）。本病绝大多数为良性，恶性或发生恶变者称侵袭性成骨细胞瘤或恶性骨母细胞瘤（malignant osteoblastoma）。

发病年龄多在 30 岁以下，起病隐缓，多仅有局部钝痛和肿胀。脊柱病变涉及椎弓者，常出现脊髓或神经根压迫症状。

（一）影像学表现

1. X 线、CT 主要特点为膨胀性软组织密度骨破坏，厚薄不一的高密度硬化缘和其内不同程度的钙化或骨化。在管状骨，病变多位于干骺，亦可累及骨端或骨干。多为中心型，大小 2～10cm 不等，骨皮质膨胀变薄、缺失或因骨外膜增生而致相邻骨皮质略有增厚，但较骨样骨瘤为轻（图 1-3-12）；亦可呈偏心性向骨表面发展为主（图 1-3-13）。发生于脊柱者，病变多位于棘突、椎弓和横突，椎体病变多由附件蔓延所致，中心膨胀性生长并渐进性成骨为主要表现，骨壳可有局限性缺损（图 1-3-14～16）。

扁骨病变多为单囊或多囊状密度不均的膨胀性软组织密度破坏区，可有不同程度的钙化密度斑点和边界清楚的薄层高密度硬化缘（图 1-3-17～19）。

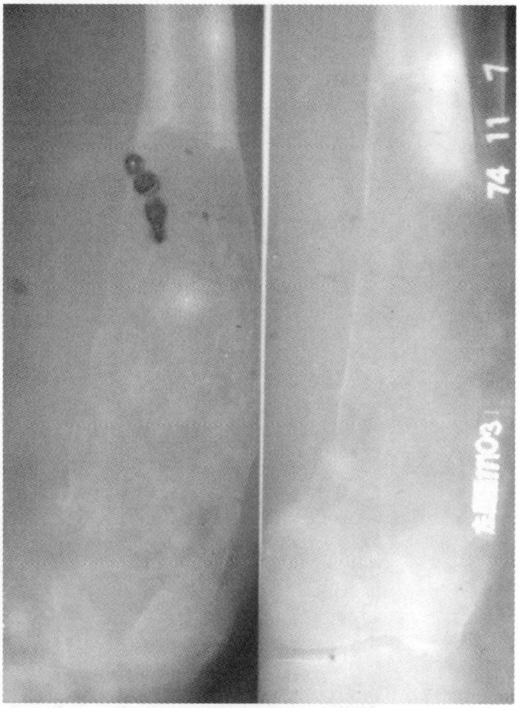

图 1-3-12 股骨下端成骨细胞瘤

股骨正侧位 X 线平片示股骨下端膨胀性骨破坏，皮质骨变薄，其中见不规则模糊片状骨化影。

2. MRI 病灶 T1WI 为中等信号，T2WI 为高信号，发生钙化或骨化后，T1WI 和 T2WI 均可出现斑点状、索条状、团块状或不规则形低信号。病灶周围硬化缘 T1WI 和 T2WI 均表现为低信号环。病灶相邻髓腔和软组织内范围不一的充血水肿区，脂肪抑制 T2WI 上呈明显高信号。增强扫描显示血供丰富的骨样组织明显强化，病灶相邻髓腔和软组织轻度强化，而病灶内钙化、囊变和出血区无强化（图 1-3-16B、C）。

（二）鉴别诊断

1. 骨样骨瘤 发展缓慢，无恶变，瘤巢较小，直径多在 2cm 以内，周围骨硬化区

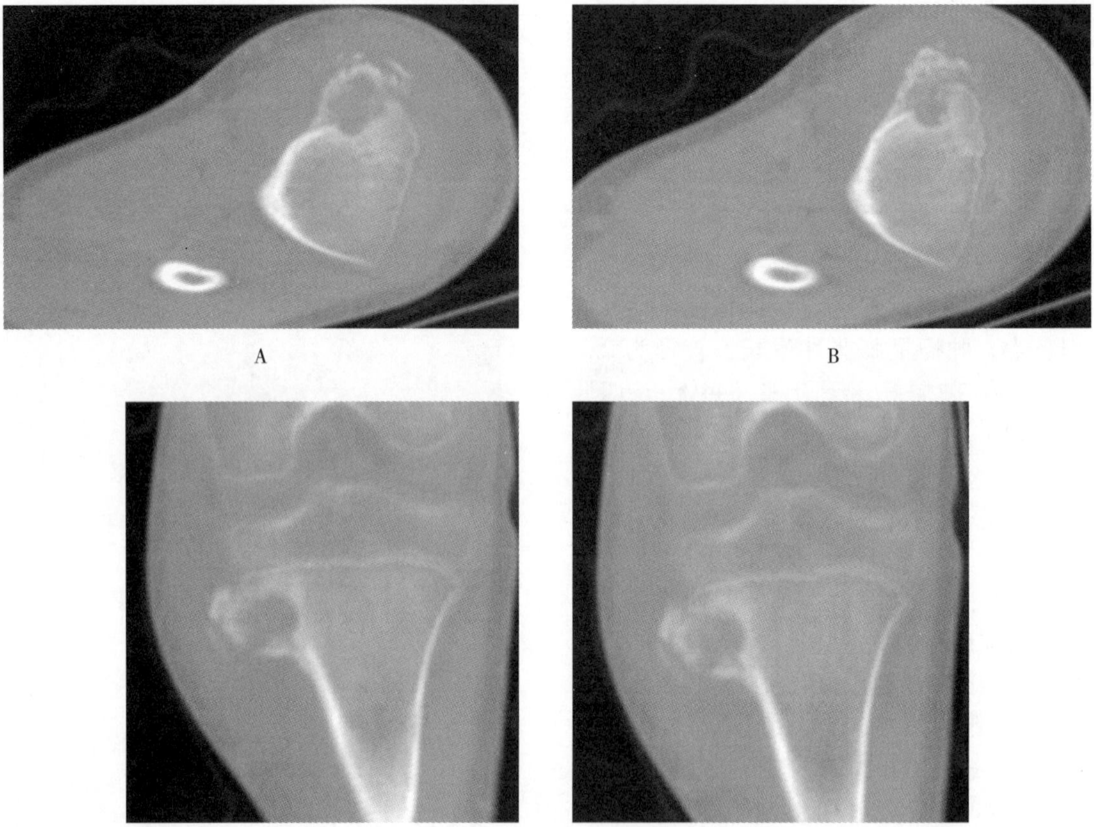

A B C D

图 1-3-13 股骨干骺端成骨细胞瘤

CT 横轴位（A、B）、冠状位（C、D）示胫骨干骺端局限性膨胀性骨质破坏，周围骨质硬化、骨壳不完整，周围见骨膜反应。

较大。

2. 骨囊状膨胀类病变　此类疾病有骨巨细胞瘤、动脉瘤样骨囊肿、骨囊肿等，成骨细胞瘤常有钙质样高密度影可与此类疾病鉴别。

四、骨肉瘤

骨肉瘤（osteosarcoma）亦称成骨肉瘤（osteogenic sarcoma），是青少年最常见的骨原发恶性肿瘤。骨肉瘤发病率占全部恶性骨肿瘤的首位。

骨肉瘤主要成分为瘤性成骨细胞、瘤性骨样组织和肿瘤骨。根据瘤骨多少分为成骨型、溶骨型和混合型。依照肿瘤性骨样组织、肿瘤性软骨组织、肉瘤样纤维组织和血腔的有无及多少可分为 5 型：①骨母细胞型，以异型骨母细胞为主，瘤骨丰富；②软骨母细胞型，软骨肉瘤样组织占半数以上，可见到直接形成瘤骨的梭形肿瘤成骨细胞；③成纤维细胞型，肿瘤大部分组织呈纤维肉瘤样结构，瘤细胞间夹杂局灶分布的少量瘤骨；④混合

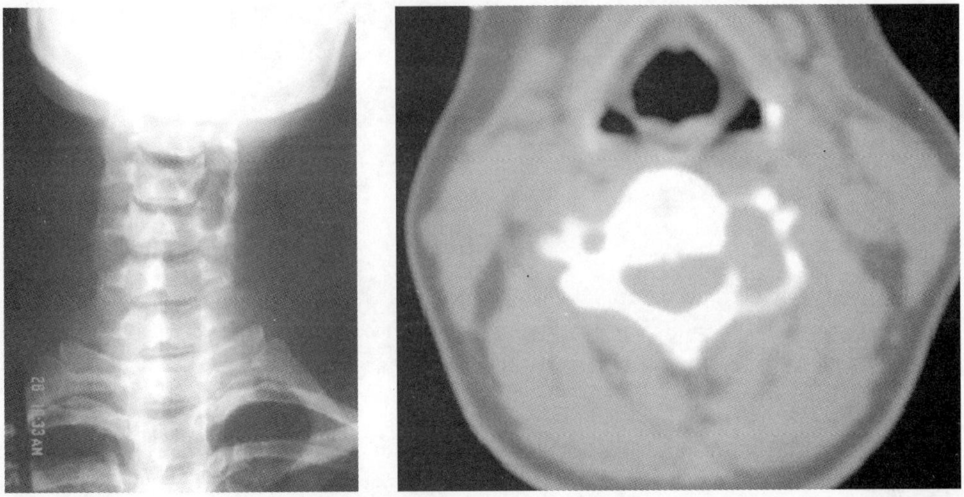

A B

图 1-3-14 颈椎横突成骨细胞瘤

A：颈椎 X 线正位片示 C_4 左侧横突膨胀性改变，并压迫 C_3、C_5 左侧横突相邻缘，使其凹陷并有骨质硬化；CT 软组织窗示左侧横突膨胀性骨破坏区，边界清楚，骨壳连续，内为软组织密度。

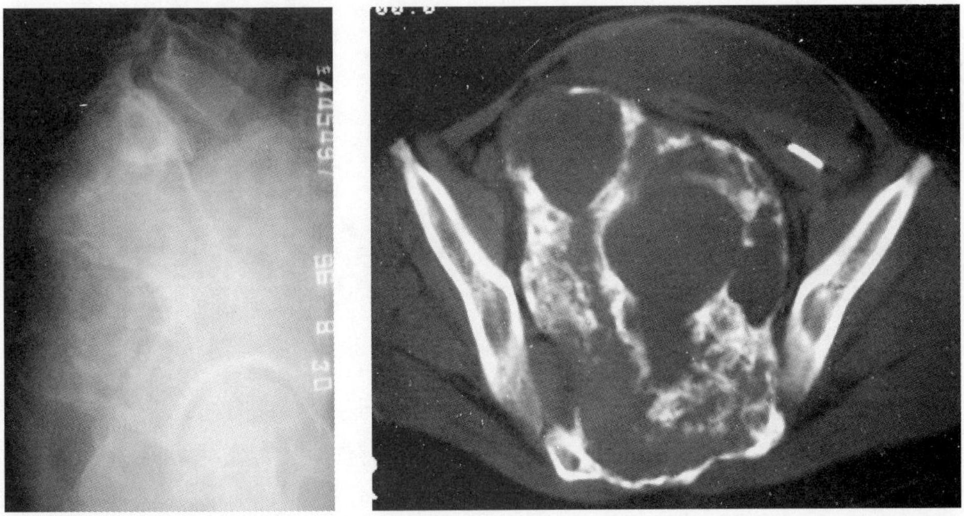

A B

图 1-3-15 骶骨成骨细胞瘤

A：骶骨 X 线侧位片示骶骨不规则骨质破坏，骶骨及盆腔内见不均匀钙化样肿块；B：CT 骨窗示骶骨骨质破坏，膨胀明显，部分骨壳不完整，内为钙化密度斑片和软组织密度囊腔。

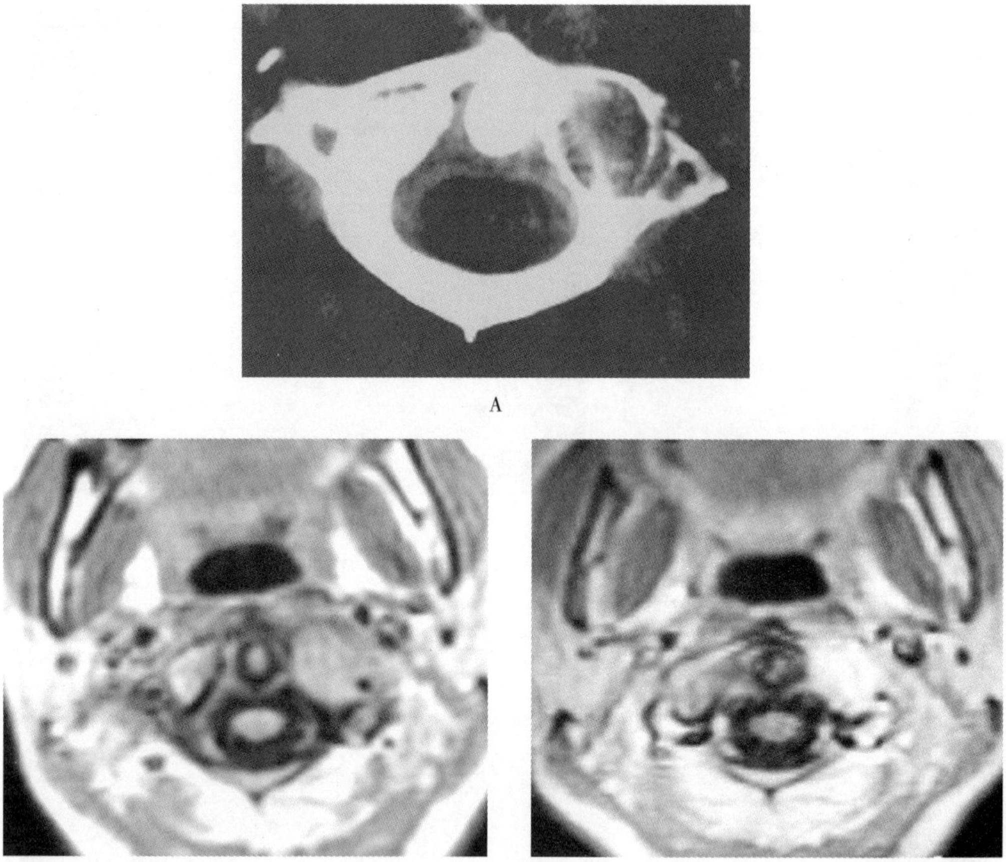

A　　　B　　　C

图 1-3-16　寰椎成骨细胞瘤

A：CT 软组织窗示寰椎左侧膨胀性骨质破坏区，边缘轻度硬化，皮质变薄，其内见云雾状钙化密度影；B：MRI 横断面 T1WI 示寰椎左侧骨质破坏区呈 T1WI 等信号；C：MRI 增强扫描后横断面 T1WI 示骨质破坏区明显均匀强化。

型，以上三型中任何两型主要成分较为等量地混杂在一起；⑤毛细血管扩张型，少见，肿瘤由多个大的血腔和少量实质成分构成。

75% 的病例在 10～25 岁间发病，少数见于 10 岁前和 30 岁之后。男性多于女性。好发于长管骨干骺端，在长管骨以股骨下端（50% 以上）和胫骨上端，即膝关节附近骨最为常见，占 68%～80%。扁骨和不规则骨中以髂骨最多。骨肉瘤一般都具有疼痛、肿胀和运动障碍三大症状，以疼痛最为常见。初为间歇性隐痛，随后间歇期变短并逐渐变为持续性剧痛，以夜间为甚。肿胀局部皮温可稍增高，有的可见局部静脉曲张。实验室检查示血清碱性磷酸酶增高。

（一）影像学表现

1. X 线、CT　骨肉瘤在 X 线和 CT 上的

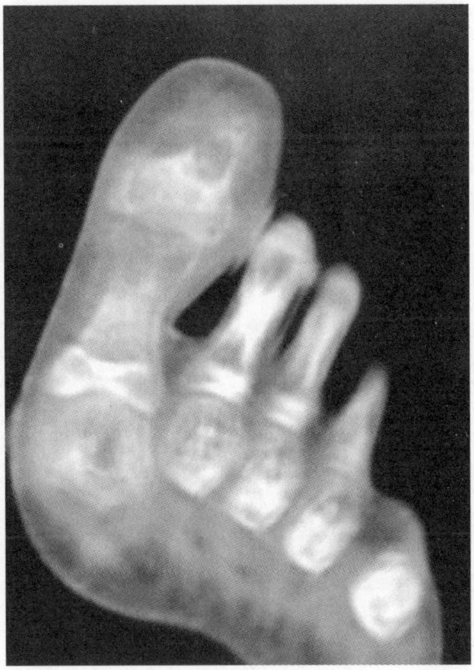

图 1-3-17 趾骨成骨细胞瘤

CT 冠状位示第一趾骨末节囊状膨胀性破坏，内有点状高密度影。

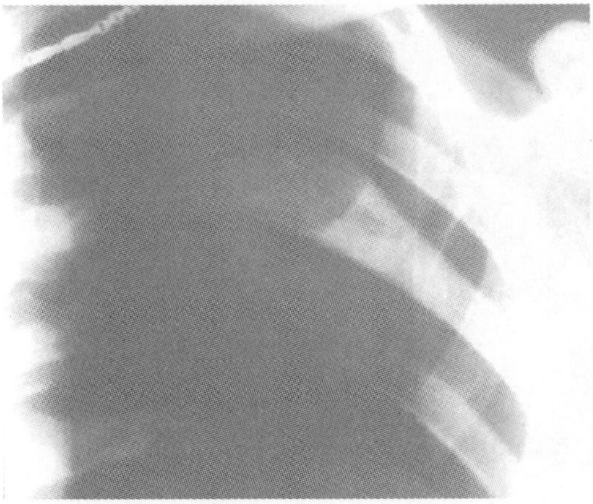

A

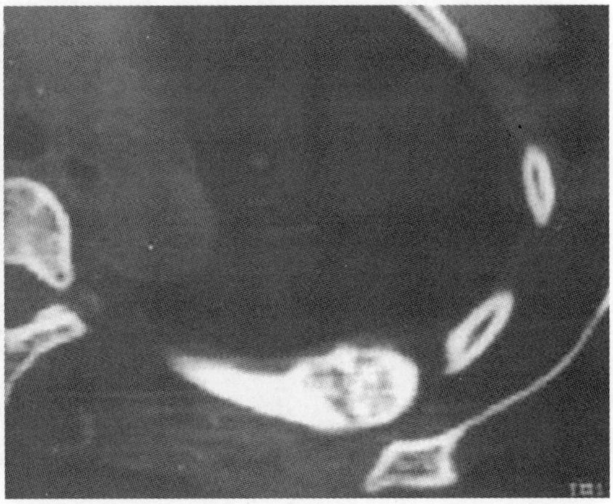

B

图 1-3-18 肋骨成骨细胞瘤

A：X 线平片示左第四肋骨膨胀性破坏，内见高密度影；B：CT 示锁骨中线处肋骨膨胀性改变，其中见不规则模糊片状骨化影。

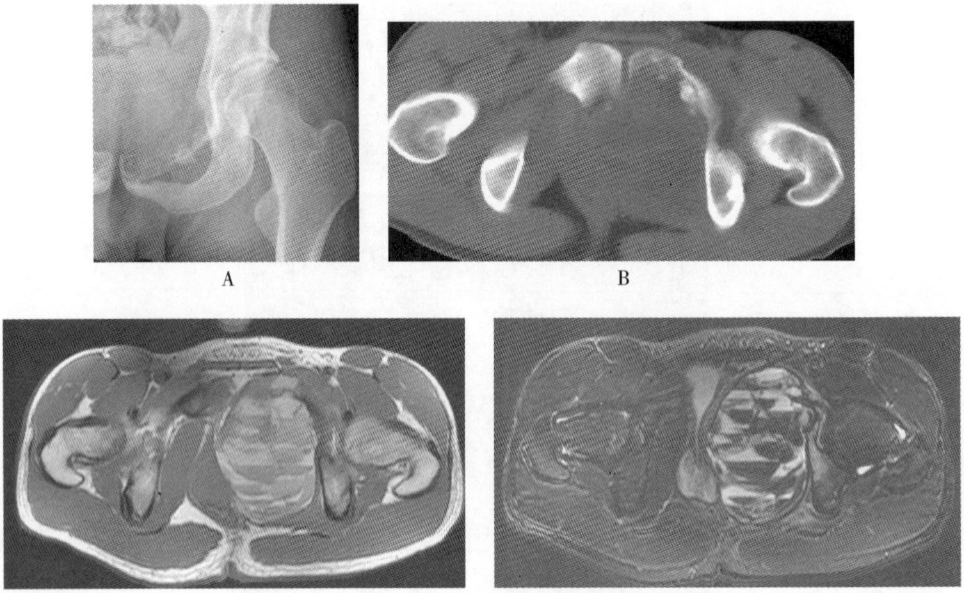

A　B

C　D

图 1-3-19　耻骨成骨细胞瘤

A、B：骨盆 X 线正位片、CT 横轴位示左侧耻骨上支溶骨性骨质破坏，边界不清，边缘局部略硬化，周围见巨大软组织肿块；C、D：MRI 横轴位 T1WI、T2WI 压脂扫描示病变内部见多发液平，边界清楚，有包膜。

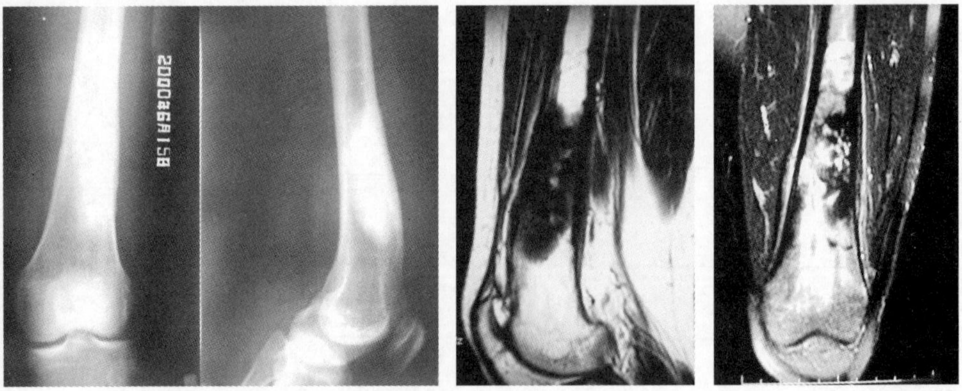

A　B　C

图 1-3-20　成骨型骨肉瘤（一）

股骨正侧位 X 线平片（A）、MRI 矢状位 T1WI（B）、冠状位 T2WI 压脂扫描（C）示股骨下端偏外侧可见团块状致密瘤骨，边界清楚，不同于骨髓炎硬化逐渐消失在正常骨内。在 MRI 致密影呈低信号，内见散在斑点状高信号，皮质表面线状高信号骨膜增生影。

基本表现包括骨质破坏、肿瘤骨、骨膜反应和软组织肿块，根据肿瘤钙化和骨化的多少，分为成骨型、溶骨型和混合型三大类。

（1）成骨型　以瘤骨为主，因肿瘤骨的分化程度不同，可表现为三种密度不同的增生硬化区：①磨玻璃样硬化区，瘤细胞分化低，生长活跃，为最幼稚的瘤骨；②斑片状骨硬化区，分化较好，为成熟的瘤骨；③象牙骨样硬化区，瘤骨分化最好，最成熟，恶性程度低（图 1-3-20～22）。

2．溶骨型　以溶骨破坏为主，表现为骨质缺损，松质骨破坏示虫噬状或斑片状缺损，

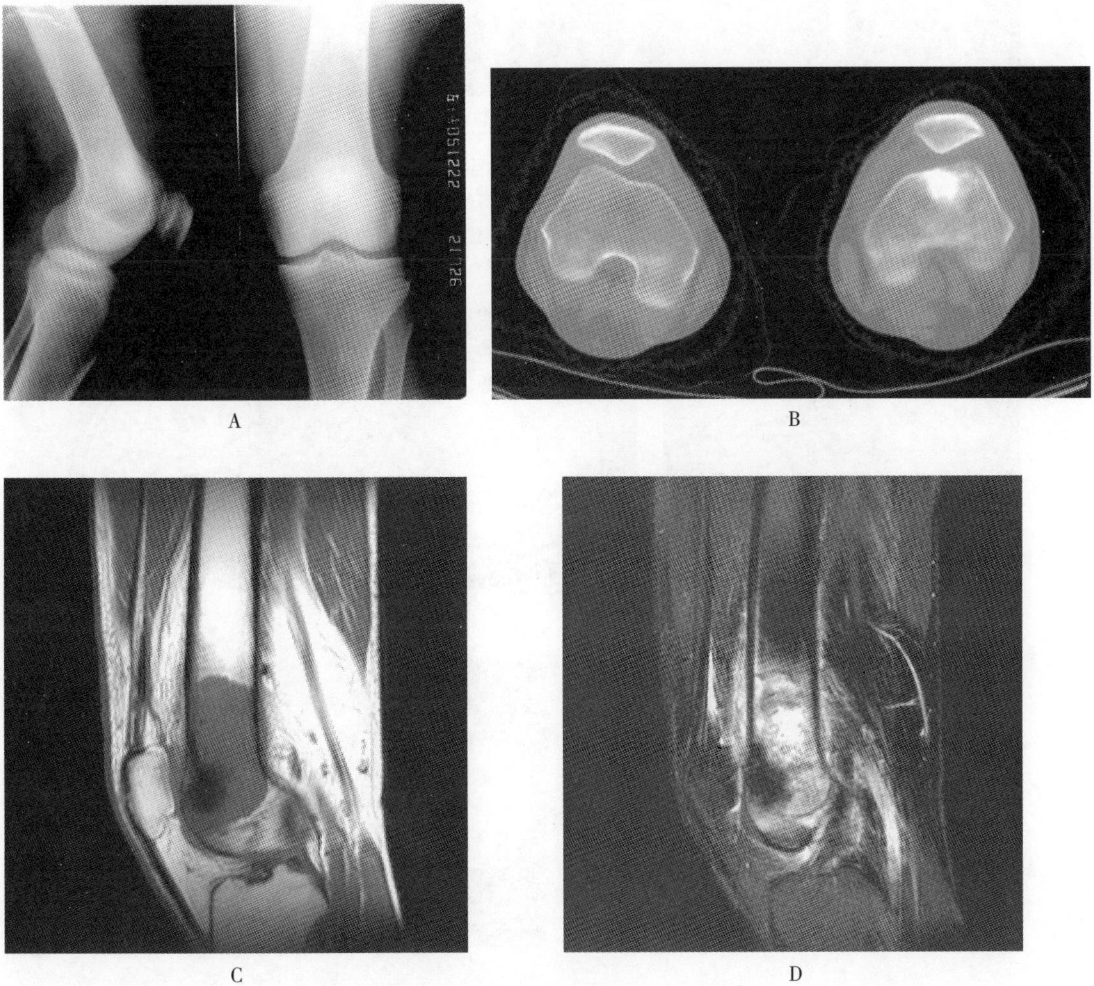

图 1-3-21　成骨型骨肉瘤（二）

A：左膝关节正侧位 X 线片示股骨前部见团块状致密瘤骨，边界不清；B：CT 示左侧股骨下端团块状致密瘤骨，周围骨小梁密度增高；C、D：MRI 矢状位 T1WI、T2WI 压脂扫描示股骨下端前部瘤骨呈长 T1、短 T2 信号，周围骨髓腔及周围软组织内肿瘤浸润呈长 T1、长 T2 信号。

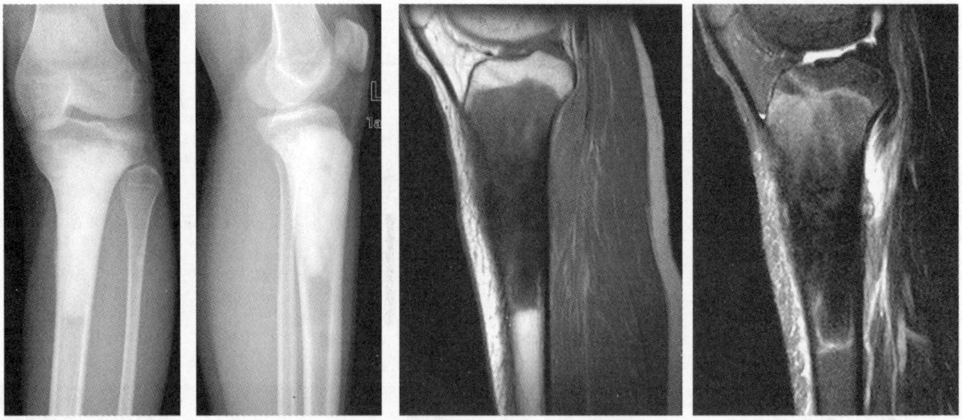

A B C D

图 1-3-22 成骨型骨肉瘤（三）

A、B：X 线平片示左侧胫骨近段呈象牙质样密度，骨结构消失，骨膜及软组织受侵不明显；C、D：MRI T1WI、T2WI 压脂扫描示病变均为低信号。

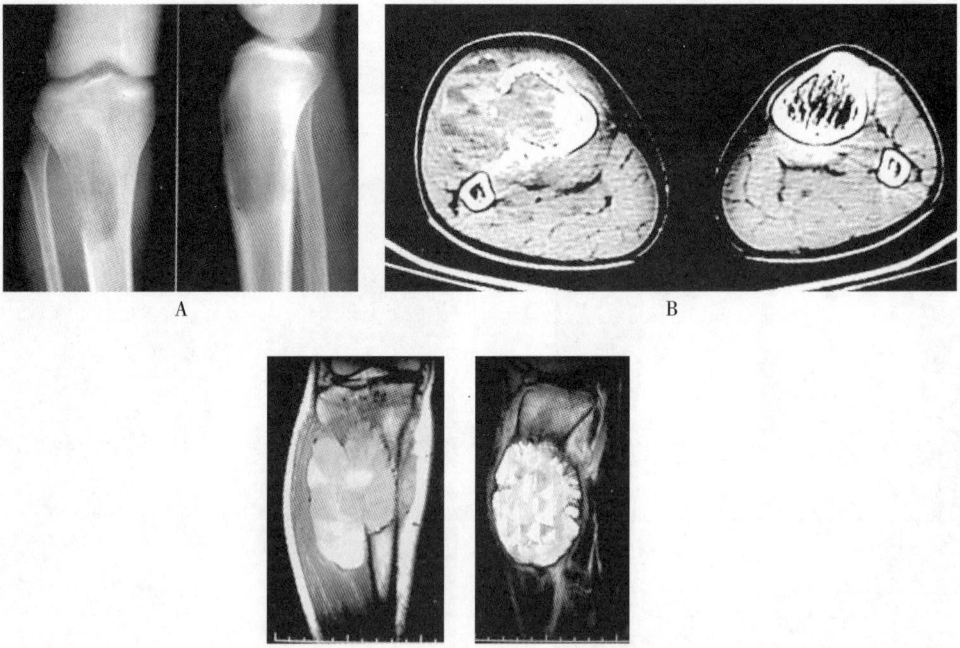

A B C D

图 1-3-23 骨肉瘤（毛细血管扩张型）

A：胫骨 X 线正侧位片示胫骨近端皮质和松质骨溶骨性破坏，边界不清，并见软组织肿块；B：CT 软组织窗示胫骨近端破坏区稍膨胀，外侧缘皮质骨中断，可见软组织肿块影，其坏死区呈低密度；C、D：MRI 冠状面 T1WI、矢状位 T2WI 压脂扫描示肿瘤内有多发 T1WI、T2WI 高信号的出血灶，可见液-液面。

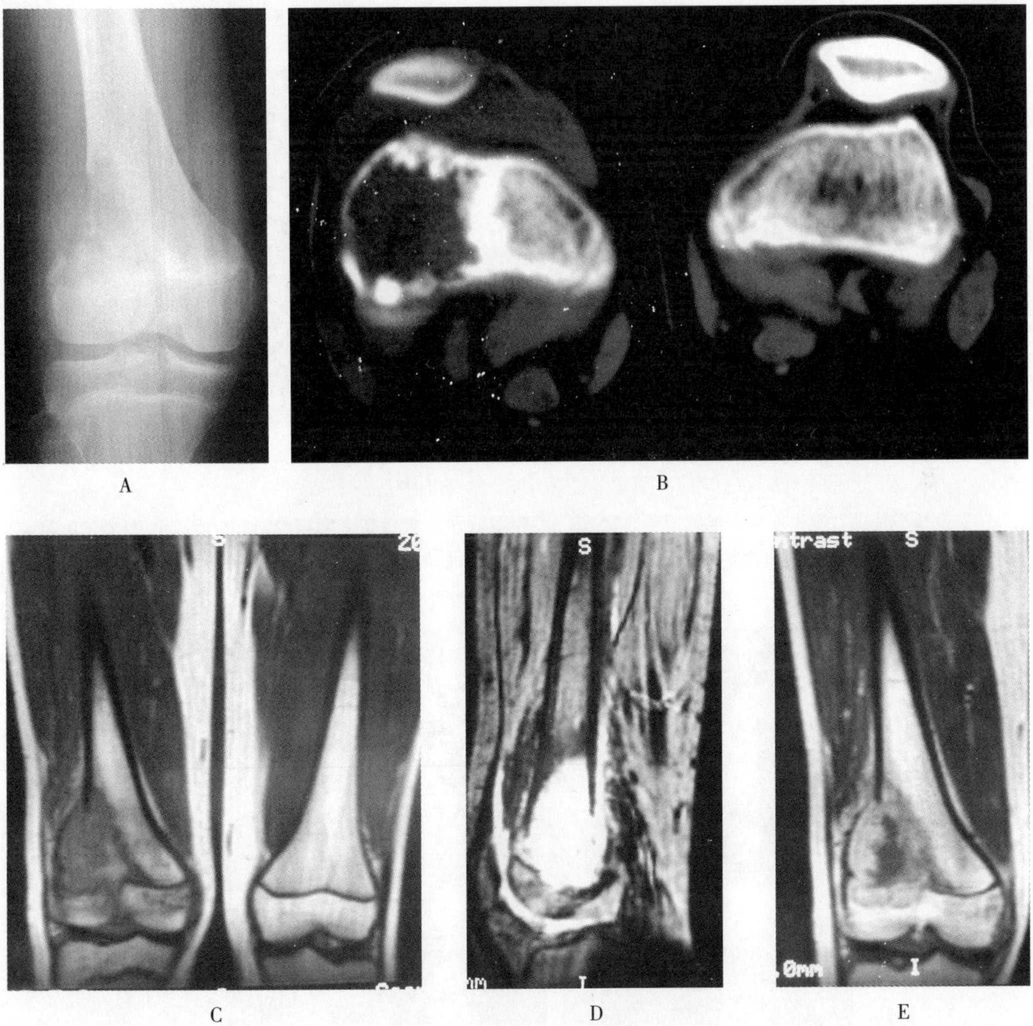

图 1-3-24 股骨骨肉瘤

A：股骨 X 线正位片示右股骨下段干骺端局限性溶骨性破坏，边界不清；B：CT 骨窗示骨破坏区轻度膨胀，密度略低于肌肉组织，内缘有不规则高密度硬化边，髌上囊可见积液征象；C：MRI 冠状面 T1WI，肿瘤呈 T1WI 等低信号，并跨越骺板侵犯骨骺；D：MRI 矢状面 T2WI，肿瘤呈 T2WI 高信号；E：MRI 增强扫描后冠状面 T1WI，病灶不均匀强化，中心不强化区域为坏死区。

骨皮质破坏呈虫噬状、大块状缺损或不规则变薄可有小而淡薄的瘤骨（图 1-3-23～25）。

3．混合型 溶骨性破坏和肿瘤骨同时存在。缺损区由低或中等密度肿瘤组织所充填，其内及边缘有高密度瘤骨（图 1-3-26、27）。

瘤骨形成是骨肉瘤的特征性表现，瘤骨形态多样，可呈点状、针状、斑片状及大片状，垂直骨表面的针状瘤骨是骨肉瘤的重要

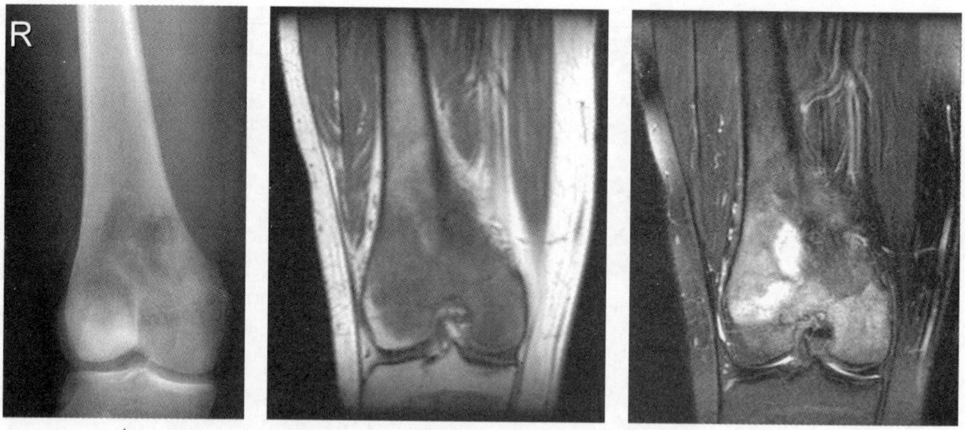

A　　B　　C

图 1-3-25　溶骨型骨肉瘤

A：X 线平片示右股骨远端不规则溶骨性破坏，边界不清，无明确高密度瘤骨，骨膜反应不明显；B、C：MRI T1WI、T2WI 压脂扫描示病变呈长 T1、不均匀长 T2 信号，瘤内见坏死高信号，侵及软组织形成肿块。

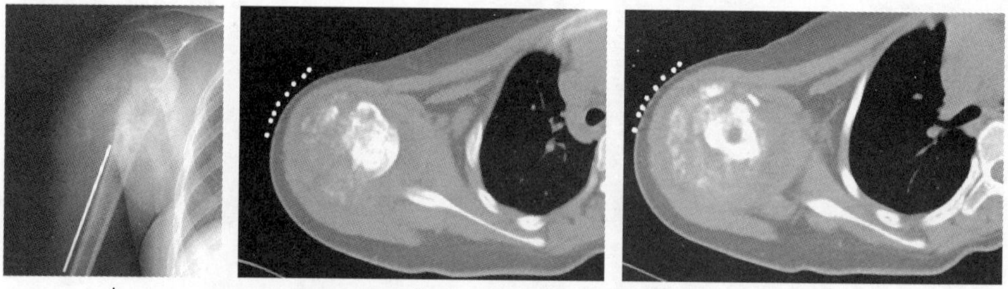

A　　B　　C

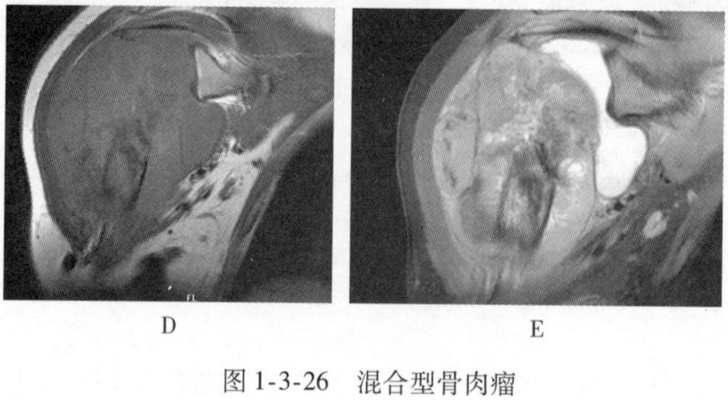

D　　E

图 1-3-26　混合型骨肉瘤

X 线平片（A）及 CT（B、C）示右肱骨近侧干骺溶骨破坏和高密度瘤骨混杂存在，病变侵及骨骺，周围大的软组织肿块及斑片状瘤骨；MRI T1WI（D）、T2WI 压脂扫描（E）示肿瘤实质呈长 T1、稍长 T2 信号，瘤骨均呈低信号，瘤内坏死 T2WI 压脂呈高信号。

征象。不同形态的肿瘤骨可同时出现于同一患者。肿瘤骨和骨破坏两者无相关性，可在破坏区内，亦可在周围（图 1-3-28 ~31）。

骨膜反应早期为平行于骨皮质的弧线样高密度影，在肿瘤的边缘处常见骨膜三角（图 1-3-27、28）。

骨肉瘤破坏骨皮质侵入软组织可形成肿块，呈中等密度，均匀或不均匀，多略低于正常肌肉组织。CT 增强扫描后肿瘤组织多为不均匀强化，内有圆形、类圆形或不规则形无强化区，强化区密度亦不均匀，常明显高于正常肌肉组织（图 1-3-23、24）。

2. MRI　冠状和矢状面 T1WI 易于显示肿瘤跳跃病灶（图 1-3-32），多数骨肉瘤 T1WI 呈不均匀低信号或低、等高混杂信号，T2WI 呈不均匀高信号或混杂信号，边缘清楚，外形不规则（图 1-3-24C、D）。脂肪抑制 T2WI 上部分病灶周围伴有大片状 T2WI 高信号（图 1-3-23C、D，24C、D）。肿瘤骨在 T1WI 与 T2WI 上一般均为斑片状低信号，亦可在 T2WI 或 T2WI 压脂像上呈高信号（图 1-3-20C）。出血灶信号较复杂，依据出血时间不同而有不同的信号特点。坏死液化区 T1WI 低信号、T2WI 高信号，并可形成液-液平面（图 1-3-23C、D）。骨皮质破坏在 T2WI 显示较好，呈低信号的骨皮质中断和缺损被高信号肿瘤组织所代替。在冠状或矢状位上可显示低信号的骨皮质和稍高信号的软组织之间的较低信号骨膜三角。增强扫描显示肿瘤早期边缘强化和中心充盈延迟，不同于良性肿瘤。扫描晚期或常规增强扫描则显示肿瘤组织明显不均匀强化，与周围组织分界更清楚（图 1-3-24E）。其中致密瘤骨区、出血区和坏死区为轻度或无强化区。

（二）鉴别诊断

1. 骨转移瘤　好发于躯干和四肢长管骨的近端，病灶多发，边界较清，少有骨膜增生，CT 上多显示残存薄层骨壳和破坏区部分残留骨。软组织肿块多轻微和局限，内无瘤骨。

2. 软骨肉瘤　中心型软骨肉瘤有时与骨肉瘤相似，但瘤组织内有点状、线状或簇集

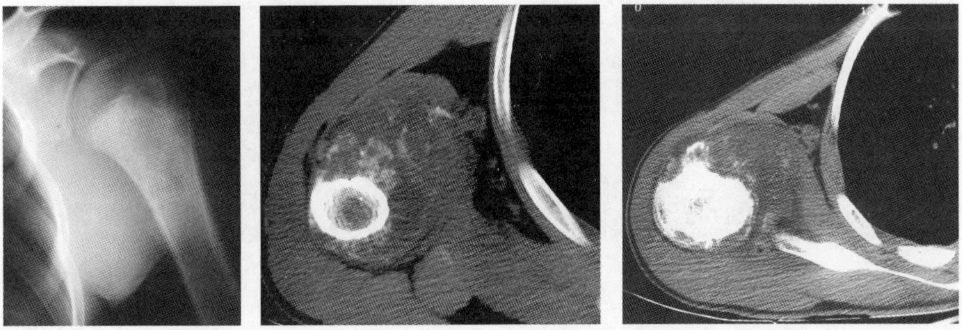

A　　　　B　　　　C

图 1-3-27　肱骨骨肉瘤

A：肩关节 X 线正位片示肱骨上段髓腔内斑片状骨质破坏和瘤骨，内侧示骨膜三角、巨大软组织肿块及其内瘤骨；B：CT 骨窗示骨皮质不规则破坏，松质骨密度增高，骨膜增生，骨膜三角和软组织内斑片状瘤骨；C：CT 软组织窗示骨破坏区和软组织肿块与肌肉相比呈低密度。

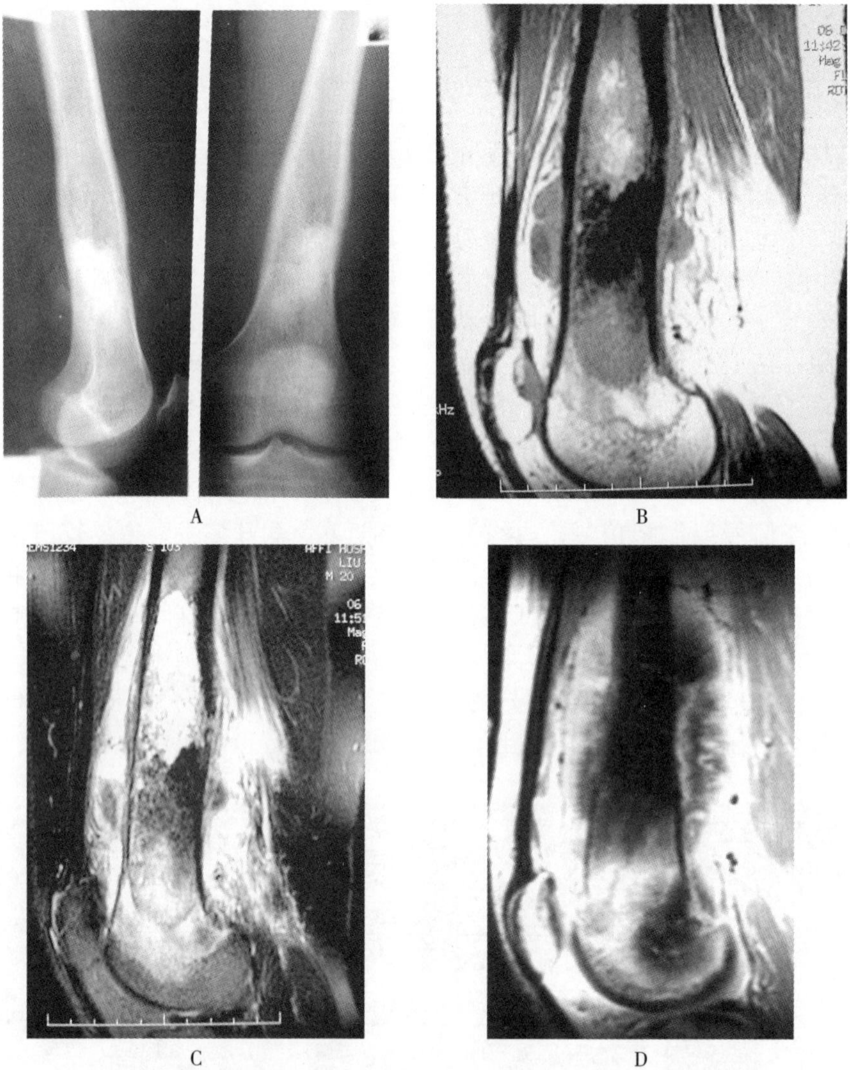

图 1-3-28　股骨骨肉瘤

A：股骨 X 线正侧位片示股骨下段髓腔内侵袭性骨质破坏和斑片状致密瘤骨，累及皮质内侧面，并伴有层状骨膜增生；B、C、D：MRI 冠状面 FSE T1WI、T2WI、脂肪抑制 T2WI 示髓腔轻度增宽，内为 T1WI 混杂信号、T2WI 混杂信号，皮质变薄并局限性中断、缺失，脂肪抑制 T2WI 示髓腔和周围软组织肿块周围大片状边界不清的高信号。

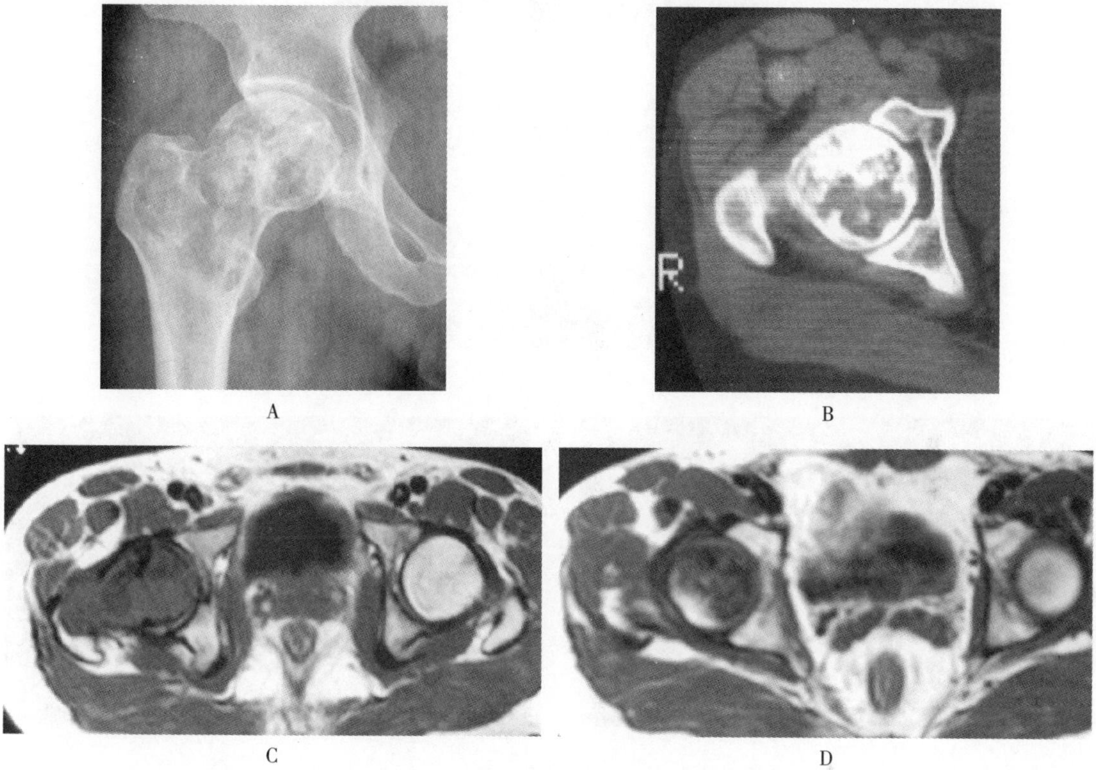

图 1-3-29 骨肉瘤（类似软骨肉瘤）

A、B：右髋 X 线正位片、CT 软组织窗示右股骨头颈部地图状破坏，稍膨胀、部分边缘硬化，内见斑点状高密度影，无明确软组织异常；C、D：MRI 轴位 T1WI 示股骨头颈部呈软组织信号及低信号。

团块状钙化密度影。与瘤骨相比，体积小，密度高，边界清楚。

3. 尤因肉瘤　发病年龄更低，好发于长管骨的骨干。发生于干骺部者易误诊为骨肉瘤。但与骨肉瘤不同，本病对放射治疗极为敏感，不仅可使症状减轻或解除，且数月后肿瘤可缩小，骨破坏可修复。

4. 化脓性骨髓炎　主要鉴别点有 5 条：①多起病急骤，并伴有高热和血白细胞增高；②与骨肉瘤相反，骨髓炎早期骨破坏模糊，新生骨密度低，骨膜反应轻微；晚期骨破坏清楚，新生骨密度高，骨膜反应光滑完整；③骨髓炎高密度硬化多分布于骨内软组织密度破坏区周围；④骨破坏区内条块状死骨，密度高，边界清楚，与瘤骨不同；⑤软组织弥漫性肿胀，无明确边界，MRI 呈明显 T1WI 低、T2WI 高信号，无瘤骨存在。

5. 疲劳骨折　多有过度运动、不熟练操作或不习惯负重史。好发于胫骨中上 1/3 交界处、股骨中下 1/3 交界处、跖骨和肋骨。骨内外膜性骨痂成熟，边缘光整，并有各自的特点，如在胫骨，后方骨痂多于前方，内侧多于外侧，无骨膜三角。MRI 多显示横行 T1WI 低、T2WI 高信号或 T1WI 低、T2WI 低信号

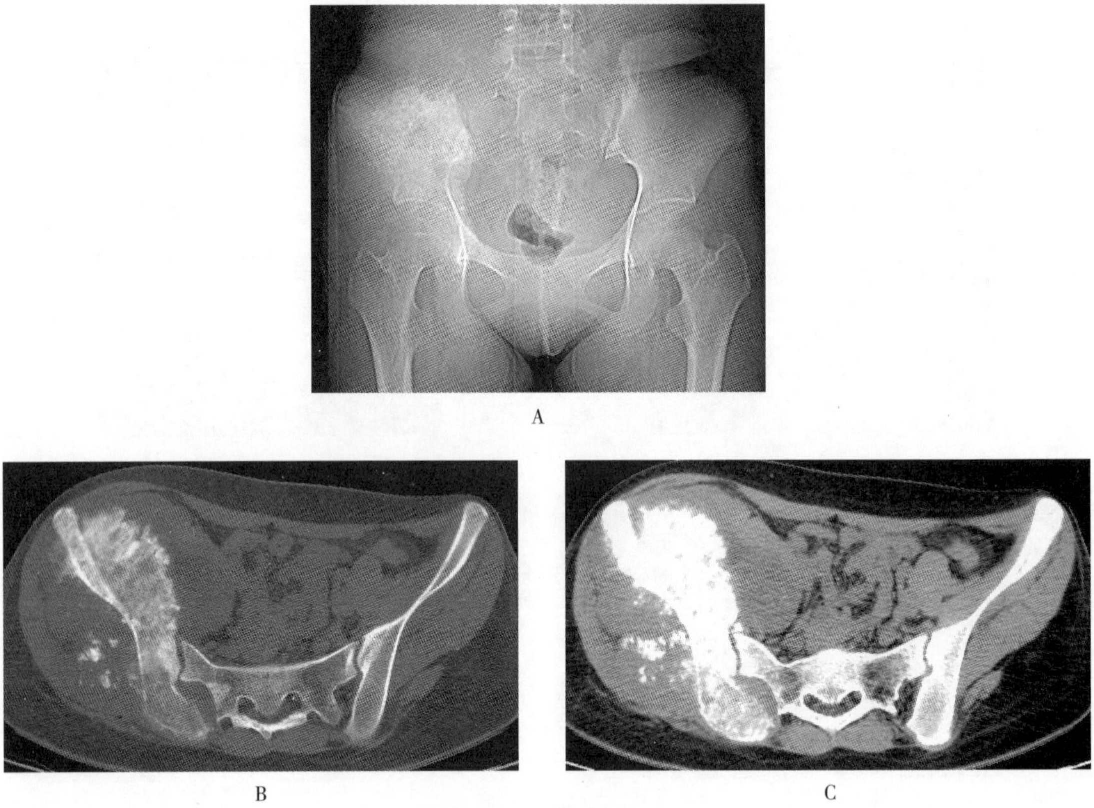

图 1-3-30 髂骨骨肉瘤

A：骨盆 X 线正位片示右侧髂骨溶骨性破坏，见大片状瘤骨影；

B、C：CT 示右侧髂骨溶骨性破坏，伴明显软组织肿块，并见瘤骨。

线，相邻髓腔和周围软组织因有水肿多见较广泛的 T1WI 低、T2WI 高信号。

6. 夏科关节　关节面硬化、骨端破坏和碎裂。关节和滑囊滑膜增生、钙化。临床上关节虽肿胀显著但多无疼痛，不难鉴别。单纯 CT 横断图像易误诊。

7. 恶性骨巨细胞瘤　多有残存的骨壳及皂泡样骨间隔，紧邻关节面下，易向骨突部位生长，其内易出现圆形或卵圆形水样信号区及液-液平面，可作为鉴别的参考。

8. 骨纤维肉瘤　发病年龄较大（25～45 岁），好发于骨干，呈局限性溶骨性破坏，局部可出现少量骨膜下新骨或骨膜三角。两者单由影像学表现来区分，有时颇为困难。

五、骨膜骨肉瘤

骨膜骨肉瘤（periosteal osteogenic sarcoma）起源于骨外膜，肿瘤同骨皮质表面紧密相连，呈分叶状突向周围软组织，骨样组织和骨呈明显的放射状或针状排列。肿瘤的表面覆盖骨膜。

发病年龄为 13～70 岁，但 15～20 岁为高峰。男性多于女性。局部疼痛和/或肿块为其主要症状。疼痛程度较轻，无明确夜间痛史，不同于典型的骨肉瘤。部位均表浅，易于

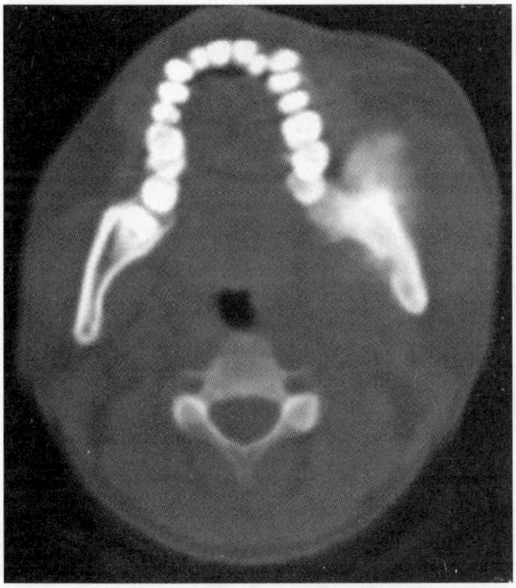

图 1-3-31 下颌骨骨肉瘤

CT 骨窗示左侧下颌骨皮质骨内侧缘毛糙，并见放射状瘤骨，外侧缘见团块状瘤骨，周围见软组织肿块。

发现。

（一）影像学表现

1. X 线、CT 股骨和胫骨是该肿瘤的好发部位。病变位于骨干，以近侧或远侧 1/3 多见。胫骨近侧 1/3 尤为其好发部位。皮质表面半圆形肿块，与皮质表面紧密相连，两者间无透亮间隙影；肿块内有条状钙化或骨化影，可排列规则呈放射状或与皮质相垂直的平行针状。肿瘤基底部钙化或骨化影密度浓，排列亦较密集，而向周围逐渐变少、变淡。

肿瘤下的皮质受侵是本病的特点，皮质表面不规整、模糊或有轻度凹陷。骨皮质可有程度不一的增厚，其增厚总是发生在骨表面，明显增厚者很少见。在肿瘤的边缘部位可出现骨膜三角。骨皮质内面及髓腔多不受侵犯（图 1-3-33、34）。

2. MRI 病变 T1WI 呈低信号，T2WI 呈

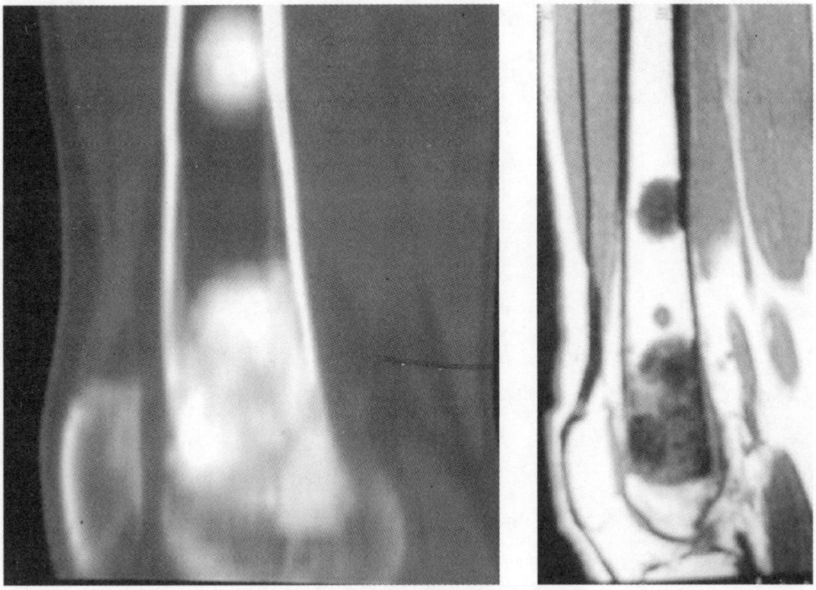

A B

图 1-3-32 骨肉瘤（跳跃病灶）

A：CT 矢状位重建示股骨下端及中下段骨质破坏不明显，见多发致密瘤骨；B：MRI T1WI 示瘤骨呈低信号。

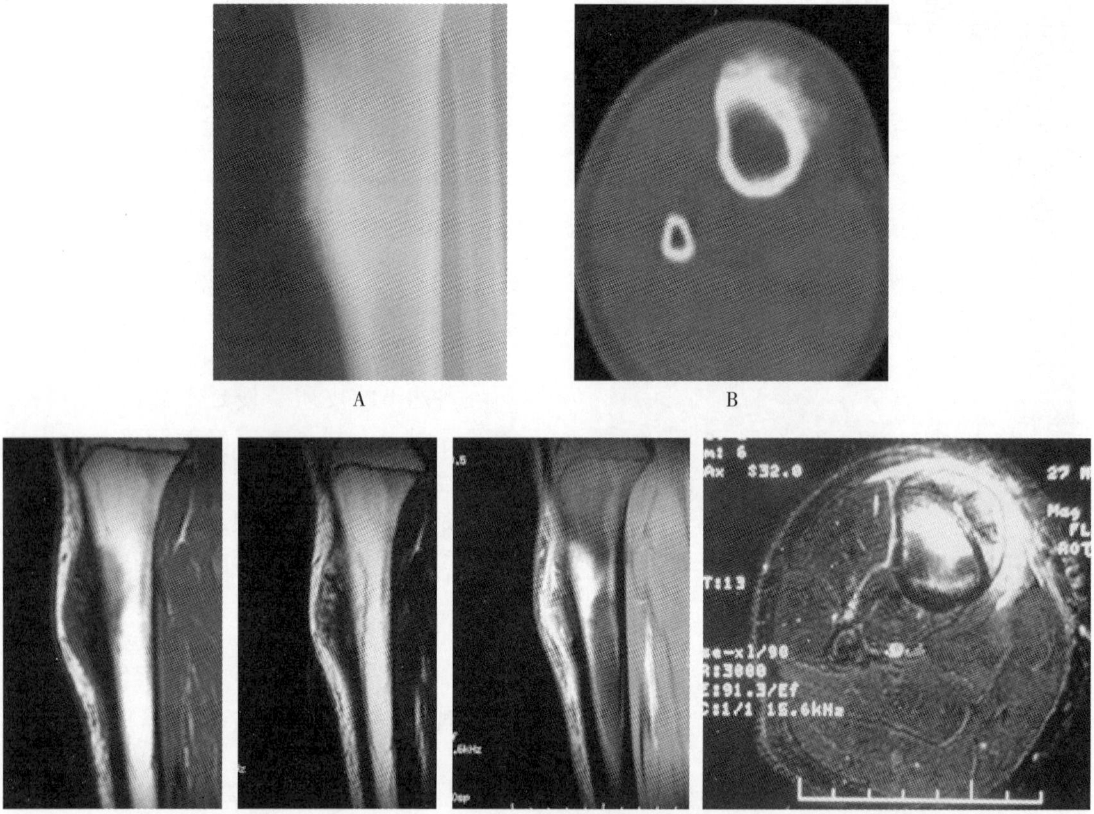

A B

C D E F

图 1-3-33　骨膜骨肉瘤

A、B：右小腿 X 线侧位片及 CT 示右胫骨干骺皮质表面短发状骨针，深部与皮质融在一起，髓腔未见明确受侵；C ~ F：MRI 矢状位 T1WI、T1 增强、T2WI 压脂、轴位 T2WI 压脂扫描示病变 T1WI 呈低信号，T2WI 呈高低混杂信号，病变侵及皮质和髓腔内。

高低混杂信号，T2WI 压脂可见病变侵及皮质和髓腔内水肿信号，增强 T1WI 显示肿瘤中度不均匀强化（图 1-3-33C ~ F）。

（二）鉴别诊断

1. 皮质旁骨肉瘤　大多超过 25 岁，3/4 的在 20 ~ 40 岁之间，股骨远端后方为好发部位。分叶状骨性肿块密度较均匀一致，肿瘤有包绕骨干生长的倾向。肿块与正常皮质之间有线状透亮间隙。

2. 骨肉瘤　常有骨髓腔改变可资区别。

3. 骨化性肌炎　肿块位于软组织内，骨化先开始于肿块表面，逐渐成熟而增浓致密。肿块中心或基底部则透亮。

4. 创伤后骨膜瘤（骨化性血肿）　急性外伤形成长骨骨膜下血肿，血肿表面开始骨化，逐渐形成宽基底的条状或层状骨膜新生骨，密度亦逐渐增浓，但范围逐渐缩小。

5. 骨膜软骨肉瘤　两者表现很相似，但

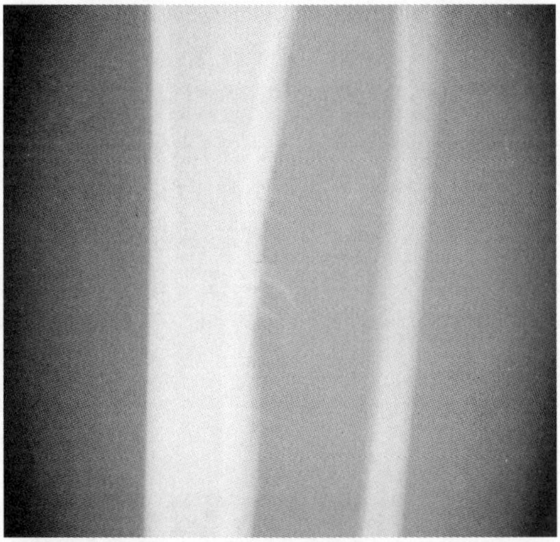

图 1-3-34 骨膜骨肉瘤（高分化纤维细胞型）

胫骨 X 线正位片示胫骨外侧皮质模糊，不规则轻度凹陷，并见软组织内放射状骨化影。

骨膜软骨肉瘤的基底部（髓腔侧）常有一硬化缘，并可侵入髓腔引起明显的骨硬化。最后确诊需靠病理诊断。

六、皮质旁骨肉瘤

皮质旁骨肉瘤（juxtacortical osteosarcoma）又称皮质旁成骨肉瘤（juxtacortical osteogenic sarcoma）或骨旁骨肉瘤（parosteal osteosarcoma）等，是来自骨膜或骨皮质附近的成骨性结缔组织的特殊类型骨肉瘤，低度恶性，病程长，预后较好。

发病年龄跨度大，主要发生于 30 岁左右成年人。多发生于腘窝部，起病缓慢，症状轻微，常因局部发现硬性肿块而就诊，多无压痛或仅有轻压痛。

（一）影像学表现

1. X 线、CT 好发于长管骨干骺端的一侧，以股骨下端腘窝部最为常见。肿瘤早期，多以软组织密度为主，围绕骨干向四周发展，边界较清楚，多呈分叶状。随病程进展，出现明显不均匀钙质样高密度，并可以窄蒂或广基底与皮质相连。肿块密度多不均匀，其中心部和邻皮质基底部多高于边缘部，并可夹杂以由纤维或软骨构成的不规则软组织密度区。相邻骨皮质亦可有局限性增厚或不规

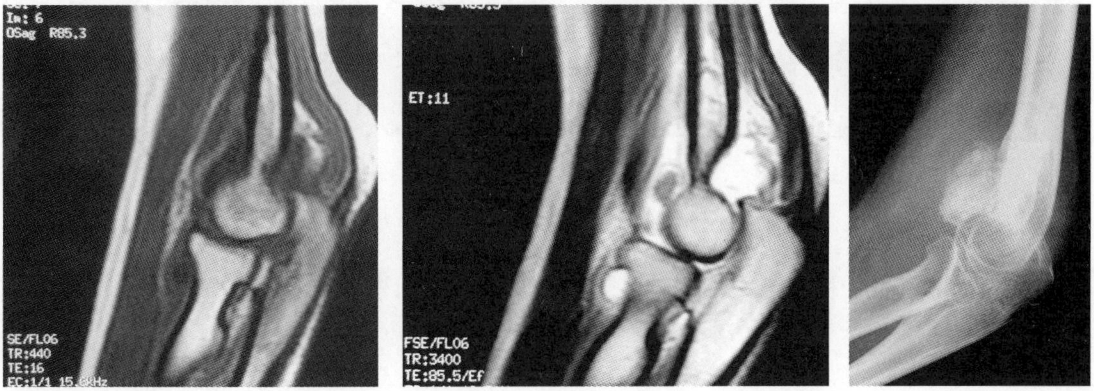

A B C

图 1-3-35 皮质旁骨肉瘤

A、B：MRI T1WI、T2WI 示右肱骨髁前长 T1、稍长 T2 信号肿块影，相邻骨质未见明显受侵，关节积液；C：3 个月后肘关节 X 线侧位片示肘前骨性肿块明显增大，边缘较模糊及周围软组织肿胀与相邻骨分界不清。

则侵袭（图1-3-35C，36A、B）。肿瘤穿破皮质后，于髓腔内形成异常软组织密度影。

2. MRI　肿瘤位于皮质外，以窄蒂或广基与皮质相连，边界清楚。T1WI呈低信号，T2WI肿瘤骨化部分表现为斑点或片团状低信号，未钙化的肿瘤组织为高信号。脂肪抑制T2WI或STIR序列上可清楚显示肿瘤对骨皮质和髓腔的浸润，呈明显的高信号。增强扫描后肿瘤非致密瘤骨区轻、中度强化（图1-3-35A、B，36C）。

（二）鉴别诊断

1. 外伤后局部血肿骨化　局部症状轻，常有局部外伤史。肿块周围密度较高，中心密度浅淡，多可见正常骨纹理结构。

2. 骨化性肌炎　多有外伤史，表现为骨旁梭形骨化影，与骨皮质间有间隙存在，相邻软组织水肿，无软组织肿块形成。

3. 骨旁骨瘤　一般边缘整齐，密度均匀。与皮质间多无透亮间隙，不出现邻近骨皮质浸润性破坏和髓腔侵犯。发生于长骨者体积多较小。

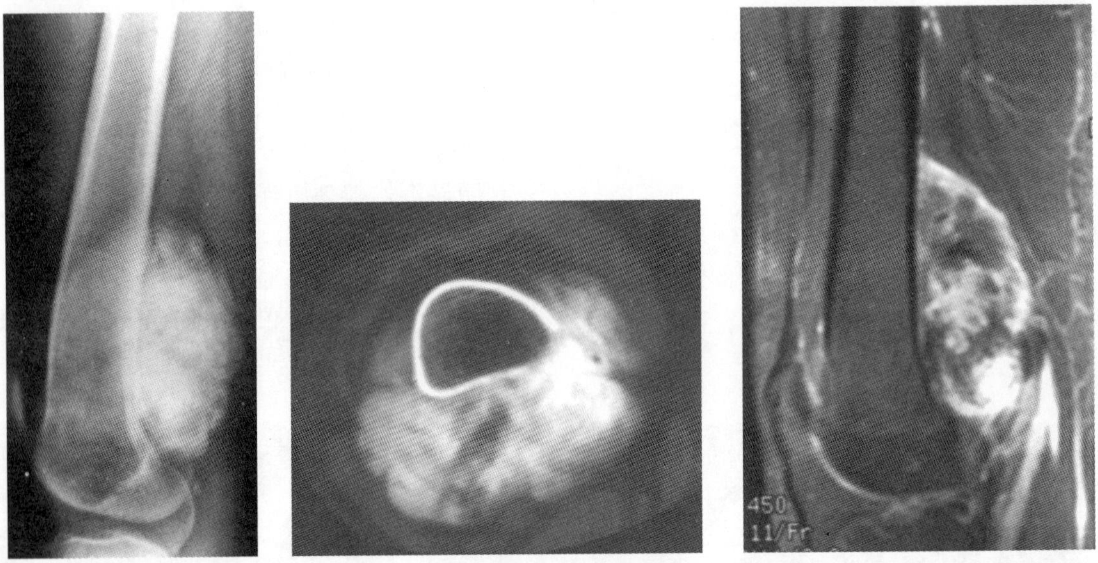

A　　B　　C

图1-3-36　股骨下段皮质旁骨肉瘤

A：左股骨X线侧位片示左股骨下段后方、紧邻骨皮质的高密度骨化团块；B：CT骨窗示高密度骨化团块围绕骨皮质生长，密度不均匀，相邻骨皮质局限性破坏，未见明显侵入髓腔；C：MRI增强扫描矢状面脂肪抑制T1WI示团块呈不均匀强化，其内骨化部分呈低信号。

（王绍武　田　军　段　峰）

第二节 成软骨性肿瘤

一、骨软骨瘤

骨软骨瘤（osteochondroma）为最常见的良性骨肿瘤，又称外生性骨疣（exostosis），分单发和多发两种。单发者多见，约占90%。多发性骨软骨瘤（multiple osteochondroma）具有遗传性，又称遗传性多发性骨软骨瘤（hereditary multiple osteochondroma）。本病仅发生于软骨内化骨的骨骼，好发于四肢长骨干骺端，少数发生于骨骺者，称骺生型软骨瘤。病理上，该瘤由骨性基底、软骨帽和纤维包膜三部分构成。骨性基底内为松质骨，外为薄层皮质骨，均与母骨相连续。较大的骨软骨瘤在顶部可有滑囊形成。

好发于10～30岁，男女发病相仿，一般无症状，仅可扪及局部小硬结或肿块。长骨干骺端为其好发部位，以股骨下端和胫骨上端最常见，约占50%，次为肱骨上端、桡骨下端、胫骨下端和腓骨两端，少数见于掌、跖骨干骺端。亦可发生于扁骨，如肋骨、肩胛骨、髂骨、脊椎椎板及棘突、颅底骨等处。

（一）影像学表现

1. X线、CT 肿瘤起始于干骺端，随骨骼增长而向骨干移行。肿瘤由骨性基底和软骨帽构成，分为窄基底型和宽基底型两种，骨性基底外层由与相应正常骨干相连续的薄层骨皮质构成，向远端延伸并逐渐变薄，最后止于软骨帽。骨性基底中心部为松质骨，可与母骨松质或髓腔移行，内可有软骨残留所形成的圆形、卵圆形或不规则软组织密度区以及斑点状钙化密度和横行硬化线。骨性基底顶缘有不规则或半环形高密度硬化线。条带状或菜花状软组织密度软骨帽覆盖于骨性基底顶端，与周围软组织分界清楚，内可有相互重叠的环状、斑点状、条网状和不规则形钙化密度影（图1-3-37、38）。发生于扁骨和不规则骨的骨软骨瘤多有巨大的菜花状软骨帽，瘤体内常有多量钙化，而骨性基底相对较小。肿瘤可压迫相邻骨骼产生弯曲移位、压迫吸收或骨折。

骨软骨瘤少数可恶变为软骨肉瘤。骨软骨瘤恶变的主要征象有：①生长缓慢或停止生长的肿瘤突然生长加速，或30岁以上的患者肿瘤体积突发性增大；②软骨帽增厚，成人大于2cm或突然出现大量不规则钙化密度影；③软骨帽内钙化密度影部分或全部消失；④母骨、邻近骨或肿瘤基底骨质不规则破坏；⑤瘤体周围出现软组织密度肿块；⑥远处出现转移灶。

2. MRI 骨软骨瘤的骨性基底外缘为与正常骨皮质相连的线样骨质，T1WI和T2WI均为低信号；骨软骨瘤中心部T1WI为高信号，T2WI为与正常松质骨相同的等信号，并与母骨骨髓腔相连续。未钙化软骨帽为簇集结节状或均匀一致的透明软骨，T1WI为较肌肉低的信号，T2WI为与关节软骨相同的高信号（图1-3-37C、D）。软骨帽内纤维分隔和表面纤维膜呈线样低信号，圆形、类圆形黏液变区T2WI呈高信号。若有大量钙化，则T2WI软骨帽内出现斑点状或结节状低信号。软骨帽厚度因年龄和部位而异，青少年患者可达3cm，而成年人一般小于1cm。四肢骨软骨帽多较薄，扁骨、不规则骨多较厚。增强扫描骨软骨瘤多无强化。

（二）鉴别诊断

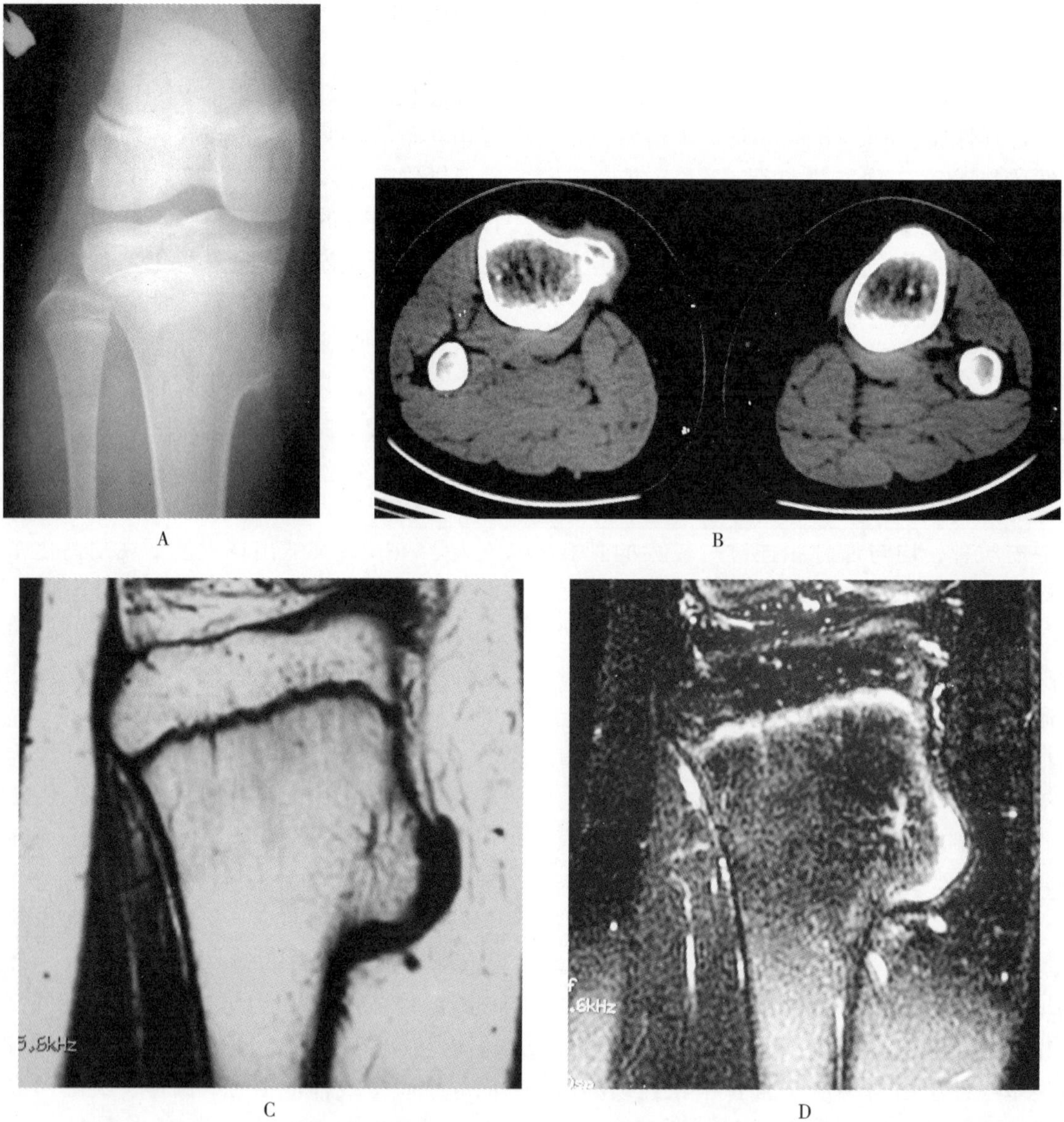

图 1-3-37　胫骨骨软骨瘤

A：胫骨正位 X 线平片示右胫骨近侧干骺端内侧缘骨性突起，与胫骨宽基相连；B：CT 骨窗示胫骨内侧缘骨性突起，其皮质与松质结构分别与胫骨相延续，周围软骨帽呈半弧状，与肌肉等密度；C：MRI 冠状面 T1WI 示右胫骨内侧缘骨性突起与髓腔信号强度一致，表面软骨帽与肌肉相比呈等信号；D：MRI 冠状面脂肪抑制 T2WI 示右胫骨内侧缘骨性突起与胫骨信号一致，软骨帽部分呈高信号，与骺板软骨一致。

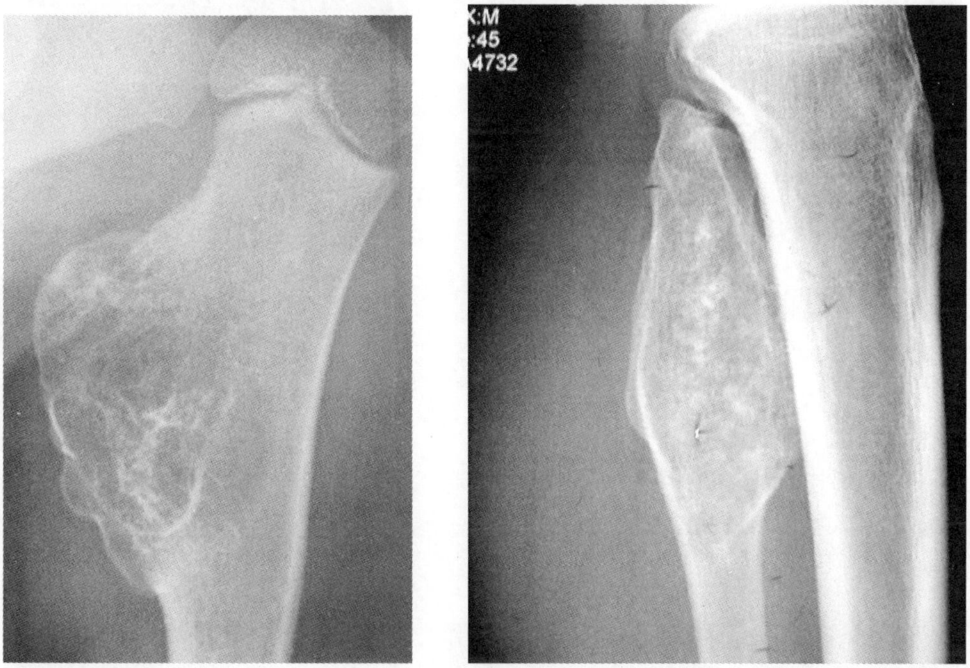

A B

图 1-3-38 骨软骨瘤

A：骨软骨瘤，肱骨近端骨软骨瘤呈半球状，宽基底与患骨相连；B：内生性骨软骨瘤，腓骨上端膨胀性病变，内见斑点状钙化影。

1．肱骨髁上突 系正常变异，无临床症状。发生于肱骨内髁前方，鸟嘴样骨性突起与肱骨下段皮质间可见透亮线，与骨软骨瘤不同。

2．骨旁骨瘤 肿瘤骨皮质和松质与母骨均无连续性。

3．肌腱和韧带钙化 发生于肌腱韧带附着处，沿肌腱韧带走行，多呈尖角状或条带状，X 线平片或 CT 上为钙化密度影，MRI 为低信号，而非松质骨结构和骨髓信号。

二、软骨瘤

软骨瘤（chondroma）是常见的良性骨肿瘤，好发于四肢短骨。根据病灶数目可分为单发性软骨瘤（solitary chondroma）和多发性软骨瘤（multiple chondroma），根据病变部位又分为内生性软骨瘤（enchondroma）和皮质旁软骨瘤（juxtacortical chondroma）。软骨瘤并发软组织血管瘤则称 Maffucci 综合征。肿瘤组织为蓝色透明软骨，可呈分叶状，肿瘤内出现钙化或骨化颗粒。

（一）内生性软骨瘤

内生性软骨瘤（enchondroma）由分化较好的软骨小叶组成，好发于软骨内化骨的干骺或骨干髓腔，偶有发生于骨骺者称骺生型软骨瘤。

好发年龄为 10 ~ 50 岁，以四肢短管骨尤其手部骨为最多见，次为肱骨、胫骨、腓骨和尺骨。病程进展缓慢，往往因外伤或肿瘤

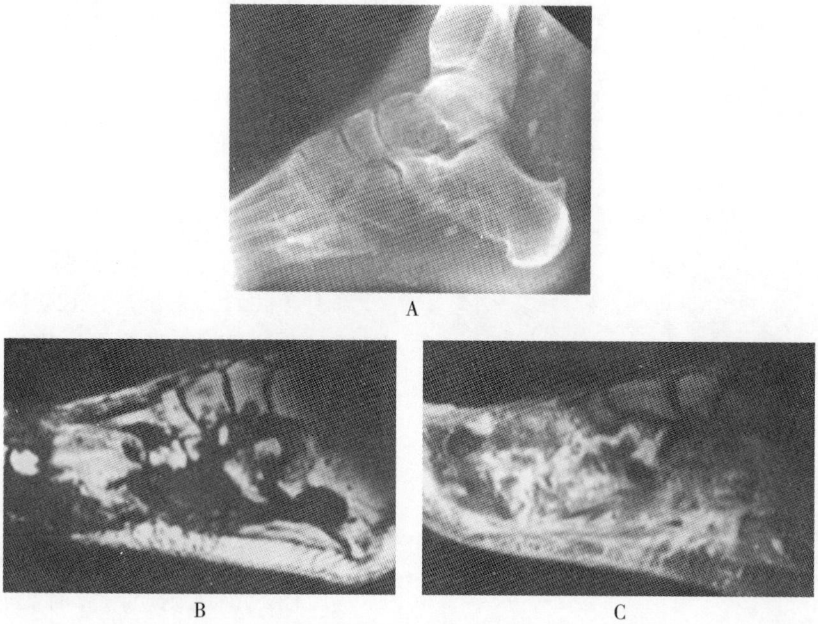

图 1-3-46 Maffucci 综合征

A：右足侧位 X 线平片示右足软组织肿胀，软组织内见多发圆形、条状钙化。跟骨、距骨、楔骨和跖骨内及其边缘部大小不同的骨质吸收；B：MRI 矢状面 T1WI 示足部诸骨内多发、大小不一低信号区，相邻周围软组织呈高低不等混杂信号；C：MRI 增强扫描后矢状位 T1WI 压脂扫描示跖骨基底部及足部诸骨周围软组织明显强化呈高信号。

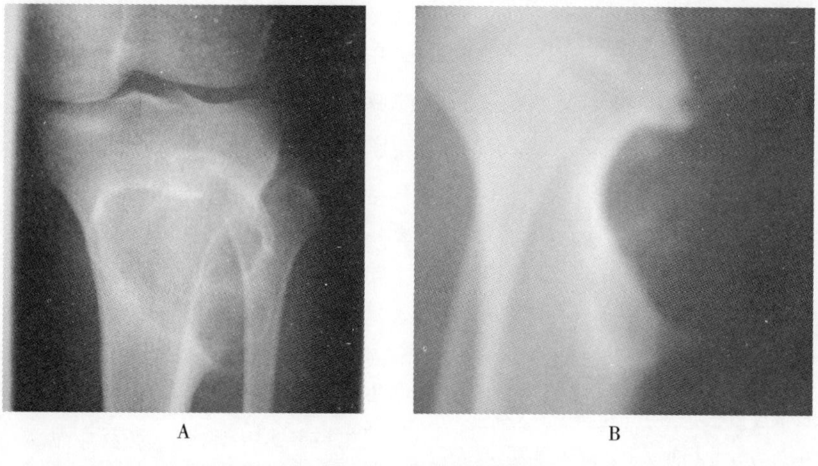

图 1-3-47 胫骨皮质旁软骨瘤

A、B：左胫骨上端正侧位 X 线平片示肿瘤呈偏心生长突向软组织，髓腔侧边缘硬化，病灶内见高密度影。

长大后畸形而发现。

1. 影像学表现

（1）X线、CT　在短管骨，指骨病变多位于骨干中段和近段，掌、跖骨多位于骨干中远部。在长骨，肿瘤常先开始于干骺部，随骨骼生长逐渐移向骨干。病变位于骨干者，多为中心性生长，而位于骺端者则多偏于一侧。

松质骨或骨干髓腔内圆形、类圆形或条带状异常软组织影，分叶状轮廓是软骨瘤的特点。内可见点环状、条网状或簇集而成的团块状钙化密度区，邻近骨皮质变薄和不同程度的膨胀、大部边缘光整，多有高密度硬化边，并可见伸入病变的钙化密度骨嵴影，较少形成软组织肿块（图1-3-39～44）。肿瘤

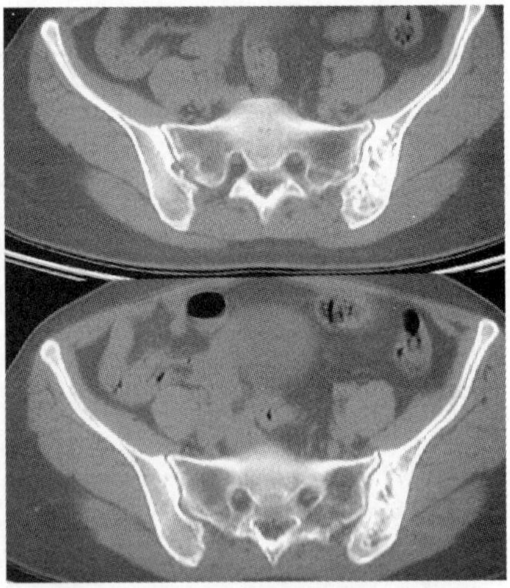

图1-3-40　骶骨软骨瘤

CT示左髂骨后部稍膨胀，密度增高，内见钙化影。

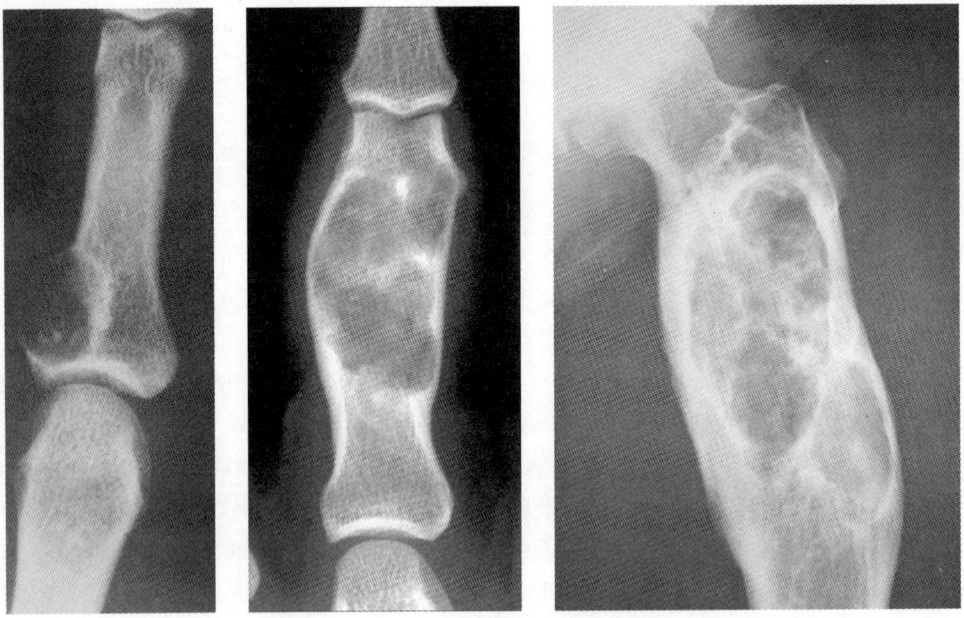

A　B　C

图1-3-39　内生软骨瘤

A、B：指骨膨胀性透光区，其中见斑点状钙化，边缘整齐，皮质骨菲薄膨胀，相邻局部髓腔松质骨硬化；C：股骨上段广泛膨胀性骨破坏，内有斑块状钙化及多发骨间隔，病灶边缘硬化。

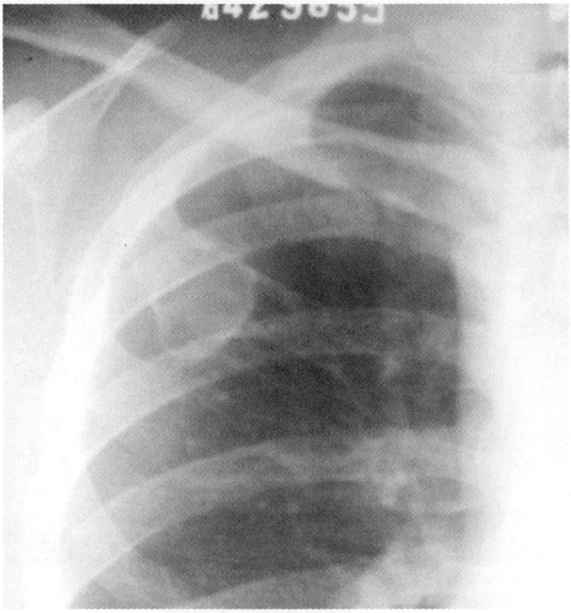

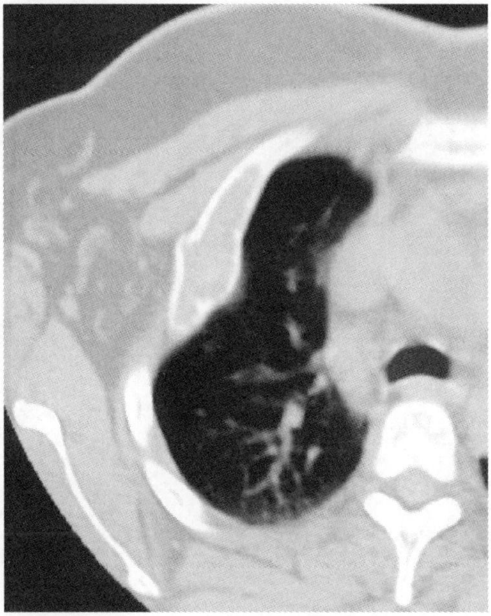

A B

图 1-3-41 肋骨软骨瘤

A、B：上胸 X 线正位片、CT 示右侧第二肋骨近腋前线膨胀性骨破坏，其内未见明显钙化灶，皮质骨变薄。

软骨基质广泛钙化者称钙化型软骨瘤（图 1-3-45）。

（2）MRI 内生软骨瘤呈类圆形或分叶状，边界清楚。未钙化的肿瘤软骨组织 T1WI 信号与肌肉相近或略高，T2WI 为与正常透明软骨一致的高信号。骨壳和硬化边形成 T1WI、T2WI 均为环状的低信号。囊变区呈圆形、类圆形 T1WI 低、T2WI 高信号。结节状、团块状钙化于 T1WI 和 T2WI 均为低信号（图 1-3-42C、D，45D、E）。增强扫描后扫描呈现小环状或不规则强化。Maffucci 综合征尚见软组织血管瘤的表现（图 1-3-46）。

2. 鉴别诊断

（1）骨囊肿 极少发生于短管骨，内无钙化斑点，MRI 上呈均匀 T1WI 低、T2WI 高信号，不难鉴别。

（2）骨巨细胞瘤 手足短管骨少见，而好发于长骨骨端，紧邻关节面生长，膨胀较软骨瘤显著，瘤内很少出现钙化斑点，MRI 上信号多混杂，常显示出血信号和液-液平面，增强扫描多呈明显不均匀强化。

（3）上皮样囊肿 常有外伤史，多发生于末节指骨的远端，呈边缘光滑的圆形或卵圆形透亮区，内无钙化。

（4）骨纤维异常增殖症 发生于短管骨者，多同时累及同一手指（足趾）的多个指（趾）骨及相应的掌（跖）骨，T2WI 为较低信号或伴有水样高信号区。

（5）软骨肉瘤 疼痛明显，扇形骨内膜增生超过骨皮质厚度的 2/3，皮质破坏，软组织肿块和骨外膜反应，多不难与软骨瘤鉴别。

（6）骨梗死 钙化型软骨瘤需与陈旧性

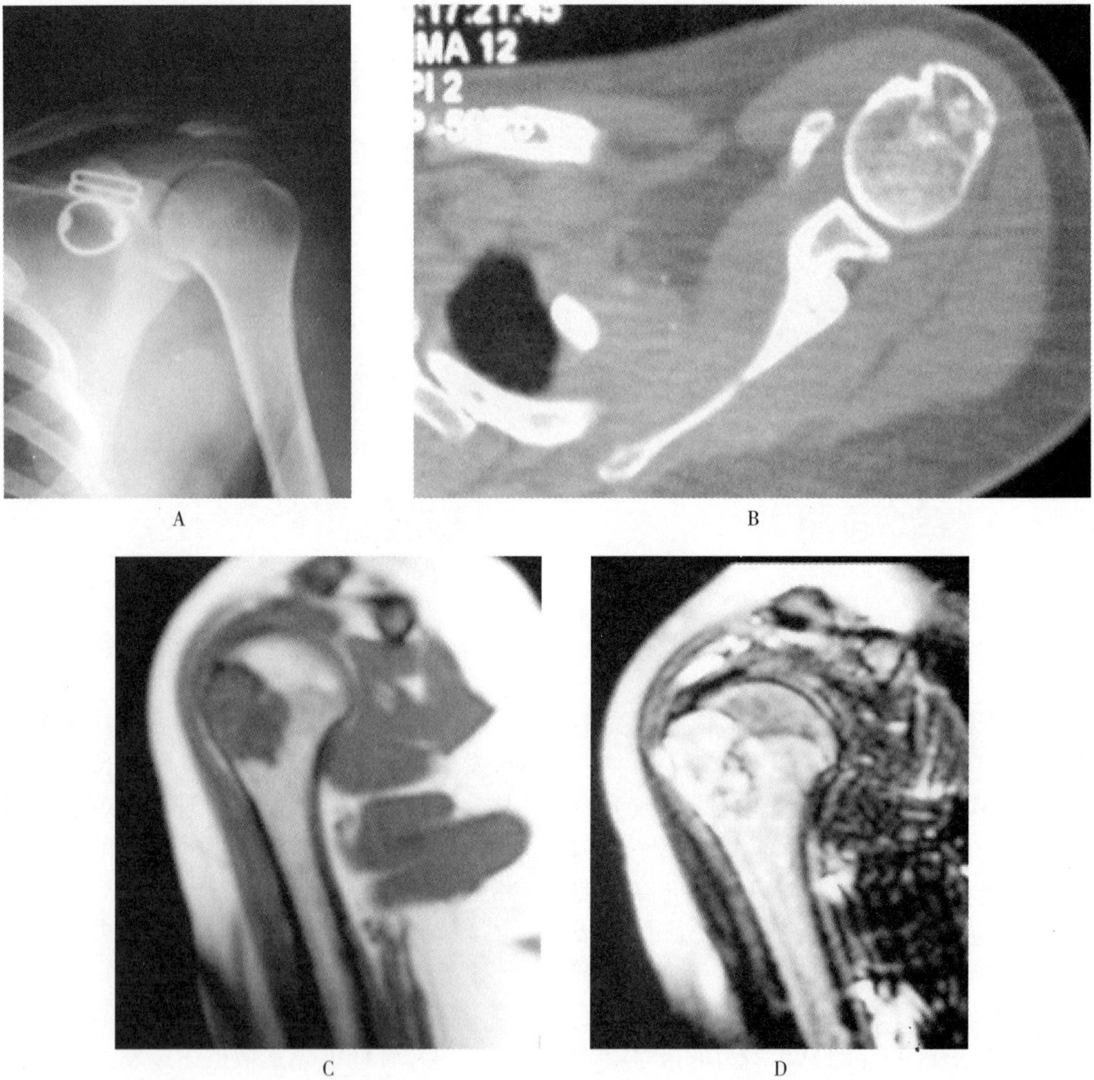

图 1-3-42 肱骨内生软骨瘤

A：左肩关节 X 线正位片示 肱骨大结节类圆形透光区，边缘光整，外侧皮质骨轻度膨胀变薄，其中见斑块状钙化；B：CT 骨窗示肱骨大结节类圆形破坏区见内斑块状钙化，病灶部分边缘硬化；C、D：MRI T1WI、T2WI 压脂扫描示病灶大部分呈长 T1 长 T2 信号，其中钙化呈短 T1 短 T2 信号，肱骨近段骨髓水肿呈明显长 T1 长 T2 信号。

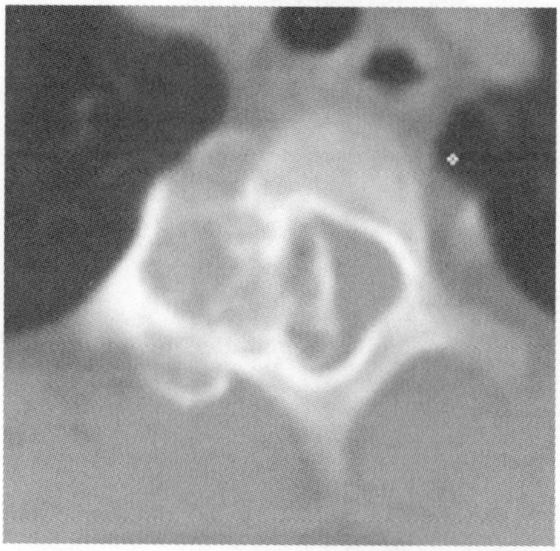

图 1-3-43 胸椎椎弓软骨瘤

CT示胸椎椎弓膨胀性破坏，边缘硬化，内见骨嵴。

骨梗死鉴别，骨梗死多呈匍行性轮廓，边缘钙化明显和不累及皮质，MRI 无透明软骨信号。

（二）皮质旁软骨瘤

皮质旁软骨瘤（juxtacortical chondroma）又称为偏心型软骨瘤（eccentric chondroma）或外生性软骨瘤（ecchondroma）。起源皮质内或骨膜下，可侵犯骨皮质和髓腔。

1. 影像学表现

（1）X线、CT 早期仅见骨旁边界清楚的圆形、类圆形低密度块影，长径 1 ~ 2cm，常压迫其下方骨皮质，形成浅碟状或弧形缺损。病变增大时，骨缺损区增大变深，皮质变薄并向内膨胀或缺失，正常髓腔变窄。有时肿瘤表面或边缘出现薄层完整或不完整线样高密度骨壳，并与病灶上下边缘增厚的骨

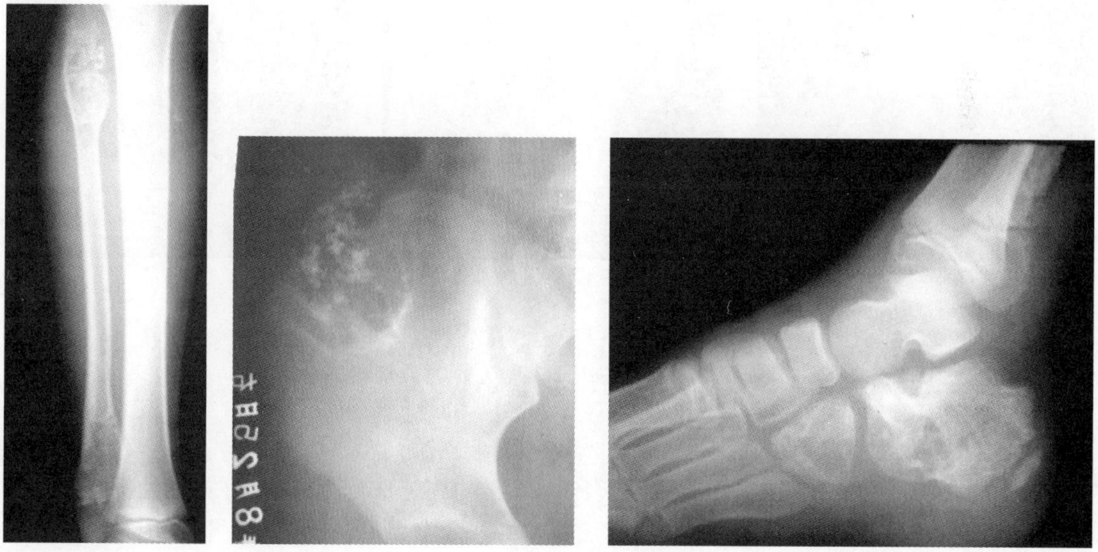

A　　B　　C

图 1-3-44 多发软骨瘤

A、B、C：右小腿、髂骨、足X线平片示同一患者，腓骨上下端、右髂骨、跟骨、骰骨多发囊性病变，边缘硬化，病灶内点状钙化。

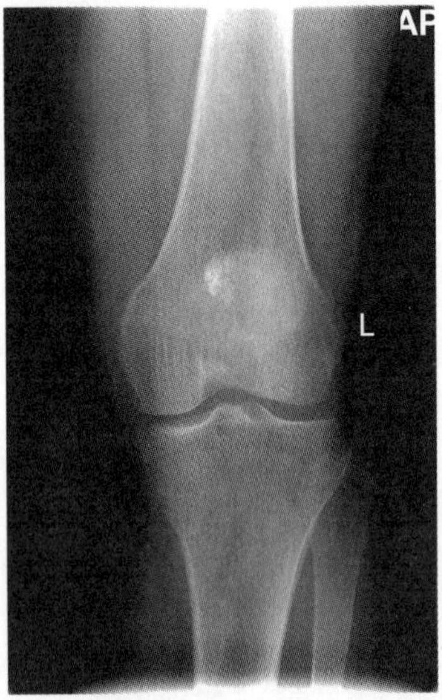

A

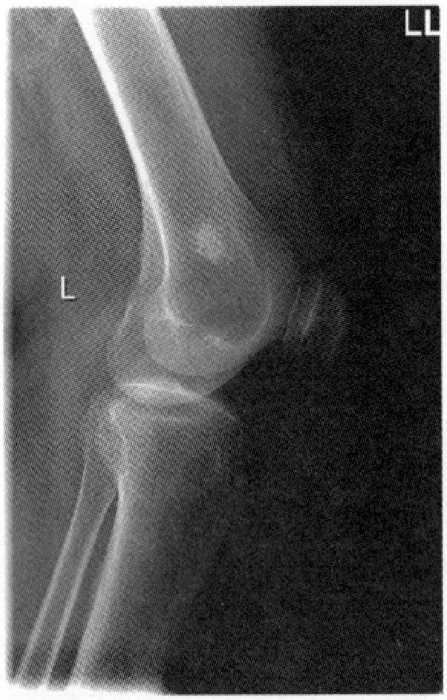

B

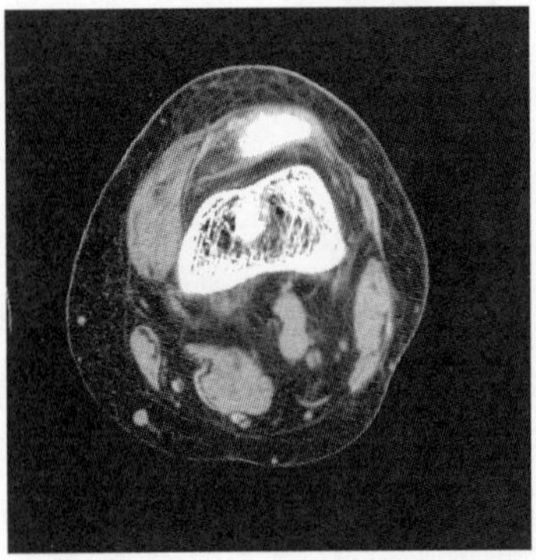

C

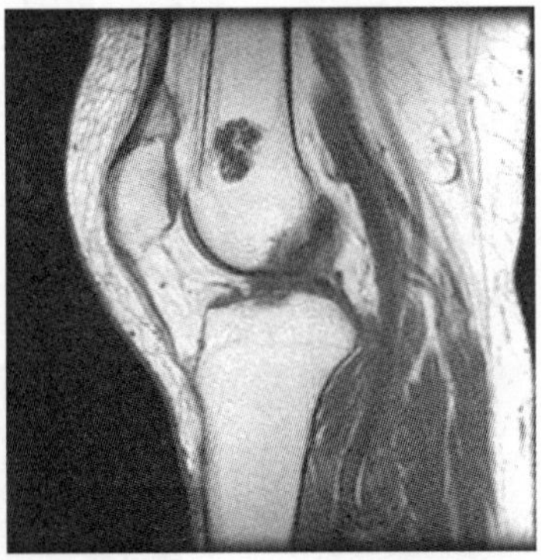

D

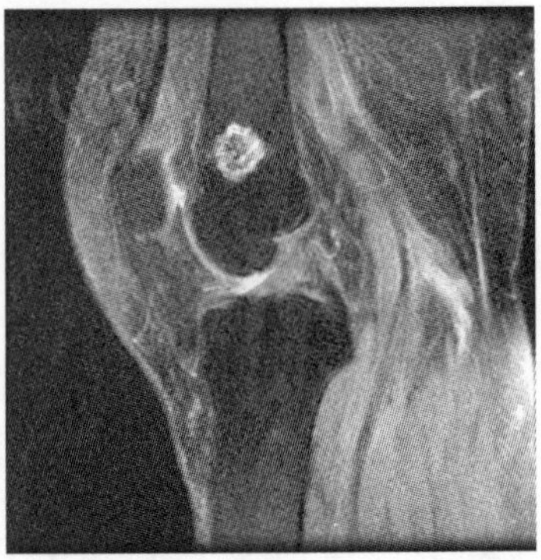

E

图 1-3-45　股骨软骨瘤

A、B：股骨下端髓腔内见团状钙化结节影，边界清楚；C：CT 示股骨下端髓腔内团状钙化结节影，边界清楚，周围骨质未见明显破坏征象；D、E：MRI 示病变呈长 T1、长 T2 信号，边界清楚，其内信号不均。

皮质相延续。病灶内常有散在的斑点状或环状钙化密度影（图 1-3-47 ~49）。

（3）神经纤维瘤病　多发且常合并有皮肤色素沉着和皮下神经纤维瘤，有周围神经增粗、脊柱侧弯、颅骨缺损等改变，较少出现钙化，MRI 上呈 T1WI 较低、T2WI 较高信号，增强扫描有明显均匀强化。

（2）MRI　信号变化与内生性软骨瘤相同。

2. 鉴别诊断

（1）纤维性骨皮质缺损　多见于 4 ~8 岁儿童，随年龄增长可自行愈合。好发于长管

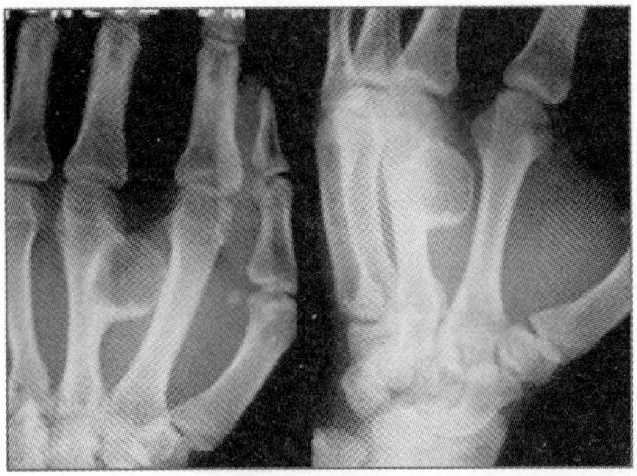

图 1-3-48 掌骨皮质旁软骨瘤

右手正斜位 X 线平片示第 3 掌骨肿瘤自皮质向外生长，表面见完整包壳，髓腔侧边缘硬化，病灶内点状钙化影。

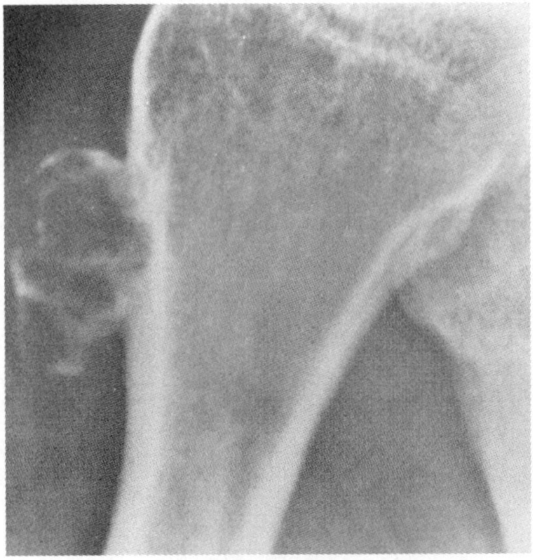

图 1-3-49 肱骨皮质旁软骨瘤

右肱骨近端外侧皮质旁见一分叶状肿块突入邻近软组织内，病变中央为分叶状低密度，周围部为不规则硬化边。基底部与骨皮质相连，连接部骨皮质受侵犯，边缘部明显增厚。骨皮质内面及髓腔未见侵犯。

骨（尤其是股骨远端）干骺端，常双侧同时发生。病灶位于干骺端皮质内和/或下，向周围软组织突出轻微，无钙化。T2WI 信号较低，无结节感。

（2）色素沉着性绒毛结节滑膜炎　病变位于关节、腱鞘或滑囊，多为高密度软组织块影，关节邻近骨有边界清楚的压迫性骨吸收，但无点环状钙化密度影。T1WI 呈低信号，因含铁血黄素沉着，T2WI 亦呈低信号或高低混杂信号，不呈簇集结节状。

三、成软骨细胞瘤

成软骨细胞瘤（chondroblastoma）以往又称软骨母细胞瘤，起源于成软骨细胞或成软骨性结缔组织，有良、恶性之分，良性者占绝大多数。肿瘤主要由成软骨细胞构成，肿瘤基质内和细胞胞质内可有钙化，常出现于软骨成熟后的变性期。

好发于四肢长管骨骨骺区，55% 起源于骺板，再侵及骺部和干骺端，很少原发于干骺端。半数以上发病于膝部（股骨下端和胫骨上端占 57.1%），一般有二次骨化中心的骨骼皆可发病。

本病好发于 5～25 岁青少年男性。临床上病情进展缓慢，一般症状轻微，主要为邻近关节的不适、疼痛和肿胀。

（一）影像学表现

1. X 线、CT　病灶常局限于骨骺，亦可跨越骺板向干骺端扩展，多为圆形或椭圆形低密度区，边缘可呈分叶状。肿瘤内常有斑点状钙化密度影。多有完整或不完整的薄层高密度硬化边和较为广泛的轻度松质骨硬化（图 1-3-50～54）。累及干骺端时，可出现线样骨外膜增生，范围广泛或局限。位于扁骨及不规则骨者，多靠近骨体边缘，常表现为伴高密度硬化边的圆形、类圆形低密度区，

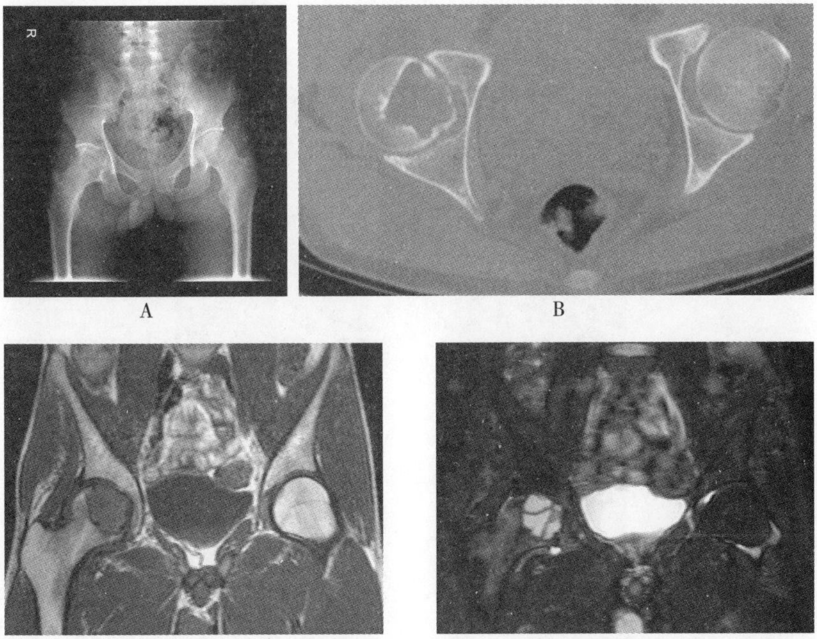

A　B　C　D

图 1-3-50　股骨成软骨细胞瘤

A：右股骨头内不规则形骨质破坏区，有薄层硬化边；B：CT 示右股骨头内不规则形骨质破坏区，有薄层硬化边，局部骨皮质变薄；C、D：MRI 示右股骨头内不规则形长 T1、长 T2 骨质破坏区，边界清楚，其内见条状等 T1、短 T2 信号间隔影，周围硬化边呈长 T1、短 T2 信号。

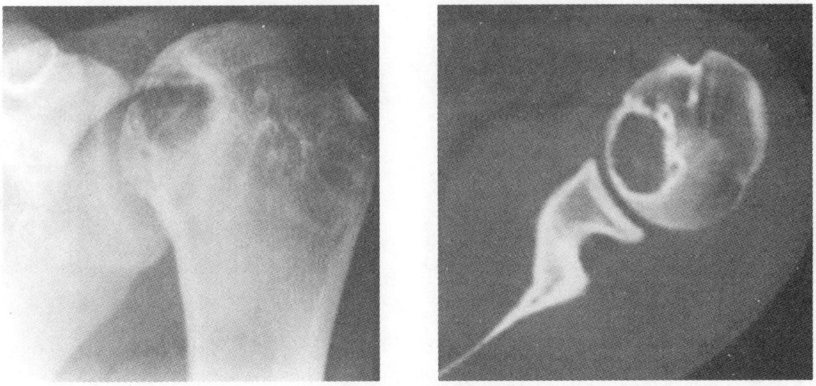

A　B

图 1-3-51　肱骨成软骨细胞瘤

A：左肩 X 线正位片示左肱骨头相当于骨骺区类圆形透光区，延伸至干骺端，病灶边缘有硬化边，周围有片状硬化；B：CT 骨窗示病灶为类圆形软组织样低密度区，周围伴高密度硬化边和斑片。

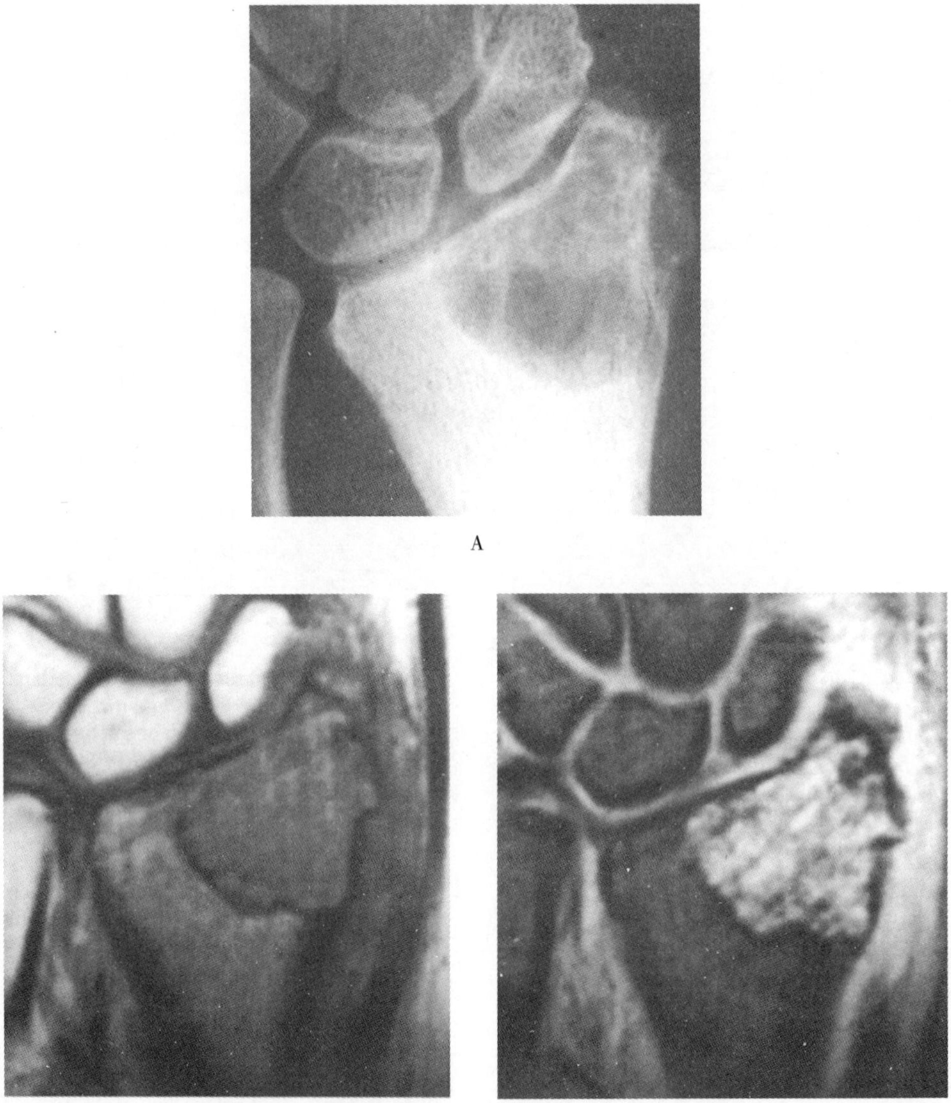

A

B　　　　C

图 1-3-52　桡骨成软骨细胞瘤

A：右腕 X 线正位片示桡骨远侧骨端不规则囊状偏心膨胀性骨质破坏区，内有多条骨性间隔，周围有薄层硬化边和广泛松质骨轻度硬化；B、C：MRI 冠状面 T1WI 和脂肪抑制 FSE T2WI 示瘤灶呈 T1WI 等信号和簇集结节状 T2WI 高信号，周围硬化边形成的低信号带，内侧软组织广泛 T2WI 高信号。

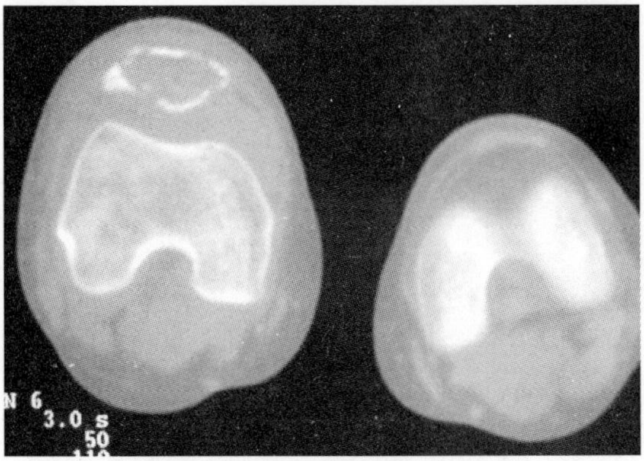

图 1-3-53 髌骨成软骨细胞瘤

髌骨 CT 轴位骨窗示髌骨内轻度膨胀性骨质破坏区，皮质骨断续相连。

相邻骨壳多缺失，偶可膨胀明显（图 1-3-55A、B，56）。发生于短管骨及管径较细的长管骨（如腓骨）时，则表现为中心性生长并向四周轻度膨胀的软组织密度区。相邻关节多伴有积液和滑膜增厚等表现。

2. MRI 肿瘤 T1WI 与肌肉信号相似，T2WI 多为不均匀高信号，常呈簇集的小结节类似葡萄状。GR T2WI 呈明显高信号，与关节软骨信号基本一致为本病特点（图 1-3-52B、C，55C、D）。肿瘤内钙化较多则出现斑点状不定形更低信号，信号强度与钙化多少有关。脂肪抑制 T2WI 上病灶周围髓腔及软组织内多有广泛的高信号水肿区，但并非本病所特有。若有钙盐沉积则呈 T1WI 低、T2WI 高信号。约 67% 病例显示高信号的滑膜炎症和关节积液。Gd-DTPA 静脉注射后扫描，病灶不同程度的强化，均匀或不规则。邻近的骨膜反应和充血水肿区亦可出现轻中度强化。

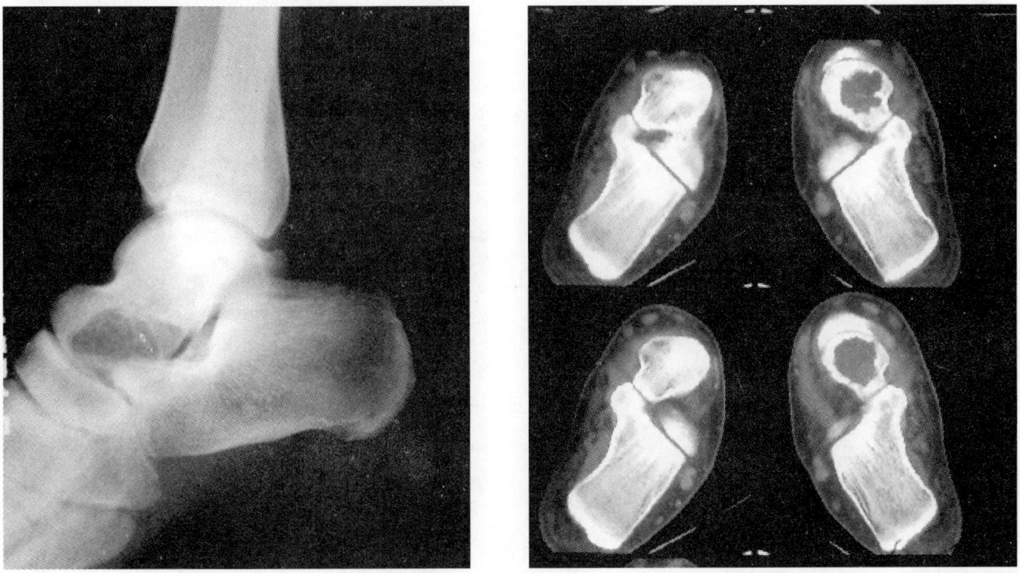

A B

图 1-3-54 距骨成软骨细胞瘤

A：踝关节 X 线侧位片示距骨体部类圆形透光区，其中见点状钙化，边缘清楚，有薄层硬化边；B：CT 软组织窗示病灶为类圆形软组织样低密度区，病灶内钙化及周围硬化边显示更清楚。

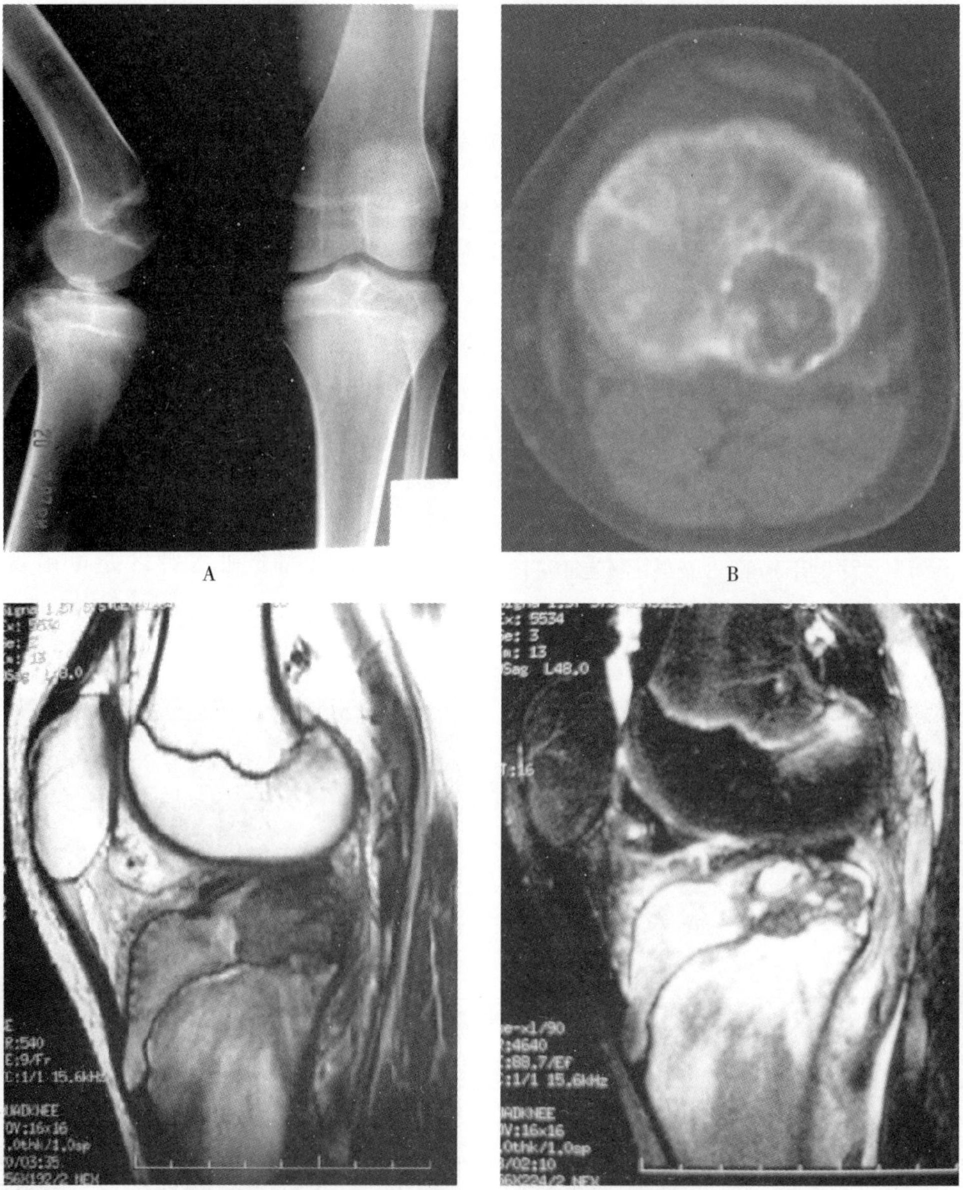

图 1-3-55　胫骨成软骨细胞瘤

A：胫骨近端骨骺偏心性、类圆形密度减低区，其中见散在沙粒状钙化，边缘薄层硬化，累及相邻干骺端；B：CT 骨窗示病灶为类圆形软组织样低密度区，其内见斑块状钙化，周围伴高密度硬化边；C、D：MRI T1WI、T2WI 压脂扫描示病灶呈 T1 低信号，T2 片状低信号中蔟状高信号，累及相邻干骺端，邻近骨髓明显水肿，髌上囊少量积液。

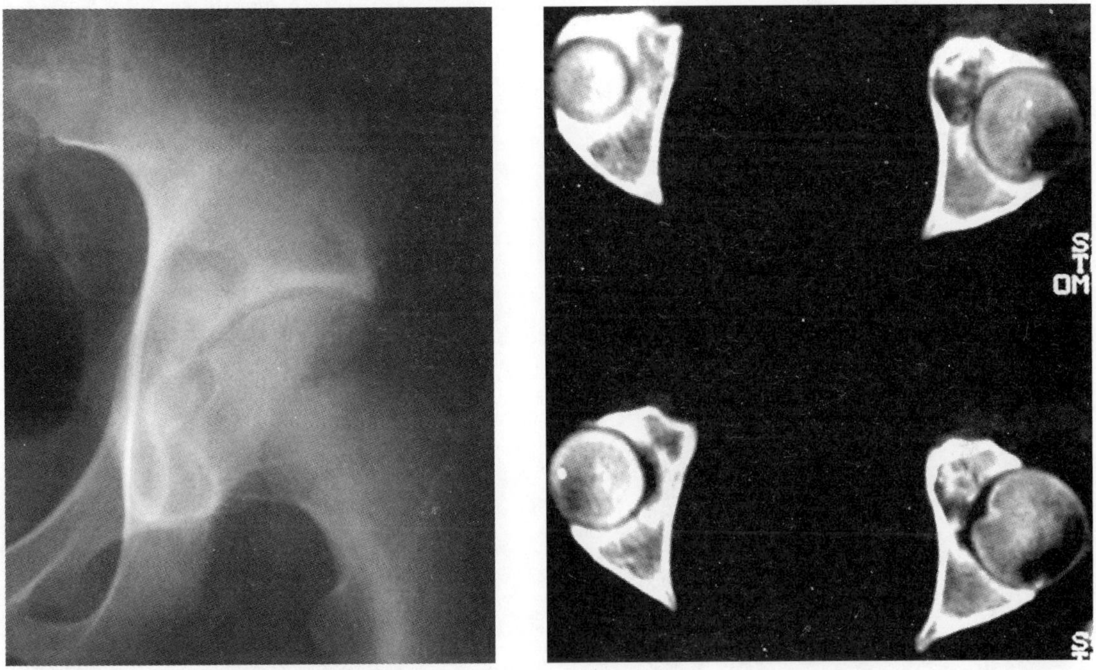

A　　　　　　　　　　　　B

图 1-3-56　髋臼成软骨细胞瘤

A：左髋 X 线正位片示左髋臼膨胀性溶骨性骨质破坏，伴硬化边，其内见磨玻璃样致密影；B：CT 骨窗示左髋臼类圆形骨质破坏区，轻度膨胀，骨壳不完整，其内见钙化密度斑点影和骨化。

（二）鉴别诊断

1. 骨骺、干骺端结核　病灶多较小，多有邻关节间隙狭窄和周围软组织肿胀，少有周边硬化和骨膜反应。

2. 骨巨细胞瘤　发病年龄较晚，多在干骺骨骺闭合后。发展较快，局部症状明显。病灶较大，多横向发展，膨胀明显，紧邻关节面，易向骨突部位生长。MRI 上易出现 T1WI 高信号和液-液平面，少呈簇集小结节状 T2WI 高信号。

3. 内生性软骨瘤　多见于成年人的短管骨，呈囊状膨胀性低密度区。发生于长骨者，病变自干骺端向骨干延伸，周围无水肿改变。

4. 软骨肉瘤　多见于成人长骨的干骺端，病灶呈溶骨性破坏，边缘模糊，其内钙化密度灶或环影欠清楚。软组织肿块体积较大，边界不清。MRI 上易出现 T1WI 高信号和液-液平面。

四、软骨黏液样纤维瘤

软骨黏液样纤维瘤（chondromyxoid fibroma）发生于幼稚的黏液样间胚叶细胞，具有分化为软骨和产生胶原纤维的特性，而不是起源于软骨细胞后发生黏液样变。组织学上，肿瘤由黏液样组织、软骨和纤维所构成。多见于长管骨，80% 在下肢，其中以胫骨最多。扁骨中可见于髂骨、脊柱、肋骨等。

发病年龄多在 10～30 岁，80% 在 30 岁以下，平均约为 16 岁。本病起病慢，病程长，症状轻，常只表现局部肿胀变形和轻度压痛。

（一）影像学表现

1. X线、CT　病变多位于长管骨干骺端，多表现为偏心性、囊状、膨胀性骨破坏，邻近皮质变薄或缺失，形成半月形骨质缺损和软组织肿块（图1-3-59A～D）。囊壁多有伸向囊内的粗厚骨嵴，周围多有明显的骨硬化边缘（图1-3-57、58）。瘤内可有斑点状钙

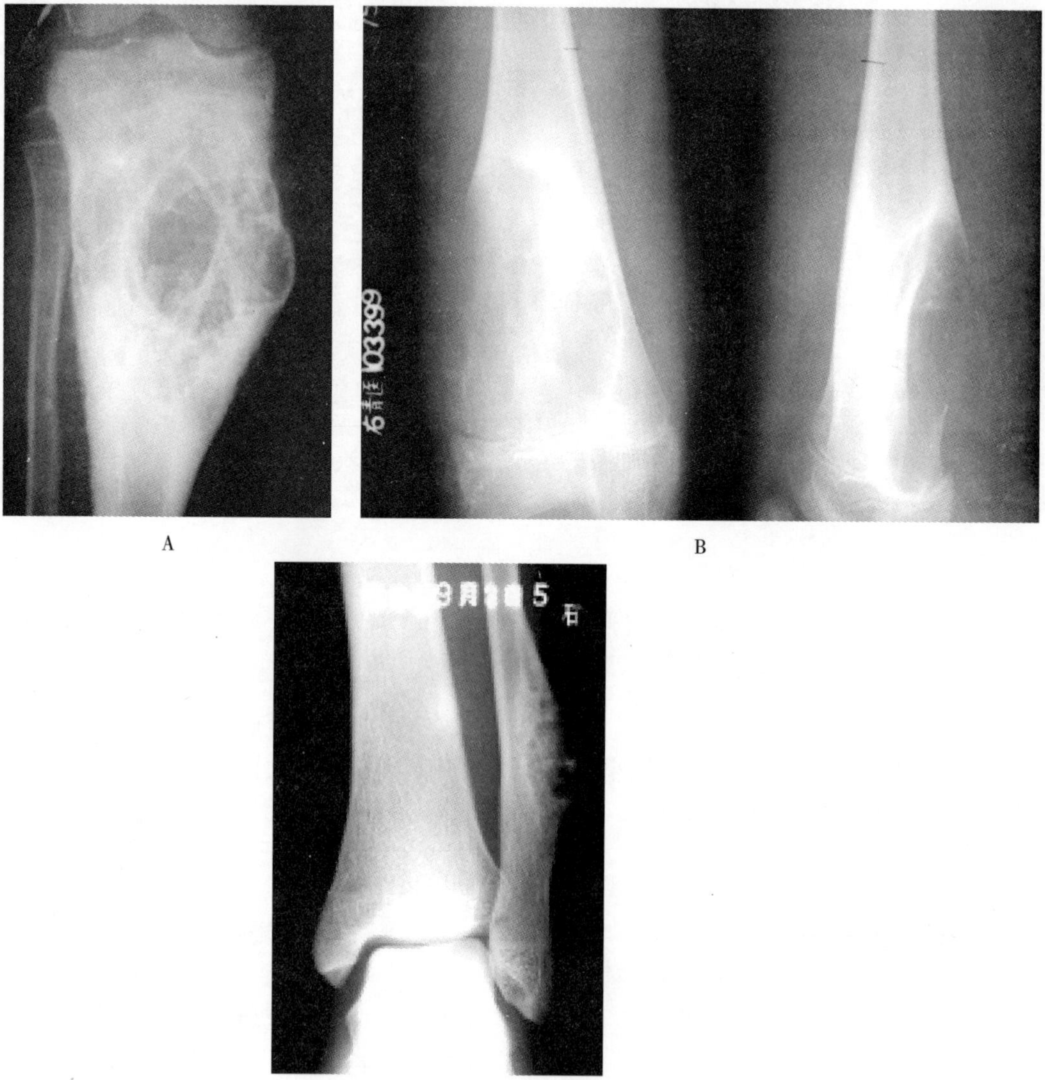

A　B　C

图1-3-57　软骨黏液样纤维瘤

A：胫骨近端X线正位片示胫骨近侧干骺端偏心性膨胀性骨破坏区，边缘硬化，皮质骨连续，无骨膜反应；B：股骨X线正侧位片示股骨远侧干骺端偏心性膨胀性骨破坏区，皮质菲薄，显示不清，无骨膜反应；C：右踝关节X线正位片示腓骨下段外侧偏心性膨胀性破坏区，周围呈分叶状，局部骨皮质中断。

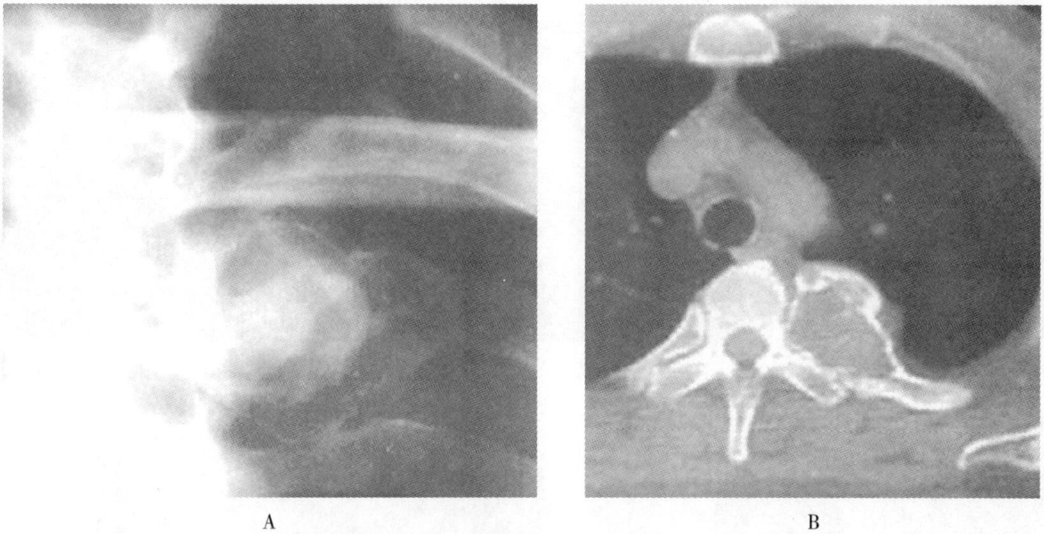

图 1-3-58 肋软骨黏液样纤维瘤

A：胸部 X 线正位片示肋骨胸骨端见膨胀性改变，皮质骨菲薄；B：CT 骨窗示肋骨胸骨端单房膨胀性改变，骨皮质显著膨胀，局部可见中断。

化。位于管径较细的腓骨、尺骨、桡骨和短管骨的病变，亦可呈中心性生长。本病亦可有不同程度的骨膜增生，表现为病变和正常交界处皮质增厚。病变小者骨膜反应局限；病变较大者骨皮质增厚广泛，越近病变区越明显。个别病变起于骨皮质，呈球形向外膨出，骨膜新生骨构成其外壳，宛如附着于骨皮质上的囊泡。

2. MRI 病灶 T1WI 多为低或中等不均匀信号；T2WI 信号更趋不均匀和混杂，其中软骨、黏液和陈旧性血肿液化呈明显高信号，纤维组织为低信号。少数病变信号较均匀。周围硬化缘 T1WI 和 T2WI 均表现为不完整的类皮质低信号线（图 1-3-59E、F）。

（二）鉴别诊断

1. 骨巨细胞瘤 好发年龄为 20 ~ 40 岁，好发于骨端，紧邻关节面生长，易向骨突部位发展，骨性间隔较细，膨胀更明显，边缘多无高密度硬化或更模糊，均与本病不同。

2. 成软骨细胞瘤 病变起于骨骺或骺板，病灶较小，膨胀较轻，常伴有关节积液，内多有钙化影，一般无粗厚骨嵴。

3. 单纯性多房性骨囊肿 发病年龄较轻。多发生于股骨和肱骨上端干骺区中央，皮质膨胀较轻，周围高密度硬化缘薄而锐利，易发生病理骨折，骨折后碎骨片易嵌入囊内，MRI 上信号多均匀。

五、软骨肉瘤

软骨肉瘤（chondrosarcoma）是一种起源于软骨细胞的恶性骨肿瘤，由肿瘤性软骨细胞与细胞间软骨基质构成，常见软骨基质钙化，并以软骨内化骨方式产生新骨。组织学上可分为间充质（间叶性）软骨肉瘤、去分化软骨肉瘤、透明细胞软骨肉瘤及皮质旁

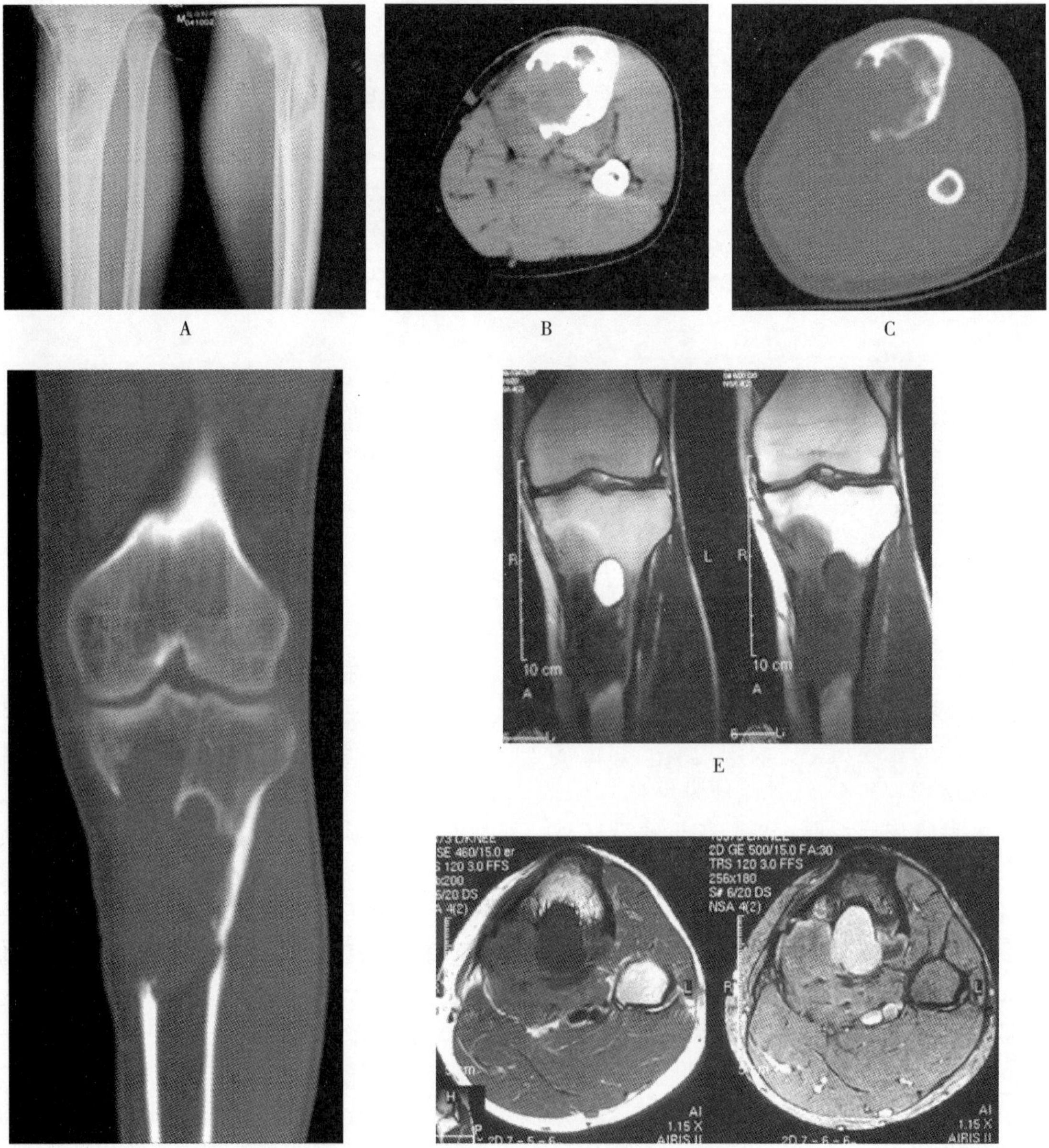

图 1-3-59　胫骨软骨黏液样纤维瘤

A ~ D：左胫腓骨 X 线正侧位片、CT 轴位软组织和骨窗、冠状位重建分别示左胫骨干骺骨干部位偏心、大小不一的多囊状破坏，边缘硬化，内后侧皮质缺损，CT 示肿瘤突向软组织，但境界清楚，无骨膜反应；E、F：MRI 冠状位 T1WI、T2WI、轴位 T1WI、T2WI 压脂扫描示病灶呈低等信号，液化区 T2 呈高信号。

（骨膜性）软骨肉瘤等。根据肿瘤起源可分为原发性和继发性两种。根据肿瘤的发生部位分为中央型和周围型。中央型以原发性居多，好发于四肢长管状骨，以股骨、胫骨及肱骨多见；周围型则继发性较多，常继发于骨软骨瘤，好发于骨盆、肩胛骨等。

常发生 30 ~ 60 岁，20 岁以下很少见，继发性多在 40 岁以上。由于肿瘤生长缓慢，早期可无任何症状，以后出现疼痛，并逐渐加重而转为持续性的剧痛。少数原发性软骨肉瘤发展快，病程短，颇似骨肉瘤。

（一）影像学表现

1. X 线、CT　中央型软骨肉瘤好发于长管骨邻近关节处，呈溶骨性破坏，可形态规整呈囊状，或不规则形。边缘模糊或有硬化缘，甚至较厚。相邻皮质可膨胀变薄，或侵袭破坏形成软组织肿块及骨膜增生（图 1-3-60）。瘤内有点状、环状或弧线状高密度影，也可为密集成堆的絮状及大块状致密影，其中环状钙化颇具特征性（图 1-3-61 ~ 71）。透明细胞软骨肉瘤最好发于股骨近端，表现类似成软骨细胞瘤，但见于成人（图 1-3-63）。去分化软骨肉瘤好发于肱骨近端，高分化的软骨肉瘤位于中心，钙化较明显，而低分化的肉瘤呈溶骨性破坏向周围发展，病灶内很少有钙化（图 1-3-65）。

周围型软骨肉瘤大多源于骨软骨瘤恶变，多数可见残存的骨软骨瘤骨性基底，软骨帽增厚，不规则，密度低于同层肌肉组织，其内也可见斑点状钙化之高密度，若软骨帽厚度大于 2cm，则软骨肉瘤可能性大（图 1-3-72、73）。增强扫描肿瘤呈不均匀强化，周边强化明显，不规则无强化区多位于中心部位，边缘模糊，其内可有强化间隔。

2. MRI　肿瘤轮廓多呈分叶状，病变实质内常见分隔。软骨肉瘤 T1WI 表现为等或低信号，恶性程度高者其信号强度更低。低度恶性软骨肉瘤因含透明软骨而 T2WI 呈均匀一致的高信号，高度恶性肿瘤信号强度不一致。瘤软骨钙化 T1WI、T2WI 均呈低信号。软骨帽 T1WI 呈不均匀低信号，T2WI 为高、低混杂信号（图 1-3-64D ~ E，73B、C）。增强扫描后，软骨肉瘤可有环状、弓形或隔膜状增强，软组织肿块周边部强化明显（图 1-3-72C，73D）。

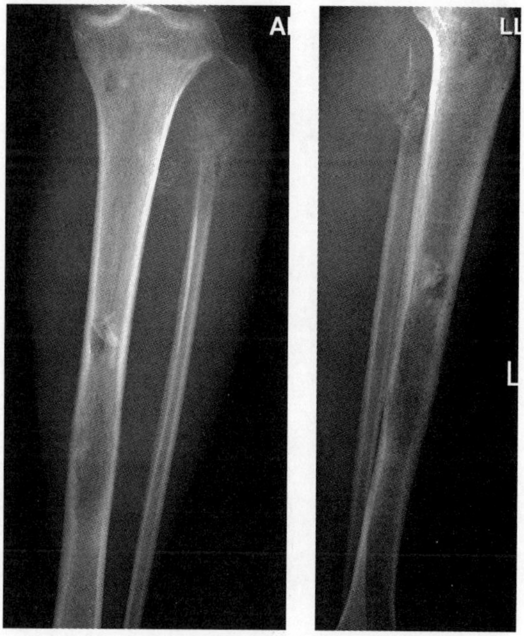

A　　　　B

图 1-3-60　间叶性软骨肉瘤

A、B：左胫骨骨干及近端 X 线片示浸润性破坏，病变内未见明确钙化影，未见骨膜反应；左腓骨近端浸润性破坏，周围软组织明显肿胀，病变及软组织内见小斑点、条状钙化影。胫骨干局限缺损及高密度骨化区为病理活检部位。

（二）鉴别诊断

1. 成骨型骨肉瘤　软骨肉瘤伴大量钙化

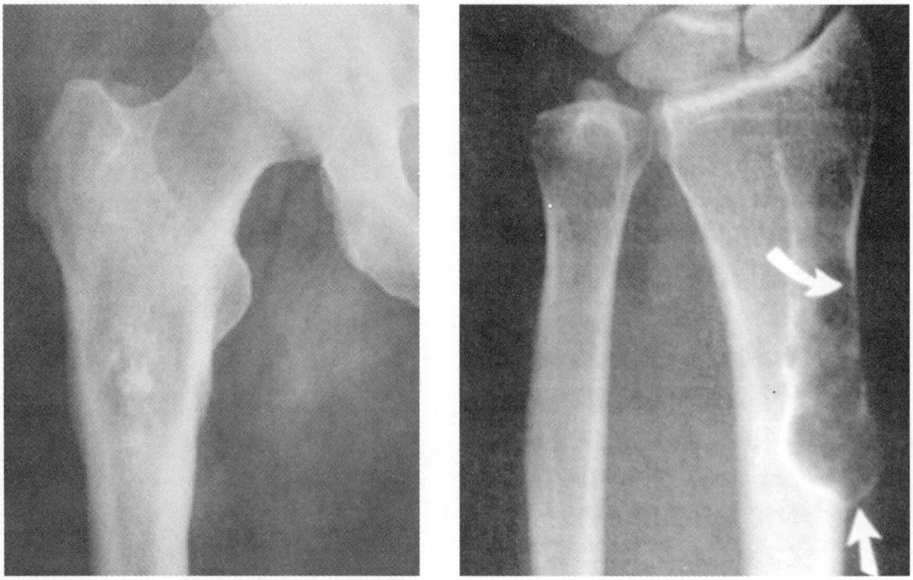

A　　　　　　　　　　　　B

图 1-3-61　软骨肉瘤

A：股骨近段 X 线正位片示股骨近段骨质破坏区，其中见斑片状致密影，皮质骨连续；B：尺、桡骨远端 X 线正位片示桡骨偏侧长形轻度膨胀性破坏，髓腔侧硬化缘，病灶内见点状高密度影。

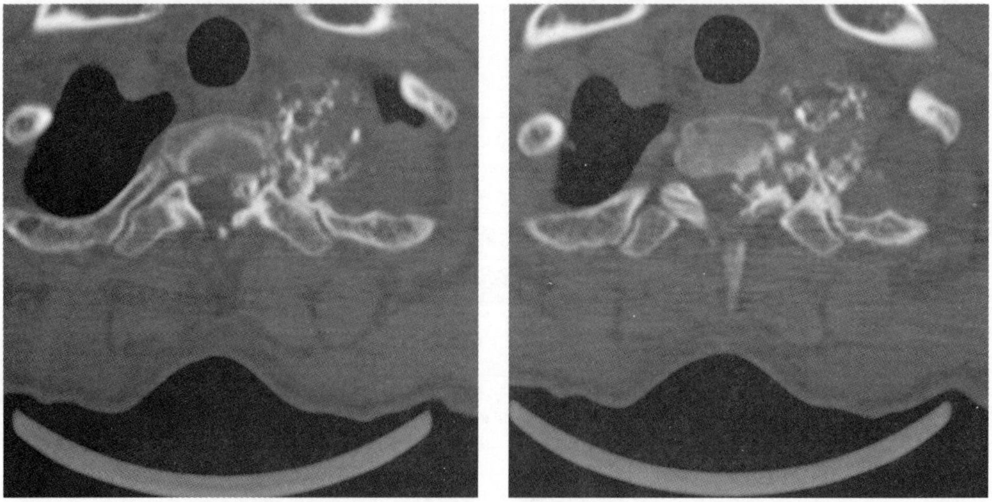

A　　　　　　　　　　　　B

图 1-3-62　软骨肉瘤（中央型，原发性）

A、B：CT 平扫示左侧第二肋骨骨质破坏，并见软组织肿块形成，边缘光滑、锐利，其内见斑点状钙化。

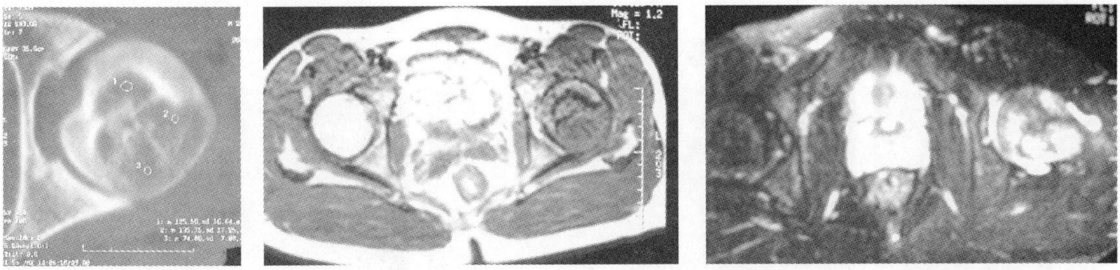

A B C

图 1-3-63 股骨头高分化软骨肉瘤（透明细胞型）

A：CT 骨窗示股骨头内类圆形骨破坏区，其中见斑块状钙化及骨分隔，边缘部分硬化；B、C：MRI T1WI 与脂肪抑制 T2WI 示病灶呈 T1WI 低信号，T2WI 高信号，其中钙化及骨分隔、硬化边缘均呈低信号，并见少量关节积液。

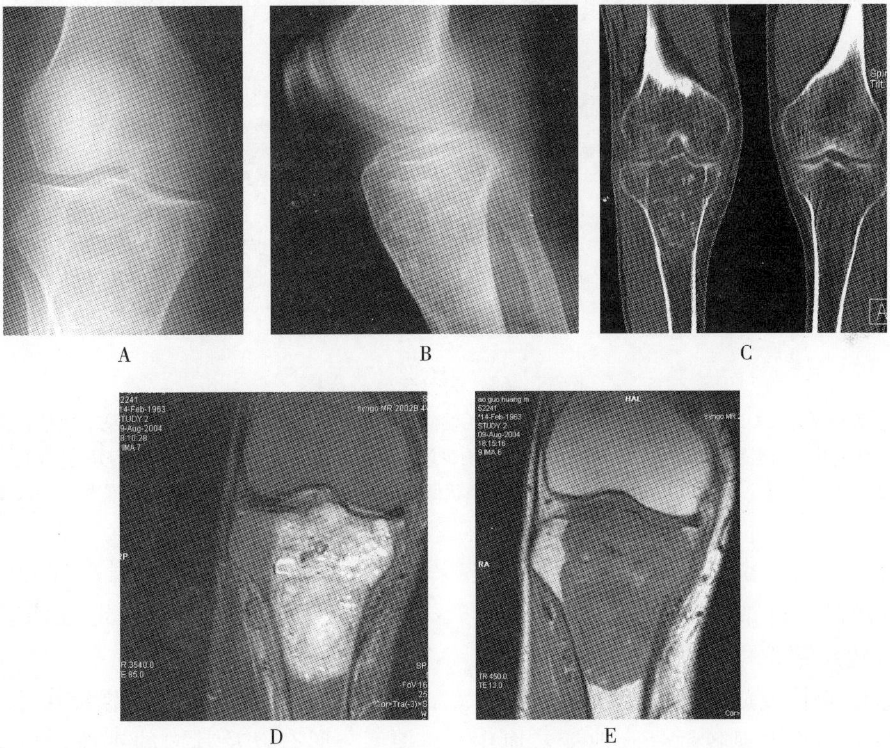

D E

图 1-3-64 软骨肉瘤（透明细胞型）

A～C：右膝 X 线正侧位片、CT 冠状位重建骨窗示右侧胫骨上端溶骨性破坏，皮质骨薄，局部中断，其内见点状、环状钙化影；D、E：MRI T1WI 与脂肪抑制 T2WI 示肿瘤呈 T1WI 中等低信号，T2WI 明显高信号，其内信号不均。

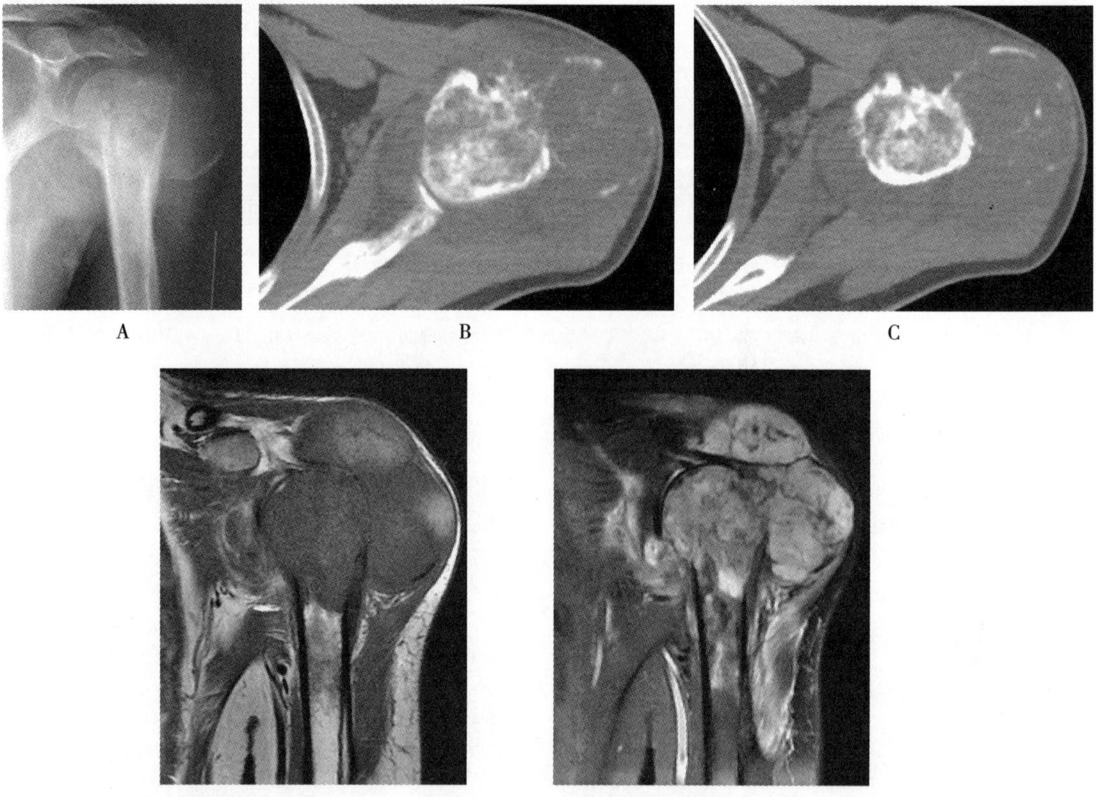

图 1-3-65 去分化软骨肉瘤

A～C：X 线平片及 CT 轴位分别示左侧肱骨近侧干骺端溶骨性破坏，皮质中断破坏，近侧见一致性骨膜反应，病变内见斑点状钙化，周围软组织内大的分叶状肿块，其内少量点条状及表面壳状钙化；D、E：MRI T1WI、T2WI 压脂扫描示病变大部呈短 T1、稍长 T2 实质性信号，内见点条状低信号钙化影及不规则 T2WI 压脂高信号（黏液变或坏死）。

时，其大块状致密影由点状或小环状影密集而成，密度较高，边界清楚，骨膜反应少见，软组织肿块边缘部位可有薄层骨化包壳；成骨型骨肉瘤以瘤骨或放射状骨针为主，瘤骨形状不呈环形，并出现各种骨膜改变，血中碱性磷酸酶升高。

2. 骨纤维肉瘤 骨纤维肉瘤发病率较低，中央型表现为髓腔内囊状透亮区，骨皮质局限性变薄，一般无骨膜反应，偶见小沙砾状钙化；周围型以与骨毗邻处软组织包块以及相对应的骨皮质压迫性凹陷性缺损为特点。

3. 骨软骨瘤 应注意骨软骨瘤软骨帽的厚度、形态以及其内的钙斑，当其周围出现软组织肿块时，应高度怀疑恶变的可能。

六、骨膜软骨肉瘤

起自骨表面的成软骨恶性肿瘤，特点是分化良好，并见广泛软骨内骨化。

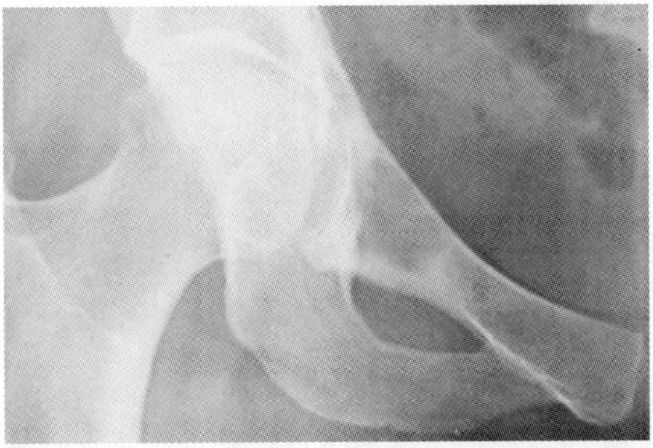

A

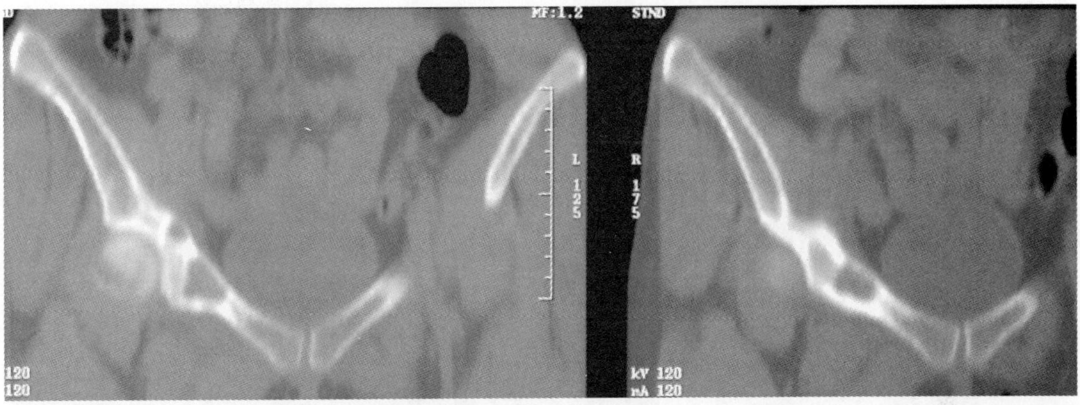

B

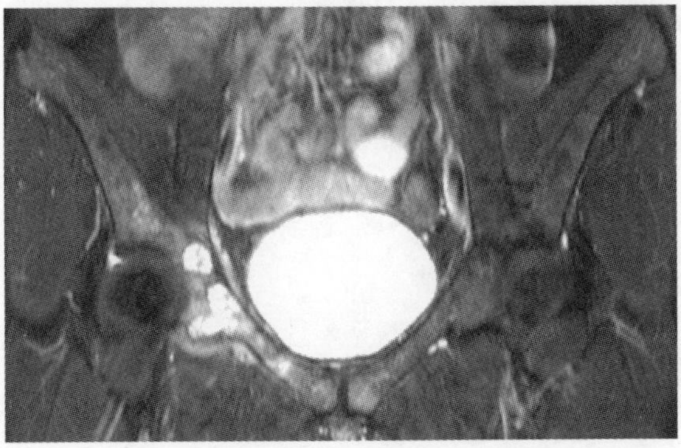

C

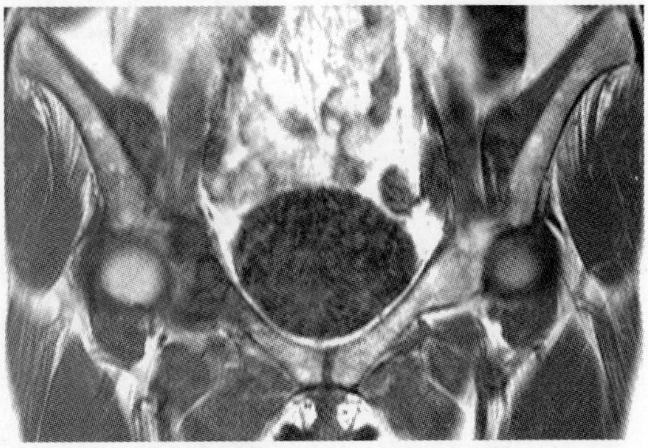

D

图 1-3-66 髋臼、耻骨上支高分化软骨肉瘤

A：右髋关节 X 线正位片示右侧髋臼、耻骨上支溶骨性破坏，边缘清楚；B：CT 冠状位重建骨窗示右侧髋臼、耻骨上支溶骨性破坏，呈软组织密度灶，内侧皮质骨不连续，边界较清；C、D：MRI 示右侧髋臼、耻骨上支膨胀性骨质破坏区，呈长 T1、长 T2 信号，髋臼、耻骨上支周围见软组织信号影环绕。

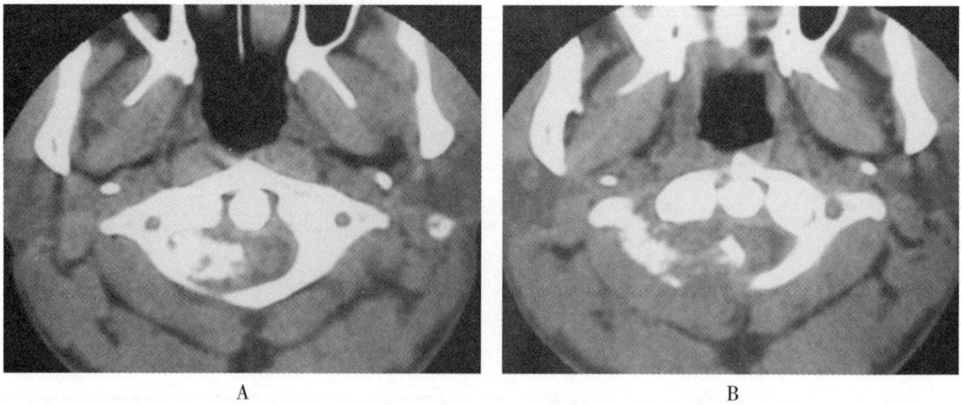

图 1-3-67　寰椎软骨肉瘤

A、B：CT 软组织窗示寰椎右侧椎弓、横突骨质破坏，其中见环状及斑块状钙化。

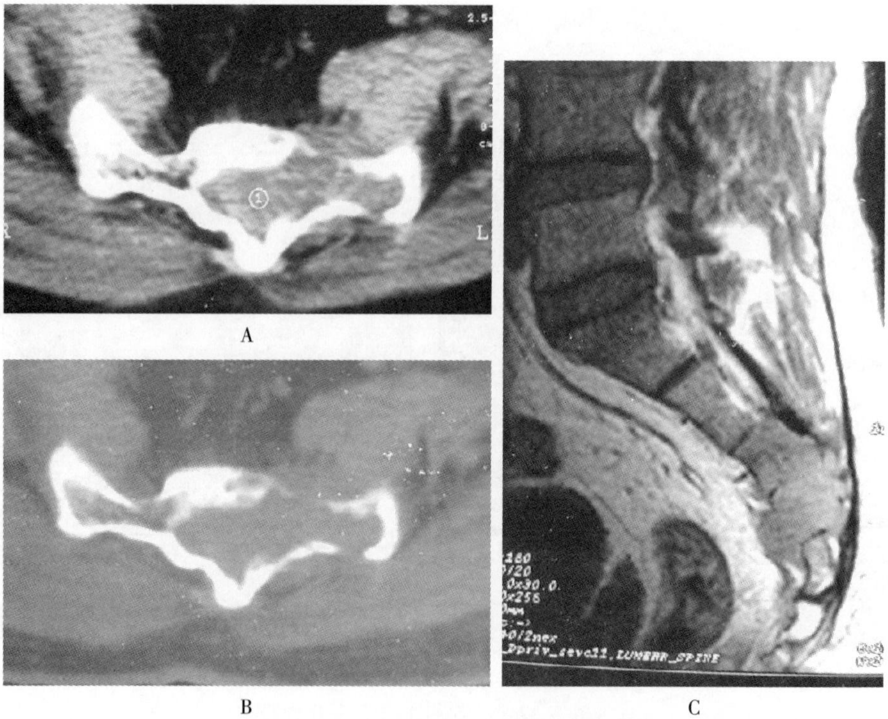

图 1-3-68　骶骨侵袭性软骨肉瘤

A、B：CT 软组织窗与骨窗示骶骨及左侧骨突溶骨性破坏，皮质骨不连续并见软组织肿块；C：MRI T1WI 示骶骨肿块呈等 T1 信号，向前突入骶前间隙生长。

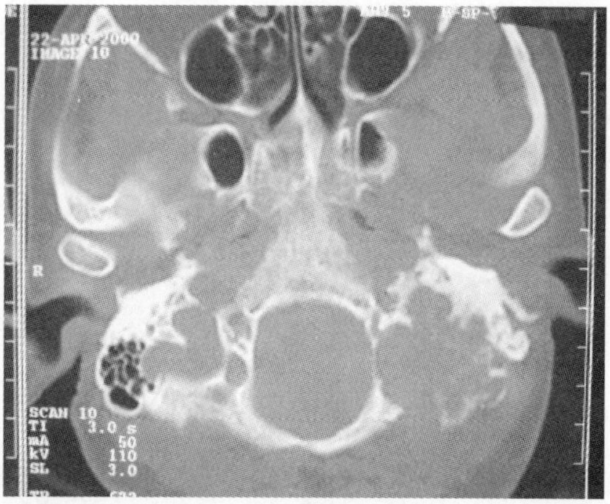

图 1-3-69 颅骨软骨肉瘤

CT 骨窗示左侧颈静脉孔不规则溶骨性破坏。

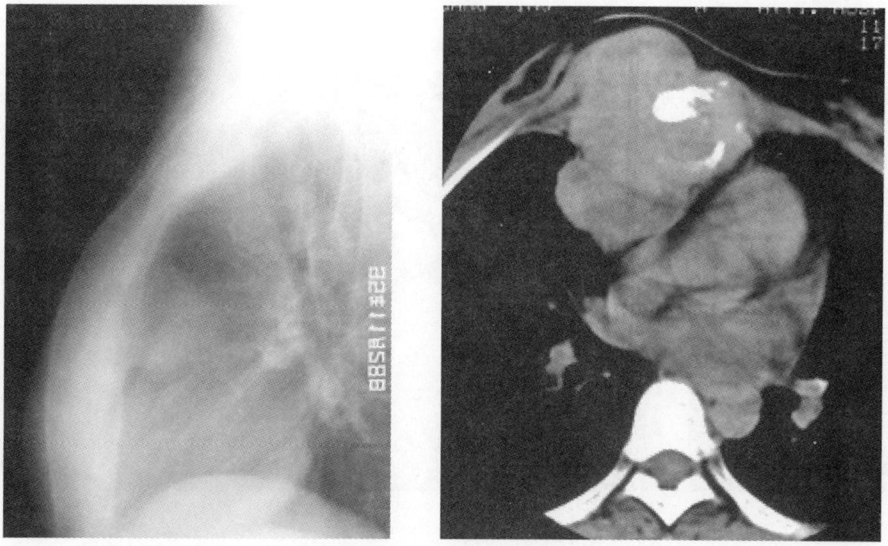

A B

图 1-3-70 胸骨软骨肉瘤

A：胸骨 X 线侧位片示胸骨骨质破坏及软组织肿块；B：CT 软组织窗示胸骨部位分叶状软组织肿块，边缘清楚，其中可见斑点状钙化。

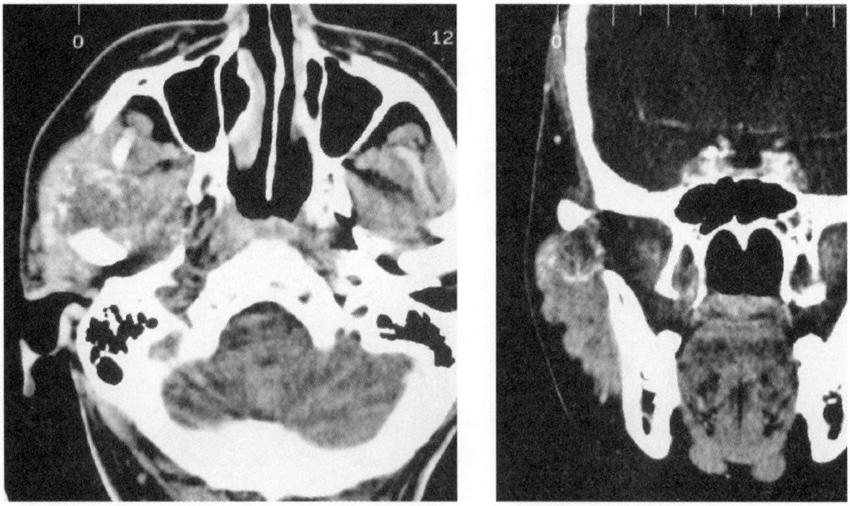

A　　　B

图 1-3-71　下颌骨软骨肉瘤

A、B：右下颌支部溶骨性破坏及软组织肿块，病灶内见弧状钙化影。

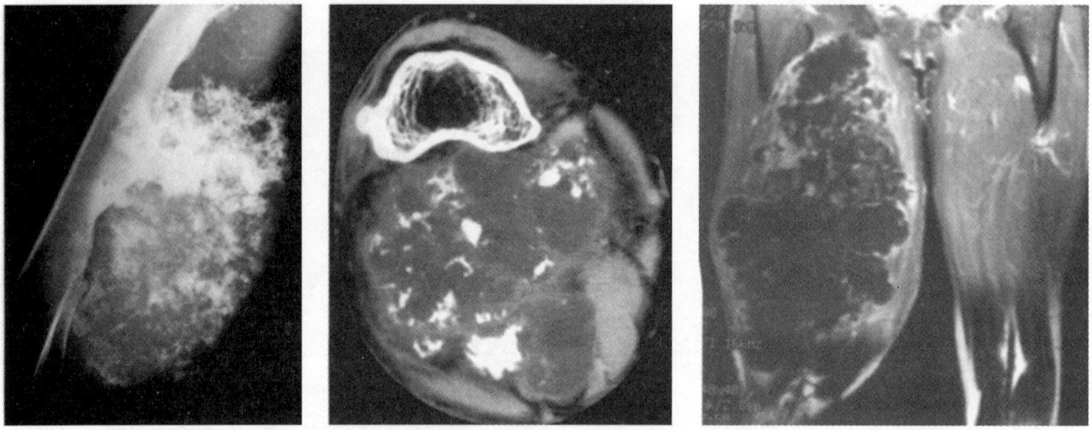

A　　　B　　　C

图 1-3-72　股骨软骨肉瘤（周围型，继发性）

A：右股骨 X 线侧位片示右股骨后部骨软骨瘤恶变形成巨大软组织肿块，其内可见斑点、斑片、不规则片状钙化灶；B：CT 平扫示右股骨分叶状软组织肿块密度不均匀，内见散在不规则钙化灶；C：MRI 增强扫描后，冠状面 T1WI 显示肿块信号不均匀，可见肿块周边及间隔强化。

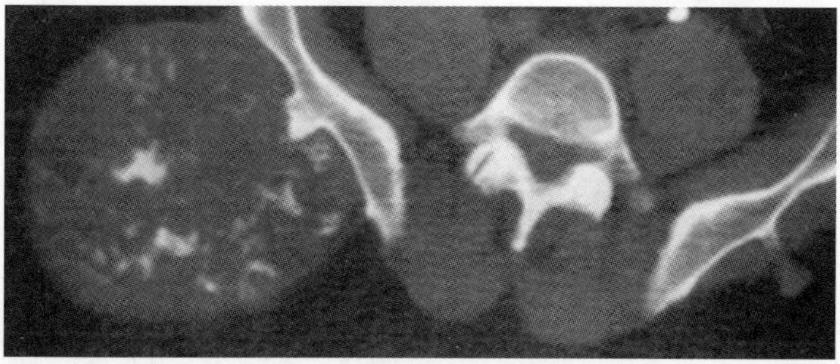

A

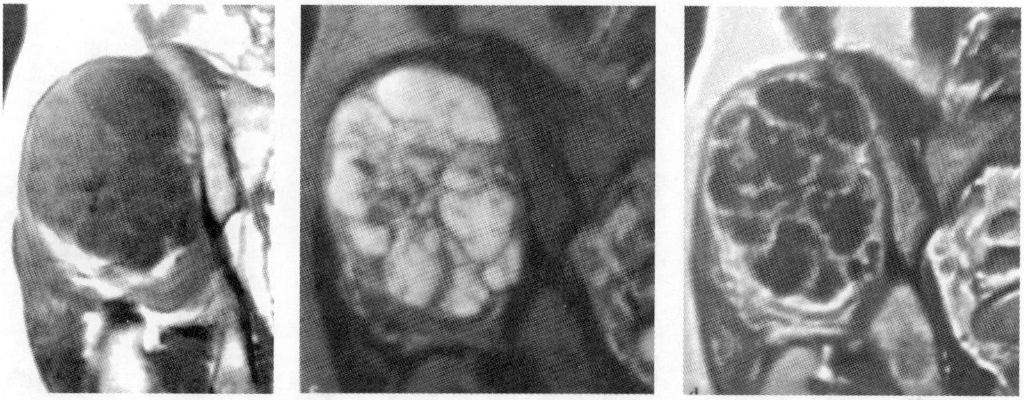

B C D

图 1-3-73 髂骨软骨肉瘤（周围型，继发性）

A：CT 骨窗示双侧髂骨后面可见多发骨软骨瘤，右侧者恶变，出现巨大软组织肿块，肿块内见大量无定型钙化；B：MRI 冠状面 T1WI 显示低信号的巨大软组织肿块；C：MRI 冠状面 T2WI 显示分叶状高信号肿块，内见低信号间隔；D：MRI 增强扫描后，冠状面 T1WI 示肿瘤周边、内部间隔及部分实质可见强化。

以男性多见，好发生于 20 岁左右。好发于长骨骨干，尤以股骨多见。临床表现为生长比较缓慢之肿块，伴有疼痛、压痛。

（一）影像学表现

1. X 线、CT　肿瘤位于皮质骨表面，呈球形肿块，体积一般较小，其中可见斑点状或环状钙化，也可见与骨干垂直之放射状骨针。在其下方的骨皮质常受侵袭，多呈浅碟样压迹并有明确而较厚的界限。在肿瘤周围可出现骨膜三角（图 1-3-74A、B）。

2. MRI　病变呈等 T1 长 T2 信号，T2WI 压脂像皮质下髓腔内高信号，增强 T1WI 肿瘤明显强化（图 1-3-74C ~ E）。

（二）鉴别诊断

1. 皮质旁软骨瘤　多发生于手足短骨，长骨者少，骨膜反应很少见。

2. 骨膜骨肉瘤　多见于胫骨骨干，骨皮质表面常见针状新生骨，骨皮质可受侵，但较少出现骨皮质变厚或硬化。最后诊断需靠病理。

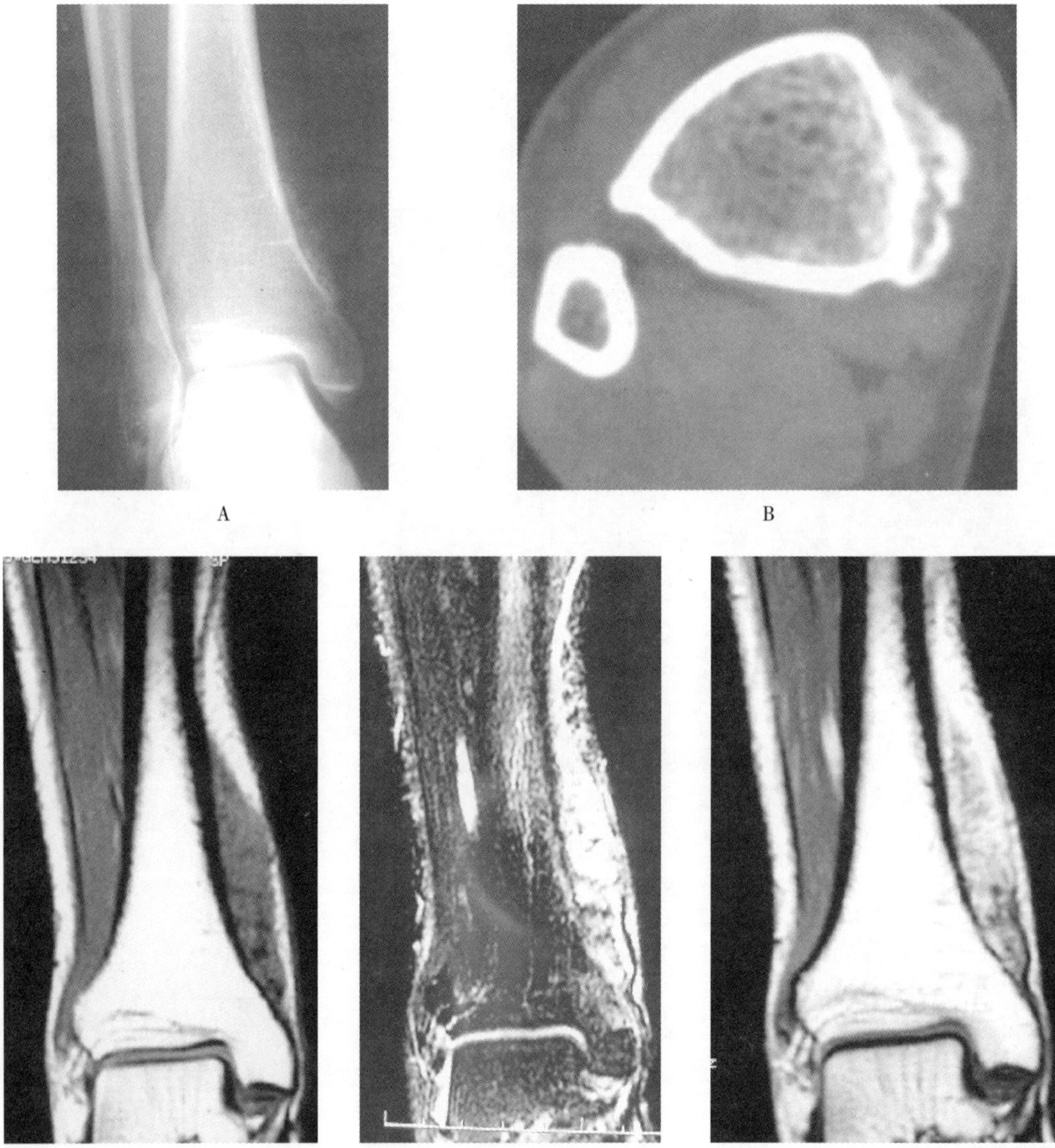

图 1-3-74 胫骨骨膜软骨肉瘤

A、B：右踝 X 线正位片、CT 示右胫骨下端内侧皮质表面花边状钙化致密影，相邻皮质未见明显受侵征象；C、D：MRI 冠状位 T1WI、T2WI 压脂显示病变范围较 X 线平片广泛，并侵及皮下脂肪，病变呈等 T1 长 T2 信号，T2WI 压脂像皮质下髓腔内高信号；E：MRI 增强 T1WI 示肿瘤明显强化。

（王绍武 田 军 段 峰）

第三节　骨巨细胞瘤

骨巨细胞瘤（giant cell tumor of bone）以往又称破骨细胞瘤（osteoclastoma），是一种具有侵袭性的骨肿瘤，组织来源不明，多数学者认为骨巨细胞瘤可能来源于非成骨性结缔组织或未分化的结缔组织细胞，肿瘤的主要成分为多核巨细胞和梭形间质细胞构成。骨巨细胞瘤的特点为局部破坏性大，生长活跃具有侵袭性。病理上约 80% 为良性，20% 为恶性。

发病高峰见于 20 ~ 40 岁成年人，骨骺闭合前极少发生。好发于长骨骨端，以股骨下端最为多见，次为胫骨上端及桡骨下端（三处发病占全部的 60% ~ 70%）。脊椎和掌指骨亦可发病。一般为单发，偶有多发者。

主要症状为局部疼痛和肿胀。初为间歇性隐痛，随病程进展可转为持续性。恶性者进展较快，且疼痛较重。位于脊柱者可出现脊神经或脊髓压迫症状，甚至截瘫。

（一）影像学表现

1. X 线、CT　肿瘤常位于骨端，紧邻骨性关节面偏心生长，易向骨突部位发展（图 1-3-75A ~ C，76A、B）。病变进展或位于窄细

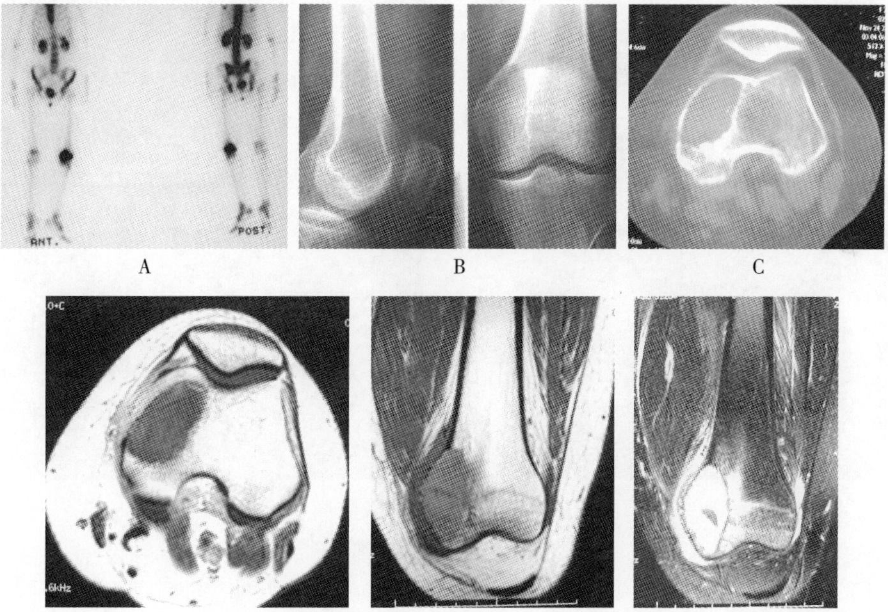

图 1-3-75　股骨骨巨细胞瘤

A：骨骼放射性核素发射式计算机断层显像（ECT）示左股骨远端放射性浓聚；B：股骨 X 线正侧位片示股骨外髁见类圆形透光区，边缘清楚，髓腔侧边缘轻度硬化，局部皮质骨稍膨胀变薄；C：CT 骨窗示股骨外髁偏侧性骨质破坏，轻度膨胀，骨壳完整，边缘硬化；D ~ F：MRI T1WI（D、E）、T2WI 压脂（F）扫描示肿瘤呈 T1WI 低信号，T2WI 高信号，肿瘤内条状低信号为陈旧出血

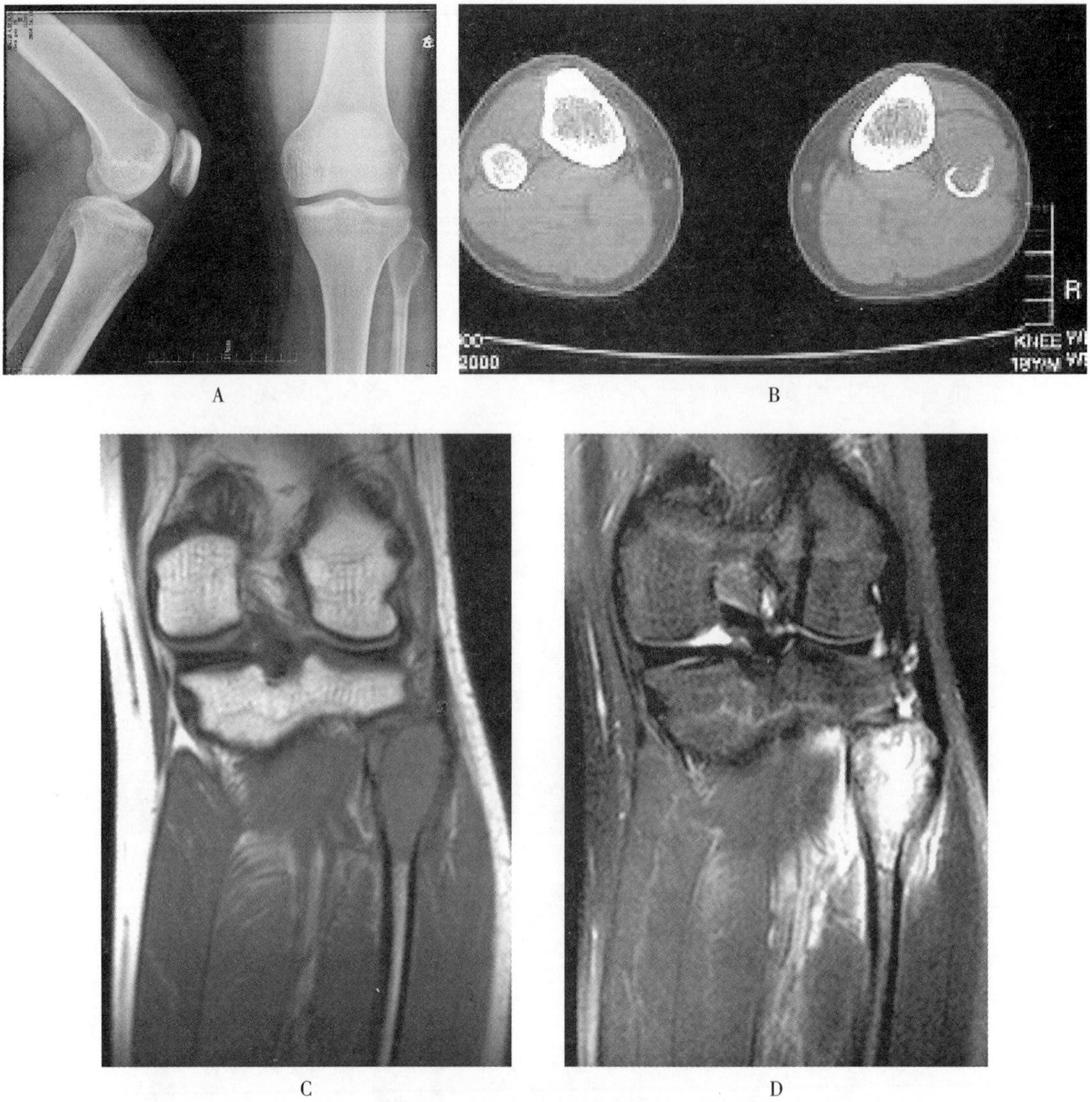

图 1-3-76 腓骨骨巨细胞瘤

A：膝关节 X 线正侧位片示腓骨近端膨胀性破坏，前缘皮质骨消失；B：CT 骨窗示腓骨近端膨胀性破坏，前缘皮质骨破坏消失，可见髓腔内外软组织肿块；C、D：MRI T1WI、T2WI 压脂扫描示肿瘤呈 T1WI 均匀低信号，T2WI 高信号。

骨者，可占据整个骨端或干骺宽度，但极少穿透关节软骨。骨骺闭合之前发病者，肿瘤多位于干骺端。骶骨巨细胞瘤多发生于骶骨上部。病灶多表现为囊状骨破坏区，边界清楚或模糊，多有不同程度膨胀，骨壳完整或残缺（图 1-3-77 ~ 79，81，83）。病灶内为软

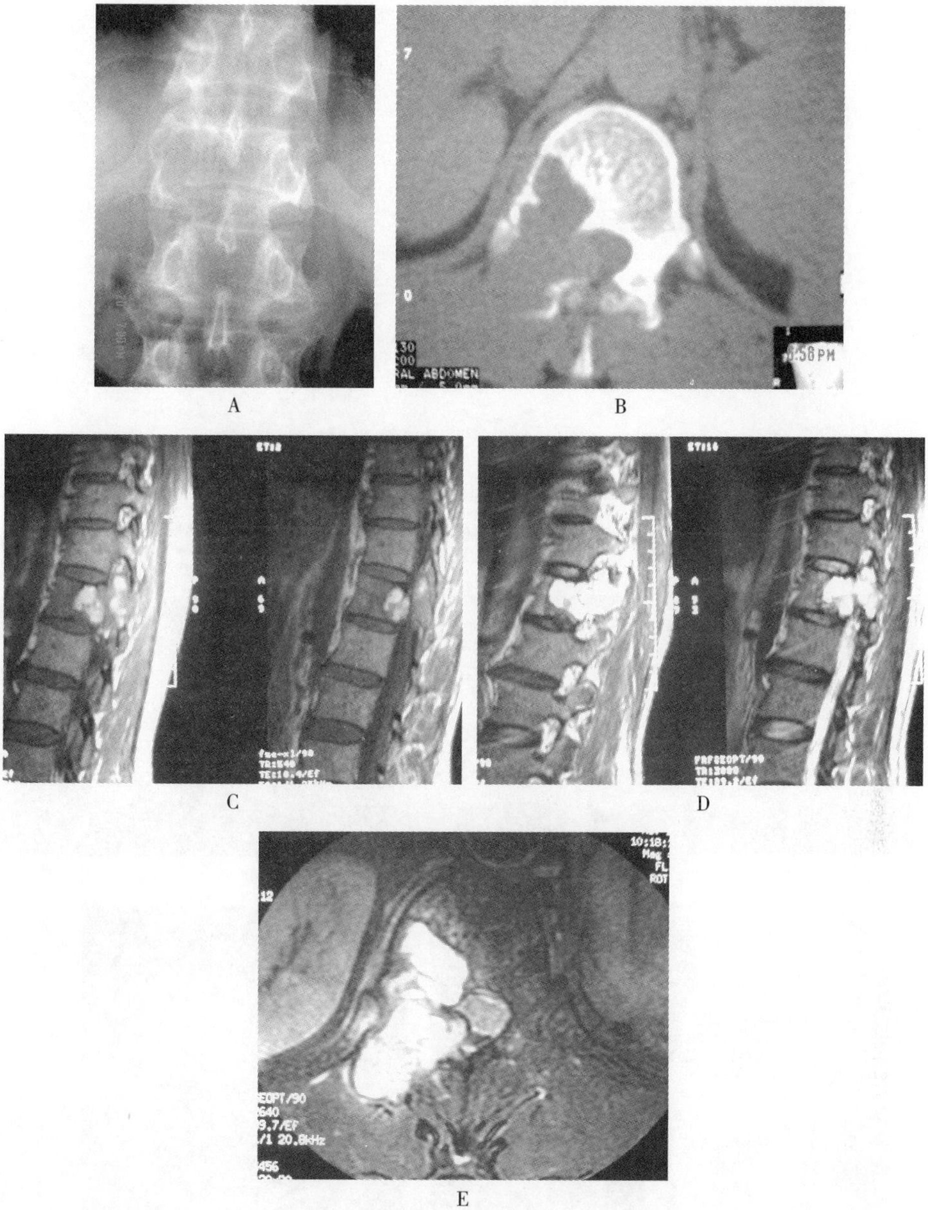

图 1-3-77　胸椎骨巨细胞瘤

A：胸椎 X 线正位片示右半椎体及椎弓膨胀性破坏，边缘部分清楚；B：CT 骨窗示右半椎体、横突及椎弓膨胀性地图样破坏，部分皮质骨中断，肿块突入椎管，脊髓受压；C ~ E：MRI 矢状位 T1WI、T2WI 与轴位 T2WI 压脂扫描示肿瘤侵及椎体及椎弓，病灶内有出血及液-液面，表现类似动脉瘤样骨囊肿。

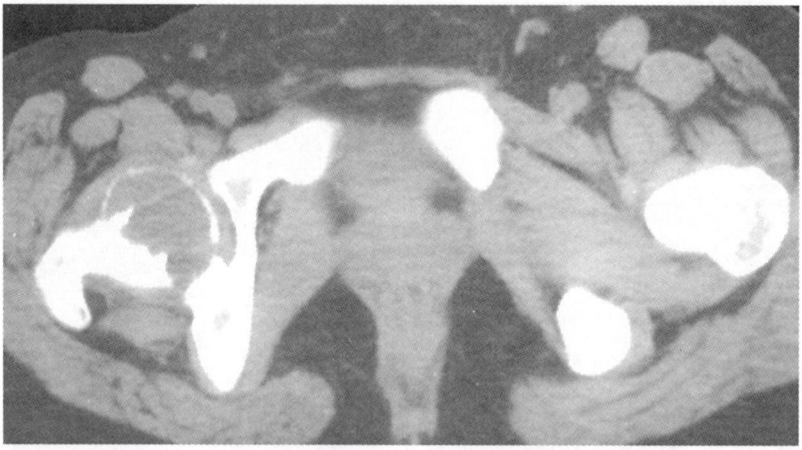

图 1-3-78 股骨头骨巨细胞瘤

CT 软组织窗示右股骨头膨胀性骨破坏，皮质变薄、连续，髓腔侧边缘硬化。

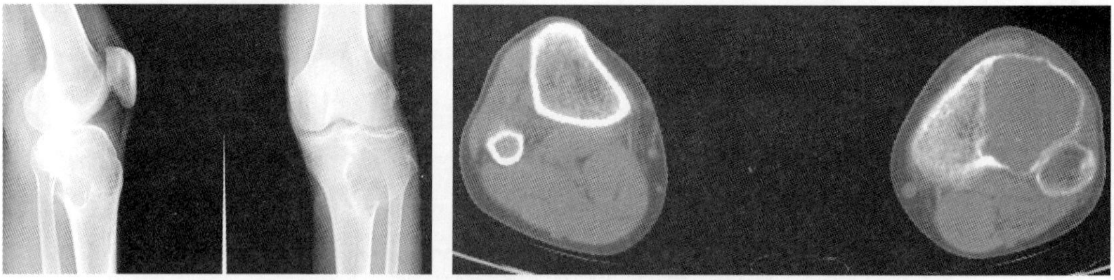

A B

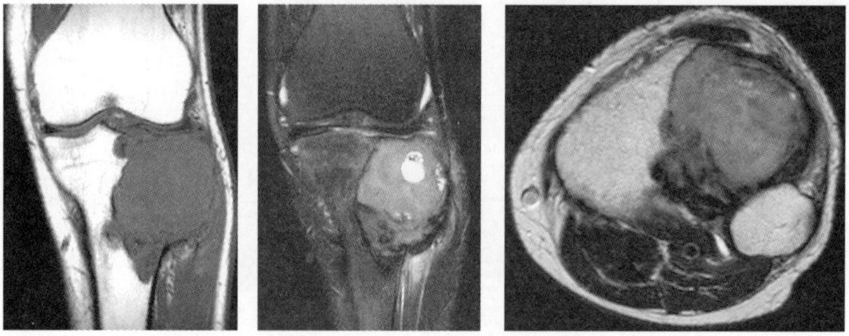

C D E

图 1-3-79 胫骨上端骨巨细胞瘤

A、B：膝关节 X 线正侧位片、CT 骨窗示胫骨上端偏心性类圆形透光区，边缘清楚，髓腔侧边缘轻度硬化，局部皮质骨稍膨胀变薄，其内见骨性间隔；C ~ E：MRI 冠状位 T1WI、T2WI 压脂序列、轴位 T2WI 示病变边界清楚，其内信号不均，见短 T2 信号间隔影，周围软组织内见斑片状长 T2 信号影。

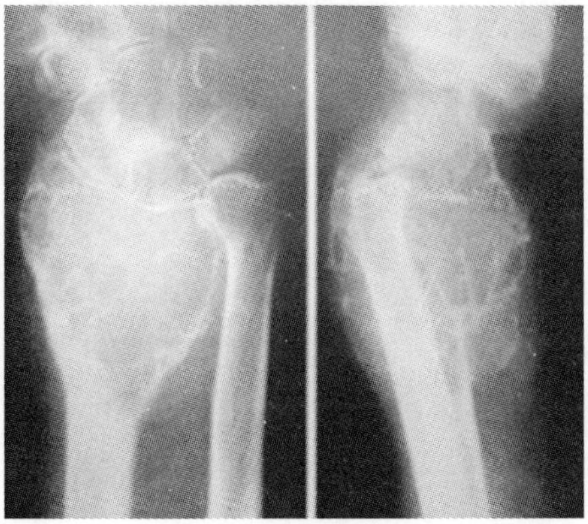

图 1-3-80 桡骨骨巨细胞瘤

腕关节 X 线正侧位片示桡骨远端膨胀性骨破坏，其中见细长骨间隔，皮质骨菲薄，部分消失，腕关节未见受累。

组织密度结构，CT 值为 20～70Hu，可有致密清晰的骨性密度间隔（图 1-3-80，82，84，85），小的类圆形更低软组织密度区，有时可见出血、坏死所致的液-液平面，液面下部较上部密度高，并随体位而改变。少数（20%～30%）有薄层钙化密度硬化缘和局限性软组织肿块。生长活跃的肿瘤除边缘模糊外，骨破坏区周围骨干髓腔内因水肿或肿瘤浸润而呈软组织密度。相邻关节可有少量积液。腰骶椎巨细胞瘤的巨大分叶状软组织肿块可伸入盆腔和腹腔内。增强扫描非坏死囊变区肿瘤组织明显强化，CT 值可上升 50Hu，有别于周围正常软组织。

2. MRI 肿瘤与肌肉相比，T1WI 多呈不均匀低信号或中等信号，T2WI 常为低、等、高混杂信号，边界多清楚，少数边缘有低信号环围绕，相当于 CT 上的高密度硬化缘。偶尔，T2WI 亦呈簇集的小结节状高信号。肿瘤穿破骨皮质形成软组织肿块。通常，肿瘤实质呈 T1WI 等低信号、T2WI 高信号（图 1-3-76C、D，77C～E，86）。肿瘤内亚急性出血 T1WI 和 T2WI 均为高信号，陈旧性出血因含

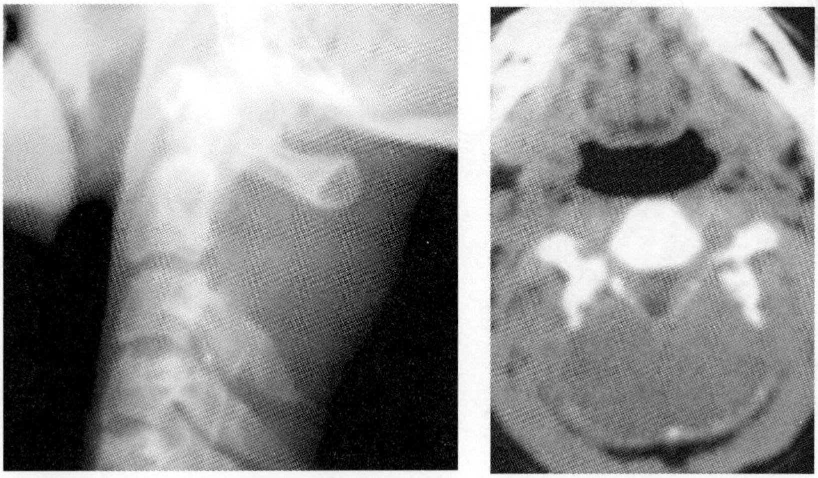

A B

图 1-3-81 颈椎棘突骨巨细胞瘤

A：颈椎 X 线侧位片示 C2 棘突膨胀性破坏，皮质骨菲薄，显示不清；B：CT 软组织窗示 C2 棘突膨胀性破坏，皮质骨菲薄、连续。

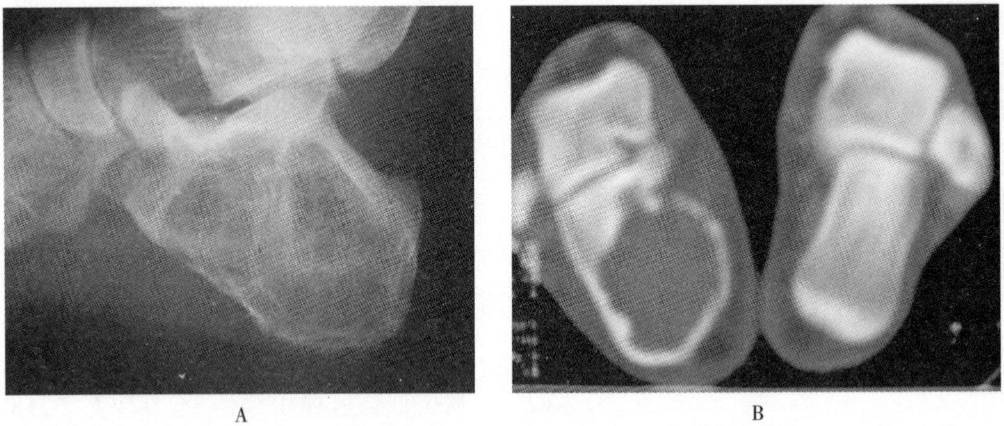

图 1-3-82　跟骨骨巨细胞瘤

A：跟骨 X 线侧位片示右跟骨囊状膨胀破坏，侵及跟骨大部，边缘清楚，内见粗细不一的小梁结构；B：CT 骨窗示跟骨膨胀性破坏，骨壳连续，部分边缘硬化。

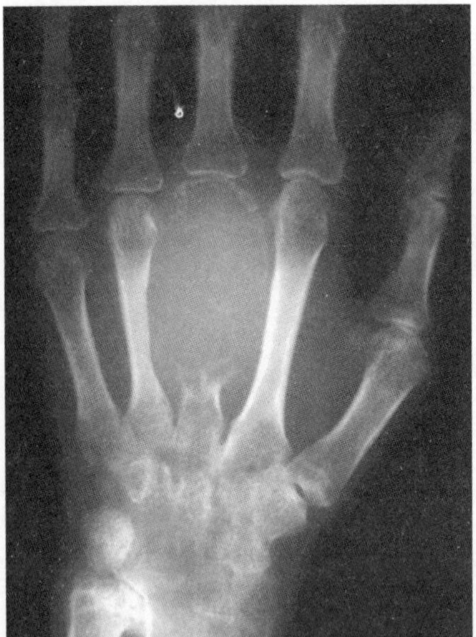

图 1-3-83　掌骨骨巨细胞瘤

右手 X 线正位片示第三掌骨体部膨胀性破坏，皮质骨菲薄，显示不清，掌指关节间隙正常。

铁血黄素沉积可见明显 T2WI 低信号环和斑点（约占 63%）（图 1-3-75D ~ F），出血或坏死形成的囊腔则呈明显 T1WI 低信号、T2WI 高信号，并可出现液-液平面，其下部 T2WI 信号较低（图 1-3-77C ~ E）。肿瘤内的骨性密度间隔多难以显示，但少数可引起类金属伪影样改变，表现为斑片状低信号区，周围伴环形或半环形高信号。增强扫描后瘤体轻度到明显不均匀强化，但囊变和出血部分信号强度仍与平扫相同。动态扫描肿瘤实质部分有“快进快出”的特点。

（二）鉴别诊断

1. 骨囊肿　发病年龄较小，多在骨骺愈合之前，X 线平片示骨膨胀不明显，长轴平行于骨干，囊内少有典型皂泡状影。一般无任何症状，常因病理骨折而就诊。CT 和 MR 分别为液性密度和信号，增强扫描无强化或边缘强化。

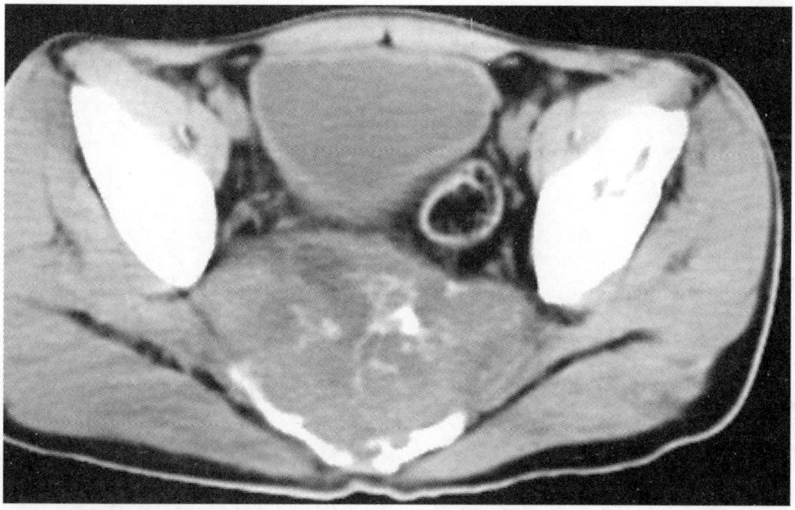

图 1-3-84 骶骨骨巨细胞瘤

CT 软组织窗示骶骨骨质破坏，骨壳中断缺失，于骶骨前形成巨大软组织肿块，其内密度不均匀并见钙化。

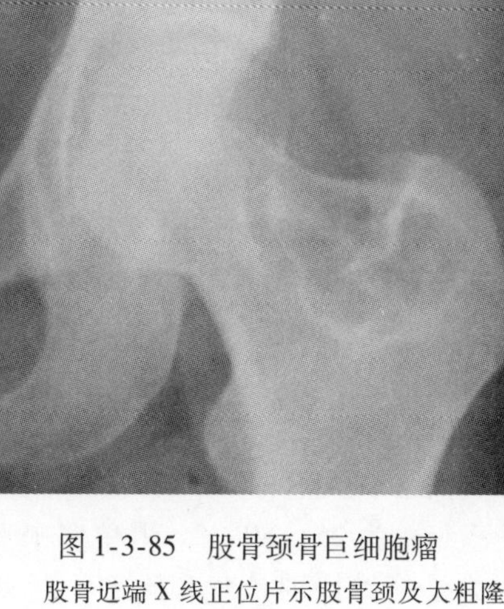

图 1-3-85 股骨颈骨巨细胞瘤

股骨近端 X 线正位片示股骨颈及大粗隆类圆形透光区，边缘硬化，并见多发骨间隔。

2. 良性成骨细胞瘤 发病年龄小，多发生于骨骺干骺愈合之前，膨胀较轻，肿瘤内可有钙化密度斑点。

3. 内生软骨瘤 好发于短管状骨，多有钙化密度斑点，皮质膨胀较轻，MRI 上多呈簇集的 T2WI 高信号小结节影。

4. 溶骨性成骨肉瘤 多起于干骺或相当于干骺的骨端，仅为溶骨性破坏，较少出现骨皮质膨胀和骨壳。

5. 动脉瘤样骨囊肿 软组织密度病灶多倾向呈纵向生长，并自皮质缺损区向骨外膜下延伸。于 CT 和 MRI 上液-液平面较骨巨细胞瘤更常见。

6. 脊索瘤 多位于骶椎下部中央，内有斑点状、条状钙化密度影；而巨细胞瘤多位于上部骶椎，偏心生长，无斑点状钙化。

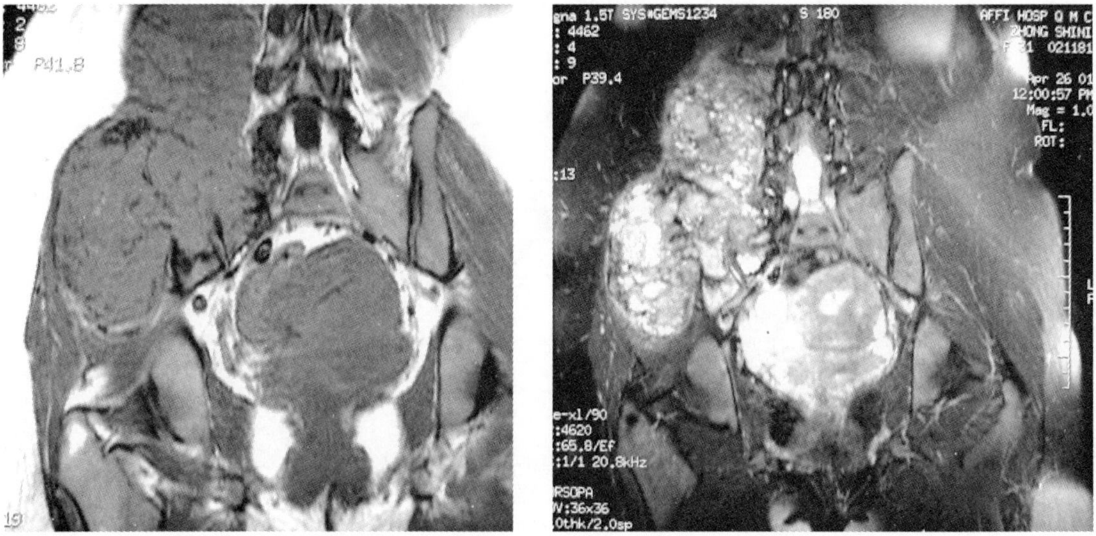

A　　　　　　　　　　B

图 1-3-86　髂骨骨巨细胞瘤

A、B：MRI T1WI、T2WI 压脂扫描示肿瘤呈 T1WI 低、等信号，T2WI 混杂高信号，其中钙化均呈低信号。

（王绍武　田　军　段　峰）

第四节　骨髓肿瘤

起源于骨髓腔内以小细胞且呈圆形为特征的原发性骨肿瘤，又称小圆形细胞瘤。通常分为 4 类：尤因肉瘤、原始神经外胚层瘤、骨恶性淋巴瘤和骨髓瘤。但小细胞性骨肉瘤和间叶性软骨肉瘤不包括在内，转移到骨的成神经细胞瘤和小细胞性骨肉瘤也不包括在内。骨的小圆形细胞瘤在病理、临床和影像学很相似，对化疗和放疗均敏感。尽早做出诊断和治疗对缓解患者痛苦和改善预后有重要意义。

一、骨髓瘤

（一）浆细胞骨髓瘤

浆细胞骨髓瘤（plasma cell myeloma）又称骨髓瘤病（myelomatosis）、多发性骨髓瘤、Kahler 病，是一种恶性肿瘤，通常起源于骨髓，也可累及其他组织。骨髓瘤主要由排列密集的浆细胞组成，从分化差到分化良好。首先发生在中轴骨红骨髓，然后引起四肢骨黄骨髓向红骨髓转化，最终侵及周围骨骼。早期可为孤立或多发的、直径多 <1cm 的小结节，之间由正常的骨髓所分开，随病变进展，可融合成大结节。

发病年龄为 25～80 岁，男稍多于女。主要表现为骨痛，特别是背和胸部，活动加重和骨压痛，突然发作常提示有病理性骨折。全身症状可有衰弱、易疲劳、发热。少数病例以慢性肾衰竭就诊，即“骨髓瘤肾病”。

实验室检查：中度或重度贫血，红细胞

沉降率（血沉）加速，大多数患者血清蛋白总量升高。尿检查 40% ~60% 的患者 Bence-Jones 蛋白明显。骨活检和骨髓抽吸可见骨髓浆细胞增加，是诊断本病最可靠的方法。但有时骨髓抽吸阴性也不能排除骨髓瘤的诊断。

1. 影像学表现

（1）核医学　核医学检查对骨髓瘤早期诊断的意义较小，通常认为骨髓瘤对核素扫描敏感性差，常出现假阴性，这是因为小的破坏灶不引起核素浓聚。

（2）X 线、CT　骨髓瘤好发于中轴骨，好发部位依次为椎体、肋骨、颅骨、骨盆和股骨。50% 以上的病例发生在椎体，四肢骨的多发病灶常伴有广泛的中轴骨病变，很少只累及四肢骨。大多数病例表现为骨质疏松和骨质破坏，极少数可表现为局灶性或弥漫性硬化。病灶多发、弥漫是其特点。

骨髓瘤可只表现为广泛的骨密度减低而无界限清楚的破坏灶，类似骨质疏松，脊椎和肋骨常合并有病理性骨折。约 10% 的骨髓瘤 X 线平片表现正常。

骨质破坏表现为多骨、多发，边界锐利或模糊，无明显硬化边和骨膜反应。边缘锐利者多表现为穿凿状，以颅骨、肋骨、骨盆等部位多见。进展缓慢者，破坏区可呈蜂窝状或皂泡状，常伴有骨膨胀改变，多发生于长骨、脊椎、肋骨、骨盆和肩胛骨（图 1-3-87，88）。发展迅速者，破坏区相互融合呈溶骨性，常伴有软组织肿块（图 1-3-89、96）。在脊椎，破坏多发生在椎体，常引起压缩骨折，很少侵及椎弓是骨髓瘤和骨转移的重要鉴别点。在长骨，皮质下多发小圆形或椭圆形破坏灶是其特征性表现（图 1-3-91A，88B）。皮质内缘侵袭呈扇形或波浪状，这种表现高度提示骨髓瘤。亦可形成膨胀性骨破坏，伴轻度骨膜增生。在颅骨，多发、孤立、大小一致的破坏更常见于骨髓瘤，而转移瘤少见（图 1-3-87B、88A）；骨髓瘤可侵及肩和肘部，关节盂、喙突和尺骨鹰嘴好发，这些部位骨转移瘤很少累及。骨髓瘤倾向于侵及下颌骨，而转移少见。

骨髓瘤的硬化性表现通常见于病理骨折、放疗和局部化疗后。硬化可为孤立性也可多发。孤立硬化灶更常见于肋骨、胸骨和髂骨，颅骨、长骨和椎体也可发生（图 1-3-97）。不到 3% 的病例可表现为广泛的硬化。

骨髓瘤常在脊柱旁和硬膜外形成较广泛的肿块与破坏灶不相称，常误诊为原发性肺肿瘤，纵隔或腹膜后肿瘤。肋骨破坏可形成胸膜下结节或皮下软组织肿块。

（2）MRI　为骨髓瘤最敏感的影像学检查方法，可早期检出病变。Moulopoulos 报告骨髓瘤在 MRI 上有三种类型：①灶状病灶（62%）；②骨髓组织全部被代替，弥漫型（24%）；③骨髓组织非均匀性替代，斑驳型（14%）。Stabler 等报告，基于骨髓瘤的 MRI 表现，将其分为 5 种类型：①正常表现，仅有轻的间质浸润；②灶状异常；③弥漫型（图 1-3-95）；④灶状和弥散混合存在（图 1-3-92）；⑤“salt-and-pepper”（椒盐）型（图 1-3-90）。MRI 亦可确定除脊椎外其他部位（骨骼）的病变及病变范围，其病灶的信号特点与椎体病灶类似。

正常型是指骨髓内瘤细胞数量较少，骨髓内脂肪细胞数量正常或轻微减少，脂肪与水的比例无明显变化，使得 MRI 信号表现“正常”。灶状病灶在 T1WI 可为低信号或高信号，后者与出血有关，在 T2WI 呈高信号。接受放疗的患者在 T1WI、T2WI 均呈低信号。弥漫性病变以 T1WI 为好，表现脂肪信号的减

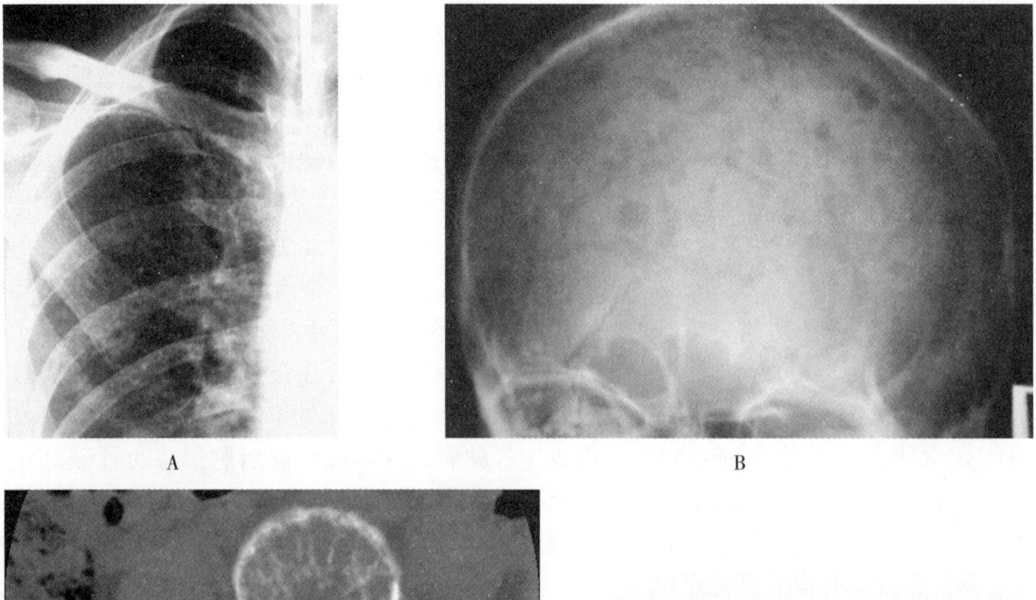

图 1-3-87　骨髓瘤（一）

A：肋骨多发小囊状溶骨性破坏；B：颅骨 X 线正位片示穹隆骨多发穿凿样或鼠咬状骨质破坏，无硬化边；C、D：腰椎 CT 示椎体、椎板及双侧髂骨多发大小不等骨质破坏区，部分边缘硬化；E：肋骨 CT 示双侧肋骨多发膨胀性骨质破坏。

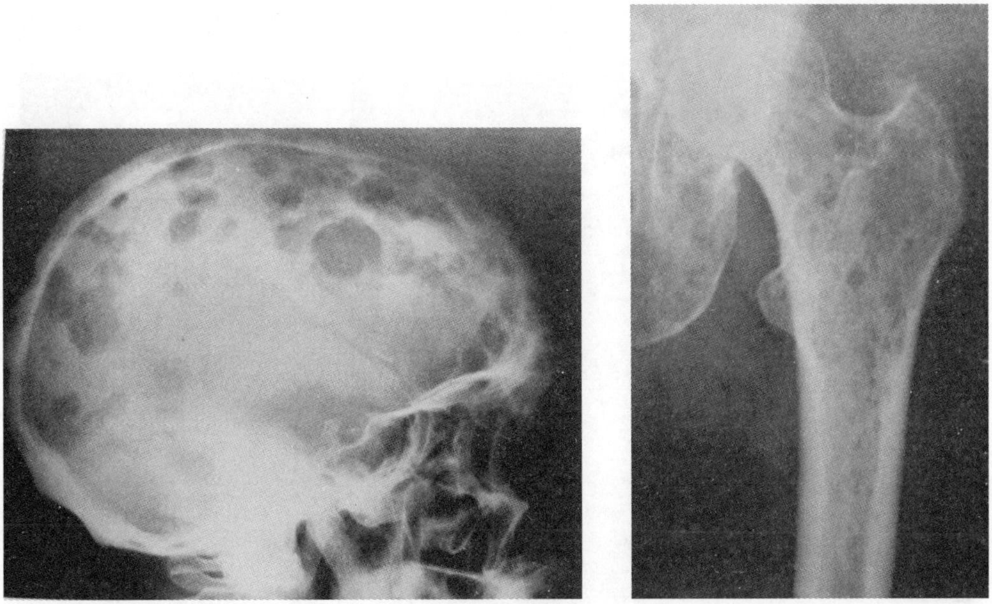

A B

图 1-3-88 骨髓瘤（二）

A、B：颅骨 X 线侧位片与股骨近端 X 线正位片示穹隆骨、股骨近端及坐骨多发穿凿样或鼠咬状骨质破坏，无硬化边，无骨膜反应。

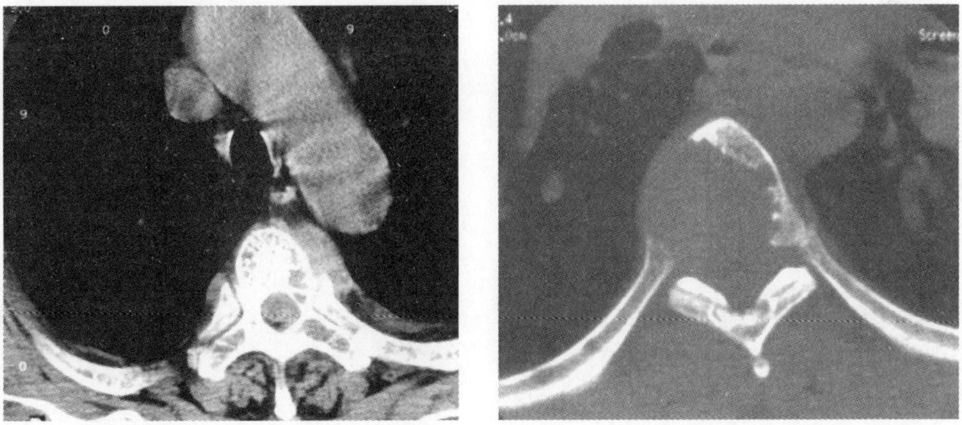

A B

图 1-3-89 骨髓瘤（三）

A：胸椎 CT 示椎体、附件及双侧肋骨多发斑点状、片状骨质破坏，椎旁见软组织肿块；B：胸椎 CT 示椎体不规则溶骨性骨质破坏，边缘清楚，无骨质硬化，椎旁见软组织肿块。

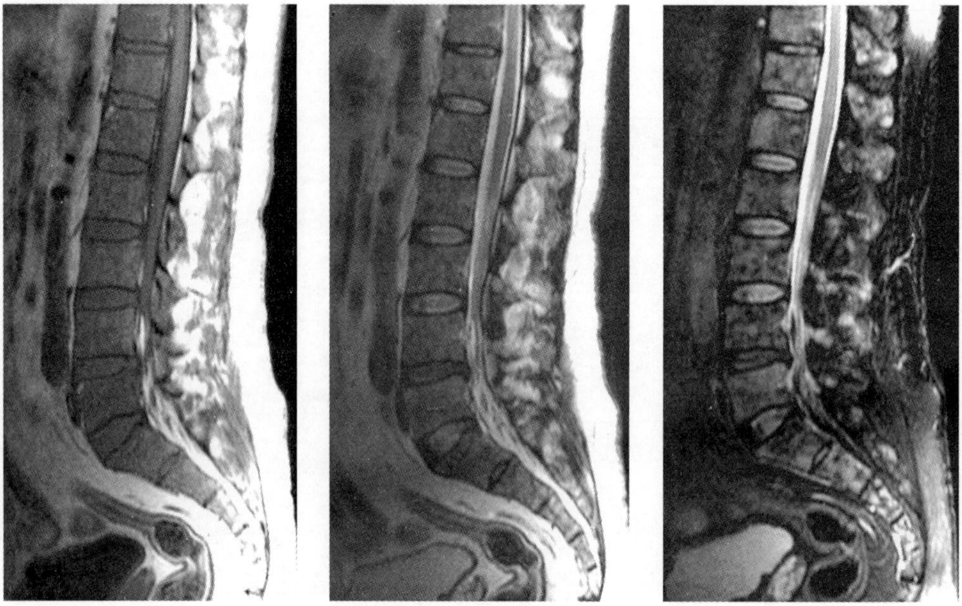

图 1-3-90 骨髓瘤（四）

A：MRI 腰椎 T1WI 示腰椎骨髓弥漫性颗粒状低信号；B：MRI 腰椎 T2WI 示腰椎骨髓弥漫性颗粒状高信号；C：腰椎 T2WI 压脂扫描示腰椎骨髓弥漫性颗粒状高信号，比 T2WI 显示清楚。

低（图 1-3-92、94）。弥漫或斑驳型诊断较困难，应与正常骨髓的不均匀和造血组织的持久存在相区别。T1WI 增强扫描，弥漫或斑驳型可表现为弥散或非均匀性增强。在进展期病例，增强更明显。MRI 还可显示骨髓瘤组织突入椎管至硬脊膜外，或经椎间孔进入椎管，压迫硬膜囊及脊髓（图 1-3-91D、E，93B、C）。

梯度回波因磁敏感性强，骨的信号明显低于肌肉，灶状骨髓瘤病灶在梯度回波表现为高信号，但弥漫性骨髓瘤则无明显的信号增强。STIR 序列，长 T1 长 T2 弛豫组织信号增高，可发现 SE 序列易遗漏的小的肿瘤病灶。DWI，肿瘤组织呈高信号，瘤周水肿则呈低信号。

MRI 在鉴别非肿瘤性和肿瘤性椎体压缩性骨折上有较高价值，但对骨髓瘤则价值较小。压缩骨折的椎体内有脂肪信号是非肿瘤性压缩骨折的特点，但在骨髓瘤亦可见到。因此，急性背痛和 MRI 表现为良性压缩骨折时，不能排除骨髓瘤的可能。

MRI 在该病的分期、指导治疗和评价预后上有相当大的价值。正常型和椒盐型与临床Ⅰ期相一致。随着病情的发展，MRI 的异常表现会增多。Ⅲ期骨髓瘤约 80% 的病例在 MRI 出现异常表现。化疗效果好表现为病灶消失，或持久存在但增强扫描表现不增强或只边缘增强；有一定疗效，表现为弥漫型向斑驳型或灶状型转化，增强病灶的数量减少。

2. 鉴别诊断

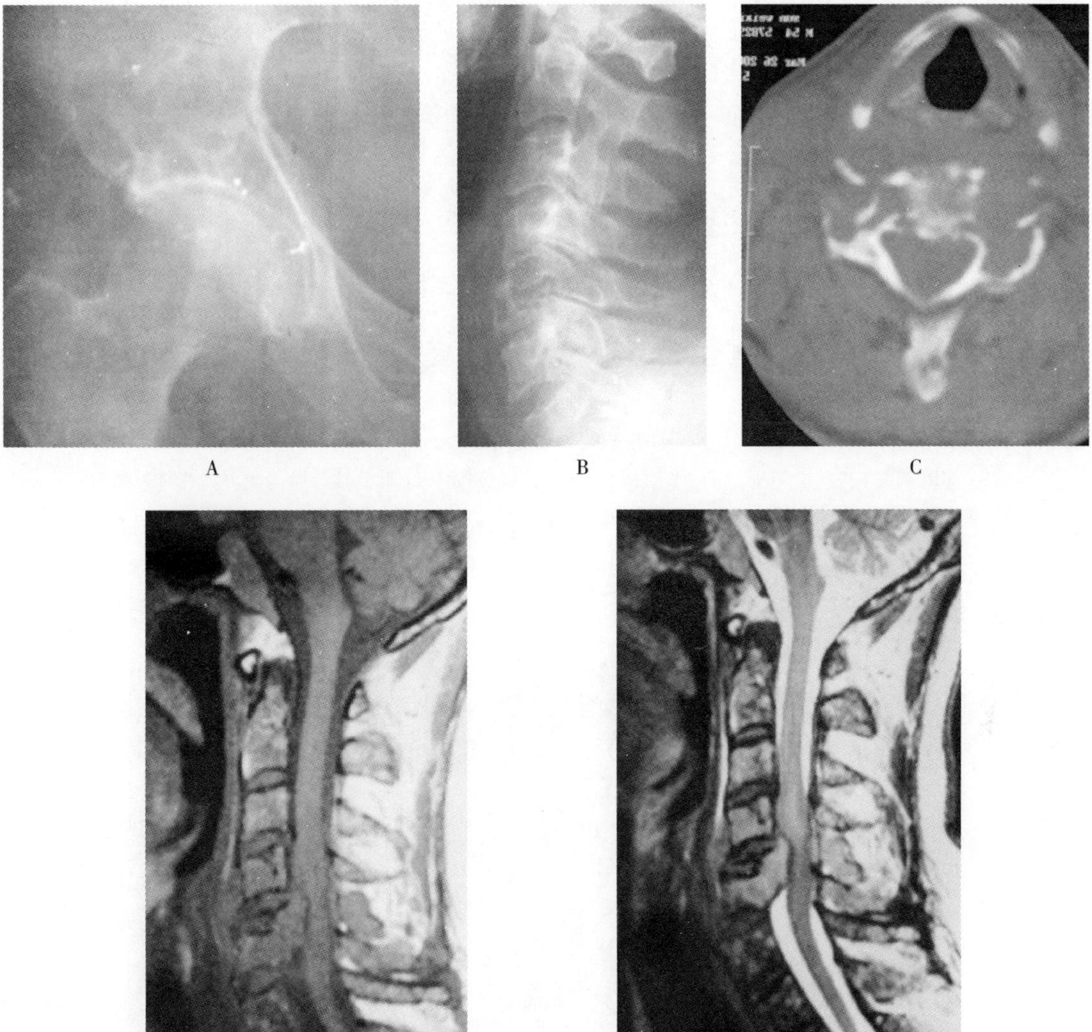

图 1-3-91　骨髓瘤（五）

A、B、C：右髋、颈椎 X 线侧位片、颈椎 CT 分别示右髂骨体部及股骨颈溶骨性破坏，第 5 颈椎椎体溶骨性破坏并压缩，CT 示侵及椎弓；D、E：MRI 矢状位 T1WI、T2WI 压脂扫描示病灶呈 T1 低信号，T2 高信号，侵及周围软组织并突向椎管内。

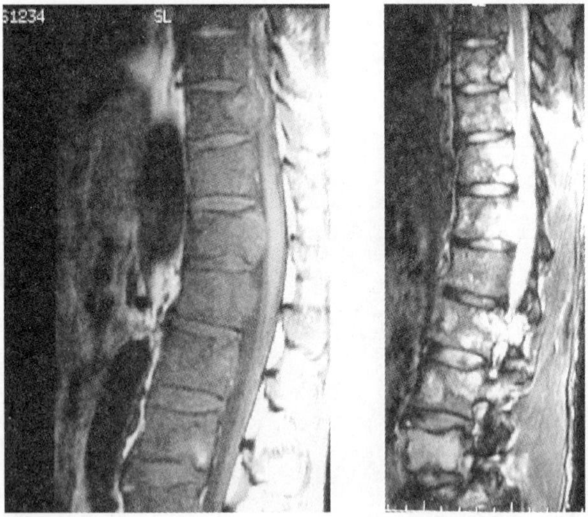

A　　B

图 1-3-92　骨髓瘤（六）

A、B：MRI 胸腰椎矢状位 T1WI、T2WI 压脂扫描示胸腰椎弥漫性 T1 低信号、T2 高信号，并见更高的灶状信号，部分病变呈膨胀性及侵及椎弓。

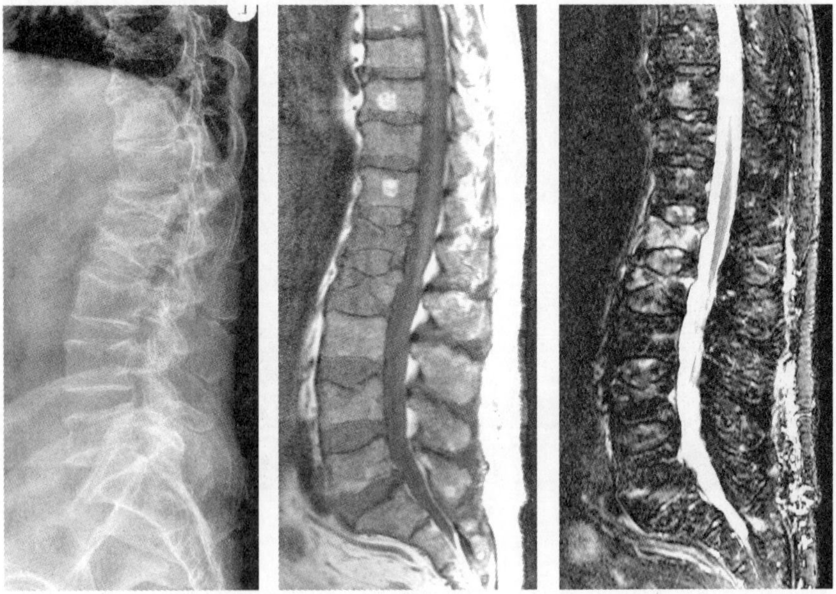

A　　B　　C

图 1-3-93　骨髓瘤（七）

A：腰椎 X 线侧位片示弥漫性骨质疏松，腰 1、2 椎体变扁；B、C：MRI 腰椎 T1WI 和 T2WI 压脂扫描示椎体内多发斑片状长 T1 长 T2 异常信号。腰 1、2 椎体变扁，呈不均匀长 T1 长 T2 信号。

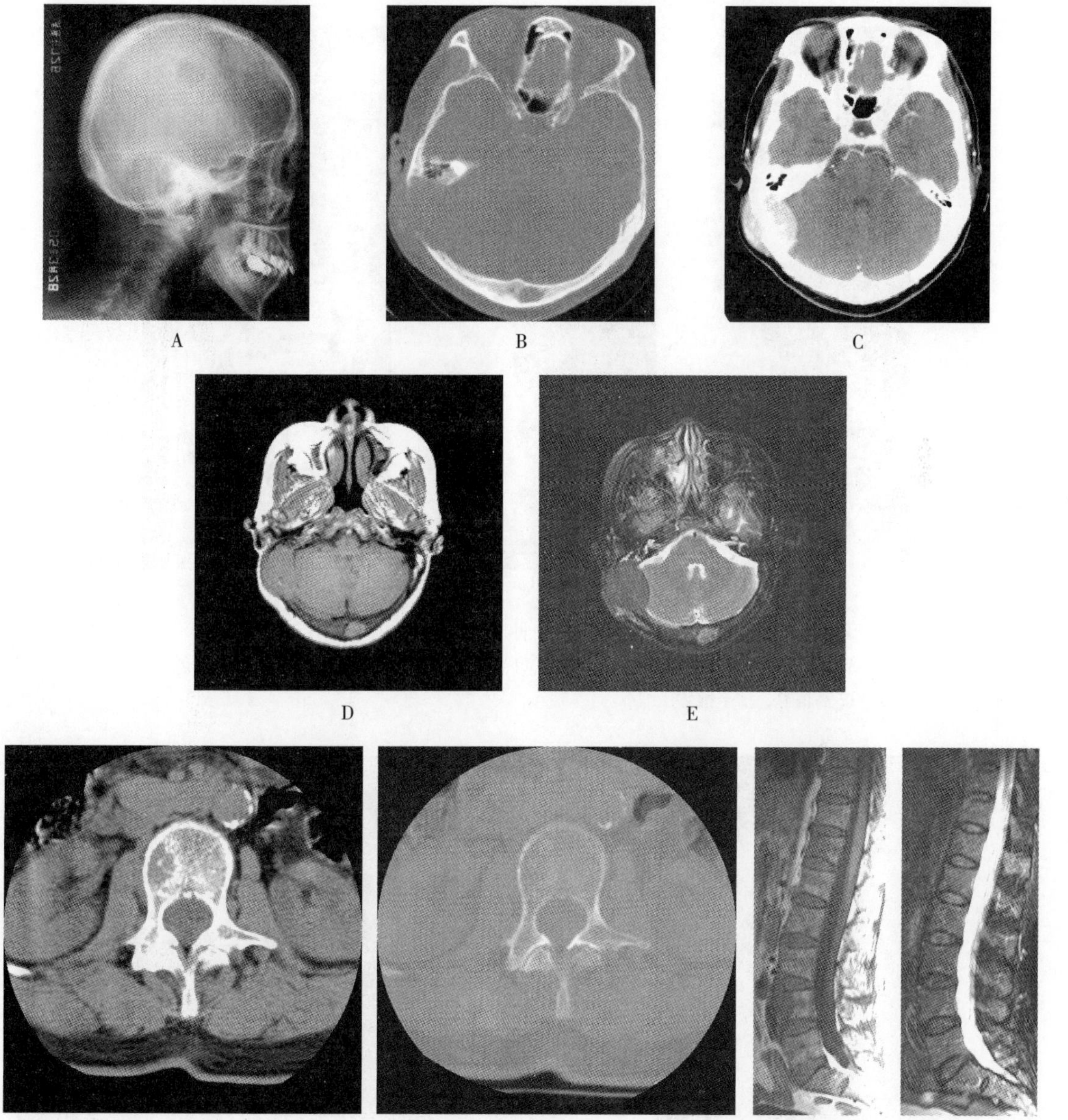

图 1-3-94 骨髓瘤（八）

A、B、C：颅骨 X 线侧位片、CT 平扫、CT 增强扫描示颅骨多发类圆形骨质破坏，局部周围形成软组织肿块，边界清楚，周围无硬化边，CT 增强扫描明显强化；D、E：MR T1WI、T2WI 序列示颅骨多发骨质破坏，局部软组织肿块形成，呈等 T1、等 T2 信号，压脂像为高或低信号；F、G：腰椎 CT 示腰椎椭圆形骨质破坏，边界不清，周围未见硬化边；H、I：腰椎 MRI T1WI、T2WI 压脂序列示扫描范围胸腰椎在 T1WI 像上信号明显减低，并见多发类圆形、椭圆形更长 T1 信号影，边界较清，在压脂像上为等信号。

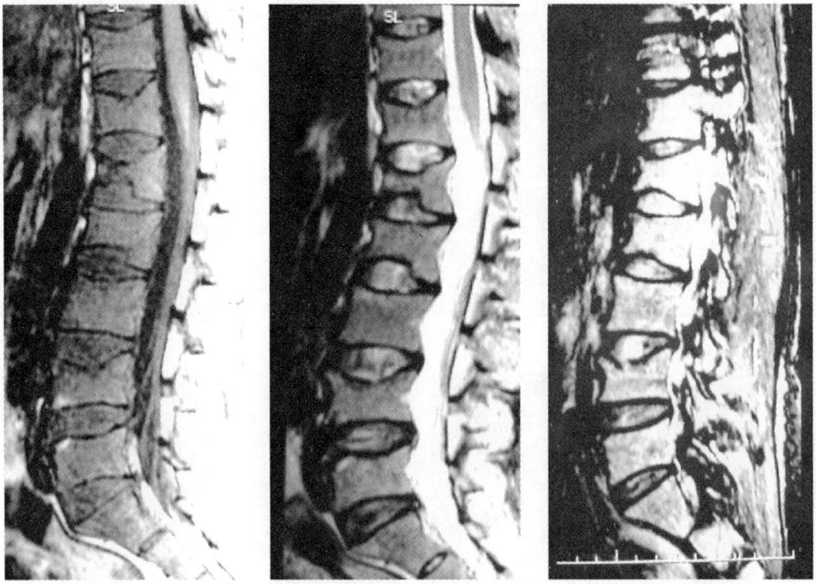

A　　B　　C

图 1-3-95　骨髓瘤（九）

A、B、C：MRI 腰椎矢状位 T1WI、T2WI、T2WI 压脂扫描示腰椎弥漫均匀 T1 低信号、T2 高信号，多个椎体压缩。

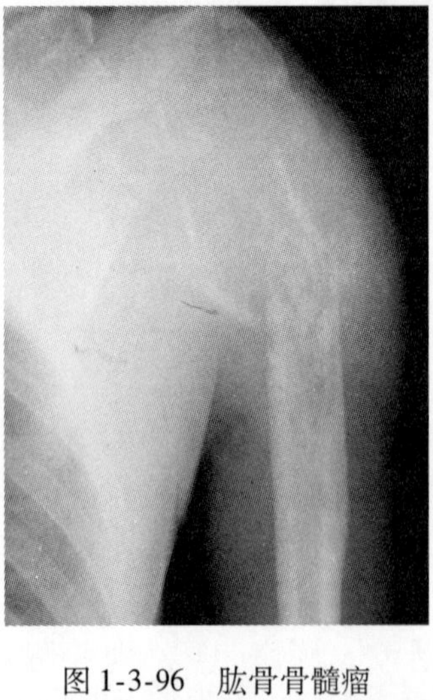

图 1-3-96　肱骨骨髓瘤

肱骨 X 线正位片示左侧肱骨上段及大部分肱骨头呈明显的溶骨性骨质破坏，局部形成一大的软组织肿块，肱骨上段发生病理性骨折。

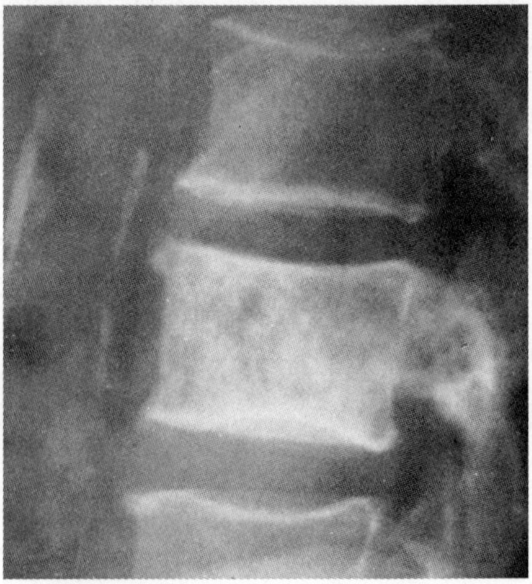

图 1-3-97　骨髓瘤（硬化型）

椎体及椎弓形态正常，普遍性密度增高，杂以小灶样低密度区。

在中年或老年患者，广泛的溶骨性破坏应当考虑骨髓瘤或骨转移瘤，两者鉴别比较困难（表1-3-3）。以下特点有助于骨髓瘤的诊断：病灶分布均匀，大小较为一致，边缘锐利，无周围硬化；病灶之间伴有骨质疏松；下颌骨、肩胛盂和肘部受累；脊椎病灶多侵犯椎体，很少累及椎弓根。

（二）浆细胞瘤

浆细胞瘤（plasmacytoma）系指骨髓瘤在骨内形成单发性病灶。Griffielis 提出诊断单发骨髓瘤的两个严格标准：①随访 12 年仍为单发病灶；②在所有活检骨骼的组织学检查均为阴性。如果单发性骨髓瘤（浆细胞瘤）转化为多发性，通常发生在发病后 5 年内。

单发性浆细胞瘤与多发性者相比很少见，发病率不到浆细胞病变的5%，患者发病年龄较小（平均50 岁，25%的患者在30 岁或更年轻）。脊椎（特别是胸和腰部）和骨盆好发。

影像学表现如下：X 线表现变化大，可表现为多囊状膨胀性病灶，或单纯的溶骨性病灶而不伴膨胀（图 1-3-98 ~ 100），病灶亦可呈硬化性改变，密度呈象牙质状（象牙椎）。浆细胞瘤内可发生钙化或骨化，系淀粉样变发生钙化或骨化。

在中老年患者，单发椎体溶骨性破坏均应考虑浆细胞瘤的可能。受累椎体可压缩甚至完全消失，病灶可侵及椎管、跨椎间盘侵及相邻椎体而类似感染。浆细胞瘤发生在邻关节部位有跨关节侵及相邻骨的倾向，以骶髂关节常见。MRI T2WI 上椎体病灶呈高信号，椎体皮质呈低信号，表现“小脑”（mini brain）样，颇具特征。

二、骨淋巴瘤

淋巴瘤通常分为两大类：霍奇金（Hodgkin）病和恶性淋巴瘤（非霍奇金淋巴瘤，Non-Hodgkin 淋巴瘤）。骨外组织如淋巴结、脾、胃肠道的淋巴瘤，可以通过血行迁移到骨髓使骨骼发病。骨原发性淋巴瘤定义为骨的独立性病变，半年内无其他骨或骨外组织受累。起源于骨内淋巴组织，绝大多数为 B 细胞性。多发性骨原发性淋巴瘤是一种特殊类型，淋巴瘤起源于多骨，临床确诊后至少在6 个月内无淋巴结肿大和内脏淋巴瘤。病理上，原发性或者继发性骨淋巴瘤引起的

表 1-3-3 骨髓瘤和骨转移的鉴别

鉴别要点	骨髓瘤	骨转移
分布	对称、弥漫多发	不对称、散在多发
部位	中轴骨、长骨近侧、肩和肘	中轴骨、长骨近侧
病灶密度	溶骨性病灶多于成骨性 广泛性骨质疏松常见 广泛性硬化很少见	溶骨性或成骨性 广泛性骨质疏松少见 广泛性硬化常见（前列腺癌）
病灶形态	大小一致、边缘清楚的圆形病灶 病灶皮质下透亮区 伴皮质扇形表现	大小不一、边缘模糊的圆形 皮质下或皮质透亮区 伴骨皮质破坏
软组织肿块	脊柱和肋骨常见	甲状腺癌和肾癌常见

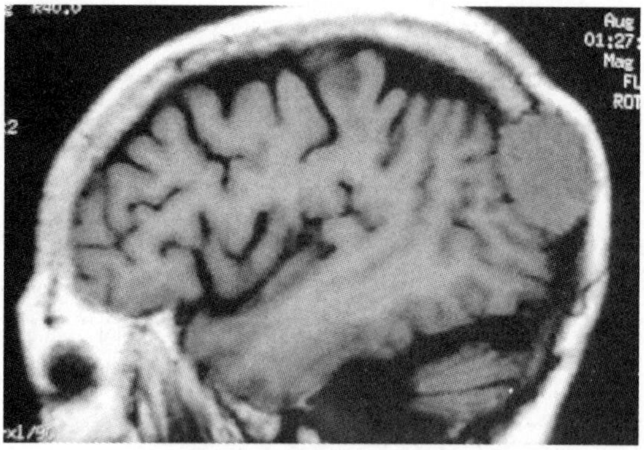

A

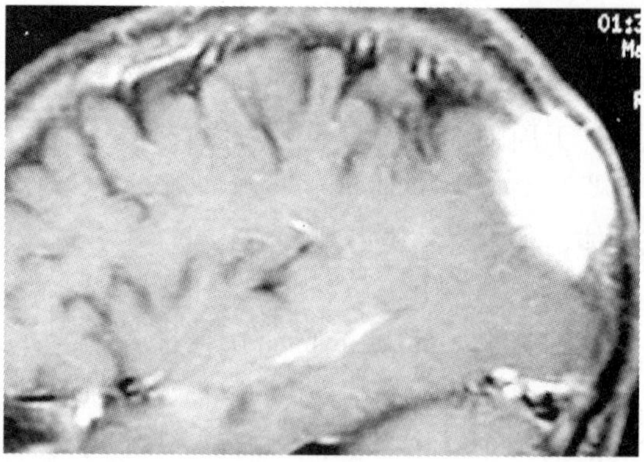

B

图 1-3-98 浆细胞瘤（一）

A、B：顶骨局限性骨质破坏，相应区域见均匀等 T1 长 T2 异常信号。

骨变化相同，均质状，可见灶性出血及坏死，但远不及尤因肉瘤明显。肿瘤在髓腔内呈浸润生长，可伴有反应性骨质硬化。

（一）Non-Hodgkin 淋巴瘤（NHL）

骨 NHL 以 25 ~ 40 岁多见，男性多于女性。原发性者常为单骨发病，好发于四肢长骨干骺骨干处，也可发生在短骨或不规则骨如跟骨和髌骨。继发性者常为多发或广泛性，好发于脊柱、骨盆和肋骨等红骨髓集中的区域，常为多骨发病。主要表现有患骨持续性钝痛，局部肿胀，其特点为骨质破坏明显而全身状态较好，有时可触到软组织肿块。约 1/5 病例合并病理性骨折，骨折可为首发症状。全身表现包括发热、体重减轻、肝脾及淋巴结肿大等。在我国，NHL 发病率较 HL 高 2 ~3 倍。对化疗和放疗敏感。其影像学表现见下：

1. X 线、CT　早期，骨质破坏呈筛孔状或斑点状；晚期，可相互融合成大片状或形成整段骨缺损，边缘模糊。骨皮质和骨松质同时受累，易并发病理骨折（图 1-3-101 ~ 103）。破坏灶内无瘤骨和钙化，但可表现游离的残留骨块或死骨（约 10%）。肿瘤经哈弗管达皮质表面，可引起层状骨膜反应和骨膜三角，并可引起软组织肿块。有时表现为骨质破坏范围相对较小，而周围软组织肿块相对大（图 1-3-101，104 ~ 106）。少数呈成骨性改变（占 5% ~ 10%），表现为干骺端增生硬化或“象牙椎”。淋巴瘤对化疗和放疗非常敏感（图 1-3-104C、F、G，106I）。

2. MRI　对骨髓内异常非常敏感，瘤灶区在 T1WI 上其信号强度常比脂肪信号低，比肌肉信号高；T2WI 与脂肪信号相似，高于肌肉信号；STIR 和脂肪抑制 T2WI 上脂肪信号被抑制，瘤灶常呈高信号。软组织肿块多呈长 T1 略长 T2 信号（图 1-3-102C、D，103D ~ F，105C、D，106E ~ H，107 ~ 109）。MRI 显示阴性者，不能除外弥漫性微小的骨髓内浸润。

（二）Hodgkin 淋巴瘤（HL）

骨 HL 以 20 ~ 40 岁多见，男性多于女性。

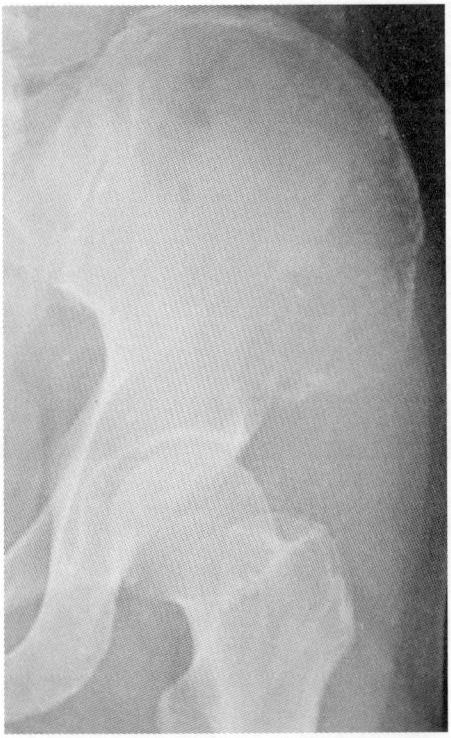

A

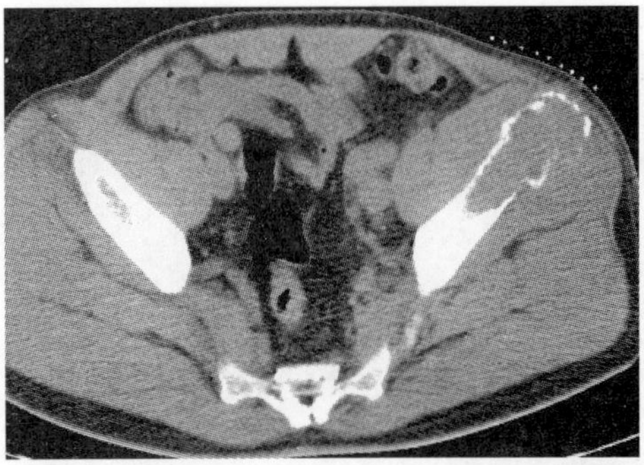

B

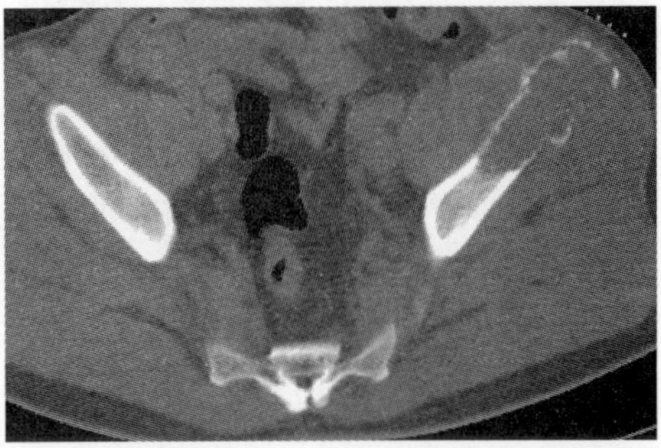

C

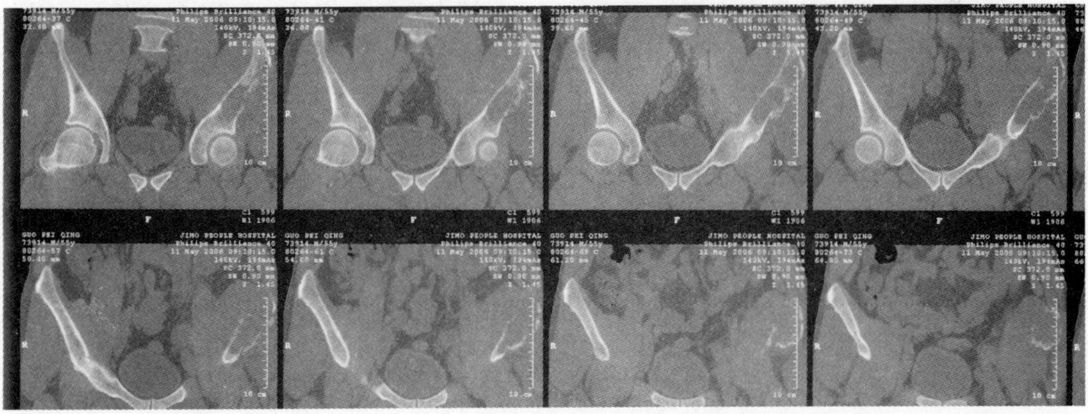

D

图 1-3-99 浆细胞瘤（二）

A、B、C、D：X 线平片、CT 分别示左侧髂骨翼囊状膨胀性骨质破坏，边界清楚，其内及周围见软组织肿块影，周围无硬化边。

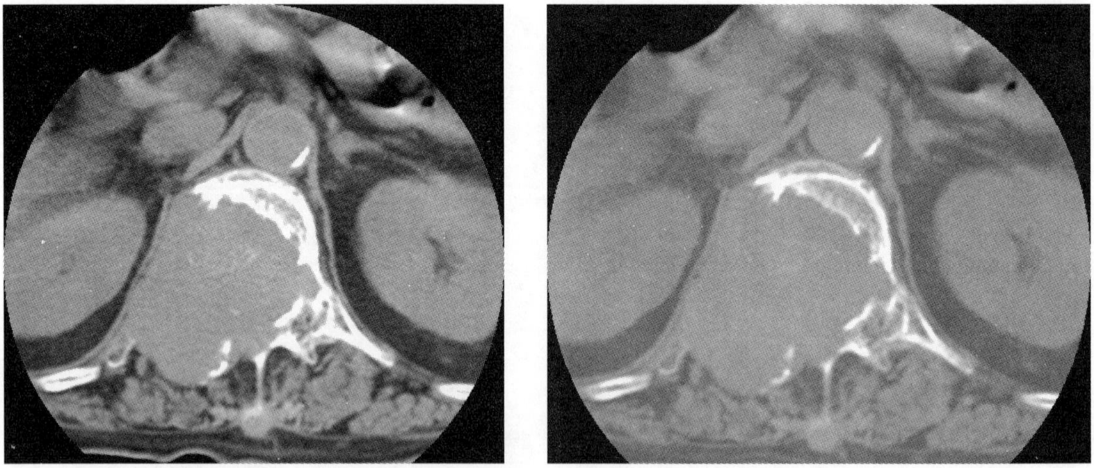

A　　B

图 1-3-100　浆细胞瘤（三）

A、B：CT 软组织窗、骨窗示 L_1 椎体及右侧附件溶骨性破坏，破坏椎体边缘锐利，软组织肿块向右后突出，边界清楚，内见残留骨。

多继发于骨外淋巴组织病变的转移和侵犯，以脊柱等红骨髓集中区好发，常为多骨受累；原发于骨骼者仍有争议。临床表现主要为局部疼痛和压痛。

1．影像学表现

（1）骨扫描　确定骨病灶的敏感性和准确性为 95%。

（2）X 线、CT　中轴骨尤以胸椎和上腰椎多见（颈椎少见），次为肋骨、骨盆和胸骨等，多数为多骨发病。病灶无特征性，可表现为骨破坏，骨硬化，或溶骨与成骨相间的混合性改变。溶骨性骨质破坏可表现为虫噬样、筛孔样或地图样骨质破坏，边缘不规整，模糊或有硬化缘。骨硬化改变文献报告为 14% ~ 45%，形态不整，骨外形无改变，发生于椎体者可出现如“象牙椎”样改变。肿瘤侵犯胸骨和肋骨时，多呈膨胀性破坏伴软组织或胸膜肿块。

（3）MRI　SE 序列 T1WI 淋巴瘤浸润呈局灶或弥漫低信号，T2WI 呈高信号，且信号不均匀，与肌肉相比呈中、等或高信号。

2．鉴别诊断

（1）多发性骨髓瘤　以中老年男性多见，尿中有 Bence-Jones 蛋白。病变多分布于红骨髓集中区的骨骼。X 线平片及 CT 有特征性穿凿状、鼠咬状及蜂窝状骨破坏，骨质疏松，病理性骨折等表现。MRI 表现典型者呈“椒盐样”征象。

（2）骨转移瘤　多发生于老年人，且有原发肿瘤病史。以多骨、局灶性病变为主，瘤灶大小不一，脊柱病变常累及椎弓根，四肢骨受累少见。软组织肿块多较局限，少有骨膜反应。

（3）尤因肉瘤　发病年龄较小，多见于

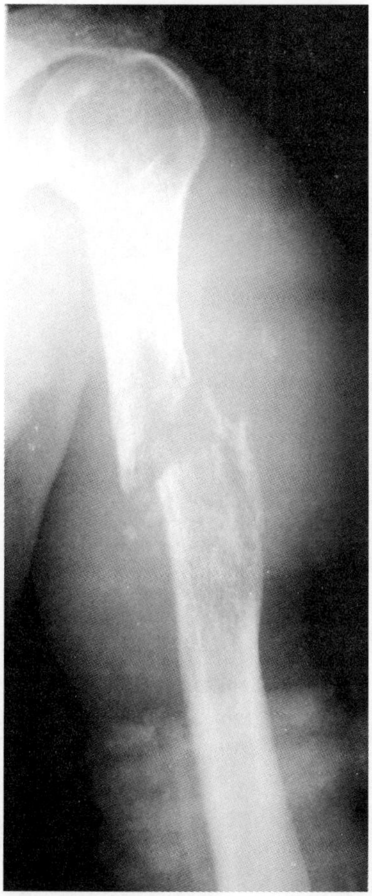

图 1-3-101 左肱骨 NHL

左肱骨 X 线正位片示肱骨干浸润性骨质破坏、病理性骨折并周围巨大软组织肿块。

20 岁以下青少年，病情进展较快，全身症状明显，骨破坏与反应性新生骨同时存在，并有放射骨针、葱皮样骨膜反应，对放射治疗反应敏感。

（4）急性骨髓炎 感染症状明显，病程短，软组织弥漫性肿胀，骨膜反应明显。

（5）脊椎结核 椎体骨质破坏，可见泥沙样骨质硬化或死骨，椎体塌陷、压缩，骨恶性淋巴瘤则以骨质破坏为主，椎体压缩不明显。

（6）恶性纤维组织细胞瘤 瘤骨可形成明显，并与溶骨性病变共存，骨恶性淋巴瘤如有骨质硬化，则骨质缺损边界较清，病灶恶性程度较低。

三、尤因肉瘤

尤因（Ewing）肉瘤的起源仍有争议，多数学者认为起源于骨髓未分化的间叶细胞。有些研究支持内皮来源。病理上，该肿瘤基本上是由小圆形未分化的肿瘤细胞组成，与原始神经外胚层瘤（PNET）有相似的组织学表现，两者鉴别困难。Ewing 肉瘤富有血管，常伴有出血和范围大的坏死区或囊性变。

约 90% 病例发病年龄在 20 岁以下，男性多见，5～15 岁为高峰年龄，5 岁以前和 30 岁以后很少发病。症状类似感染，表现局部疼痛、肿胀，伴低热。局部肿块有时早于骨骼改变，肿块发生部位常可见静脉扩张，但皮肤通常不发红。肿瘤对放射治疗极为敏感，局部照射后，症状可显著改善。

发病部位与年龄及红骨髓的分布有关。20 岁以前好发于长骨，以股骨、胫骨和肱骨等多见，管状骨的近端发病较远端常见，尤其好发于干骺骨干交界处，而不是单纯的骨干。20 岁以后好发于扁骨，以髂骨、肋骨和肩胛骨等多见。

（一）影像学表现

1. 核素扫描 表现为病灶内放射性核素摄入量增加（图 1-3-110F），并可动态观察对治疗的反应。

2. X 线、CT 基本表现是骨破坏，皮质侵袭，骨膜反应和软组织肿胀。骨破坏最常见为边缘模糊的溶骨性破坏，少数可呈骨膨胀或囊状破坏。虽然该肿瘤起源于骨髓，但骨皮质改变明显，表现皮质分层状及皮质表

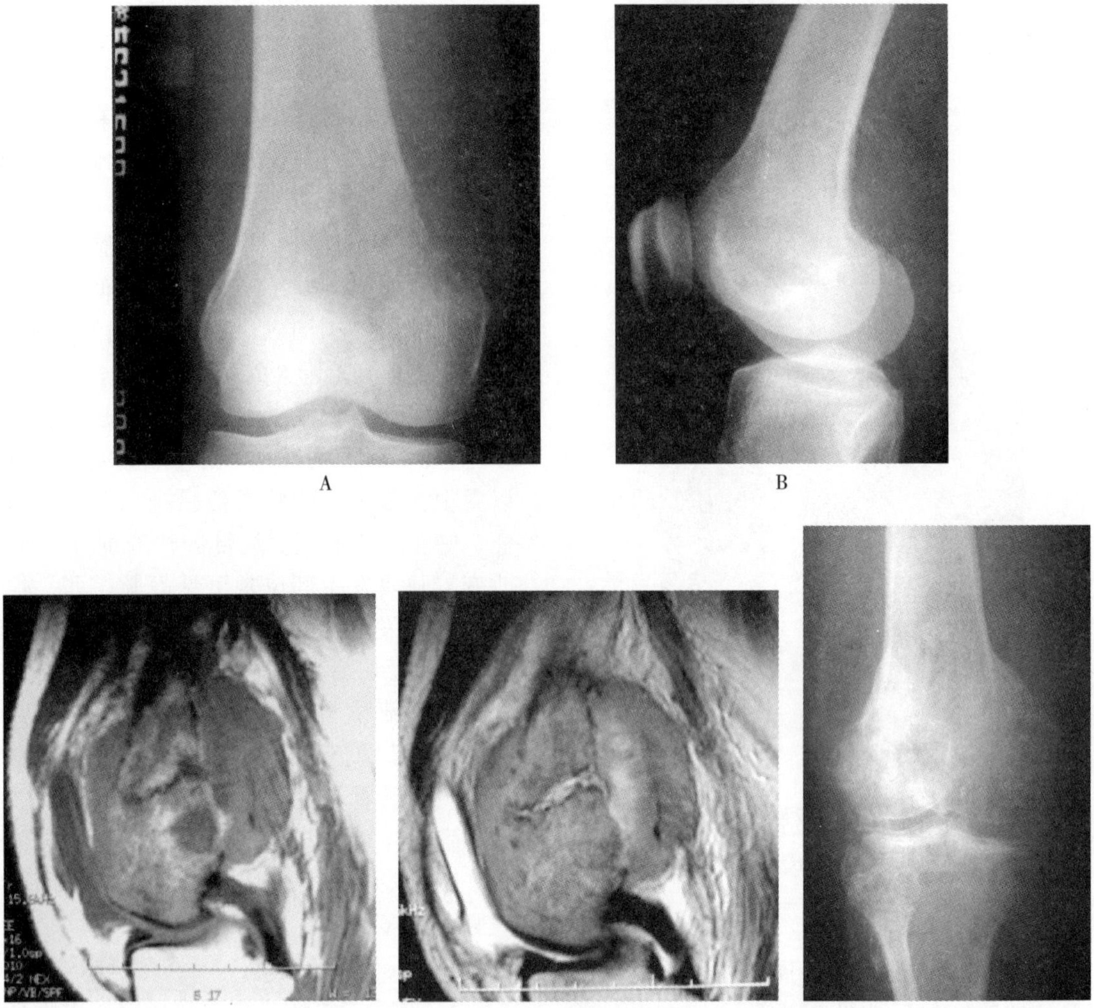

A B C D E

图 1-3-102 股骨 NHL

A、B：右股骨 X 线正侧位片示右股骨远端溶骨性破坏，边缘模糊，破坏内侧皮质，病灶内未见高密度影；C、D：MRI 矢状位 T1WI、T2WI 均呈软组织信号、信号较均匀，T1、T2 信号变化不明显，见病理骨折及软组织肿块；E：化疗和放疗后 8 个月，病变明显修复。

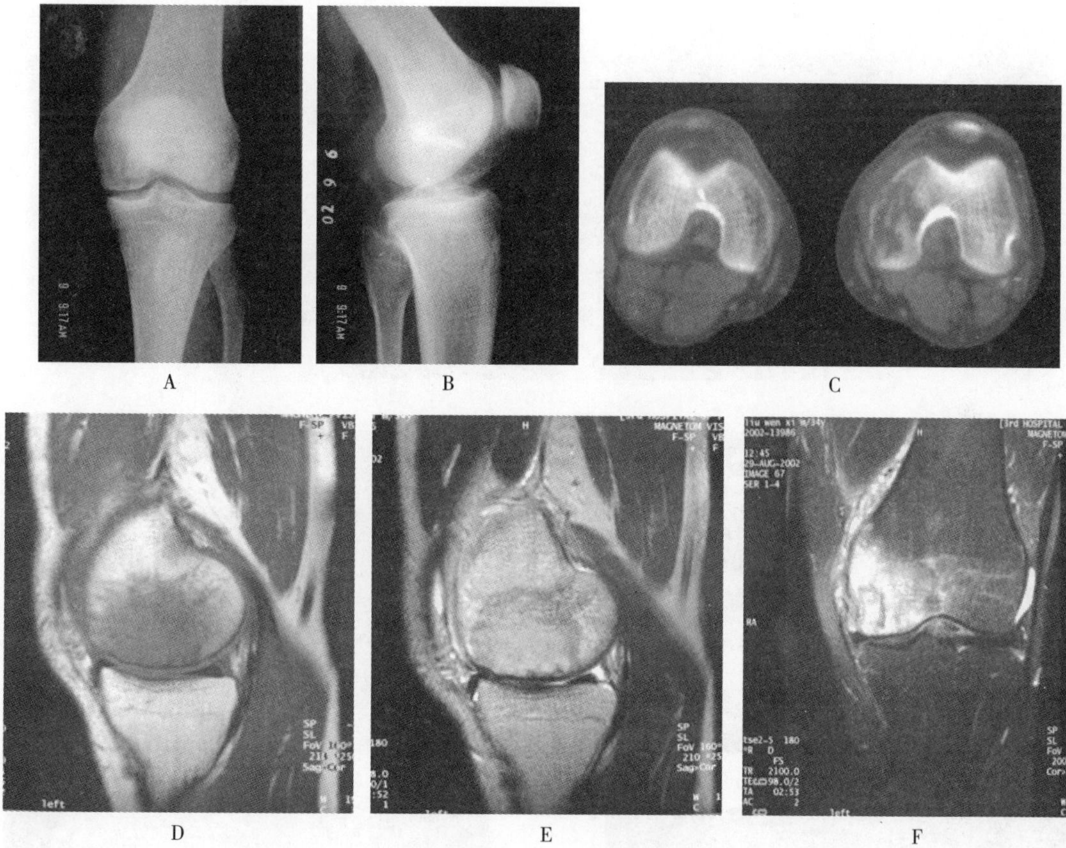

图 1-3-103 股骨 NHL（一）

A～C：左股骨 X 线正侧位片、CT 示左股骨内侧髁溶骨性破坏；D～F：MRI 矢状位 T1WI、T2WI、T2WI 压脂扫描示信号均匀，T2 信号增高，T2WI 压脂见低信号边缘及周围水肿。

面浅碟状。骨膜反应明显，呈多层状或葱皮状，或呈短发状垂直于骨干。其他改变可有骨硬化、皮质增厚、病理骨折等。管状骨、长骨骨干干骺部位边缘不清的溶骨破坏，伴皮质侵袭、骨膜反应和软组织肿胀是典型改变。有时，骨改变不明显而软组织肿块很明显。骨硬化改变多见于扁骨，有些病例骨硬化改变类似骨肉瘤。

Ewing 肉瘤按病变部位可分为中心型和周围型，中心型最多见，骨干呈纺锤状增大或膨胀，髓腔呈弥漫性骨质疏松及斑点状、虫噬样破坏，边界不清，周围骨皮质呈筛孔样或花边样缺损。偶可表现为地图样大片骨质破坏，类似于溶骨性骨肉瘤。骨膜反应呈葱皮样，可被破坏、中断形成骨膜三角，并可见细小放射状骨针。病变早期即可穿破皮质形成软组织肿块。周围型其皮质外缘常呈碟形破坏，肿瘤多呈卵圆形或分叶状向外扩展，

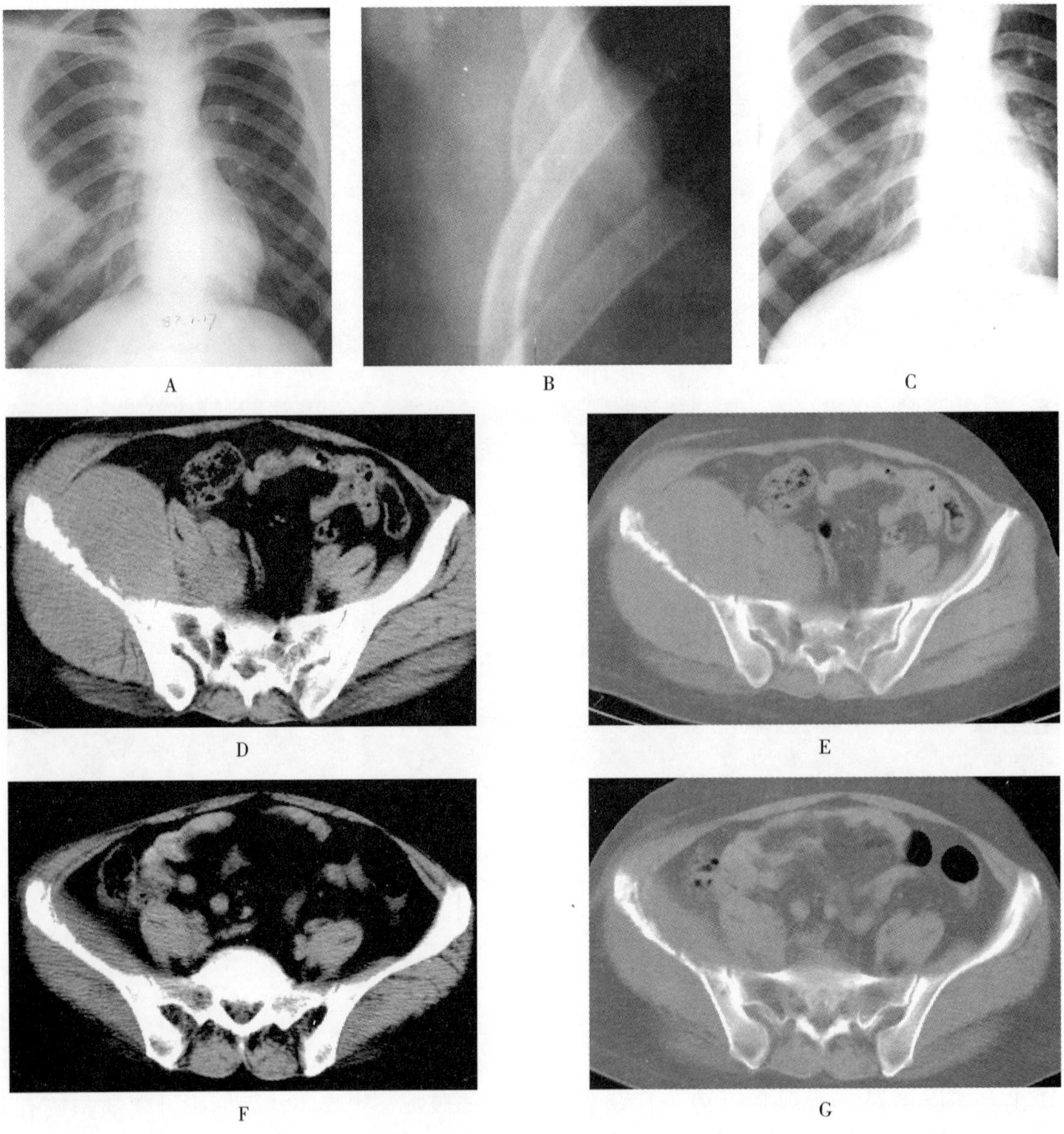

图 1-3-104 NHL

A、B：胸部 X 线正位片、局部肋骨放大片示右第 5 肋骨中前段溶骨性破坏，周围巨大的软组织肿块；C：胸部 X 线正位片示放疗后肋骨周围软组织肿块明显变小；D、E：另一例 CT 片示右侧髂骨溶骨性骨质破坏，周围巨大的软组织肿块；F、G：CT 示放疗后髂骨周围软组织肿块明显变小。

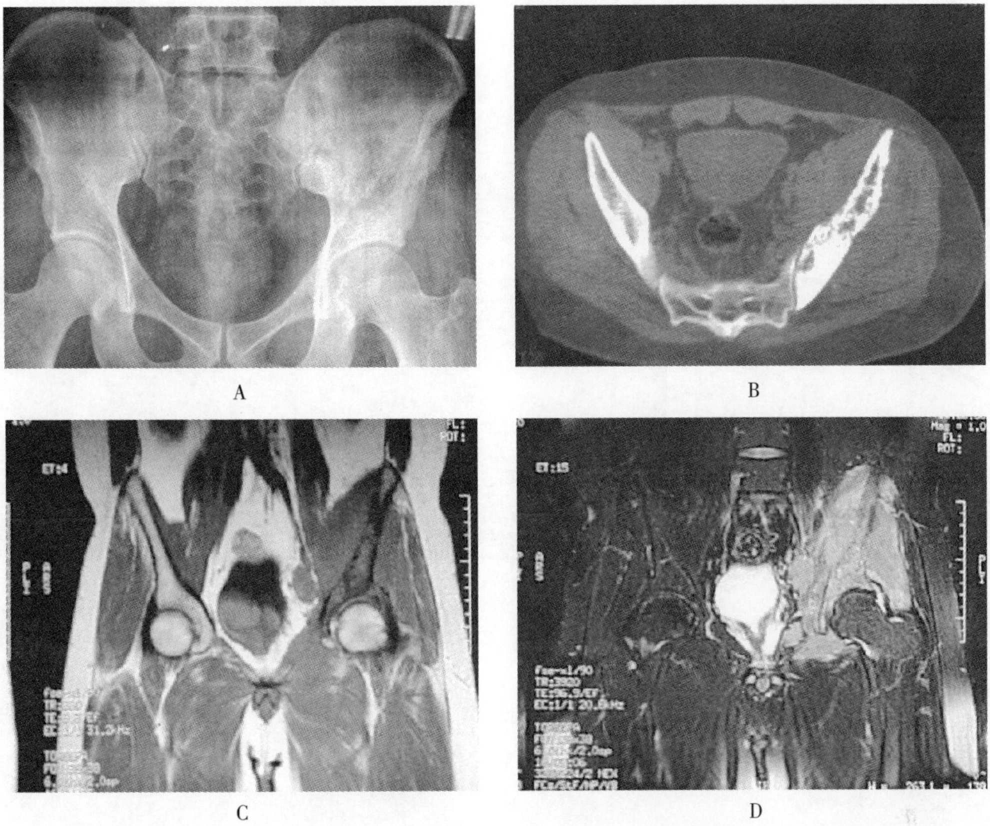

图 1-3-105 髂骨 NHL

A、B：骨盆 X 线正位片、CT 示左髂骨广泛密度增高，内见散在低密度区，无骨膜反应，周围软组织肿、密度均匀；C、D：MRI 冠状位 T1WI、T2WI 压脂扫描示病灶呈 T1 低信号 T2 压脂高信号，信号均匀。

软组织肿块较大，与骨破坏不成比例，具一定特征性（图 1-3-111 ~ 114）。短骨可表现类似变化，但骨膨胀和囊状表现多见，而骨硬化、骨膜反应、骨皮质增厚则比长骨少见。

扁骨及不规则骨表现为不规则溶骨性破坏，常合并软组织肿块，约 1/3 发生于扁骨的病例呈弥漫性骨硬化，或两种表现同时存在（图 1-3-110、115、116）。在肋骨，肿瘤向胸内发展形成胸膜外肿块，可较大，与轻微的肋骨破坏明显不相称。在颌骨，浸润性骨破坏，骨膜反应和软组织肿块最常见。

3. MRI　肿瘤呈不均匀长 T1、长 T2 信号，皮质信号不规则中断，骨膜反应呈长 T1 中短 T2 信号，病变周围软组织肿块呈长 T1 长 T2 信号，瘤内还可见多发性细薄的低信号间隔。脂肪抑制成像可更清楚显示病变（图 1-3-110D、E，113B ~ D，114C、D，115C ~ E）。

（二）鉴别诊断

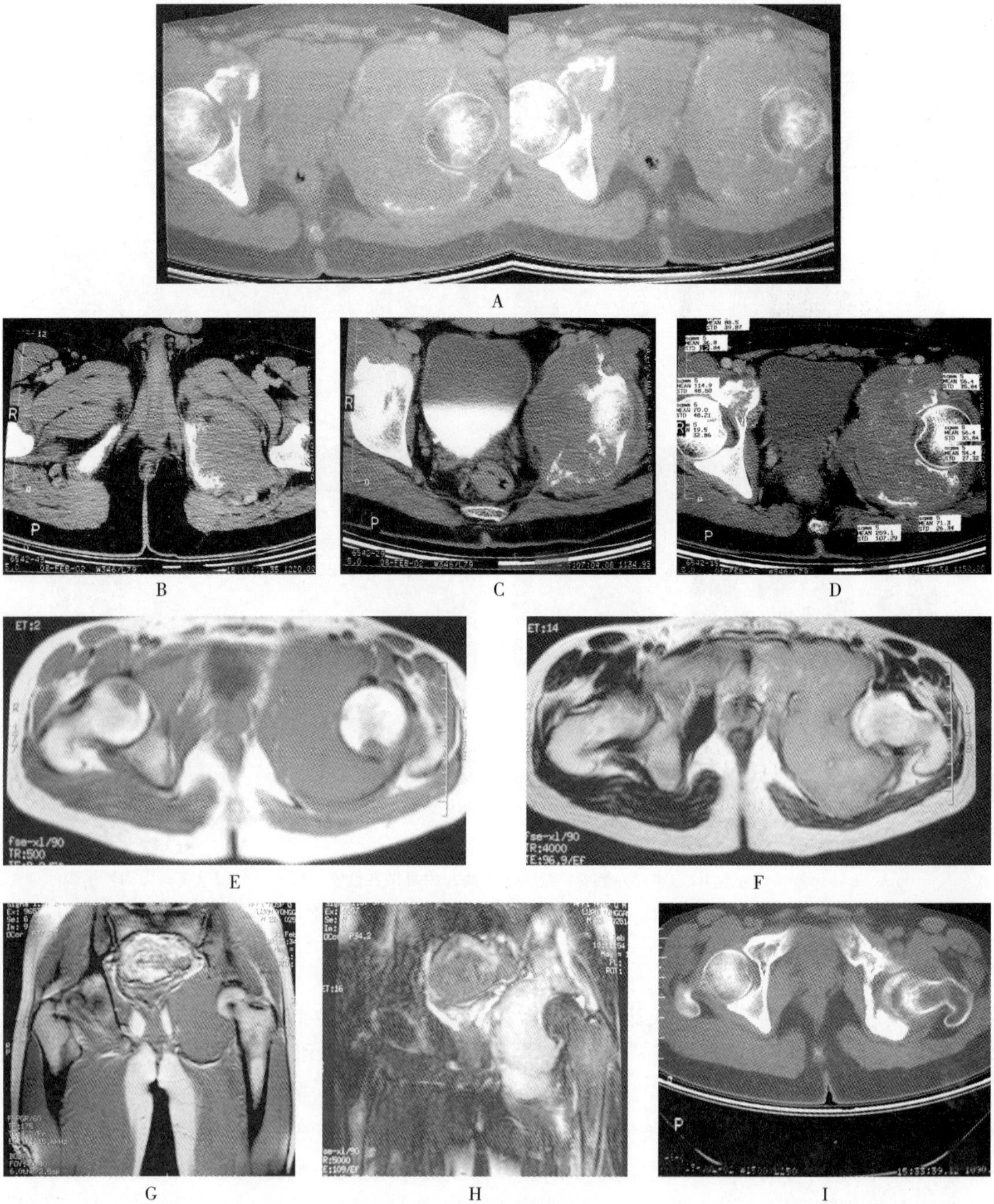

图 1-3-106　双侧髋臼 NHL

A～D：CT 骨窗及软组织窗示左髂骨、坐骨、耻骨广泛溶骨性破坏及软组织肿块，内见散在斑点状残留骨，右侧耻骨溶骨性破坏；E～H：MRI 轴位 T1WI、T2WI、冠状位 T1WI、T2WI 压脂扫描示病变 T1 低信号、T2 较高信号，信号均匀；I：放疗后 3 个月 CT 复查，病变明显好转。

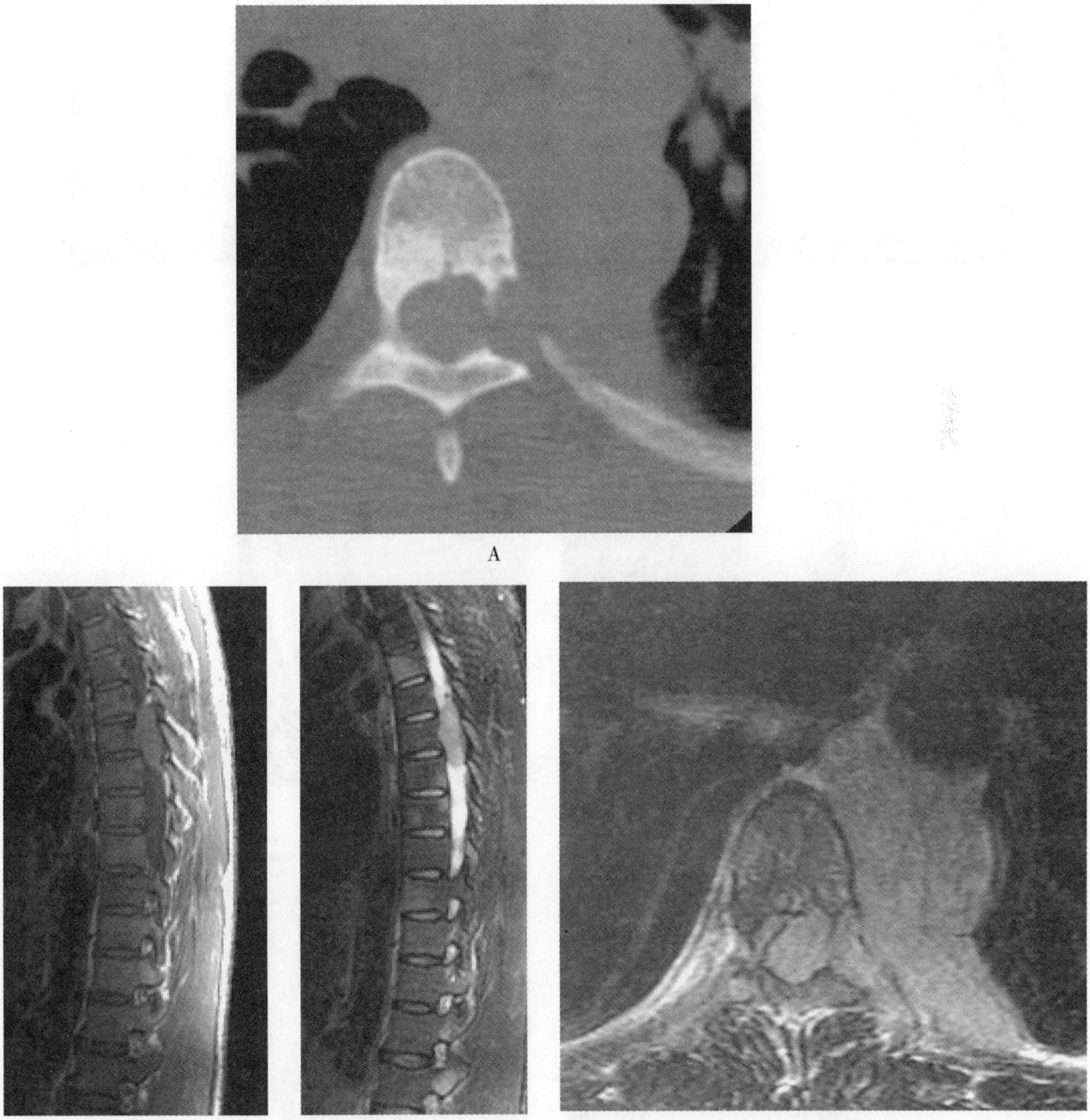

图 1-3-107 胸椎 NHL

A：CT 示胸椎体局部骨质硬化，骨小梁结构消失，左侧椎弓根骨质破坏，椎间孔内、脊柱旁见巨大软组织肿块影；B～D：MRI 腰椎矢状位 T1WI、T2WI 压脂、横轴位 T2WI 压脂示扫描范围内多发椎体及附件内长 T1、长 T2 信号影，局部椎体及附件骨质破坏，椎管内及脊柱旁软组织肿块影，其内信号均匀。

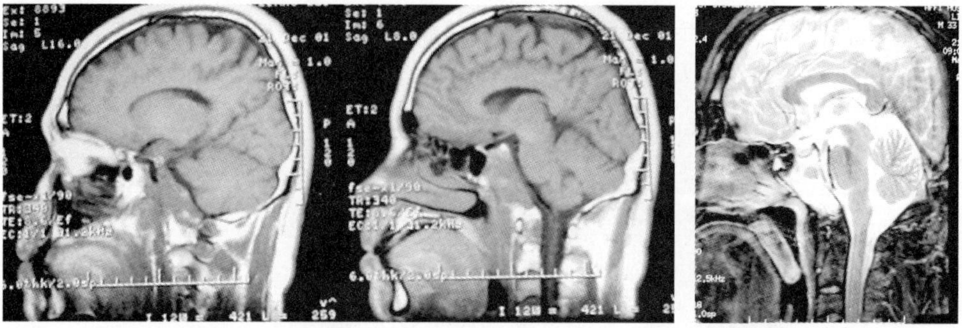

A　　　　　　　　　　　　　　B

图 1-3-108　枕骨斜坡 NHL

A、B：MRI 颅底矢状位 T1WI、T2WI 压脂示枕骨斜坡呈均匀 T1 低信号、T2 高信号。

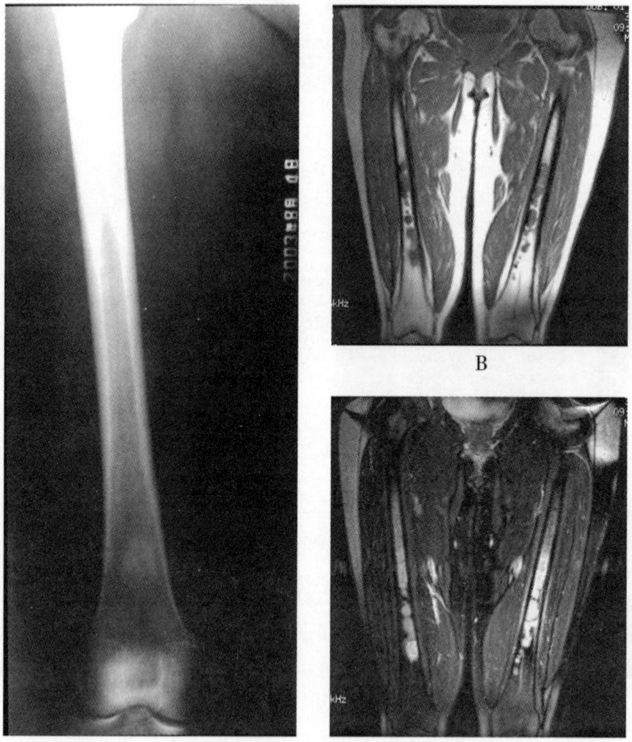

A　　B　　C

图 1-3-109　股骨 NHL（二）

A：右股骨 X 线正位片示未见明显骨质改变；B、C：MRI 双股骨冠状位 T1WI、T2WI 压脂示双股骨干广泛骨髓浸润，病变区呈长 T1 长 T2 信号。

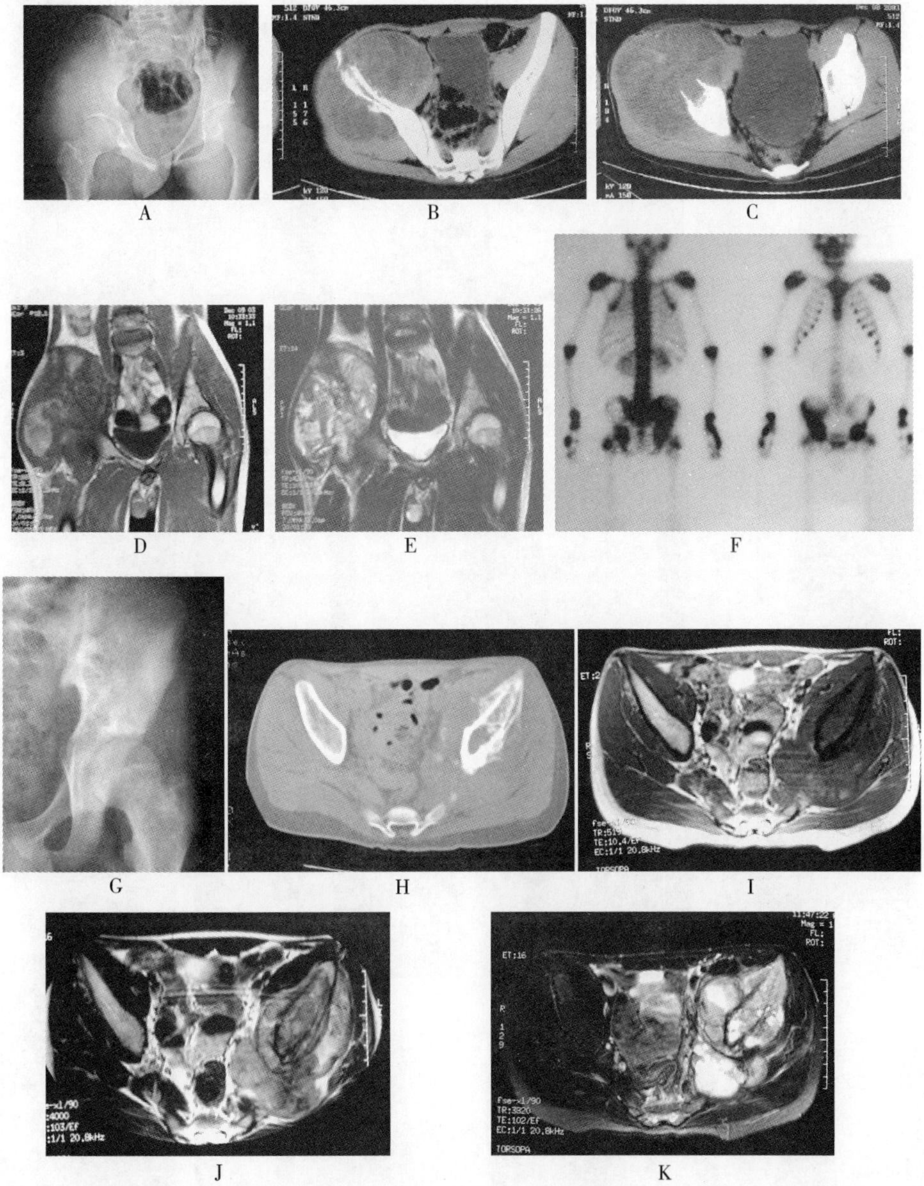

图 1-3-110　髂骨 Ewing 肉瘤

A～C：骨盆 X 线正位片、CT 示右髂骨体溶骨性破坏，大的软组织肿块，内见残留骨；D、E：MRI 冠状位 T1WI、T2WI 示肿块呈长 T1 长 T2 信号，短 T1 长 T2 出血信号；F：核素扫描示病变呈放射性浓聚；G～K 另一例髂骨 Ewing 肉瘤：G：髂骨 X 线正位片示不规则骨质破坏并骨质硬化；H：髂骨 CT 示左侧髂骨翼膨胀性、溶骨性骨质破坏及骨质硬化，骨膜反应呈分层状并破坏中断，髂骨翼周围见巨大软组织肿块；I～K：髂骨 MRI 轴位 T1WI、T2WI、T2WI 压脂示左侧髂骨破坏区呈不均匀长 T1 长 T2 信号，残留骨皮质及骨膜反应呈长 T1 短 T2 信号。破坏区周围示软组织肿块呈长 T1 长 T2 信号。

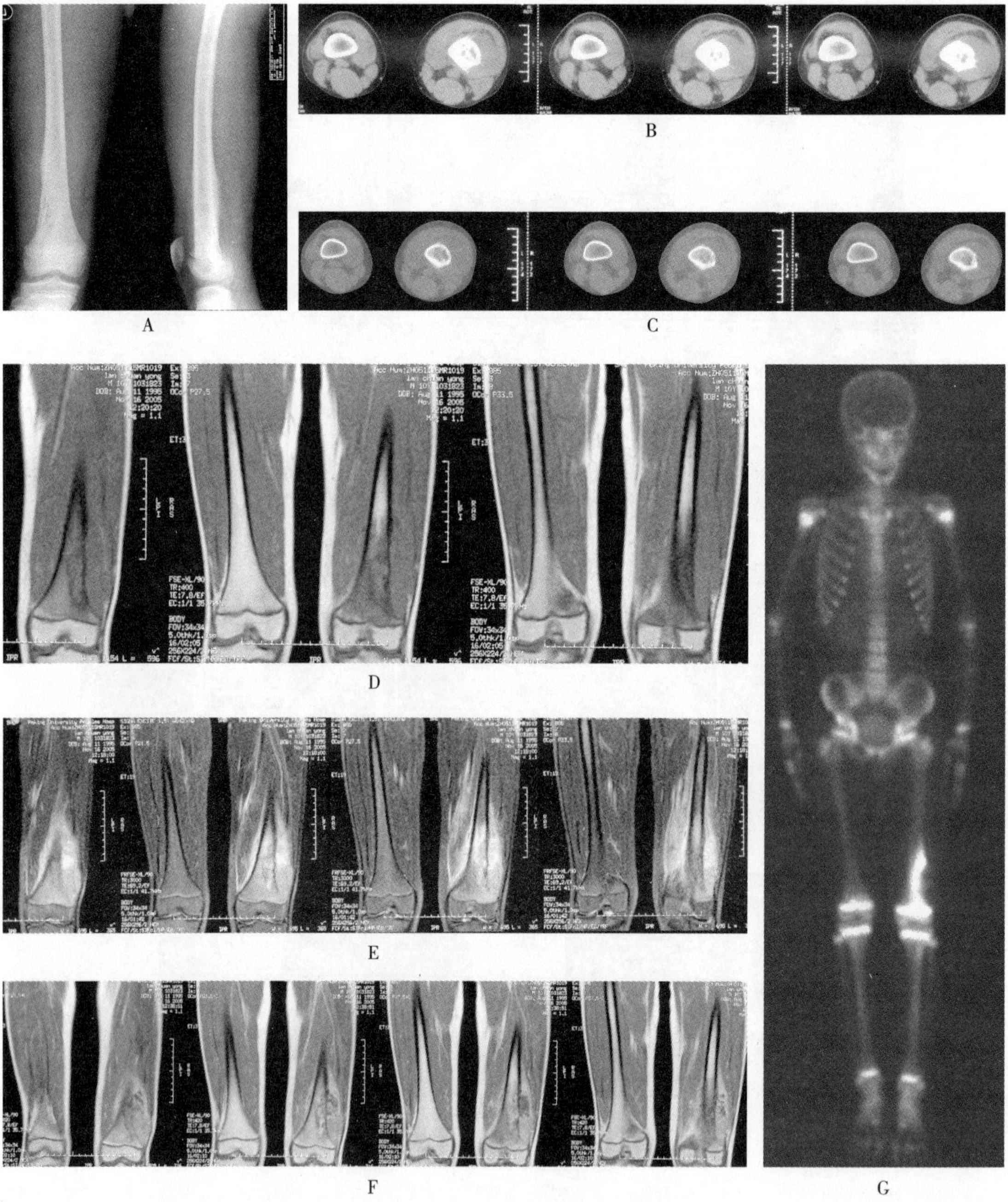

图 1-3-111　股骨 Ewing 肉瘤

A～C：左股骨 X 线正侧位片、CT 示左股骨下段干骺端偏心性溶骨性骨质破坏，边界模糊，见层状骨膜增生及骨膜三角，周围见软组织肿块影；D～F：MRI T1WI、T2WI 压脂、T1WI 增强示左股骨下段骨质破坏，其内及周围见长 T1、长 T2 软组织肿块影，边界较清，增强扫描呈明显均匀强化；G：骨扫描示左侧股骨下段放射性核素浓聚。

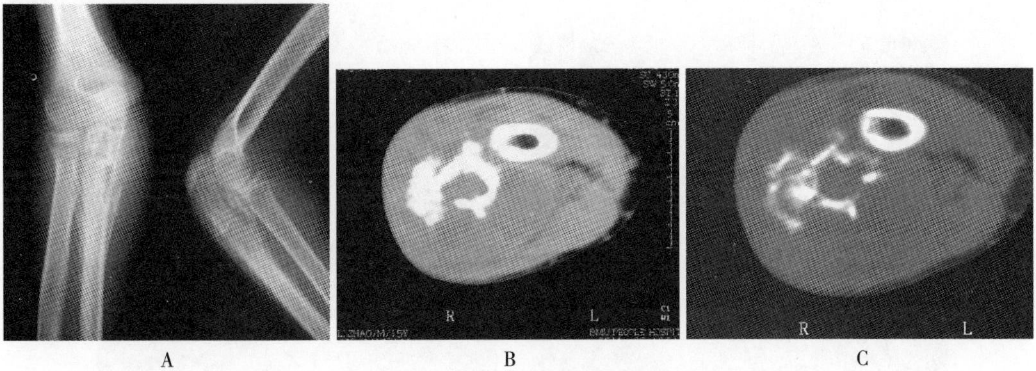

图 1-3-112 尺骨 Ewing 肉瘤

A～C：右尺骨近侧干骺端髓腔斑片状溶骨性破坏，部分皮质中断及破坏，不规则骨膜增生及骨膜三角，周围广泛软组织肿胀，表现类似骨髓炎。

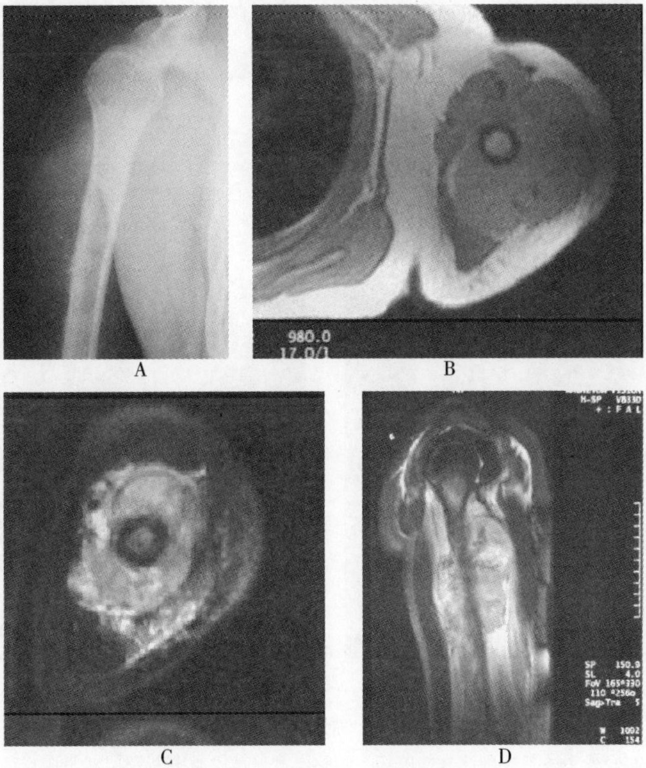

图 1-3-113 肱骨 Ewing 肉瘤

A：右肱骨 X 线正位片示右肱骨干皮质浸润性破坏，外侧皮质表面针状骨膜增生，上下两端层状骨膜中断，周围软组织肿胀明显；B～D：MRI 轴位 T1WI、T2WI 压脂、冠状位 T2WI 压脂示病变侵及髓腔、皮质及周围大的软组织肿块（T2WI 压脂呈高信号）。

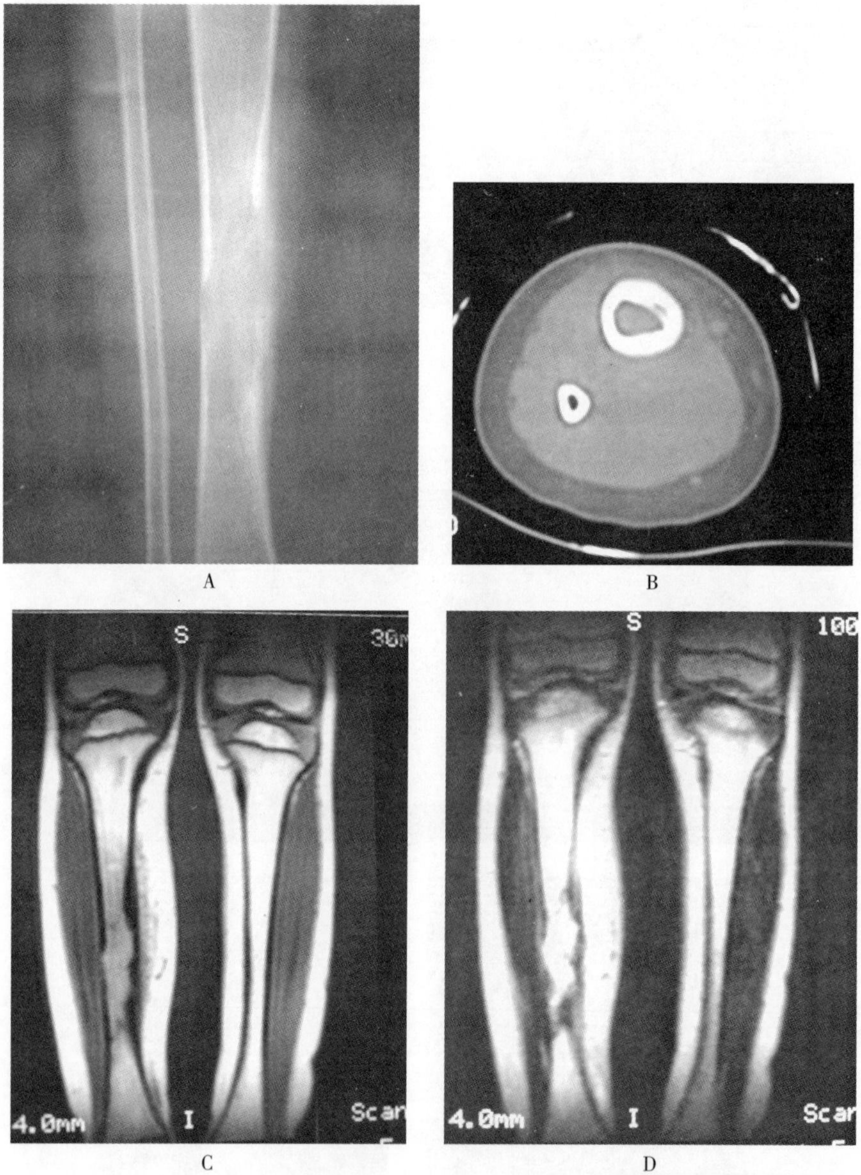

图 1-3-114　胫骨 Ewing 肉瘤

A：胫骨 X 线正位片示右胫骨中段不规则溶骨性破坏，髓腔增宽，骨皮质中断及层状骨膜反应；B：胫骨 CT 示右胫骨髓腔密度增高呈软组织密度，前内缘骨皮质不规则溶骨性骨质破坏；C：胫骨 MRI 冠状位 T1WI 示病变形态不规则，呈不均匀等、长 T1 信号，病变两端髓腔内肿瘤浸润区亦呈长 T1 信号，骨膜反应呈长 T1 信号；D：胫骨 MRI 冠状位 T2WI 示病变呈不均匀长 T2 信号，骨膜反应呈短 T2 信号。

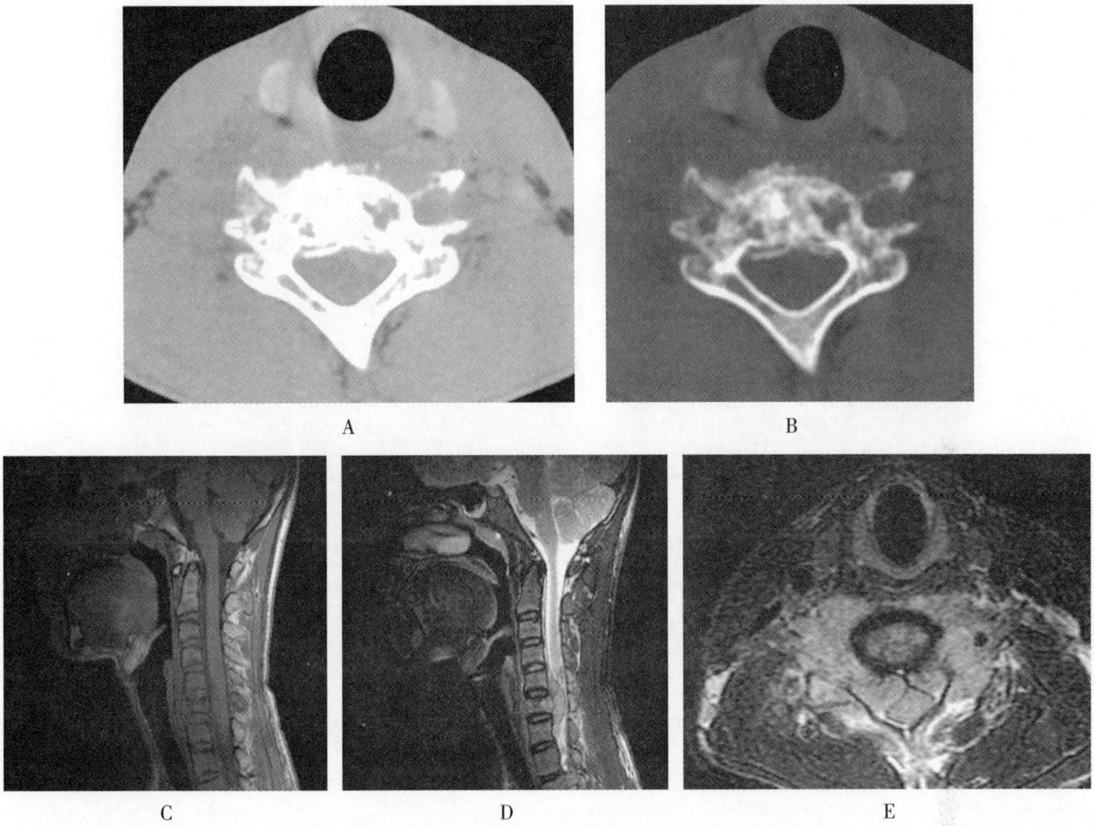

图 1-3-115 颈椎 Ewing 肉瘤

A、B：颈椎 CT 示不规则骨质破坏并骨质硬化，周围软组织肿块；C ~ E：颈椎 MRI 矢状位 T1WI、T2WI 压脂、轴位 T2WI 示颈椎破坏区及周围见较均匀长 T1 长 T2 软组织信号影，边界清楚，向椎管内生长，颈髓明显受压。

1. 急性骨髓炎 早期两者表现相似，但骨髓炎常有弥漫性软组织肿胀，而尤因肉瘤为局限性肿块；前者病史短，以周计，后者病史较长，以月计。前者多有明确急性病史，有死骨，骨破坏与增生同时存在，后者却无此关系。鉴别困难时，可用诊断性放射治疗来区分。

2. 骨肉瘤 一般位于干骺端，与尤因肉瘤多位于骨干不同。骨肉瘤病变范围较局限，常出现放射状骨针和骨膜三角，骨质破坏区和软组织肿块内常见瘤骨形成（表 1-3-4）。

3. 神经母细胞瘤骨转移 多在 5 岁以前发病，尤其是在 2 岁前发病者更有鉴别意义。本病为多发性骨受累，表现为长骨干骺端多发对称性骨破坏，颅骨多发小圆形或融合成大片状骨破坏，临床上常有腹部肿块。尤因肉瘤 5 岁以内发病少见，而且病变大多为单发。

4. 骨嗜酸性肉芽肿 发生于长骨的嗜酸性肉芽肿可有溶骨性破坏及葱皮状骨膜增生，但骨嗜酸性肉芽肿通常无软组织肿块，骨膜反应规整。

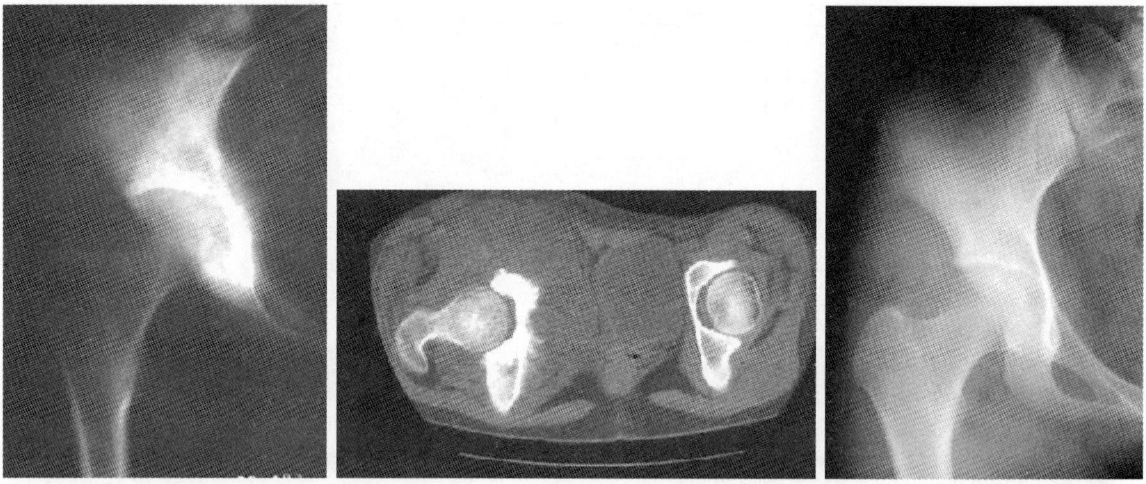

A　　B　　C

图 1-3-116　髋臼 Ewing 肉瘤

A、B：右髋 X 线正位片、CT 示右髋臼密度增高，内见小的低密度影，内侧放射状骨膜增生，周围大的软组织肿块；C：放疗后病变明显好转。

表 1-3-4　圆细胞瘤和间叶肉瘤的鉴别

鉴别要点	小圆细胞瘤 （尤因肉瘤、淋巴瘤、神经外胚层瘤）	间叶肉瘤 （骨肉瘤、软骨肉瘤）
管状骨部位	干骺骨干交界处	干骺
破坏类型	浸润性	虫噬状
瘤基质特点	无特征	有特征性（瘤骨钙化）
骨膜	葱皮状、短发状、Codman 三角	日光放射状、Codman 三角
软组织肿块	常较大，大于骨病变范围少或无高密度影	与骨病变相称内有瘤骨或钙化

5. 骨干结核　虽可有髓腔膨胀和葱皮样骨膜反应，但症状轻，发病慢，或同时伴有其他部位的结核。

6. 应力性骨折　儿童应力性骨折常伴有骨膜下出血、血肿钙化和层状骨膜反应，使骨干增粗，与尤因肉瘤相似。但前者骨膜新生骨光整，无骨质破坏，高千伏摄片及 MRI 可见横行骨折线。

7. 骨非霍奇金淋巴瘤　发病年龄多在 20 岁以上，骨破坏明显而全身状况良好。软组织肿块明显，少见骨膜反应。

四、原始神经外胚层瘤

原始神经外胚层瘤（primitive neuroectodermal tumor，PNET 或 $_{p}$PNET）是起源于原始神经管胚基细胞的未分化高度恶性肿瘤，主要由原始神经上皮组成。目前认为 PNET 分为中枢性和外周性两类。中枢性 PNET 主要发生在脑，外周性 PNET 大都生长在软组织、骨、腹腔、盆腔、腹膜后、肺和胸壁（Askin 肿瘤）。骨 PNET 罕见，被认为是尤因肉瘤的神经变异类型，光镜下病理形态很难和 Ewing 肉瘤区分。与后者同属小圆细胞肿瘤。好发部位依次为长管骨（40%，以下肢更易受累），髂骨和骶骨（30%），肋骨（20%）。

PNET 主要影响儿童、少年和青年（平均 14 岁）。男性明显多于女性（11∶3）。常见临床症状为疼痛、肿块，可有发热。该肿瘤对治疗的反应和预后与 Ewing 肉瘤相似或较差。

（一）影像学表现

1. X 线、CT　无明显特异性征象，表现为溶骨破坏、软组织肿块、通常无骨膜反应和反应性新生骨（图 1-3-117A～C）。在长骨骨质破坏多位于髓腔内，呈偏心性，与长骨纵轴一致，边缘清楚，与 Ewing 肉瘤相比更常侵犯骨骺（图 1-3-118）。少数髓腔可有硬化表现（图 1-3-119）。常较早侵入周围软组织形成软组织肿块。肿块通常较大，包膜不明显，内部多不均质，有坏死、囊变，无钙化。注射造影剂后呈不均匀强化。PNET 更易发生病理骨折和转移。

2. MRI　病变多呈等长 T1 等长 T2 信号，增强扫描呈明显强化。周围软组织肿块多呈长 T1 长 T2 信号（图 1-3-117D～I，118D～H，119E、F）。该肿瘤对放疗亦很敏感（图 1-3-118I）。

（二）鉴别诊断

1. 尤因肉瘤　尤因肉瘤多起病急，可出现高热、剧痛等症状；实验室检查可有血沉加快、贫血等。骨破坏与反应性新生骨同时存在，并有放射骨针、葱皮样骨膜反应，病灶边界多模糊不清。而骨 PNET 无反应性新生骨，病灶边界常较清楚，软组织肿块大和常侵犯骨骺。

2. 神经母细胞瘤骨转移　多见于 2 岁以内儿童，常呈多骨受累，多处发病，表现为长骨干骺端多发对称性骨破坏，颅骨多发小圆形或融合成大片状骨破坏，临床上常有腹部肿块。骨 PNET 很少在 2 岁以内发病，一般为单骨受累。

3. 溶骨型骨肉瘤、骨淋巴瘤　影像学表现与本病很相似，本病在长骨常侵及骨骺。最终需靠病理诊断来鉴别。

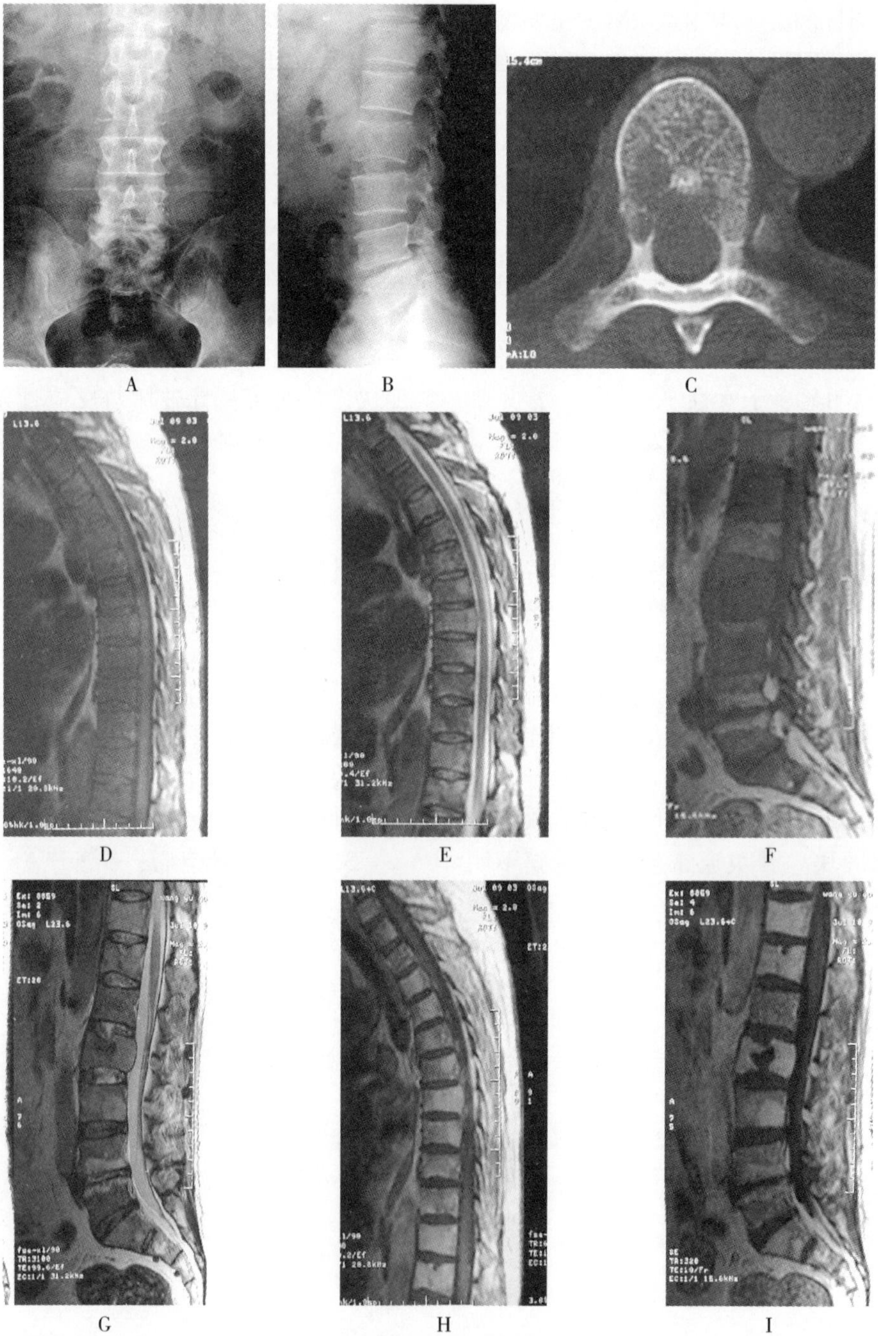

图 1-3-117　腰椎原始神经外胚层瘤

A～C：腰椎 X 线正侧位片、CT 示仅见 L_2 椎体有明确骨破坏；D～I：胸腰椎 MRI 矢状位 T1WI、T2WI、T1WI 增强扫描示胸腰椎椎体广泛长 T1 信号、稍长 T2 信号病灶，呈不规则或类圆形，部分病灶稍膨胀及并压缩骨折，病灶轻度强化。

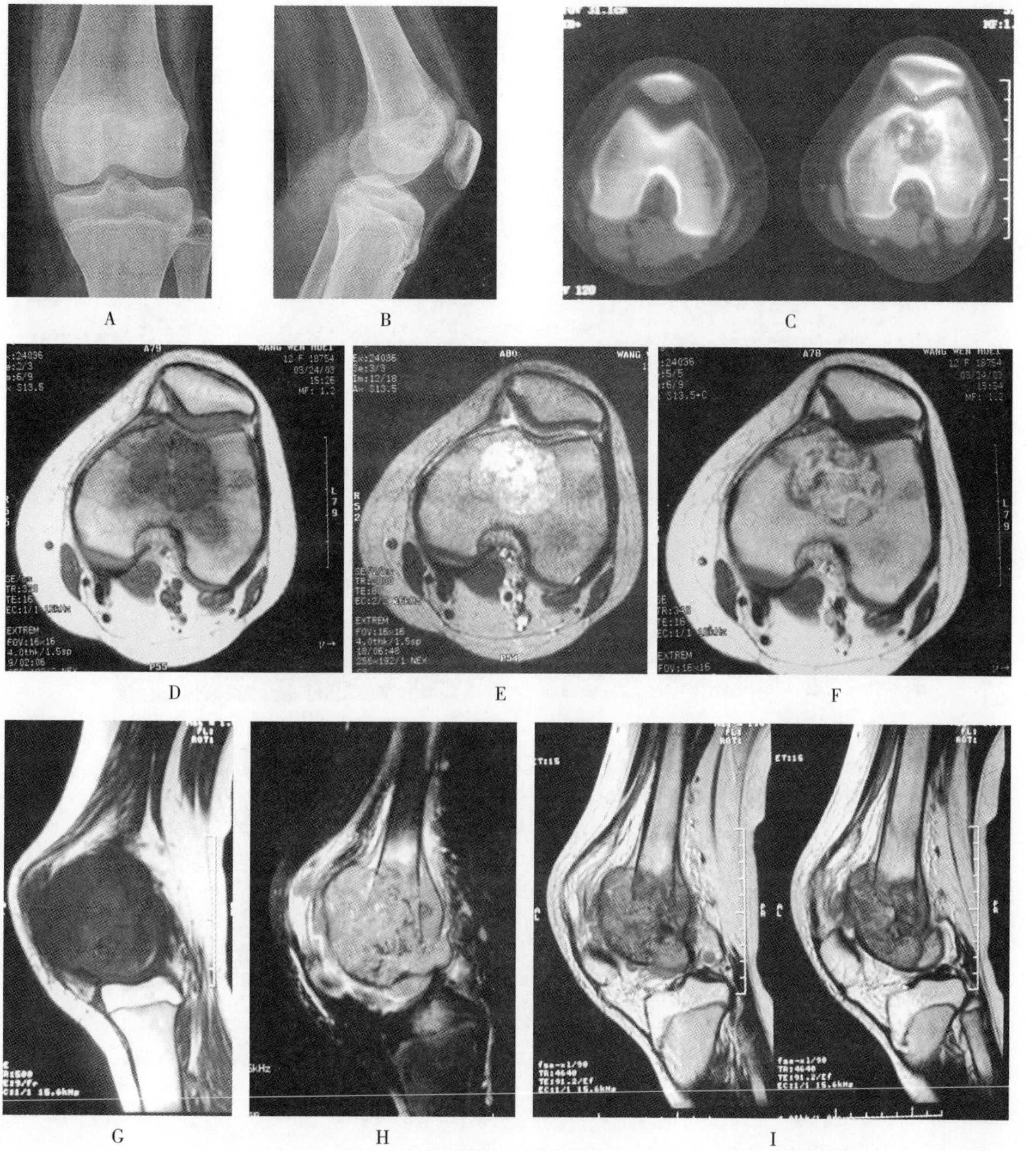

图 1-3-118 股骨原始神经外胚层瘤

A～C：左股骨 X 线正侧位片、CT 示左股骨骨骺圆形破坏，边缘模糊，内见点状高密度灶，类似成软骨细胞瘤；D～F：MRI 轴位 T1WI、T2WI 压脂、增强 T1WI 示病变呈长 T1、长 T2 信号，不均匀强化；G～H：MRI 矢状位 T1WI、T2WI 压脂示 3 个月后，病变明显扩大，破坏皮质并形成软组织肿块；I：MRI 矢状位 T2WI 示肿块明显缩小。

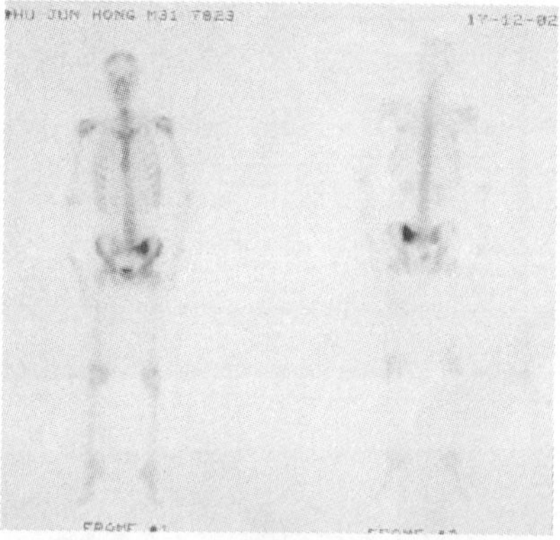

A

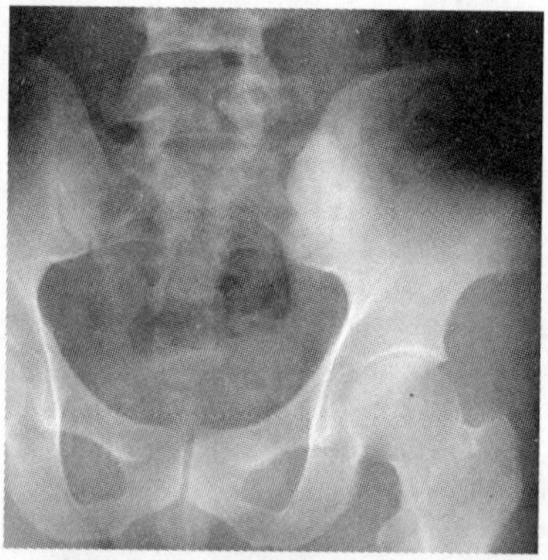

B

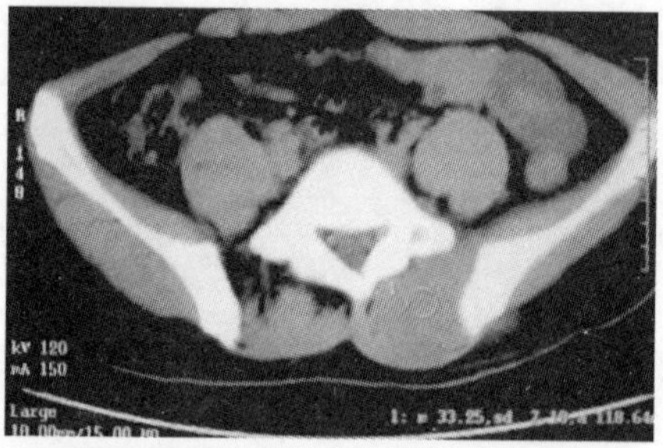

C

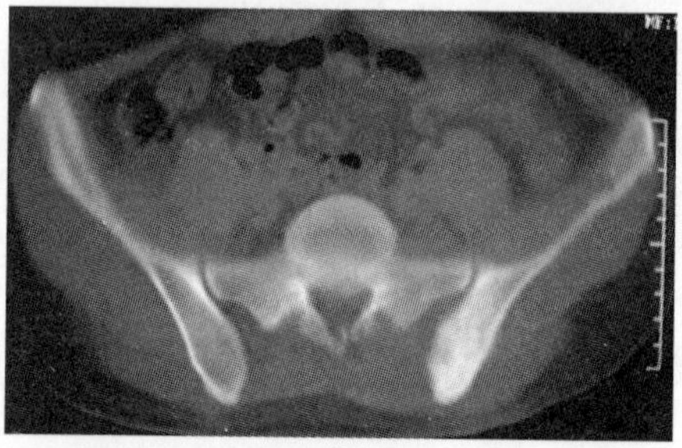

D

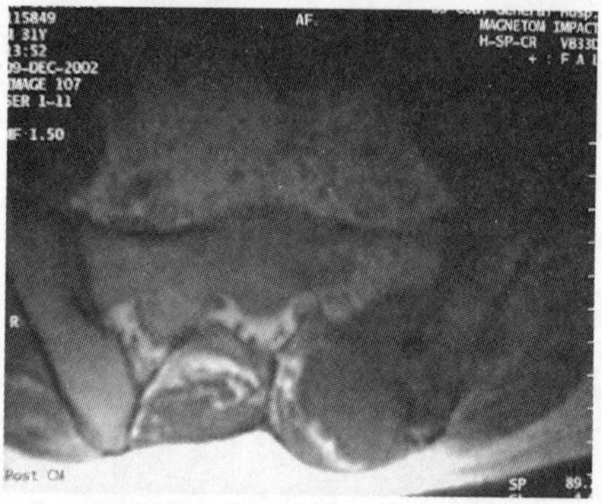

E

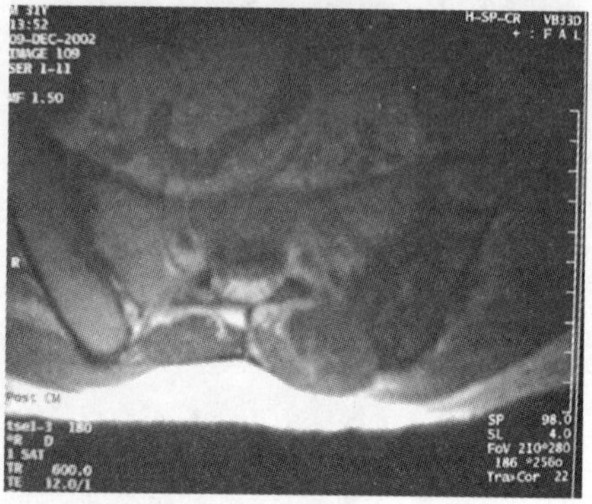

F

图 1-3-119　髂骨原始神经外胚层瘤

A：核素扫描示左髂骨后嵴放射性浓聚；B～D：左髂骨后嵴骨硬化，内侧软组织肿块；E、F：MRI 轴位 T1WI 示病变呈均匀低信号。

（徐文坚　郝大鹏）

第五节 骨脉管组织肿瘤

一、骨血管瘤

骨血管瘤（hemangioma of bone）系指骨内血管增生所形成的良性肿瘤或血管畸形，单发者多见，多发者又称血管瘤病。骨血管瘤分为海绵型和毛细血管型，前者常见，由充满血液、扩张的薄壁腔窦构成，此型多见于颅骨；毛细血管型由极度扩张增生的细小毛细血管构成，此型多见于长骨；而椎体多见混合型。颅骨与脊椎血管瘤虽均属海绵型，但在颅骨多表现为新骨形成，而在脊椎则多为骨质吸收。

患者年龄11～50岁，一般以中年较多。好发于扁骨如脊椎、颅骨、颌骨等，长骨少见。发生在脊椎者，轻者仅有疼痛，重者可出现脊髓压迫症状。颅骨血管瘤常见于额骨和顶骨，起病慢，症状轻，一般在发现肿块数年后才就诊，局部可有疼痛、胀感和眩晕。长骨血管瘤如伴有软组织肿胀，可有血管搏动及杂音，变换体位肿块大小可改变，有助于诊断。

（一）脊椎血管瘤

1. X线、CT　单个或多个椎体相连或相间发病，多见于胸椎，尤以第2～7胸椎最多，其次为腰、颈和骶椎。椎体血管瘤可蔓延到附件，但X线很难发现。病灶区骨密度减低，病灶内如残存的粗大骨小梁纵行排列，则呈栅栏状；如残存的骨小梁不规则交叉排列，则呈网格状。椎体压缩后，上述影像大多消失或部分向前突出形成小泡影。本病椎间隙一般保持正常，椎旁多无软组织影。

CT轴位骨松质呈粗大网眼状改变，残留骨小梁增粗，呈稀疏排列的高密度粗点。冠矢状面重建可呈栅栏状改变，椎体外形正常或略膨胀，偶可见椎旁软组织肿块。CT易于发现附件病灶（图1-3-120～122）。增强扫描骨针或骨间隔较少的血管瘤区多明显强化，CT值可达100Hu以上。

2. MRI　显示短T1长T2信号区内有稀疏、粗大的低信号骨小梁。后者横断面示低信号粗点，冠矢状面上呈栅栏状（图1-3-121B、C）。

（二）颅骨血管瘤

1. X线、CT　以额骨最多见，其次为顶骨、枕骨和眼眶。表现为圆形或类圆形骨质缺损区，边界清楚，呈细齿状，多有硬化缘。其内可见自中央向周围放射状排列的粗大骨小梁，轴位呈橘瓣状或蜂窝状，切线位垂直于颅板向外延伸，外板膨胀变薄或破坏消失。颅骨血管压迹多正常。骨质破坏区内可出现不规则的骨质硬化而无放射状骨针。有的骨破坏范围广泛，可形成向颅外突出的巨大肿块，肿块内有不规则条状钙化或云絮状密度增高影，边缘可出现蛋壳状钙化。增强扫描无骨针的低密度区可明显强化（图1-3-123～125）。

颅骨血管瘤须与以下疾病相鉴别：

1. 脑膜瘤　颅骨内板破坏重于外板，骨针相互平行并垂直于颅骨，不同于血管瘤自瘤中心向四周边缘放射并相互交叉。骨质破坏呈斑点状，常同时伴有骨密度增加，周围骨板有增粗的血管沟影。

2. 颅骨骨肉瘤　病程短，肿块生长迅速，疼痛、压痛明显，溶骨性破坏区边缘无硬化，骨针排列不规整，软组织肿块显著。

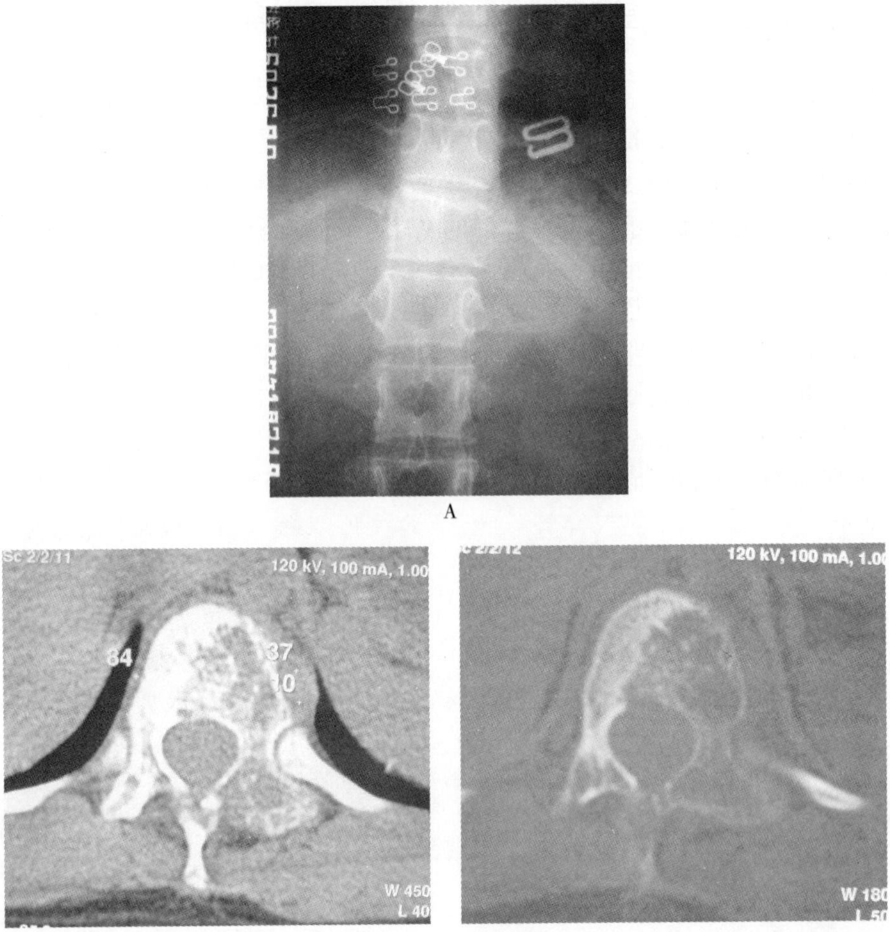

A

B

C

图 1-3-120 椎体血管瘤（一）

A：胸腰椎 X 线正位片示 T_{11} 左半椎体变扁，椎体内不规则透光区，椎弓根不显，相邻椎间隙正常；B、C：CT 软组织窗与骨窗示椎体及左侧椎板膨胀性骨破坏，其中见残存粗大骨小梁，左侧椎旁见软组织密度灶。

（三）长管骨血管瘤

长管骨血管瘤进展多缓慢。好发于股骨，其次为胫骨、腓骨、肱骨、桡骨和尺骨。病灶常位于干骺端或骨干，中心性或偏心性生长。中心性起自髓腔，单囊或多囊骨缺损区，边界清楚，多有皮质膨胀和硬化边缘，骨膜反应少见。囊内骨嵴较多时，则呈泡沫状、网眼状、栅栏状和放射状。偏心性病变多发生在长骨骨干，起自皮质内或骨膜，压迫骨皮质而形成凹陷缺损，向外掀起骨膜（骨膜增生骨化）形成肿瘤包壳。少数病变可突破骨壳侵入周围软组织。此时，囊内骨间隔可

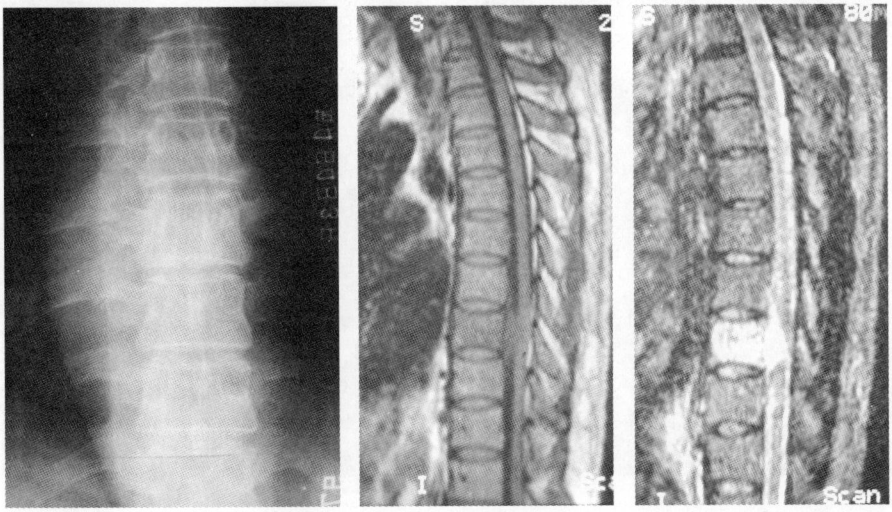

A B C

图 1-3-121 椎体血管瘤（二）

A：胸椎 X 线正位片示 T_8 椎体隐见栅栏状改变，骨皮质完整；B：胸椎 MRI 矢状位 T1WI 示 T_8 椎体呈不均匀长 T1 信号，其内见多条纵行低信号粗大骨小梁，使得椎体呈栅栏状改变。椎体后缘向椎管内膨隆，硬膜囊及脊髓受压；C：胸椎 MRI 矢状位 T2WI 示 T_8 椎体呈不均匀长 T2 信号，椎体后缘向椎管内膨隆，硬膜囊及脊髓受压。

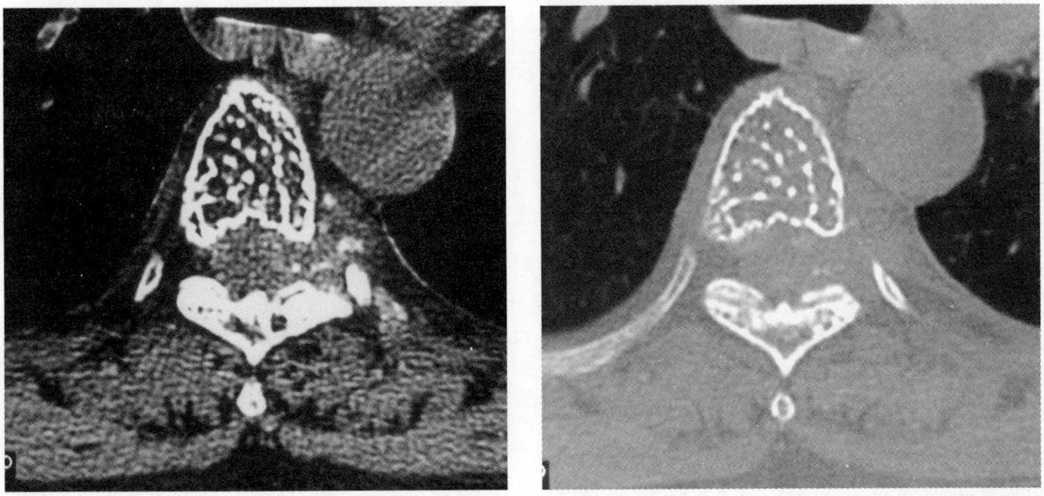

A B

图 1-3-122 椎体血管瘤（三）

A、B：CT 软组织与骨窗示椎体内弥漫性斑点状、条状高低混杂密度改变，骨皮质完整，椎体外形正常。

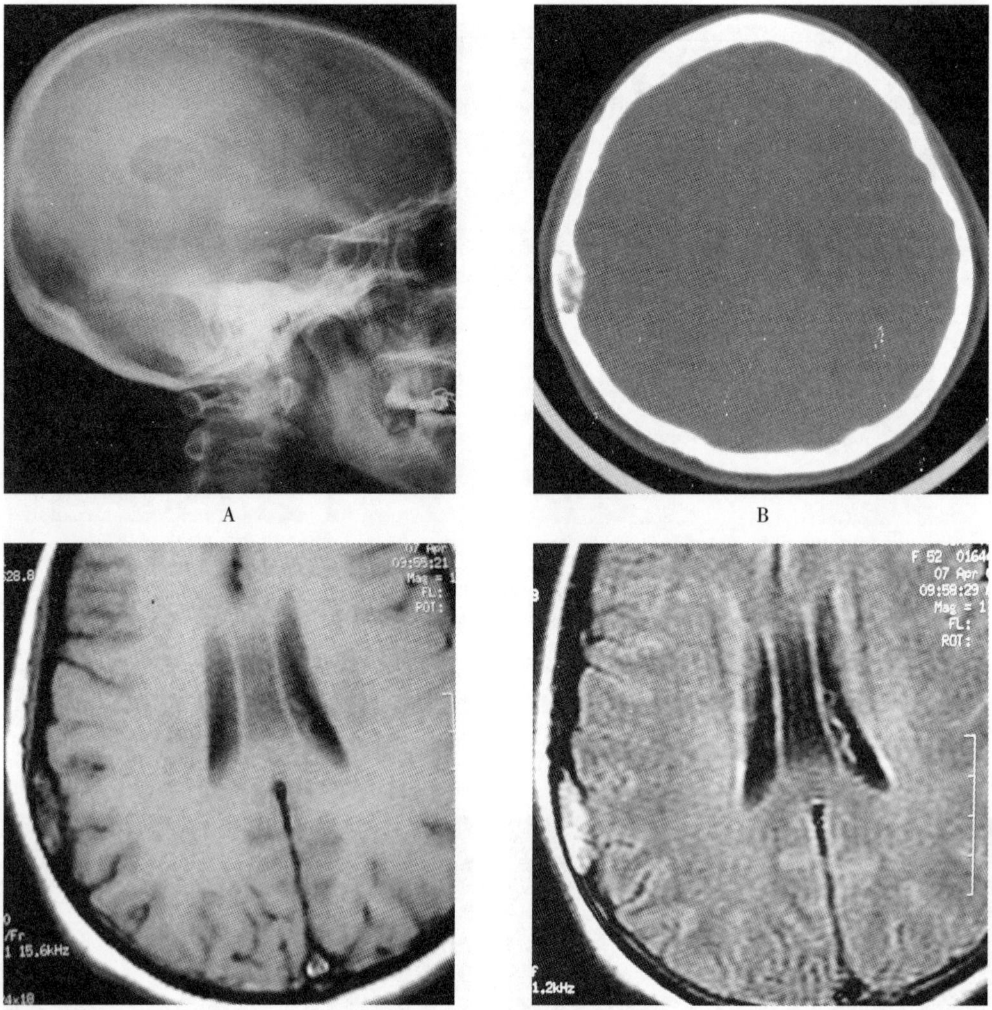

A B C D

图 1-3-123 颅骨血管瘤（一）

A：头颅 X 线侧位片示颞骨类圆形透光区，略呈分叶状；B：CT 骨窗示颞骨膨胀性破坏区，内有不均匀钙质样高密度斑片；C、D：MRI 轴位 SE T1WI 和 FLAIR 像示病灶呈等长 T1 和明显长 T2 信号。

直接延伸入软组织并逐渐变细，宛如支气管造影表现。血管造影示病灶内出现粗大扭曲的瘤血管充盈或瘤染。MRI 检查血管丰富者 T1、T2 加权像均表现为起自髓腔的高信号区，其内伴有明显点状和短条状低信号。

（四）骨血管瘤病

单骨多发或多骨多发，约半数合并软组织血管瘤。好发部位依次为股骨、肋骨、椎体、颅骨、骨盆、肱骨，主要累及髓腔。表现为大小不一的圆形或卵圆形透光区，境界清楚，常有硬化缘，无骨膜增生（图 1-3-126）。

骨血管瘤病主要应与组织细胞病、甲状

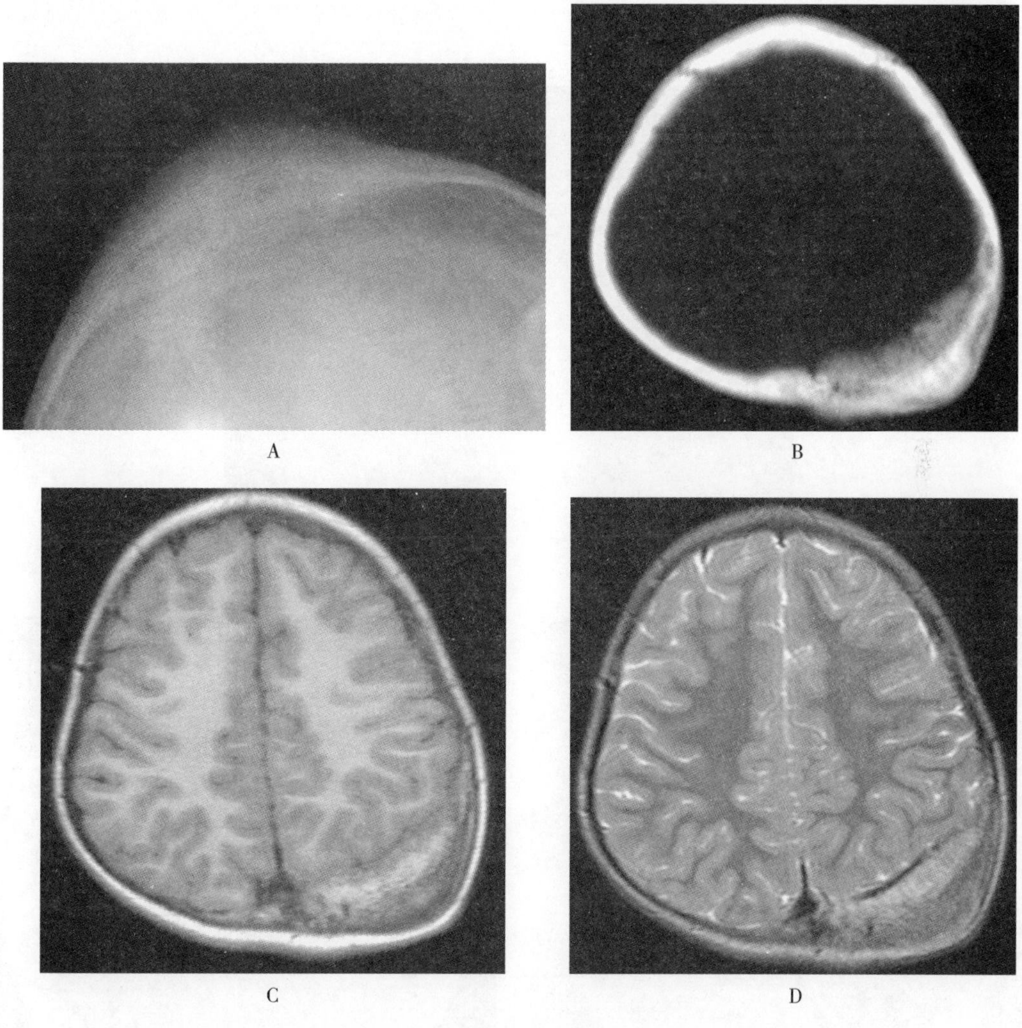

图 1-3-124 颅骨血管瘤（二）

A：头颅 X 线侧位片示顶骨局限性颅板增厚，骨质硬化，其内密度不均匀呈细齿状；B：头颅 CT 骨窗示顶骨局部颅板增厚，骨质硬化，其内密度不均，边缘呈细齿状；C、D：MRI T1WI、T2WI 示颅板增厚，呈短 T1、稍长 T2 信号影，边界较清，相邻硬脑膜增厚，局部脑实质受压。

旁腺功能亢进、多发骨纤维结构不良、骨转移、骨髓瘤等相鉴别。组织细胞病通常为穿凿状破坏，无硬化缘，可有骨膜反应；甲状旁腺功能亢进破坏灶硬化缘也少见，指骨骨膜下骨吸收是其特点；多发骨纤维结构不良 X 线表现与本症很相似，MRI 有助于鉴别；其他病变临床有典型特点。

二、骨血管球瘤

骨血管球瘤（glomus tumor of bone 或 glomagioma）又称血管神经瘤（angioneuroma）

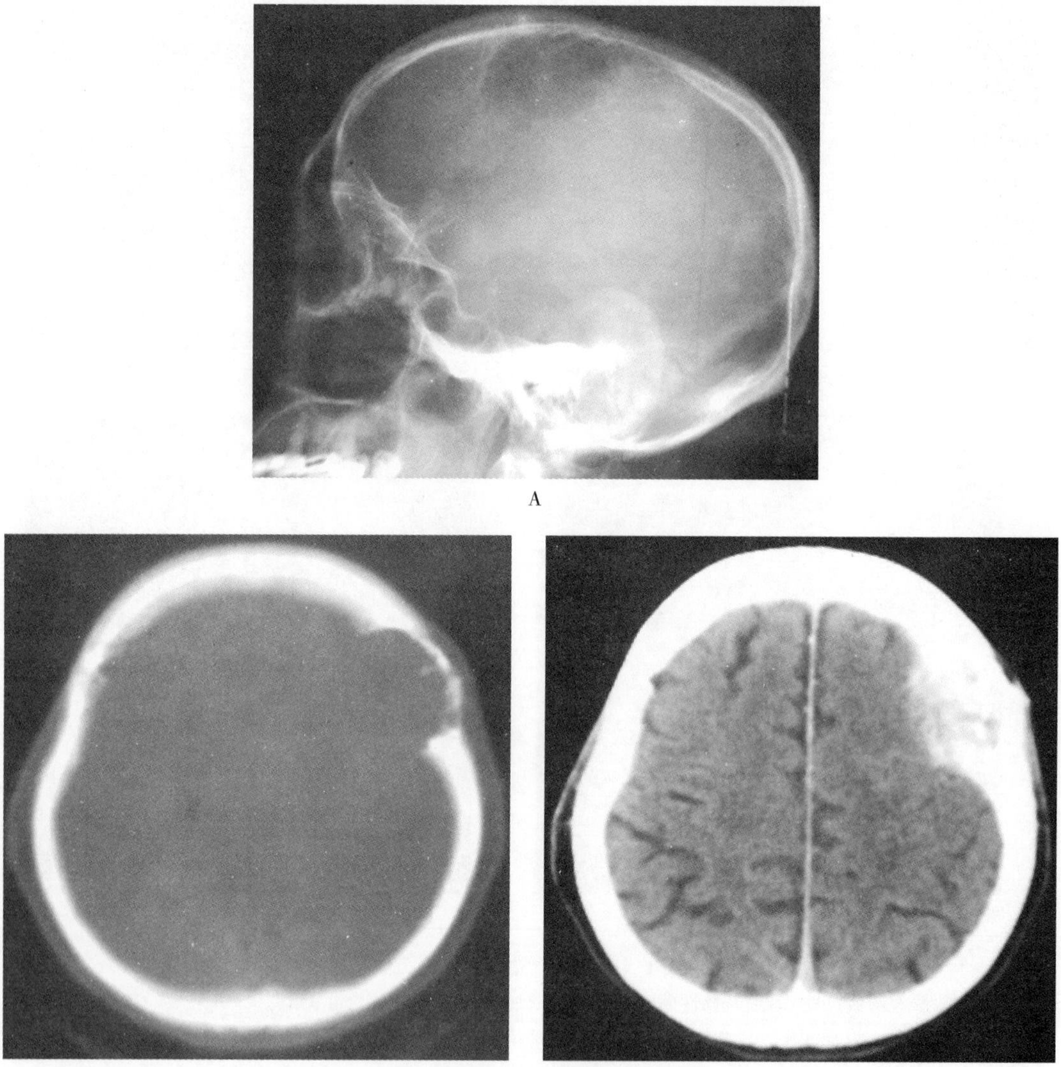

图 1-3-125 颅骨血管瘤（三）

A：头颅 X 线侧位片示额顶骨交界部见大片状骨质破坏区，略呈分叶状，其内密度不均匀，周围有不规则硬化边；B：头颅 CT 骨窗示破坏区边缘锐利，颅骨内板不连续，外板变薄；C：头颅 CT 增强示病变区呈明显不均匀强化，颅外软组织内见明显强化的血管影。

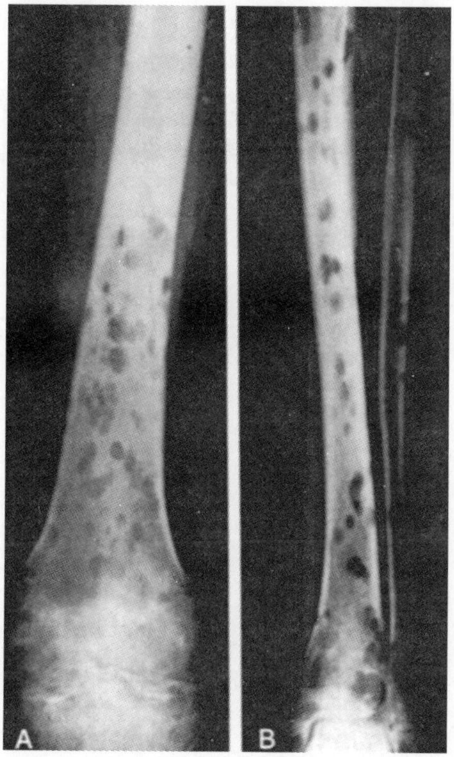

A

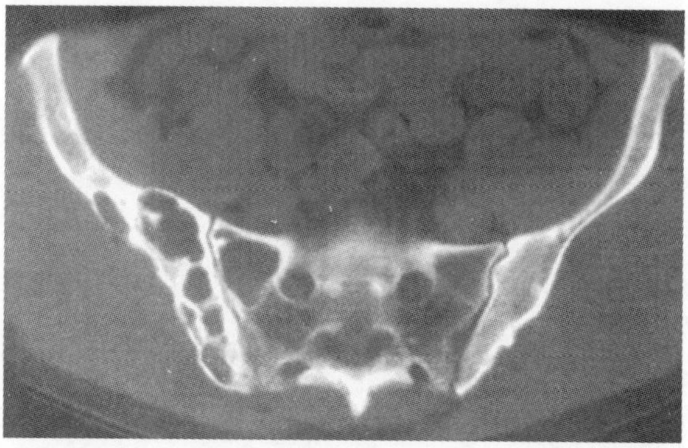

B

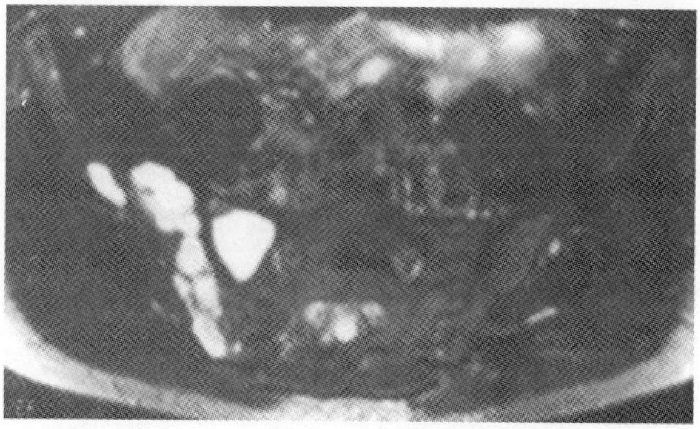

C

图 1-3-126 骨血管瘤病

A：左下肢 X 线正位片示左股骨、胫骨、腓骨散在小圆形骨质破坏，边界清楚；B：骨盆 CT 示右侧骶骨及髂骨见多发囊状、膨胀性、分隔状骨质破坏区，呈软组织密度，周围有硬化边，无皮质破坏及软组织肿块；C：骨盆 MRI T2WI 压脂示病变区呈多发性、囊状高信号。无软组织侵犯的表现。

或波波夫瘤（Popoff tumor），多发生于皮肤和皮下组织，骨侵袭多为继发性改变，原发于骨骼者罕见。

多见于成人，40 ~ 50 岁约占半数，好发于指骨末端，在指端皮下或指甲下见浅蓝或紫红色结节状小肿物，直径一般为数毫米至 1cm，有明显疼痛、触痛和冷敏感，轻微的机械或冷热刺激，即有针刺样剧痛。

影像学表现：病灶多位于末节指骨甲下，亦可位于腹侧及中心部，呈圆形低密度区，边缘光滑锐利，有时伴轻微硬化，无钙化及残留骨。来源于邻近软组织者，肿瘤侵袭末节指骨，出现边缘性骨吸收或皮质增厚，周围软组织肿胀或为肿块。

应与单发性内生性软骨瘤、表皮样囊肿鉴别，破坏区膨胀明显，其内可见沙砾样钙化，临床上无明显疼痛、触痛和冷敏感，与本病不同。

三、骨淋巴管瘤

骨淋巴管瘤（lymphangioma of bone）很少见，多同时累及骨及骨旁软组织，呈浸润性生长，无完整包膜。以 11 ~ 20 岁青少年最多见，常位于颅骨、其他扁骨和长骨。本症多为多发性病变，常合并软组织异常，如淋巴水肿、颈和腋部囊状水瘤和皮肤色素沉着等。发生于四肢者，表现为肢体肥大，局部肿胀压痛，穿刺抽出淡黄色或黄褐色液体。

影像学表现：可单骨或多骨发病。病变可发生于髓腔或骨膜。单骨型发生于髓腔者，可有以下两种表现：①骨质疏松或呈皂泡状（网眼状）骨破坏，皮质膨胀变薄或消失，皮质外亦可有垂直的稀疏骨嵴；②溶骨型破坏，其边界较清楚锐利，与恶性肿瘤不同。上述两种改变可能为病变在不同时期的不同表现。多骨型者呈多发的广泛溶骨性扩张改变，长骨骨干膨胀增宽，骨质溶解稀疏，呈粗乱的网状改变，可有广泛的层状骨膜增生或放射状粗大骨针。

发生于骨膜者早期可仅有压迫性骨萎缩，晚期亦可引起骨皮质广泛性侵袭破坏。骨破坏局部可见软组织肿胀。患肢可有弥漫性水肿，皮下脂肪增厚，其内有粗大的网状结构。

淋巴造影显示淋巴管部分或完全阻塞，淋巴回流时间延长和部分异常扩大的淋巴管。24～48 小时后，骨内囊状破坏区内仍有造影剂滞留，甚至可达数月。

四、骨血管内皮细胞瘤

骨血管内皮细胞瘤（hemangioendthelioma of bone）属良恶性之间的中间型或不定型，呈弥漫性浸润性生长但不转移。

可发生于各年龄组。胫骨、脊柱、肋骨、颌骨、颅骨和股骨均可发病。早期局部轻微疼痛和肿胀，以后疼痛逐渐加剧，肿块增大并有压痛。

影像学表现：本病分为单发和多发。发生于腕、跗、掌、跖骨时可侵犯多骨。早期示骨内小囊状或条状透亮区，逐渐发展为大片状或不规则形溶骨性破坏区，其内可见残存的散在骨小梁。少数呈皂泡状，破坏区边界清楚或模糊，累及皮质后可出现明显软组织肿块（图 1-3-127）。少数可出现放射状骨针、层状骨膜增生和骨膜三角。

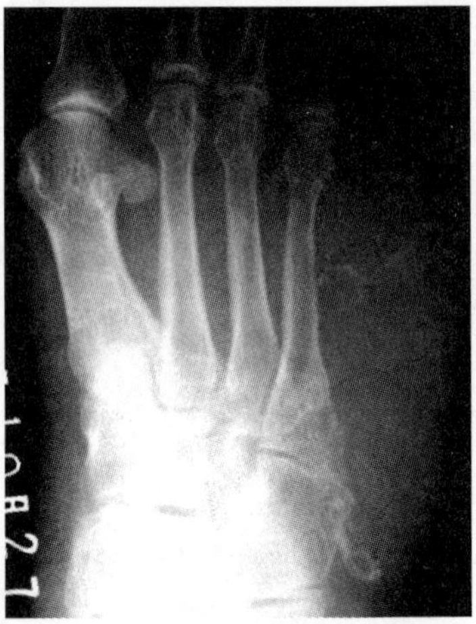

图 1-3-127　血管内皮细胞瘤

左足 X 线正位片示左第 5 跖骨广泛破坏，皮质消失，病变内见残留骨嵴影。

五、骨血管外皮细胞瘤

骨血管外皮细胞瘤（hemangiopericytoma of bone）亦为良恶性中间型血管瘤，很少见，肿瘤呈浸润性生长，无明确境界和包膜。

本病多发生于 21～30 岁及 50～60 岁，可发生于椎骨、锁骨、颌骨、坐骨、肋骨及长管骨。临床上主要表现为肿胀和疼痛。

影像学表现：早期示多数小的虫噬状及斑点状透亮区，逐渐融合成大片状溶骨性破坏；或呈泡沫状，其内可有粗细不均的残留骨小梁。累及骨皮质后可出现皮质变薄和轻度膨胀（图 1-3-128）。穿破皮质可形成软组织肿块。

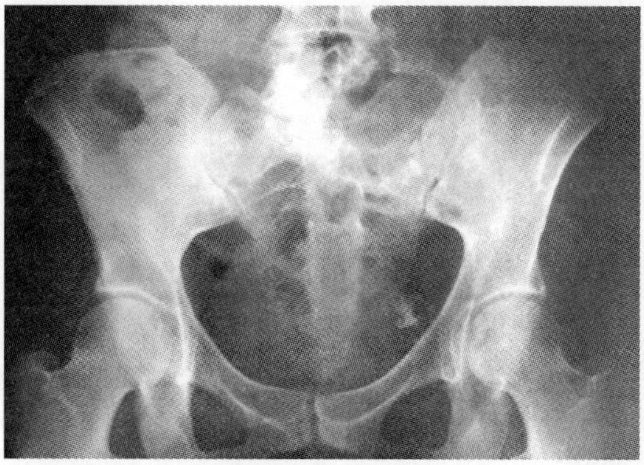

图 1-3-128　血管外皮细胞瘤

骨盆 X 线正位片示骶 1 左外侧部溶骨性破坏，边缘模糊，病变内无高密度影。

六、骨血管肉瘤

骨血管肉瘤（angiosarcoma of bone）又称恶性血管内皮瘤（malignant hemangioendothelioma of bone）或血管内皮肉瘤（hemangioendoliosarcoma of bone），很少见，由骨血管内皮或向内皮分化的间叶细胞所构成。肿瘤组织富于血管，呈海绵状。

3～74 岁均可发病，以 30～60 岁较多见，男多于女，约为 2∶1。好发于长管骨干骺端，以胫骨、股骨和肱骨多见，也可见于不规则骨如髂骨、脊椎、肋骨、颅骨和下颌骨等。约 1/3 病例为单骨多发或多骨发生。多数患者有局部疼痛和肿胀，少数可触及血管搏动，闻及血管杂音。肿瘤恶性程度高，生长迅速，常较早发生肺转移。

影像学表现：单骨多发或相邻两骨多发是本病特点。病变位于髓腔及皮质，表现为溶骨性破坏，很少有硬化。分化较好者，境界清楚，皮质变薄，轻度或中度膨胀，一般无骨膜改变。分化较差者，边界不清，皮质侵袭破坏及软组织肿块。骨膜反应少见（图 1-3-129、130）。

该肿瘤需与骨转移、浆细胞瘤、血管瘤病等相鉴别。前两者中轴骨为好发部位，临床表现和实验室检查有助于同本病区别；后者常伴发软组织血管瘤。

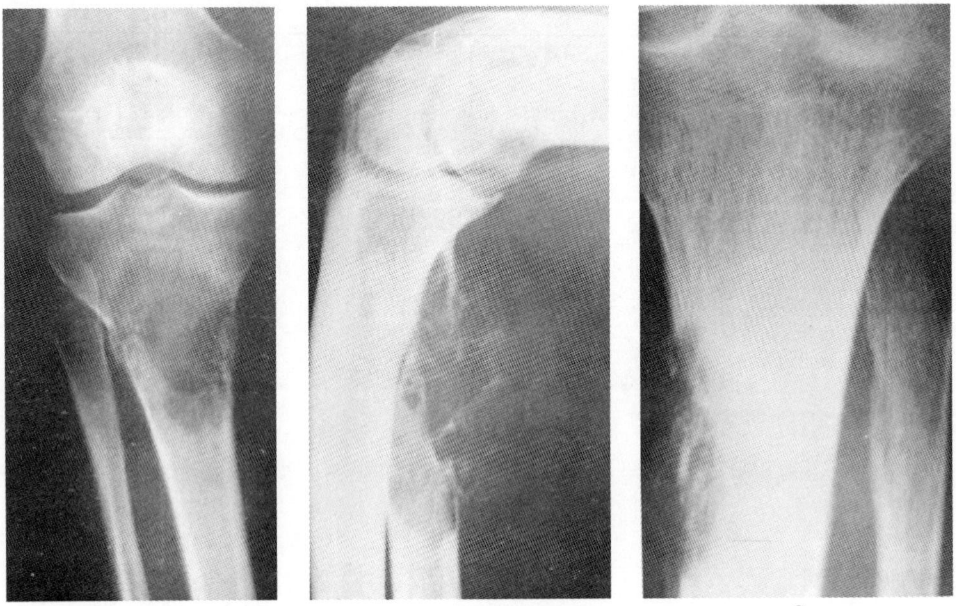

A B C

图 1-3-129 骨血管肉瘤（一）

A：胫骨 X 线正位片示胫骨近端溶骨性破坏，皮质中断并见骨膜反应；B：尺桡骨 X 线侧位片示桡骨近端溶骨性破坏区，前缘皮质骨消失，可见巨大软组织肿块，其中见不规则骨嵴；C：胫骨 X 线正位片示胫骨近段内侧缘溶骨性破坏区，皮质骨消失。

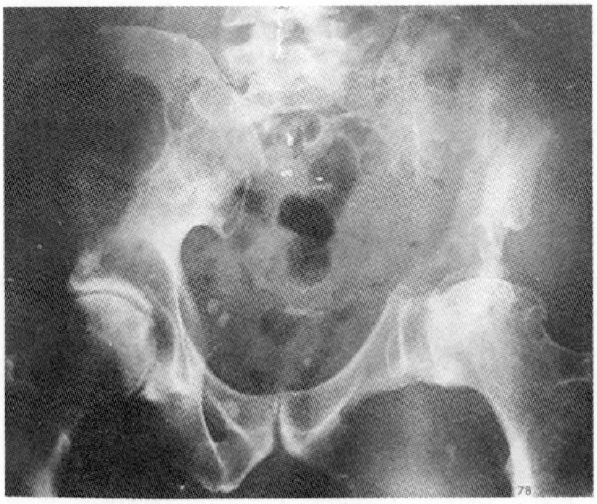

图 1-3-130 骨血管肉瘤（二）

左髂骨和坐骨广泛溶骨性破坏，边缘不请，病灶内无高密度影。

（曹庆选 毛云华 刘慧敏）

第六节 骨其他结缔组织肿瘤

一、非骨化性纤维瘤

非骨化性纤维瘤（nonossifying fibroma）是最常见的骨的纤维性病变之一，肿瘤主要成分为分化良好的梭形成纤维细胞，编织成旋涡状。增生期病灶内无成骨，但部分病例于青春期通过病灶边缘硬化带的扩大可自行愈合。

多见于青少年，好发于下肢长管状骨，局部可有酸痛和肿胀。

（一）影像学表现

1. X线、CT　病灶发生于长骨的干骺端，距骺板3～4cm，随骨骼的生长而逐渐向骨干移行。病灶偏心性位于一侧骨皮质内或皮质下，以侵犯骨皮质为主，范围以4～7cm为多，长轴与骨干平行（图1-3-131A）。病灶表现为单囊状或多囊状骨质缺损，呈串珠样排列，密度不均，但无钙化或骨化。局部骨皮质膨胀变薄，通常膨胀程度较轻。较大的病灶常呈扇贝样分叶，边缘清楚，周围有硬化边环绕，以髓腔侧硬化明显（图1-3-131B、132）。一般无骨膜反应和软组织肿块。少数髓腔型肿瘤位于干骺端或骨端，病灶自髓腔向骨皮质方向生长，呈单囊或多囊性骨质缺损（图1-3-131C），与骨囊肿和骨纤维结构不良难以鉴别。CT值高于正常骨髓，但无钙化和骨化。愈合期非骨化性纤维瘤表现为局限性硬化斑块（图1-3-131D）。

2. MRI　表现为一侧皮质信号增宽变形，其内见串珠样、多囊状T1和T2低信号，反映了内部成熟的纤维组织成分（图1-3-132D～F）。如细胞成分多于胶原纤维，则T2加权像上表现为高信号。

（二）鉴别诊断

1. 纤维性骨皮质缺损　本病多见于儿童，常双侧发生或对称出现。骨干或干骺端骨皮质呈蝶形凹陷或完全缺损，边缘清楚，一般无膨胀性改变。2～4年内可自行消失。

2. 骨纤维结构不良　单骨型骨纤维异常增生症发生于骨干，常呈单囊状骨质破坏，磨玻璃样密度增高，其内常有条索状和斑点状致密影。范围较广泛，很少单纯累及骨皮质。

3. 软骨黏液样纤维瘤　好发于长管状骨距骺板2cm处，肿瘤起源于髓腔，常偏心性膨胀性生长，可侵及骺板及骨骺，囊壁硬化明显，与正常骨交界处有骨膜三角。

4. 当病灶位于较细的长骨如腓骨和尺骨时，不具有偏心生长的特点，应注意与单纯性骨囊肿、动脉瘤样骨囊肿鉴别。

二、骨化性纤维瘤

骨化性纤维瘤（ossifying fibroma）发生于髓腔，具有向骨质和纤维组织发展的特点，由纤维组织和骨组织构成。以纤维组织为主的肿瘤称为骨化性纤维瘤，以骨组织为主则称为纤维骨瘤，两者系同一肿瘤不同的发展阶段。大多数发生于面颅骨，特别是上下颌骨，管状骨几乎均见于胫骨或腓骨。

多见于20～30岁，女性多于男性。肿瘤生长缓慢，症状轻微，病变局部可膨大变形，可有钝痛和压痛。

（一）影像学表现

1. X线、CT　颌骨病灶呈境界清楚的单囊或多囊透亮影，直径1～5cm，病灶内有不同程度的钙化，骨皮质膨胀变薄，相邻牙齿

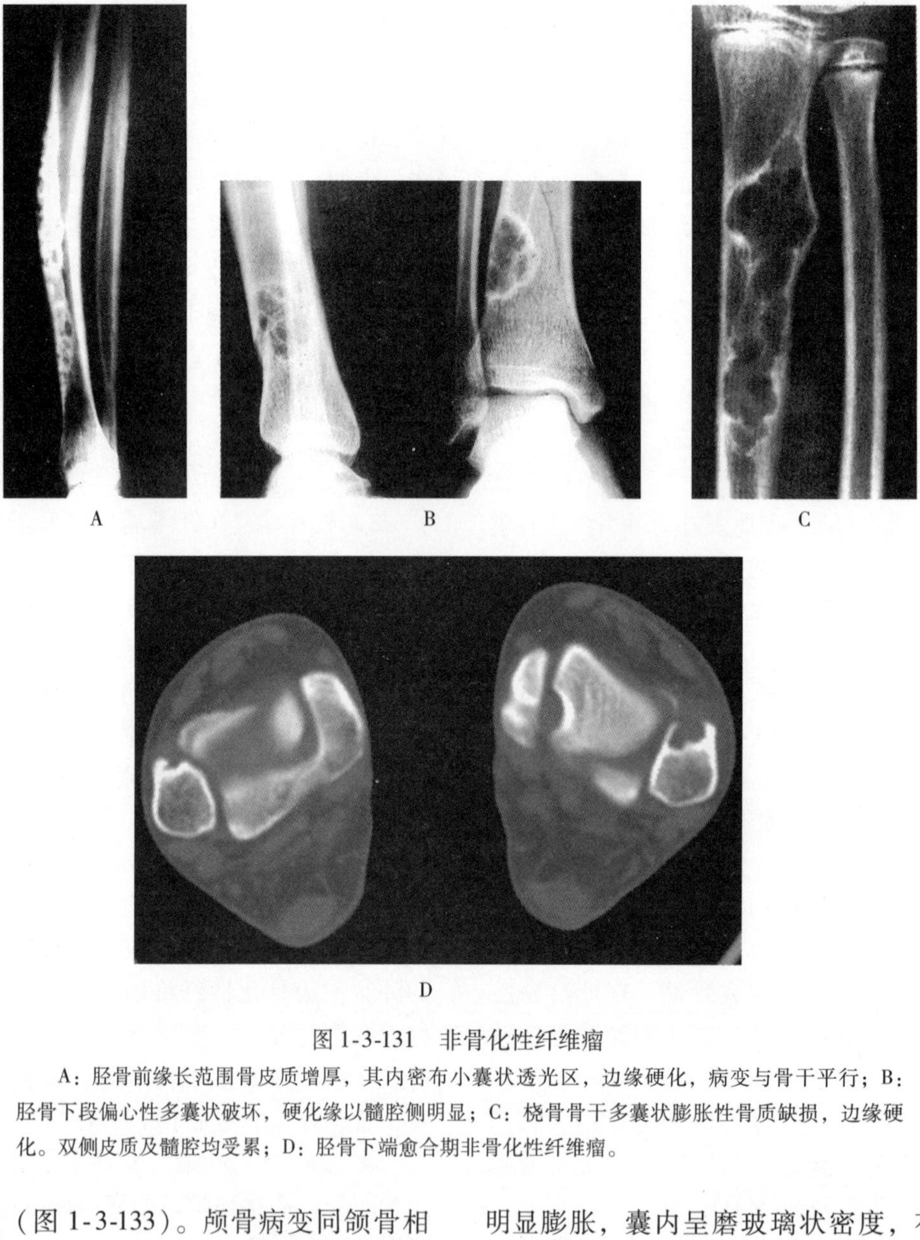

图 1-3-131 非骨化性纤维瘤

A：胫骨前缘长范围骨皮质增厚，其内密布小囊状透光区，边缘硬化，病变与骨干平行；B：胫骨下段偏心性多囊状破坏，硬化缘以髓腔侧明显；C：桡骨骨干多囊状膨胀性骨质缺损，边缘硬化。双侧皮质及髓腔均受累；D：胫骨下端愈合期非骨化性纤维瘤。

受压移位（图 1-3-133）。颅骨病变同颌骨相似（图 1-3-134）。长管状骨以胫骨中段多见，骨干前缘多于后缘，病变范围占长骨的 1/3 或 1/2，一般不超越骺线。以纤维组织为主的肿瘤，表现为单囊或多囊状骨质破坏，向周围明显膨胀，囊内呈磨玻璃状密度，有骨嵴及片条状钙化，边缘清楚，伴有厚薄不一硬化缘。周围无骨膜反应。偏心性生长的骨化性纤维瘤串珠状骨质破坏与非骨化性纤维瘤相似。肿瘤成分若以骨组织为主，病灶密度较

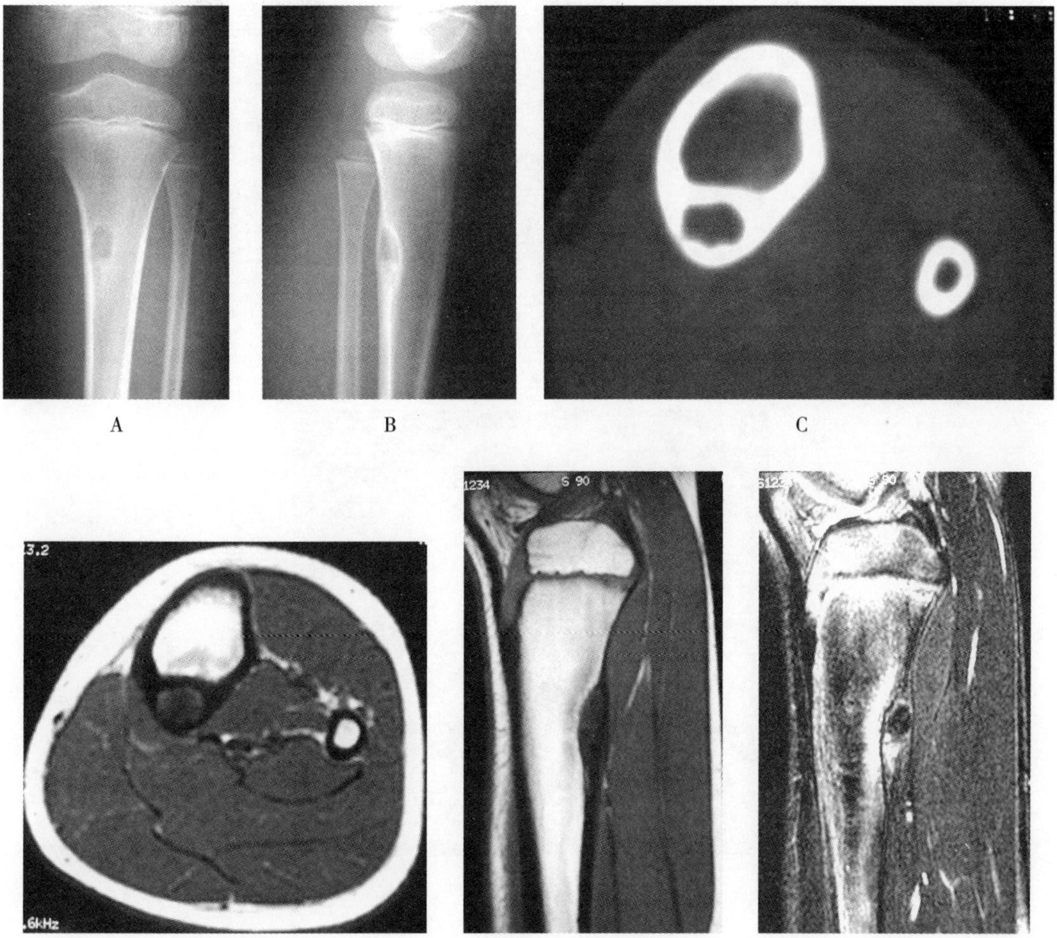

图 1-3-132　非骨化性纤维瘤

A、B：胫骨 X 线正侧位片示左胫骨近侧干骺端内后侧皮质局限性骨质缺损区，有硬化边；C：CT 骨窗示胫骨后侧皮质内膨胀性破坏区，骨壳完整；D：MRI 横轴位 T1WI 示骨质缺损区呈等 T1 信号，周围骨壳呈明显低信号，邻近骨髓呈弧形、带状低信号；E：MRI 矢状位 T1WI 示病灶位于后侧皮质，呈等 T1 信号，周围骨壳呈明显低信号，邻近骨髓呈长带状低信号；F：MRI 矢状位 T2WI 压脂示病灶呈高低混杂信号，周围骨壳呈低信号，邻近骨髓呈带状高信号，边界不清。

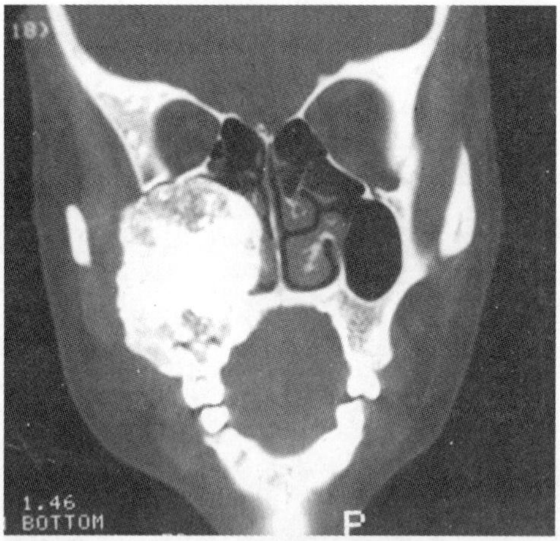

A

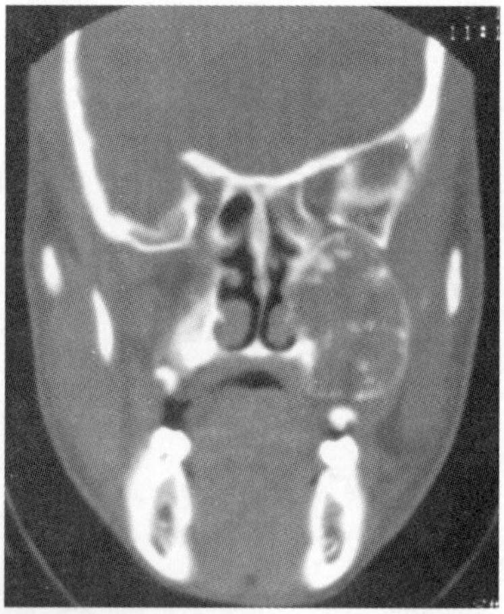

B

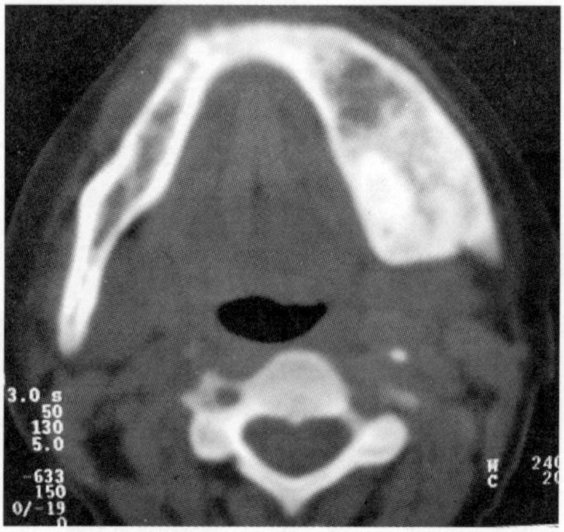

C

图 1-3-133　颌骨骨化性纤维瘤

A：上颌骨冠状位 CT 平扫示右上颌骨膨胀性骨密度增高，其内密度不均匀，壁光整连续；B：上颌骨冠状位 CT 示左上颌骨膨胀性骨质破坏，骨壳连续、完整，其内见多发骨性间隔及软组织密度；C：下颌骨横轴位 CT 示左下颌骨膨胀性改变，皮质骨变薄，其内见磨玻璃状、棉花团状骨化影。

高，甚至表现为致密性骨块（图 1-3-135 ~ 138）。

2. MRI　骨化性纤维瘤由于纤维组织的信号低，在 T1、T2 加权像上均呈低信号改变，信号强度不均。囊边区域为黏液样变性，信号可增高。增强扫描肿瘤未骨化部分可呈不均匀性强化（图 1-3-138C、D）。

（二）鉴别诊断

1. 非骨化性纤维瘤　发生于长骨干骺端较多，多数病变范围相对较小，病灶内无骨化或钙化。

2. 纤维结构不良　发病年龄较骨化性纤

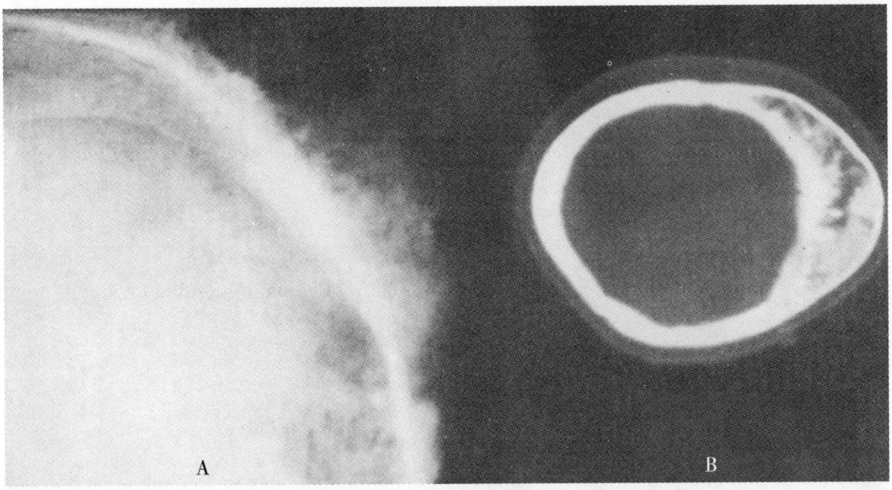

图 1-3-134 颅骨骨化性纤维瘤

A：X 线平片示颅板明显增厚破坏，边缘毛糙，其内有钙化和骨化影；B：CT 示颅骨内板增厚，板障增宽，其内见钙化斑点。

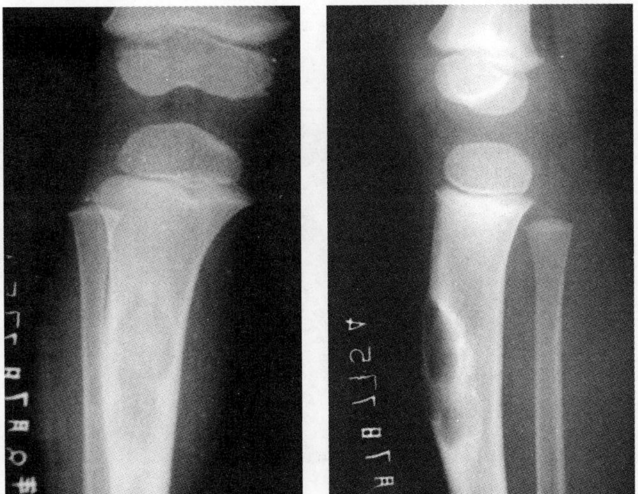

图 1-3-135 胫骨骨化性纤维瘤

A、B：胫腓骨 X 线正侧位片示胫骨近段前缘皮质内见囊状膨胀性透光区，伴有磨玻璃状致密硬化。

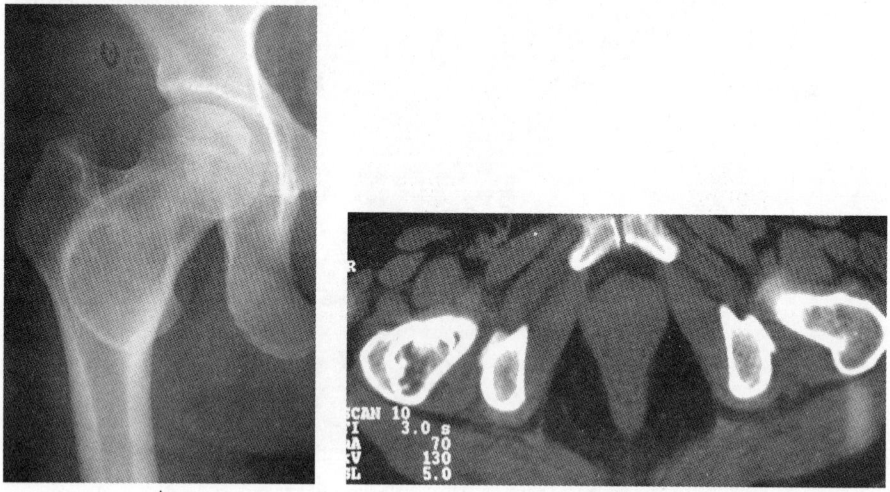

A　　　　　　　　　B

图 1-3-136　股骨骨化性纤维瘤（一）

A：股骨 X 线正位片示右侧股骨近端及股骨颈单发囊状透光区，边缘硬化，其内见多发点状钙化影；B：CT 横轴位示右侧股骨近端及股骨颈单发囊状低密度灶，边缘硬化，其内见高密度骨嵴及点状钙化影。

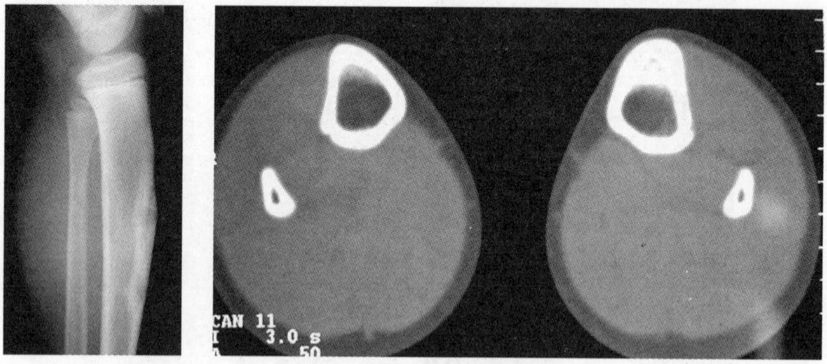

A　　　　　　　　　B

图 1-3-137　胫骨骨化性纤维瘤

A：胫腓骨 X 线侧位片示胫骨近段前缘皮质内见条状膨胀性透光区，伴有磨玻璃状致密硬化；B：CT 横轴位示胫骨前缘皮质内类圆形膨胀性破坏区，内呈磨玻璃状高密度。

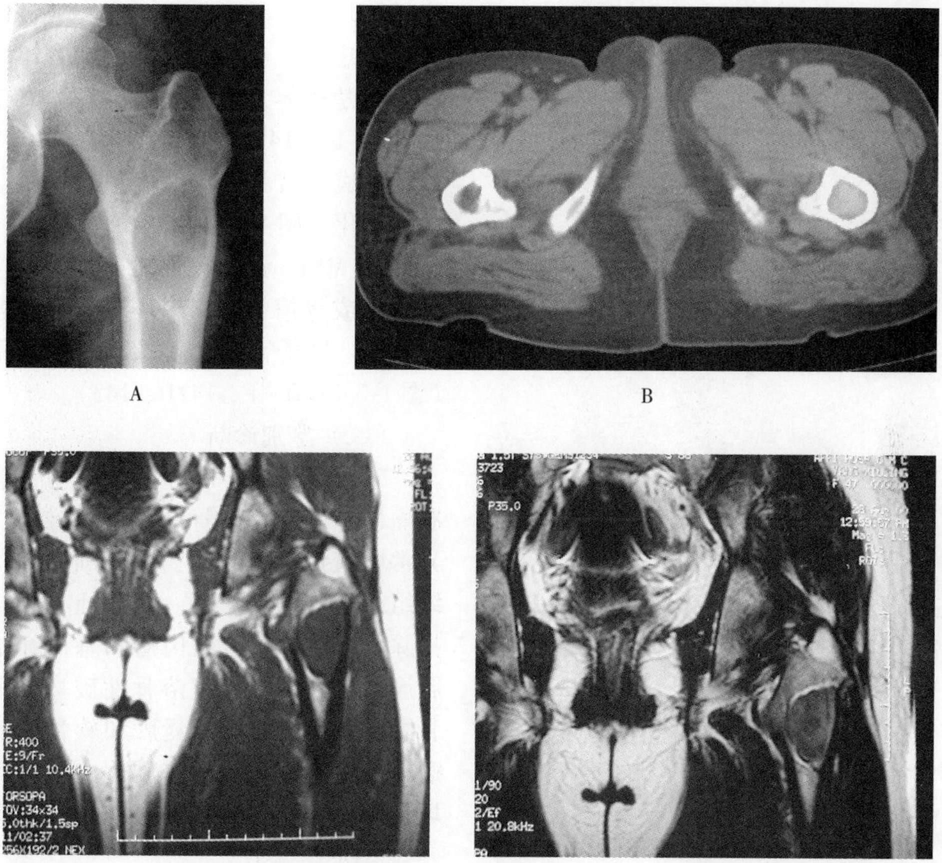

A B

C D

图 1-3-138 股骨骨化性纤维瘤（二）

A：股骨 X 线正位片示左侧股骨近端单发囊状透光区，边缘硬化；B：CT 横轴位示股骨近端囊状骨破坏区，内呈磨玻璃状高密度；C、D：MRI 冠状位示病灶呈 T1WI 低信号，T2WI 低信号，髓腔侧边缘有条状高、低信号环绕。

维瘤略早，常多骨侵犯，病灶多呈磨玻璃样密度，多无清楚边界。

三、促结缔组织增生性纤维瘤

促结缔组织增生性纤维瘤（desmoplastic fibroma）又称韧带样纤维瘤、成纤维性纤维瘤。该肿瘤与软组织相应的韧带样纤维瘤一样，属中间型肿瘤，具有局部浸润性生长、切除后易复发、缺乏远处转移等特点。

好发于 10 ~ 30 岁，以股骨发病最多，其次为胫骨、肱骨、桡骨和髋骨。局部有间歇性疼痛，可触及肿块。

（一）影像学表现

1. X 线、CT　肿瘤常位于长骨骨干，沿骨干长轴生长，多呈中心性囊状、皂泡状或蜂房状膨胀性骨质破坏，其内有粗大的骨嵴形成间隔，一般无骨化和钙化。骨皮质膨胀变薄，伴有硬化边缘（图 1-3-139、140、142）。少数可偏心性破坏，亦可跨过骺板侵

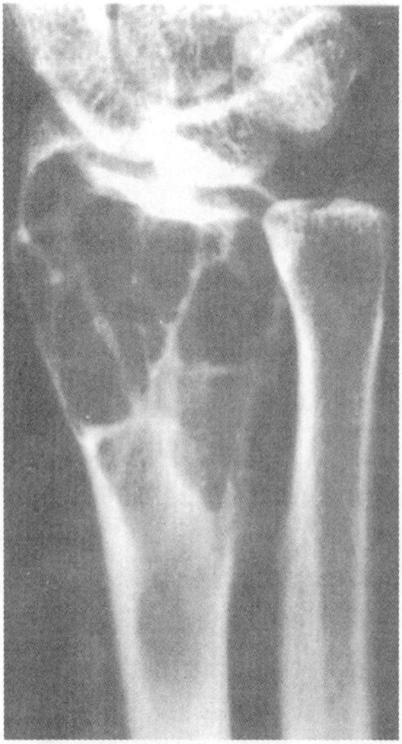

图 1-3-139 桡骨促结缔组织增生性纤维瘤

左桡骨远端囊状膨胀性骨质破坏，边缘锐利有薄层硬化。其内透光度良好，未见钙化或骨化。骨皮质明显变薄，病变延伸至腕关节下。

犯骨骺。肿瘤突破骨皮质向周围生长形成软组织肿块，一般无骨膜反应。溶骨性破坏多发生于扁骨，破坏区内可残存骨小梁影，周围无清楚边界，骨皮质消失，类似于恶性肿瘤（图 1-3-141，142）。肿瘤发展到骨化阶段，形成树枝状骨质增生，或呈放射状或根须状骨化（图 1-3-141B、C）。

2. MRI 无特征性改变，常规序列多呈低信号或等信号，周围环绕更低信号区，边界清楚。质子密度加权像上病灶可呈等信号（图 1-3-141D ~ F、142D、143）。

（二）鉴别诊断

未发生骨化的硬纤维瘤应与骨囊肿、动脉瘤样骨囊肿、软骨黏液样纤维瘤、骨纤维异常增殖症、巨细胞瘤、纤维肉瘤、恶性纤维组织细胞瘤相鉴别。如病灶有硬化边则可排除巨细胞瘤、纤维肉瘤和恶性纤维组织细胞瘤。如硬纤维瘤呈溶骨性破坏，则可排除骨囊肿、动脉瘤样骨囊肿和软骨黏液样纤维瘤，因为这些病变具有硬化边缘。当肿瘤破坏骨皮质侵犯软组织时，应与纤维肉瘤、转

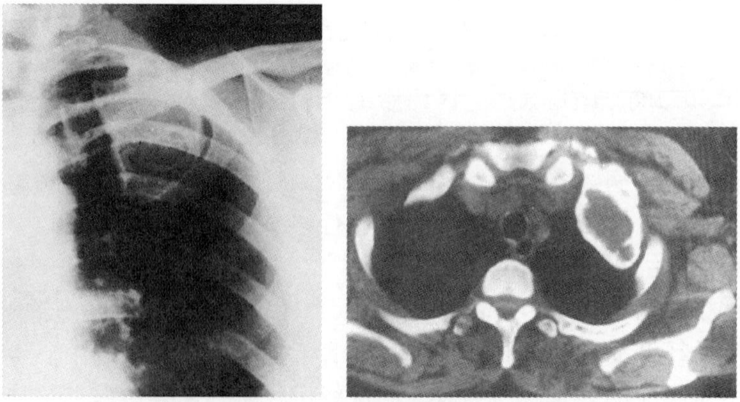

A B

图 1-3-140 肋骨促结缔组织增生性纤维瘤

A、B：左胸 X 线正位片、CT 示左第 1 肋骨囊状膨胀性破坏，密度均匀。

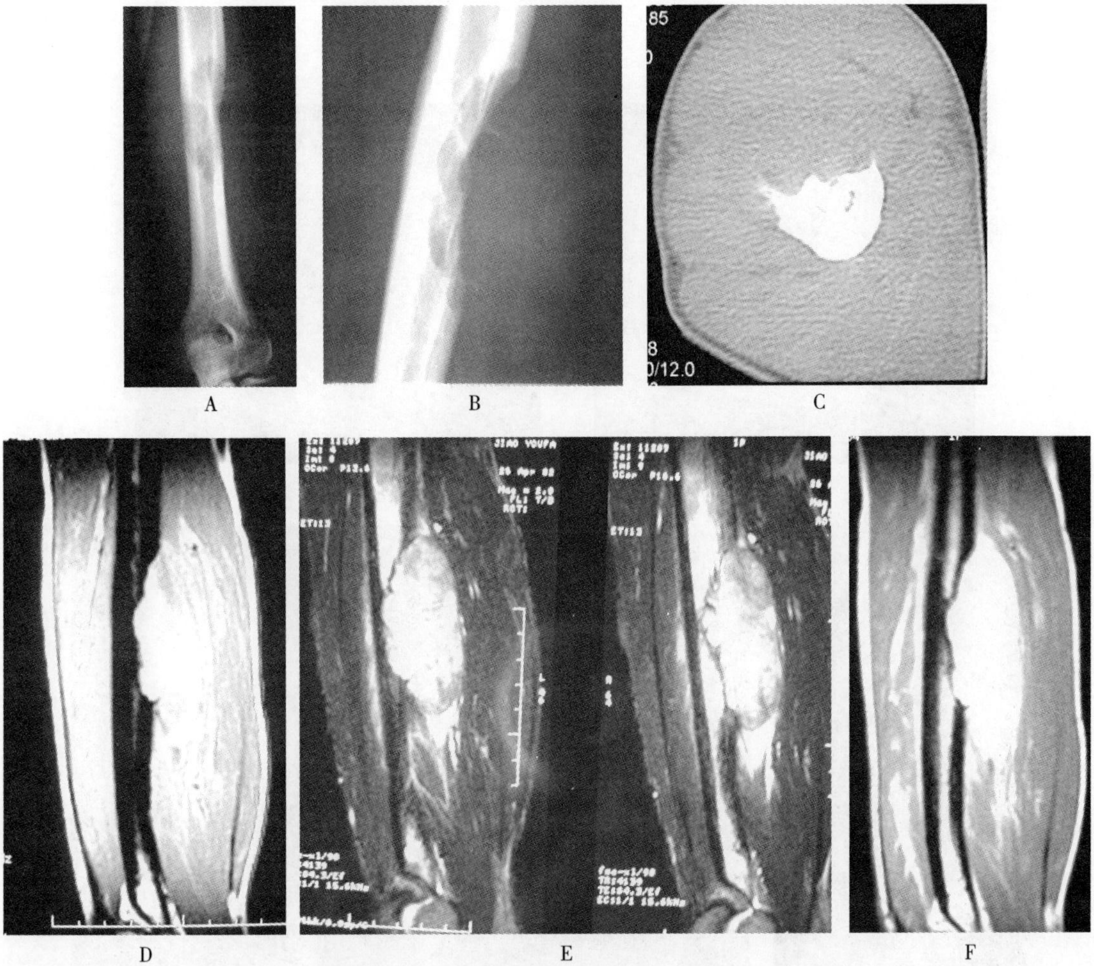

图 1-3-141　肱骨促结缔组织增生性纤维瘤

A～C：左肱骨 X 线正位片、X 线局部放大片、CT 示左肱骨偏心性溶骨性破坏，大的肿块突向软组织，密度均匀，髓腔侧边缘清楚，但无明显硬化；D～F：MRI 矢状位 T1WI、T2WI、T1WI 增强示病灶呈等 T1、长 T2 信号，内有灶状坏死信号，病灶周围髓腔水肿，病变明显均匀强化。

移瘤鉴别。

四、纤维肉瘤

纤维肉瘤（fibrosarcoma）是恶性的纤维性肿瘤，与恶性纤维组织细胞瘤在影像学特点、临床行为和存活率方面没有根本的不同，因此认为是同一组疾病。组织学上梭形的肿瘤细胞产生交织成束的胶原纤维，但无骨或软骨形成。

男女发病相仿，好发年龄为 30～60 岁。好发于长管状骨（70%），股骨最常见（40%），其次为胫骨、肱骨，膝关节周围占 33%～80%。其他部位多见于骨盆和颌骨。主

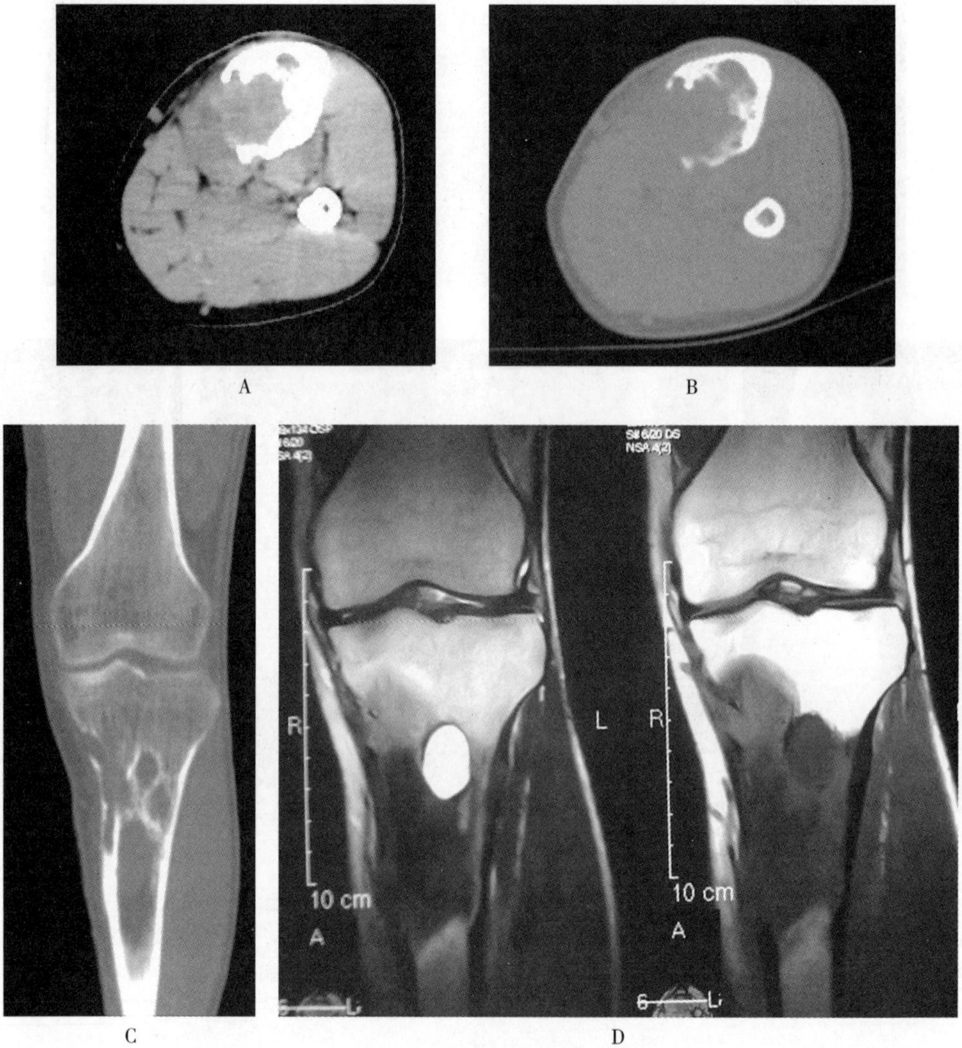

图 1-3-142 胫骨促结缔组织增生性纤维瘤

A～C：CT 软组织窗、骨窗、冠状位重组示胫骨上段溶骨性骨质破坏，边界清楚，其内见稍高密度软组织影，无钙化，周围骨质变薄、骨质硬化；D：MRI 冠状位 T1WI、T2WI 示骨破坏呈长 T1、短 T2 信号，囊变区呈长 T1、长 T2 信号。

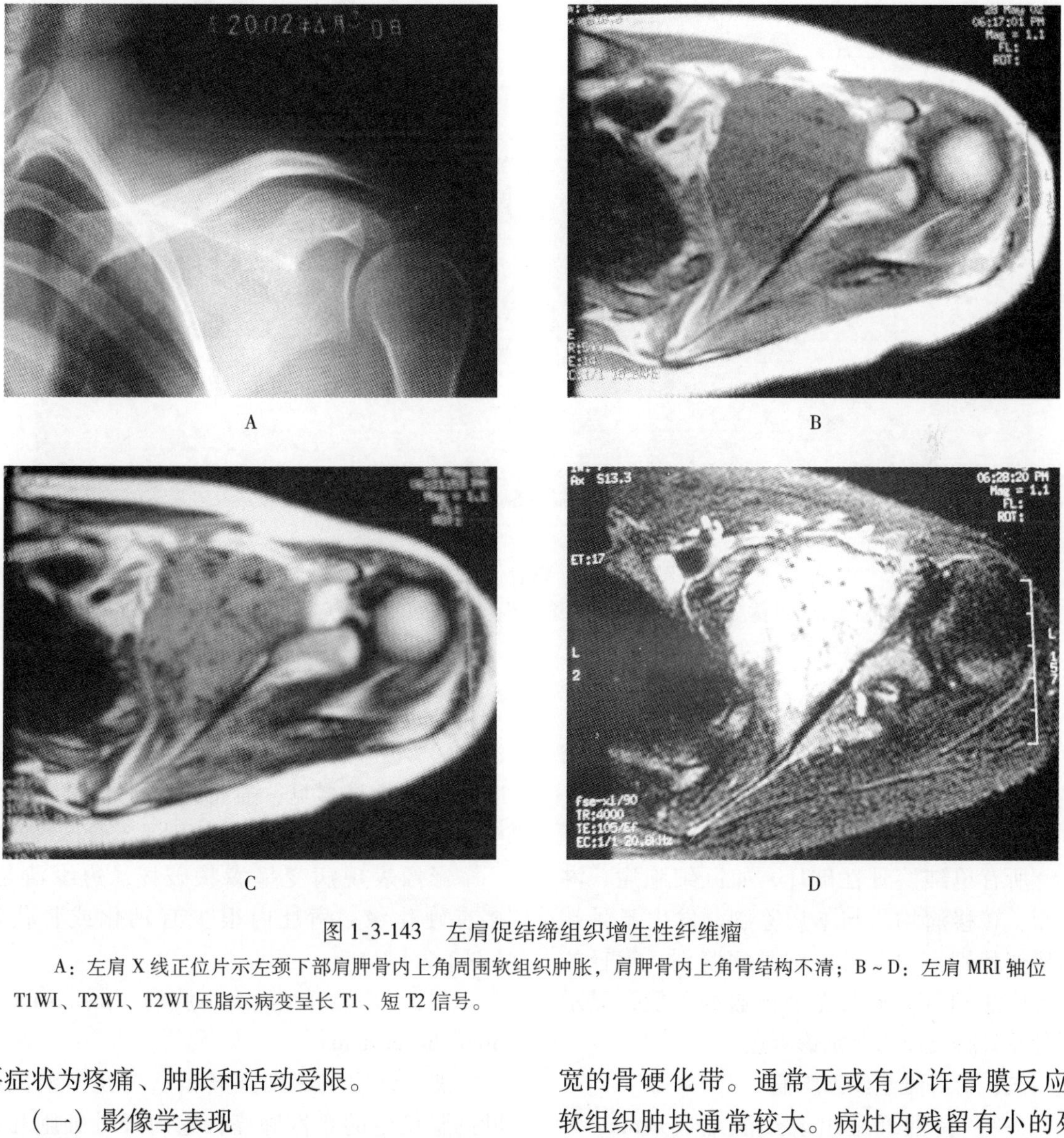

图 1-3-143　左肩促结缔组织增生性纤维瘤

A：左肩 X 线正位片示左颈下部肩胛骨内上角周围软组织肿胀，肩胛骨内上角骨结构不清；B～D：左肩 MRI 轴位 T1WI、T2WI、T2WI 压脂示病变呈长 T1、短 T2 信号。

要症状为疼痛、肿胀和活动受限。

（一）影像学表现

1. X 线、CT　在管状骨好发于干骺或干骺骨干交界处，发生于髓腔（中心型）或骨膜（外围型）。中心型纤维肉瘤表现为骨干中心溶骨性；外围型纤维肉瘤常侵犯一侧骨皮质，继而侵犯髓腔。骨破坏密度不均，边缘模糊，与正常骨无清楚界限，周围可绕以较宽的骨硬化带。通常无或有少许骨膜反应。软组织肿块通常较大。病灶内残留有小的死骨样骨皮质和松质骨小梁片段是其特征，有人认为它们与病理骨折有关（图 1-3-144，145A、B）。

2. MRI　肿瘤信号强度不均，T1 加权像呈等、低信号，T2 加权像呈高信号。边缘不规则，有分叶征象，与周围肌肉、皮下组织

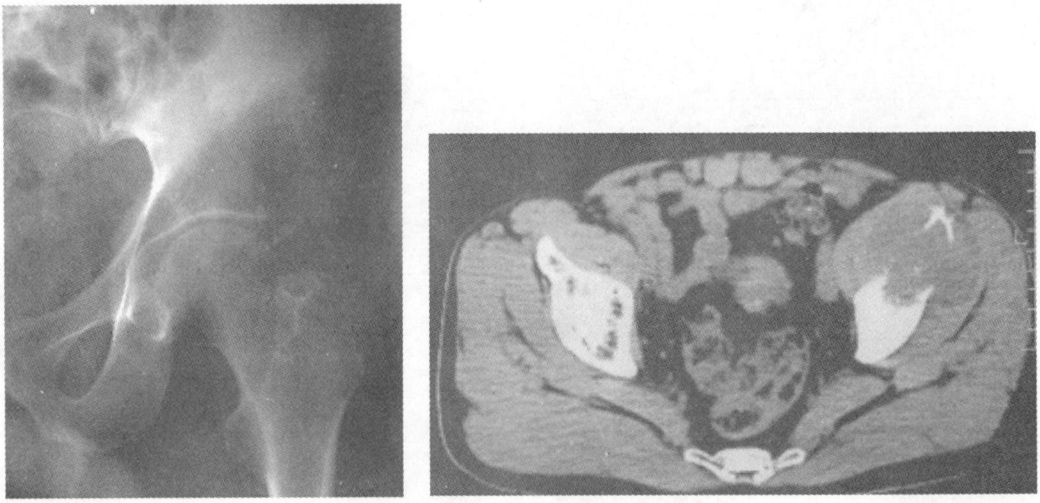

A　　　　B

图 1-3-144　髂骨体纤维肉瘤

A：左髋关节 X 线正位片示左髋臼上方溶骨性骨质破坏，边界不清楚；B：CT 示左髋臼上方溶骨性骨质破坏区周围见明显软组织肿块。

界限不清（图 1-3-145C、D，146）。增强扫描强化明显。

（二）鉴别诊断

所有单纯溶骨性破坏，如巨细胞瘤、淋巴瘤、转移瘤均需与本病鉴别。发生于骨端的病变特别需要与骨巨细胞瘤鉴别。年轻的患者应想到骨肉瘤及尤因肉瘤的可能，显示瘤骨及骨膜反应为鉴别诊断点。

五、骨纤维组织细胞瘤

（一）良性纤维组织细胞瘤（benign fibrous histocytoma）

良性纤维组织细胞瘤（BFH）是骨的一种良性病变，由车辐状（storiform）的梭形纤维细胞构成，伴有多少不等的小的破骨细胞样多核巨细胞，常见泡沫细胞（黄瘤）、慢性炎细胞、间质出血和含铁血黄素。

60% 发生在 20 岁以后。40% 发生于长骨，股骨和胫骨最多见，通常好发于骨端，多为中央性。25% 累及骨盆，特别是髂骨。

影像表现病变呈囊状破坏，边缘清楚，多有硬化缘，病灶内很少有钙化或骨化影（图 1-3-147）。

（二）恶性纤维组织细胞瘤（malignant fibrous histocytoma）

恶性纤维组织细胞瘤被认为是多潜能间叶细胞发生的恶性肿瘤，它向纤维细胞和组织细胞两个方向分化，无成骨的能力。骨内恶性纤维组织细胞瘤少见。

男性发病多于女性，平均年龄 40 岁，老年人多见。全身骨骼均可发病，更多见于长管骨，尤以股骨下端和胫骨上端为好发部位。可有局部疼痛、压痛和逐渐肿大的软组织

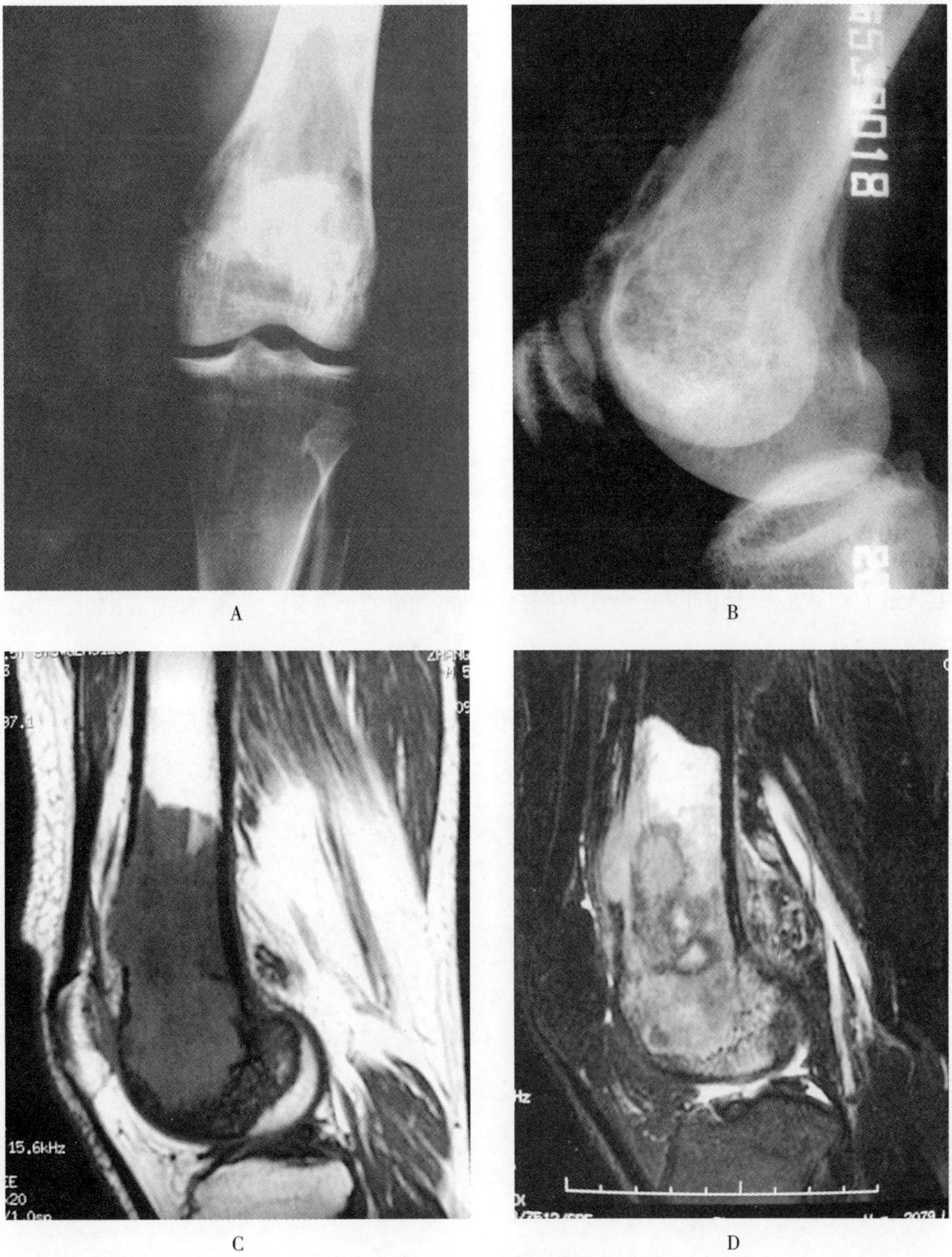

图 1-3-145 股骨纤维肉瘤

A、B：股骨 X 线正侧位片示右股骨下段局限性溶骨性骨质破坏，边缘不清，前缘骨皮质侵袭性骨破坏；C、D：病灶呈不均匀长 T1 长 T2 信号，突破骨皮质后形成软组织肿块，呈不均匀 T1 长 T2 信号。

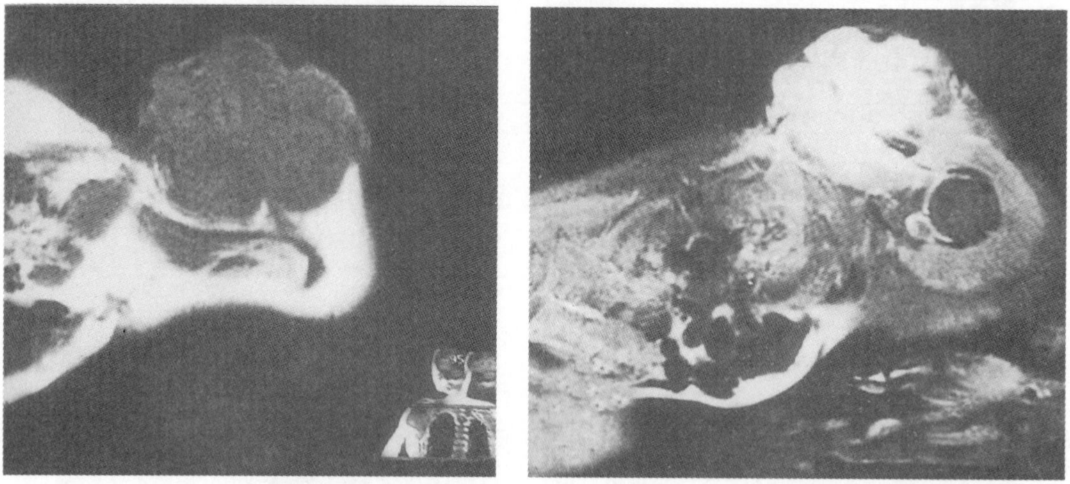

A　　　　　　　　　　　　　　　　B

图 1-3-146　肱骨纤维肉瘤

A：MRI T1WI 示肱骨上端分叶状软组织肿块呈低信号；B：MRI T2WI 示肿块为高信号，伴有片状低信号区。

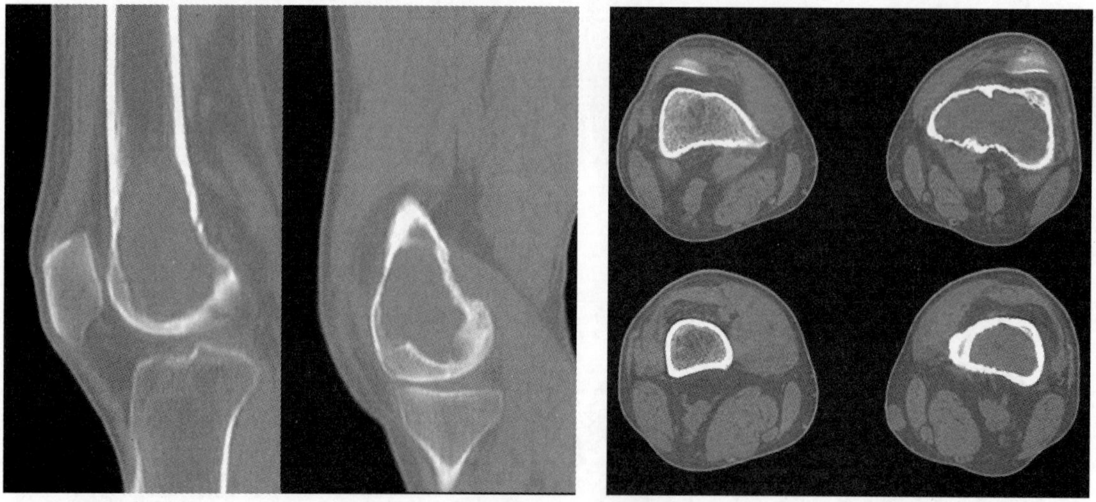

A　　　　　　　　　　　　　　　　B

图 1-3-147　骨良性纤维组织细胞瘤

A、B：CT 矢状位重建、轴位示左股骨远端囊状破坏，轻度膨胀，病灶内无高密度影，关节侧边缘硬化。

肿块。

1. 影像学表现

（1）X 线、CT　在长管状骨，肿瘤位于长骨的干骺端，然后扩展到骨骺或骨干，多呈偏心性的溶骨性破坏，形态可为地图状、虫蚀样，破坏区内一般无钙化和残留骨，少数可出现皂泡状改变及钙化。病灶边界模糊，无硬化性改变，少数可有膨胀。病变穿破骨皮质形成软组织肿块，少有骨膜反应。少数肿瘤发生于骨皮质表面，形成较大的软组织肿块，骨质破坏局限且表浅，周围有层状骨膜反应，甚至骨膜三角。常发生病理骨折（图 1-3-148～150，151A、B）。

（2）MRI　肿瘤呈等、长 T1 和等、长 T2 信号，信号不均，中心可有短 T1 信号，表明肿瘤内有少量出血。坏死液化后以长 T1 和长 T2 信号为主。向周围侵犯软组织形成肿块显示的尤为清楚（图 1-3-151C、D，152）。

2. 鉴别诊断

主要应与纤维肉瘤、溶骨型骨肉瘤相鉴别。骨纤维肉瘤病灶内常有小的残留骨，通常无骨膜反应，骨破坏常围以较宽的硬化带；溶骨型骨肉瘤发病年龄相对较小，可见瘤骨及骨膜反应。

六、骨脂肪瘤

骨脂肪瘤（lipoma of bone）为起源于骨髓脂肪组织的良性肿瘤。脂肪瘤因伴有其他不同的间叶成分而分别称为纤维脂肪瘤、肌脂肪瘤、血管脂肪瘤等。脂肪瘤可通过组织化生而成骨，称为骨化性脂肪瘤。

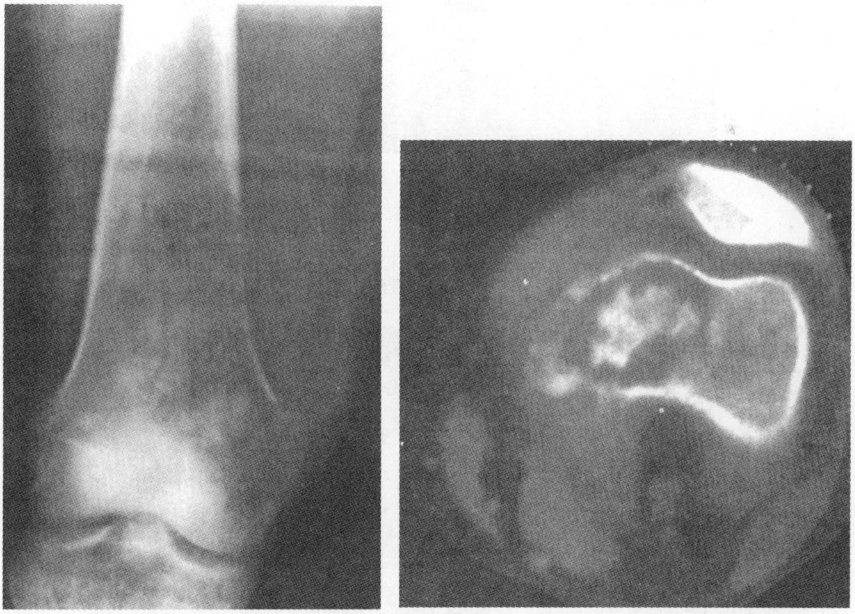

A　　B

图 1-3-148　右股骨恶性纤维组织细胞瘤

A：右股骨下端偏心性溶骨性破坏，边界不清，其内有斑片状密度增高影；B：CT 扫描骨破坏区内见大块状高密度死骨，提示本病发生在骨梗死的基础上。

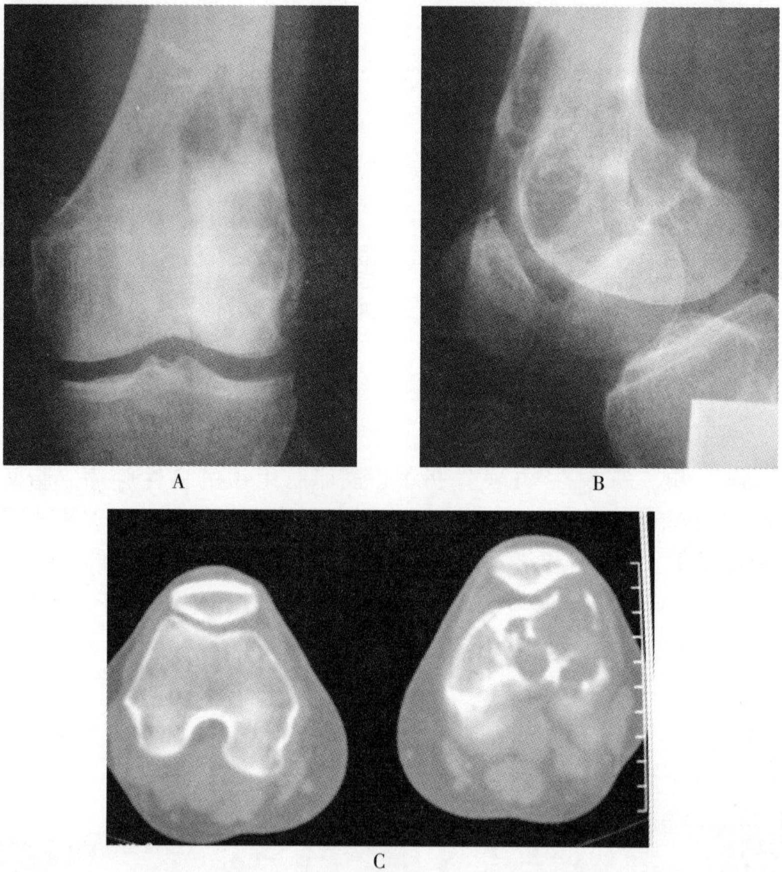

图 1-3-149　左股骨恶性纤维组织细胞瘤

A、B：左股骨下端外侧溶骨性破坏，密度不均，其内可见片状密度增高影及骨性间隔；C：CT示骨质破坏呈偏心性膨胀性改变，残存骨呈分隔状，骨皮质部分消失，未见骨膜反应。

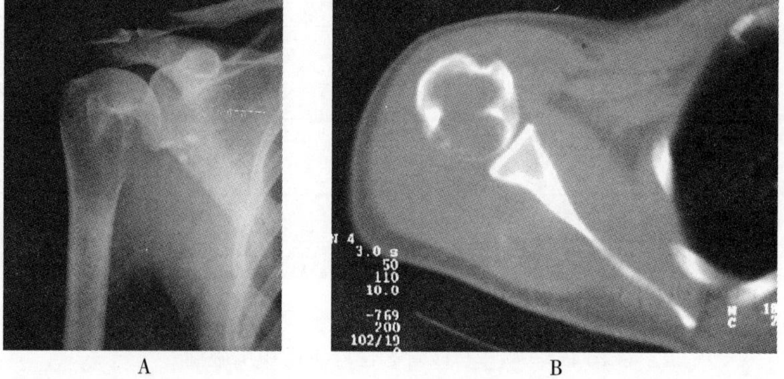

图 1-3-150　肱骨恶性纤维组织细胞瘤

A：肱骨近段溶骨性破坏，密度不均，未见骨膜反应；B：肱骨近段溶骨性破坏，残存骨分隔不完整。

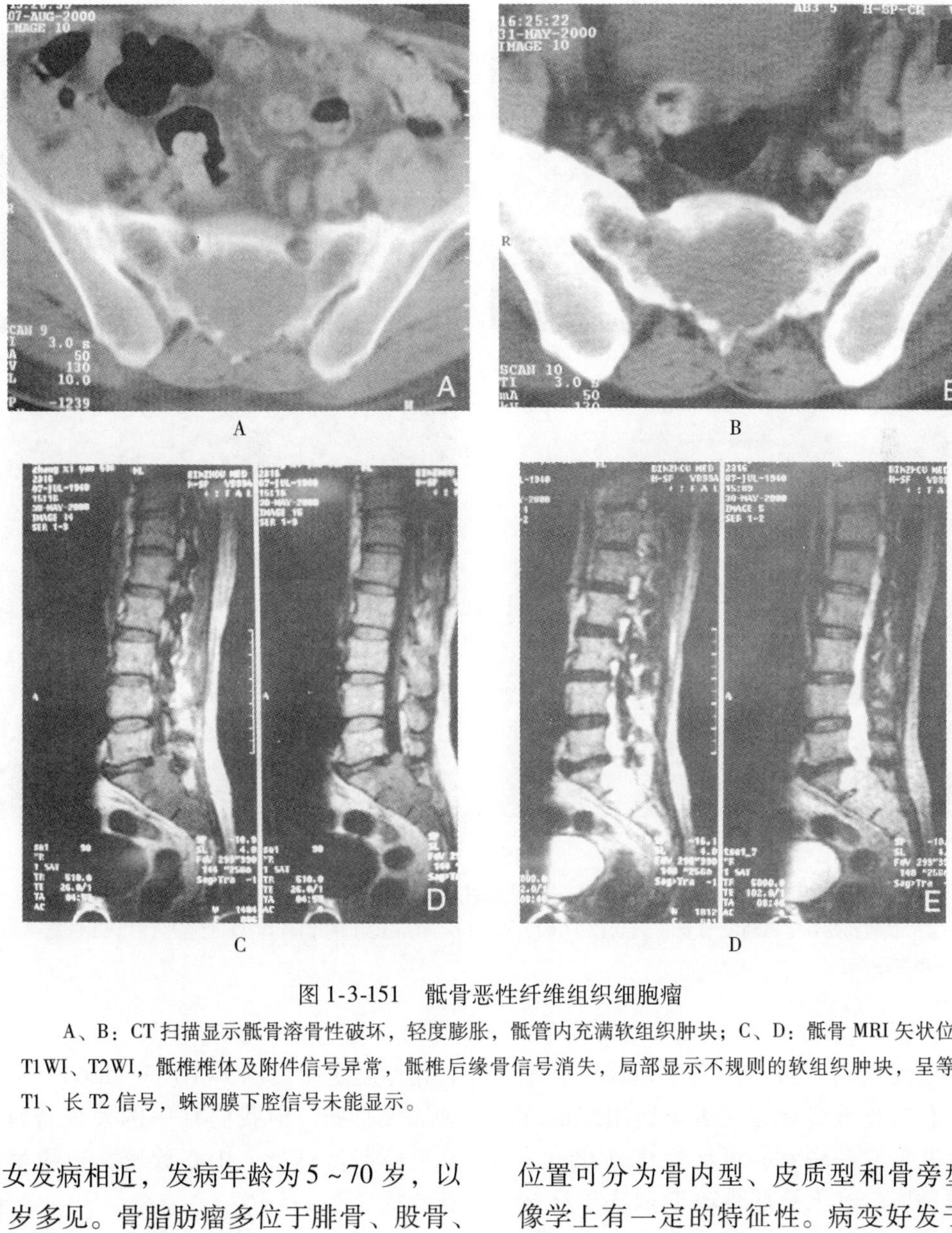

图 1-3-151 骶骨恶性纤维组织细胞瘤

A、B：CT 扫描显示骶骨溶骨性破坏，轻度膨胀，骶管内充满软组织肿块；C、D：骶骨 MRI 矢状位 T1WI、T2WI，骶椎椎体及附件信号异常，骶椎后缘骨信号消失，局部显示不规则的软组织肿块，呈等 T1、长 T2 信号，蛛网膜下腔信号未能显示。

男女发病相近，发病年龄为 5～70 岁，以 30～50 岁多见。骨脂肪瘤多位于腓骨、股骨、胫骨和跟骨，以腓骨最多见。可有局部疼痛和肿胀。少数患者可无任何症状。

（一）影像学表现

1. X 线、CT 本病根据脂肪瘤在骨内的位置可分为骨内型、皮质型和骨旁型，在影像学上有一定的特征性。病变好发于长管状骨干骺端，股骨好发于粗隆线处或粗隆线上股骨颈，跟骨几乎均发生于三角区。表现为骨内囊状密度减低区，多呈分叶状或骨嵴伸入病灶内（图 1-3-153、154）。因含有丰富的

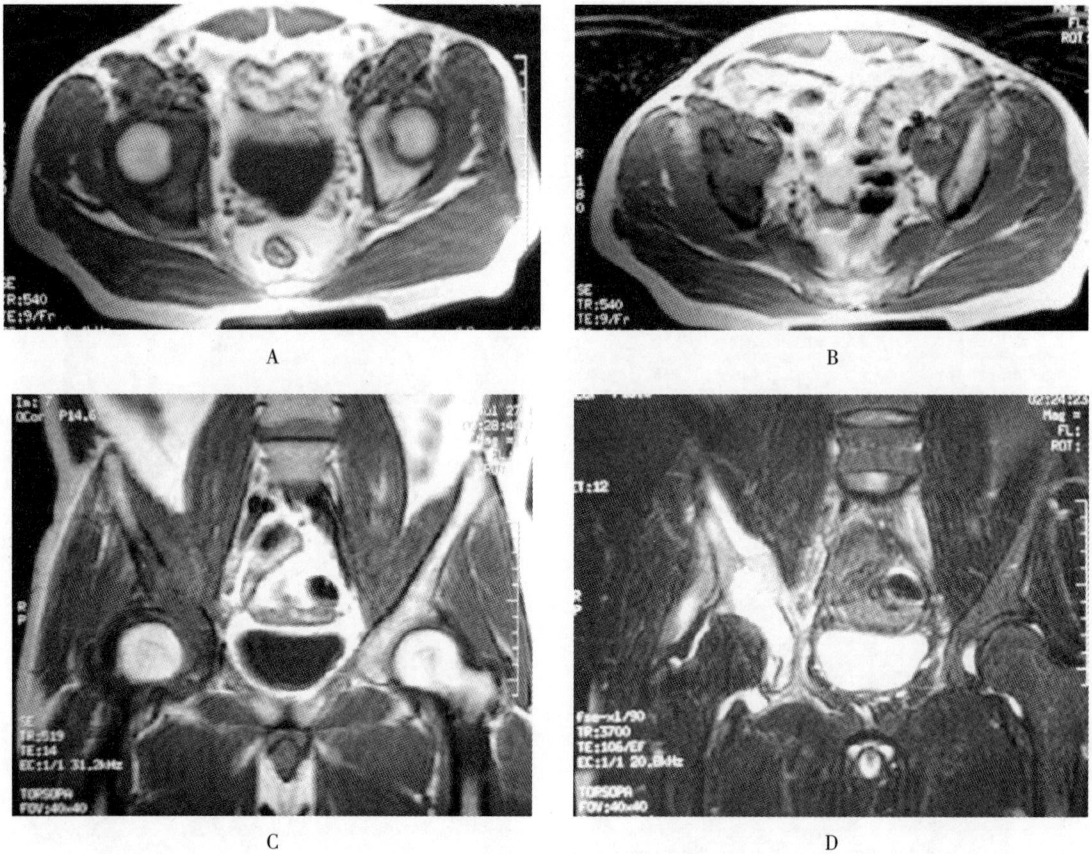

图 1-3-152　髂骨恶性纤维组织细胞瘤

A～D：双髋及髂骨体部轴位 T1WI、冠状位 T1WI、T2WI 压脂示右髋臼和髂骨体 T1 低信号，T2WI 压脂呈高信号并侵犯周围软组织。

脂肪组织密度均匀一致，透亮度较高。肿瘤中心可伴有钙化和骨化，代表脂肪组织的坏死。病灶边缘清楚锐利，可伴轻度硬化。一般无骨膜反应。有无膨胀性改变取决于病变发生的部位，细长骨如腓骨和肋骨几乎均有膨胀，宽大的长骨膨胀不明显，可仅表现为骨皮质变薄。脂肪瘤可通过组织化生而发生骨化，呈条状或放射状与骨壁相连，又称为骨化性脂肪瘤（图 1-3-155、156）。以往认为肿瘤无膨胀，但我们有一例表现特殊，肿瘤高度膨胀呈球形，中心致密，边缘呈网状及花纹状（图 1-3-157）。

肿瘤在 CT 检查中有特征性表现，病灶大部呈脂肪密度，CT 值 －100Hu 左右，中心可有斑块状或条索状钙化或骨化影（图 1-3-153A）。

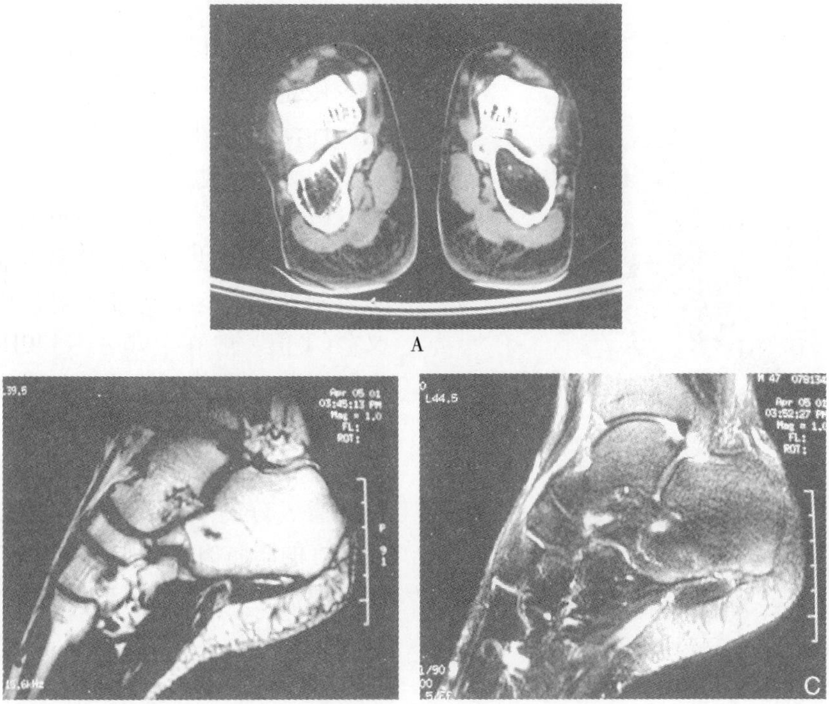

A　B　C

图 1-3-153　跟骨骨脂肪瘤

A：左跟骨囊状膨胀性骨质破坏，CT 值 - 84.3Hu，骨小梁消失，骨皮质完整；B：矢状位 T1 加权像，跟骨内见团块状短 T1 信号，中心有小片状长 T1 信号，边缘清楚；C：脂肪抑制 T2 加权像，跟骨内病灶被抑制呈低信号，中央有小片状高信号。

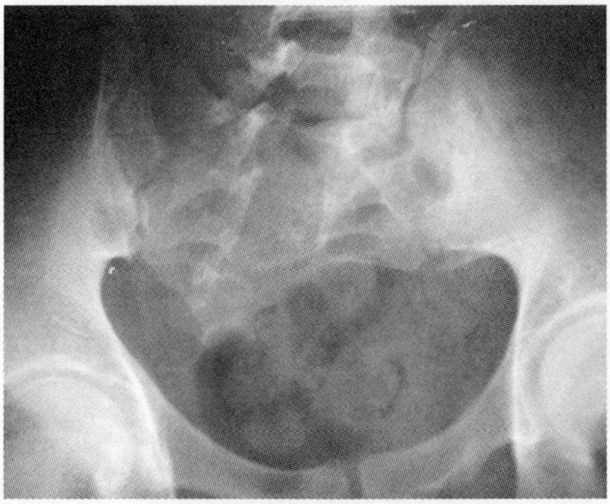

图 1-3-154　骶骨骨脂肪瘤

骨盆 X 线正位片示骶骨中央长圆形骨缺损，边缘清楚。

2. MRI　脂肪瘤在 T1 加权像上呈高信号，在 T2 加权像上呈略高信号，脂肪抑制像肿瘤信号可被抑制。中心钙化和骨化呈低信号，信号改变强度类似于皮下脂肪，较为特征（图 1-3-153B、C）。

CT 和 MRI 检查有特征性脂肪密度和信号，可与其他囊性病变相鉴别。

七、骨脂肪肉瘤

骨脂肪肉瘤（liposarcoma of bone）为起源于骨髓脂肪组织的原发性恶性骨肿瘤，很少见。多见于 40 ~ 60 岁，男女发病相等。股骨发病最多，胫骨次之。病变局部疼痛，侵犯软组织后形成肿块。

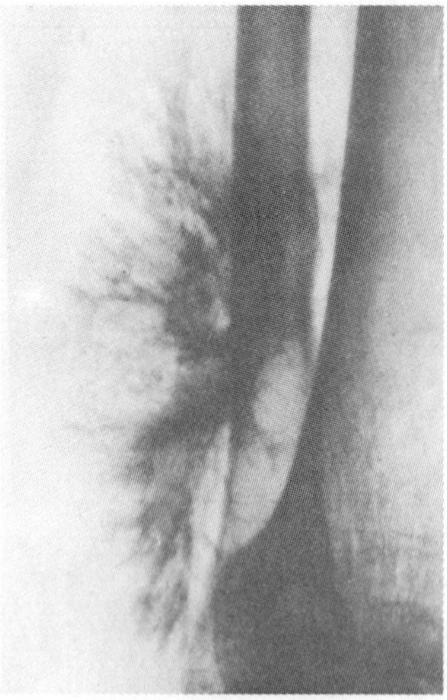

图 1-3-155 腓骨骨脂肪瘤

腓骨下端溶骨性骨质破坏，外缘有密集的树枝状骨针伸向周围软组织，骨针间为脂肪组织透光区。

（一）影像学表现

1. X线、CT　肿瘤发生于长骨干骺端，很少侵犯骨端。偶可发生于骨干。常表现为偏心性溶骨性破坏，与邻近软组织相比密度较低。破坏区边缘模糊，周围可见硬化。肿瘤穿破骨皮质侵入软组织形成肿块，其内可伴有钙化。肿块内如有较多的脂肪成分，则见有密度减低区，此征象对诊断有一定的意义。CT值一般在－70～－140Hu，增强扫描肿块内脂肪成分无强化，其余成分可有轻度强化。

2. MRI　骨脂肪肉瘤MRI信号复杂，根据肿瘤成分的不同，信号强度变化较大。分化较好的脂肪肉瘤含脂肪成分较多，T1和T2加权像上呈高信号，信号强度类似于皮下脂肪信号，其内夹杂等信号。压脂像肿瘤信号

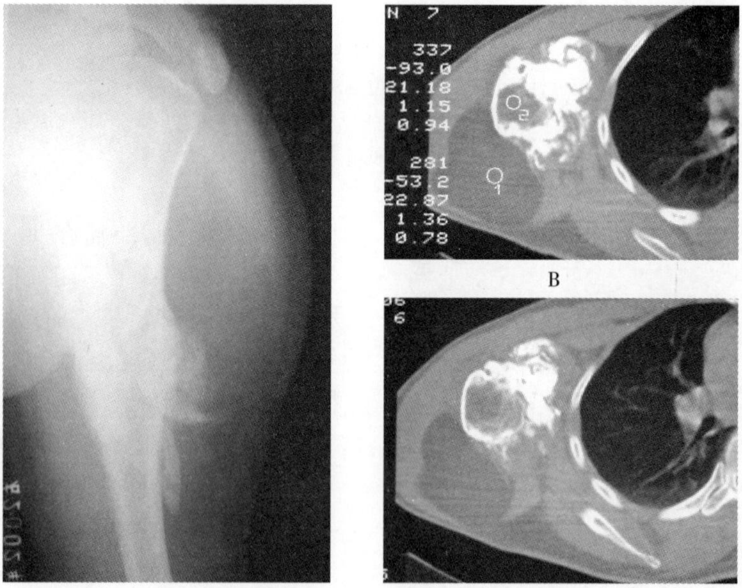

图 1-3-156 肱骨骨脂肪瘤

A：肱骨X线正位片示包绕肱骨近段低密度软组织肿块，见不规则骨突深入软组织病变内；B、C：包绕肱骨近段脂肪密度软组织肿块，不规则骨突深入病变内并见钙化影。

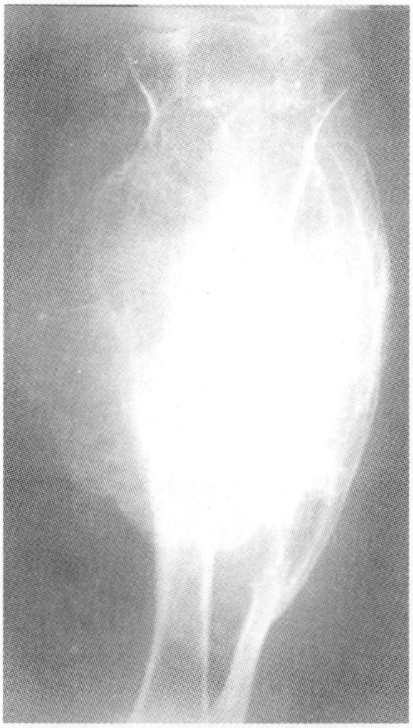

图 1-3-157 腓骨骨脂肪瘤（二）

腓骨高度膨胀呈球形，中心致密与胫骨重叠，外围密度减低呈细花纹状改变，相应的胫骨有囊状膨胀性改变。

减低。边界不清。分化较差的脂肪肉瘤与其他软组织肉瘤信号相似，鉴别困难。

八、平滑肌肉瘤

平滑肌肉瘤（leiomyosarcoma）发生于骨组织极为罕见，病理上肿瘤以恶性梭形细胞为主，呈现出平滑肌分化。其诊断需电镜和免疫组化检查。

多见于 40 ~ 60 岁，男女发病相仿。好发于股骨远端和胫骨近端，肿瘤局部有疼痛及肿块。

（一）影像学表现

肿瘤多位于长骨干骺端，病变范围一般在 3 ~ 12cm。常表现为溶骨性骨质破坏，边缘模糊，骨皮质变薄；侵袭性生长的肿瘤，常突破骨皮质形成不规则的软组织肿块，中心有坏死出血（图 1-3-158）。

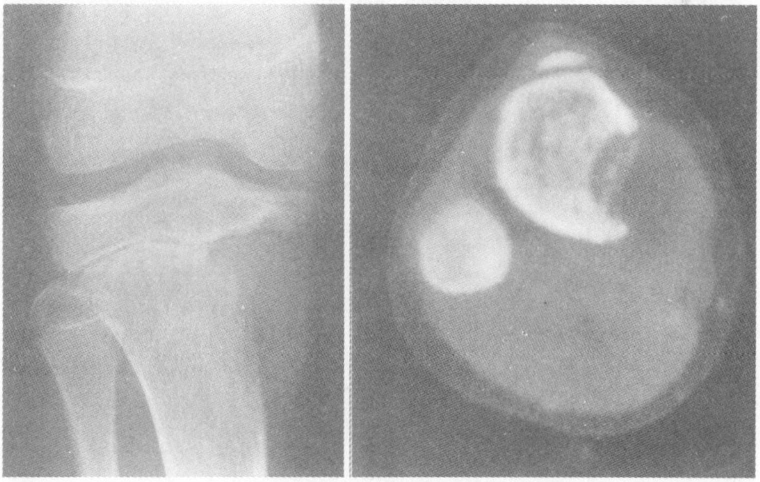

A B

图 1-3-158 骨平滑肌肉瘤

A：X 线平片示右胫骨近端干骺端偏心性溶骨性破坏，内侧骨皮质被软组织肿块取代；B：CT 示破坏区内尚有残存骨结构，肿瘤突破骨皮质向外侵犯形成软组织肿块。

九、骨间叶瘤

骨间叶瘤（mesenchymoma of bone）罕见，肿瘤起源于骨的间充质组织，瘤细胞具有向各种组织分化的多能性。一般含有两种以上的间叶细胞，可同时含有骨、软骨、脂肪、平滑肌、血管等组织成分。恶性者又称间叶肉瘤或骨恶性间充质瘤，含有多种低分化间叶细胞，其中以骨肉瘤和脂肪肉瘤并存最多见。

影像学肿瘤多见于长骨的股骨、胫骨和腓骨，躯干骨和颅骨也可发生。长骨发病位于干骺端。由于肿瘤含有多种病理组织故 X 线表现复杂，多呈局限性的溶骨性破坏，其内可见瘤骨或钙化，破坏区略有膨胀，可有骨膜反应（图 1-3-159、160）。均有巨大的软组织肿块。表现无特征性，最后诊断应依赖于病理检查。

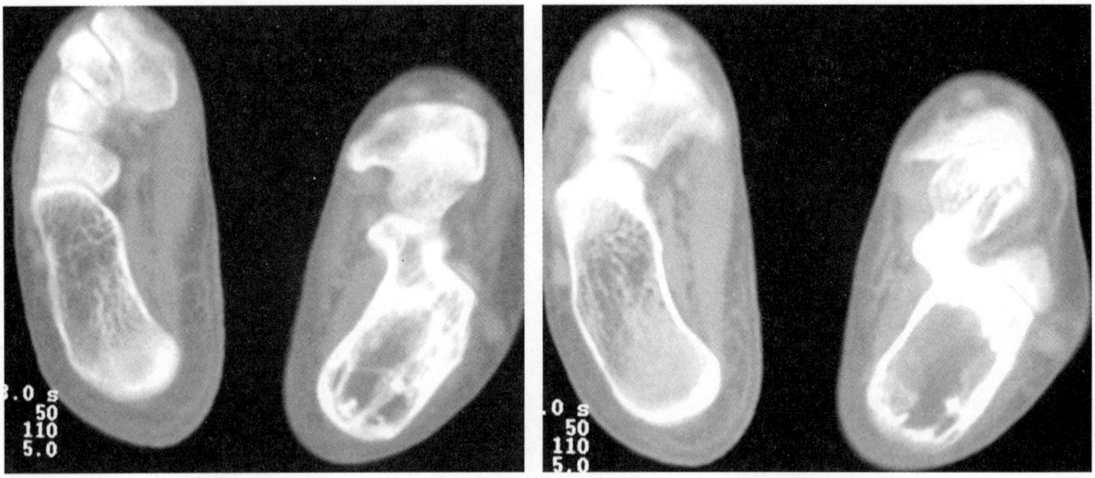

A　　　　B

图 1-3-159　跟骨间叶瘤

A、B：跟骨 CT 示左跟骨囊状破坏，轻度膨胀，内见点状钙化及脂肪密度影。

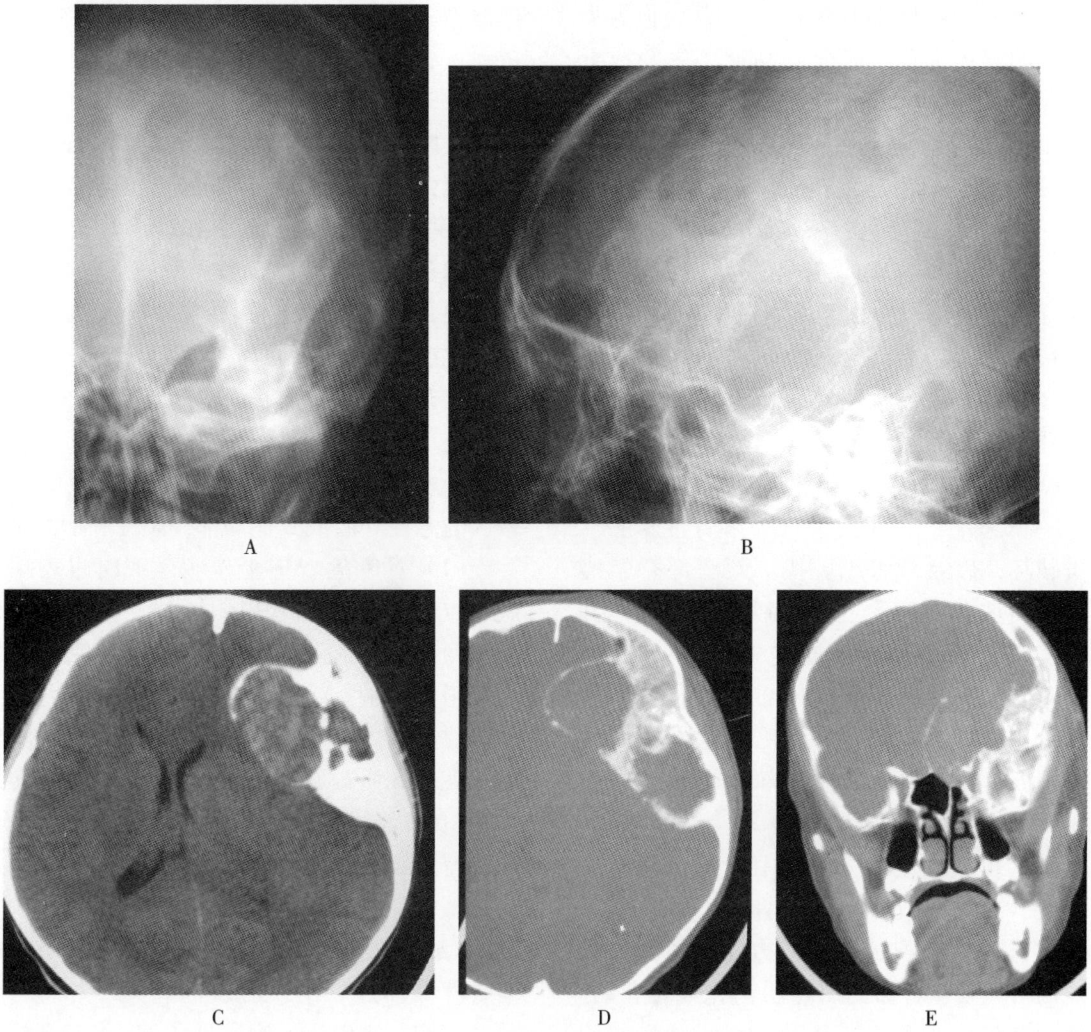

图 1-3-160 颅骨间叶瘤

A～E：头颅 X 线正侧位片、CT 示左侧颞顶骨大的膨胀性病变，突向颅内，内见点状和斑片状钙化（骨化）影。

（曹庆选 田 军）

第七节 骨其他肿瘤

一、脊索瘤

脊索瘤（chordoma）是起源于骨内残留脊索组织的低度恶性肿瘤。脊索在胚胎发育过程中大部分退化，仅在颅底蝶枕骨交界处、骶尾部和脊柱的其他部分内有少许残留，故肿瘤常发生于骶尾部及蝶枕部。瘤细胞为类似腺体的上皮细胞，能分泌黏液，主要成分是黏蛋白。肿瘤内可见出血、钙化或骨化。

任何年龄均可发病，以40～70岁较常见，男女发病率约2∶1。骶尾部最多见，约占55%，颅底次之，约占35%，颈、胸、腰椎少见，约占10%。早期症状很轻，一般不引起注意。颅底部肿瘤可产生头痛和脑神经压迫症状、垂体功能障碍。骶尾部肿瘤多有会阴部疼痛及麻木感，压迫直肠、膀胱将引起泌尿系和肠道症状。

（一）影像学表现

1. X线、CT　主要表现为溶骨性膨胀性骨质破坏，以及软组织肿块。颅底部脊索瘤多见于斜坡和蝶鞍附近，使斜坡、蝶骨体和大翼发生骨质破坏，并可侵犯蝶窦、筛窦、枕骨两侧、枕骨大孔及鼻咽部。在头颅X线侧位片上可见突向咽顶和鼻腔的软组织肿块影，其内可含有钙化。骶尾部脊索瘤多侵犯骶3～骶5，可累及整个骶骨，髂骨亦可受累，具有囊状膨胀性改变，位于中线但可偏向一侧发展。有完整或不完整的骨壳，可突入盆腔形成巨大软组织肿块影，边界较清楚，在肿块内可见散在分布的斑点状钙化或骨化影。骶椎的终板由于是含钙化的软骨，肿瘤组织对其破坏较慢，因而可较骨质多存留一段时间，并可包含在肿瘤内且随肿瘤的生长而移位，表现为“横板征”。CT上肿瘤多呈混杂密度，肿瘤内可见钙化、坏死、出血和囊变而呈高低混杂密度。增强扫描，病变不均匀强化（图1-3-161、162）。

脊柱脊索瘤较少见，表现为椎体前分叶状软组织肿块及散在的钙化及骨碎片，邻近椎骨可有侵袭性骨质破坏（图1-3-165），亦可表现为椎体溶骨性或膨胀性骨破坏，可见厚薄不一及不完整的骨性包壳，破坏区内见散在点、片状钙化影，为本病的特点。

2. MRI　平扫以等长T1、长T2信号为主，其内信号不均匀，可见更长T1、长T2坏死囊变信号，短T1长T2出血信号及长T1、短T2钙化信号（图1-3-162B、163、164）。增强扫描呈不均匀“蜂房样”、“颗粒样”强化，颇具特征。动态灌注增强扫描为缓慢持续强化或缓慢逐渐强化，其时间-信号强度曲线分上升期、平台期和消退期。

（二）鉴别诊断

1. 颅底部脊索瘤　主要应与累及斜坡及鞍区的恶性肿瘤或其他局部侵袭性肿瘤区别。

（1）鼻咽癌　向上侵犯颅底时也表现颅底骨质破坏和颅底软组织肿块，其影像学改变与颅底脊索瘤非常相似，不易鉴别，易误为脊索瘤。但前者主要在鼻咽腔，常见咽隐窝肿块及狭窄，瘤内无钙化，常见颈部淋巴结肿大，骨质破坏偏向一侧，MRI增强动态扫描时间-信号强度曲线呈一过性的快速强化和快速消退，与脊索瘤迥然不同。鼻咽癌放疗效果较好。

（2）软骨肉瘤　蝶枕部软骨肉瘤引起的溶骨性破坏及软组织肿块与脊索瘤相似，但前者多偏一侧生长，瘤内钙化CT多表现为环形或半环形，MRI T2WI可见分叶状高于脂肪信号的小叶结构。

（3）脑膜瘤　斜坡和枕骨大孔区脑膜瘤多以宽基底与颅骨相邻，在CT或MRI上呈均匀等密度或等信号，呈均匀一致性强化，可见脑膜尾征。脑膜瘤于脑血管造影中，常见肿瘤染色，主要为颈外和颈内动脉的脑膜支供血，椎动脉向后移位，并且显示肿瘤血管团可帮助鉴别。

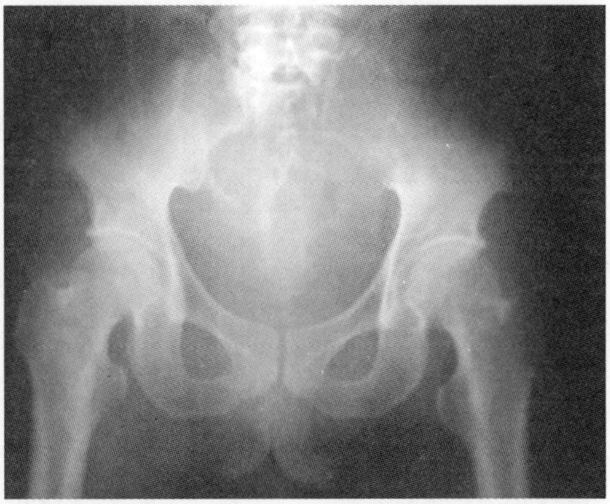

A

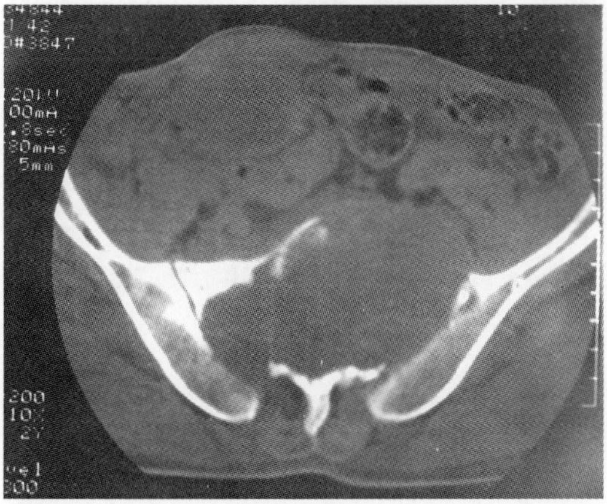

B

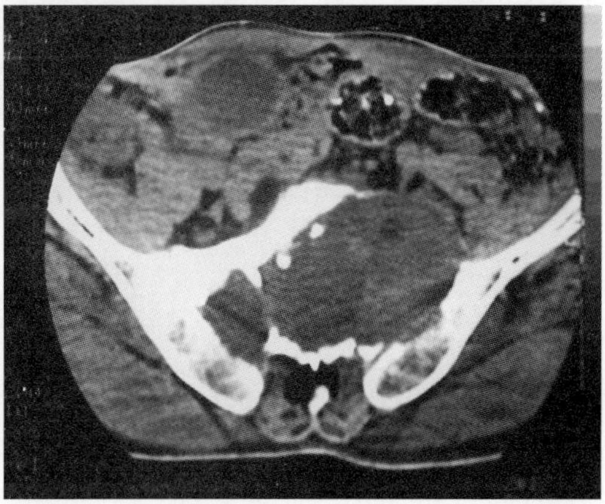

C

图 1-3-161 脊索瘤（一）

A：骶骨 X 线正位片示骶骨下部呈轻度膨胀性溶骨性骨质破坏，边界不清；B、C：骶骨 CT 示骶骨大片状溶骨性破坏，向前突破骨皮质形成软组织肿块，病灶密度不均匀，边缘部分可见小钙化点。

（4）颅底骨转移瘤 与脊索瘤不易鉴别，前者多有原发病史，可有其他部位同时发生转移。多见于中老年人（图 1-3-166）。结合实验室检查有助于诊断。

（5）颅咽管瘤 其位置与颅底部脊索瘤相仿，均较大，CT 均可发现钙化。但颅咽管瘤半数发生于 20 岁以前，60 岁以后罕见。肿物为囊性或囊实性，钙化多为囊壁钙化，邻近骨质侵犯少。

2．骶尾部脊索瘤 应与以下肿瘤鉴别：

（1）骨巨细胞瘤 两者不易鉴别，骨巨细胞瘤多见于年轻成人，好发于骶骨上部，以骶 1 ~ 骶 3 受累为主，病变以偏心性、多房膨胀性骨质破坏为特征，肿瘤内无钙化。

（2）神经源性肿瘤 以 40 岁以上多见，多位于骶骨上部偏向一侧，相应的骶管或骶孔有扩

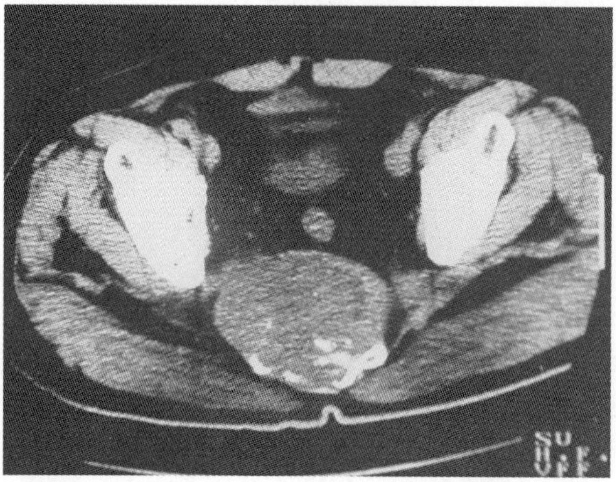

A

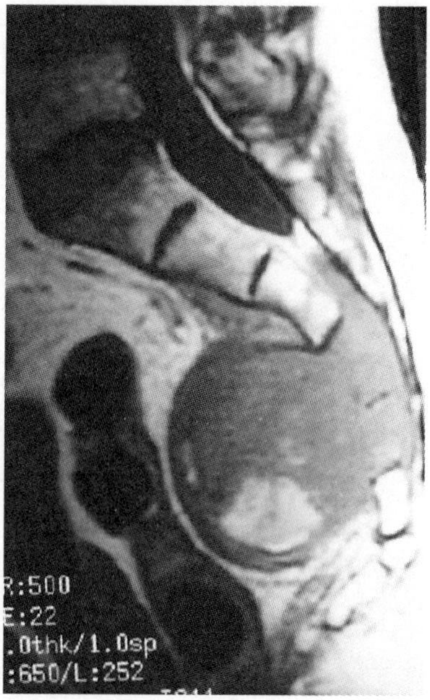

B

图 1-3-162 脊索瘤（二）

A：CT 软组织窗示骶骨中线溶骨性破坏，破坏区及其前方软组织肿块，肿块向前推压直肠；B：MRI 矢状位 T1WI 显示肿块呈低信号，突入盆腔，骶骨高信号被病变低信号代替。

大，骶前软组织肿块大而圆，边缘锐利。肿块在 MRI 上沿神经走行分布，呈长 T1、长 T2 信号，其内有更长 T1、长 T2 信号坏死囊变区。

（3）骨转移瘤　骶前形成软组织肿块时两者不易鉴别，骶骨转移瘤患者多有原发病史，病灶多偏向一侧，可有胸腰椎同时发生转移（图 1-3-167）。多见于中老年人。寻找原发肿瘤，结合实验室检查有助于诊断。

二、长骨牙釉质瘤

长骨牙釉质瘤（adamantinoma of long bones）系一种极为罕见的局限侵袭性肿瘤，由于其病理组织结构与颌骨牙釉质瘤相似，故称之为牙釉质瘤，属低度恶性肿瘤。

10～40 岁最多见，男性多于女性。胫骨为最好发部位。牙釉质瘤生长缓慢，症状一般不明显，发展到一定程度可引起外形改变，局部可有轻微疼痛和肿胀。

（一）影像学表现

发生于胫骨者最多见，多位于骨干皮质内或紧邻皮质下，X 线表现为多囊状偏心性、膨胀性骨质破坏区，分界清晰并有硬化边，也可分界不清。病灶内可见较粗的分隔，亦可见斑点状高密度影。病灶周围可有小的卫星透光灶。病灶周围骨皮质膨胀变薄，有时可发生中断或消失并形成软组织肿块。一般无骨膜反应（图 1-3-168）。发生于皮质旁者可见骨皮质表面侵袭性破坏，并在骨旁形成软组织肿块，皮质增厚，髓腔硬化，亦见有胫骨表面形成较大的骨缺损和软组织肿块。牙釉质瘤可合并骨纤维异常增殖症。

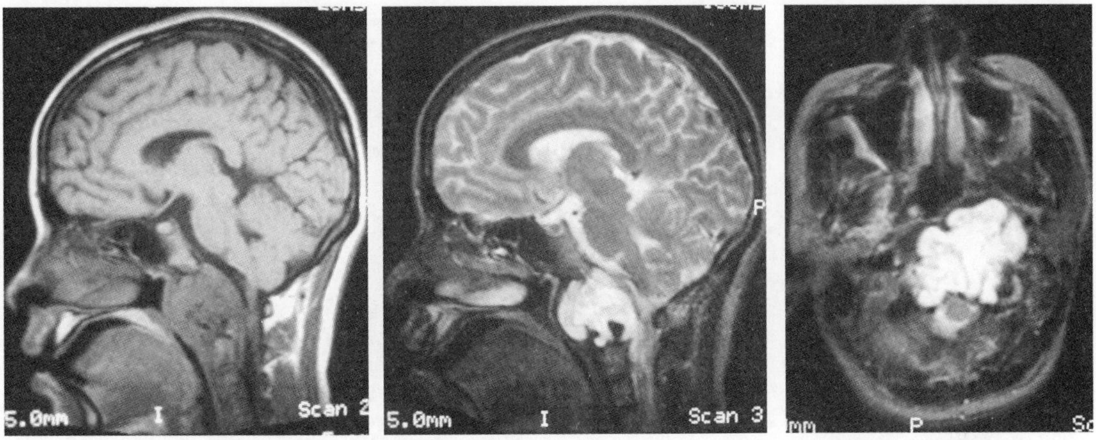

A B C

图 1-3-163 脊索瘤（三）

A～C：MRI 矢状位 T1WI、T2WI 和横轴位 T2WI 压脂示斜坡骨质破坏，中线偏左可见一软组织肿块，呈不均匀长 T1、长 T2 信号。寰枢关节受累，咽后壁被推压前移。

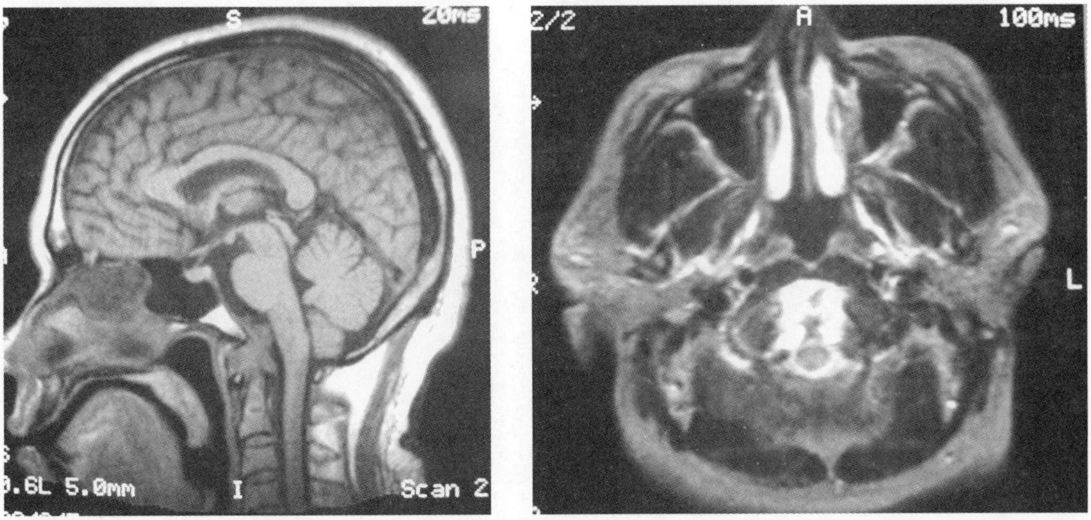

A B

图 1-3-164 脊索瘤（四）

A、B：颅脑 MRI 矢状位 T1WI、横轴位 T2WI 示斜坡下方、齿状突上方间隙内不规则软组织肿块。肿块呈长 T1 不均匀长 T2 信号，向下侵犯寰枢关节，向上沿斜坡后方爬行。

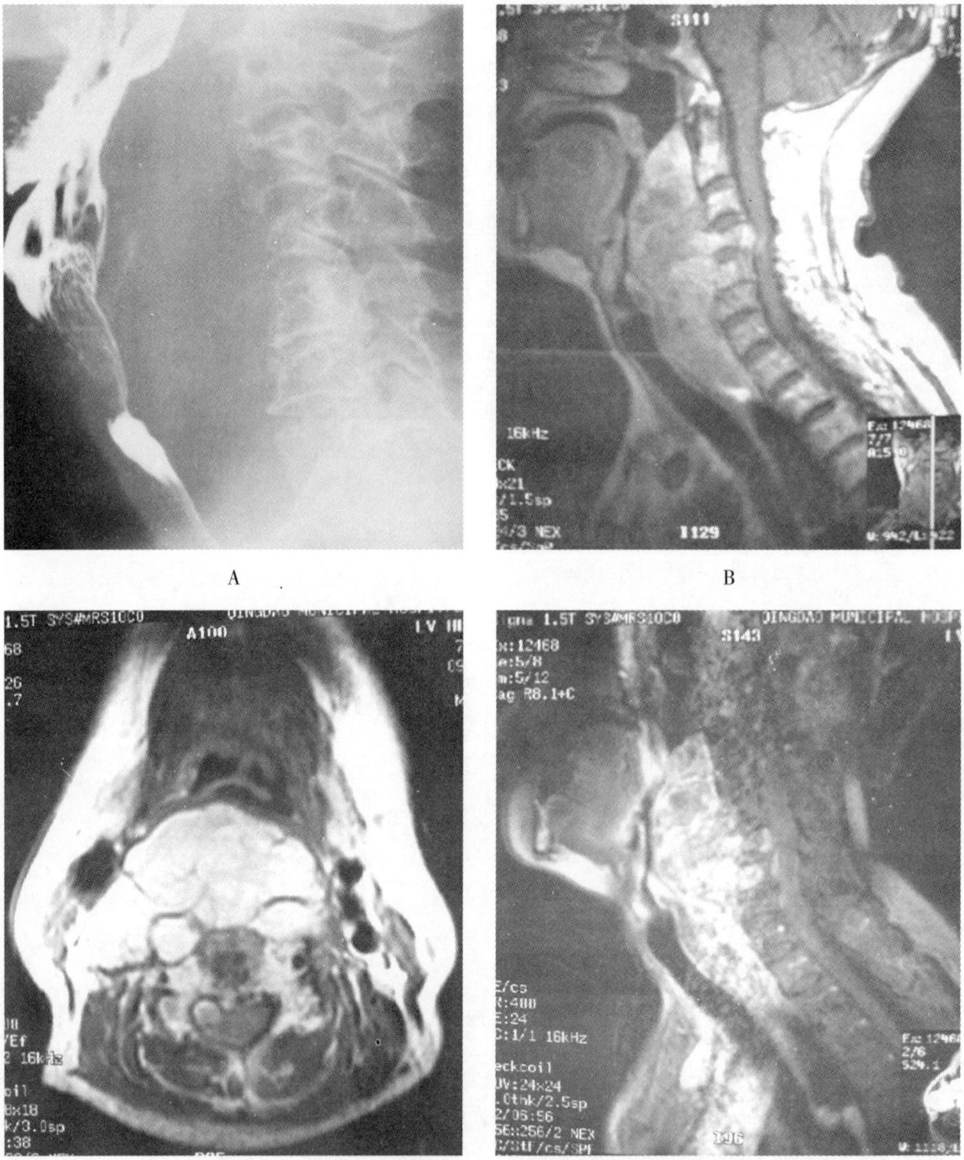

图 1-3-165 脊柱脊索瘤

A：食管钡餐 X 线侧位示颈椎前方软组织增厚，食管受压前移。C4 ~ C6 前方骨质侵袭性破坏；B：MRI 矢状位 T1WI 示颈椎前方肿块，边界清楚，信号不均匀，肿块与 C4 ~ C6 椎关系密切；C：MRI C4 横轴位 T2WI 示肿块呈分叶状向前方及两侧扩展，并部分向后侵犯，C4 椎边缘侵袭性破坏；D：Gd-DTPA 静脉注射后，MRI 矢状位 T1WI 示肿块呈明显不均匀强化。

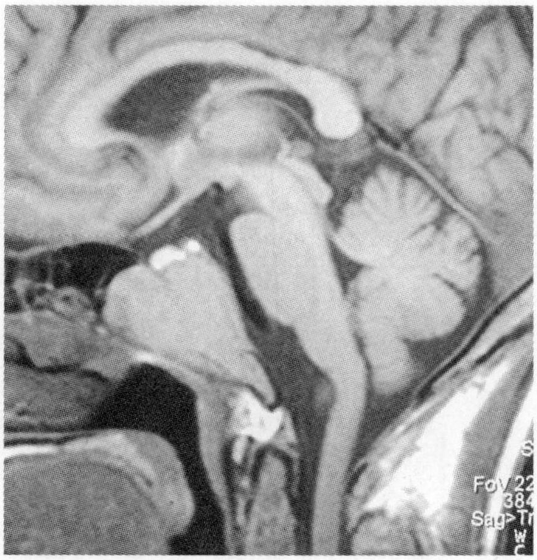

图 1-3-166 肝癌斜坡骨转移

斜坡 MRI 矢状位 T1WI 示斜坡骨质破坏区及蝶窦软组织肿块呈等 T1 信号。

（二）鉴别诊断

1. 骨化性纤维瘤 胫骨病变通常范围较长，呈磨玻璃样密度、不均匀钙质样密度或伴有钙质样斑点的软组织密度。

2. 骨纤维异常增殖症 发病年龄小，病变位于髓腔内，呈磨玻璃样密度，多无清楚边界，范围广泛，可有胫骨前弓样变形。

三、骨神经鞘瘤

骨神经鞘瘤（neurilemmoma of bone）又称骨施万瘤（schwannoma of bone），是起源于神经鞘施万细胞的良性肿瘤。

发病年龄为 2 ~ 65 岁，以 40 ~ 50 岁多见，约占 40%。下颌骨和骶骨为好发部位，股骨、肱骨、尺骨、桡骨、肋骨、髂骨、脊椎、肩

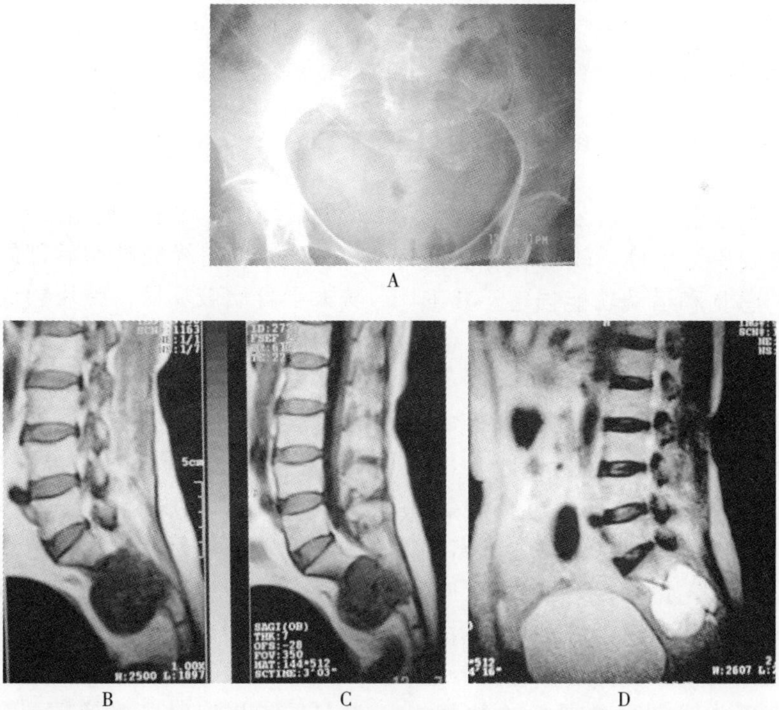

A

B C D

图 1-3-167 卵巢高分化黏液腺癌骶椎骨转移

A：骨盆 X 线平片示骶前软组织肿块主要位于左侧；B：骶骨 MRI 矢状位 T1WI 示骶骨骨质破坏区及骶前软组织肿块呈等、长 T1 信号，偏向左侧；C：骶骨 MRI 矢状位 T2WI 示骶骨骨质破坏区及骶前软组织肿块呈长 T2 信号，偏向左侧。

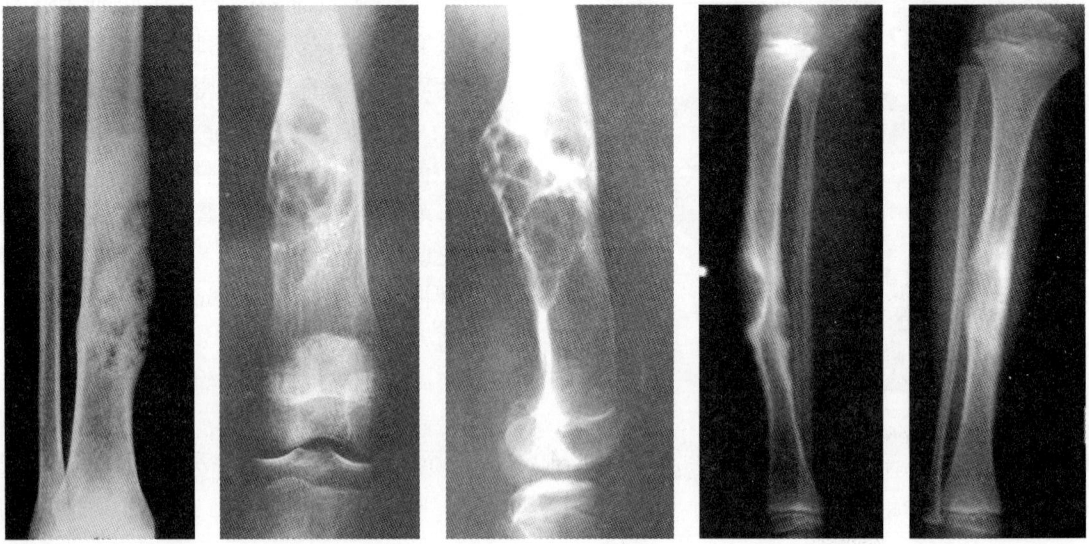

A　　B　　C　　D　　E

图 1-3-168　长骨牙釉质瘤

A：右小腿 X 线正位片示右胫骨干片团状高密度影，夹杂小囊状透亮影，病变破坏内侧皮质，其上下端骨膜增厚；B、C：左股骨 X 线正侧位片示左股骨干多囊状膨胀性破坏，边缘硬化；D、E：右胫腓骨 X 线正侧位片示右胫骨中段骨皮质局限性缺损，髓腔侧绕以硬化边。

胛骨、手部小骨和跟骨等亦可发病。临床上病程缓慢，主要表现为疼痛、软组织肿块及侵犯神经造成的感觉和运动功能损害。其影像学表现如下：

1. X 线、CT　下颌骨肿瘤多在体部，长骨发病多位于骨干。一般为单发，肿瘤多起源于松质骨或骨干髓腔，常为偏心性生长。一般表现为溶骨性膨胀性破坏，边缘清楚，可伴有硬化边。内缘呈分叶状，其中可出现残留的房隔。侵犯骨皮质，一般无骨膜反应。起源于骨膜者主要表现为软组织肿块，附近骨皮质可有压迫性改变。若发生在骨营养血管入口处，可表现为半圆形的骨压迫缺损。骶骨神经鞘瘤多见于骶椎上部，常呈偏侧性生长，靠近一侧骶孔。表现为单囊或分叶状溶骨性破坏，有不同程度的膨胀，边缘轻度或明显硬化。肿瘤多向后发展侵犯骶骨椎板、横突，骶骨前缘完整而后部缺损。软组织肿块大于骨质破坏区，肿块内无钙化，一般不能明确肿块边界。

发生于骶骨者，CT 能清楚显示肿块长轴与神经纤维走行可一致或沿神经纤维呈串珠样排列，患侧骶孔扩大。软组织肿块显示较 X 线平片清楚，肿块充填在膨胀的骨壳里面。肿块内无钙化或较少见。增强后肿块呈明显不均匀强化（图 1-3-169～171）。

2. MRI　肿瘤在 T1WI 常呈低信号或等信号，T2WI 呈不均匀高信号。可见小斑点、片状高信号出血灶；水样信号为坏死和囊变；黏液变性区域因含黏液蛋白，T1WI 信号可较坏死、囊变区高。神经鞘瘤血供较丰富，增强扫描肿瘤实性区域常有明显强化。

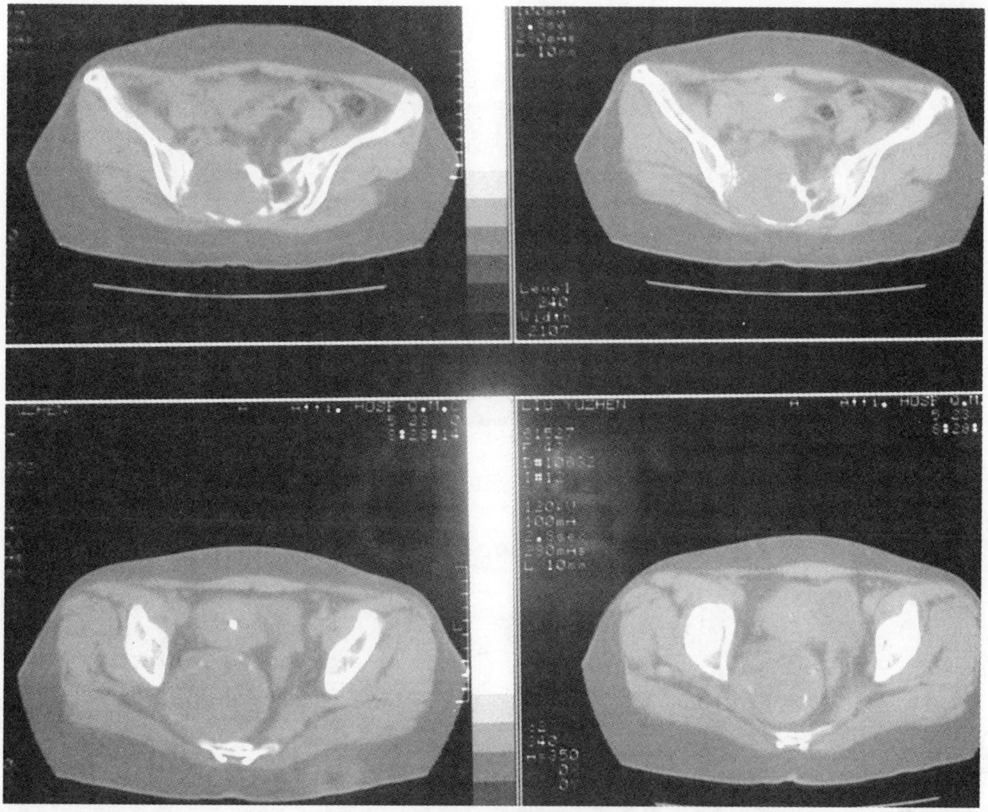

图 1-3-169 骶骨神经鞘瘤

骶部 CT 示骶骨右侧膨胀性破坏，突破前缘形成大的软组织肿块，肿块边缘有点状钙化影。

四、骨恶性神经鞘瘤

骨恶性神经鞘瘤（Malignant neurilemmoma of bone）又称骨恶性神经纤维肉瘤（Malignant neurofibrosarcoma of bone），多继发于神经纤维瘤，少数由神经鞘瘤恶变而成。很少见。74% 为单发，约 25% 的恶性神经鞘瘤患者合并有神经纤维瘤病。

各年龄组均可发病，以 30 岁 ~50 岁最多见，多发生于下颌骨与上颌骨，偶见于脊椎、长管状骨及手、足小骨。开始多为无痛性肿块，较硬，肿瘤生长较快，并出现疼痛和肿胀，易发生病理骨折。其影像学表现如下：

1. X 线 多表现为溶骨性破坏，发展较快，穿破骨皮质后形成软组织肿块，常可见病理骨折。神经鞘细胞可通过化生产生软骨及骨组织，因此骨破坏区有时可出现斑点状钙化或骨化影，有时与中央型纤维肉瘤难以鉴别。

2. MRI 骨内病灶及周围软组织肿块多呈等长 T1、不均匀长 T2 信号，可见短 T1 长 T2 出血信号。骶骨肿瘤可形成巨大软组织肿块。MRI 的另一优点是可以同时显示肌束和神经纤维束受侵情况。

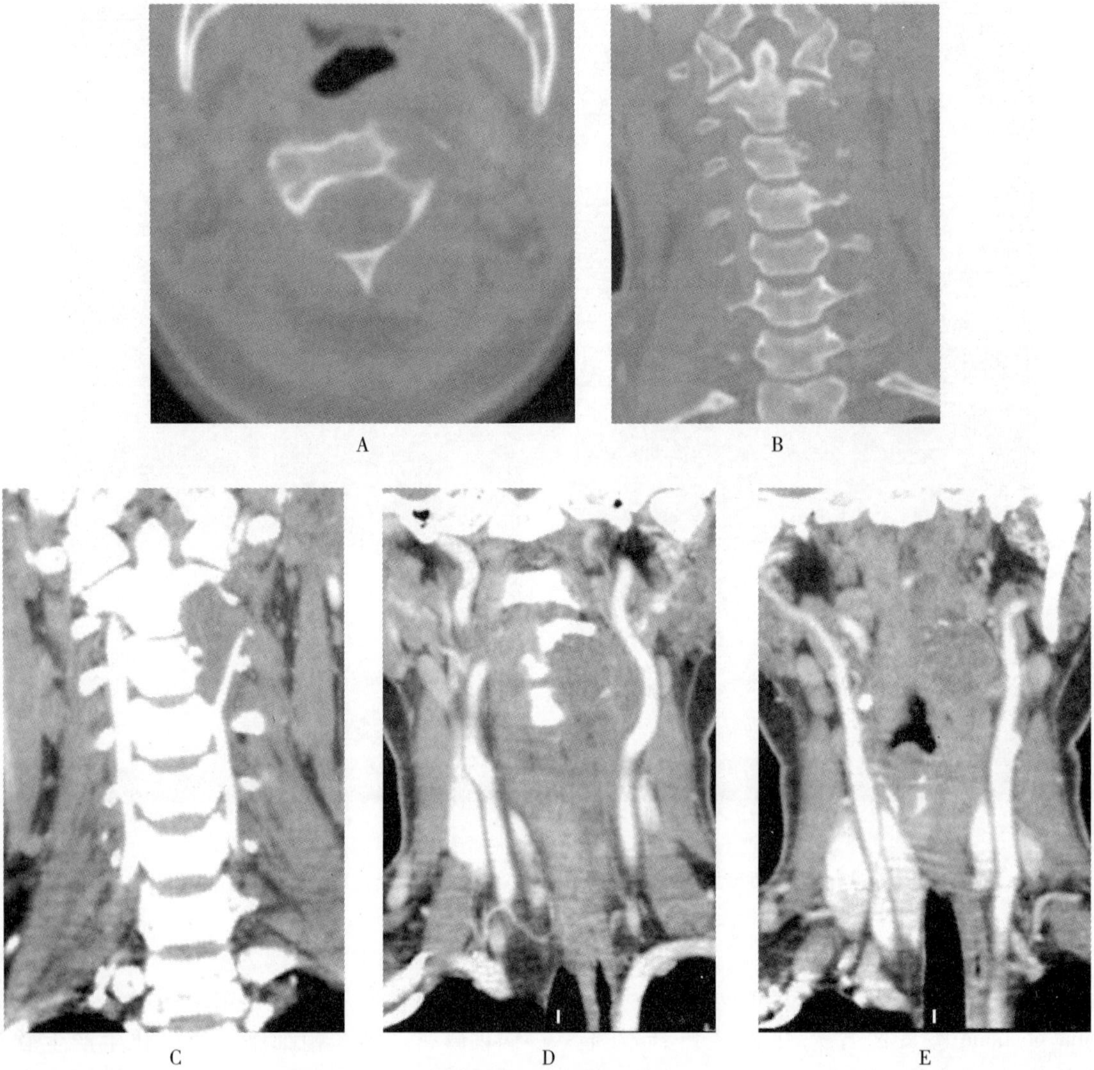

图 1-3-170　颈椎神经鞘瘤

A、B：颈椎 CT 横轴位和冠状位骨窗示 C2 和 C3 椎体左侧缘及横突边缘骨质破坏，横突上下间距加大；C～E：颈椎 CT 横轴位和冠状位增强软组织窗示软组织肿块充填在膨胀的骨壳里面，呈分叶状，边界清楚，密度不均匀，肿块内无钙化；增强后肿块呈明显不均匀强化。左侧椎动脉及颈内、外动脉弧形受压外移，前者明显变细。

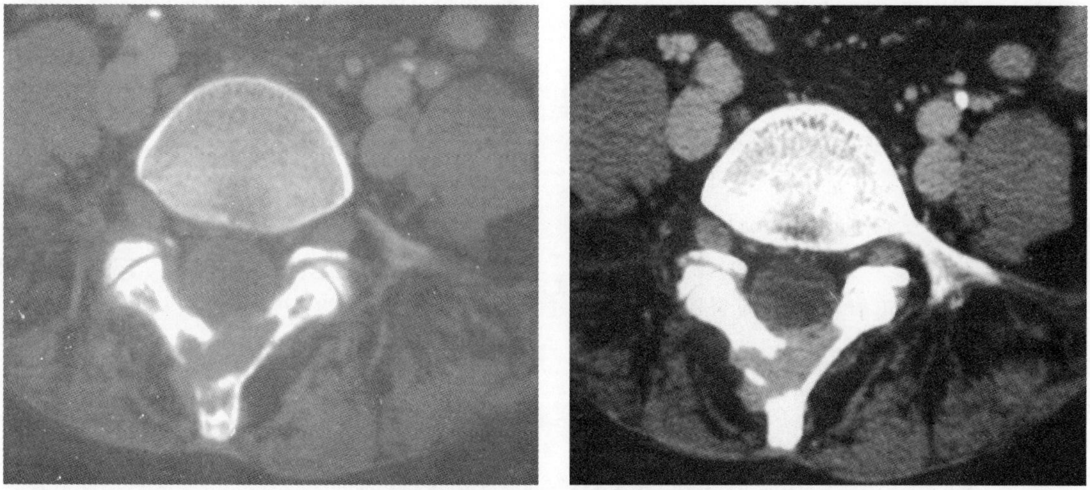

图 1-3-171　腰椎神经鞘瘤

A：CT 骨窗示 L_4 椎体椎板及棘突不规则溶骨性骨破坏，边界不清，部分伴模糊硬化，骨壳不完整，残缺骨壳轻度膨胀。B：CT 增强示骨内及周围软组织肿块中度强化。

（汪敬群　孟　凯）

第八节　骨转移瘤

骨转移瘤（skeletal metastases）是指骨外其他组织、器官的恶性肿瘤经循环系统转移至骨髓，以及某些癌肿对骨骼的直接侵犯。在人体各系统的转移瘤中，骨转移仅次于肺和肝脏。在骨骼系统是最常见的恶性肿瘤。任何恶性肿瘤均可转移至骨内，但中枢神经系统恶性肿瘤和基底细胞癌罕见有骨转移。骨转移瘤以癌最多，占 80% ~90%，其中以乳癌、肺癌、前列腺癌、甲状腺癌、肾癌和鼻咽癌最多，其次为肝、胃、结肠、食管、子宫、卵巢、睾丸等的肿瘤。骨转移瘤可发生于全身任何骨骼，但以红骨髓集中区多见（表 1-3-5）。

表 1-3-5　骨转移瘤的分布

部位	发病率
中轴骨骼	75%（包括胸、腰椎 32%，骶骨和髂骨 5%）
头颅	10%
肱骨与股骨	11%
前臂、手、小腿、足	4%

骨转移瘤在影像学与病理上按骨结构及密度变化可分为三型：①溶骨型，原发肿瘤主要为肾、甲状腺、肺、生殖器官及消化系统的癌肿；②成骨型，原发肿瘤多为前列腺癌，其次为乳癌、鼻咽癌、膀胱癌、胃癌和

肺癌等；③混合型，兼有上述两者的性质。

骨转移瘤多见于中老年人，以 50～60 岁为最多。儿童以神经母细胞瘤的转移最多见。主要症状是局部疼痛，早期较轻且为间歇性；随病变进展，疼痛渐加重并呈持续性。发生于表浅部位的骨转移瘤，局部可出现肿块。约 1/4 的病例并发病理骨折，有时以病理骨折为首发症状而就诊。脊柱转移瘤常发生病理性压缩骨折，可压迫脊神经根或脊髓。

实验室检查：溶骨性转移瘤因释放钙和磷，故血清中常有轻度钙、磷增高；成骨型转移瘤，尤其是前列腺癌，血中酸性磷酸酶可升高。另外，骨转移瘤患者常有血沉加快。

一、影像学表现

1. 核素扫描　对骨转移瘤敏感性高，可发现 X 线检查阴性的早期病例。通常表现为核素浓聚（图 1-3-172B、173E、184D、185E）。

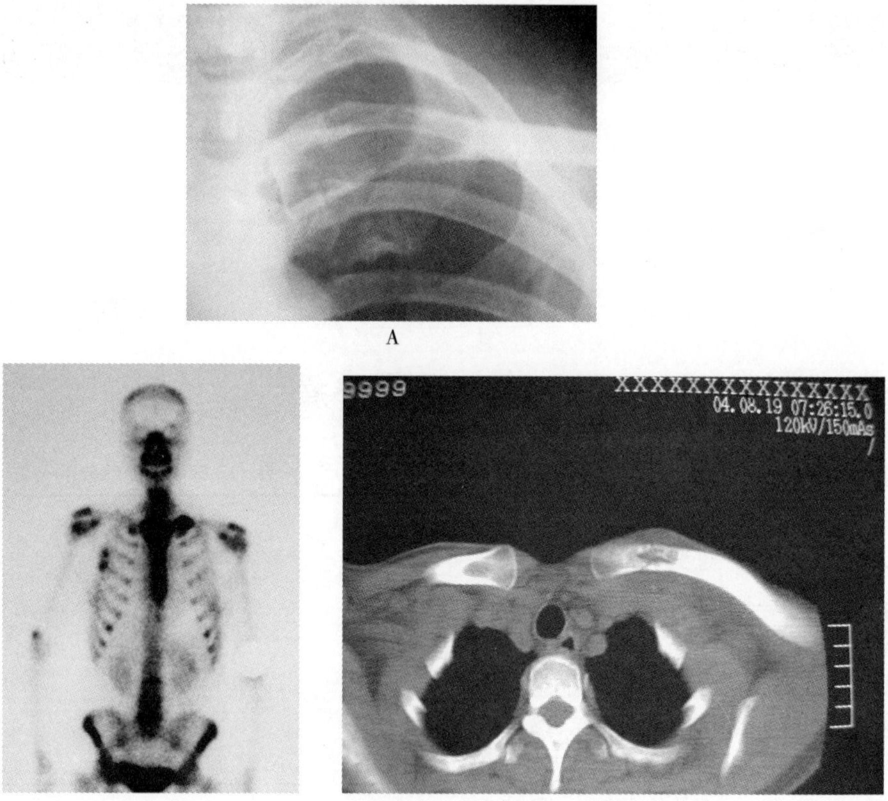

A　B　C

图 1-3-172　肾癌骨转移（溶骨性）

A：锁骨 X 线正位片示左锁骨胸骨端溶骨性骨破坏，皮质骨变薄，轻度膨胀；B：骨 ECT 示左锁骨胸骨端及右侧多根肋骨放射性浓聚；C：锁骨 CT 示左锁骨胸骨端溶骨性骨破坏，周围可见软组织肿块。

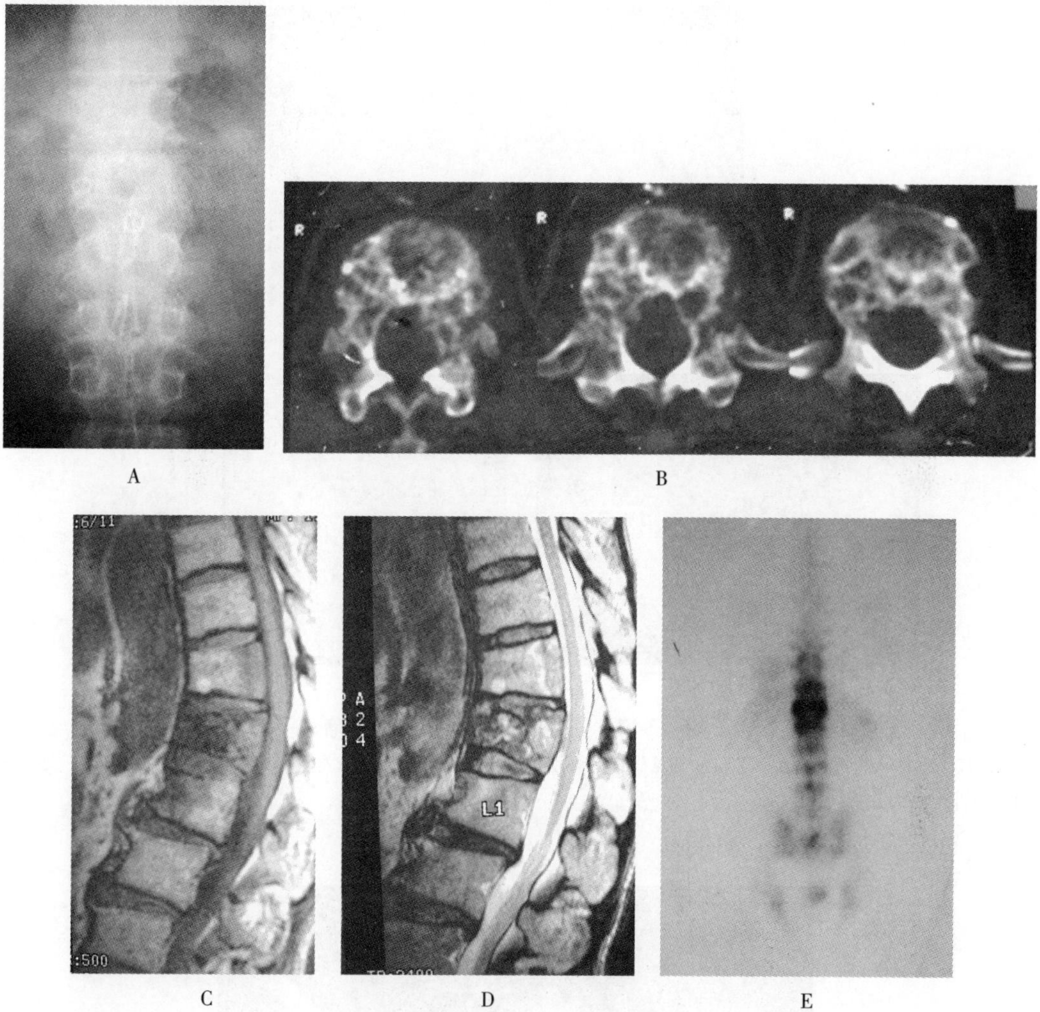

图 1-3-173　腰椎转移瘤

A：胸椎 X 线平片示 T_{11} ~ L_4 椎体及椎弓根不规则骨破坏与硬化混杂密度；B：胸椎 CT 示椎体及附件多发骨质破坏与硬化，以椎体后半部及椎弓根区明显；C、D：MRI 矢状位 T1WI、T2WI 示以 T_{11}、T_{12} 为中心脊柱后突畸形，T_9 ~ L_3 椎体呈 T1WI、T2WI 混杂信号，T_{11} ~ L_1 椎体变扁，以 T_{12} 椎体破坏明显；E：骨核素扫描示胸腰椎交界区明显放射性浓聚。

2. X 线、CT　溶骨性转移常呈多发性单纯溶骨性破坏，可在一骨内广泛分布，亦可累及多骨。多数首先侵犯骨髓腔，呈虫蚀状破坏，早期不易发现。随着范围逐渐扩大并融合成片状，边缘不规则，周围无硬化，进而破坏骨皮质。长管骨病变可先发生在骨皮质，表现为骨皮质内不规则溶骨性破坏（1-3-185A、B，186A ~ C）。病变穿破骨皮质后可

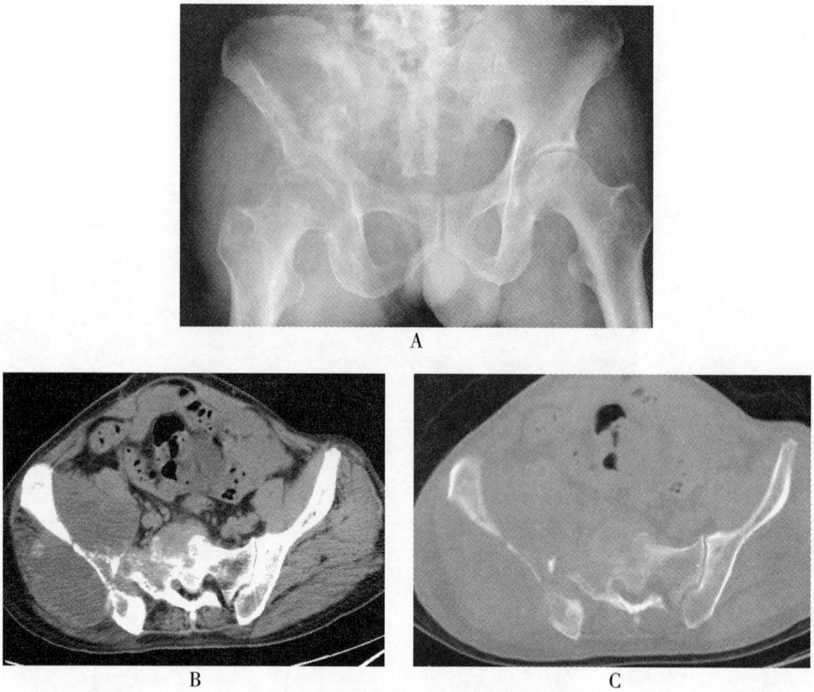

图 1-3-174　髂骨、骶骨溶骨性转移瘤

A：右侧髂骨、骶骨溶骨性破坏，局部见软组织肿块影；B、C：骨盆 CT 示右侧髂骨、骶骨溶骨性破坏，累及骶髂关节，局部见巨大软组织肿块影。

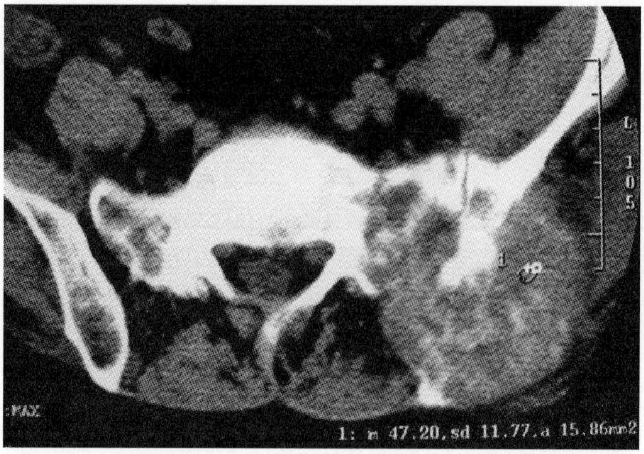

图 1-3-175　肺癌髂骨转移瘤

CT 示左髂骨及腰 5 左侧横突溶骨性骨破坏，可见明显软组织肿块及其内散在的钙化。

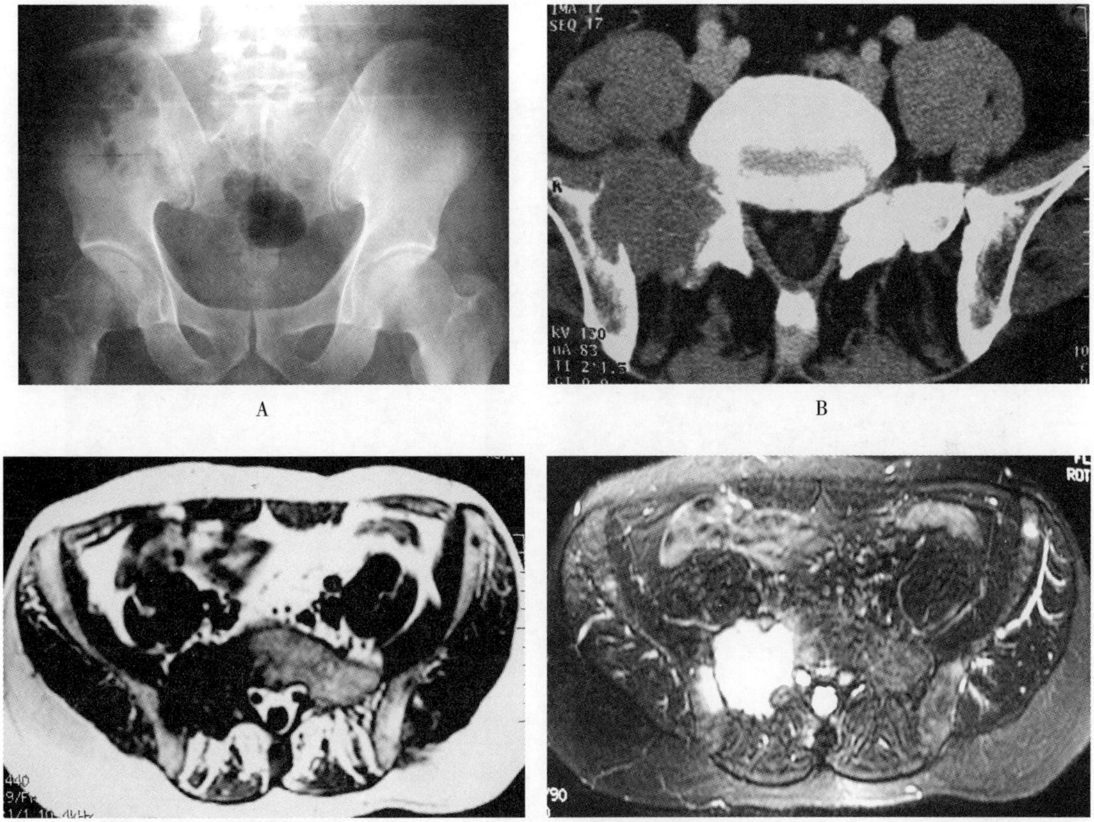

A　　B　　C　　D

图 1-3-176　骶骨转移瘤

A：骨盆 X 线正位片示右侧骶髂关节区隐见边界不清的骨质破坏区；B：骨盆 CT 示右侧骶髂关节区骨质破坏区，局部见软组织肿块；C、D：MRI T1WI、T2WI 压脂示右侧骶髂关节骨质破坏区，局部软组织肿块呈 T1WI 低信号，T2WI 高信号。

出现局限性软组织肿块（图 1-3-174、175）。肾癌和甲状腺癌转移可表现为膨胀性溶骨破坏，有时伴有较大的软组织肿块酷似原发骨肿瘤。骨转移瘤除非合并病理性骨折，一般不引起明显骨膜反应（图 1-3-172～178）。但少数骨转移瘤也可出现较多的骨膜新生骨（图 1-3-186A、B）。脊柱转移可表现为单椎体或多椎体破坏，多椎体侵犯时，可呈跳跃式分布。常侵犯椎弓及附件，椎体可呈压缩性骨折及脊柱成角畸形，可在椎旁形成梭形软组织肿块，椎间盘一般不受侵犯，保留其正常的高度（图 1-3-173）。成骨性骨转移瘤表现为斑点状、棉絮样或象牙质样硬化影，边界清楚或不清楚，其中的骨小梁粗乱、增厚或其微细结构完全消失（图 1-3-179～182）。成骨区内可见中心透亮的癌灶，为特征性表现。弥漫性分布且呈均匀性硬化时，可似石骨症表现（图 1-3-183）。成骨性转移骨外形

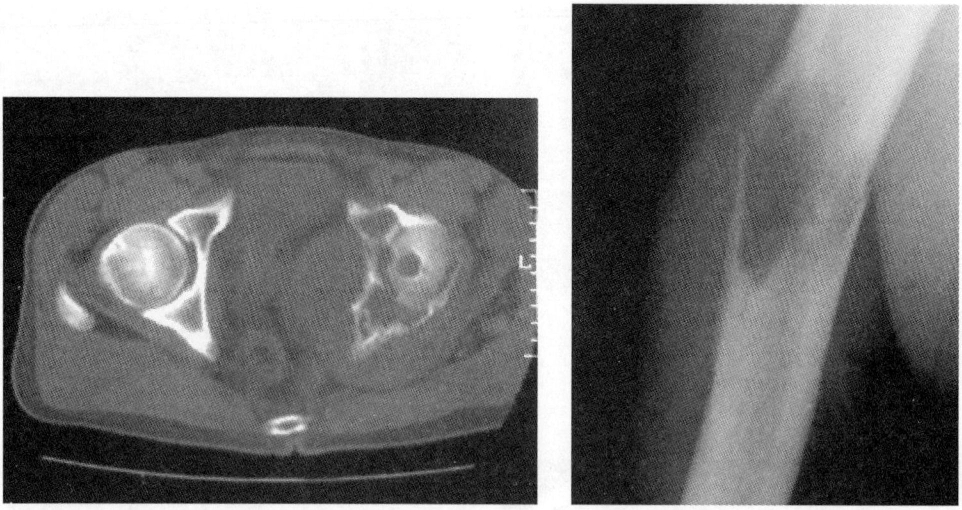

A　　B

图 1-3-177　溶骨性骨转移

A：CT 示肾癌骨转移，左侧股骨头及髋臼多发溶骨性骨破坏，周围明显软组织肿块；B：肱骨 X 线正位片示肺癌骨转移，肱骨溶骨性骨破坏，边缘不清，并见病理性骨折。

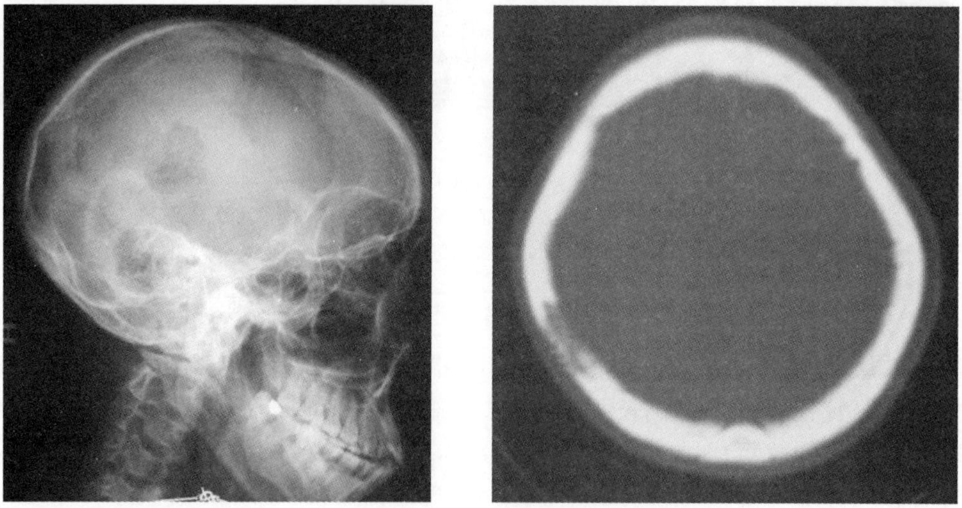

A　　B

图 1-3-178　颅骨转移瘤

A：颅骨 X 线侧位片示右顶骨见类圆形溶骨性骨破坏，边缘清楚，无硬化；B：CT 骨窗示右顶骨溶骨性骨破坏，软组织肿块不明显。

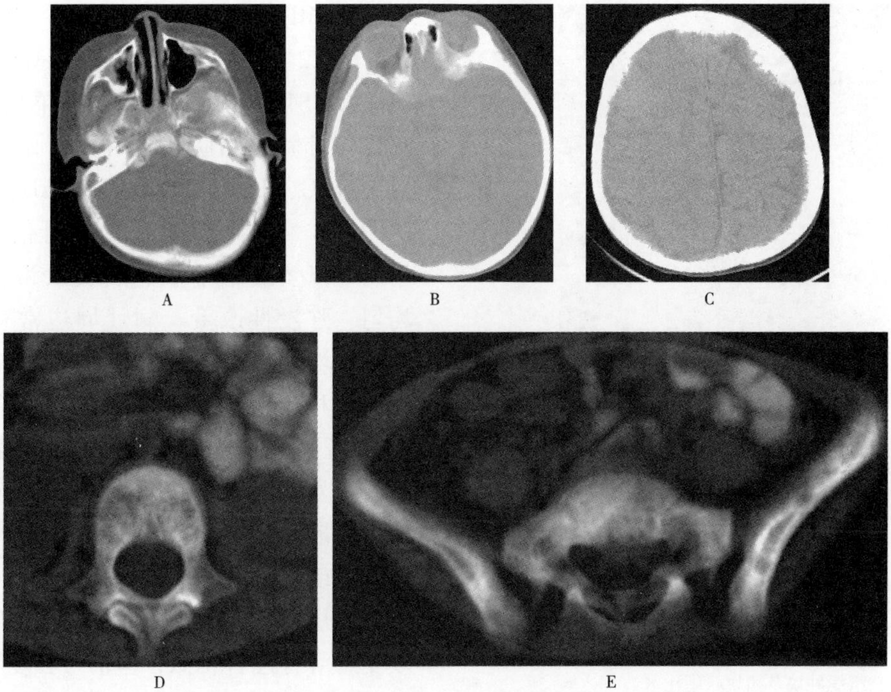

图 1-3-179 成神经细胞瘤骨转移瘤

A ~ E：CT 颅面骨、腰椎、骨盆骨示多发片团状密度增高影，边界欠清，局部见骨针，周围见软组织肿块。

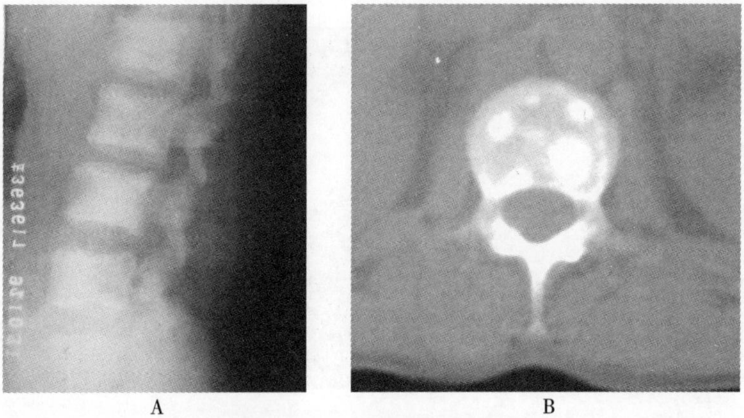

图 1-3-180 肺癌腰椎转移

A：腰椎 X 线侧位片示诸腰椎体及附件骨质密度不均匀性增高；B：腰椎 CT 示椎体内多发棉团状骨质硬化改变。

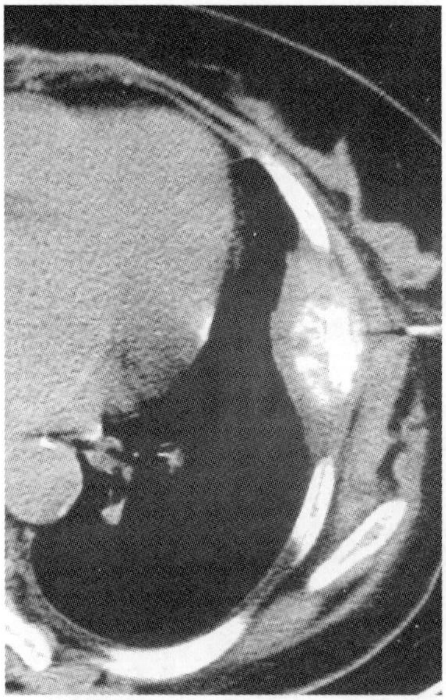

图 1-3-181 肋骨转移瘤

胸部 CT 示左侧肋骨骨质破坏，见软组织肿块及团块状硬化区。

一般不增大，此为与畸形性骨炎等疾病的鉴别要点。混合性骨转移兼有成骨和溶骨两种表现，亦可在一些骨骼呈溶骨性而另一些骨骼出现成骨性病变（图 1-3-184）。

3. MRI 溶骨性骨转移一般表现为长 T1、长 T2 异常信号，以 SE T1WI、脂肪抑制 T2WI 和 STIR 序列显示清楚，单纯 T2WI 常因病灶与骨髓内脂肪缺乏对比而显示不清（图 1- 3-173C、D，185C、D，186D、E，176C、D，185C、D，186D、E）。病灶信号强度多较均匀，以多发结节状、团块状为主，少数呈均匀、弥漫性改变。病灶周边常有一薄层水肿带。增强扫描，肿瘤组织明显增强。成骨性骨转移由于病灶区骨质成分增多，因此在 SE T1WI、T2WI 及 STIR 序列上均表现为明显的低信号，但以 SE T1WI 显示更清楚。病灶信号可散在多发，大小不一，也可弥漫融合，边缘清或不清。MRI 显示此型改变不如 CT 及 X 线平片清楚。混合骨转移 MRI 信号及形态改变与溶骨性者相似，但信号强度不均匀。

二、鉴别诊断

1. 多发性骨髓瘤 参见第三章第四节浆细胞骨髓瘤。

2. 甲状旁腺功能亢进 除全身性单发或

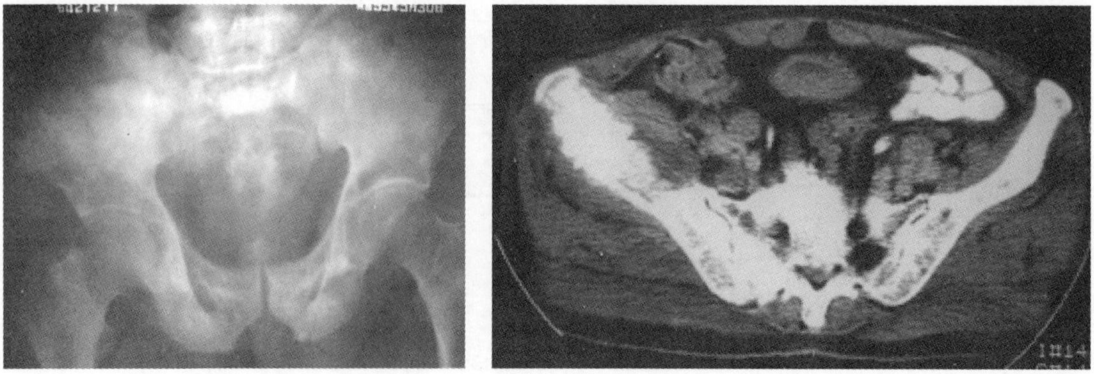

A B

图 1-3-182 骨盆多发转移瘤

A：骨盆 X 线正位片示双侧髂骨、坐骨、耻骨及腰骶椎内散在多个棉团状高密度影；B：骨盆 CT 示右髂骨骨质破坏，呈不均匀骨质硬化改变，皮质骨毛糙，见软组织肿块。

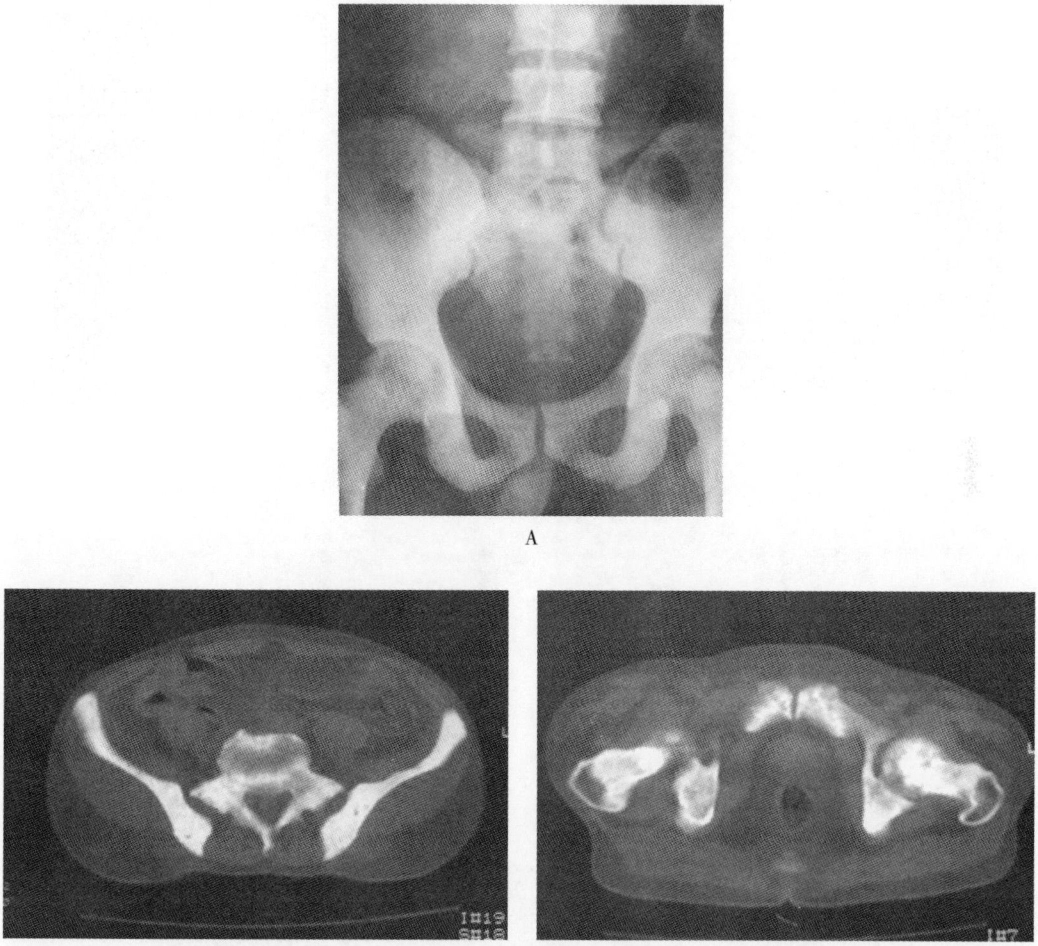

A

B　　　　C

图 1-3-183　腰椎、骨盆多发转移瘤

A：骨盆 X 线正位片示双侧髂骨、坐骨、耻骨、股骨头颈及腰椎内散在多个棉团状高密度影；B、C：骨盆 CT 示双侧坐骨、耻骨、股骨头颈内散在多个棉团状高密度灶，软组织肿块不明显。

多发溶骨性破坏外，还伴有全身性骨质疏松、骨膜下骨吸收等征象，骨破坏在 CT 和 MRI 上多显示为含液病变（棕色瘤）。实验室检查有高血钙、低血磷。

3. 脊椎结核　脊柱转移瘤须与脊椎结核相鉴别，后者骨破坏多累及椎体前中部，椎弓根破坏不多见，骨破坏的同时常有死骨形成。常伴有椎旁脓肿或腰大肌脓肿，呈梭形，界限清，其间可见钙化影，脓肿内部缺乏血供，CT 增强扫描强化不明显，仅部分病例出现肿块周边强化。结核常累及邻近椎间盘，使椎间隙变窄甚至消失。

4. 良性椎体压缩骨折　MRI 可提供鉴别信息。转移瘤引起病理性压缩骨折时，可显

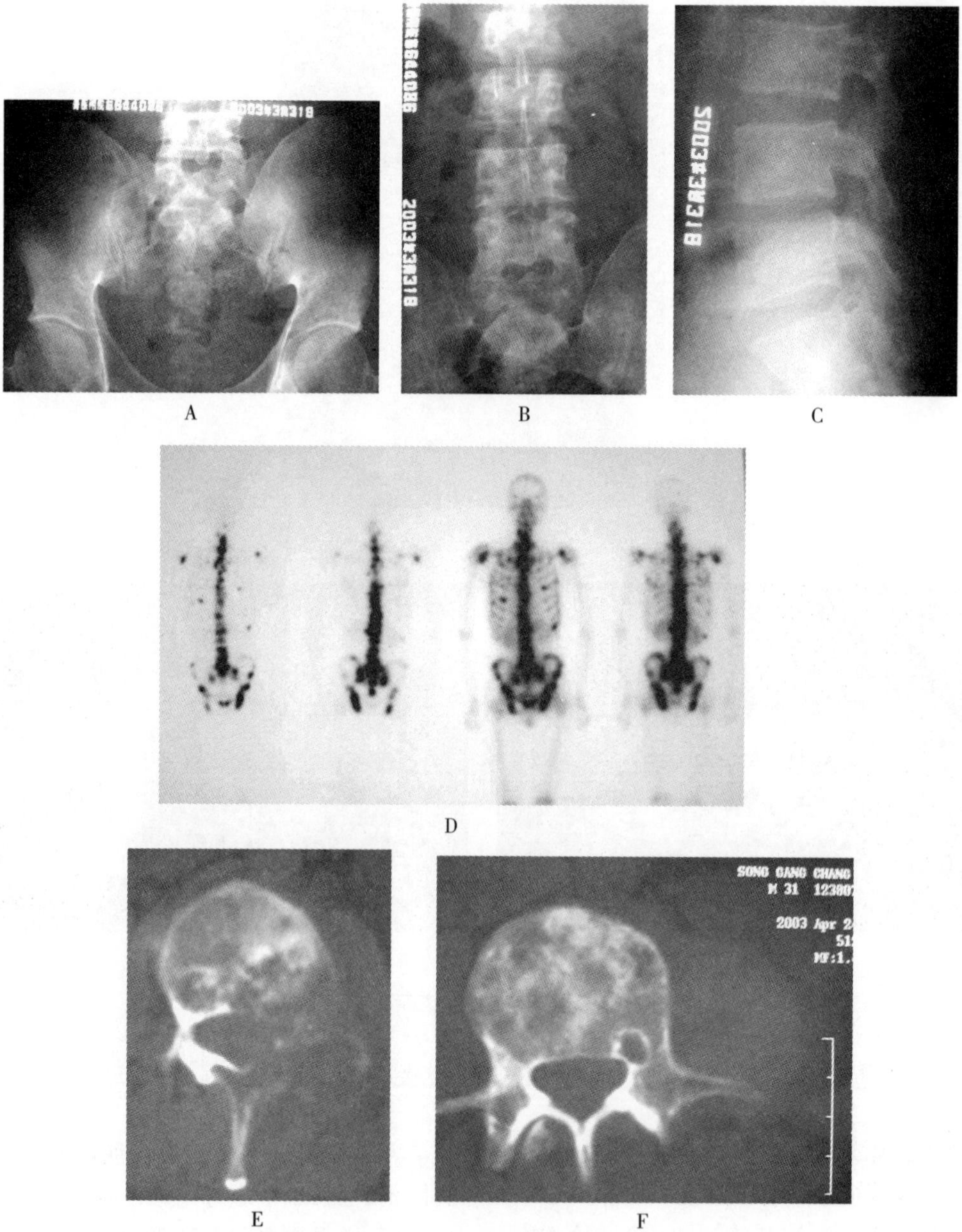

图 1-3-184 多发转移瘤

A～C：骨盆 X 线正位片、腰椎 X 线正侧位片示腰椎、骶骨、左髂骨弥散斑片状高低密度混杂影，无清楚边缘；D：脊柱 ECT 示脊椎、骨盆及肋骨广泛放射性浓聚；E、F：脊椎 CT 示椎体、椎弓破坏和硬化混合性病变。

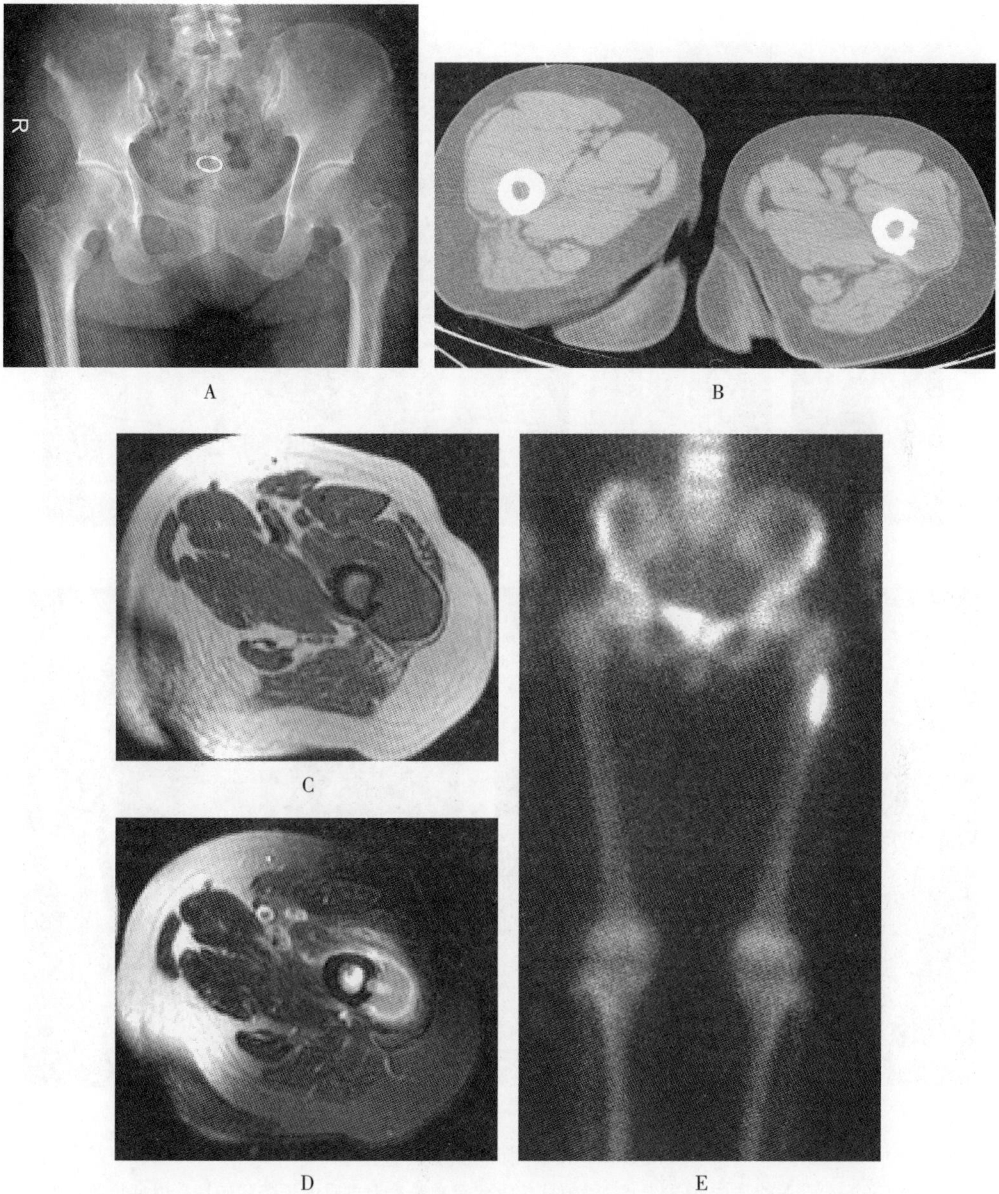

图 1-3-185　股骨转移瘤

A：骨盆 X 线正位片示左股骨上段局限性骨皮质密度减低；B：CT 示左股骨局限性骨质破坏，周围见软组织肿块影，边界较清；C、D：MRI T1WI、T2WI 压脂示股骨髓腔、皮压及软组织内病灶呈长 T1 长 T2 信号；E：骨扫描示左侧股骨上段局限性放射性核素浓聚。

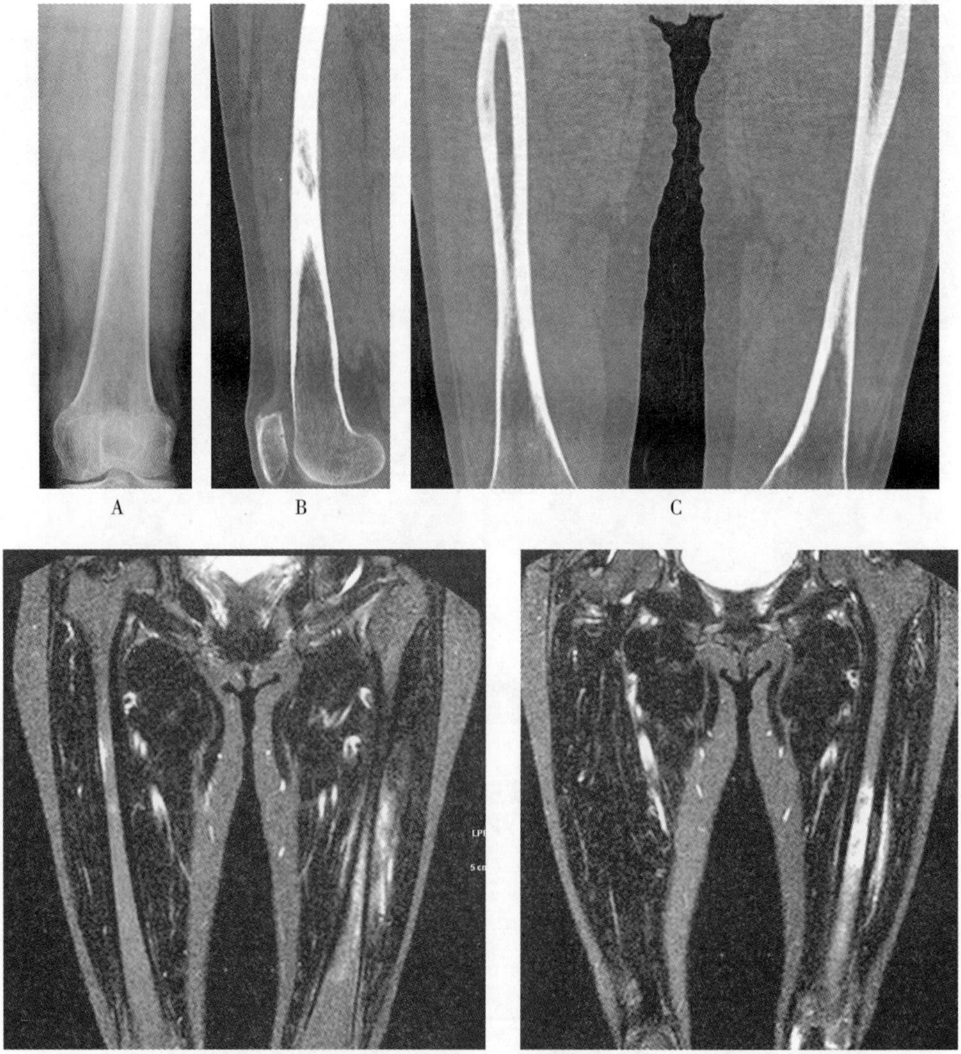

图 1-3-186　肺癌股骨转移瘤

A～C：左股骨 X 线平片、CT 矢状位及冠状位重建示左股骨干皮质内长条状破坏，内见长条死骨，表面薄的不规则骨膜，对侧股骨干外侧皮质亦见小的破坏灶；D、E：MRI T2WI 压脂不同层面示左股骨干外侧皮质内稍高信号，其内侧髓腔和表面骨膜呈高信号；右侧股骨干上端外侧皮质内长条稍高信号及相邻髓腔高信号。

示椎弓根受侵，椎体内异常信号（长T1、长T2信号），在压脂序列仍表现为高信号。其他部位跳跃式分布的病变区呈异常信号。而椎体良性骨折一般呈前窄后宽之楔形，椎体终板压缩较圆滑，新鲜骨折可有骨髓水肿，呈长T1、长T2信号，压脂序列中仍呈高信号；外伤3~4个月后的陈旧性骨折异常信号消失。

（汪敬群 徐 锐）

参考文献

1. 曹来宾主编. 实用骨关节影像诊断学. 济南：山东科学技术出版社，1998.
2. 吴恩惠总主编. 中华影像医学. 王云钊主编. 骨肌系统卷. 北京：人民卫生出版社，2003.
3. 江浩主编. 骨与关节MRI. 上海：上海科学技术出版社，1999.
4. 徐爱德，徐文坚，刘吉华主编. 骨关节CT和MRI诊断学. 济南：山东科学技术出版社，2002.
5. 徐爱德主编. 骨关节疾病影像学图鉴. 济南：山东科学技术出版社，2002.
6. 李景学，孙鼎元编著. 骨关节X线诊断学. 北京：人民卫生出版社，1982.
7. 王云钊，曹来宾主编. 骨放射诊断学. 北京：北京医科大学 中国协和医科大学联合出版社，1996.
8. 孟悛非，陈应明. 骨肉瘤的CT征象. 中华放射学杂志，1999，33（3）:193－196.
9. 许建荣，吴春根，杨世埙，等. 骨肉瘤的影像学和病理对照分析. 中华放射学杂志，2000，34（4）:261－264.
10. 徐爱德，曹来宾，徐德永. 骨膜成骨肉瘤的X线诊断（附6例分析），临床放射学杂志，1988，7（1）:40－42.
11. 郑演演，刘国瑞，陈振强. 多发骨髓瘤的临床与X线诊断. 实用放射学杂志，2003，19（1）:70－72.
12. 龙莉玲，宋英儒，黄仲奎. 多发性骨髓瘤MRI和X线诊断价值. 临床放射学杂志，2001，20（9）:696－699.
13. 同志勤，陈银霞，刘振堂，等. 脊柱多发骨髓瘤与转移瘤的MRI鉴别诊断. 中华放射学杂志，2004，38（2）:175－177.
14. 田建明，段承祥. 继发性骨非霍奇金淋巴瘤. 临床放射学杂志，1987，6（6）:313－316.
15. 陈穗惠，陈君坤，石群立，等. 脊柱淋巴瘤的MRI表现与病理结果对照. 中华骨科杂志，1997，17（7）:434－437.
16. 强永乾，孙兴旺，李妙龄，等. 骨原发性非何杰金氏淋巴瘤临床及X线表现. 实用放射学杂志，2001，17（8）:583－585.
17. 徐文坚，徐爱德，魏志敏，等. 淋巴瘤骨髓的MRI表现. 中华放射学杂志，2001，35（6）:415－417.
18. 丁晓毅，江浩，陈克敏. 骨原发性淋巴瘤影像学. 中国医学计算机成像杂志，2003，9（5）:311－316.
19. 陈强，卢功源，梁甲伟，等. 原发性骨恶性淋巴瘤的X线诊断. 实用放射学杂志，2003，19（7）:611－613.
20. 王劲，张雪林，赵修义，等. Ewing's瘤的X线、CT和MRI影像学表现及其意义. 临床放射学杂志，2004，23（5）:419－422.
21. 王秋艳，张永平，虞崚葳，等. 儿童骨骼尤因肉瘤的影像学诊断和鉴别诊断. 临床放射学杂志，2004，23（4）:344－347.
22. 龚向阳. 骨原始神经外胚层肿瘤. 临床放射学杂志，1999，18（9）:547-549.
23. 王为岗，曾辉，梁长虹，等. 骨尤文氏瘤与原始神经外胚层肿瘤的鉴别诊断：临床、影像与病理对比研究. 实用医学影像杂志，2001，2（3）:140－142.
24. 陈伟，肖官惠，王连唐，等. 骨神经源性肿瘤（附14例分析）. 中华放射学杂志，1995，29（10）:691－694.
25. 杨海涛，王仁法. 胫骨原始神经外胚层肿瘤一例. 放射学实践，2003，18（7）:539－540.
26. 黄凯丹，石群立，周晓军，等. 骨原发性原始神经外胚层瘤临床病理学研究. 临床与实验病理学杂志，2003，19（1）:10－14.
27. 江波，孟悛非，陈应明，等. 颅底脊索瘤的MR影像研究（论动态增强扫描的意义）. 中华放射学杂志，2000，34:95.
28. 张雪哲. 桡骨脊索瘤1例. 中华放射学杂志，1993，27（9）:598－599.
29. 徐同辉，赵怀才. 长骨牙釉质瘤合并骨纤维异常增殖症一例. 临床放射学杂志，2004，23:317.
30. 曹晓智. 股骨上段神经纤维瘤1例. 中国肿瘤临床，1996，23:69.
31. 孙厚祥. 骨神经纤维瘤1例报告. 实用放射学杂志，

1996, 12:371.
32. 田军，刘立成，王家耀，等．愈合期非骨化性纤维瘤的影像学表现．实用放射学杂志，2007，23（1）：78－80.
33. 曹来宾，何树岗，徐德永，等. 322例骨转移瘤X线诊断和80例核素骨显像对照分析．实用放射学杂志，1993，9:257.
34. 张雪哲，王德生，田宗皎，等．脊柱转移瘤的CT诊断（附41例分析）．中华放射学杂志，1994，28:167.
35. Higgins CB, Hricak H, Helms. Magnetic Resonance Imaging of the Body. 3rd ed. Philadelphia: Lippincott-Raven, 1997, 356－360, 773－827, 910－925.
36. Resnick D. Diagnosis of bone and joint disorders, 3rd ed. Philadelphia: WB Saunders, 1995, 896－897.
37. Youssef BA, Haddad MC, Zahrani A, et al. Osteoma and osteoblastoma: MRI appearances and the significance of ring enhancement. Eur Radiol, 1996, 6 (3):291－296.
38. Hachem K, Haddad S, Aoun N, et al. MRI in the diagnosis of osteoid osteoma. J Radiol, 1997, 78 (9):635－641.
39. Nogues P, Marti BL, Aparisi F, et al. MR imaging assessment of juxta corticaledema in osteoid osteoma in 28 patients. Eur Radiol, 1998, 8 (2):236－238.
40. Ben AN, Sarrazin JL, Soulie D, et al. Spinal osteoid osteoma, neuralgia and MRI. J Radiol, 1996, 77(2):133－136.
41. Kroon H, Schurmans J. Osteoblastoma: clinical and radiologic findings in 98 new cases. Radiology, 1990, 175 (2): 783－790.
42. Greenspan A. Benign bone forming lesions: osteoma, osteoid osteoma, and osteoblastoma: clinical, imaging, pathologic , and differential considerations. Skeletal Radiol, 1993, 31 (2):261－278.
43. Lucas DR, Unni KK, McLeod RA, et al. Osteoblastoma: clinicopathologic study of 306 cases. Hum Pathol, 1994, 25:117－134.
44. Cohen E, Kressel H, Frank T, et al. Hyaline cartilage-origin bone and soft tissue neoplasms: MR apparance and histologic correlation. Radiology, 1998, 167 (2):477－481.
45. DeBeuckeleer LHL, DeSchepper AMA, Ramon F, et al. Magnetic rensonance imaging in cartilaginous tumors: Is it useful of necessary. Skeletal Radiol, 1996, 25(10):137－141.
46. Aoki J, Sone S, Fujioka F, et al. MR of enchondroma and chondrosarcoma: rings and arcs of Gd－DTPA enhancement. JCAT, 1991, 15:1011－1016.
47. Oxtoby JW, Davies AM. MRI characteristics of chongdroblastoma. Clin Radiol, 1996, 51 (1):22－26.
48. Weatherall P, Maale G, Mendelsohn D, et al. Chondroblastoma: classic and confusing appearance at MR imaging. Radiolgy, 1994, 190 (2):467－474.
49. Oxtoty JW, Davise AM. MRI characteristics of chondroblastoma. Clin Radiol, 1996, 51:22－26.
50. Kransdorf M, Utz J, Gilkey F. MR appearance of fibroxanthoma . JCAT, 1988, 12 (2):612－615.
51. Taconis WK, Schutte HE, van der Heul RO. Desmoplastic fibroma of bone: a report of 18 cases . Skeletal Radiol, 1994, 23:283－288.
52. Friedman DP. Symptomatic vertebral hemangiomas: MR findings. AJR, 1996, 167:359－364.
53. Bredahl WH, Khangure MS. MRI of lumbar and saeral plexus nerve sheath tumours. Australas Radiol, 1991,35:140－44.
54. Aoki J, Tanikawa H, Fujioka F, et al. Inrraosseous neurilemmoma of the fibula. Skeletal Radiol, 1997, 26(1): 60－63.
55. Ramos A, Castello J, Sartoris DJ, et al. Osseous lipoma: CT appearance. AJR, 1985, 157:615－619.
56. Gonzalez JV, Stuck RM, Streit N. Intraosseous lipoma of the calcaneus: a linicopathologic study of three cases. J Foot Ankle Surg, 1997, 36:306－310.
57. Manaster BJ, Doyle AJ. Giant cell tumors of bone. Radiologic Cllinics of North America, 1993, 31 (2):299－323.
58. Present D, Enneking WF, Bertoni F, et al. The correlation between the radiologic staging studies and histopathology in aggressive stage 3 giant cell tumor of bone. Cancer, 1986, 57 (2):237－244.
59. Herman SD, Mesgarzadeh M, Bonakdarpour A, et al. The role of magnetic reonance imaging in giant cell tumor of bone. Skeletal Radiol, 1987, 16:635－643.
60. Enneking WF, Kagan A. Skip metastases in osteosarcoma. Cancer, 1975, 36:192－205.
61. Jelinek JS, Murphey MD, Kransdorf MJ, et al. Parosteal osteosarcoma: value of MR imaging and CT in the prediction of histologic grade. Radiology, 1996, 201:837－842.
62. Schajowicz F, McGuire MH, Santini Araujo E, et al. Osteosarcomas arising on the surfaces of long bones. J Bone Joint Surg Am, 1998, 70:555－564.
63. Wong KT, Haygood T, Dalinka MK, et al. Chondroblastic,

grade 3 periosteal osteosarcoma. Skeletal Radiol, 1995, 24: 69 - 71.

64. Varma DG, Ayala AG, Guo SQ, et al. MRI of extraskeletal osteosarcoma. J Comput Assist Tomogr, 1993,17:414 - 417.

65. Murphey MD, Gross TM, Rosenthal HG. Musculoskeletal malignant fibrous histiocytoma: radiologic-pathologic correlation. Radiographics, 1994, 14:807 - 826.

66. Hoekstra HJ, Ham SJ, van der Graaf WT, et al. Malignant fibrous histiocytoma of bone: a clinicopathologic study of 81 patients. Cancer, 1998, 82:993 - 994.

67. Hudson TM, Stiles RG, Monson DK. Fibrous Lesions of Bone. Radiol Clin North Am, 1993, 31:279 - 297.

68. Martin S, Hernandez L, Romero J, et al. Diagnostic imaging of lipoma arborescens. Skeletal Radiol, 1998,27:325 - 329.

69. Stabler A, Baur A, Bartl R, et al. Contrast enhancement and quantitative signal in MR imaging of multiple myeloma: Assessment of focal and diffuse growth pattern in marrow correlated with biopsies and survival rates. AJR, 1996, 167:1029.

70. Vogler JB, Murphy WA. Bone marrow imaging. Radiology, 1988, 168:679.

71. Lecouvet FE, Vande Berg BC, Xichaux L, et al. Stage III multiple myeloma: clinical and prognostic value of spinal bone marrow MR imaging. Radiology, 1998, 209:653 - 660.

72. Angtuaco EJC, Fassas ABT, Walker R, et al. Multiple Myeloma: Clinical Review and Diagnostic Imaging. Radiology, 2004, 231:11 - 23.

73. Berg BCV, Lecouvet FE, Michaux L, et al. Stage I Multiple Myeloma: Value of MR Imaging of the Bone Marrow in the Determination of Prognosis. Radiology, 1996, 201:243 - 246.

74. Lecouvet FE, Berg BCV, Maldague BE, et al. Vertebral Compression Fractures in Multiple Myeloma Part I: Distribution and Appearance at MR Imaging. Radiology, 1997, 204: 195 - 199.

75. Lecouvet FE, Malghem J, Michaux L, et al. Vertebral Compression Fractures in Multiple Myeloma Part II: Assessment of Fracture Risk with MR Imaging of Spinal Bone Marrow. Radiology, 1997, 204:201 - 205.

76. Rahmouni A, Divine M, Mathieu D, et al. MR Appearance of Multiple Myeloma of the Spine before and after Treatment. AJR, 1993, 160:1053 - 1057.

77. Krishnan A, Shirkhoda A, Tehranzadeh J, et al. Primary Bone Lymphoma: Radiographic-MR Imaging Correlation. Radiographics, 2003, 23:1371 - 1383.

78. Eggli KD, Quiogue T, Moser RP. Ewing's sarcoma. Radio Clin Nor Am, 1993, 31 (2):325 - 337.

79. Hoffer FA. Primary skeletal neoplasms: osteosarcoma and Ewing sarcoma. Topics in Magnetic Resonance Imaging, 2002, 13 (4):231 - 240.

80. Ibarburen C, Haberman JJ, Zerhouni EA. Primitive neuroectodermal tumors: CT and MRI evaluation. EJR, 1996, 21 (3):225 - 232.

80. Wippoldll FJ, Koeller KK, Smirniotooulos JG. Clinical and imaging features of cervical chordoma [J]. AJR, 1999, 172 (3):1423 - 1426.

81. Disler DG, Miklic D. Imaging findings in tumors of the sacrum. AJR, 1999, 173 (4):1699 - 1706.

82. Doucetv, Peretti Viton P, Figarella Branger D, et al. MRI of intracranial chordomas. Extent of tumour and contrast enhancement: criterial for differential diagnosis. Neuro radiology, 1997, 39:571.

83. Oot RF, Melville GE, New PF, et al. The role of MR and CT in evaluating clival chordomas and chondro sarcomas. AJR, 1988, 151:567 - 575.

第四章

肿瘤样病变

一、骨囊肿

单纯性骨囊肿（simple bone cyst）一般单发，最好发于肱骨近端（60%），其次为股骨近端（25%），以及胫骨等的近侧干骺端，而远端者少见。囊肿局部骨皮质膨胀，在薄的皮质壳外包有完整的骨膜。囊肿壁被间皮细胞覆盖，囊腔内有草黄色液体。可为单一的囊腔，亦可为由纤维组织间隔分开的多个囊腔，囊壁有许多骨嵴伸入囊腔。

好发于青少年男性，多在 20 岁以下，尤以 4～10 岁的儿童多见。临床上一般无症状，或仅有隐痛或间歇性不适。多数病例因病理骨折时作 X 线检查才被发现。扁骨的骨囊肿多见于成年人。

（一）影像学表现

1. X 线、CT　单房性囊肿位干骺端中央，呈圆形、卵圆形或圆柱状边界清楚、密度均匀的透亮区，可有一线状硬化边。囊肿轮廓呈底向骺板尖向骨干的“子弹”形，颇具特征。病变沿骨长轴发展，常引起轻度膨胀，膨胀程度一般不超过干骺端的宽度。膨胀使骨皮质变薄，但不致破裂，亦无骨膜反应（图 1-4-1～5）。随着骨骼生长，囊肿逐渐移向骨干。多房性骨囊肿中可见分隔状改变，骨间隔大部分与长骨纵轴垂直（1-4-4、6、7）。骨囊肿发生病理骨折时，因囊内液体流出，致使骨折片向囊内移位称为“骨片陷落征”，此为骨囊肿的特殊征象（图 1-4-8）。

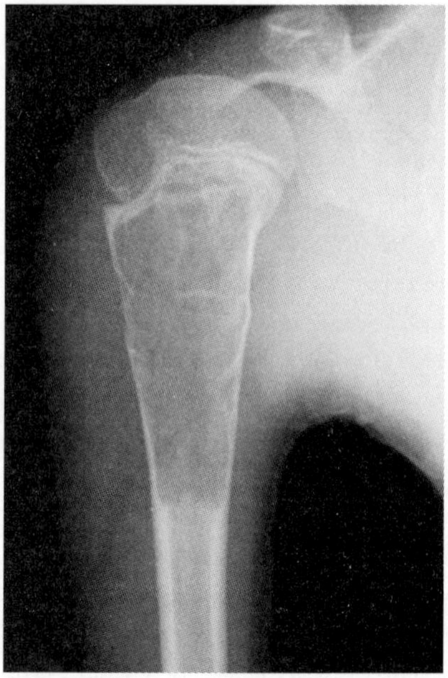

图 1-4-1　右肱骨骨囊肿

右肩 X 线正位片示右肱骨干骺端囊状骨质破坏，边缘清楚，病变以沿骨长轴发展。

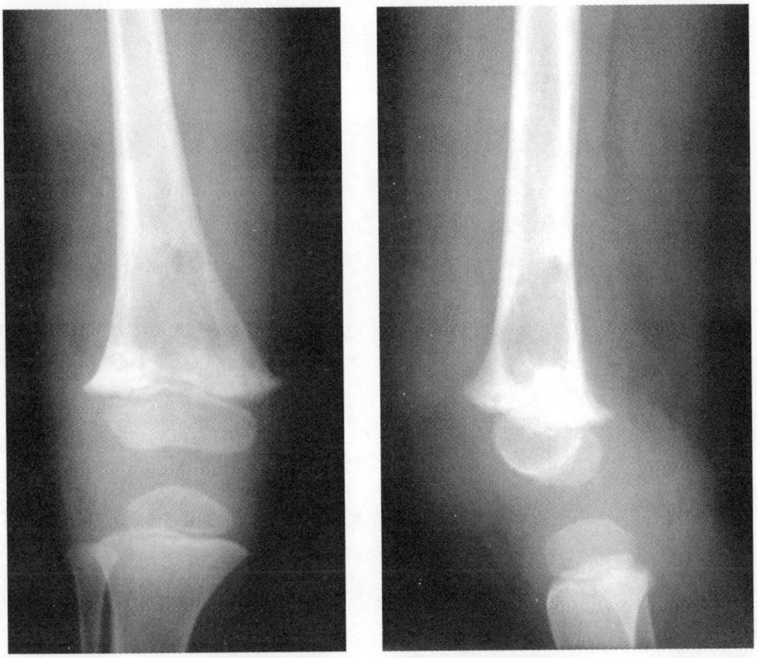

A　　　　　　　　　　　　B

图 1-4-2　右股骨骨囊肿（一）

A、B：右股骨远端 X 线正侧位片示右股骨远端干骺囊状破坏，边界清无硬化缘，内侧缘稍膨胀。

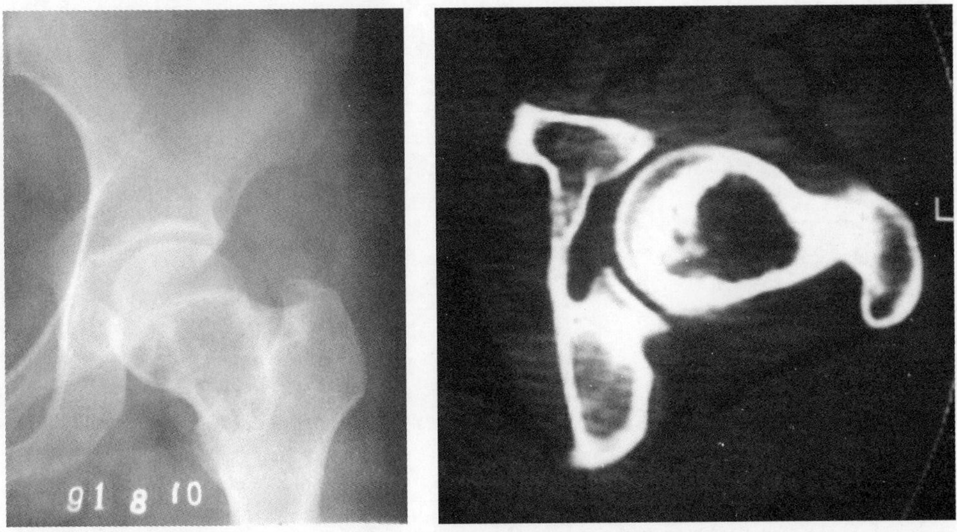

A　　　　　　　　　　　　B

图 1-4-3　右股骨骨囊肿（二）

A、B：左髋 X 线正位片、CT 示右股骨近端囊状骨破坏伴有病理性骨折，骨片陷入囊腔。

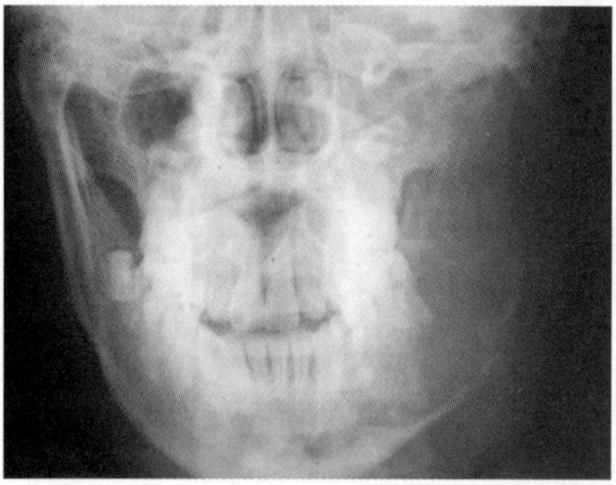

A

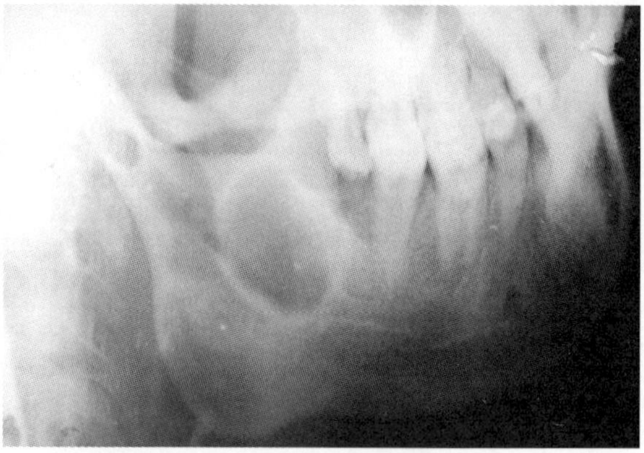

B

图 1-4-4　下颌骨骨囊肿

A：下颌骨 X 线正位片示左下颌骨广泛多囊状破坏，匀称性膨胀，程度较轻，边界清，皮质明显变薄，无骨膜反应；B：下颌骨 X 线侧位片示左下颌支髓腔囊状破坏，周边硬化。

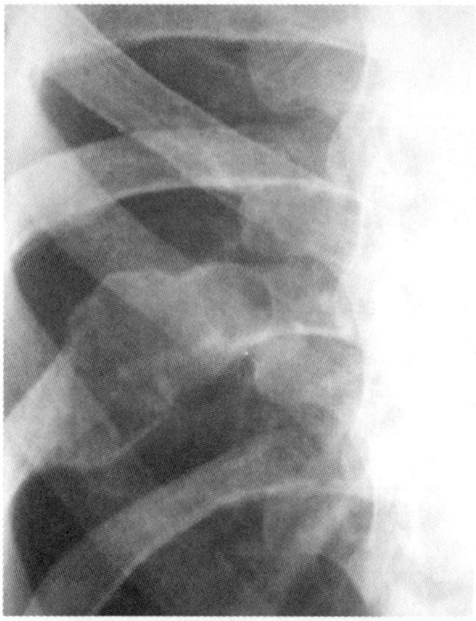

A

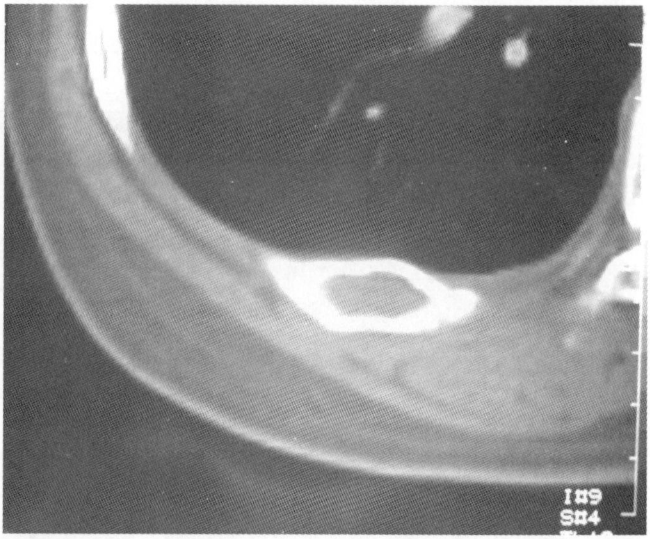

B

图 1-4-5　肋骨骨囊肿

A：胸部 X 线斜位片示右第 8 后肋囊状膨胀性透光区，部分边缘硬化；B：肋骨 CT 骨窗示略低于肌肉密度的囊状膨胀性病灶。

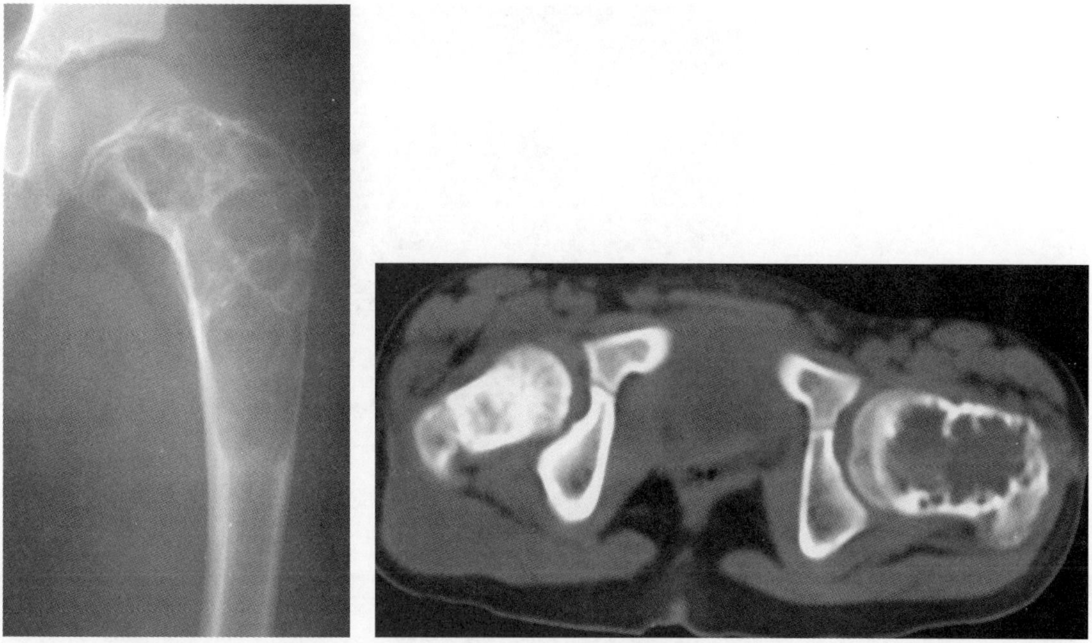

图 1-4-6　左股骨骨囊肿

A：左股骨近端 X 线正位片示左股骨近端多囊状骨破坏，轻度膨胀沿长轴发展，边界清无硬化缘；B：CT 示囊状膨胀破坏，周边骨嵴向腔内突出。

CT 上病变内部密度均匀一致，多为水样密度，亦可由于出血导致密度升高。增强扫描囊肿内部无强化（图 1-4-5B）。

2. MRI　病变呈圆形或卵圆形，边界清晰。T1WI 呈中低信号，T2WI 为高信号，由于囊液成分的不同如出血或蛋白沉积等使得信号变化，可出现液-液平。如有病理性骨折，可见骨膜下高信号（图 1-4-9）。

（二）鉴别诊断

1. 动脉瘤样骨囊肿　多为偏心生长，其内可呈皂泡状或有斑片状钙化影，囊壁可呈蛋壳样改变，膨胀程度较囊肿为大，常向外膨突。CT 或 MRI 常可见液-液平。

2. 骨纤维异常增殖症　病变范围多较广泛，可呈偏心性生长，囊内密度较高，多呈磨玻璃样改变，并可见絮状骨化影，周围可见明显的骨质硬化缘。

3. 骨巨细胞瘤　发生于骨骺愈合后的成人，病变位于骨端，呈偏心膨胀性骨质破坏，边缘锐利无硬化，病变内有骨嵴，X 线平片呈泡沫状改变。病变的侵袭性较单纯性骨囊肿为强，可破坏周围骨皮质而到骨膜下。CT 或 MRI 显示为实性肿块。

二、动脉瘤样骨囊肿

动脉瘤样骨囊肿（aneurysmal bone cyst，ABC）大多认为是骨骼局部的血管性改变，静脉压持续增高、血管床扩张，引起骨质吸收，并发生反应性修复。分为原发性和继发性两大类，后者多发生在原发性骨肿瘤的基础上。病理上为大小不等的扩张的血性囊腔，

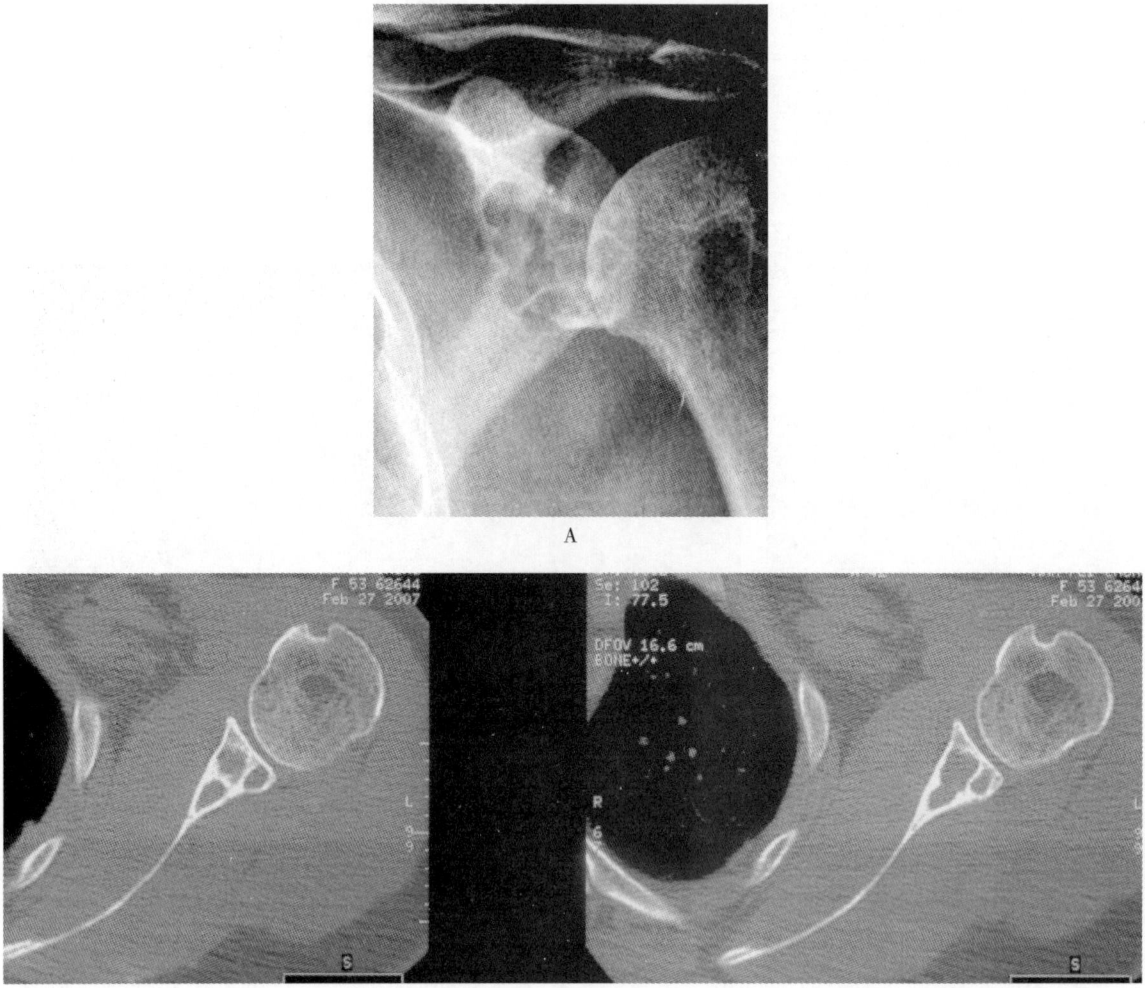

A

B

图 1-4-7 左肩胛盂骨囊肿

A：左肩正位 X 线片；B：轴位 CT 骨密示左肩胛盂多囊状破坏，沿骨长轴发展，轻度膨胀，边界清楚。

腔壁多由纤维组织及巨噬细胞所包绕，囊腔内含新鲜或陈旧血液。

10～20 岁最多见，20～30 岁次之。好发于四肢长骨及脊柱，也可发生于跟骨、锁骨和掌指骨等处。最常见的症状为局部轻度疼痛、肿胀、压痛及关节运动障碍。可合并病理性骨折。脊柱受累者可出现神经症状，甚至截瘫。

（一）影像学表现

1. X 线、CT　管状骨病变可分为偏心型、中心型及骨旁型三种：

（1）偏心型　最常见，好发于长骨干骺，病灶偏心膨胀呈气球样膨出至骨外。囊外缘为薄的骨壳包绕，骨壳可部分缺如（图 1-4-10～14）。病灶内常有粗细不一的小梁分隔，使病灶呈分房状。病变髓腔侧边界清楚，部

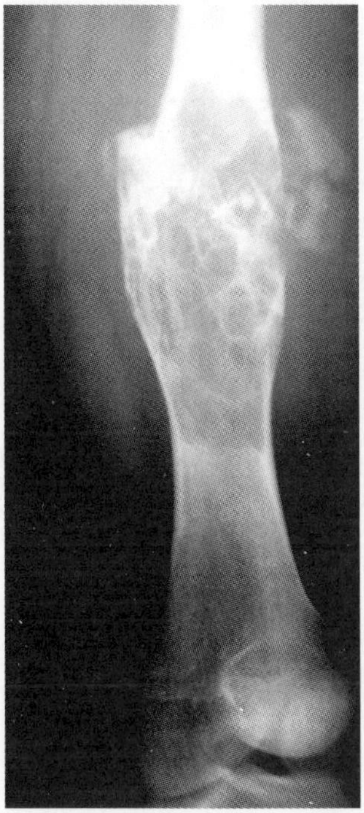

图 1-4-8　右股骨骨囊肿（三）

右股骨 X 线正位片示股骨中下段交界处中心膨胀性类圆形囊状透光区，内有粗细不均匀的骨性间隔，伴病理骨折，骨折碎片游离于囊腔内外。

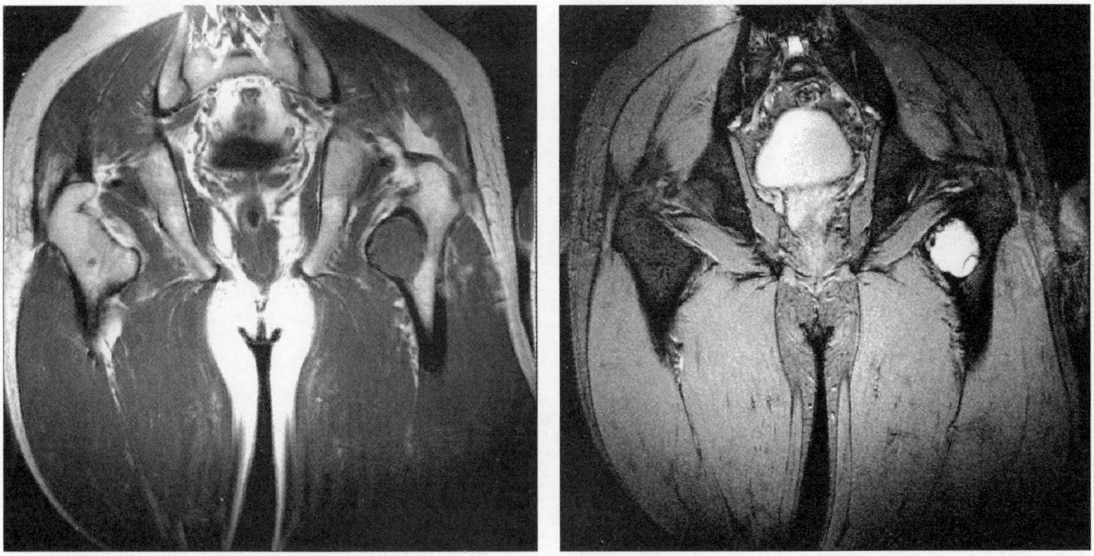

A　　　　B

图 1-4-9　髋骨骨囊肿

A、B：MRI 双髋冠状位 SE T1WI、T2WI，T1WI 显示病变呈均匀低信号，边缘清楚。T2WI 显示病变呈均匀高信号，边缘清楚，周围有硬化边。

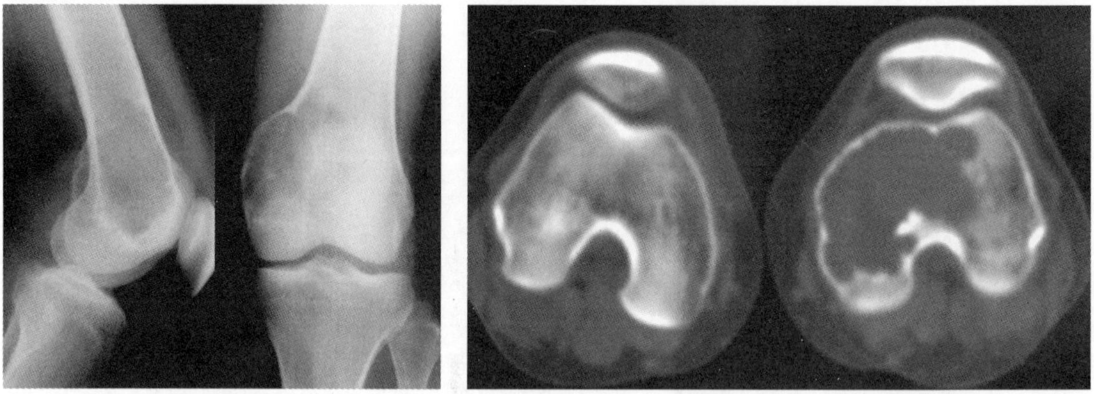

A　　B

图 1-4-10　动脉瘤样骨囊肿（一）

A、B：左股骨 X 线正侧位片、CT 骨窗示左股骨内侧髁上地图状破坏，边界清楚无硬化。

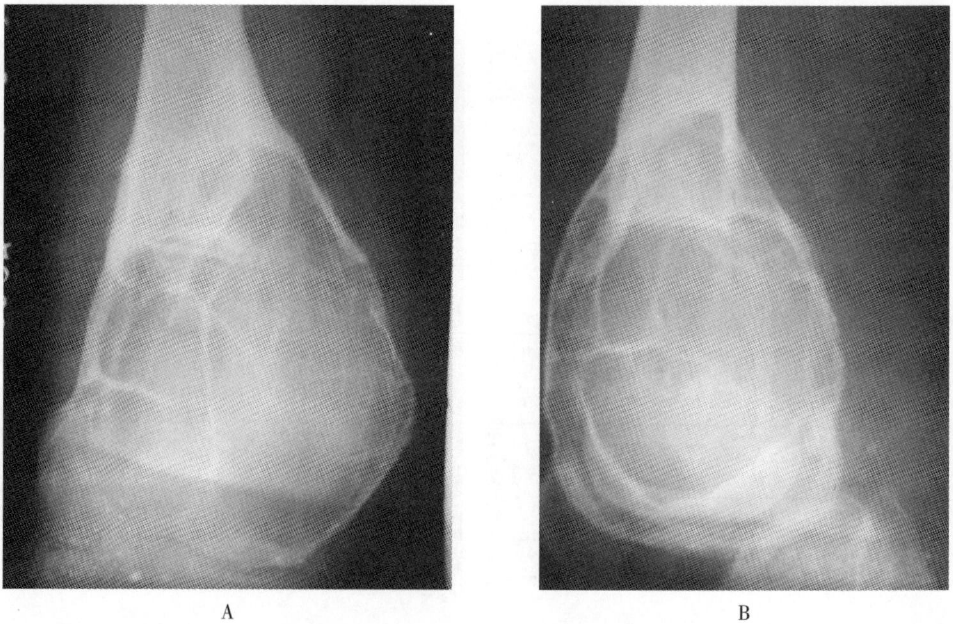

A　　B

图 1-4-11　动脉瘤样骨囊肿（二）

A、B：股骨 X 线正侧位片示左股骨下端囊状透光区，向一侧膨胀明显，内有不同走向的粗大骨性间隔。

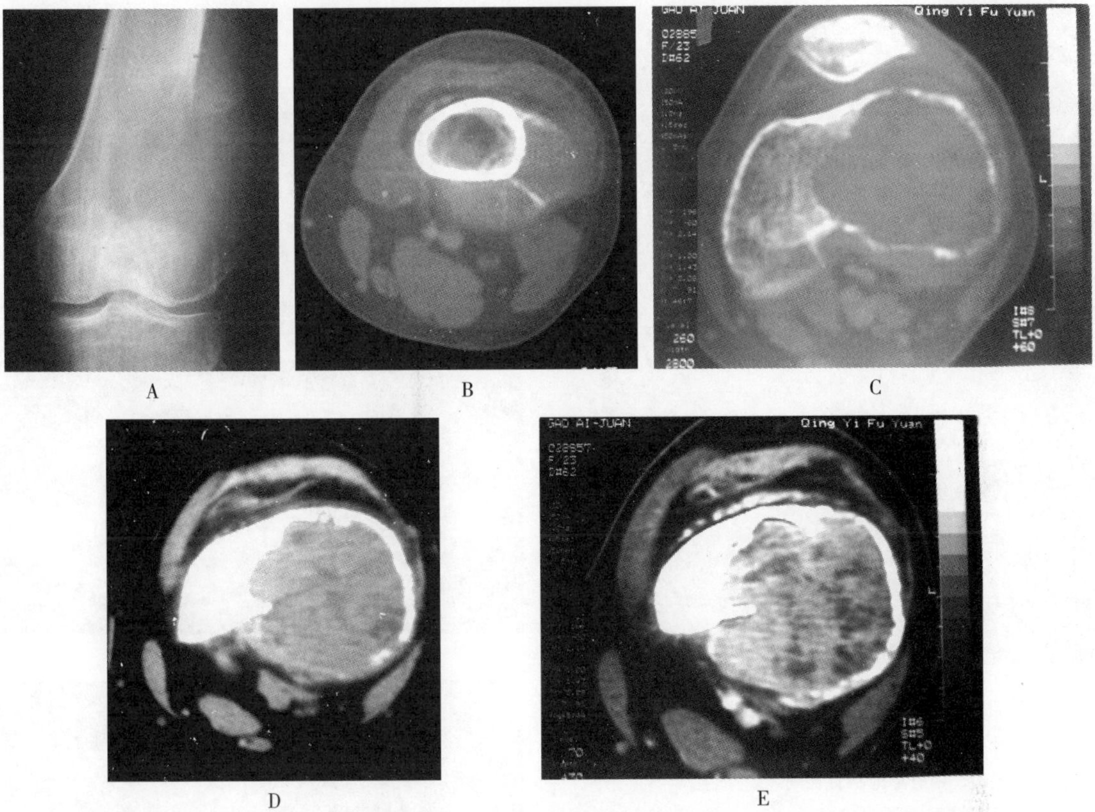

图 1-4-12 动脉瘤样骨囊肿（三）

A：股骨下段 X 线正位片示股骨下端膨胀明显的偏心性囊状透光区，大部边缘模糊，内见皂泡状网格；B、C：CT 骨窗示病灶膨胀明显，并沿骨外膜下向骨干侧延伸，相邻皮质膨胀变薄或缺失；D：CT 平扫示股骨内病灶呈略低密度，其中可见多发斑点状更低密度区；E：与 D 同层面增强扫描示病灶呈不均匀明显强化，囊性区无增强。

分可有硬化边。可合并病理性骨折，也可有不同程度的骨膜反应。稳定期囊间隔可有钙化。

（2）中心型 较少见，多见于短管状骨。病灶位于病骨中央，向四周扩展，呈溶骨性囊样透明区，囊内有粗或细的骨小梁分隔致呈蜂窝状外观（图 1-4-15～20）。发生病理性骨折时也可见“骨片陷落征”。

（3）骨旁型 更少见，病变大部分位于骨外，被完整或断续的菲薄的骨壳包绕，局部骨皮质受压凹陷（图 1-4-21）。

脊椎病变常同时累及椎弓根、横突及椎体，也可侵及肋骨头。病变呈膨胀性囊状透亮区，内有粗而模糊的骨小梁。合并病理性骨折，椎体压缩塌陷，则失去典型的 X 线表现，若附件有膨胀性改变，可作为诊断的线索。骨盆动脉瘤样骨囊肿，较为特征的改变是髋臼 Y 形软骨区受累，骺板未闭合时，仅少数跨越骨骺线，闭合后则多数跨越骺线。

CT 上液性密度囊腔内可见液-液平面，液

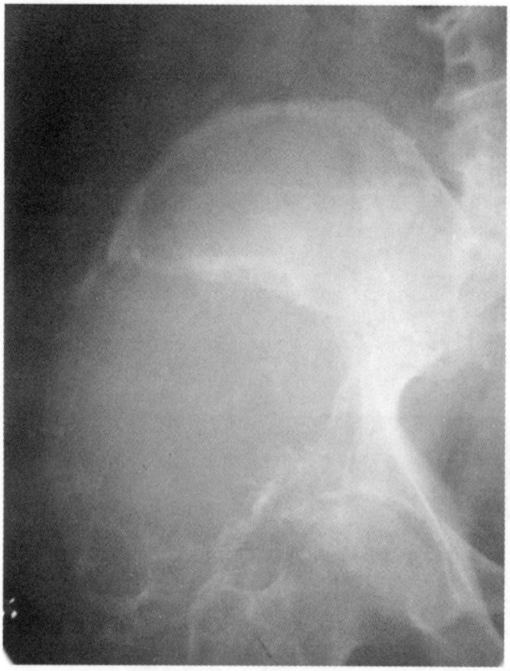

图 1-4-13 动脉瘤样骨囊肿（四）

右髂骨 X 线正位片示右髂骨囊状透光区，膨胀明显，伴硬化边，内有皂泡状骨性间隔。

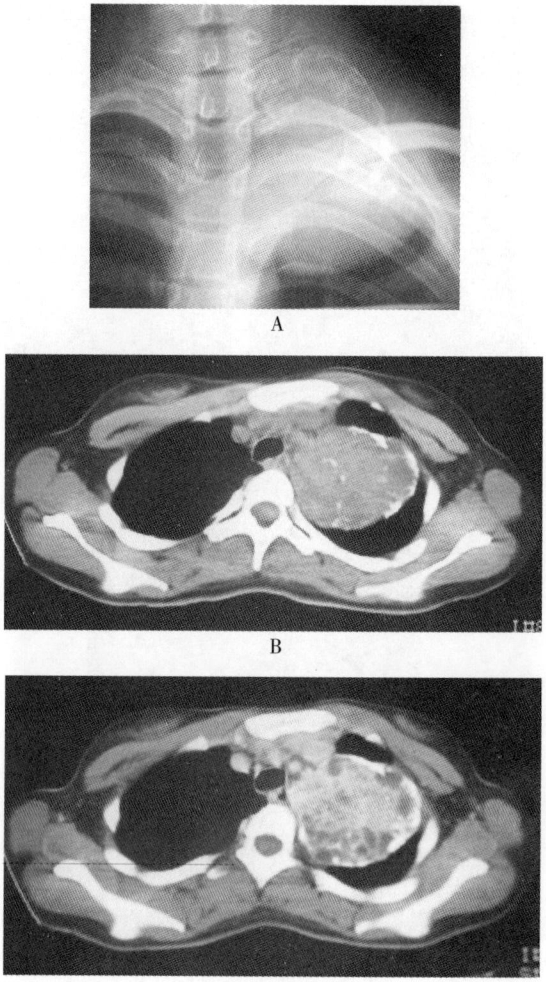

图 1-4-14 动脉瘤样骨囊肿（五）

A：左上胸 X 线正位片示左第 1 肋骨囊状膨胀性骨破坏，伴巨大软组织肿块；B：CT 平扫示病灶起自肋骨向胸腔内明显膨胀，骨壳不完整，与肌肉相比呈不均匀略低密度，并有残存骨性间隔形成的钙质样高密度点条影；C：与 B 同层面增强扫描示病灶呈不均匀明显强化，平扫时病灶内弥散分布的斑点状更低密度区无增强。

平面以上为低密度，平面以下为略高密度（图 1-4-12，16，22，23，24A、B）。为更好显示液-液平面，检查前最好让患者在检查床上静卧 15～20min。增强扫描病变实质部分明显强化，液性囊腔无明显强化（图 1-4-12、14C、17C）。

2. MRI 易于显示动脉瘤样骨囊肿的特征。所有的动脉瘤样骨囊肿均有膨胀性改变，大部分呈不规则的分叶状。无论 T1WI、T2WI 均可显示病灶的边缘呈薄而光整的低信号。内部分隔在 T1WI 上呈低信号，在 T2WI 呈略高信号。囊腔内液-液平在 T1WI 上，液面上层相对于下层可呈低信号、中等信号或高信号，在 T2WI 通常均呈高信号，相对而言，上层的信号通常要高些（图 1-4-18C、D，24C、D）。但液-液平征象并非本病独有，也可见于其他疾病。囊内急性出血可表现短 T1 长 T2

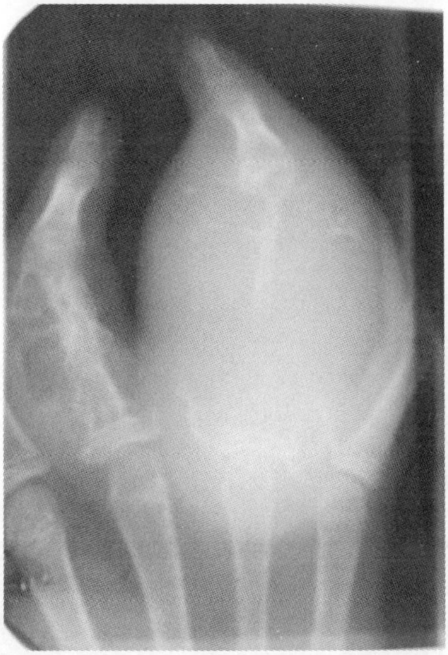

图 1-4-15　动脉瘤样骨囊肿（六）

病灶位于示指、中指，向四周扩展，呈溶骨性囊样透明区，囊内有粗或细的骨小梁，分隔呈蜂窝状外观。

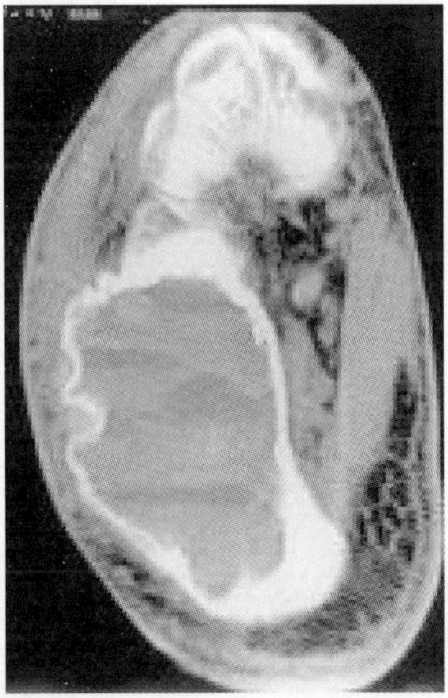

图 1-4-16　动脉瘤样骨囊肿（七）

右跟骨 CT 示右跟骨囊状膨胀性病变，内有液-液面。

信号（图 1-4-25）。

3．核素扫描　所有的病灶均显示放射性核素摄取率增加。摄取活性的增加主要位于病灶的外周，而中心部位活性较低，少部分病灶表现为弥漫性、均匀或不均匀性活性增加。

4．血管造影　可见供血动脉增粗，推移，若有动静脉瘘，则可较早地见到静脉提前显影，病变区血管增多，造影剂在囊肿的血管腔内停留而呈斑片状，可持续至静脉期末。

（二）鉴别诊断

1．骨巨细胞瘤　多见于 20 ~ 40 岁以上的成年人，病变多位于长骨骨端呈偏心性生长，膨胀常达关节软骨下，但不如动脉瘤样骨囊肿偏心地膨出于骨外软组织内。血管造影见肿瘤中央密度高，边缘可见大量不成熟肿瘤血管，CT 或 MRI 显示为实性肿块，增强扫描强化幅度远高于动脉瘤样骨囊肿。

2．单纯性骨囊肿　多呈中心型，位于骨干或长骨干骺端松质骨内，膨胀性生长多不显著。破坏区内密度较低，囊内很少见到间隔，周围多有线状硬化缘，合并病理性骨折常见。

3．非骨化性纤维瘤　四肢长骨为其好发部位，病灶常位于骨干一侧的皮质内或紧邻皮质下，呈单房或多房、分叶状透光区，肿瘤边缘常有硬化征象，肿瘤阴影内有时可见骨嵴，无骨膜反应和软组织肿块。

4．软骨黏液样纤维瘤　好发于胫骨上

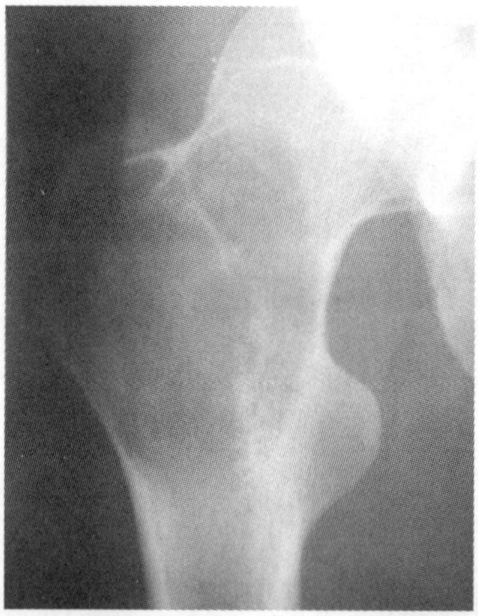

A

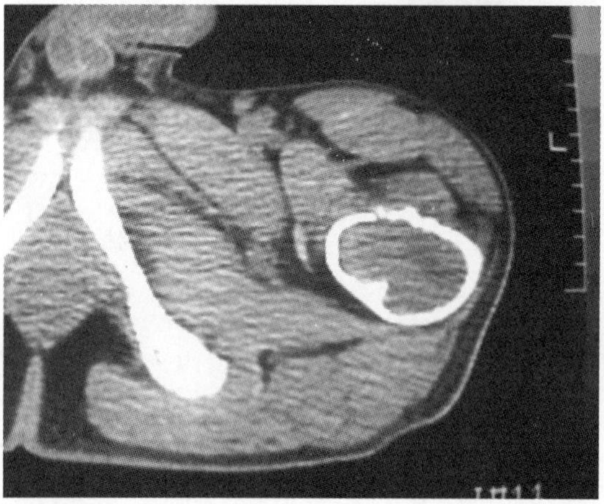

B

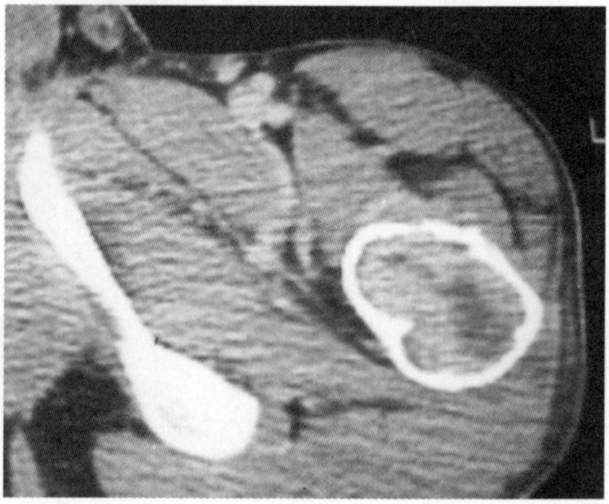

C

图 1-4-17 动脉瘤样骨囊肿（八）

A：股骨上段 X 线正位片示股骨颈和转子间轻度膨胀的囊状透光区，部分边缘模糊，部分略硬化；B：CT 平扫示股骨内病灶呈不均匀低密度，CT 值为 42～74Hu；C：与 B 同层面增强扫描示病灶呈中等程度不均匀强化，平扫时病灶内更低密度区无明显强化。

端、股骨下端和腓骨下端，干骺端距骺线 2 cm 处。呈偏心性单囊或多囊分叶状透亮区。内侧缘锐利，与正常骨质均有较厚的硬化征象，外侧缘膨胀变薄呈波浪状。单囊型常突破骨皮质形成软组织肿块，残余的骨壳形成半月状骨质缺损。多囊型囊内间隔比较粗厚，大小相似时呈蜂窝状，若相差悬殊，则示“囊套囊”征。

5. 毛细血管扩张性骨肉瘤　X 线表现为溶骨性破坏，无瘤骨和硬化是此型肿瘤的特点。在 CT 或 MRI 上可见液-液平，增强扫描呈明显不均匀强化。

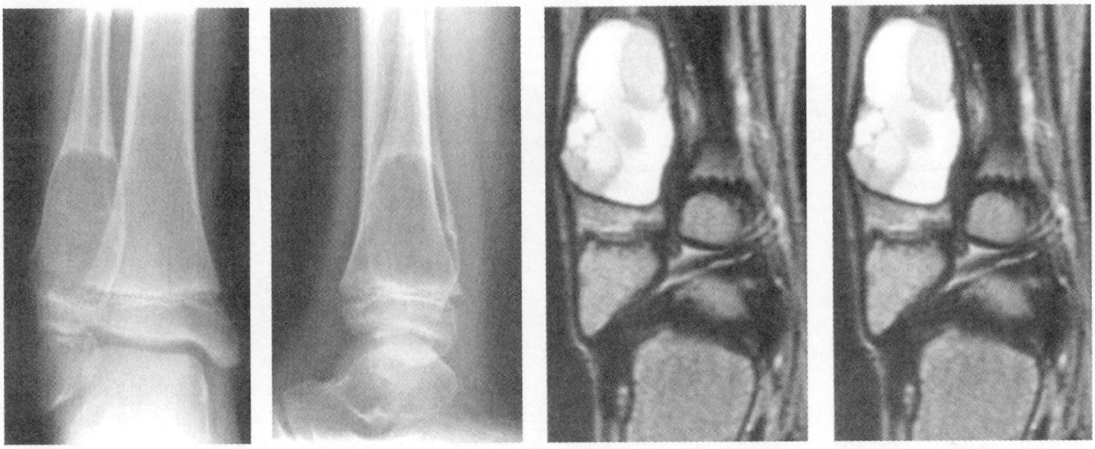

A　B　C　D

图 1-4-18　动脉瘤样骨囊肿（九）

A、B：踝关节 X 线正侧位片示腓骨远端干骺部囊状膨胀性破坏区，有硬化缘，与正常骨干交界处见成熟骨膜三角；C、D：MRI 冠状位 SE T1WI 和 T2WI 示病灶呈长 T1、不均匀长 T2 信号，伴薄层长 T1、短 T2 类皮质样低信号缘。

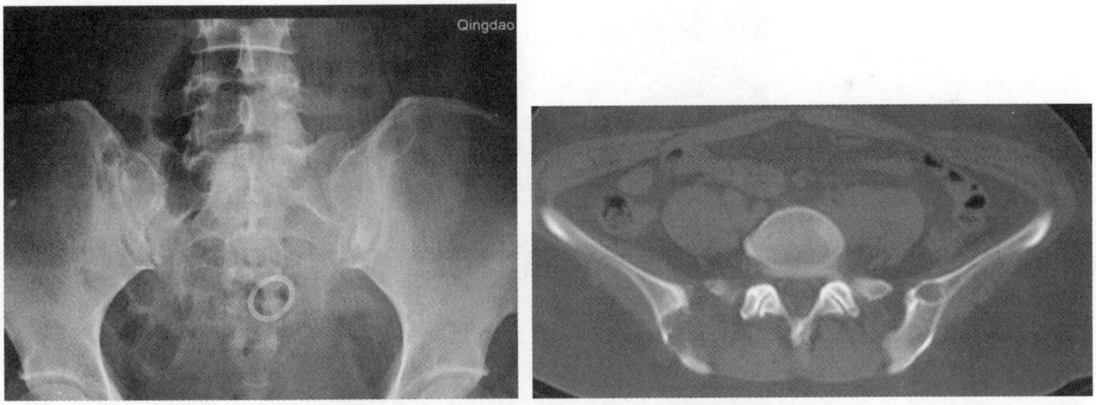

A　B

图 1-4-19　动脉瘤样骨囊肿（十）

A、B：骨盆 X 线平片、CT 骨窗示双髂骨后嵴对称部位囊状破坏，左侧小有硬化缘，壁完整；右侧大，内侧骨壁不清，但边界清楚。

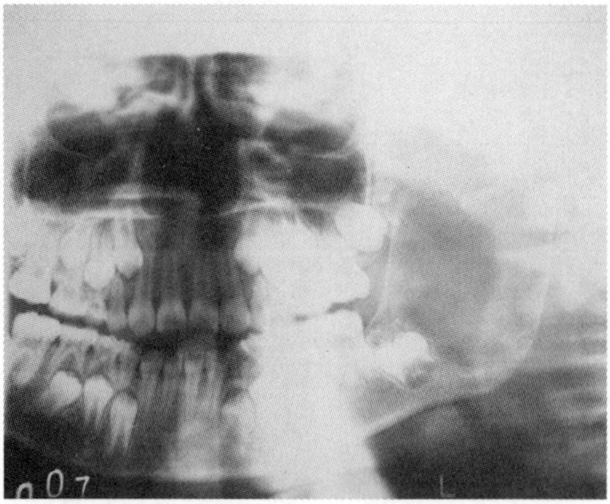

图 1-4-20　动脉瘤样骨囊肿（十一）

下颌骨曲面体层片示左下颌支囊状膨胀性透光区。

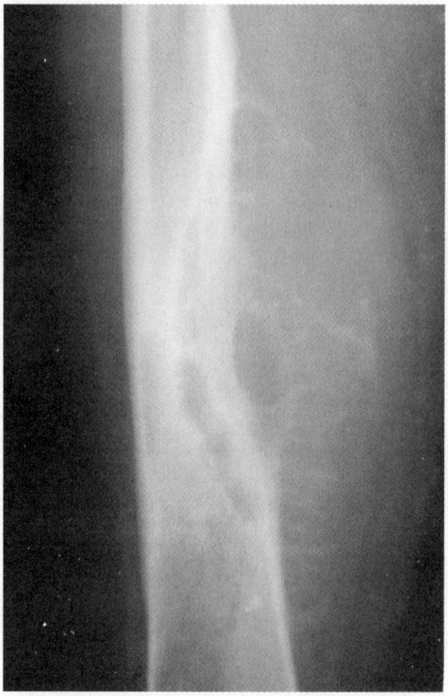

图 1-4-21　动脉瘤样骨囊肿（十二）

股骨下段偏心性多房囊肿，明显膨胀，皮质薄，囊内骨嵴清楚可见。

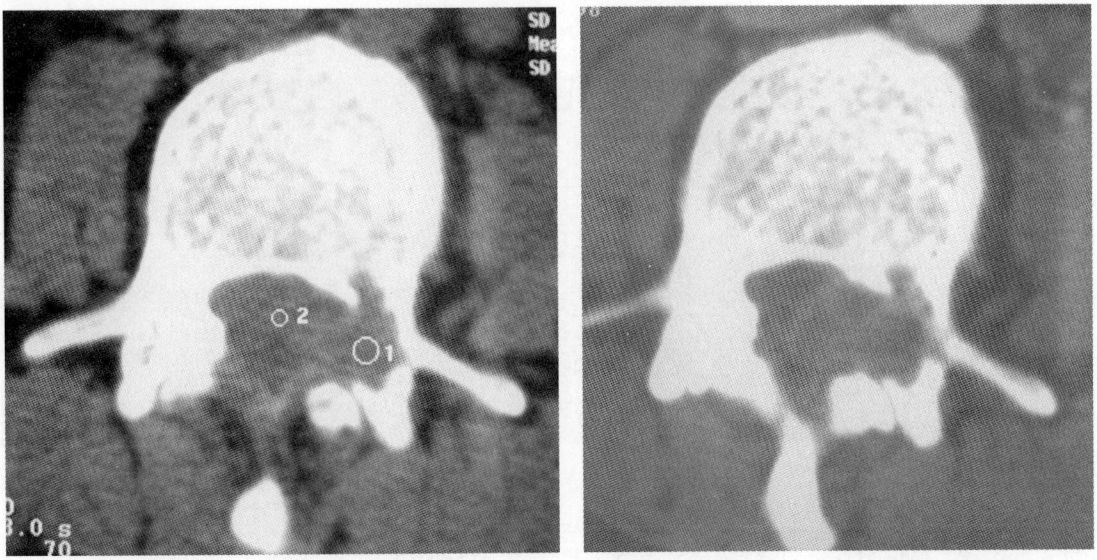

A B

图 1-4-22 动脉瘤样骨囊肿（十三）

A、B：腰 3CT 软组织及骨窗示腰 3 左侧椎弓根不规则破坏，病灶突向椎管内，与脊膜囊呈等密度。

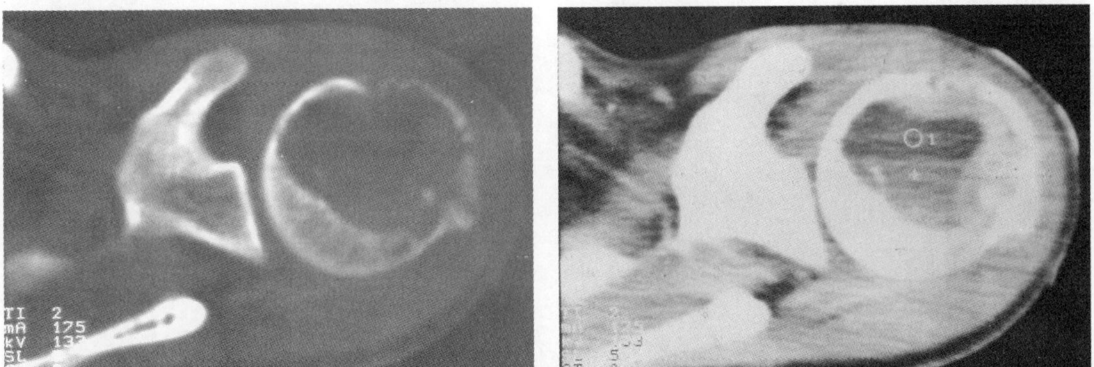

A B

图 1-4-23 动脉瘤样骨囊肿（十四）

A、B：左肩关节轴位 CT 骨窗及软组织窗示左肱骨头囊状膨胀性破坏，内有液-液面。

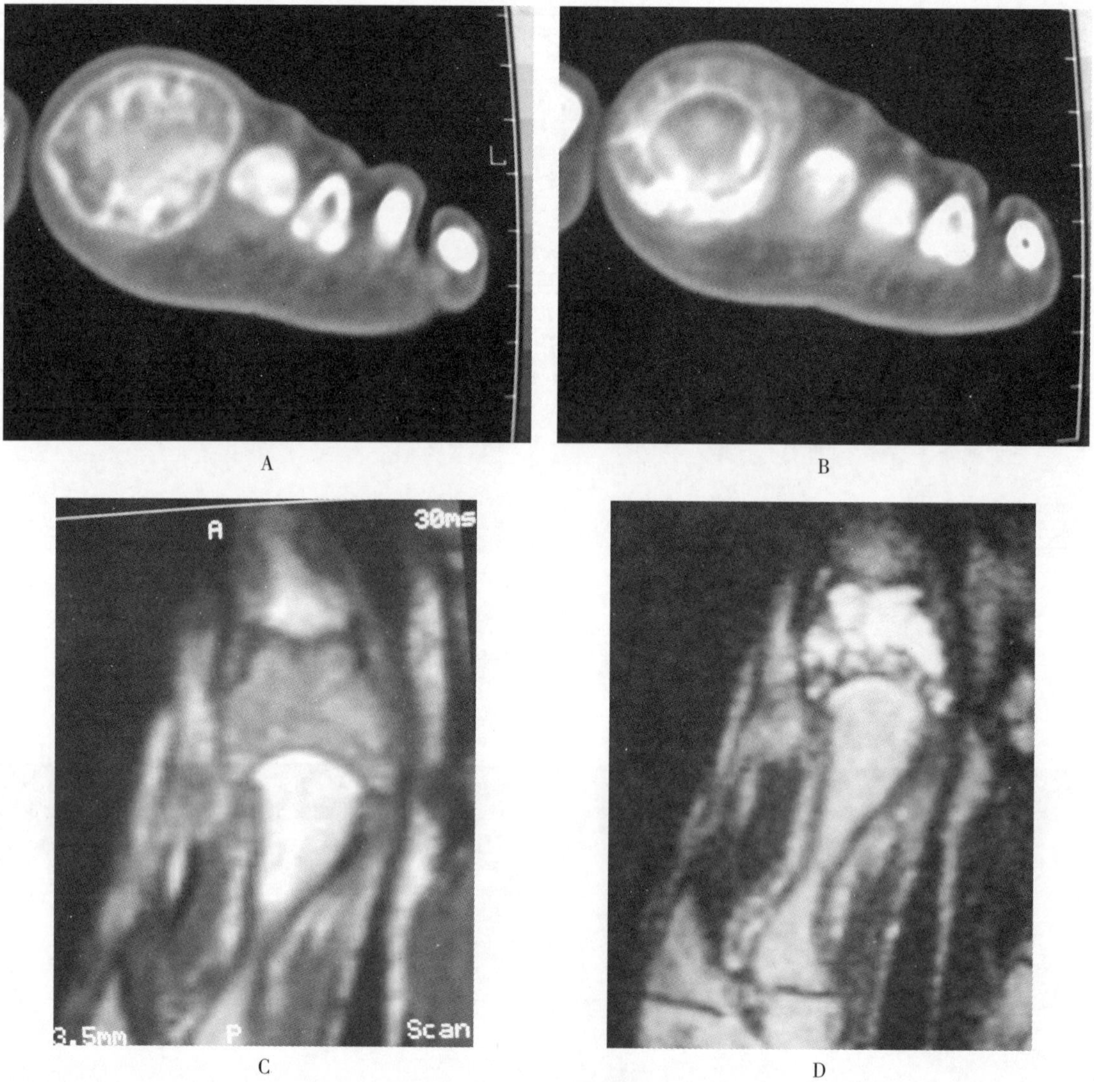

图 1-4-24　动脉瘤样骨囊肿（十五）

A、B：CT 骨窗示左侧第 1 近节趾骨明显膨胀性骨质破坏，其内可见点条状钙质样高密度影和残存的原骨皮质；C ~ D：MRI SE T1WI、T2WI 示病灶呈长 T1、明显长 T2 信号，内伴有短 T2 信号点条。

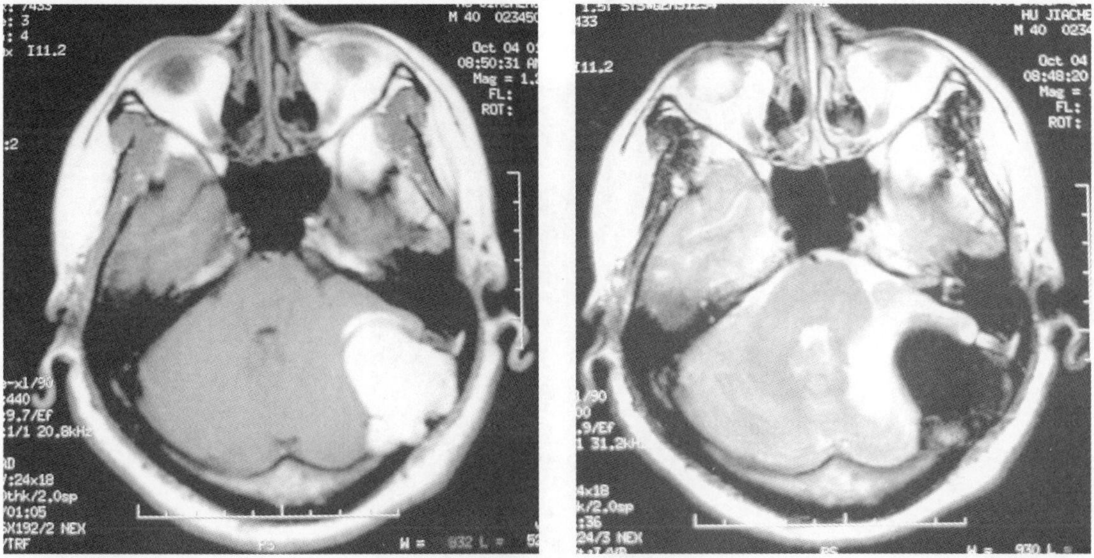

A B

图 1-4-25 动脉瘤样骨囊肿（十六）

A、B：MRI SE T1WI、T2WI 示左枕部囊状病灶自枕骨突向颅内，呈明显质子弛豫特点，短 T1、短 T2 信号，为急性出血；周围脑组织水肿。

三、骨纤维结构不良

骨纤维结构不良（fibrous dyplasia of bone）也称骨纤维异常增殖症，是髓内良性的纤维性-骨性（fibro-osseous）病变。纤维性和骨性成分在不同的病变甚至同一病变的不同区域，两者的比例均有不同。骨性成分由编织骨小梁构成，永远不转化为板层骨。病变内可有黏液样间质，内含淡黄色液体的囊腔，灶状软骨分化；病变周围可出现反应性骨表现，其边缘有骨母细胞。

本病可单骨或多骨发病。病变多发且伴有性早熟和皮肤色素沉着称为 Albright 综合征。病变好发部位是股骨近段、胫骨、肋骨、颌骨、尺骨、桡骨，多骨发病者病变常呈偏肢性分布。少数可累及全身骨骼，包括种子骨。3/4 的病例在 30 岁以前诊断。病变进行缓慢，多数患者无自觉症状。症状可有骨膨大、畸形和局部疼痛。

（一）影像学表现

1. X 线、CT　可有四种类型：

（1）囊状透光病变　最好发于股骨近段，呈圆形、椭圆形或半圆形异常透光区，有明显硬化缘，周围硬化带可厚达数毫米，病灶内可见斑点状钙化或絮状略高密度影（图 1-4-26、27）。少数较大的病变可有“鹦鹉嘴”骨折，CT 可见病灶絮样高密度影，边缘可有憩室样突出。

（2）磨玻璃样病变　是典型征象，病理上为纤维组织化生的幼稚骨（编织骨）。病变区呈半透明结构，正常骨纹理消失，病骨膨胀变形，范围可较大，长度多在 6cm 以上，甚者累及骨干的大部伴有弯曲畸形（图1-4-28～33），可见不全骨折或假骨折线。长骨病变的上下两端有时呈尖角状，边缘可清楚而无硬化，亦可有硬化缘。

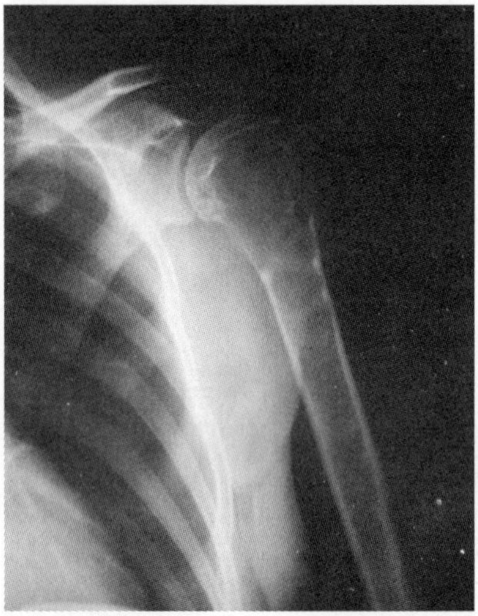

A

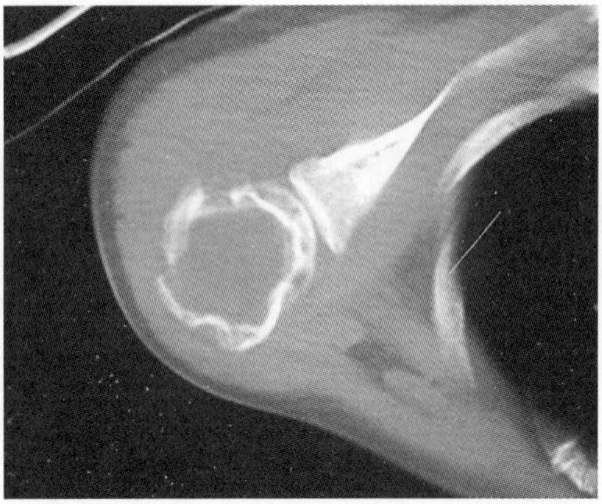

B

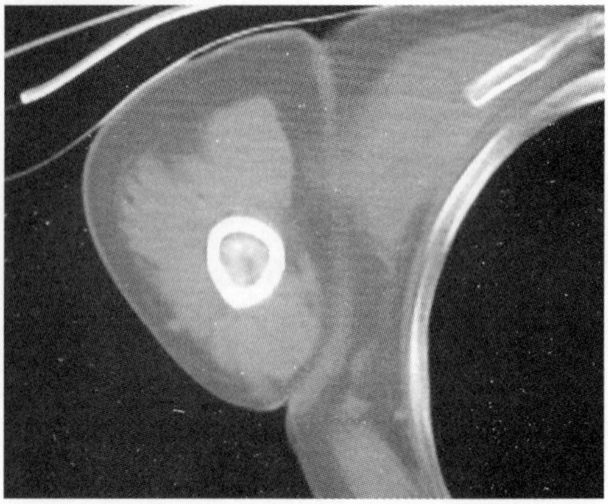

C

图1-4-26　左肱骨骨纤维结构不良

A：左肱骨X线正位片示左肱骨分叶状透光区，相邻骨皮质变薄并轻度膨胀，部分囊腔呈磨玻璃样密度；B：CT骨窗示肱骨内低密度破坏区伴硬化边，相邻皮质断开；C：CT软组织窗示病灶部分区域呈磨玻璃样高密度，周围软组织无改变。

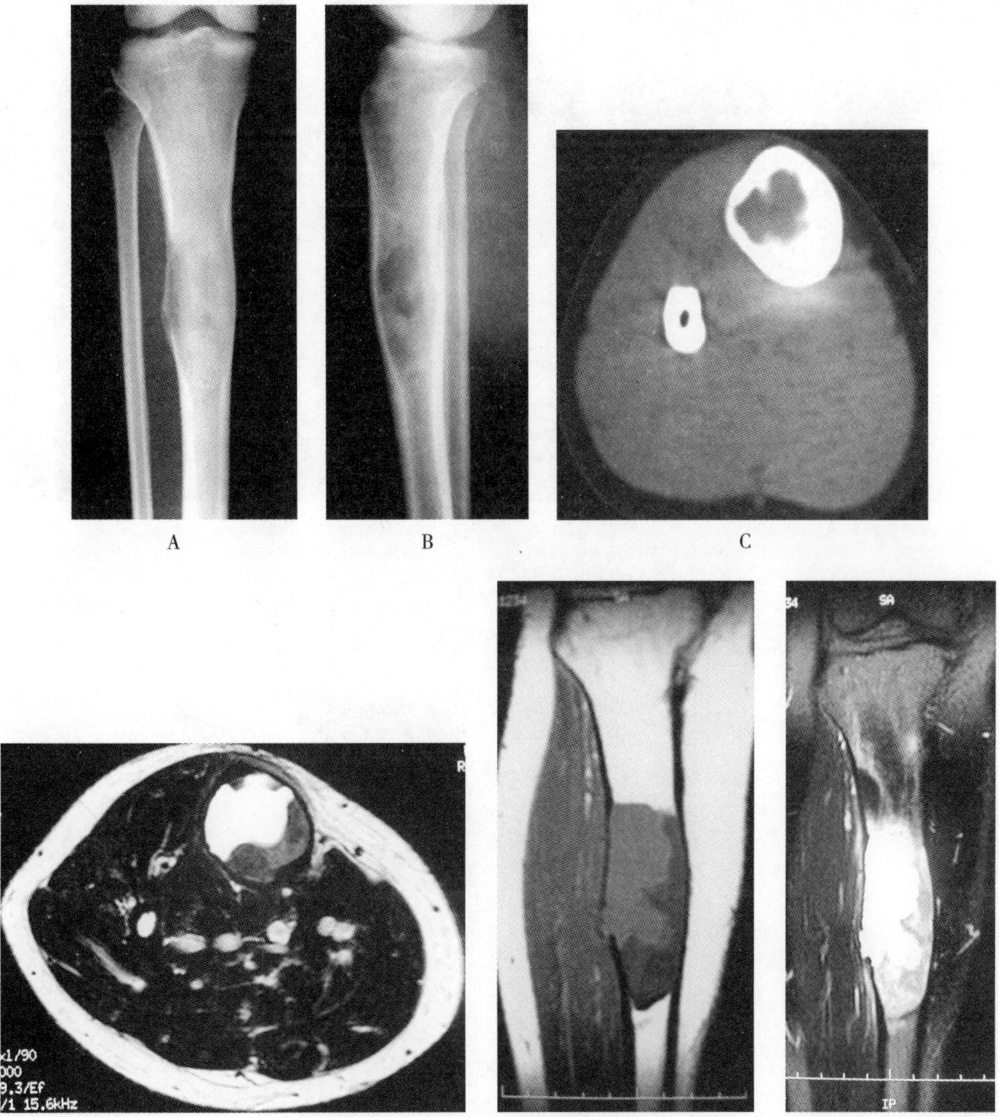

图 1-4-27　右胫骨骨纤维结构不良

A、B：右胫骨 X 线正侧位片示局限性囊状膨胀性透光区，部分略呈磨玻璃样密度，边缘模糊，相邻骨皮质轻度膨胀变薄；C：CT 骨窗示病灶呈略低于肌肉的软组织密度和磨玻璃样钙质密度；D～F：MRI 横轴位及冠状位 SE T2WI、T1WI 和脂肪抑制 T2WI 示病灶呈长短混杂 T1、略长及明显长 T2 信号，边界清楚，符合纤维组织、纤维化骨和囊变的信号特点。

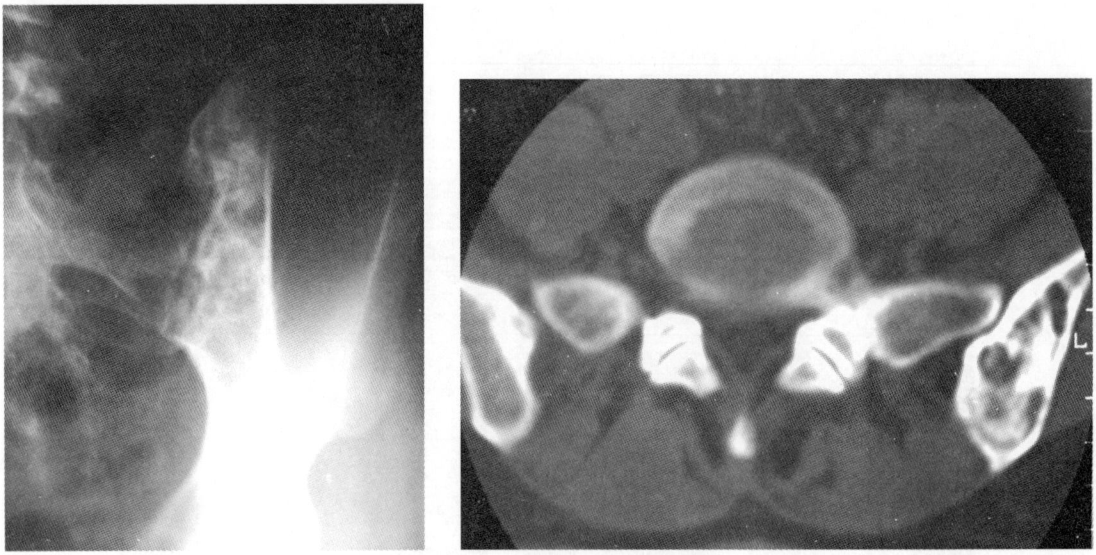

A　　　　　　　　　　　　　　　　B

图 1-4-28　左髂骨骨纤维结构不良

A：骶髂关节 X 线斜位片示左髂骨近骶髂关节处示混杂存在的斑点状硬化和透光区；B：CT 骨窗示髂骨松质骨内点片状钙质样高密度和类圆形及不规则形软组织密度区，部分相邻皮质变薄。

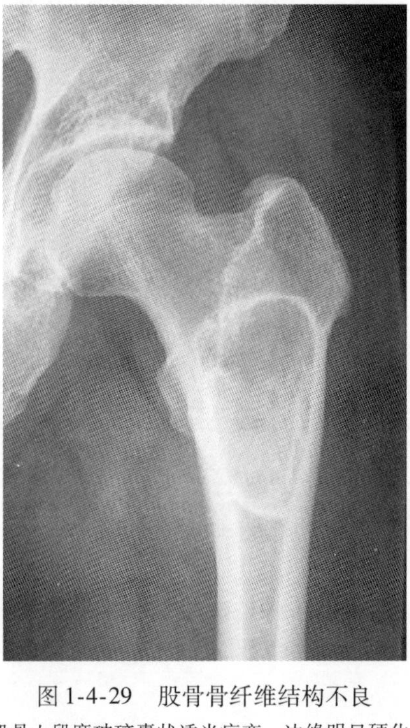

图 1-4-29　股骨骨纤维结构不良

股骨上段磨玻璃囊状透光病变，边缘明显硬化。

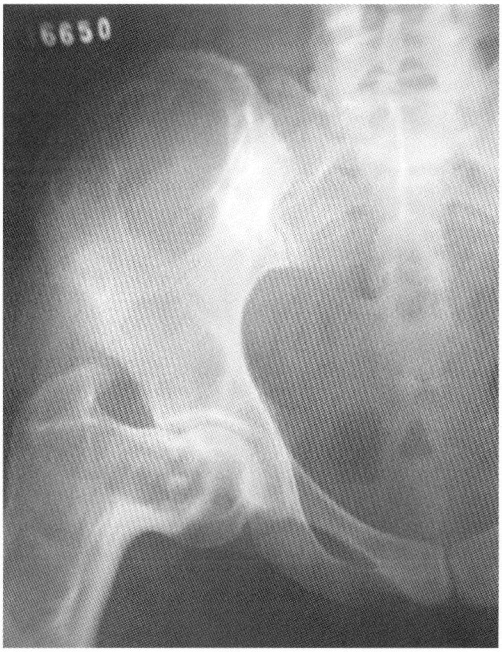

图 1-4-30　右髂骨骨纤维结构不良

骨盆 X 线正位片示右髂骨囊状透亮、右髂骨体部和股骨上段磨玻璃样病变，骨骼膨胀变形，股骨颈内翻。

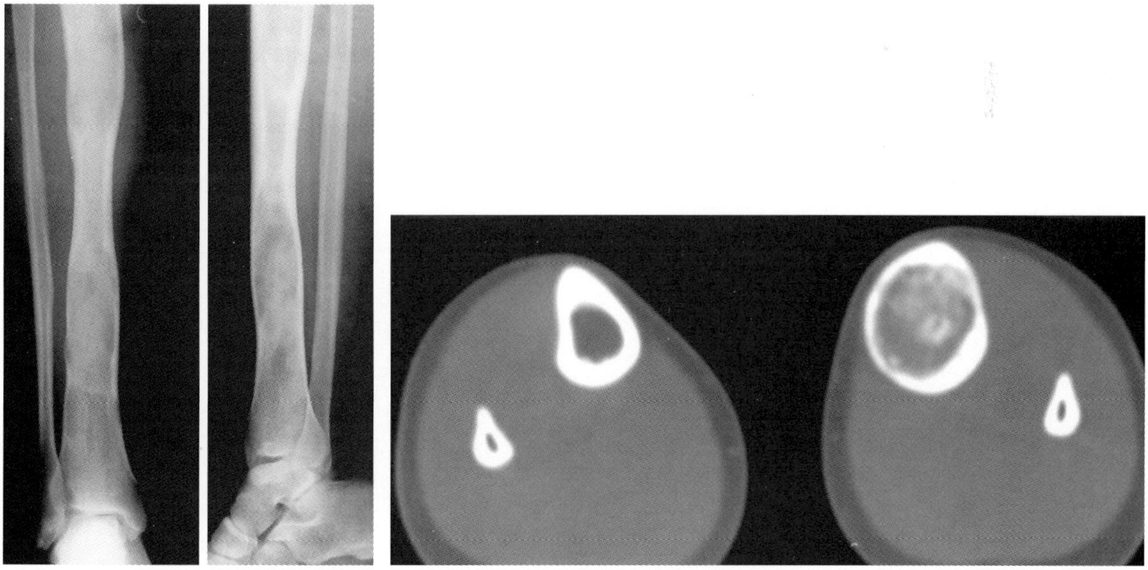

A　　　　B

图 1-4-31　左胫骨骨纤维结构不良

A、B：左小腿 X 线正侧位片、CT 骨窗示左胫骨干全长不均匀膨胀增粗，无清楚边缘，其内磨玻璃密度，CT 见絮状及斑点状高密度灶。

（3）丝瓜络样改变　病变内有许多扭曲和粗大的骨小梁，呈纵形或横行排列，皮质膨胀变薄。有时在病变周围可见长条状密度增高影向外延伸（图1-4-34）。

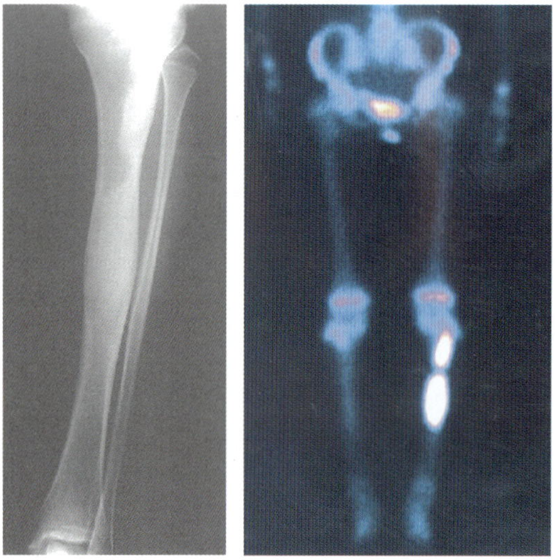

A　　　　B

图1-4-32　胫骨骨纤维结构不良

A：胫骨中上段膨胀的磨玻璃样病变，无硬化缘；B、病变在核素扫描上呈明显高浓聚。

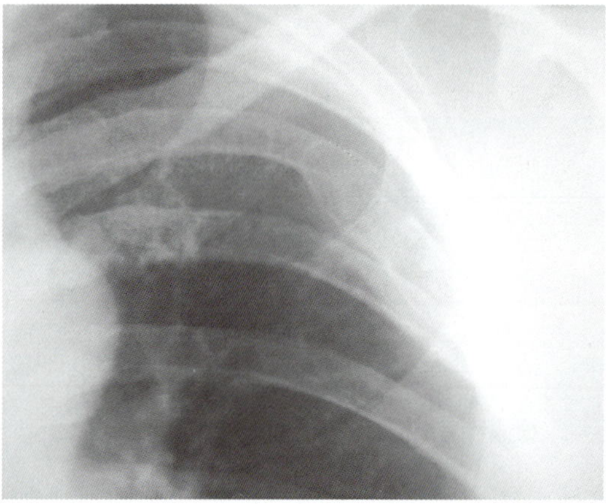

图1-4-33　肋骨骨纤维结构不良

左上胸X线正位片示左侧第4肋骨范围较广的囊状膨胀性透光区，边界清楚，有硬化边。

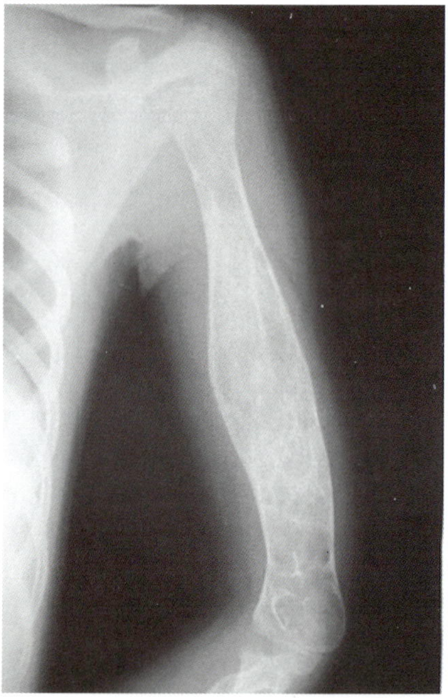

图1-4-34　肱骨骨纤维结构不良

肱骨骨干膨胀性改变，内见细的小梁结构，呈“丝瓜瓤状”。

（4）硬化性改变　颅面骨骨纤维结构不良主要以骨质膨大、增生硬化为主，表现为外板和板障肥厚，密度增高及少量囊样低密度改变。长骨可呈略膨胀的硬化性病变（图1-4-35～38）。

2. MRI　磨玻璃样病变和囊型骨纤在MRI上表现为T1WI为中等或略低信号，T2WI和T2WI压脂像为高信号，其内可有斑点状或条带状低信号硬化区，囊型骨纤周边常绕以明显的低信号硬化缘（图1-4-27、38）。

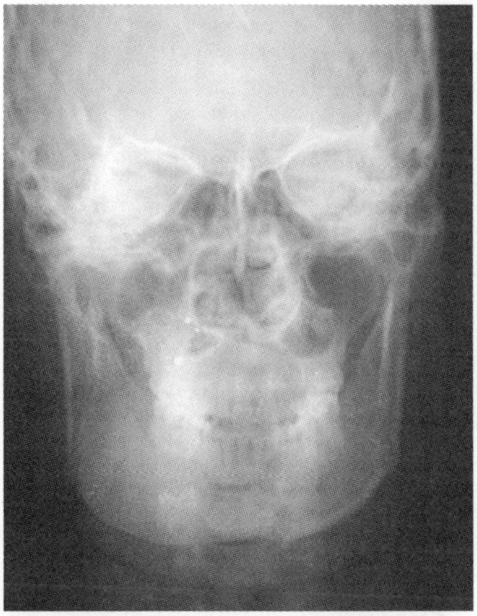

图 1-4-35　右下颌骨骨纤维结构不良

下颌骨 X 线正位片示右下颌骨局限性膨隆并呈磨玻璃样改变。

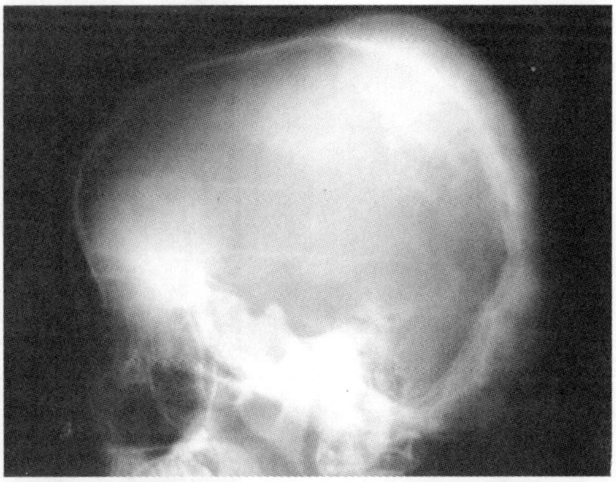

图 1-4-37　颅骨骨纤维结构不良

颅面骨 X 线侧位片示颅底骨及颅顶骨骨体膨大、致密硬化。

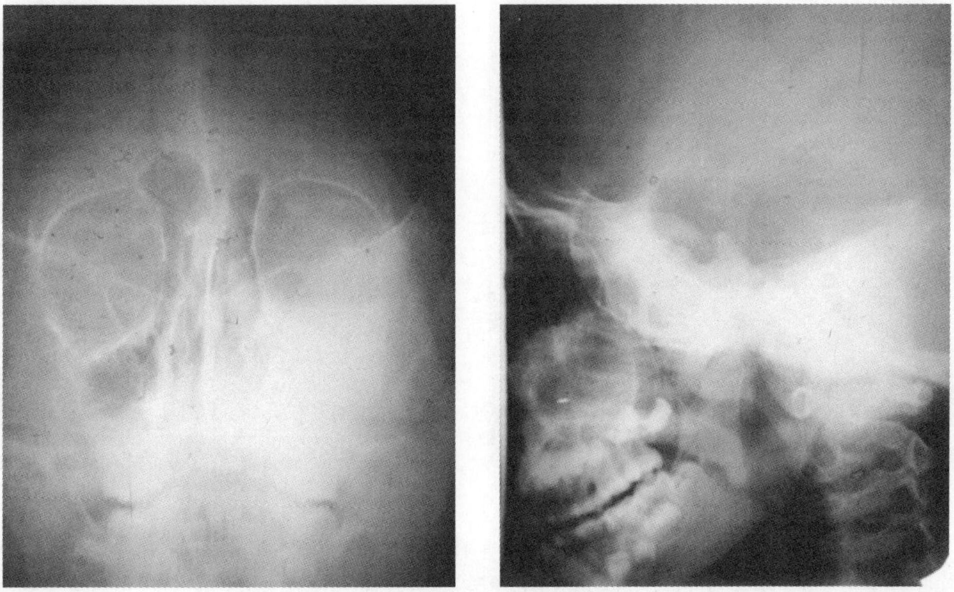

A　　B

图 1-4-36　颅面骨骨纤维结构不良

A、B：颅面骨 X 线正侧位片示颅底骨及左侧颅面骨骨体膨大、致密硬化。

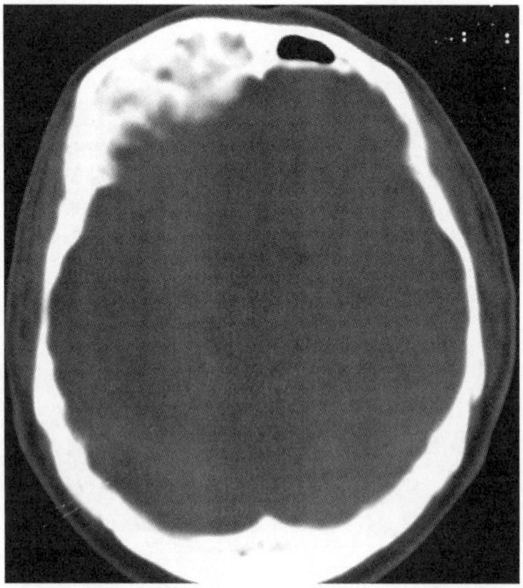

A

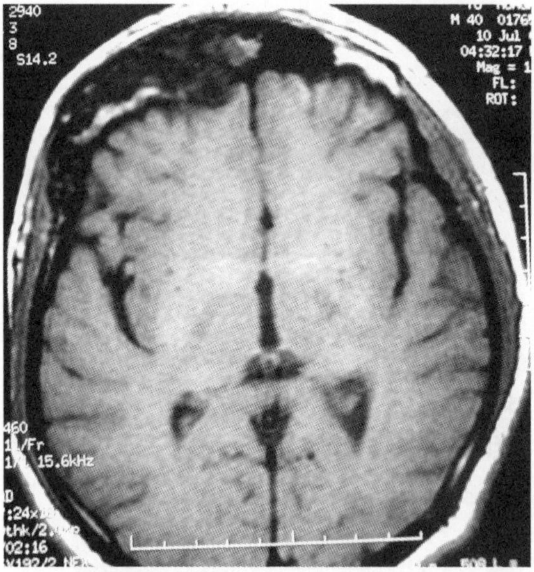

B

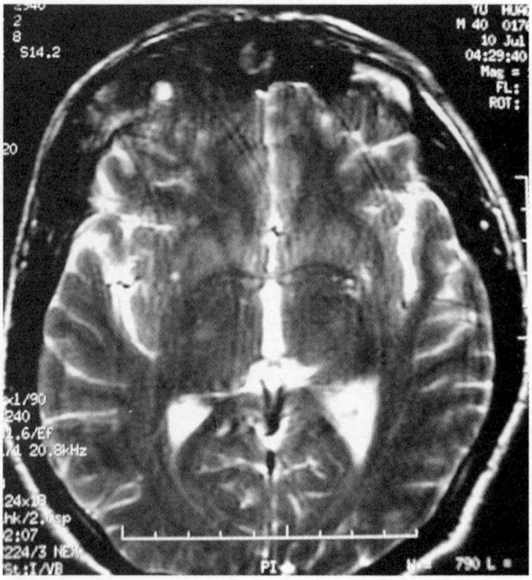

C

图 1-4-38　额骨骨纤维结构不良

A：CT 骨窗示额骨局部膨大，内呈钙质样磨玻璃高密度，并伴有点状软组织密度；B、C：MRI 横轴位 SE T1WI 和 FSE T2WI 示病灶以长 T1、短 T2 信号为主，但有明显的长 T2 信号斑点。

3. 骨纤维结构不良在核素扫描上可表现为明显异常浓聚，尤其是磨玻璃样病变或硬化样病变。

（二）鉴别诊断

1. 骨囊肿 骨囊肿呈椭圆形，CT显示骨囊肿密度较低，CT值为2～39Hu，边缘清楚或有薄层硬化缘。常伴有病理性骨折，骨折片向囊内陷入为特征性改变。核素显像为冷灶。

2. 非骨化性纤维瘤 病变位于皮质或皮质下，呈椭圆形或扇贝壳样，长轴与骨干一致，边缘硬化，一般膨胀较轻，无磨玻璃样密度及丝瓜络样改变。

3. 内生性软骨瘤 好发短管状骨，长骨的软骨瘤直径多在4cm以内。病灶内常见有点、环状钙化，边缘硬化带较薄。MRI显示肿瘤呈簇集结节状，T1WI信号与肌肉相近或略高，T2WI呈高信号。

4. 畸形性骨炎 见于成年和老年人。病变好发于颅骨、骨盆、股骨和胫骨。长管骨增粗并常弯曲畸形，骨小梁粗大呈网眼状。骨皮质增厚可呈分层状，与正常骨交界处呈“V”形疏松区。颅骨外板呈绒毛样增厚，其内有棉球样和密度不均的虫蚀样破坏。实验室检查血清碱性磷酸酶显著升高。

5. 甲状旁腺功能亢进 可有多发囊状溶骨破坏，无偏侧分布倾向，病理性骨折多见。全身骨质疏松、骨膜下骨吸收、颅骨颗粒状透光影及异位钙化均为甲状旁腺功能亢进的特征。此外，血生化检查血钙升高，血磷降低，碱性磷酸酶可升高。

四、骨性纤维结构不良

骨性纤维结构不良（osteofibrous dyplasia of bone），又称骨性纤维发育异常，Kempson-Campanacci病变，皮质纤维结构不良，以往称为骨化性纤维瘤。本病是骨的良性自限性纤维-骨性病变，常无自觉症状，多数因未胫骨的增大和弓形隆起而被发现，多数患者年龄小于5岁，10岁以后少见。病变位于骨皮质，组织上由纤维组织和骨构成，骨小梁表面可见成骨细胞与纤维结构不良不同。病变内可有黏液样间质、囊性变、出血。其影像学表现如下：

病变常位于胫骨中段前侧或腓骨下段，表现为单个或多个皮质内溶骨性病变，边缘可呈分叶状，皮质膨胀变薄，甚至部分缺损，病灶髓腔侧常见硬化缘。晚期病灶向内扩展，可致骨髓受压变窄，有的可见皮质下骨折征象。X线侧位片多可见胫骨前弓畸形（图1-4-39、40）。约1/4病例合并腓骨下段病变，骨

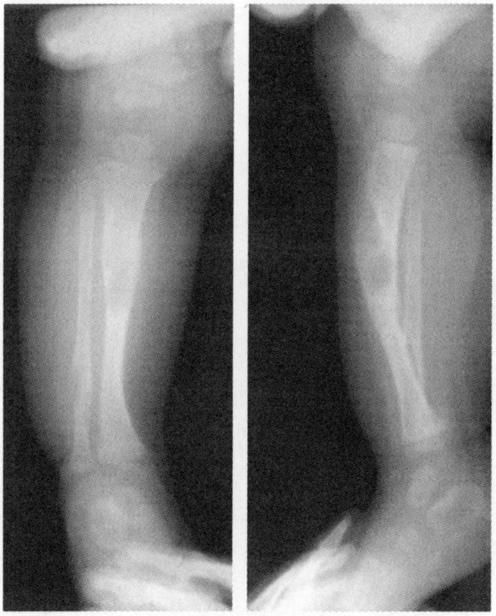

图1-4-39 胫腓骨骨性纤维结构不良

胫腓骨X线正侧位片示胫骨中上段前侧和腓骨下段皮质内溶骨性病变，部分缺损，周边硬化，胫骨前弓畸形。

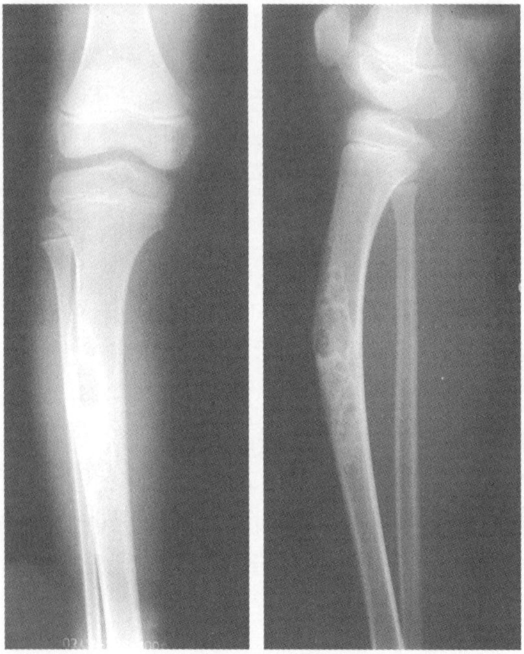

图 1-4-40 胫骨骨性纤维结构不良

胫腓骨正侧位片示胫骨中上段前侧多个溶骨性病变，皮质膨胀变薄，周边硬化，胫骨前弓畸形。

骺不受累及。

五、骨内上皮样囊肿

骨内上皮样囊肿（epidermoid cyst of bone）又称角化或鳞状表皮囊肿、外伤性上皮植入性骨囊肿或表皮包涵囊肿。好发于指（趾）骨远端、颅骨和颌骨。侵犯颅骨或颌骨的上皮样囊肿也叫“胆脂瘤”。指骨病变多见于体力劳动者，尤以石匠、鞋匠、缝纫工、钳工等多见，一般有外伤史，是一种因外伤所致表皮、毛囊或腺体上皮植入深部软组织或松质骨内所形成的囊肿，主要发生在 20～40 岁男性。

（一）影像学表现

1. X 线、CT　表现为卵圆形骨质缺损，逐渐长大可引起膨胀性破坏。囊肿周围骨皮质可不完整，呈张口状的半圆形骨质破坏，边缘锐利，可伴有硬化边缘。一般无骨膜反应。指骨发病可累及整个末节指骨，或仅在其远端（图 1-4-41）。颅骨发病可向外膨出，或突向颅内（图 1-4-42、43）。CT 检查内部呈均匀的低密度，增强扫描无强化（图 1-4-44）。

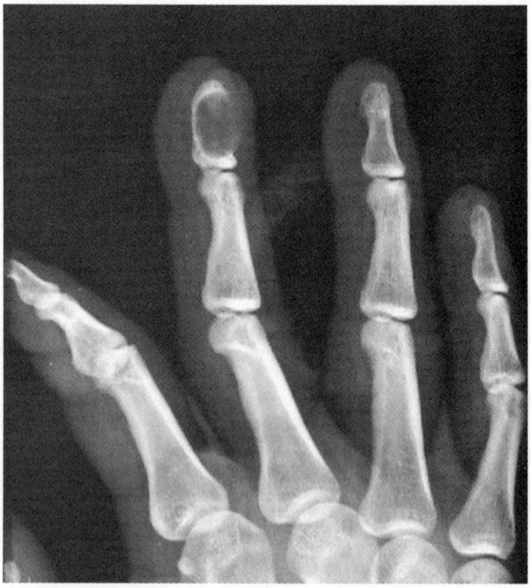

图 1-4-41 骨内上皮样囊肿（一）

中指末节椭圆形骨质缺损，其一侧皮质消失呈开口状。

2. MRI　T1WI 为低信号或中等信号，T2WI 为高信号（图 1-4-45）。

（二）鉴别诊断

1. 骨血管球瘤　也好发于末节指骨，呈压迫性或囊状骨质缺损。但血管球瘤软组织可有红色或紫红色结节，疼痛剧烈呈针刺样锐痛。CT 增强扫描明显强化。

2. 内生性软骨瘤　内生性软骨瘤很少发生于末节指骨，即使发生，多在近端 1/2，病

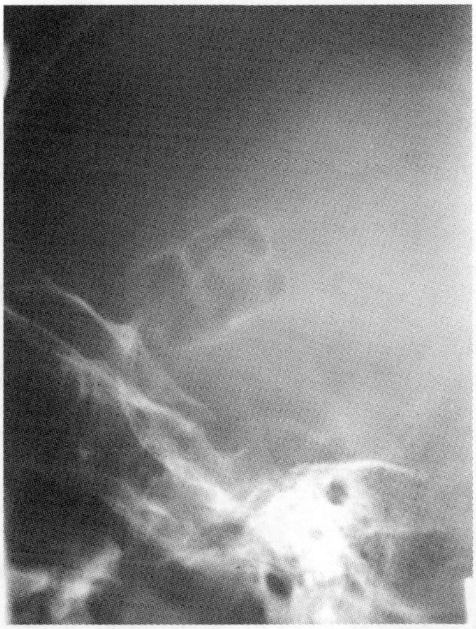

A

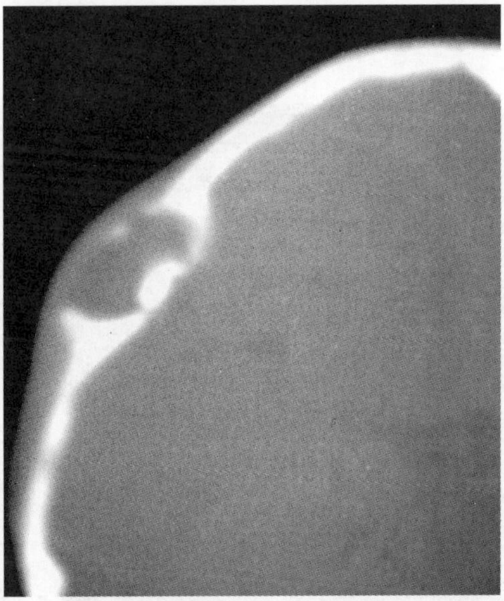

B

图 1-4-42　骨内上皮样囊肿（二）

A：颅骨 X 线侧位片示颞骨分叶状囊状透光区，边缘光整，有纤细均匀硬化边；B：CT 骨窗示起于颞骨板障的囊状膨胀性病灶，内外板变薄并局限性中断或缺失，内有骨性密度间隔线。

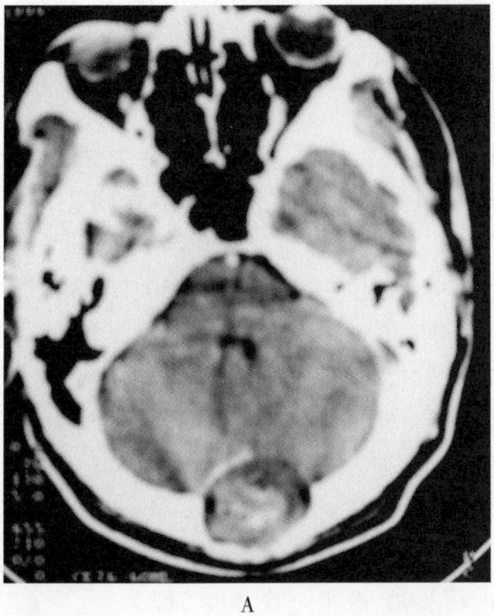

A

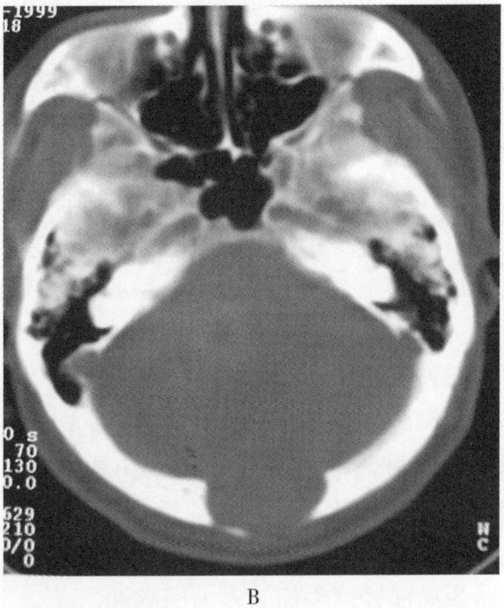

B

图 1-4-43　骨内上皮样囊肿（三）

A、B：CT 骨窗和软组织窗示枕骨中线部位膨胀性破坏，以向颅内膨胀为著，边缘清楚，病灶呈等低混合密度，边缘可见更低密度灶。

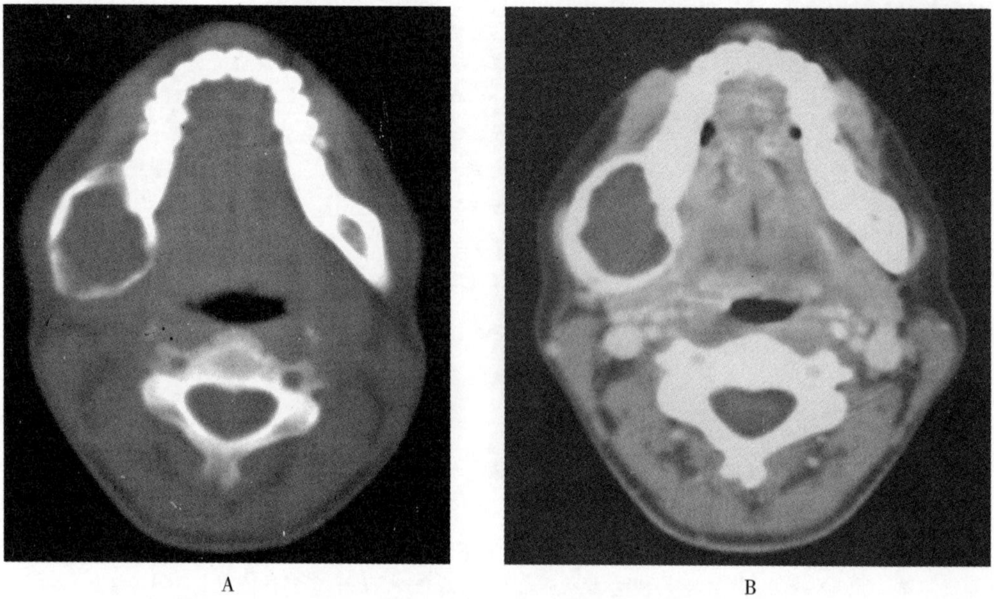

图 1-4-44　骨内上皮样囊肿（四）

A：CT 骨窗示右下颌角边缘光整的分叶状破坏区，边缘光整，膨胀明显，纤细均匀硬化缘；B：CT 增强扫描示病灶无明显强化。

灶内常有钙化。

3. 腱鞘巨细胞瘤　可发生于末节指骨靠近关节处，亦呈压迫性或囊状骨质缺损，边缘硬化，局部有软组织肿块，病变可跨关节生长。

六、邻关节囊肿

邻关节囊肿（adjacent joint bone cyst）又称骨内腱鞘囊肿。病理上囊肿包膜由束状胶原纤维构成，囊内充满黏稠的白、黄色胶冻样物。发病年龄 15～65 岁，平均年龄 38 岁，主要症状为局部轻度疼痛，多为间歇性。

（一）影像学表现

邻关节囊肿好发于长骨（特别是下肢）的骨端及髋臼外上缘，距骨、肩胛盂附近和腕骨等部位也可发生。表现为紧靠关节面的圆形或卵圆形境界清楚的溶骨病变，直径 1～5cm，周边环绕薄层硬化缘，囊壁可有骨嵴和斑块状硬化（图 1-4-46～50，51A）。CT 上可见皮质有小的裂隙或缺失，CT 值可为液体密度、软组织密度或气体样密度（CT 值为 －700～50Hu），少数病例囊肿与关节间可有裂隙或细小通道（图 1-4-47，48B，49B，50C、D，52）。MRI T1WI 呈中等信号或低信号，T2WI 和脂肪抑制像上为高信号，有时囊内可见液-液平（图 1-4-51B）。

（二）鉴别诊断

1. 软骨母细胞瘤　单房的骨质破坏区，其内为软组织密度，约半数有钙化存在。

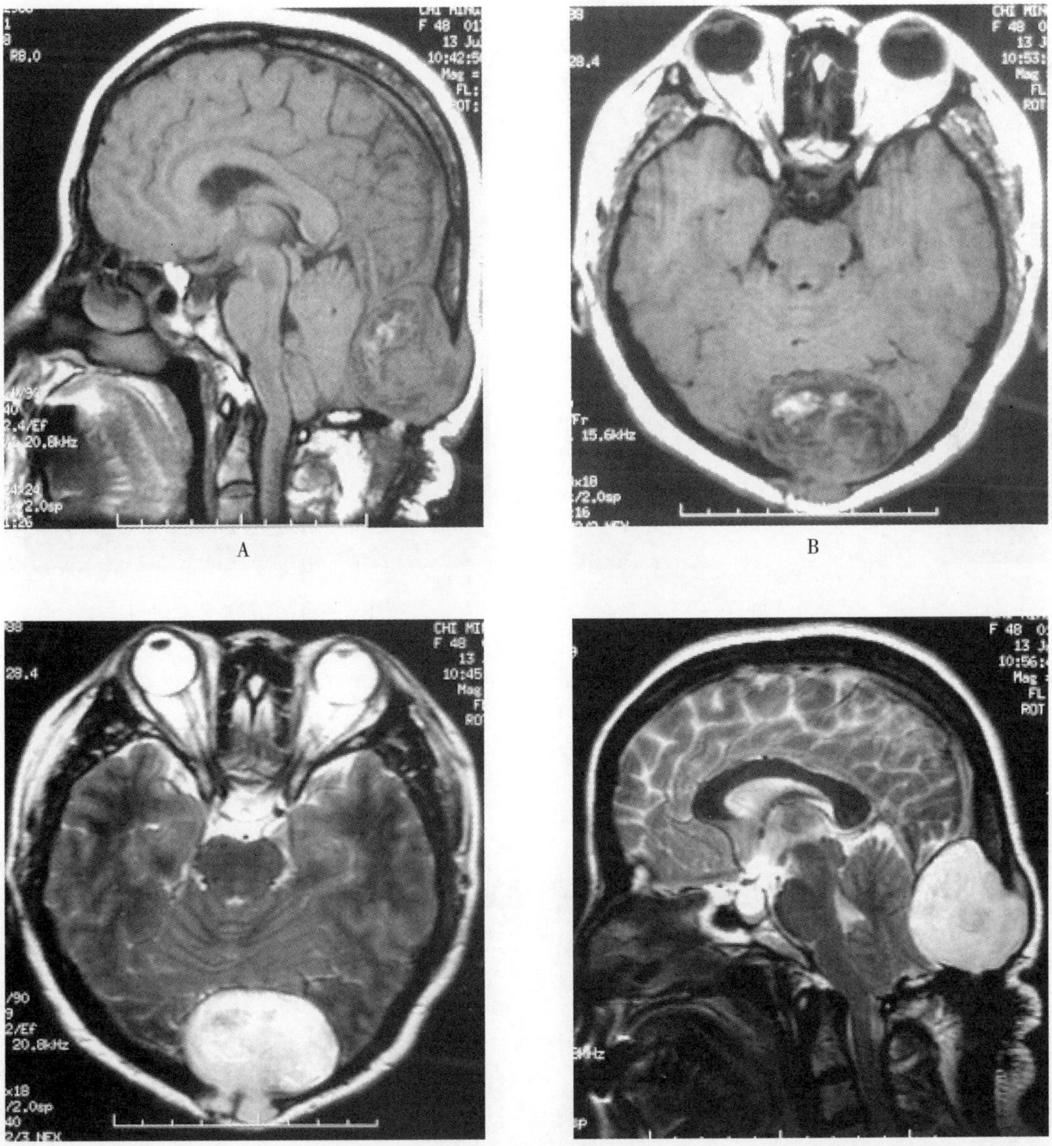

图 1-4-45　骨内上皮样囊肿（五）

A～D：MRI 轴位、矢状位 SE T1WI、T2WI 示枕骨中线部位类圆形病灶，累及颅骨向颅内外发展，向颅内为主，为等、长、短 T1 混杂信号，长 T2 及斑点状短 T2 信号。

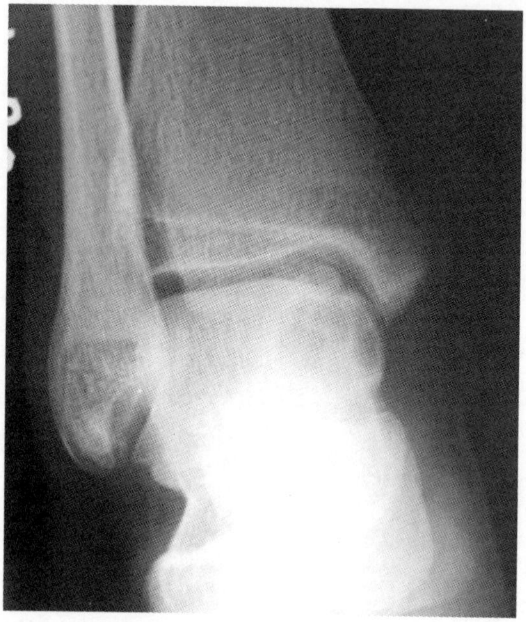

图 1-4-46 邻关节囊肿（一）

距骨内侧紧靠关节下有一圆形透光区，内有少量骨嵴。

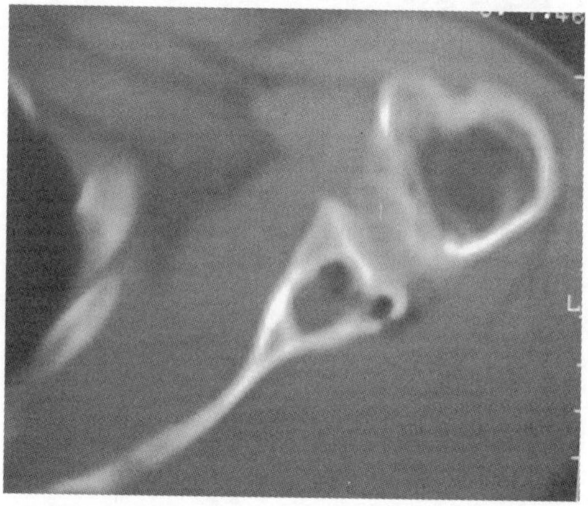

图 1-4-47 邻关节囊肿（二）

肩胛盂下有一囊状溶骨病变，边界锐利，其内为气体密度（CT 值为 -700Hu）

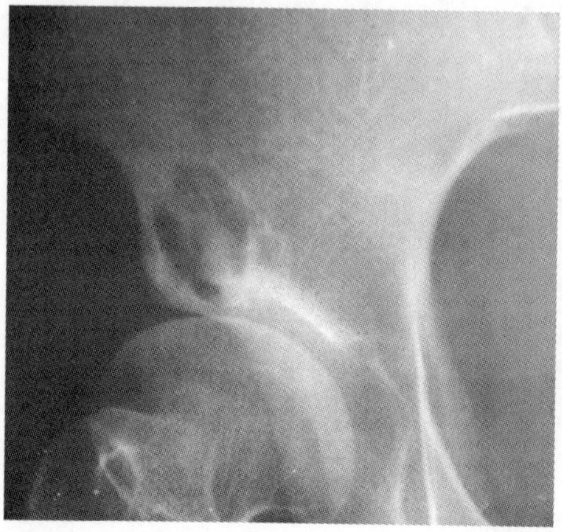

A

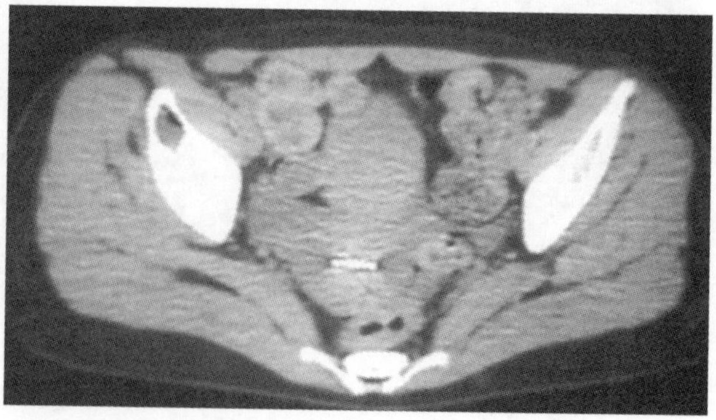

B

图 1-4-48 邻关节囊肿（三）

A：右髋 X 线正位片示髋臼外上缘类圆形透亮影，边缘硬化；B：CT 示髋臼前部囊状破坏，边缘硬化，病灶内侧见条状含气影。

2．骨巨细胞瘤　一般发生于骨骼发育成熟之后，肿瘤呈溶骨性破坏，膨胀多较明显，骨皮质变薄或被一薄层骨壳包绕，其内可见皂泡样改变，病变内无钙化，边缘无硬化。

3．退行性变所致的软骨下假囊肿　影像学表现与邻关节囊肿不易区分，一般退变性囊肿发生在关节应力部位，病变可为多发，常伴有关节间隙变窄和明显的骨质增生硬化改变。

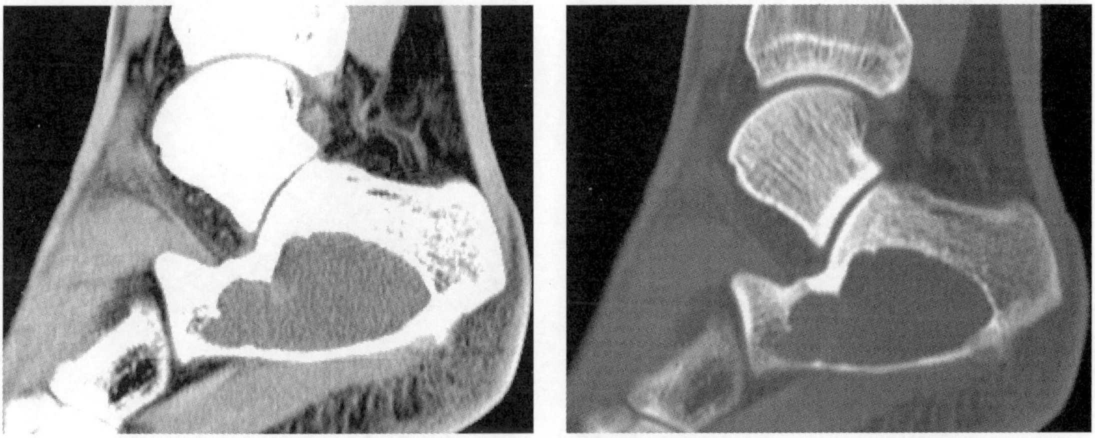

A　　B

图1-4-49　邻关节囊肿（四）

A、B：CT MPR矢状位重建软组织窗和骨窗示跟骨内大的囊状影（CT值为25.8Hu），稍膨胀，周围有薄的硬化缘。

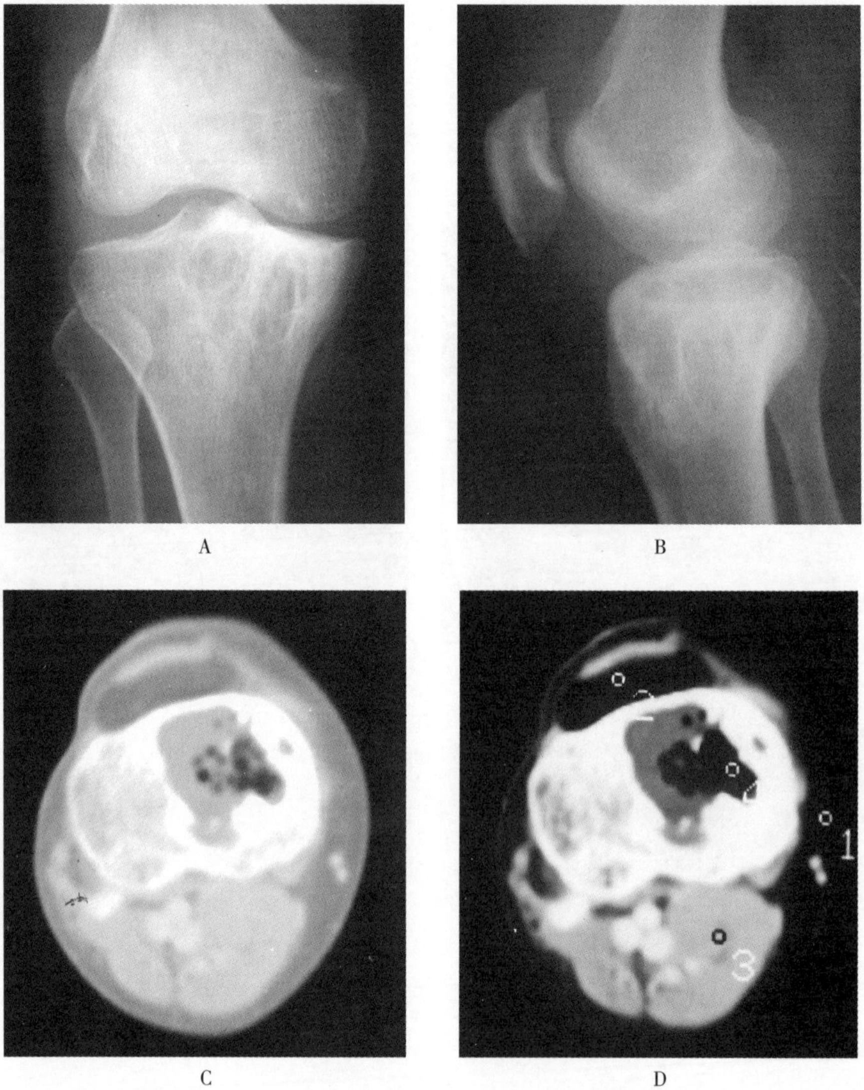

图 1-4-50 邻关节囊肿（五）

A、B：膝关节 X 线正侧位片示胫骨关节面下囊状透光区，伴硬化边和纵行骨嵴，髌骨关节面不规则硬化；C、D：CT 骨窗及增强扫描示胫骨关节面下伴硬化边和骨嵴的分叶状低密度区，内为软组织密度和气体，病灶无明显强化。

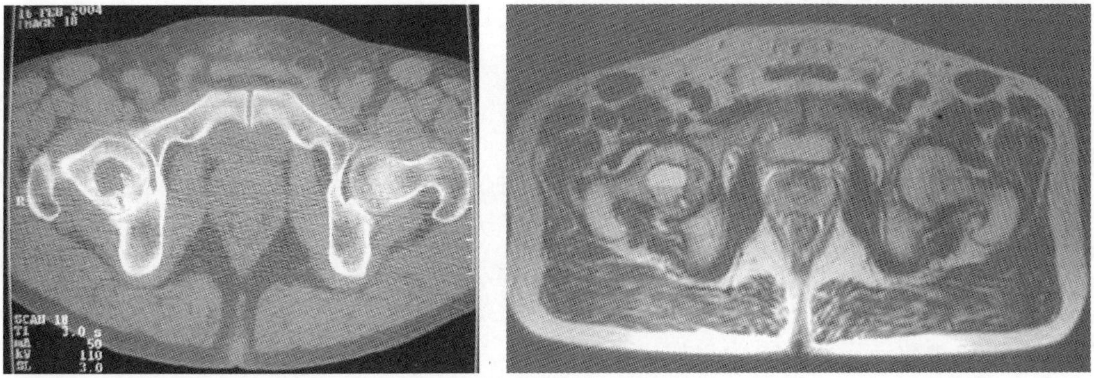

A B

图 1-4-51 邻关节囊肿（六）

A：CT 软组织窗示股骨头囊状影，密度低于肌肉；B：MRI 横轴位 T2WI 示股骨头囊肿内有液-液平，囊肿与关节间有一小通道。

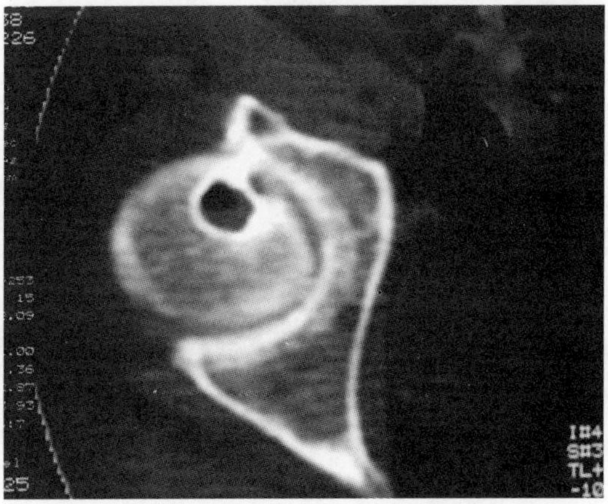

图 1-4-52 邻关节囊肿（七）

CT 骨窗示股骨头前方关节面下类圆形低密度区，伴高密度硬化边，内可见液气平面。

七、股骨颈滑膜疝

股骨颈滑膜疝（herniation pit of the femoral neck），也称股骨颈陷窝。发生部位多在股骨颈前上 1/4 头颈交界处，病变由骨胶原组织、新软骨和反应性新骨组成，其内可有液体存在。本病为成人病变，男性多于女性，多无症状，或可出现轻微髋痛。

（一）影像学表现

X 线表现为股骨颈圆形、卵圆形或分叶状透光影，边缘硬化。病变多可为单发，少数为多发，直径多为 1cm 左右，偶尔可见超过 2cm 者。CT 显示股骨颈前上 1/4 局限性皮质缺损，边缘光滑，环绕薄层硬化缘（图 1-4-53）。MRI T1WI 为低信号，T2WI 为高信号，周边有低信号环（图 1-4-54）。

（二）鉴别诊断

1. 股骨头缺血坏死　病变部位靠近股骨头时需与股骨头缺血坏死鉴别，特别是在 CT 轴位像上，发生于头颈交界部的滑膜疝可误认为股骨头病变，但滑膜疝通常位于前缘，呈开口样局限性皮质缺损，环绕纤细的硬化缘。

2. 骨囊肿　较大的滑膜疝因其内可有液体密度可误认为骨囊肿，但骨囊肿好发于儿童，病变位于髓腔，而不在边缘部位。

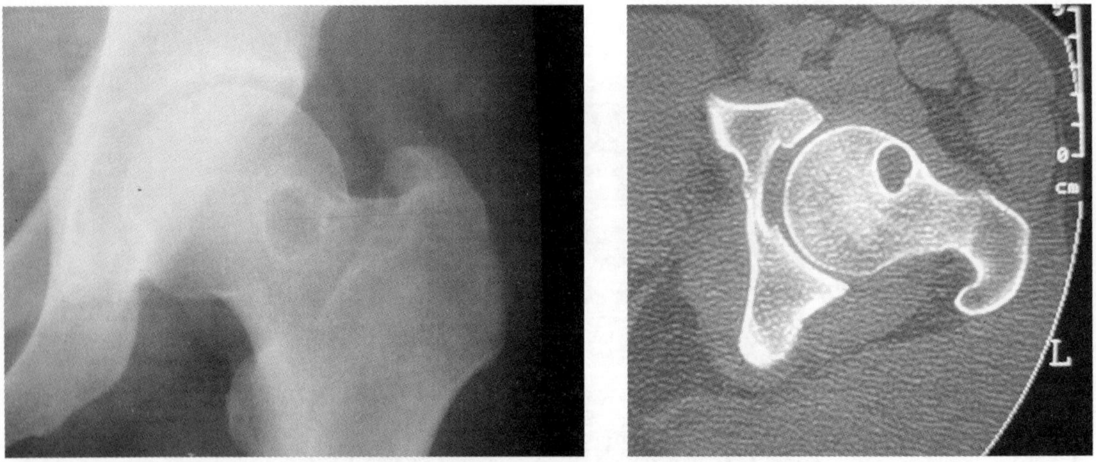

A　　B

图 1-4-53　股骨颈滑膜疝（一）

A：股骨颈圆形透光区，有薄层硬化缘；B：CT 示股骨颈前上 1/4 局限性骨质缺损，边缘光滑，环绕薄层硬化缘。

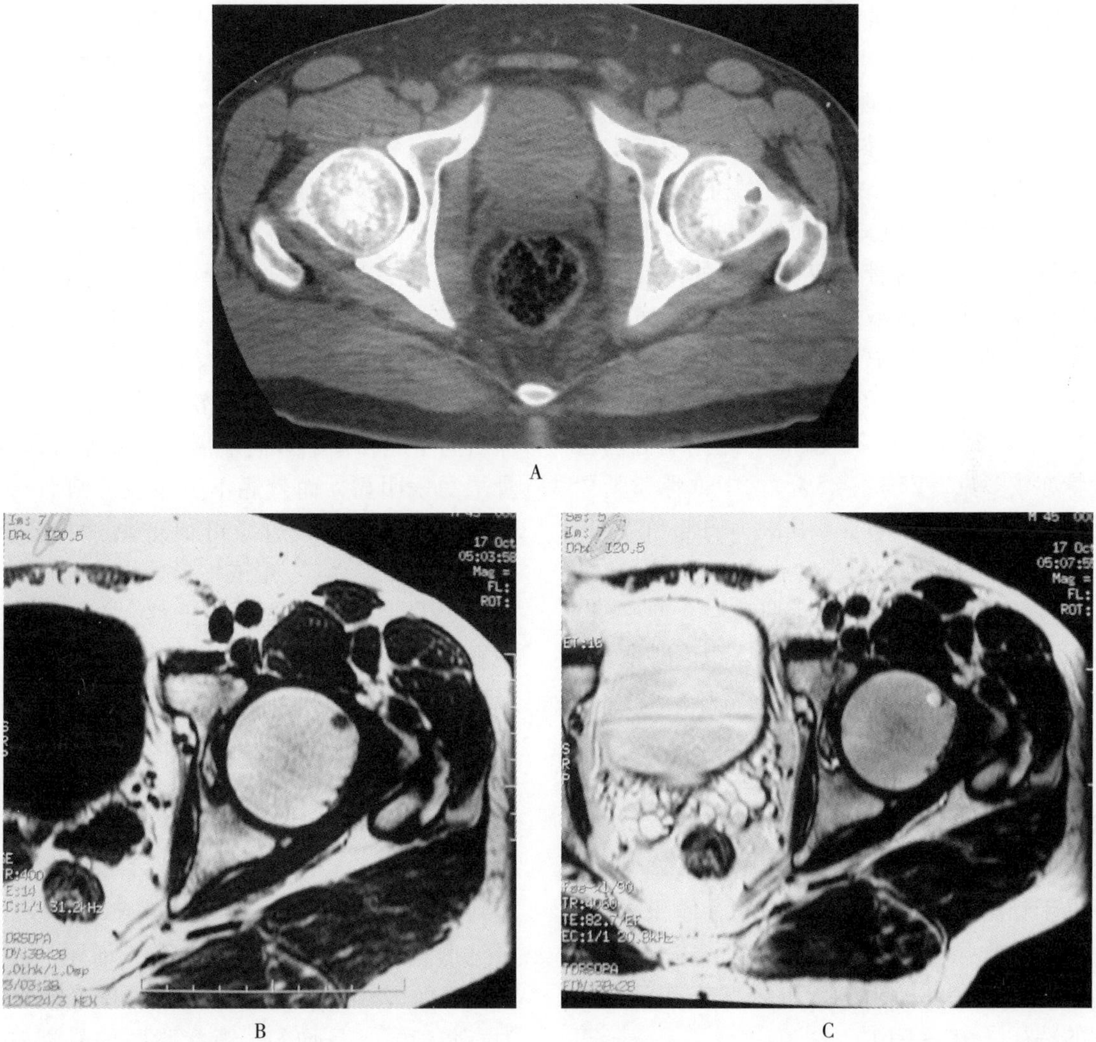

A

B　　C

图 1-4-54　股骨颈滑膜疝（二）

A：股骨颈前缘小圆形骨质缺损，边缘光滑；B、C：MRI SE T1WI 和 T2WI 示病灶呈长 T1、明显长 T2 水样信号；T2 高信号后外侧缘为低信号。

八、畸形性骨炎

畸形性骨炎（osteitis deformans），亦称 Paget 病。本病特点是受累骨的破骨和成骨机制紊乱，导致骨皮质明显增厚、松化，骨小梁粗大、紊乱，并逐渐出现骨骼变形的一种特殊骨病。病变有时活跃，有时静止，溶骨破坏和增生硬化交替出现。

本病多见于 40 ~ 70 岁的中老年人，男性多于女性。一般多骨受累。起病隐匿，发展慢，病程长。常见症状为局部疼痛和变形，如长管骨弯曲、脊柱驼背、头颅逐年增大。实验室检查碱性磷酸酶显著升高，有时可超出正常值的数倍甚至几十倍。

（一）影像学表现

1. X线、CT 本病的典型表现为骨皮质增厚、骨小梁增粗紊乱、骨膨大和变形。

全身骨骼均可受累，病变一旦发现时就可多骨侵犯。除盆骨可双侧受累外，其他部位的病变常为单侧或非对称性分布。病变主要累及中轴骨，其中骨盆30%～75%，骶骨30%～60%，脊柱30%～75%（尤以腰椎好发），颅骨25%～65%，长骨的近侧端特别是股骨亦较多见（25%～35%）。中轴骨和股骨近端异常占75%～80%。其次为肩部和膝部。10%～35%的病例为单骨发病。

本病分为海绵型、硬化型和混合型三型，海绵型最为常见。早期，病骨体积可略增大，骨小梁增粗，但排列走行仍正常。病变继续发展，骨小梁更为粗大，排列扭曲、紊乱，其间隙增宽，有大小不一的囊状透亮区或片状溶骨区，伴有骨皮质增厚、分层，受累骨外形增大（图1-4-55～57）。硬化型较少见，可见于骨盆和脊椎骨，表现为病骨体积增大、变形，骨质弥漫性硬化，骨小梁结构不清或消失（图1-4-58、60A）。混合型兼有上述两型的特征（图1-4-61）。

（1）颅骨 以额骨和枕骨最好发。早期破骨活动增加形成局限性骨密度减低区，边缘锐利，因内外板的受累不一致可形成双缘征。骨硬化改变可表现为棉球状，或广泛增厚尤其以额部最显著。颅骨内、外板表面可有骨性突起（图1-4-58、60）。

（2）脊椎 腰椎和骶椎最常受累。椎体和椎弓均可受累，以椎体更明显。骨小梁增粗，椎体密度增高。椎体周边硬化是本病的特点。有时椎体可表现为一致性的象牙质样硬化。椎体双凹或鱼椎样变形很常见。骶骨改变常伴骨盆受累，以溶骨改变更常见（图1-4-57、59、61）。

（3）骨盆 常为双侧非对称性发病，亦可广泛的累及一侧。病变常开始于骨盆内侧缘，表现骨小梁增厚。髂骨周边部硬化，中心可见透亮区。耻、坐骨受累常有骨增大，髋臼受累可导致髋内陷（图1-4-55A、57、62）。

（4）长骨 病变均从软骨下的骺区开始，然后向干骺和骨干方向发展。若发生在胫骨，骨干受累明显，而骨骺不受累及。溶骨区与正常骨界限清楚，边缘可似玻璃片样整齐，在骨干侧可呈“V”形或楔形边缘。随病变进展，“V”形边缘渐向骨干推移，在骺区则出现硬化，骨小梁增粗、骨皮质增厚和骨增大。最后，溶骨性病灶消失，表现为完全硬化。受累骨常增粗膨大和弯曲，股骨外侧弯，胫骨向前弯曲呈“军刀”样（图1-4-55B～F、62、63A）。

2. MRI MRI读片必须结合X线表现，否则会诊断很困难或误诊。非活动期，MRI所见形态学改变与X线相一致，增厚的皮质和增粗的骨小梁均为低信号。骨髓和囊状区为脂肪信号，且均匀。囊状脂肪信号周围绕以增厚和紊乱的低信号骨小梁，是本病的典型表现，可与骨折和肿瘤相鉴别。活动期，组织学上类似肉芽组织，MRI表现类似肿瘤或炎症，皮质增厚是本病的特点（图1-4-59，60B、C，63B～D）。

3. ECT 早期，核素骨扫描显像比X线平片敏感。静止期，骨显像不如X线敏感。表现受累骨增大变形，其全部或大部示放射性摄取增加，并分布均匀，病灶边界整齐，

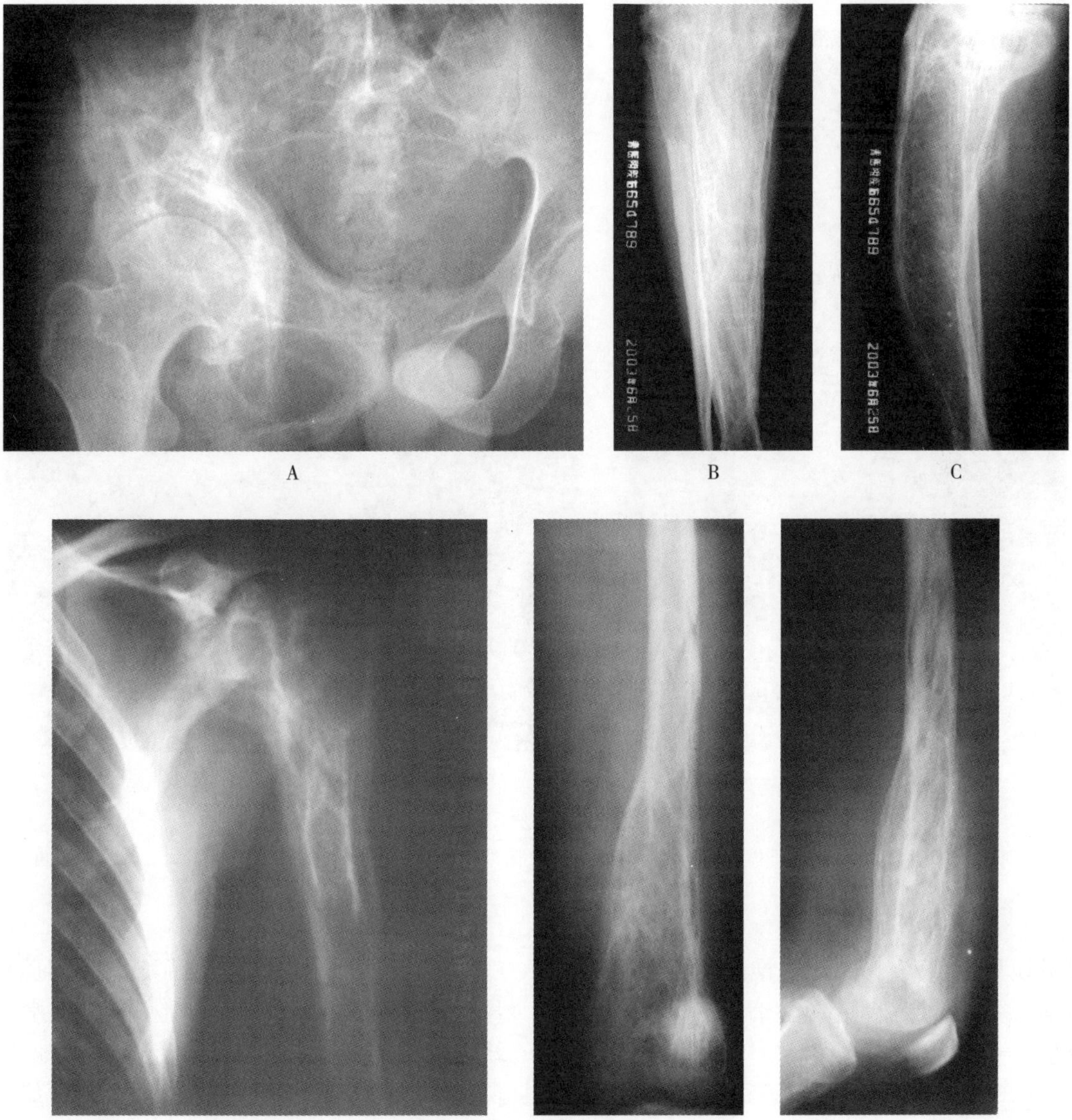

图 1-4-55　畸形性骨炎（一）

A：右髂、坐、耻骨膨大，骨小梁疏松、粗大、紊乱，髋臼变深，股骨头内陷；B、C：右胫腓骨骨干膨大，骨小梁疏松、粗大、紊乱，骨皮质增厚，呈分层改变；腓骨近端病变和正常交界处呈“V”形；D：左肱骨近端及骨干骨小梁疏松、紊乱，可见低密度区；骨皮质增厚，外缘膨大类似骨膜增生，内缘条状致密类似死骨；E、F：左股骨 X 线正侧位片示股骨向前弯曲，中下段外形增粗，皮质增厚分层，与相对正常部分交界处呈“V”字形，松质骨骨小梁稀疏粗大，皮松质骨和髓腔分界不清。

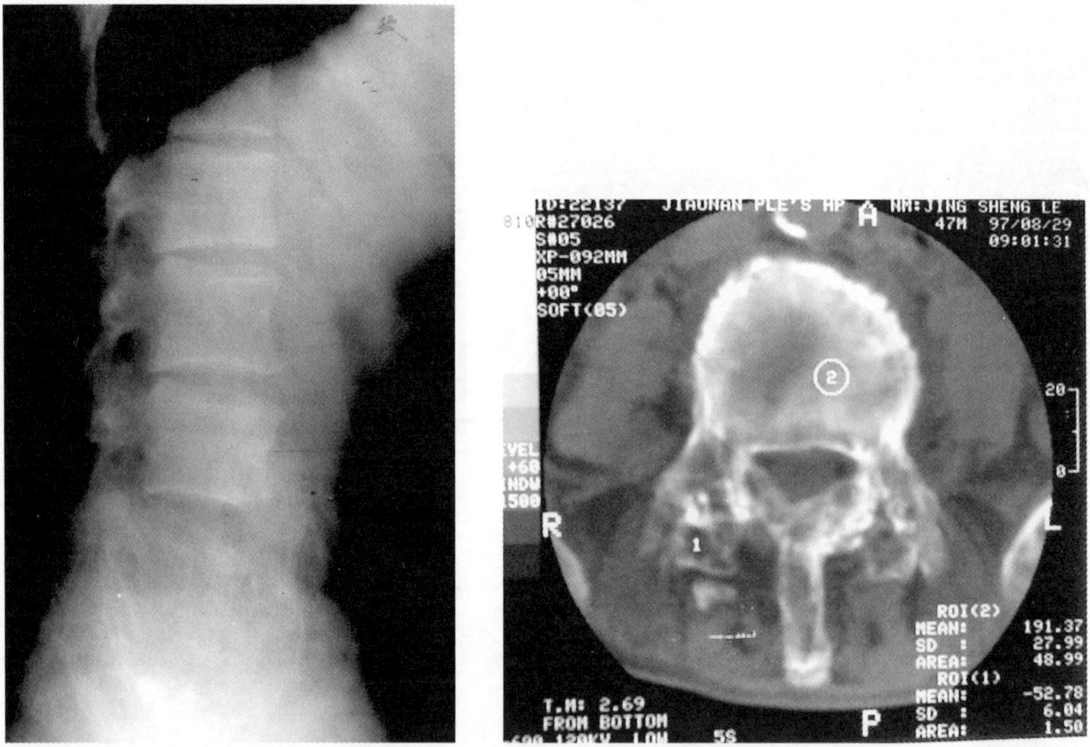

A　　　　　　　　B

图 1-4-56　畸形性骨炎（二）

A：腰椎 X 线侧位片示 L_5 椎体增大疏松；B：CT 示 L_5 附件骨质疏松，腰椎小关节突椎板均大，椎管呈三角状变形。

可见锐利的“V”形边缘。椎体病变可呈“小鼠面”征，对诊断畸形性骨炎有一定临床价值。

（二）鉴别诊断

本症表现多种多样，既有骨破坏又有骨硬化，因此需与有这两种表现的病变相鉴别：

1. 长骨　病变初期溶骨性表现诊断比较困难，但发生在长骨一端、境界锐利，且向骨干呈“V”形进展是畸形性骨炎的特点。在长期患者，广泛性硬化、骨小梁增粗和骨增大变形是典型特点，可与其他病变相鉴别。广泛性硬化应与骨转移瘤特别是前列腺癌、骨髓纤维化、氟骨、肥大细胞病、肾性骨病、纤维结构不良、骨硬化等相鉴别。其他的表现有助于鉴别，如肝脾肿大（骨髓纤维化、肥大细胞病）、韧带骨化（氟骨）、灶状硬化（肥大细胞病、结节硬化）、特征性的骨弯曲畸形和磨玻璃样骨密度（纤维结构不良）、软骨下和骨膜下骨吸收（肾性骨病）。

家族性特发性高磷酸脂血症表现与畸形性骨炎相似，但发生在儿童、家族性、骨骺不受累及。

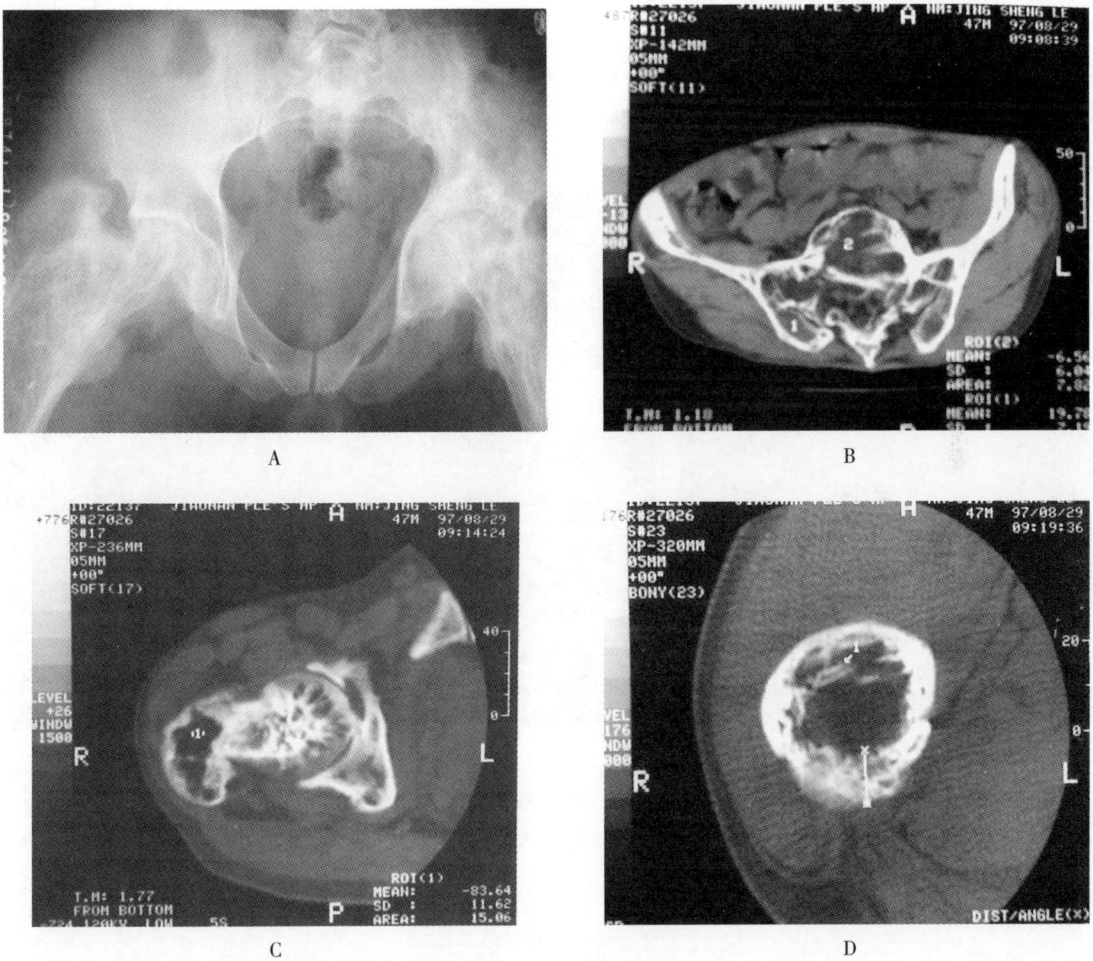

图 1-4-57　畸形性骨炎（三）

A：双侧股骨、左侧髋骨受累，骨盆变形，左侧髋臼内陷，髋臼底明显变薄；B：骨盆 CT 示双侧骶髂关节间隙大部分消失，骨小梁通过。骶椎椎体内可见低密度带；C、D：右髋、股骨 CT 示右侧股骨头、颈及粗隆间松质骨内骨小梁稀疏，出现较大的无小梁窦隙。残存骨小梁粗大，排列紊乱。骨皮质松化的间隙、松质骨内扩大窦隙及髓腔内呈脂肪密度，CT 值为 -84 ~ -100Hu。

2. 颅骨　增生表现应与额骨内板增生、纤维结构不良、贫血、骨转移瘤等相鉴别。额骨骨板增生主要发生在女性，呈缓慢进行性改变。纤维结构不良多为颅骨局灶性受累，面部有特征性改变。镰状细胞贫血，珠蛋白生成障碍性贫血亦可引起颅骨增厚、外板放射状骨小梁改变（短发状），但颅底不受累。

3. 椎体硬化　椎体周边硬化或镜框（画框）状椎体是畸形性骨炎的典型特点，不同于椎体血管瘤的垂直增粗骨小梁和肾性骨病椎体的“橄榄球衫征”。整个椎体象牙质骨硬化可类似转移瘤、淋巴瘤，鉴别常很困难。如果椎体增大、椎弓间距增宽，常提示为畸形性骨炎。椎体双凹或鱼椎样变形可见于代谢异常，如骨软化、甲旁亢和骨疏松，临床和其他 X 线表现可资鉴别。

4. 骨盆异常　骨盆硬化改变可类似成骨性转移。非对称性或单侧受累，骨小梁明显和受累骨增大是畸形性骨炎的特点。

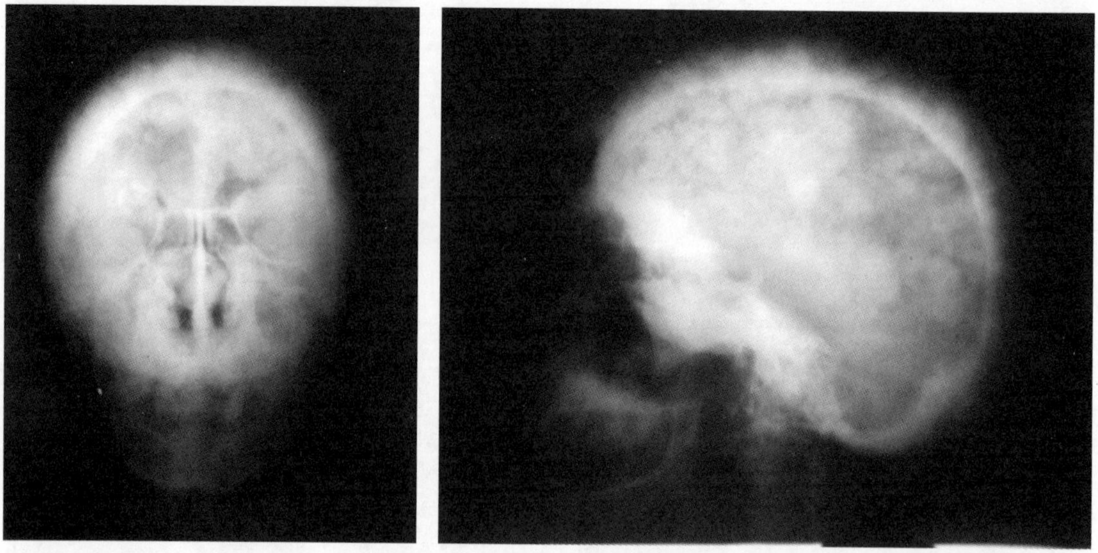

A　　　　B

图 1-4-58　畸形性骨炎（四）

A、B：颅骨 X 线正侧位片示全颅顶和颅底骨及硬腭明显增厚，并呈棉团状和结节状致密硬化，颅内外板和板障分界不清。

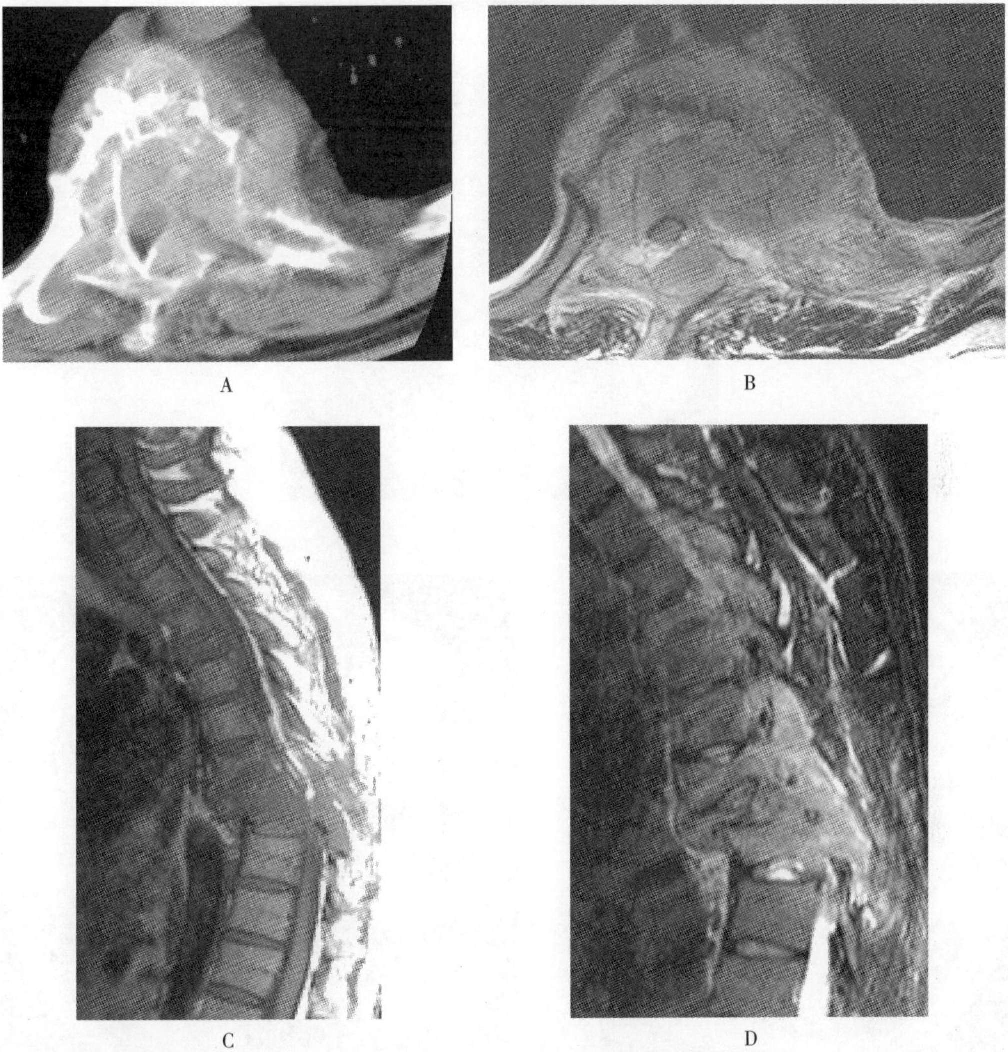

图 1-4-59 畸形性骨炎（五）

A：CT 轴位示椎体、椎弓及左侧肋骨明显膨大，内见紊乱骨小梁间隔，实质呈稍高密度，部分皮质明显膨胀；B～D：MRI T2WI、T1WI 和 T2WI 脂肪抑制示多个胸椎受累，呈长 T1、稍长 T2 实质信号，椎体及椎弓变扁向周围膨大，椎间盘仍存在。

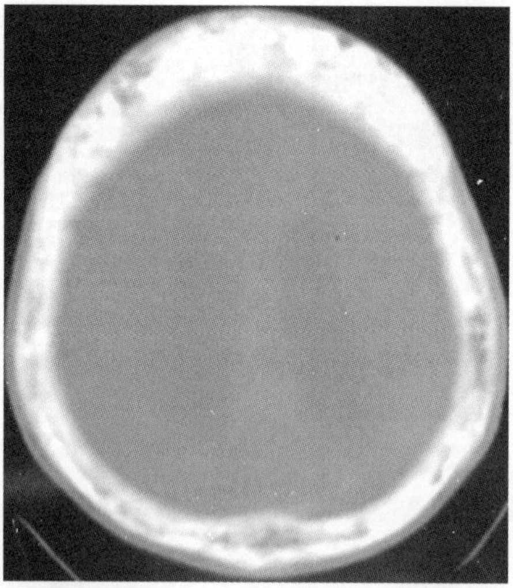

A

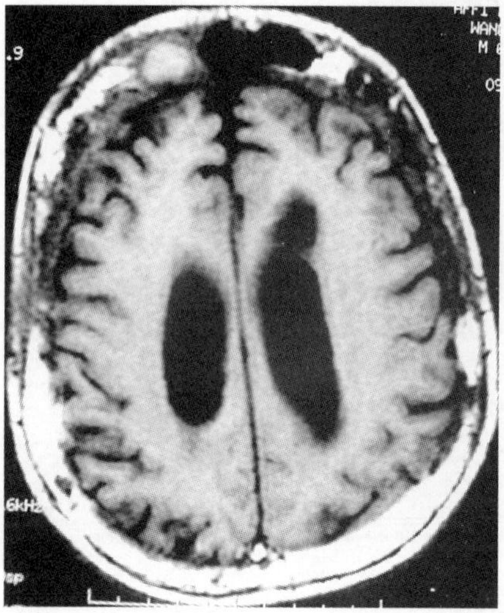

B

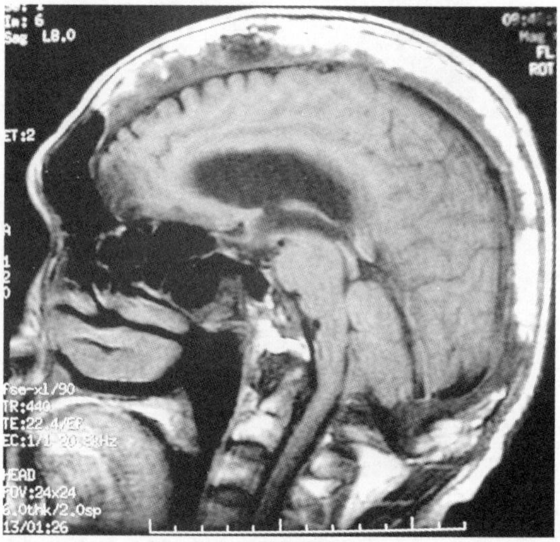

C

图 1-4-60 畸形性骨炎（六）

A：CT 骨窗示颅板广泛性增厚，内外板和板障均增厚或分界不清，呈斑片、斑点状不同程度的高密度硬化，部分混杂以软组织密度区；B：MRI 横轴位 SE T1WI 示增厚的颅板呈长 T1、略长 T2 信号和短 T1、长 T2 脂肪信号；C：MRI 矢状位 SE T1WI 示齿突上移，颅底凹陷，脑干和小脑受压变形。

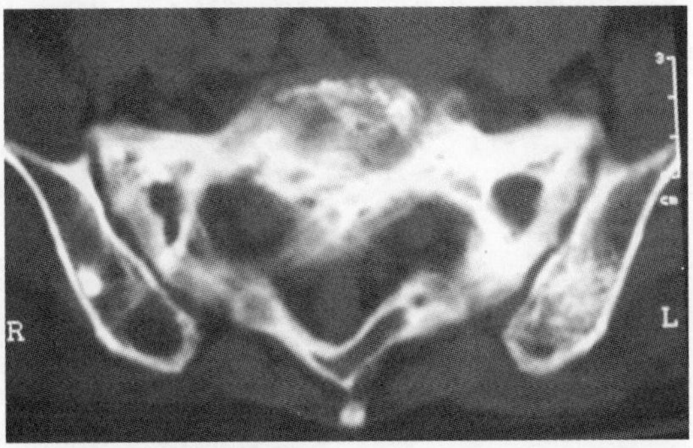

图 1-4-61　畸形性骨炎（七）

CT 骨窗示骶骨骨体膨大，内有束带状高密度硬化。

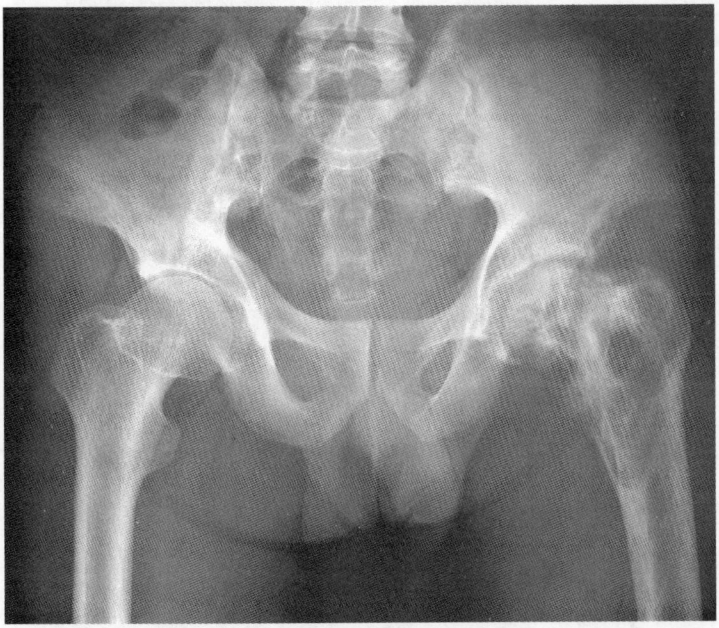

A

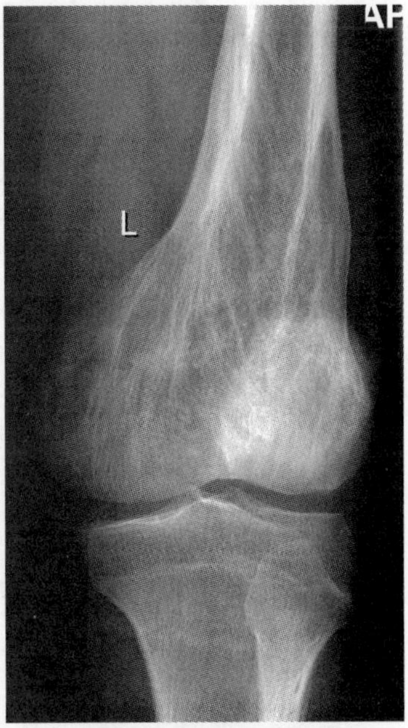

B

图 1-4-62　畸形性骨炎（八）

A、B：左侧股骨近端膨大、骨小梁增粗、紊乱，皮质松质化，病变内有大的囊状透亮区，双侧髂骨翼亦有粗大的骨纹；远端于正常交界处见“V”形征。

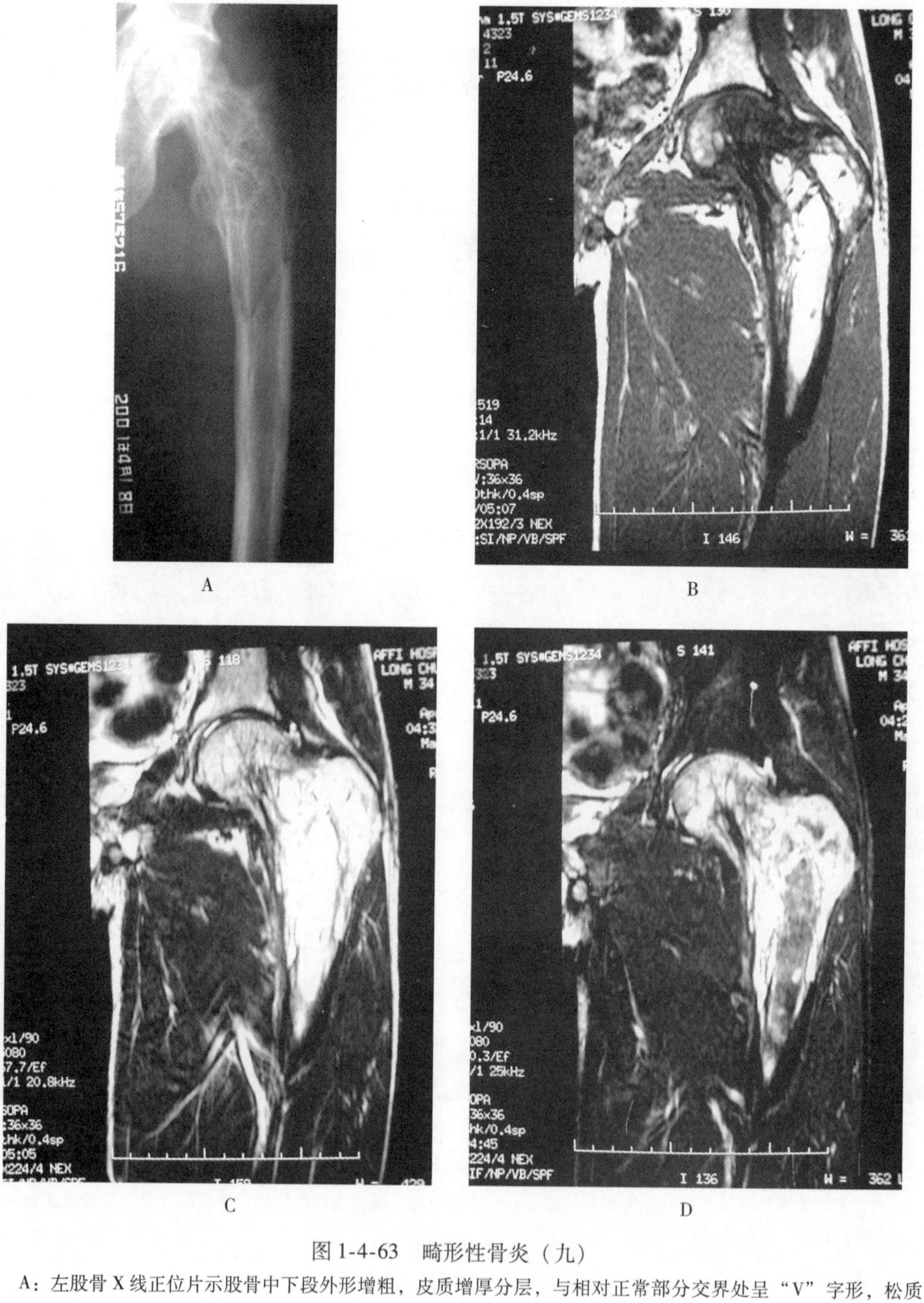

图 1-4-63　畸形性骨炎（九）

A：左股骨 X 线正位片示股骨中下段外形增粗，皮质增厚分层，与相对正常部分交界处呈“V”字形，松质骨骨小梁稀疏粗大，皮松质骨和髓腔分界不清，髋内翻；B ~ D：股骨 T1 加权像、T2 加权像、T2 加权脂肪抑制像示病变区呈长 T1、略长 T2 信号和短 T1、长 T2 脂肪信号，伴有粗大骨纹形成的低信号线。

九、纤维性骨皮质缺损

纤维性骨皮质缺损（fibrous cortical defect of bone）系局部骨外膜化骨障碍，纤维组织增生和充填，而导致的一种骨皮质的非肿瘤性纤维性缺损。好发年龄为 4～8 岁。一般无明显症状、体征，多因外伤就诊摄片而发现。少数有局部间歇性钝痛及压痛。本病通常随骨骼发育自行愈合，多数在 14 岁后消失。

（一）影像学表现

发病部位以股骨下干骺端最多，占 81.8%～90%。其次为胫骨上、下干骺端。大多为单发，亦可单骨多发或多骨多发。缺损多在距骺线/骺板的 3cm 以内。

X 线上，缺损呈椭圆形或类圆形，长轴与骨干长轴一致，最大径线 0.6～5.1cm，边缘环以宽 1～3mm 硬化线（图 1-4-64～67）。切线位缺损表现为骨皮质内凹向髓腔的局限性低密度影。缺损内可有纵行骨性分隔，一般 1～2 条。CT 上，病变部位骨皮质呈杯口状或碟状缺损，缺损深度 0.2～9cm，与髓腔之间有硬化线分隔。缺损表面无骨壳。病灶内 CT 值为 37～85Hu，平均 64Hu。后缘可见肌肉影与之相连（图 1-4-65、66），股骨远端骨皮质缺损相当于大收肌浅部或腓肠肌内侧头附着处；胫骨近端的缺损则位于比目鱼肌起点或腘肌止点。

（二）鉴别诊断

1. 干骺端结核　多见于干骺端松质骨内，常累及骺板。病灶内可有砂粒状死骨。

2. 骨内腱鞘（邻关节）囊肿　X 线平片正面观病灶呈类圆形低密度影，边缘有环状硬化带；侧位无杯口样或碟形皮质缺损。CT 可清晰显示病灶凸入松质骨内，口部狭小（图 1-4-68）。

3. 皮质型非骨化性纤维瘤　①发病部位不同：纤维性骨皮质缺损发病部位以股骨下干骺端最高，占 81.8%～90%。病灶多位于后部内 1/3 骨皮质内，可双侧对称发病。非骨

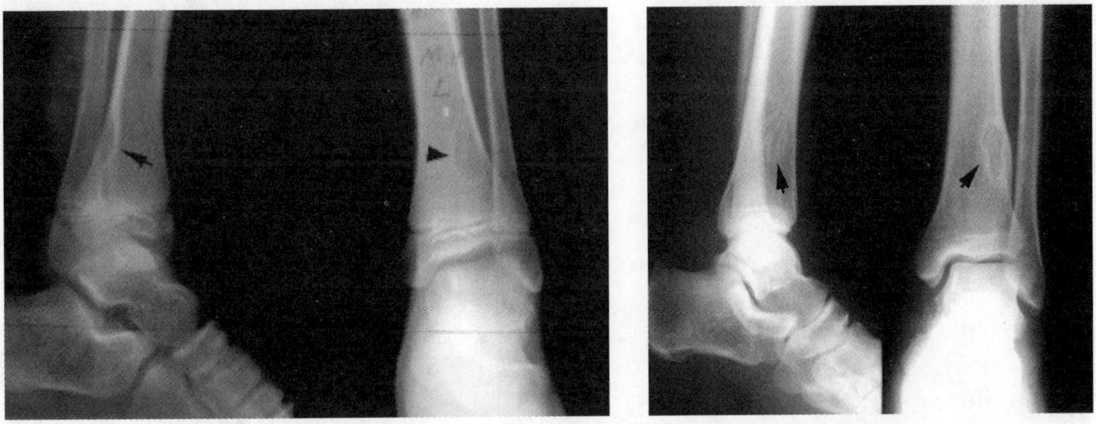

A　　　　B

图 1-4-64　纤维性骨皮质缺损（一）

A：男，11 岁。1985 年 3 月因左下肢外伤就诊。左胫骨下干骺端有一 18mm×23mm 大小的卵圆形低密度影，边缘见硬化线；B：与上图为同一病例。2000 年 8 月（15 年后）复查，病灶仍存在。边缘硬化线增宽，病灶内出现骨性间隔（箭头）。

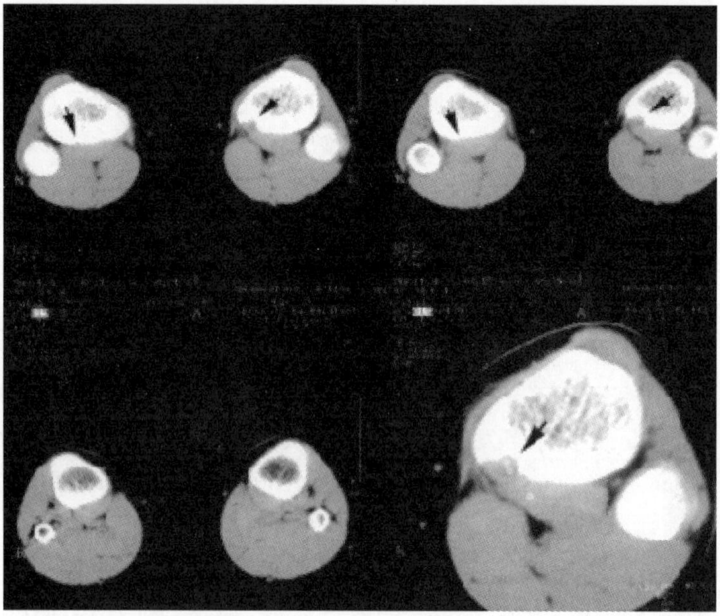

图 1-4-65 纤维性骨皮质缺损（二）

CT 示双胫骨上干骺端各有一半圆形骨皮质缺损，后缘有肌肉附着。

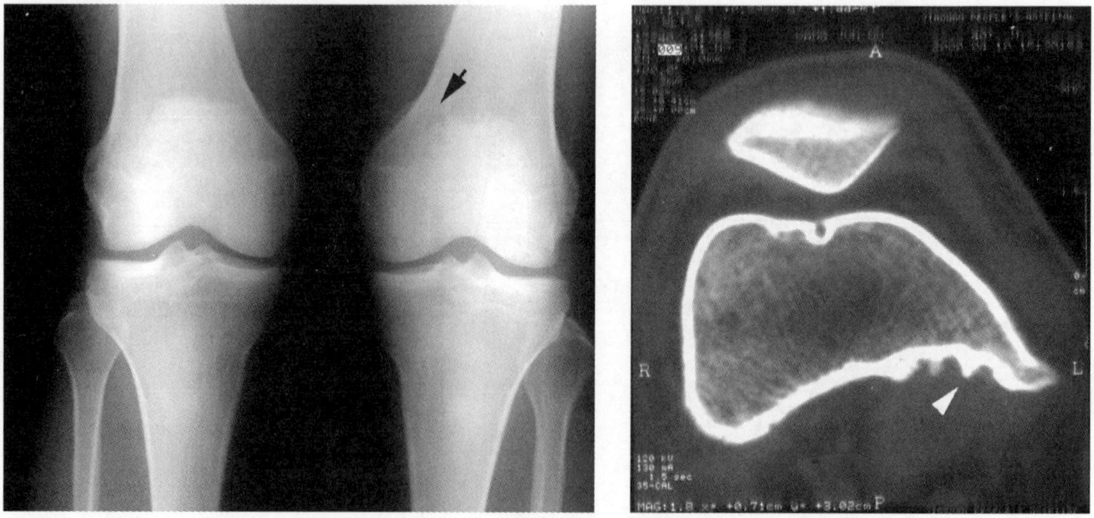

A B

图 1-4-66 纤维性骨皮质缺损（三）

A：左股骨后内侧骨皮质见有低密度影，内有骨性间隔；B：缺损底部硬化线凸起的骨嵴呈“笔架征”。

化性纤维瘤最常见于长骨骨干，以胫骨为多，病灶常位于骨干前侧骨皮质，少见双侧发病；②病灶形态：非骨化性纤维瘤表现为单房或多房囊状透光区，肿瘤区骨皮质多向外膨胀，表面可见完整/不完整骨壳（骨皮质）。纤维性骨皮质缺损无分房，且表面无骨壳；③病程及预后：动态观察，前者可逐渐增大，突向骨髓腔（图 1-4-69）；而纤维性骨皮质缺损可自愈、消失。

4．生理性切迹：见于两并行长管骨相邻关节处。主要见于胫骨的下胫腓关节处。踝关节内旋 10°位，可清楚显示胫骨切迹向下延续至关节面（图 1-4-70）。CT 扫描局部无骨皮质内缺损、凹陷。

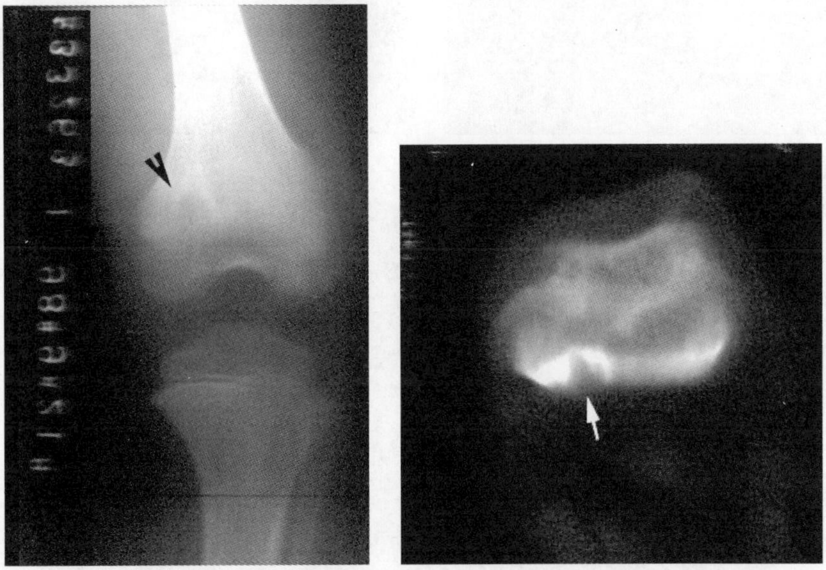

A　　B

图 1-4-67　纤维性骨皮质缺损（四）

A、B：X 线平片、CT 示左股骨下干骺端内后侧见一骨皮质缺损灶，边缘有硬化线。

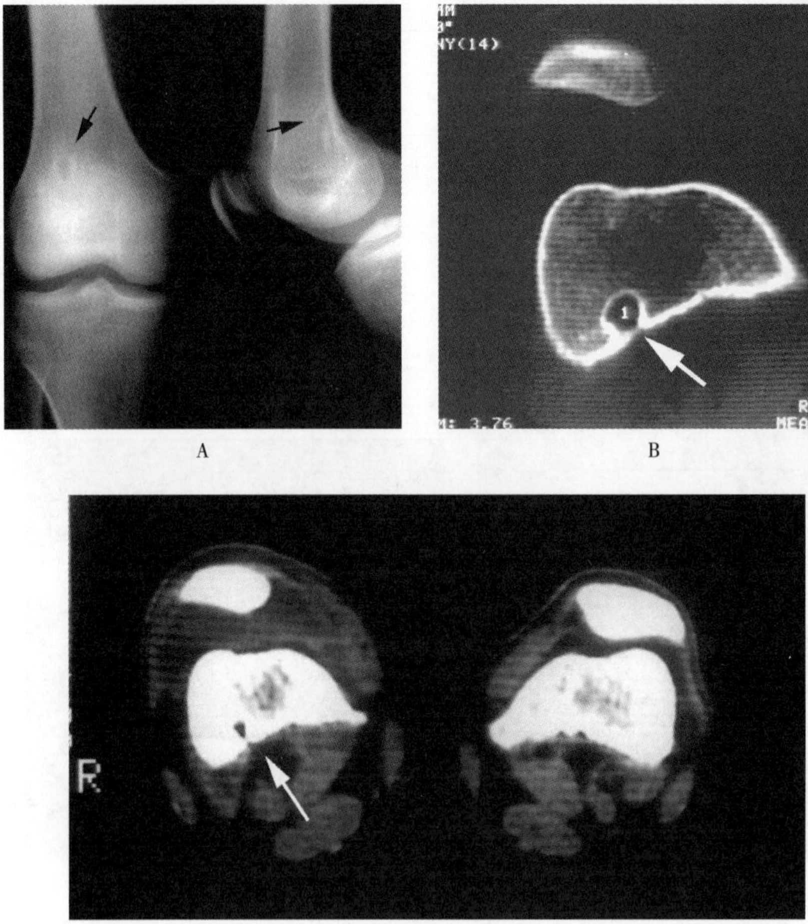

A B

C

图 1-4-68 骨内腱鞘囊肿

A：X 线平片示股骨内后部卵圆形低密度影，有硬化边缘，酷似纤维性骨皮质缺损；B、C：CT 见一狭窄颈部，病灶 CT 值 24Hu。

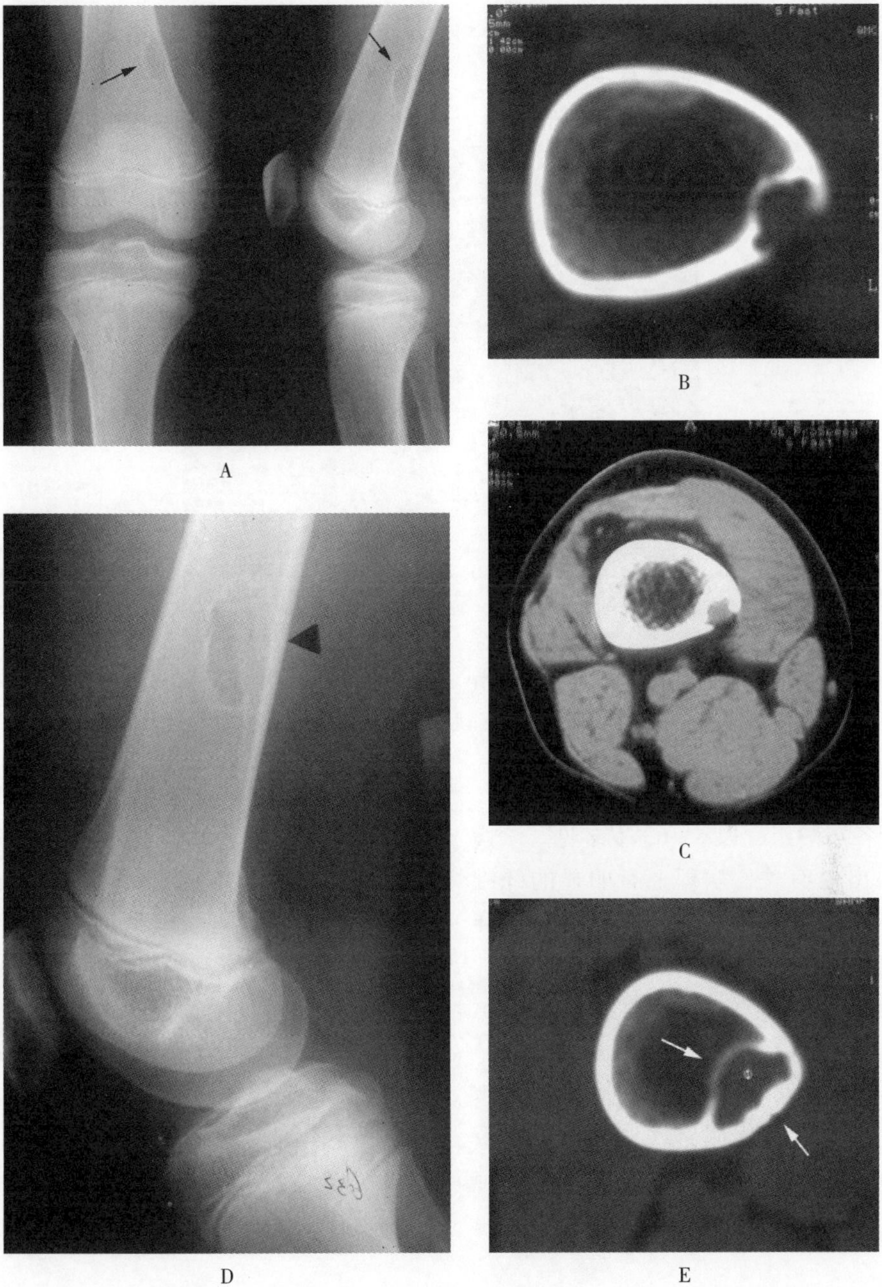

图 1-4-69　非骨化性纤维瘤

A：病灶距右股骨下干骺端 >4cm，X 线侧位片不能确定病灶表面无骨壳；B：CT 轴面图像病灶表面无完整骨壳，骨皮质向内延伸；C：CT 软组织窗示病灶后缘无肌肉附着；D：与上图为同一病例，25 个月后复查，病灶增大，病灶-骺板距增至 6cm，即“迁徙征”；E：与上图为同一病例，病灶表面有完整骨壳形成；病灶-髓腔之间仍有骨皮质密度间隔。

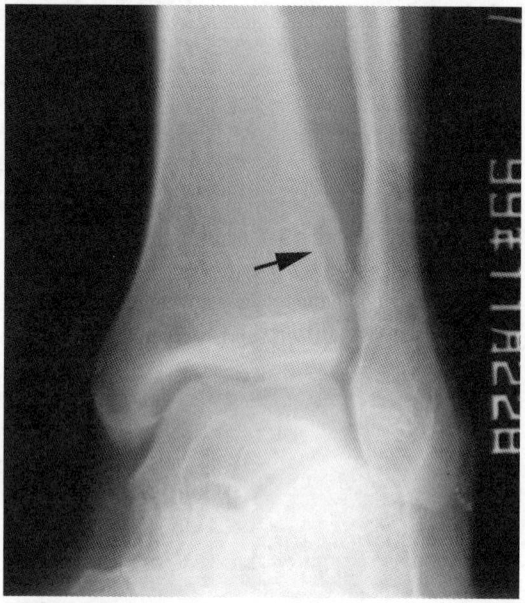

图 1-4-70 生理性切迹

踝关节 X 线正位片示胫骨下胫腓关节面生理性切迹（箭头）。

十、巨细胞修复性肉芽肿

可见于各年龄组，以 6 ~ 63 岁多见。该病可能与骨内出血有关，病理上有明显的纤维基质，巨细胞位于出血灶周围，亦可有骨样基质。组织改变亦可类似非骨化性纤维瘤。

颌骨最常见，次为手足短管骨，也见于腕和跗骨，长骨很少见。

病变累及干骺端、骨干，呈囊状或膨胀性溶骨破坏，中心性扩展或偏向一侧，周边模糊或有薄的硬化缘，病变内可见小梁状结构，但很少有钙化或骨化。骨皮质可膨胀变薄，但很少侵袭改变，骨膜反应少见。MRI 上表现为等 T1WI，不均匀长 T2WI 信号（图 1-4-71）。表现可类似巨细胞瘤、ABC、内生软骨瘤、棕色瘤，发生在常见部位时应想到本病。

多数病灶呈边界清楚的溶骨性破坏，骨皮质膨胀变薄，边缘无明显硬化，少数可见病灶内含有磨玻璃样密度。

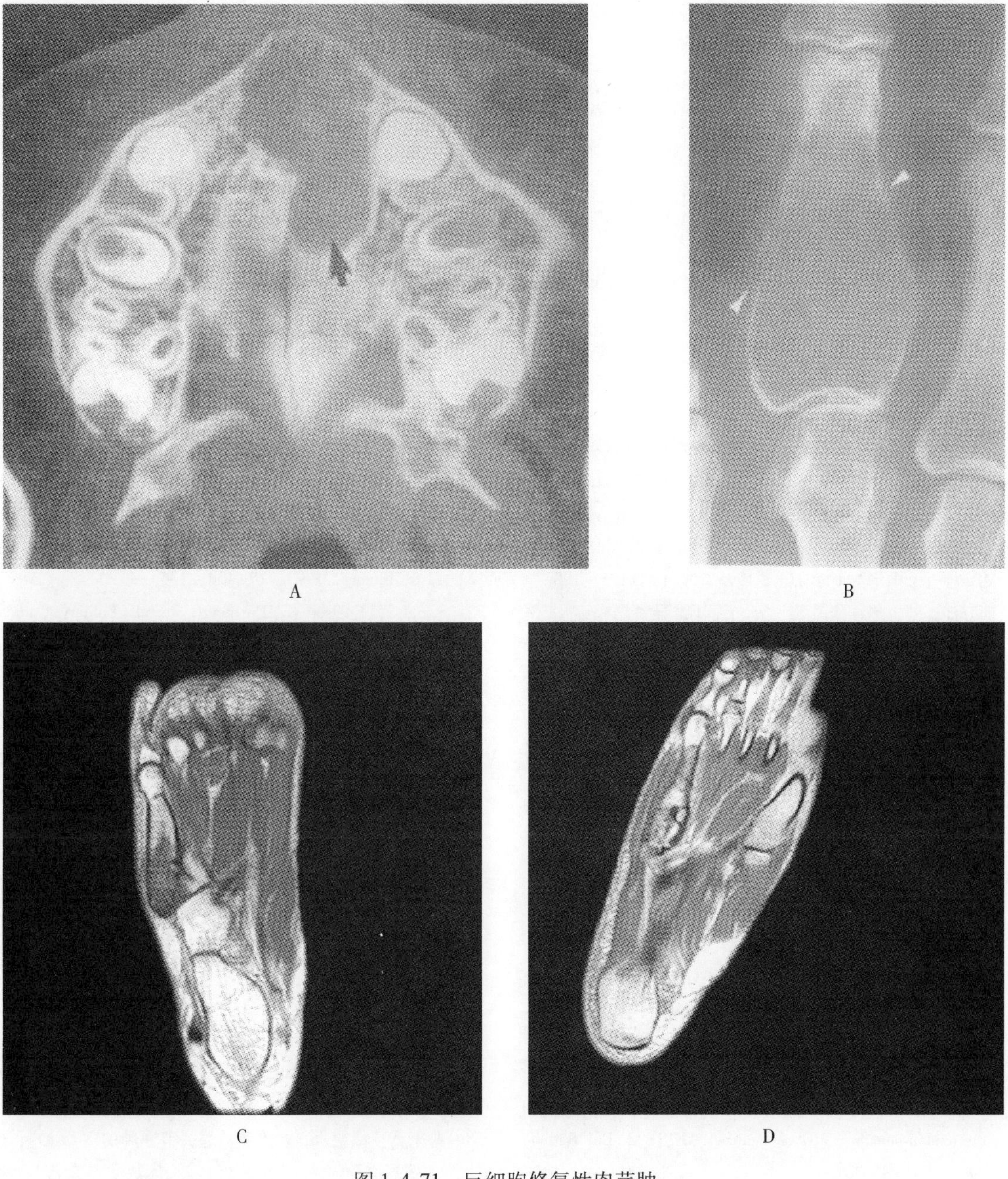

图 1-4-71　巨细胞修复性肉芽肿

A：CT 示上颌骨囊状破坏，病变内未见高密度影；B：指骨囊状膨胀性破坏，密度均匀，周边无硬化；C、D：MRI T1WI、T2WI 示第五跖骨中心性扩展性病变，T1 呈等信号，T2 不均匀高信号。

（田　军　刘红光　孟繁禄　李传亭）

参 考 文 献

1. 吴恩惠总主编. 中华影像医学. 王云钊主编. 骨肌系统卷. 北京：人民卫生出版社，2003.
2. 曹来宾主编. 实用骨关节影像诊断学. 济南：山东科学技术出版社，1998.
3. 江浩主编. 骨与关节 MRI. 上海：上海科学技术出版社，1999.
4. 徐爱德，徐文坚，刘吉华主编. 骨关节 CT 和 MRI 诊断学. 济南：山东科学技术出版社，2002.
5. 曹来宾，徐爱德，徐德永，等. 骨纤维异常增殖症（200 例临床 X 线分析）. 中华医学杂志，1975，55（9）：655－658.
6. 孟俊非，肖官惠，黄兆民，等. 动脉瘤样骨囊肿的平片与 CT 影像研究. 中华放射学杂志，1992，26（2）：102－105.
7. 孟俊非，陈应明，黄兆民，等. 骨肿瘤和肿瘤样病变的 MRI 检查. 中华放射学杂志，1995，29（2）：195－198.
8. 郁万江，刘吉华，徐爱德，等. 骨纤维异常增殖症 18 例 CT 分析. 医学影像学杂志，1996，6（3）：129－132.
9. 齐俊宏，妖健，刘志刚. 畸形性骨炎的影像学诊断. 国外医学：临床放射学分册，1998，21（6）：342－343.
10. 徐德永，曹来宾，徐爱德，等. 动脉瘤样骨囊肿 91 例分析. 中华放射学杂志，1988，22（1）：5－10.
11. 郭燕，黄兆民. 动脉瘤样骨囊肿的影像学诊断及治疗方法. 中华医学杂志，1996，76（9）：676－679.
12. Jelinek JS，Kransdorf MJ，Shmookler BM，et al. MR imaging of giant cell tumor of tendon sheath. AJR，1994，162：919－922.
13. Karasick D，Karasick S. Giant cell tumor of tendon sheath：spectrum of radiographic findings. Skeletal Radiol，1992，12：219－224.
14. De Beuckeleer L，De Schepper A，De Belder F，et al. Magnetic resonance imaging of localized giant cell tumour of the tendon sheath（MRI of localized GETTS）. Eur Radiol，1997，7：198－201.
15. Bonakdarpour A，Levy WM，Aegerter E. Primary and secondary aneurysmal bone cyst，a study of 25 cases. Radiology，1978，126：75－83.
16. Helwig U，Lang S，Bzczynski M，et al. The intraosseous ganglion. A clinical-pathological report on 42 cases. Arch Orthop Trauma Surg，1994，114（1）：14－17.
17. Tanaka H，Araki Y，Yamamoto H，et al. The intraosseous ganglion. Skeletal Radiol，1995，24（2）：155－157.
18. Blackwell JB，McCarthy SW，Xipell JM，et al. Osteofibrous dysplasia of the tibia and fibula. Pathology，1988，20：227－233.
19. Dominguez R，Saucedo J，Fenstermacher M. MRI findings in osteofibrous dysplasia. Magn Reson Imaging，1989，7：567－570.
20. Renier JC，Leroy E，Audran M. The initial site of bone lesions in Paget's disease. A review of two hundred cases. Rev Rhum Engl Ed，1996，63：823－829.
21. Burr BA，Resnick D，Syklawer R，et al. Fluid-fluid levels in a unicameral bone cyst：CT and MR findings. J Comput Assist Tomogr，1993，17：134－136.
22. Struhl S，Edelson C，Pritzker H，et al. Solitary（unicameral）bone cyst. The fallen fragment sign revisited. Skeletal Radiol，1989，18：261－265.
23. Lemens JAM，Huynen CHJN，van Horn JR，et al. MR imaging of a cystic lesion of the bone. A case report. ROFO，1985，143：362.
24. Munk PL，Helms CA，Holt RG，et al. MR imaging of aneurismal bone cysts. AJR，1989，153：99－101.
25. Pierre Revel M，Vanil D，Sigal R，et al. Aneurysmal bone cysts of the jaws：CT and MR findings. J Comput Assist Tomogr，1992，16：84－86.
26. 龚向阳，章伟敏，严世贵. 骨内腱鞘囊肿的 X 线，CT 诊断. 中华放射学杂志，2002，36：1124－1126.
27. Grey AC，Mangham DC，Davies AM，et al. Fluid-fluid level in an intraosseous ganglion. Skeletal Radiol，1997，26：667－670.
28. 曹来宾，徐德永，徐爱德. 邻关节囊肿的 X 线诊断（附 15 例报道及国内 22 例分析）. 临床放射学杂志，1988，7：135－137.
29. 田军，孙红星，李国岩，等. 邻关节囊肿的影像学诊断（附12例报告），医学影像学杂志，2004，14：831－832.
30. Juseph M. Paget's disease of bone：review with emphasis on

radiologic features, Part 1 Skeletal Radiology, 1995, 24 (1):163－171.

31. Araki Y, Tanaka H, Yamamoto T, et al. MRI of fibrous cortical defect of the femur. Radiat Medi, 1994, 12 : 93－98.

32. Gong You-ruo. Fibrous cortical defect. Radiologic analysis of 6 cases. Chin Med J (Engl), 1989, 102:868－871.

33. 刘红光，曹庆选，卢明花，等. 纤维性骨皮质缺损的X线、CT表现和随访研究. 中华放射学杂志，2002，36：629－633.

第五章

骨 感 染

一、化脓性骨髓炎

化脓性骨髓炎（purulent osteomyelitis）常见病因是化脓球菌通过血行进入骨髓而引起，也可因邻近软组织的感染扩延至骨髓，或外伤性骨折后细菌直接侵及骨髓所致。所谓骨髓炎实际是一种累及骨髓、骨质和骨膜的全骨炎，其临床表现与影像学表现复杂多样，发病类型与致病菌的毒力强弱、患者年龄和机体抵抗力大小及治疗措施等因素密切相关。骨组织结构在生长发育时期和成人各有不同，骨髓炎的病理过程也有差异，按年龄一般分三型：婴儿型、儿童型和成人型。

1. 婴儿型（0～1 岁）　与儿童型发病基本相似，但骺板有血管通过、骨皮质较薄和骨膜附着较松，因而病变易侵及骨骺和关节，也易穿透骨皮质形成骨膜下脓肿。因骨膜血管很丰富，骨包壳可完全与皮质骨融合，骨组织可很快痊愈，很少遗留骨髓炎的痕迹。

2. 儿童型（1～16 岁）　发病大多在长骨的干骺端，以膝关节特别是股骨远端最常见。炎症易于迅速向骨干方向蔓延，波及病骨大部或整个骨干。骺板软骨对化脓性感染有一定的屏障作用，故感染一般不穿过骺板而侵入骨骺及关节。儿童时期骨膜易被抬起，因而易形成皮质死骨。

3. 成人型（＞16 岁）　病变较局限，多以增生硬化为主，破坏较轻。成人骨皮质较厚，骨膜附着紧密，故病变多局限在髓腔内扩延，广泛的骨膜反应较少，大的死骨也少见，但易穿破骨膜形成软组织脓肿。

（一）急性骨髓炎

多数发病突然，高热、寒战，患肢剧痛、拒动、有压痛，白细胞计数增高。若局部形成软组织脓肿，疼痛可减轻，触之有波动感，穿刺可吸出脓液。成人骨髓炎症状多较轻，体温升高不明显，白细胞数可仅轻度升高。病理上，急性期骨髓腔和周围软组织广泛充血和水肿，骨质以破坏为主，并形成脓肿和死骨。随病程进展，出现不同程度的反应性松质骨硬化和骨内、外膜增生。

1. X 线、CT　在发病 3 天之内，最先出现的征象是在干骺区深部软组织肿胀，表现为骨表面透亮间隙的移位，继而肌肉肿胀和软组织间隙模糊。先累及深部软组织，然后侵及更多的肌肉组织和皮下组织。感染早期松质骨的小巢状破坏在 X 线上常难以发现（图 1-5-1A、2A、3A）。1～2 周后，X 线片上可见小斑片或虫蚀状骨质破坏，范围逐渐扩

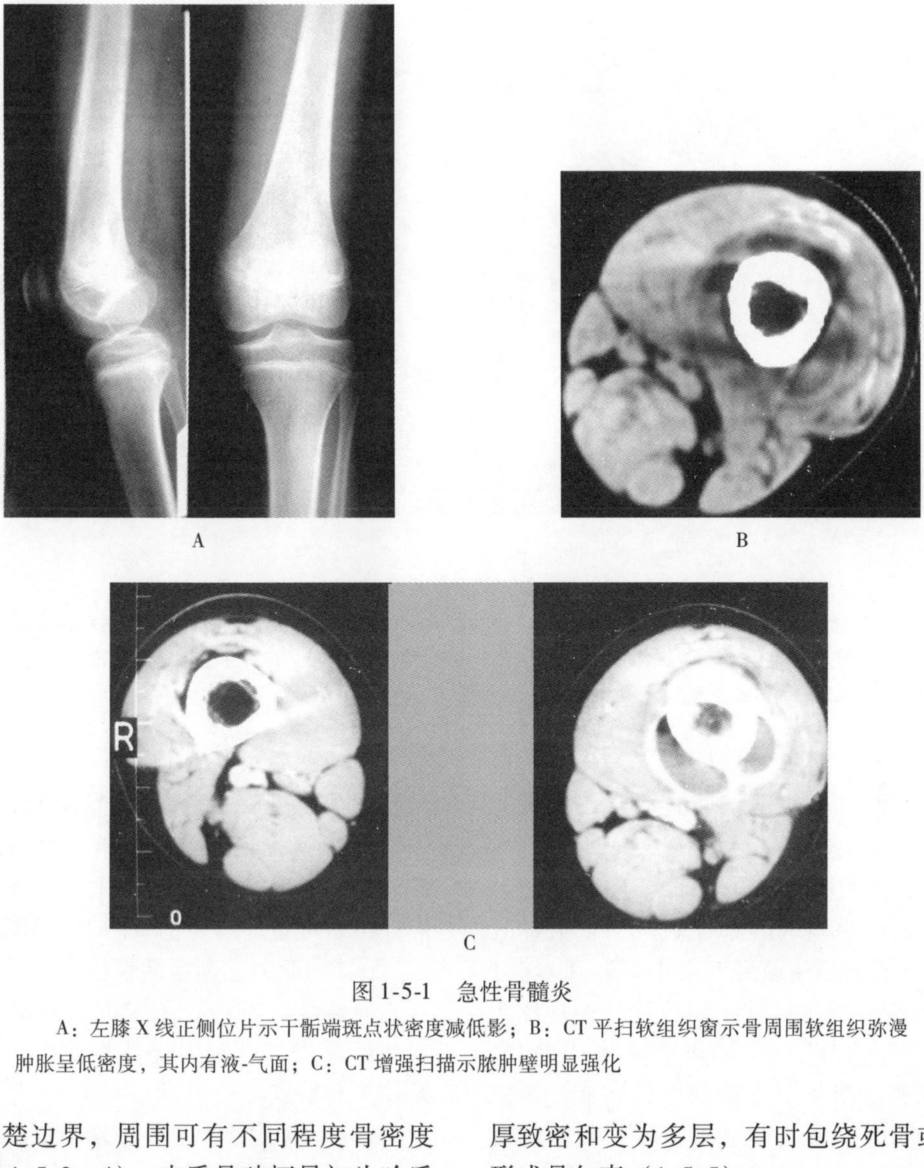

A B
C

图 1-5-1 急性骨髓炎

A：左膝 X 线正侧位片示干骺端斑点状密度减低影；B：CT 平扫软组织窗示骨周围软组织弥漫肿胀呈低密度，其内有液-气面；C：CT 增强扫描示脓肿壁明显强化

大，无清楚边界，周围可有不同程度骨密度增高（图 1-5-3、4）。皮质骨破坏最初为哈氏系统浸润破坏，管腔扩大，表现为皮质内线状透亮影或成层状，继而形成皮质破坏缺损。死骨为条状或斑点状浓密影，周围环绕透亮间隙。骨膜反应一般伴随骨质破坏出现，早期表现为密度较低的单层线状影，而后渐增厚致密和变为多层，有时包绕死骨或破坏区形成骨包壳（1-5-5）。

在成人，可在骺区或骨干出现骨质破坏。骨皮质破坏可表现皮质内缘浅弧形吸收、皮质内透亮区、骨膜下骨缺损。可伴轻度骨膜增生。

指骨骨髓炎常为外伤后软组织感染侵及

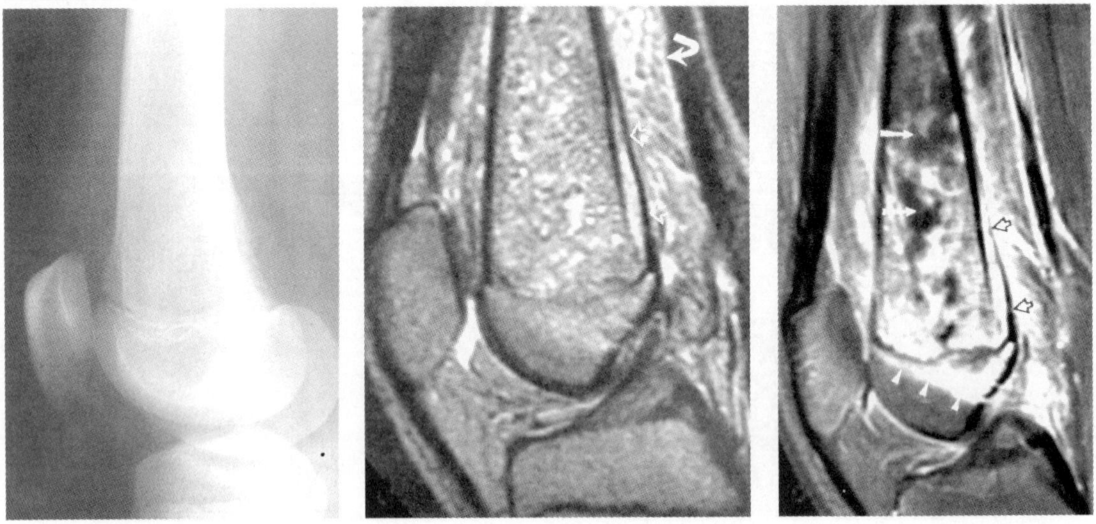

图 1-5-2 左股骨急性骨髓炎

A：左膝 X 线侧位片示未见明显异常；B：MRI 矢状位脂肪抑制 FSE T2WI 示髓腔内、周围软组织弥散斑点状高信号（弯箭），骨膜呈高信号（空箭）；C：MRI 矢状位强化脂肪抑制 FSE T1WI 示骨膜（空箭）、髓腔及骨骺强化（箭头），髓腔内不强化区为积脓（箭）。

骨骼，由于先破坏骨膜然后侵入骨内，所以只表现骨皮质和髓腔的溶骨性破坏，而无骨膜反应（图 1-5-6）。

机体抵抗力明显低下如长期激素治疗并发感染时，可只表现溶骨性破坏、较大的死骨，而很少出现增生改变（图 1-5-7、8）。

CT 上能清楚显示软组织改变，表现软组织肿胀，密度较低，筋膜间隙模糊或消失。软组织脓肿表现为中心低密度的脓腔，周围环状软组织密度影为脓肿壁，增强扫描脓肿壁呈环状强化。CT 易于发现软组织内含气影，是脓肿的重要表现（图 1-5-1B、C）。

2. MRI　易于区分髓腔内的炎性浸润与正常黄骨髓，因此可确定骨质破坏前的早期感染。炎性浸润及破坏灶在 T1WI 为低或中等信号，T2WI 压脂呈高信号。DWI 对确定脓肿很有价值，脓液呈高信号。骨膜反应表现为与骨皮质相平行的高低信号相间的线状影，表面为骨膜骨化的低信号线。增强扫描，炎性病灶信号增强，坏死液化区不增强，周围肉芽组织可呈环形强化（图 1-5-2B、C）。

（二）亚急性和慢性骨髓炎

急性骨髓炎治疗不及时，若有较大死骨或脓肿形成，可转为慢性骨髓炎。炎症反复发作是其特点。

1. X 线、CT　主要表现为广泛的增生硬化，仍有脓腔和死骨存在。慢性脓腔多呈圆形或类圆形透光区，边缘光滑清楚。脓腔周围明显增生硬化，其密度由病灶边缘向周围逐渐减低，浓密处无骨纹结构，较淡处可见密集的骨纹结构。多个脓腔之间常有隧道样透亮影相连是骨髓炎的特点。骨内膜增生致

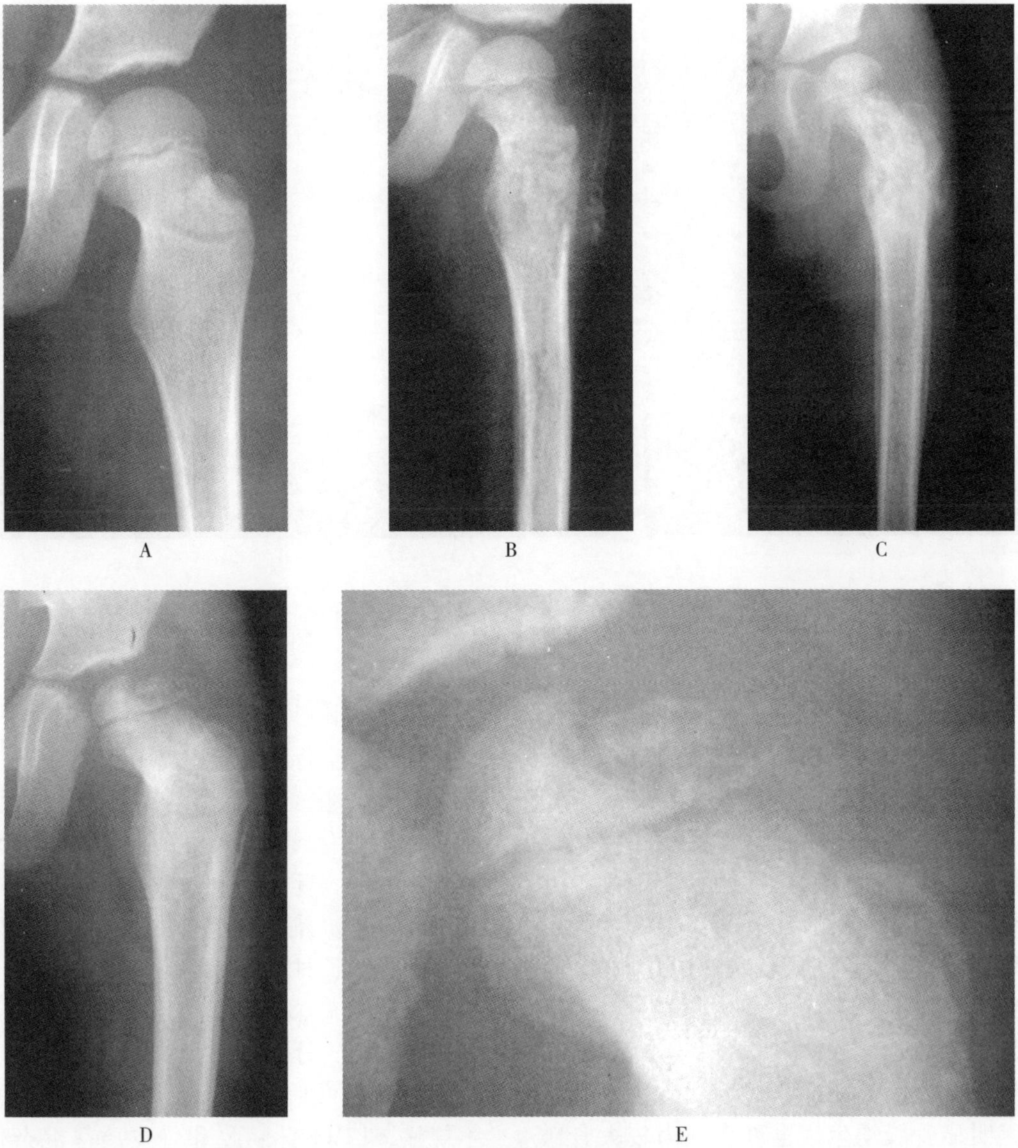

图 1-5-3 左股骨急性骨髓炎

A：发病后 10 天，骨骼未见异常；B：发病后 1 个月，左股骨近侧骨干及干骺端虫蚀状骨破坏，骨皮质破坏及骨膜增生；C：发病后 3 个月，破坏局限，边缘硬化及周围密度增高，破坏区内死骨，骨膜密度增高；D、E：治疗后 6 个月，骨病变明显修复，破坏及死骨消失，骨密度增高，但股骨头出现缺血坏死。

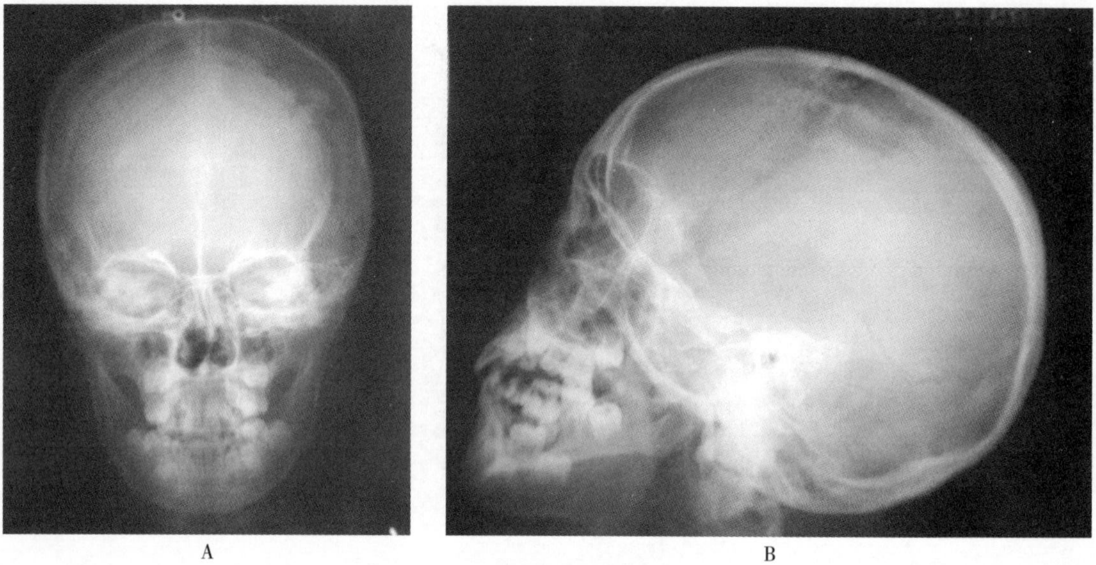

图 1-5-4　左顶骨急性骨髓炎

A、B：颅骨 X 线正侧位片示左顶骨不规则溶骨性破坏，边缘模糊，周围无硬化，内见死骨片。

髓腔变窄甚至闭塞消失，骨密度明显增高。骨外膜增厚、增浓，其深层与骨皮质融合，其表面成层状，外缘亦可呈花边状，致骨干增粗，轮廓不规整。死骨呈高密度小碎块或长条状影，边缘锐利，周围绕以低密度炎性肉芽组织或脓液（图 1-5-9 ~ 13）。小的死骨和脓腔在 X 线上可为明显的骨硬化所掩盖，CT 则容易发现。死骨可由皮质断裂处进入周围软组织。

颅骨慢性骨髓炎可类似管状骨表现，但通常无明显骨膜增生，也可表现为较大骨破坏而无明显死骨及周围硬化（图 1-5-14）。

慢性期，软组织以增生修复为主，形成局限性软组织肿块，边缘比较清楚，在随访过程中，软组织肿块逐渐缩小，不同于肿瘤。

慢性骨髓炎急性发作，可在邻近慢性病变部位出现急性骨髓炎的表现，软组织弥漫性肿胀或脓肿形成（图 1-5-15），骨质呈溶骨性破坏及新生骨膜反应。

慢性骨髓炎趋向愈合时，坏死腔变小。骨质增生硬化逐渐吸收，骨小梁逐渐趋向清晰，骨髓腔又重新出现，骨皮质外形亦渐趋变平，厚度亦渐趋正常，但骨的畸形可持续存在一个较长时期。

2. MRI　慢性骨髓炎，病变区与正常骨髓界限清晰。骨硬化改变在 T1、T2WI 均表现为髓腔内的低信号，无信号的皮质影增厚和不规整。T2WI 骨髓腔和骨皮质呈混杂信号，高信号为脓腔内炎性肉芽组织、脓液或液体，高信号内的低信号为死骨（图 1-5-10B、C，16）。

（三）不典型骨髓炎

不典型骨髓炎是骨髓炎的特殊类型，原因系骨感染致病菌毒力较低，临床特点是无

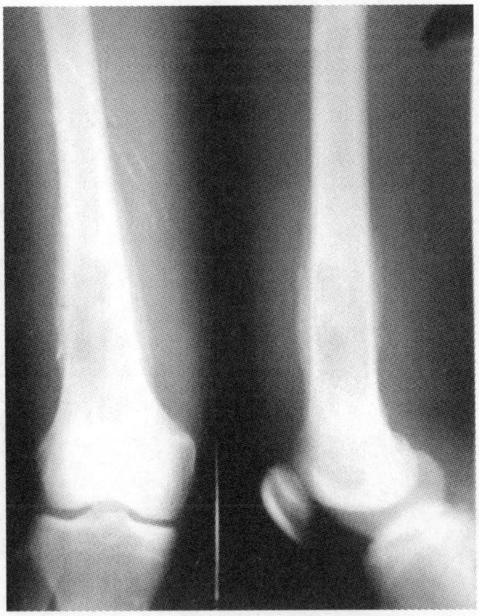

A

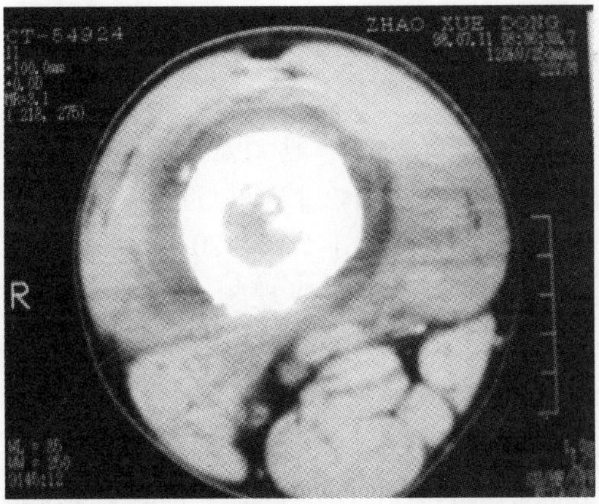

B

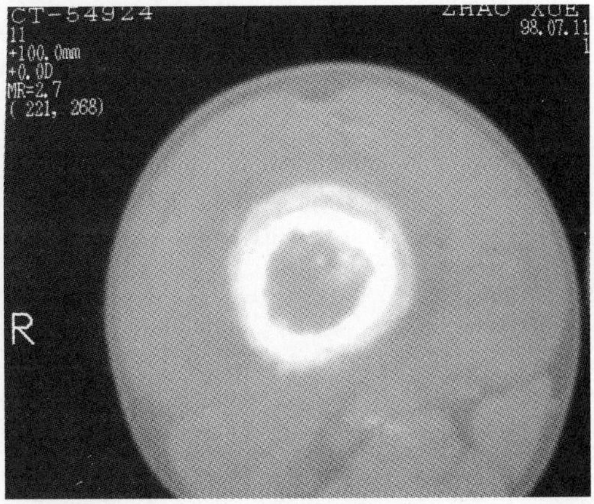

C

图 1-5-5 右股骨急性骨髓炎

A：股骨 X 线正侧位平片示右股骨下段髓腔内斑片状浸润性破坏，侵及骨皮质内缘，破坏灶内死骨不明显。层状骨膜增生，表面呈花边状，骨膜连续，密度高。周围软组织无明显肿胀；B、C：股骨 CT 平扫示髓腔内骨质破坏及小死骨，皮质内缘不规整侵袭，花边状骨膜增生绕骨干一周。骨干周围一圈软组织水肿。

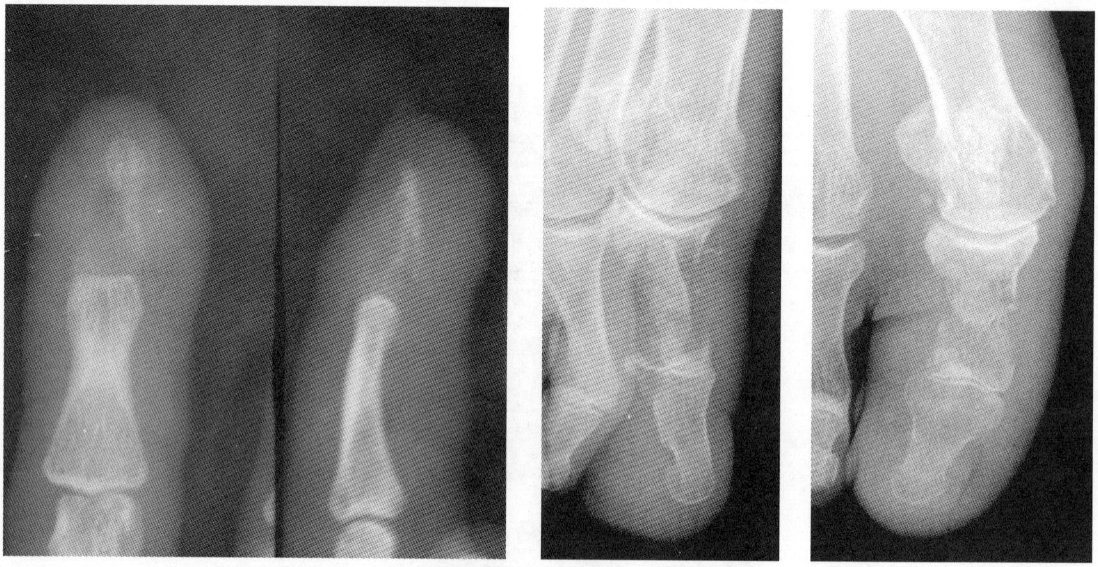

图1-5-6 指（趾）骨急性骨髓炎

A：左手中指末节指骨大部分骨质破坏消失，残留部分不规则的骨质，周围软组织明显肿胀；B、C：另一例，趾骨骨髓炎，右拇趾近节趾骨广泛溶骨性破坏，内见大的死骨，无明显骨膜反应。

典型急性发病过程，而是呈迁延慢性进展，通常无全身症状，仅有局部肿痛，常反复发作。病变较局限，可只侵犯骨膜，骨皮质，骨骺或干骺、骨干。

1. 影像学表现

（1）局限性骨松质炎：多见于成人。表现局限松质骨密度增高，从中央向周围密度逐渐减低，与正常骨质无清楚边界。在病灶中心常见低密度破坏灶（图1-5-17）。

（2）Brodie 脓肿　以儿童最常见，多发于长骨干骺松质骨，极少跨越骺板。在较小的儿童和幼儿可发生在骺、腕和跗骨。脓肿呈圆形或类圆形透亮影，通常大小1～4cm，早期，边缘较模糊，无硬化；随后，周边出现硬化，硬化带与正常骨质间无明确边界。脓肿内壁光滑，一般无死骨形成，也很少有骨膜增生，只有在脓肿邻近皮质时，可见层状骨膜反应（图1-5-18～20）。

MRI 骨脓肿可表现颇具特征“靶征”或“晕征”。在 T1WI，脓肿周围的环状高信号称为“内晕环”，代表着血管丰富的肉芽组织。内晕环外周为较厚的低信号区，称为“外晕环”，代表着纤维结缔组织和骨内膜反应性增生。中心脓腔在 T1WI 呈低信号，而 T2WI 呈高信号。DWI 脓肿呈高信号为典型征象。增强扫描，脓肿壁强化呈高信号，脓腔和周围骨硬化、水肿或纤维组织增生区仍呈低信号（图1-5-21、22）。

（3）慢性硬化性骨髓炎　发病常与外伤有关，挫伤后骨膜下出血是发病的重要因素。

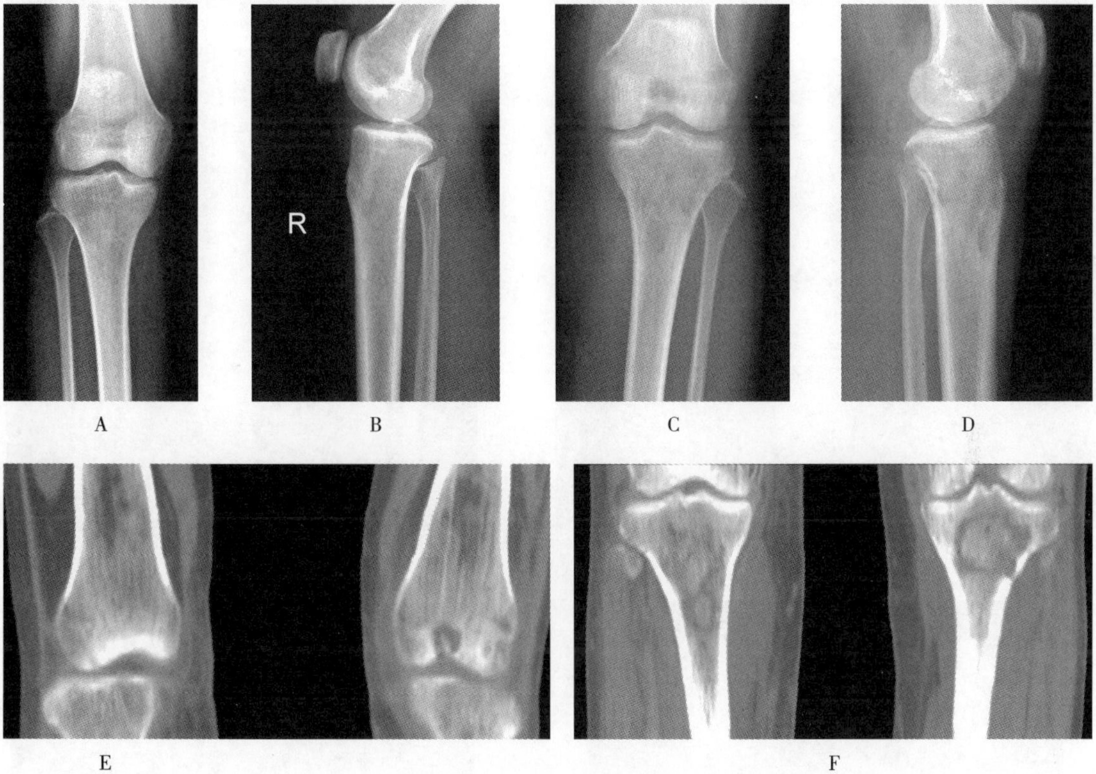

图 1-5-7 多发急性骨髓炎

A～D：双膝 X 线正侧位片示双侧股骨远端及胫骨近端斑片状溶骨破坏，部分边缘较光滑及周围轻度硬化，无明显骨膜反应；E、F：CT 冠状位重建清楚显示双侧胫骨髓腔内大的死骨及左侧股骨髁间小的死，皮质中断及周围软组织肿胀。

常见于较大的儿童或成人。下颌骨及长骨骨干如胫骨、腓骨、尺骨最好发。

骨密度明显增高，骨干增粗，骨皮质增厚，骨髓腔狭窄甚或消失，一般无骨质破坏。CT、MRI 上有时可显示 X 线平片不能发现的小脓腔，但死骨少见（图 1-5-23）。

（4）骨皮质炎　也称皮质型骨髓炎，表现为骨皮质内局限性不规则或囊状破坏，内常见小条形死骨，若累及部位表浅，皮质外缘形成碟形缺损并伴骨外膜增生，而很少侵及骨内膜及髓腔。若病灶深，可只累及骨内膜，而骨外膜增生不明显。与 X 线平片相比，CT 更易发现小死骨（图 1-5-24～26）。

（5）骨膜炎　可以是一种骨膜下感染或为皮质型骨髓炎的早期阶段，多发生在长骨骨干，早期骨膜增生多呈层状，密度较淡，逐渐密度增高并与皮质融合，表现为骨皮质的局限性蔓弧状隆起（图 1-5-27）。由于骨膜炎影像学缺少特征性，应结合病史与其他原因的骨膜炎相区别。

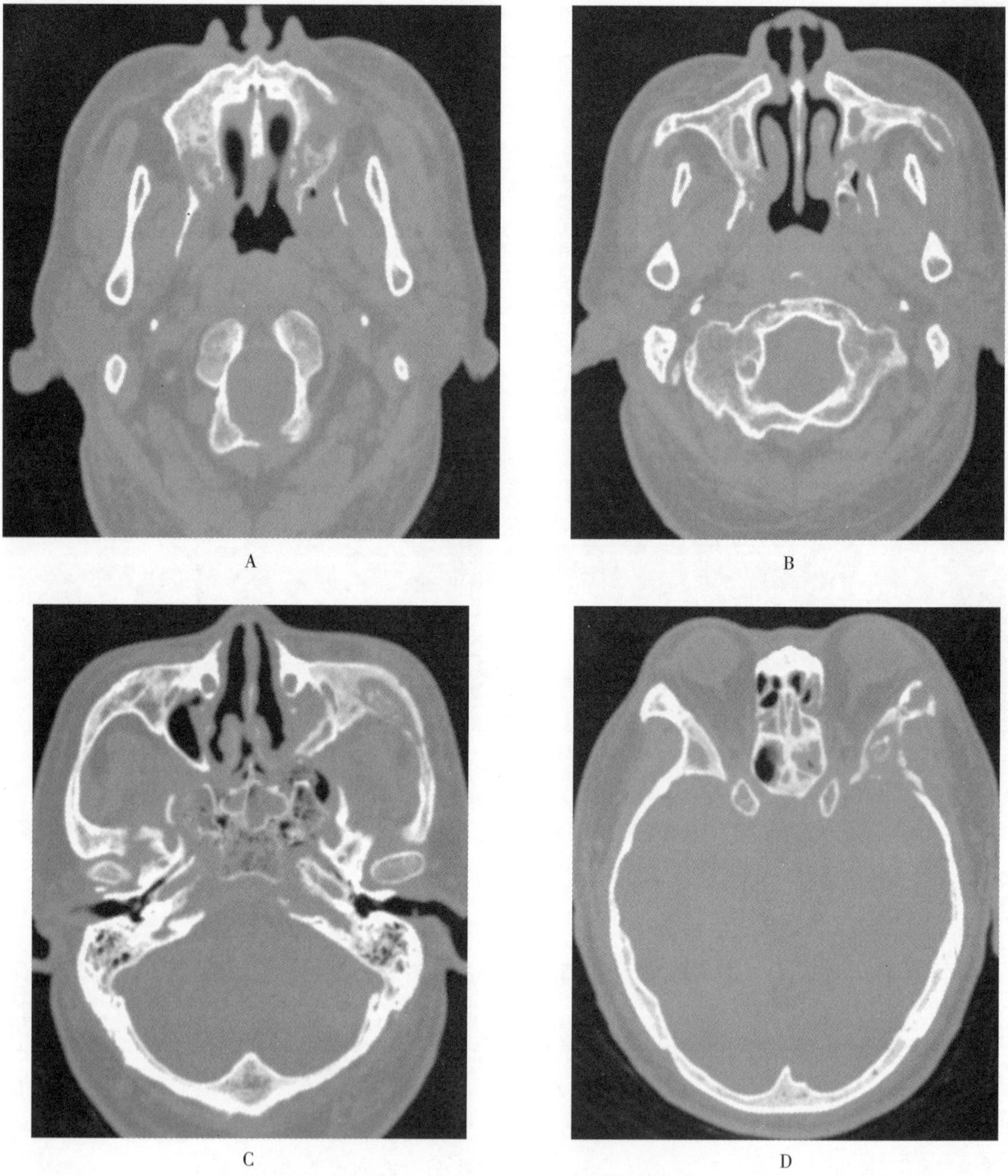

图 1-5-8　广泛性颅面骨机会性炎症

男，56 岁，慢性肾炎长期激素治疗、糖尿病。

A ~ D：颅面骨 CT 轴位示双侧上颌骨、眶骨、颅底广泛溶骨性破坏、及死骨。

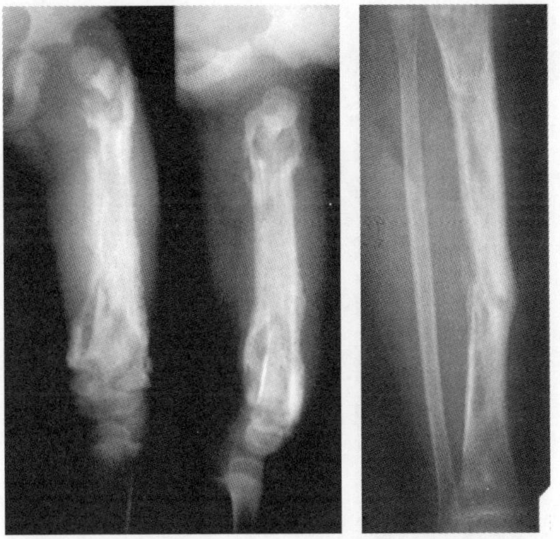

A　　　　B

图 1-5-9　慢性骨髓炎（一）

A：右股骨 X 线正侧位片示右骨骨干周围骨膜增生呈花边样，包绕骨干形成骨柩；B：胫骨 X 线正位片示股骨干不规则增粗，骨皮质增厚，髓腔变窄。

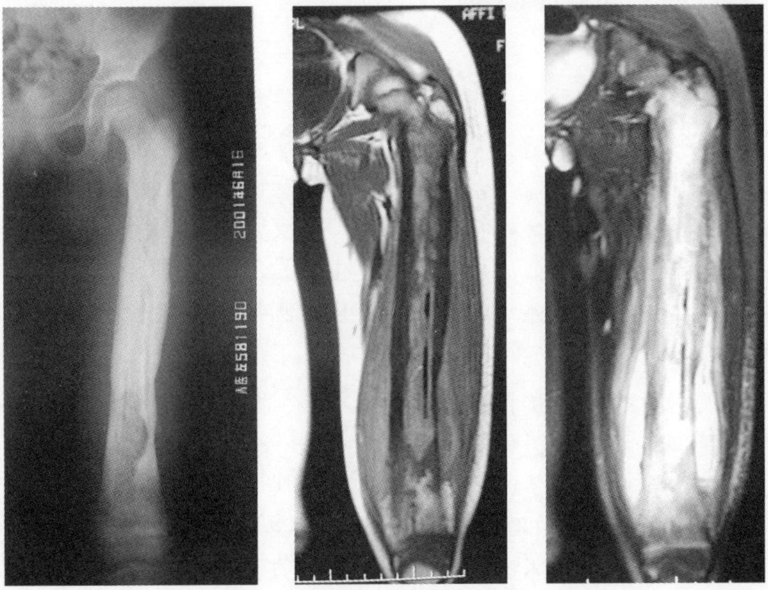

A　　　　B　　　　C

图 1-5-10　慢性骨髓炎（二）

A：股骨正位 左侧股骨明显增粗、变形，骨皮质增厚，正常骨髓腔影消失，并见多个骨质破坏区，股骨中、下段见一大的长条状死骨；B、C：股骨冠状位 SE T1WI、FSE T2WI 左侧股骨呈弥漫性异常信号影，骨皮质增厚、不规则，周围见长 T1 长 T2 信号影，为增厚的骨膜、骨膜下脓肿及软组织水肿，中、下段可见呈低信号的长条状死骨。

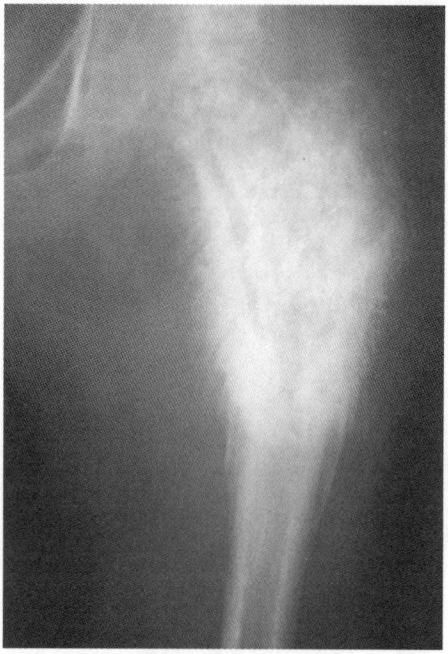

图 1-5-11 慢性骨髓炎（三）

左股骨干骺增粗、骨密度增高，内见破坏及死骨，放射状骨膜增生。

2. 鉴别诊断

（1）溶骨性病灶　在儿童，骨髓炎干骺部位的溶骨性破坏伴骨膜反应可类似尤因肉瘤和骨肉瘤。尤因肉瘤更常发生在干骺骨干交界部位，骨皮质内缘侵袭破坏，骨皮质尚完整，周围就可出现明显的葱皮状骨膜增生和软组织肿胀。病变进一步发展，骨髓炎破坏灶周围出现硬化，边界更趋清楚，而尤因肉瘤破坏边缘模糊不清，破坏区内不见死骨，软组织肿胀范围更大。干骺的破坏病灶通过一管道与骺板相连，提示脓肿。骨肉瘤骨病变和软组织肿胀范围较局限，破坏区和软组织内肿瘤骨是其特点。骨髓炎急性期以骨质破坏为主，骨增生较少，无明显硬化征象。若在病变早期见骨硬化表现，应高度警惕骨肉瘤的可能。

在年轻成人可类似淋巴瘤，在老年人可类似转移瘤。两者多形成局限软组织肿块，骨质增生和骨膜反应较少。必要时应行活检。

（2）Brodie 脓肿　骨骺脓肿在儿童可类似结核、成软骨细胞瘤、嗜酸性肉芽肿。成人骺区的破坏性病灶可类似巨细胞瘤、透明细胞软骨肉瘤、骨纤维结构不良、邻关节囊肿。长骨干骺端脓肿应与结核、嗜酸性肉芽肿、内生性软骨瘤、骨纤维结构不良、骨囊肿等相鉴别。

骨结核破坏灶周围增生硬化少见。成软骨细胞瘤在 X 线平片上可有相似表现，但在 CT 上常可见斑点状钙化，MRI PDWI、T2WI 病灶内可见分叶状高信号，及斑点状低信号（钙化）。良性骨肿瘤或肿瘤样病变多为壳状反应骨，境界清楚；巨细胞瘤和恶性骨肿瘤边缘呈浸润性破坏，周围反应骨很少。病变如发生于股骨远端和胫骨近端，需与纤维皮质缺损鉴别，后者常双侧对称性发生，CT 显示病变位于骨皮质，较易鉴别。

皮质的破坏性病灶伴周围硬化和骨膜增生可为皮质脓肿，骨样骨瘤或应力性骨折。皮质圆形透亮区较小或大于 2cm 且不伴钙化多见于皮质脓肿；而小于 2cm 伴有或不伴有钙化是骨样骨瘤的特点。应力性骨折为线样透亮区不伴钙化。破坏区内见长条形死骨是骨脓肿特点。

（3）骨硬化　可类似骨肉瘤、Paget 病和纤维结构不良。骨髓炎的骨硬化为反应骨，系分化正常的骨小梁，表现为骨小梁增多、增粗、密集，自破坏边缘向周围逐渐移行至正常结构；硬化型骨肉瘤的硬化为分化差呈无结构的瘤骨，常表现为更致密呈象牙质样，与正常骨质界限较清楚，软组织内也常有瘤

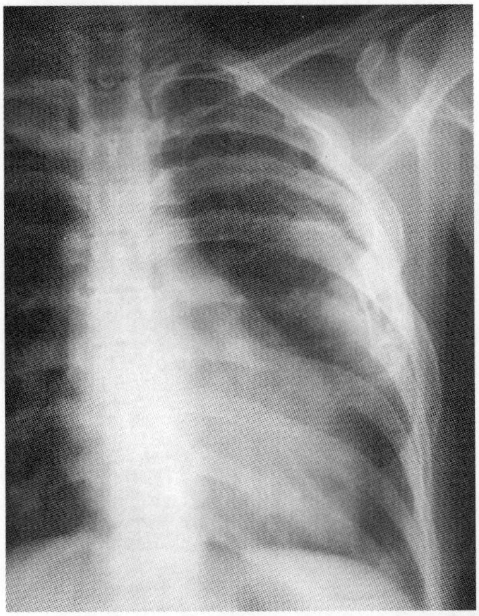

A

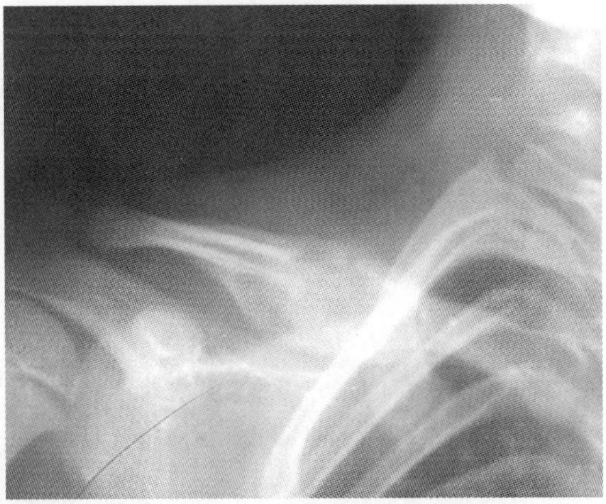

B

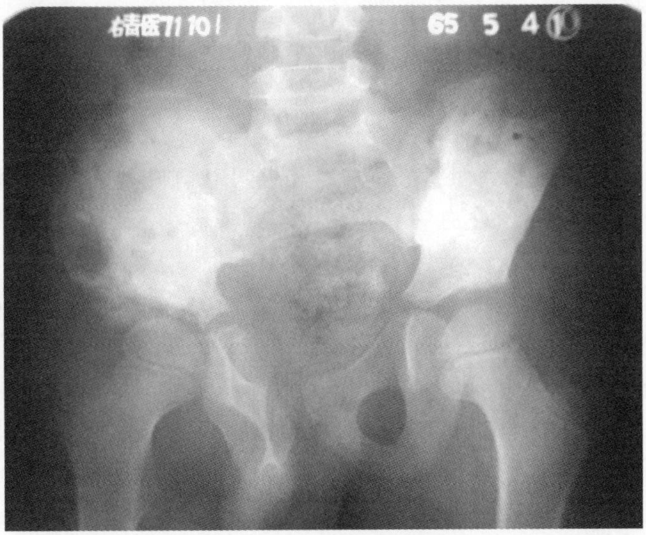

C

图 1-5-12　慢性骨髓炎（四）

A：左胸上部多条肋骨密度增高增粗，第 4 肋大的长条死骨；B：右锁骨中段密度增高、梭形增粗，因骨破坏、骨膜明显增生所致；C：骨盆 X 线正位片示双侧髂骨密度明显增高，其内见多发骨质破坏区，大小不一，边界欠清。右侧骶髂关节关节面硬化、不规则，关节间隙不清。

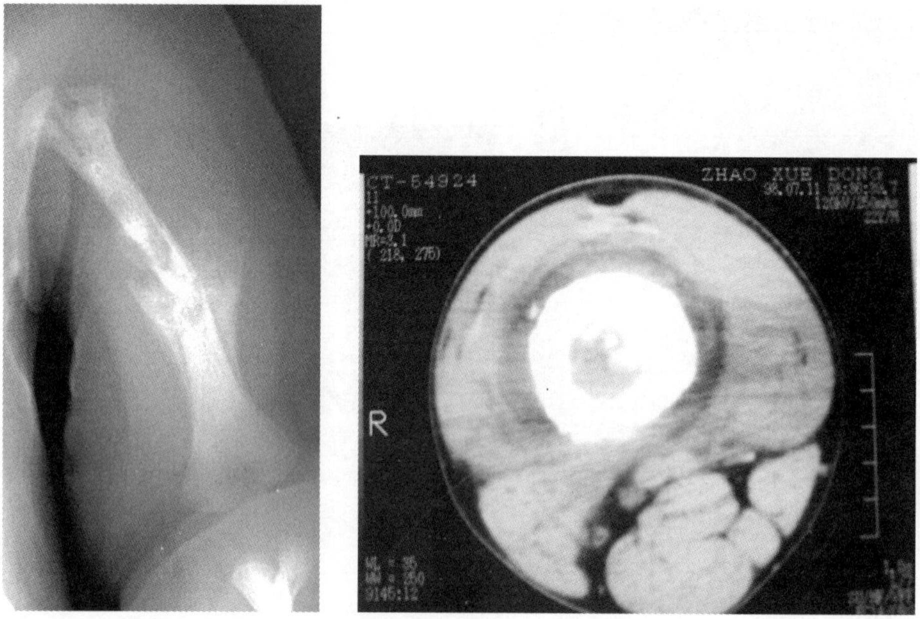

A　　　　B

图 1-5-13　慢性骨髓炎（五）

A：右肱骨骨髓炎，肱骨增粗，骨干中部中断，髓腔内可见多发骨质破坏区；B：股骨骨髓炎，CT 示骨皮质增厚，髓腔变窄，周围软组织肿胀。

骨。畸形性骨炎中老年人多见，为多骨发病，骨皮质增厚且分层，骨小梁粗疏，血中碱性磷酸酶升高，如在管状骨，病变不侵及骺的软骨下骨，可排除 Paget 病。骨纤维结构不良的皮质变薄，与骨髓炎骨内膜增厚、髓腔变窄不同。

（4）死骨　破坏灶内有死骨是骨髓炎的可靠征象。有时在纤维肉瘤、硬性纤维瘤和嗜酸性肉芽肿等亦可见死骨，骨样骨瘤瘤巢内的钙化可同死骨相混淆。但骨髓炎的死骨通常比较大呈条状，密度较高，周围骨质增生明显。

（5）骨膜反应　尤因肉瘤和嗜酸性肉芽肿都可见骨膜反应。但骨髓炎的骨膜反应范围通常广泛，即便骨皮质破坏较小，亦常出现较广泛的骨膜增生，骨膜增生随病程进展逐渐成熟，表现密度增高并趋一致。尤因肉瘤的骨膜增生密度多较淡和不均匀呈“葱皮”状，可见垂直型骨膜反应。

（6）软组织肿胀或肿块　骨感染和肿瘤均可有这种表现。骨感染软组织改变主要为充血、渗出，因而表现以软组织肿胀为主，范围较广泛，软组织间隙模糊消失；软组织脓肿虽可表现为肿块影，但通常肿块周围也有较明显的肿胀改变。肿瘤通常以软组织肿块为主，周围软组织移位或有轻度肿胀，软组织间隙仍尚清楚，软组织内常含有肿瘤基质，肿瘤坏死液化亦可形成类圆形低密度影，但通常壁不光整。CT 增强扫描和 MRI 可帮助鉴别，增强扫描脓肿壁强化明显、厚度均匀

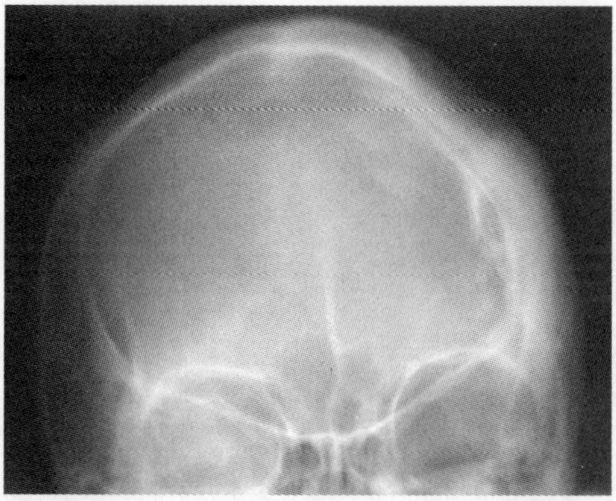

A

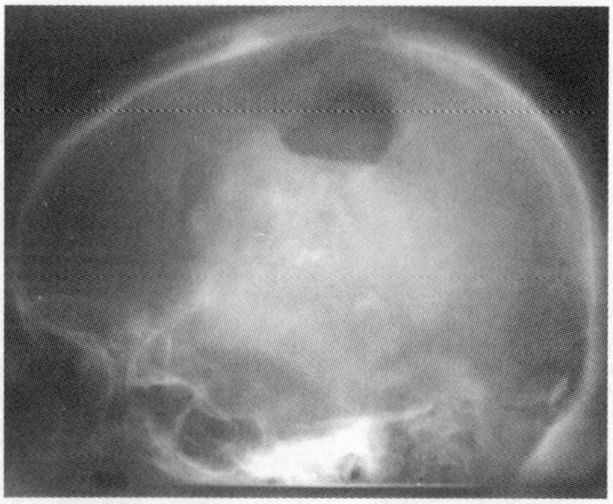

B

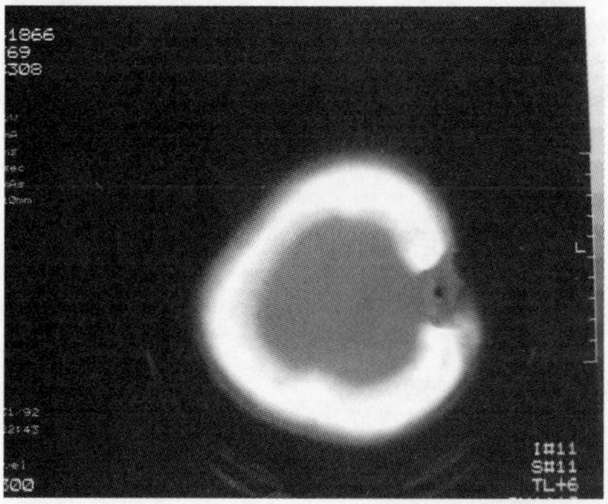

C

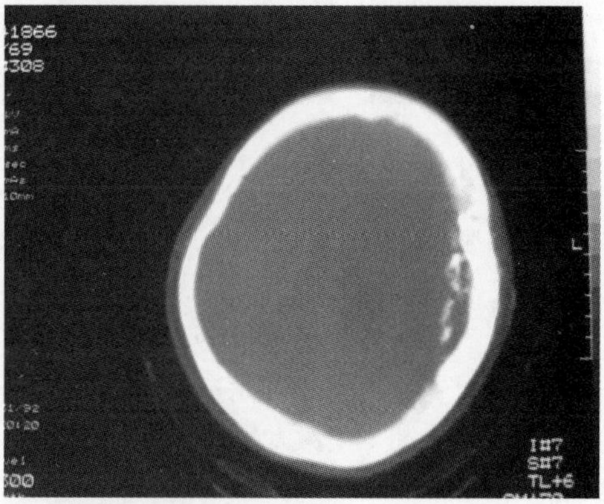

D

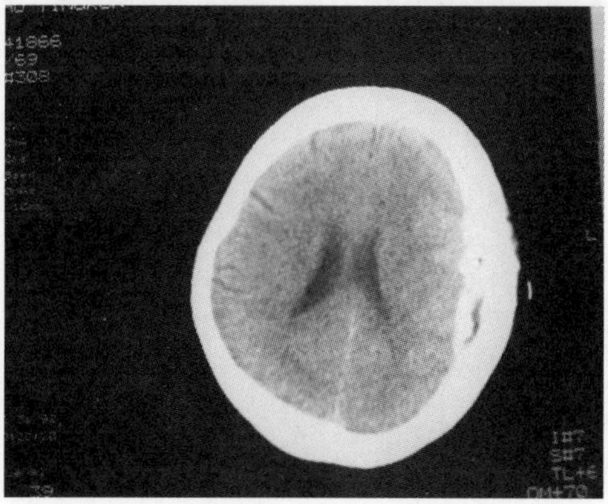

E

图 1-5-14 顶骨慢性骨髓炎

A、B：头颅 X 线正侧位片示左顶部类圆形骨质破坏，直径约 4cm，边缘光滑，周围颅板增厚、致密；C～E：头颅 CT 平扫示左顶骨局限性骨质缺损，缺损区内含气，周围颅板明显致密增厚，内板下硬膜钙化。

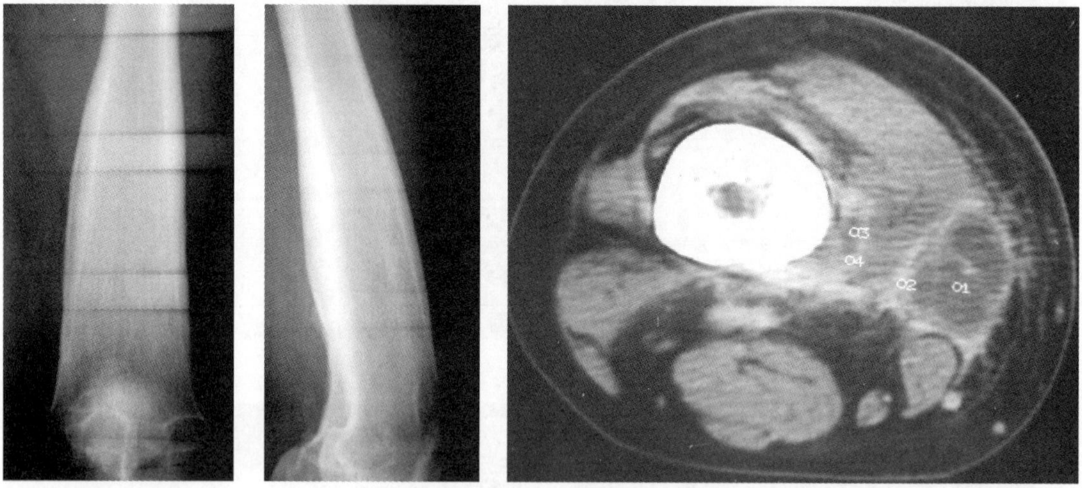

A B C

图 1-5-15 慢性骨髓炎急性发作

A、B：右股骨下段 X 线正侧位片示骨干增粗，髓腔硬化，骨膜层状增生；C：CT 增强扫描示软组织内脓肿壁强化明显。

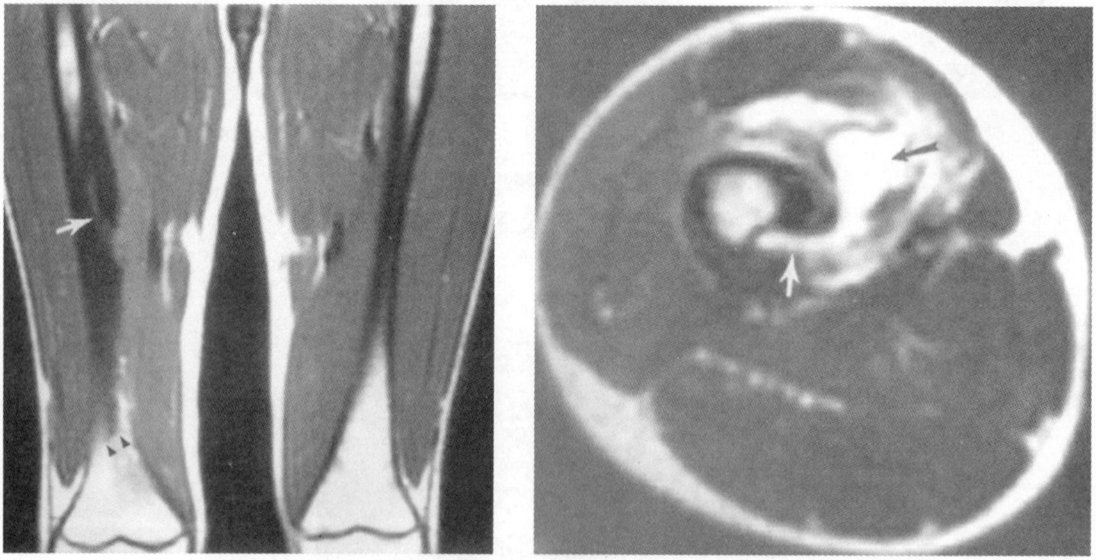

A B

图 1-5-16 慢性骨髓炎（六）

A：MRI 双股骨冠状位 FSE T1WI 示右股骨干增粗硬化呈低信号，内见稍高信号窦道影（箭头）；B：MRI 右股骨横轴位 FSE T2WI 示皮质窦道（白箭）与软组织脓腔相连（高信号，黑箭）。

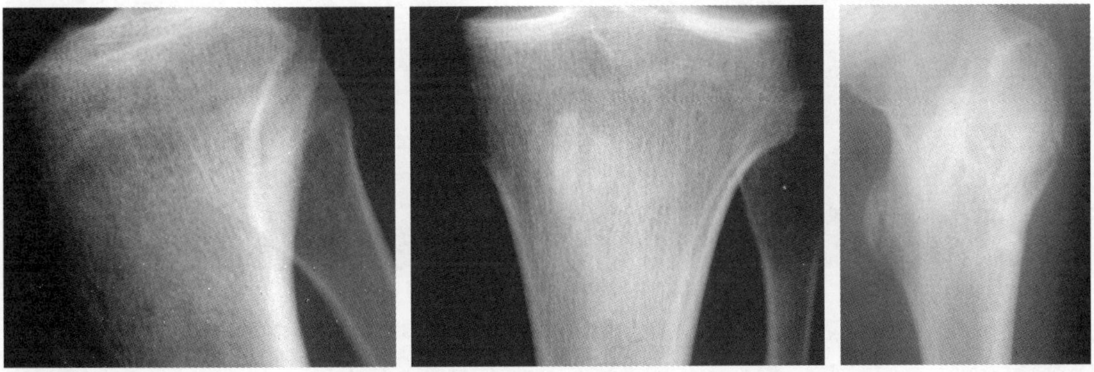

A B C

图 1-5-17 局限性骨松质炎

A、B：胫骨近端 X 线正侧位片示左胫骨近端局限性密度增高，内见透亮区，似有点状死骨；C：股骨近端 X 线正位片示左股骨粗隆间密度增高，中间密度较低。

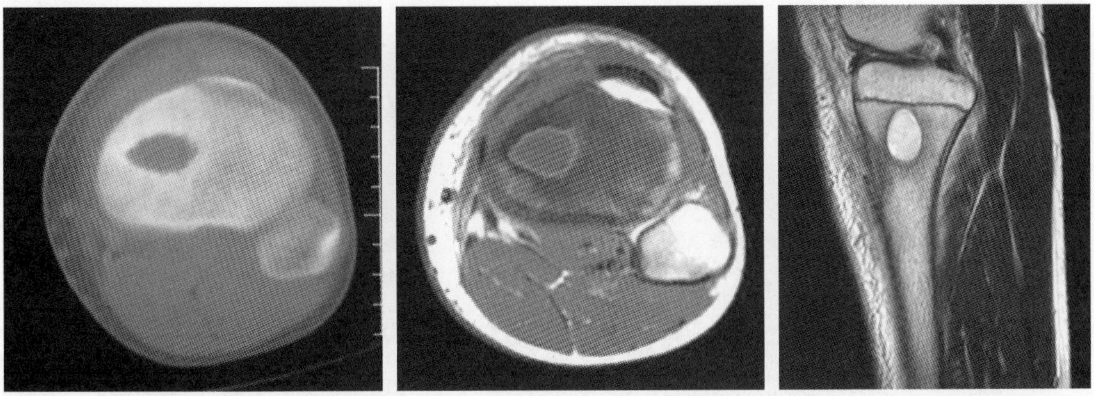

A B C

图 1-5-18 Brodie 脓肿（一）

A：CT 横轴位示干骺端椭圆形骨质破坏，周围骨质硬化；B、C：MRI 横轴位 T1WI、矢状位 T2WI 示脓腔 T1WI 低信号，T2WI 高信号，脓肿壁 T1WI 高信号，周围反应骨硬化在 T1WI 和 T2WI 呈低信号。

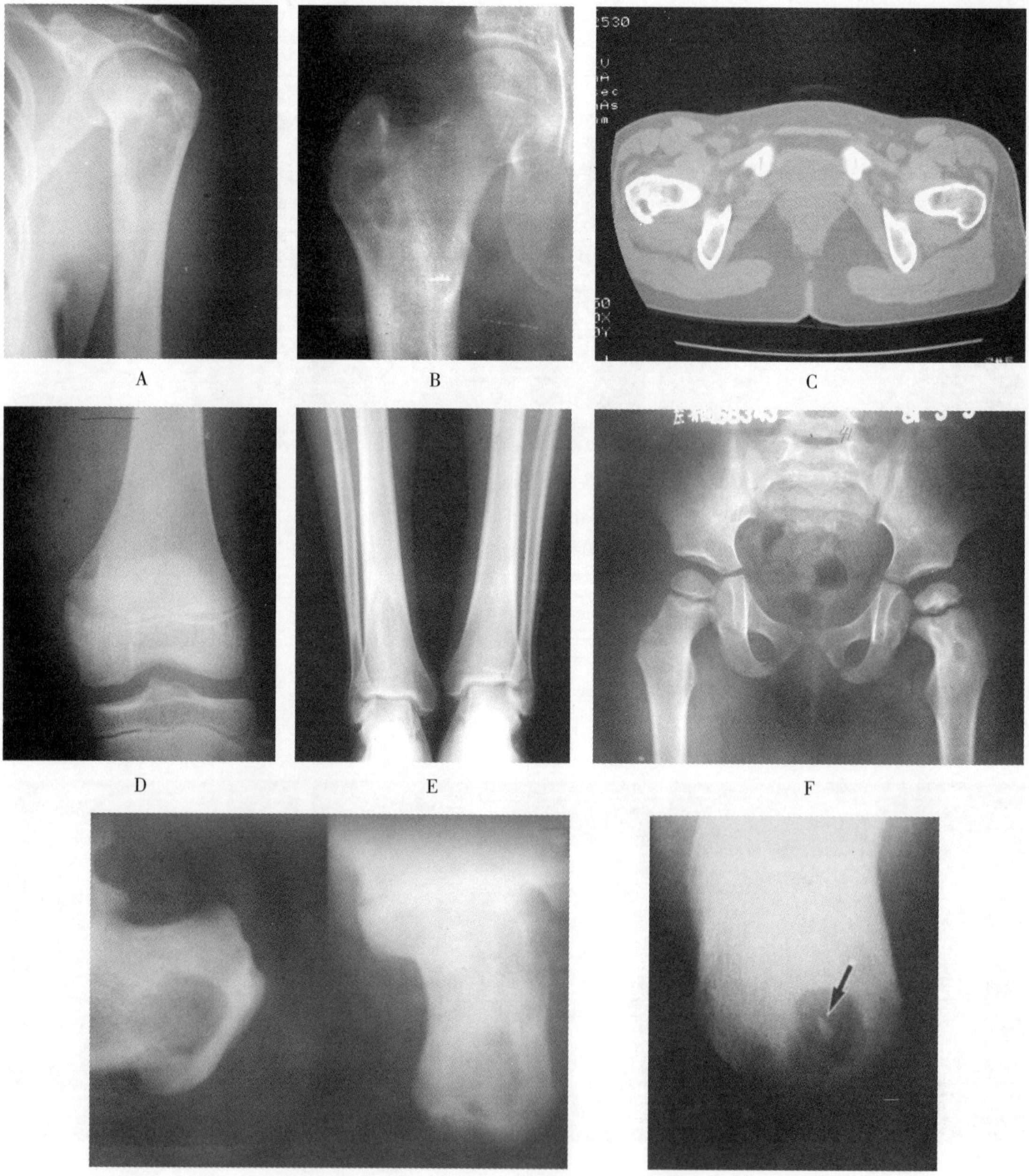

A B C D E F G H

图 1-5-19 Brodie 脓肿（二）

A：左肱骨近端囊状破坏，周围硬化，无死骨及骨膜增生；B、C：右股骨近端 X 线正位片、CT 轴位示右股骨近端近大粗隆处囊状破坏，硬化边，周围骨质无明显改变；D：左股骨干骺内侧皮质下囊状破坏，边界清，表面无骨膜增生；E：双小腿 X 线正位片示双胫骨干骺髓腔对称类圆形破坏，硬化缘，周围骨质无明显改变；F：骨盆 X 线正位片示左股骨 Brodie 脓肿跨骺板侵及骨骺；G：跟骨结节囊状破坏，周围轻度硬化；H：跟骨结节囊状破坏，内见小块死骨，周围硬化。

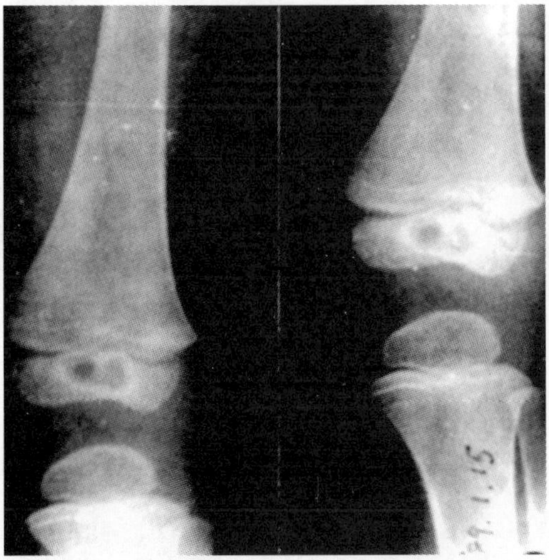

A

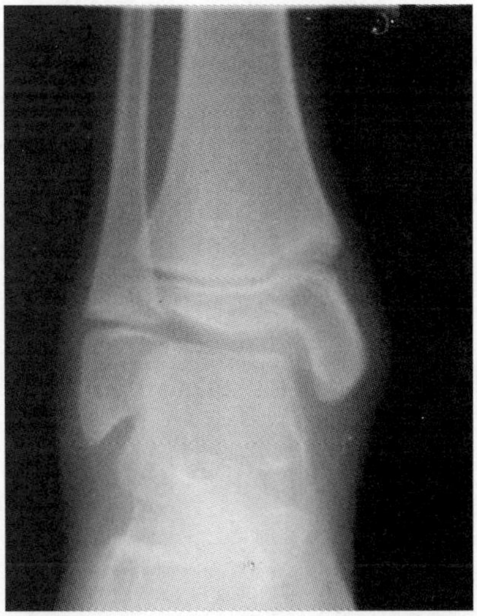

B

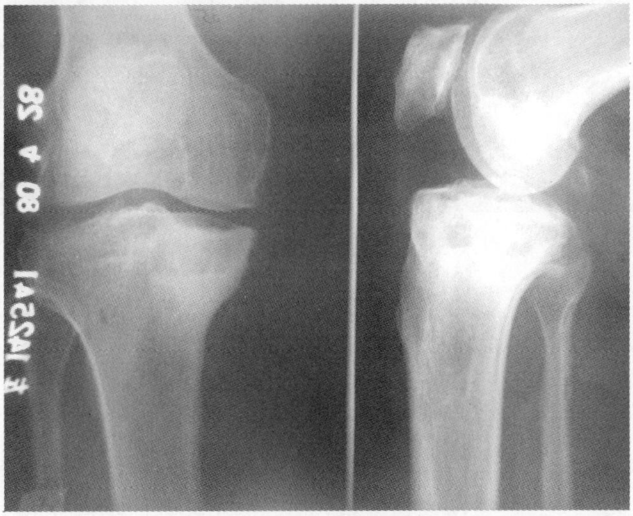

C

图 1-5-20 Brodie 脓肿（三）

A：股骨远端骨骺横“8”字形破坏，边缘硬化；B：右胫骨远端骨骺内侧圆形破坏，边缘较模糊，周围无硬化；C：左膝 X 线正侧位片示左胫骨内侧髁关节软骨下透亮区，及周围较大范围的骨硬化。

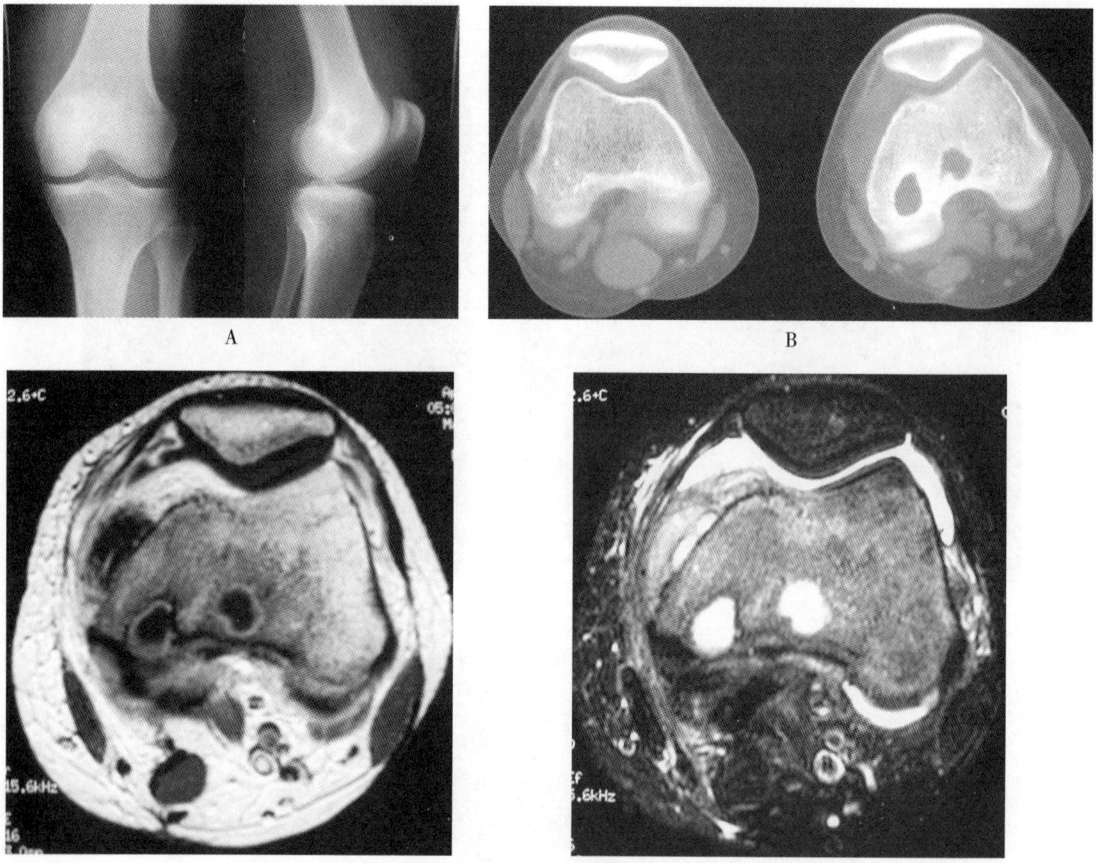

图 1-5-21 Brodie 脓肿（四）

A：左膝 X 线正侧位片示股骨内侧髁密度增高，其内见一个囊状透亮影；B：CT 平扫示左股骨髁两个囊状破坏，周围硬化；C：MRI 横轴位 SE T1WI 示脓肿壁高信号，脓腔及周围低信号；D：MRI 横轴位脂肪抑制 FSE T2WI 示脓腔高信号。

且连续，肿瘤壁厚薄不均，多不连续。

（四）化脓性脊椎炎

化脓性脊椎炎（pyogenic vertebral osteomyelitis）好发于成年男性，大多起病急，症状明显，有高热、背部剧痛及强迫卧位。白细胞计数升高。发病部位以腰椎为最多见，大多发生于椎体和椎间盘。通常，脓栓经动脉血至椎体终板区，先引起骨梗死，继而发展为骨髓炎。随后侵及椎间盘软骨，亦可通过干骺间吻合动脉扩散，绕过椎间盘蔓延到相邻椎体终板。有时椎体病灶很小即可侵犯椎间盘，表现为椎间盘感染，称椎间盘炎。

1. 影像学表现

（1）X 线、CT　多为两个相邻椎体及椎间盘受累，偶尔局限于单一脊椎。X 线改变往往迟于临床症状 3 周左右。

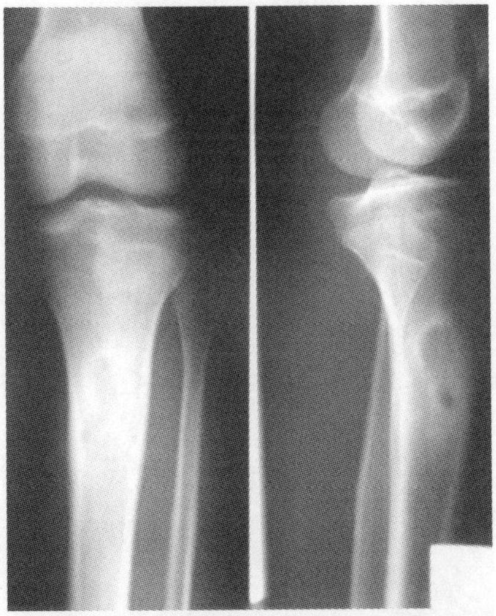

A

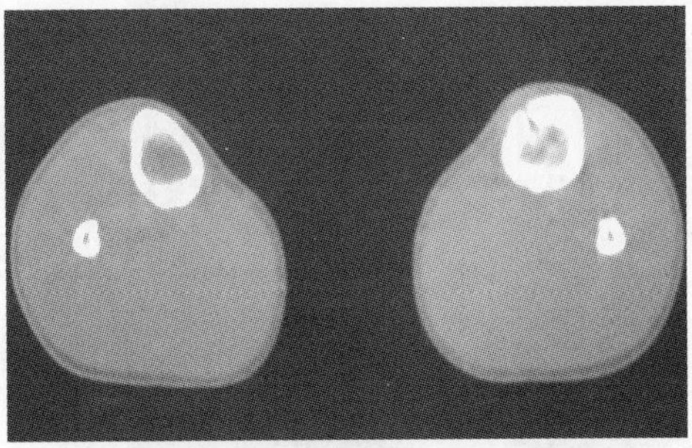

B

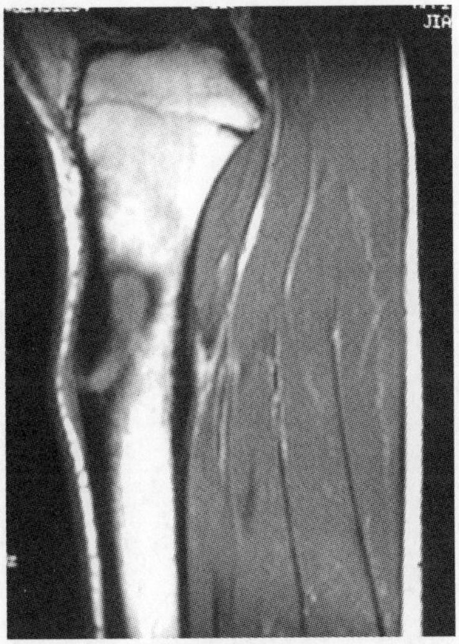

C

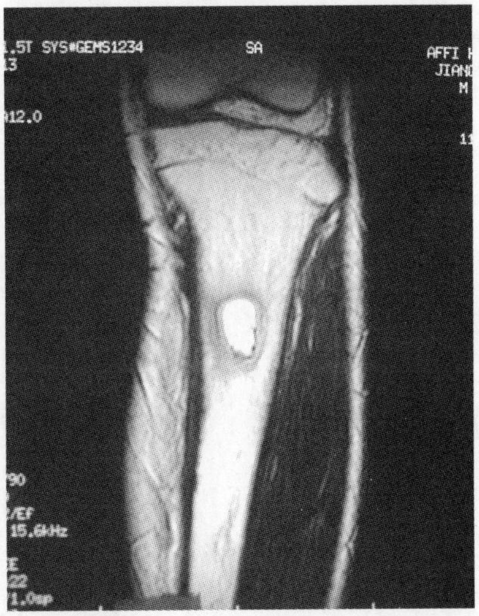

D

图 1-5-22　Brodie 脓肿（五）

A：左胫腓骨 X 线正侧位片示胫骨干骺端相连的两个囊状影，有硬化边缘；B：CT 平扫示皮质窦口；C：MRI 矢状位 T1WI 示脓腔及窦道与肌肉相比呈等信号，脓腔壁环形稍高信号（肉芽组织），周围硬化呈低信号；D：MRI 冠状位脂肪抑制 FSE T2WI 示脓腔呈明显高信号，脓腔壁呈稍高信号，周边硬化仍呈低信号。

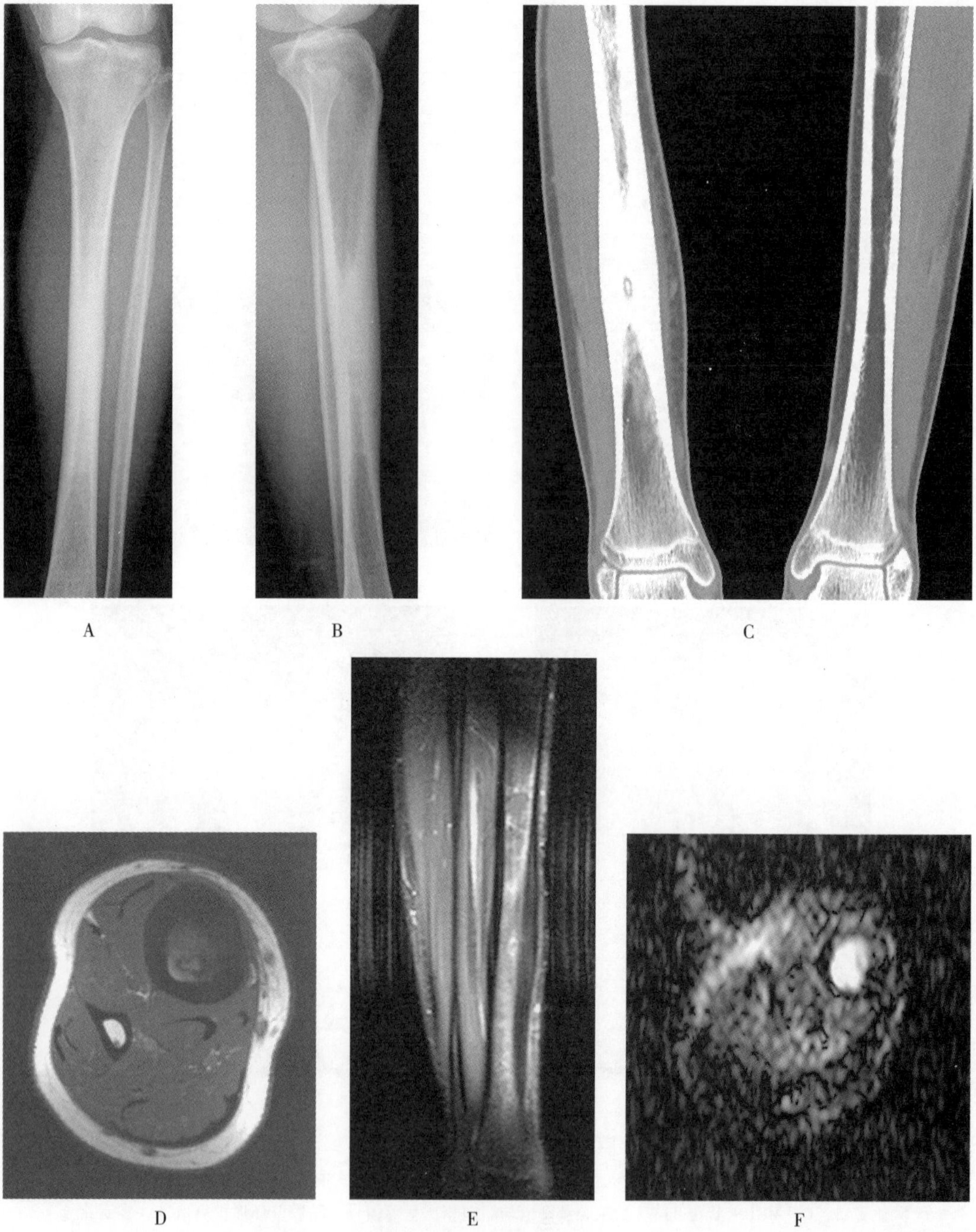

图 1-5-23　慢性硬化性骨髓炎

A、B：左胫骨干硬化，髓腔几乎消失，内前侧骨皮质向内外增厚；C：CT 冠状位重建示右股骨干广泛硬化，髓腔消失，中央见小的透亮区，其内条形死骨，硬化病变上下的髓腔内见稍高密度的炎性水肿；D ~ F：MRI T2WI、T2WI 压脂、DWI 示 C 图 CT 所见的中心破坏均呈高信号，DWI 呈明显亮的脓肿信号。

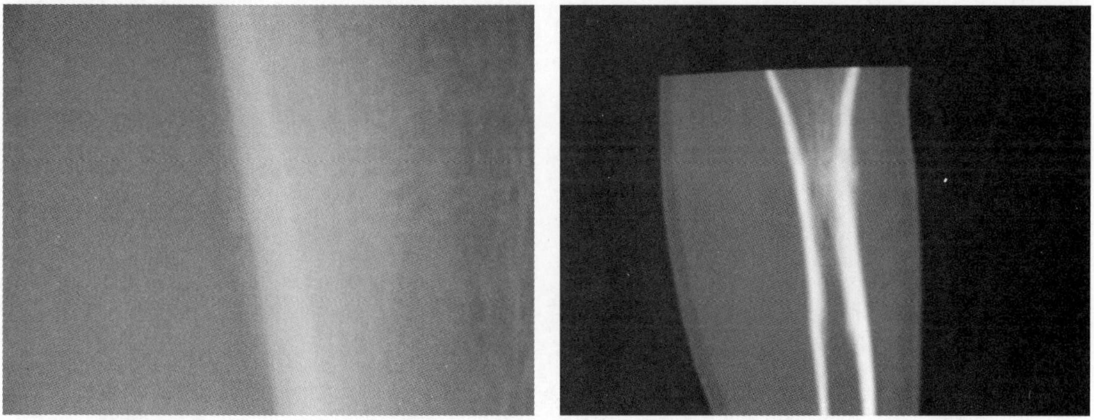

A B

图 1-5-24 骨皮质炎（一）

A：骨皮质增厚，骨外膜增生呈层状；B：MPR 重建示骨内膜和骨外膜增生，骨皮质增厚。

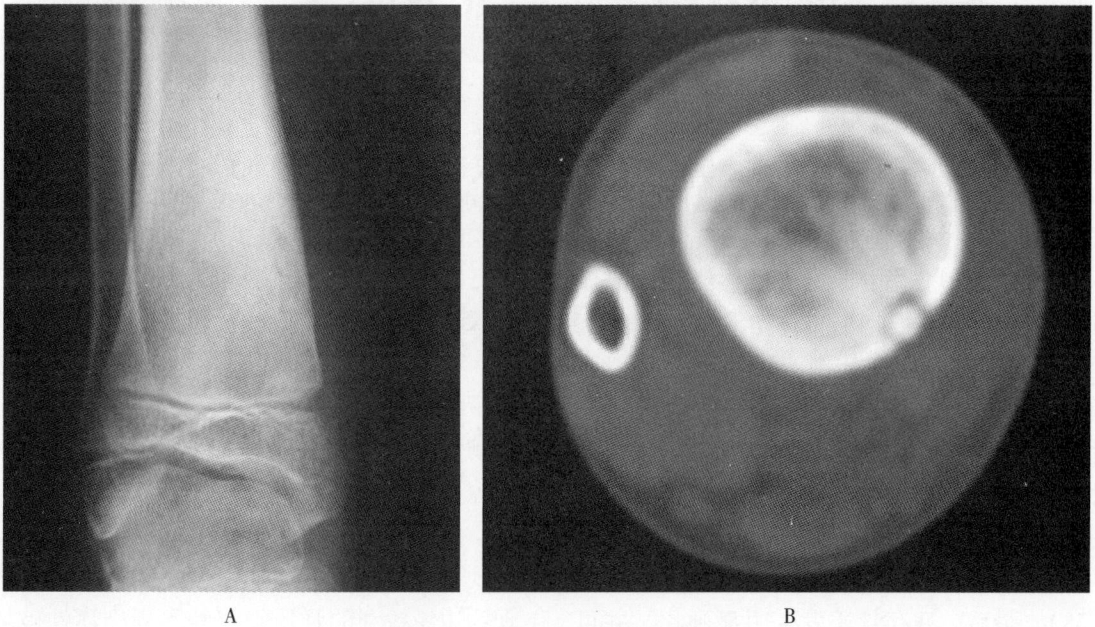

A B

图 1-5-25 骨皮质炎（二）

A、B 右胫腓骨远端 X 线平片及 CT 示右胫骨干骺内侧皮质破坏，内有死骨，髓腔侧骨密度增高，表面无明显骨膜增生。

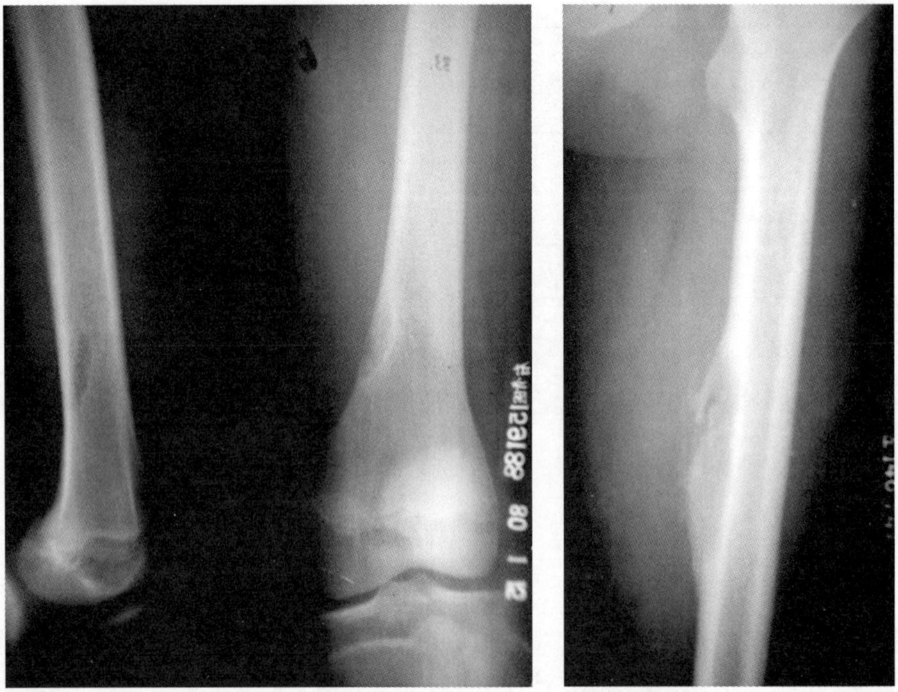

A　　　　　　　　　　　　　　　　B

图 1-5-26　骨皮质炎（三）

A：右股骨远端 X 线正侧位片示右股骨远端内侧皮质梭形破坏，边缘硬化，无骨膜增生；B：左股骨干内侧皮质外缘不规则破坏，内有长条死骨，周围骨膜增生，髓腔无明显硬化。

1）椎间型：病变起始于椎体终板下松质骨，CT 易于发现早期的椎体溶骨性破坏。病变进展快，破坏向椎体中心扩大，但一般不超过椎体的 1/2，可含有沙砾状残留骨或死骨。椎体可发生楔形变或塌陷，终板和松质骨骨折片可突向椎管内。同时，病变破坏椎间盘使椎间隙变窄，并累及相邻椎体。急性期过后，破坏周围出现骨质增生硬化（图 1-5-28）。最后，残存骨质发生明显硬化，并可在椎旁或前缘形成特征性的粗大骨桥（图 1-5-29）。

2）椎体型：一个或多个椎体同时受累。主要表现为椎体骨破坏及并发病理性压缩骨折。紧邻病变椎体的椎间隙可长期保持正常或仅现轻度狭窄（图 1-5-30）。

3）骨膜（韧带）下型：炎症可掀起椎旁韧带沿椎周蔓延，表现椎体骨皮质增厚，前纵韧带和椎旁韧带呈现骨化，而松质骨与椎间隙可无改变。

4）附件型：起病于椎体附件，早期骨质呈现不规则疏松或破坏，边缘模糊。晚期表现为边缘锐利的骨质缺损和不规则囊性破坏，周围骨质增生硬化，密度增高近于骨皮质。病变可累及小关节，并引起骨性融合。

CT 可显示椎体骨破坏区边缘硬化和小死骨的存在，了解周围软组织肿胀和有无脓肿。

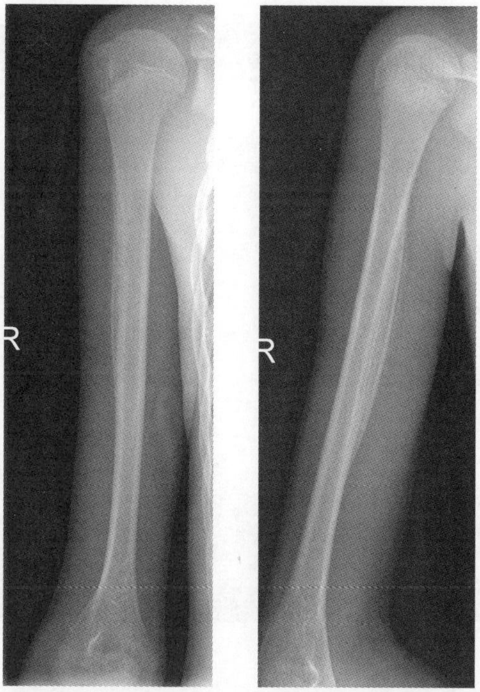

A B

图 1-5-27 肱骨骨膜炎

A、B：骨膜增生呈葱皮样，骨皮质无改变。

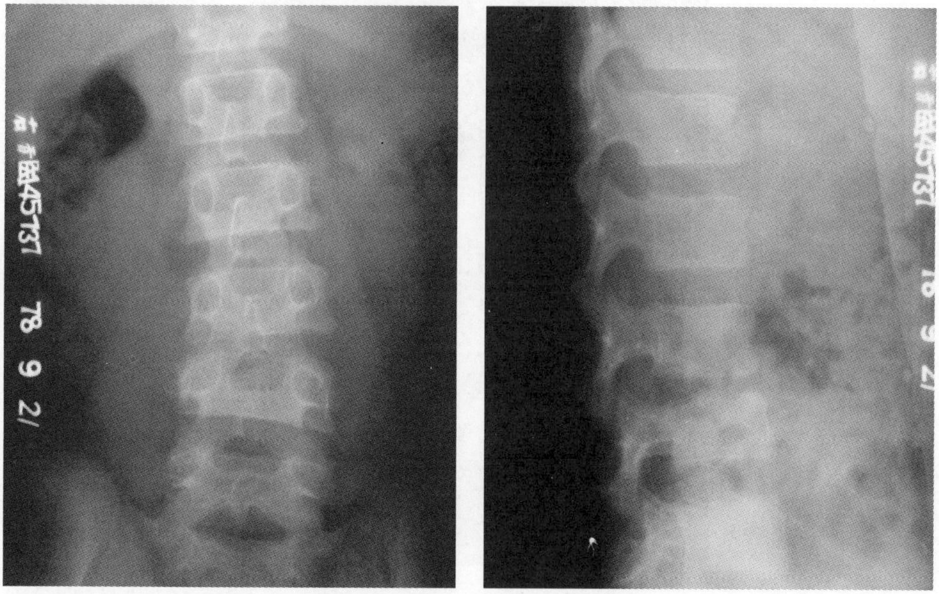

A B

图 1-5-28 椎间型化脓性脊椎炎（一）

A、B：腰椎 X 线正侧位片示腰椎曲度不自然，以 L_4 为中心右弯畸形。$L_{3\sim4}$ 右侧椎间隙变窄，L_4 椎体轻度变扁，椎体密度稍增高，右侧上、下缘见不规则骨质破坏。右侧腰大肌肿胀，边缘模糊不清。

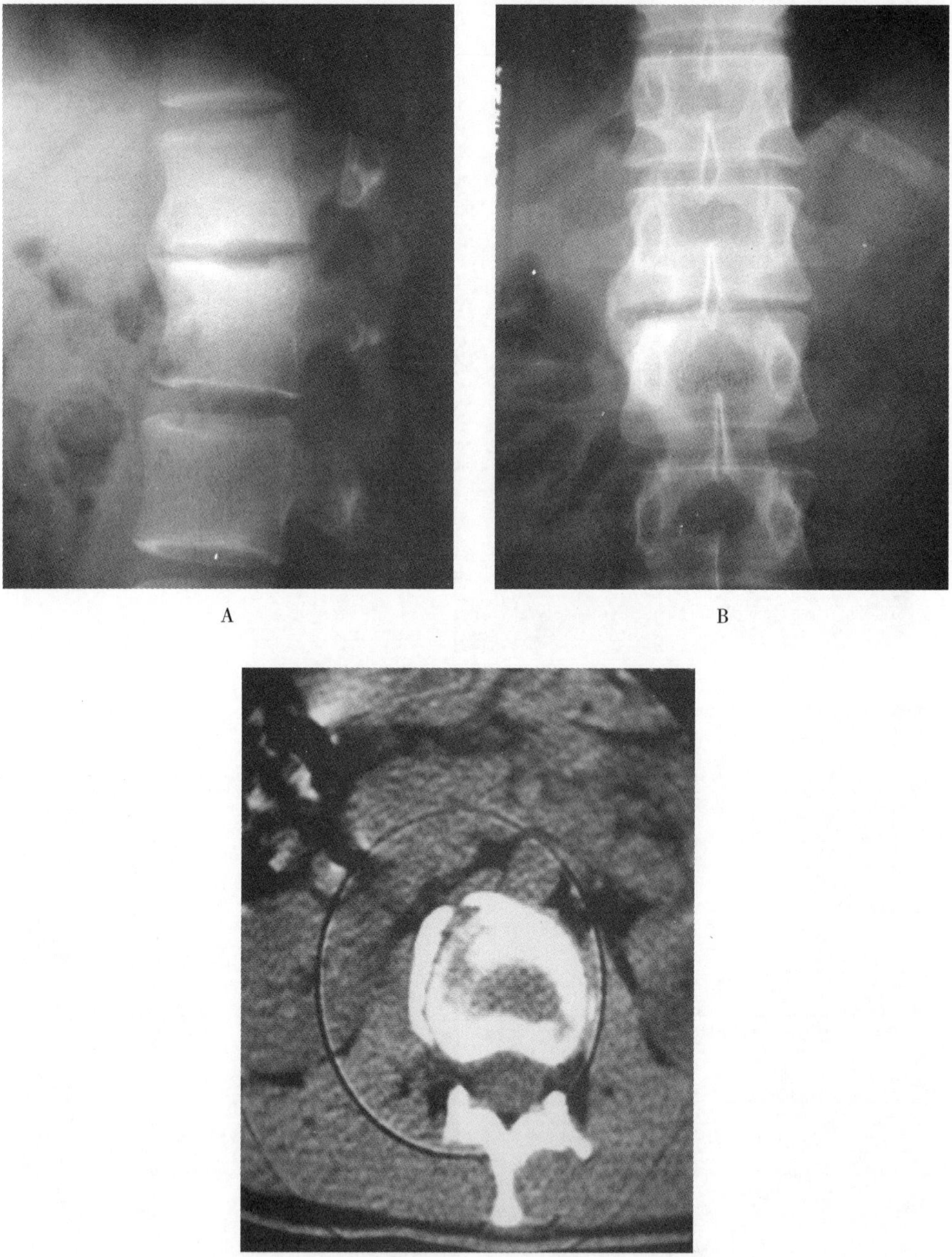

A B

C

图 1-5-29 椎间型化脓性脊椎炎（二）

A、B：腰椎 X 线正侧位片示 $L_{1\sim2}$ 间隙略变窄，椎体相对缘骨质破坏、硬化、增生和骨桥形成；C：CT 骨窗示椎体边缘破坏、硬化、增生和骨桥形成，肿胀的软组织恢复正常。

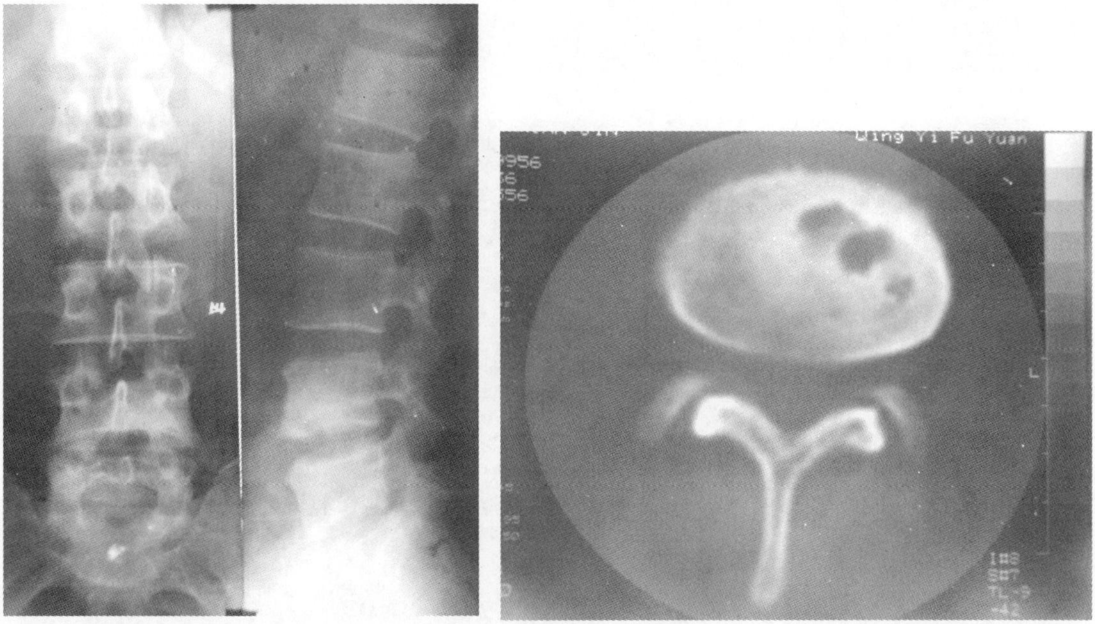

A B

图 1-5-30 椎体型化脓性脊柱炎

A：腰椎 X 线正侧位片示 $L_{4、5}$椎间隙变窄，L_4 椎体下部及 L_5 椎体上部骨密度增高，L_4 椎体前下缘见唇样骨质增生，未见明显骨质破坏区；B：腰椎 CT 平扫示 L_4 椎体下部可见多发囊状低密度区，周围伴有较广泛的硬化，椎旁软组织未见有明显改变。

在急性期，周围软组织肿胀可早于椎间盘和椎体骨质改变，是唯一的征象。腰椎是脊柱炎的最好发部位，椎旁脓肿表现为腰大肌鞘内的低密度区，绕以不规则的浓密环。增强扫描，炎性肉芽组织和脓肿壁可见强化。

（2）MRI 早期，STIR 和脂肪抑制 T2WI 像上，椎体内出现斑片状不均匀异常高信号区，边缘模糊。随病程进展，终板软骨下皮质低信号线变得模糊、中断或消失。椎体大部或全部及相邻椎间盘呈明显长 T1、长 T2 信号。T2WI 上，邻间盘骨质呈中等信号或高低混杂信号，周围伴有肉芽组织和（或）骨质硬化形成的高和（或）低信号带，以及大片状高信号水肿区，颇具炎性病变的特点。椎间隙变窄。周围软组织梭形肿胀，多以病变椎间盘水平最明显，范围超过病变椎体的上下边界，并可突入椎管内推压硬膜囊。与肌肉相比，病椎周围组织呈长 T1、明显长 T2 信号改变。其内脓肿多呈圆形或卵圆形，脓肿壁厚薄不一，T2WI 信号强度多略低于脓腔。增强扫描，椎体和椎间盘内纤维肉芽组织、脓肿壁明显强化，可呈圆形、类圆形厚环状或结节状强化（图 1-5-31）。

2. 鉴别诊断

（1）脊椎结核 起病缓慢，疼痛较轻，无高热病史。病变椎体破坏区或周围软组织内可见较多的斑点状钙化，骨质增生硬化和椎周韧带钙化或骨化少，软组织内脓肿壁相对较薄。

（2）椎间盘退变 相邻椎体边缘硬化，

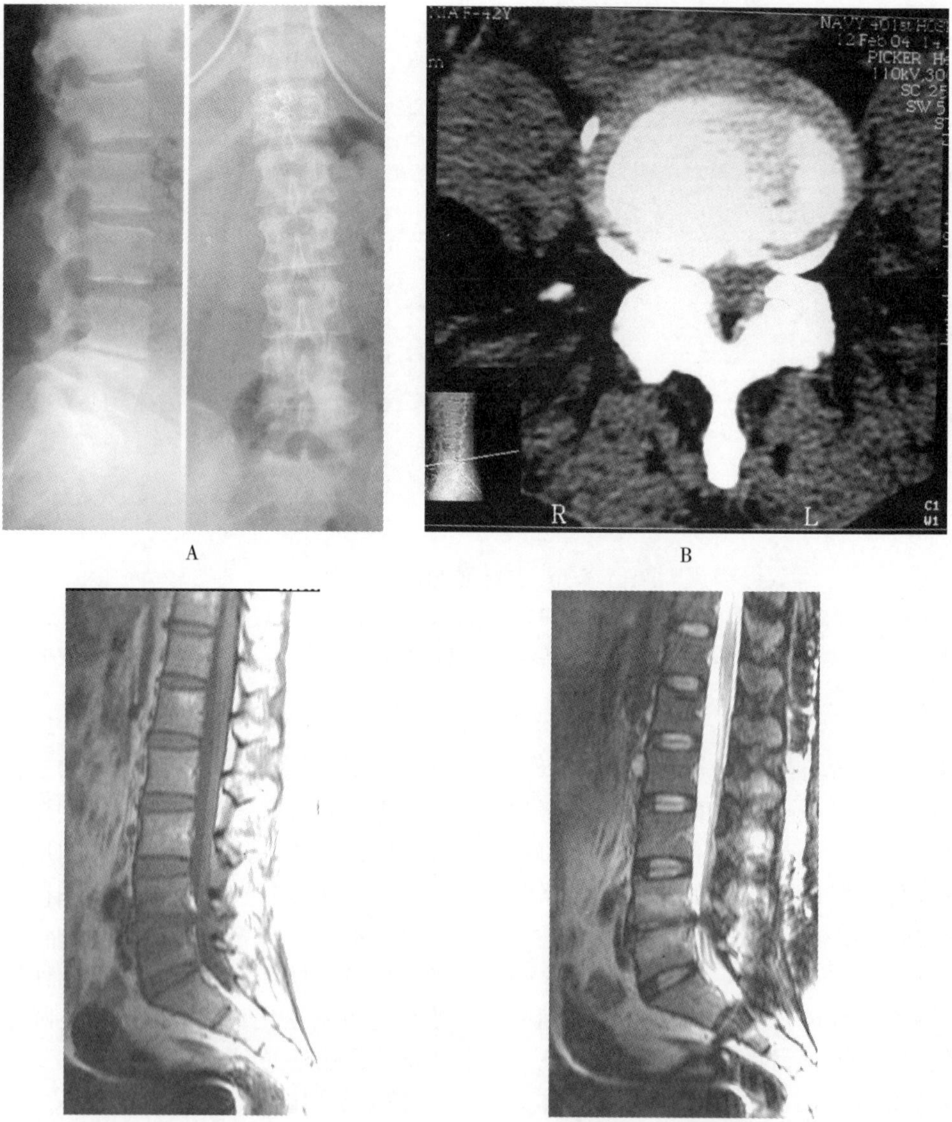

图 1-5-31　化脓性脊椎炎

A：腰椎 X 线正侧位片示 $L_{4\sim5}$椎间隙窄，椎体相对缘骨质硬化；B：CT 横轴位示椎体骨质密度增高，边缘骨质增生；C、D：$L_{4\sim5}$椎间隙及相邻椎体 T1WI 呈低信号，T2WI 信号增高。

椎体高度正常，无椎体破坏。MRI 显示相邻椎体边缘多为长 T1、长 T2 或混杂 T2 信号改变。

（3）脊椎肿瘤　软组织肿块多局限于病变椎体周围，极少超过椎体的上下范围或以椎间盘为中心，亦无脓肿形成。椎间隙正常，椎间盘组织 MRI 信号无改变。

二、骨结核

骨关节结核主要通过血行感染，多数继发于肺结核或泌尿系结核。任何年龄均可发生，以儿童和青少年多见。以脊柱结核发病率最高，约占 55%，其次为关节结核，骨结核较少见。典型组织学改变是中心干酪样坏死的肉芽肿结节，随着活动结核菌的刺激，结节逐渐向周围扩大。结核愈复，病灶形成结缔组织瘢痕，干酪样坏死可钙化或骨化。

（一）骨结核

骨结核（tuberculosis of bone）病程缓慢，各种病症均较轻，可有局部疼痛、肿胀。好发于短管状骨和长骨的骨骺与干骺端，骨骺病变向关节发展，干骺病灶常累及骺板。亦可发生于扁骨，如颅骨、上肢带骨和下肢带骨。发生骨干者极少见，发病率不到 1%。

1. 影像学表现

（1）骨骺、干骺结核　多见于儿童。好发于股骨上端、尺骨近端及桡骨远端。

1）X 线、CT　分为中心型和边缘型。骨骺结核多为中心型，干骺结核可为边缘型或中心型。病灶多为单发，少数为多个病灶。中心型病变常跨骺板，同时侵犯骺及干骺，病灶呈圆形或类圆形骨质破坏，边缘多较清楚，亦可出现硬化边，其内可有沙砾样小死骨。病变侵及骨皮质时，可见层状骨膜增生（图 1-5-32 ~ 37）。边缘型骨结核多见于骺板愈合后的干骺端，特别是长管骨的骨突处，如肱骨大结节和股骨大转子。早期局部骨质侵袭糜烂，之后逐渐发展出现骨质破坏或骨质缺损，可伴有薄层硬化边。少数骨破坏边缘破碎不整齐（图 1-5-38）。本型很少出现死骨。

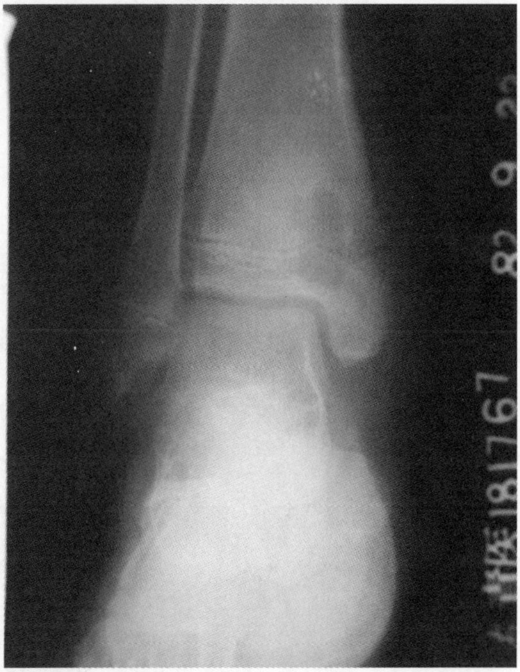

图 1-5-32　骨骺干骺结核（一）

胫骨 X 线平片示右胫骨远端可见横跨干骺及骨骺的类圆形骨质破坏区，边界清晰，周围骨质硬化不明显，内踝软组织肿胀明显。

2）MRI　以肉芽肿为主的病变，T1WI 呈低信号，T2WI 呈混杂信号，病灶周围常绕以薄层长 T1、长 T2 信号的水肿带。结核肉芽组织呈明显不均匀强化。以干酪样坏死为主的病变，T1WI 亦呈低信号，T2WI 出现同心圆形（即靶征）的典型征象：中心为均匀高信号的干酪脓肿，其外层为一薄层低信号的纤维组织带，最外层为高信号，为宽窄不等的

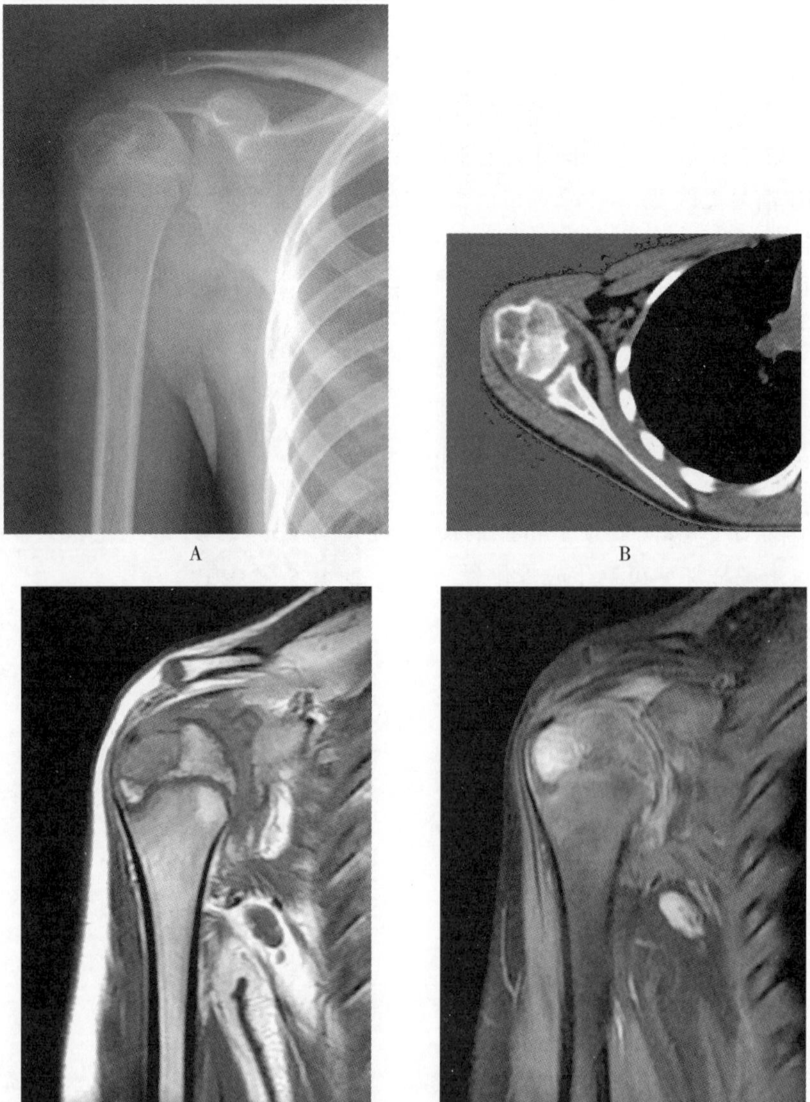

图 1-5-33 骨骺干骺结核（二）

A：肱骨 X 线正位片示右肱骨大结节囊样骨质破坏，边界清晰，周围无硬化；B：肱骨 CT 示右肱骨大结节囊样骨质破坏，边界清晰，周围无硬化缘；C、D：肱骨冠状位 SE T1WI、脂肪抑制 FSE T2WI 示右肱骨大结节及肱骨头长 T1、长 T2 信号。

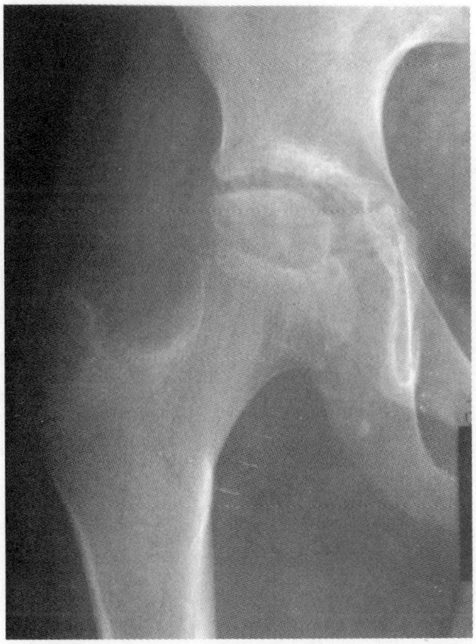

图 1-5-34 干骺结核

右髋 X 线正位片示右股骨颈上缘凹陷缺损，边缘清，周围无硬化。

水肿带（图 1-5-33C、D）。

（2）骨干结核 好发生于短管状骨，又称结核性指（趾）炎，易发生在小儿。病灶多为单骨，但约 1/3 病例呈多骨发病是本病特点。骨干髓腔溶骨性破坏，范围扩大，侵袭骨皮质使髓腔扩大，皮质变薄并膨胀，常伴有多层骨膜增生和软组织肿胀，整个患病骨呈纺锤状增粗，称为“骨气鼓”，是短骨结核的特征。这种表现虽以短管状骨常见，但亦可发生在尺骨、桡骨和肱骨（图 1-5-39）。短管骨囊状膨胀病变预后较好，可完全恢复。

（3）扁骨结核 颅骨、上肢带和下肢带骨结核多见于成人，囊状破坏多有清楚的硬化缘，破坏灶内可见点状高密度死骨或钙化（图 1-5-40、41）。

2. 鉴别诊断

（1）Brodie 脓肿 早期脓肿边缘可无明

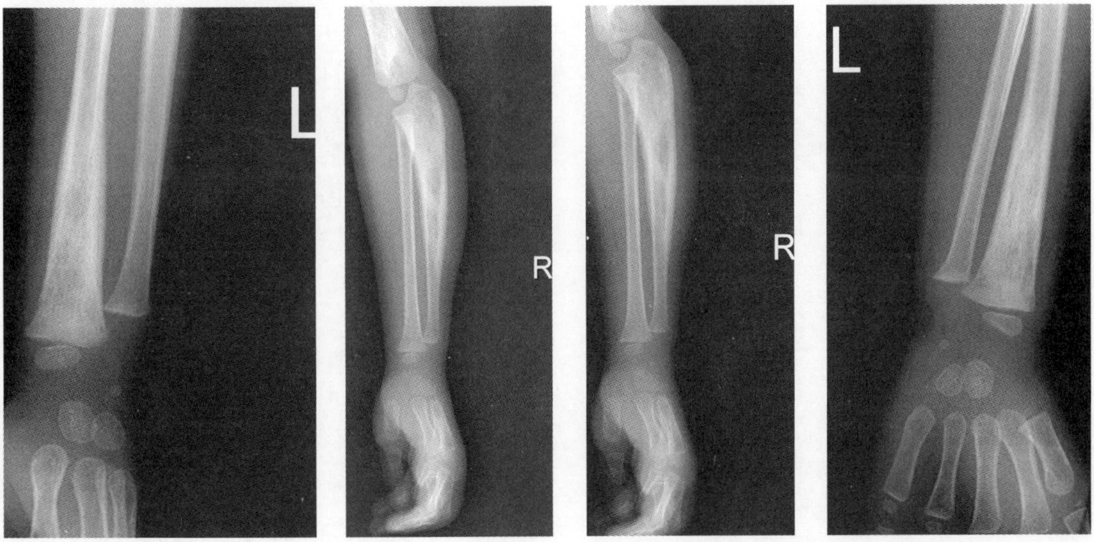

A B C D

图 1-5-35 骨干干骺结核

A～D：双前臂 X 线正侧位片示右尺骨骨干及近侧干骺端类囊状、不规则形溶骨性破坏，中指近节指骨囊状膨胀破坏，周围轻度硬化，薄层骨膜反应；左侧桡骨干骺端，斑片状溶骨破坏，周围轻度硬化及薄层骨膜反应。

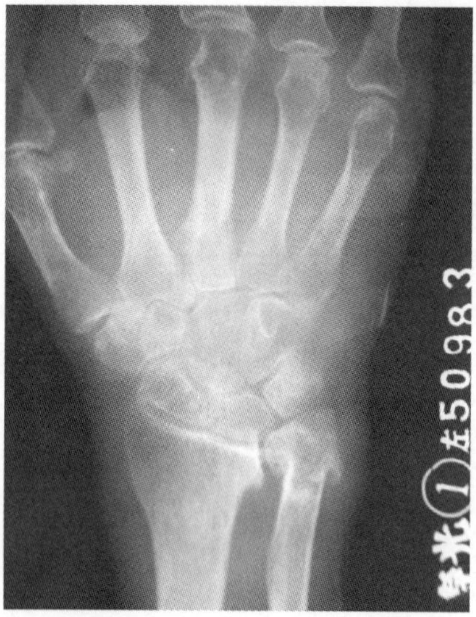

A

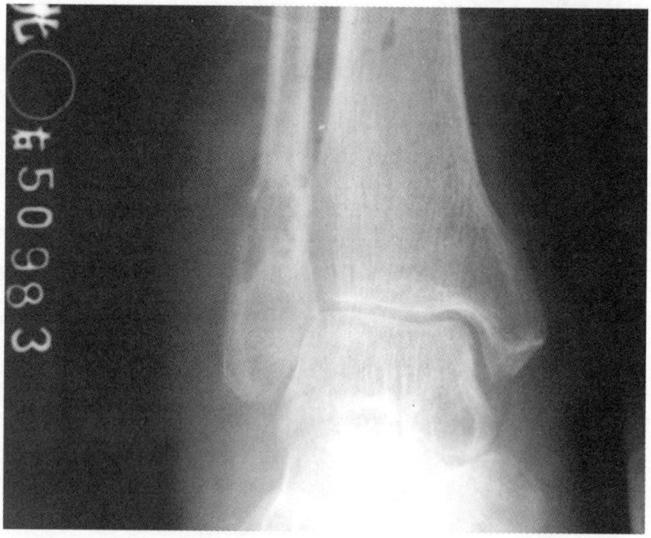

B

图 1-5-36 多发骨骺干骺结核

A、B：左尺骨远端、右腓骨远端示有虫蚀样骨质破坏，周围增生硬化少，未见死骨，软组织肿胀明显。

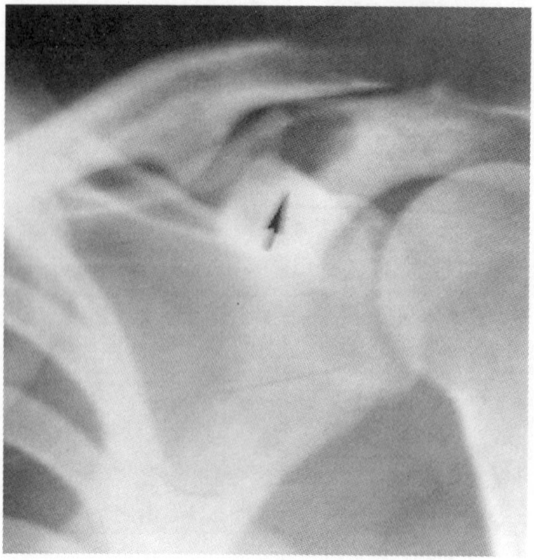

图 1-5-37 骨骺干骺结核（三）

左肩 X 线正位片示左肩胛冈不规则破坏，边界清。

显硬化，亦可无明显骨膜反应，类似结核，但通常病程较短、症状较重；慢性期，周边出现较明显的骨硬化和骨膜反应不同于结核。病变较少跨骺板或侵及邻近关节。

（2）成软骨细胞瘤　亦好发于 10～20 岁的青少年，侵犯骨骺，呈囊状骨破坏，有轻微硬化边，与本病相似。但后者病灶内常有分隔及分叶状轮廓，钙化较多见，无强化的脓肿壁。

（3）囊状结核和嗜酸性肉芽肿　X 线表现极相似，CT、MRI 发现干酪脓肿及钙化可资鉴别。

（4）良性肿瘤或肿瘤样病变　病变边缘清楚，常有一薄的硬化缘，周围无骨增生及骨膜反应。

（5）扁骨囊状结核与化脓性骨髓炎、嗜酸性肉芽肿和肿瘤等鉴别较难，病史、年龄对诊断有帮助，但常需要穿刺活检确诊。

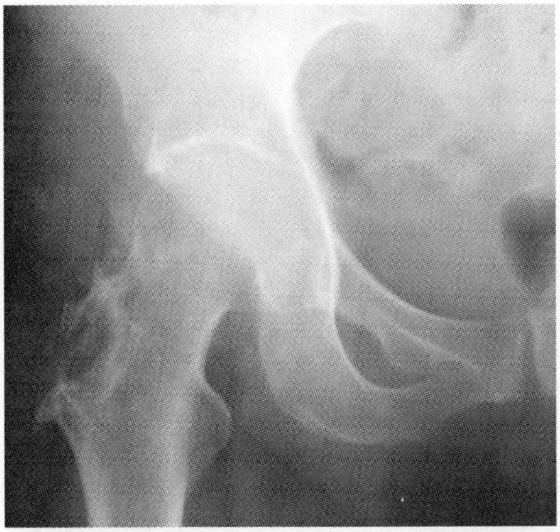

A

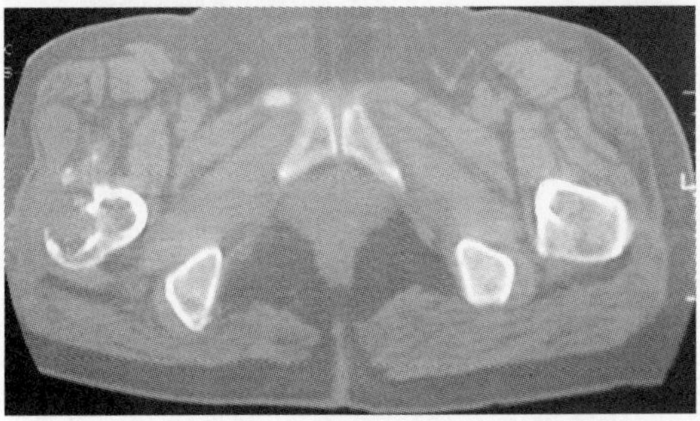

B

图 1-5-38 股骨大转子结核

A：股骨 X 线平片示右肱骨大转子外侧面皮质糜烂破坏，密度不均，边缘模糊。周围骨质疏松，软组织肿胀；B：CT 平扫示右股骨大转子不规则骨质破坏，内有斑点状钙化。右髋前外侧滑囊受累，局部软组织肿胀，内见沙砾样死骨。

（6）结核性指（趾）炎表现亦可见于其他感染，如化脓、梅毒。婴幼儿梅毒性指炎为双侧对称性受累，骨膜反应更明显，而软组织肿胀不如结核明显。

（二）脊柱结核

脊柱结核从儿童到老年人均可发病。发病部位以腰椎最多，胸椎次之，颈椎和骶椎较少见。起病隐袭，病程缓慢，主要症状为背痛、僵硬和局限压痛。椎管内脓肿、肉芽肿或碎骨片的压迫，可引起神经症状，甚至截瘫。病变常由一个椎体开始，沿椎间盘向相邻椎体蔓延，侵犯两个以上椎体，亦可间隔分段多发。椎体比附件更常受累，以椎体前部好发，约为 82%，而椎体后部仅为 18%。

1. 影像学表现

（1）X 线、CT

1）骨质破坏：依据破坏部位分以下四型：

边缘型：骨质破坏灶最初位于椎体前部的终板下，病灶逐渐增大和干酪化，呈斑片状，边缘模糊或清楚，可伴有薄层硬化边。CT 上，骨破坏多为圆形或类圆形，伴硬化边缘，破坏区内常见沙砾样或米粒大小的钙质样高密度影，CT 值 120～358Hu。病变椎体因骨质破坏吸收或继发压缩骨折而呈楔状变形或碎裂。进一步发展，椎体大部破坏，甚可几乎完全消失。椎体终板破坏向邻近椎间盘发展；破坏至周围组织可在前纵韧带或后纵韧带下蔓延侵及相邻的椎体和椎间盘，发现病变时多已侵犯相邻两节椎体（图 1-5-42～45）。亦可侵犯三节或三节以上。多节段或多个相邻椎体受累是结核特点。

韧带下型：主要见于胸椎结核。骨质破坏开始于椎体前部韧带下，脓液在前纵韧带及椎旁韧带下蔓延，侵袭椎体前部骨质，常累及数个椎体，可仅表现椎体前缘不规整，而骨破坏可不明显，椎间盘亦可不受侵。若病变继续发展并向后扩展，可出现破坏，常同时累及多个椎体及椎间盘（图 1-5-46）。

中心型：很少见，多见于胸椎，单个椎体受累。椎体中心骨质破坏，严重者可使椎

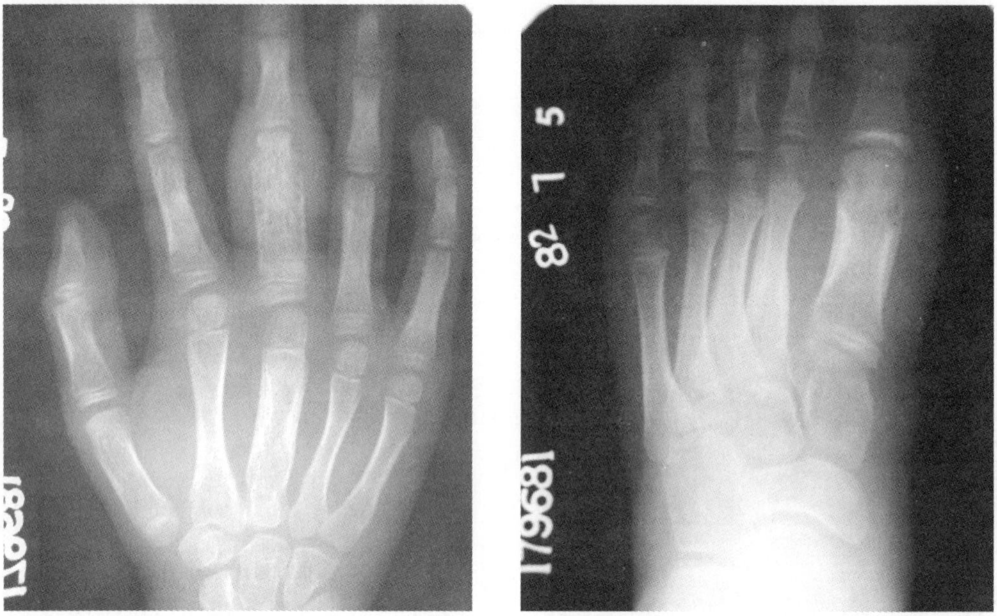

A　　　　　　B

图 1-5-39　骨干结核

A、B：右手第三掌骨、中指近节指骨、左足第一趾骨骨内多发圆形、卵圆形骨质破坏，病骨体积增大，周围可见层状骨膜反应，病变局部软组织呈梭形肿胀。

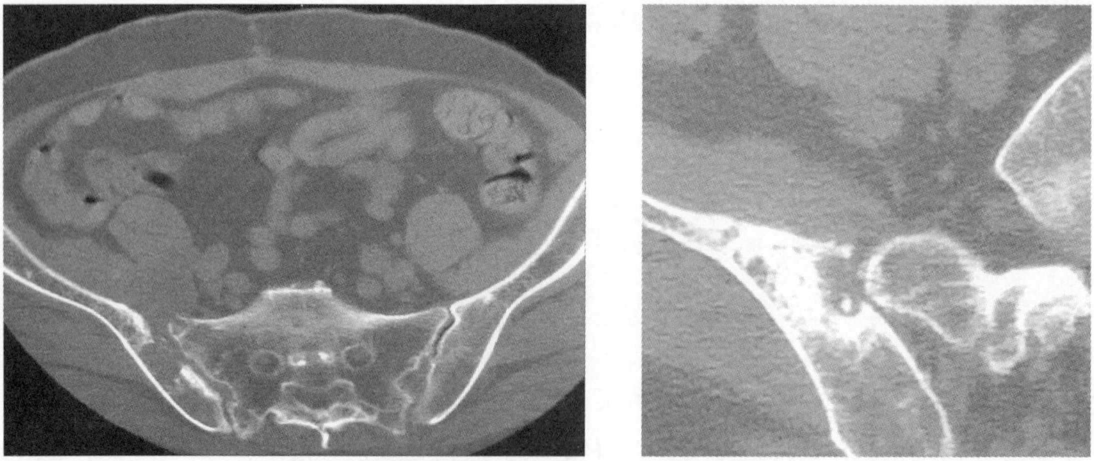

A　　　　　　B

图 1-5-40　髂骨结核

CT 平扫示髂骨骨质破坏，破坏区内有泥沙样死骨，边缘有硬化边，周围髓腔内斑片状骨质硬化。周围软组织肿胀。

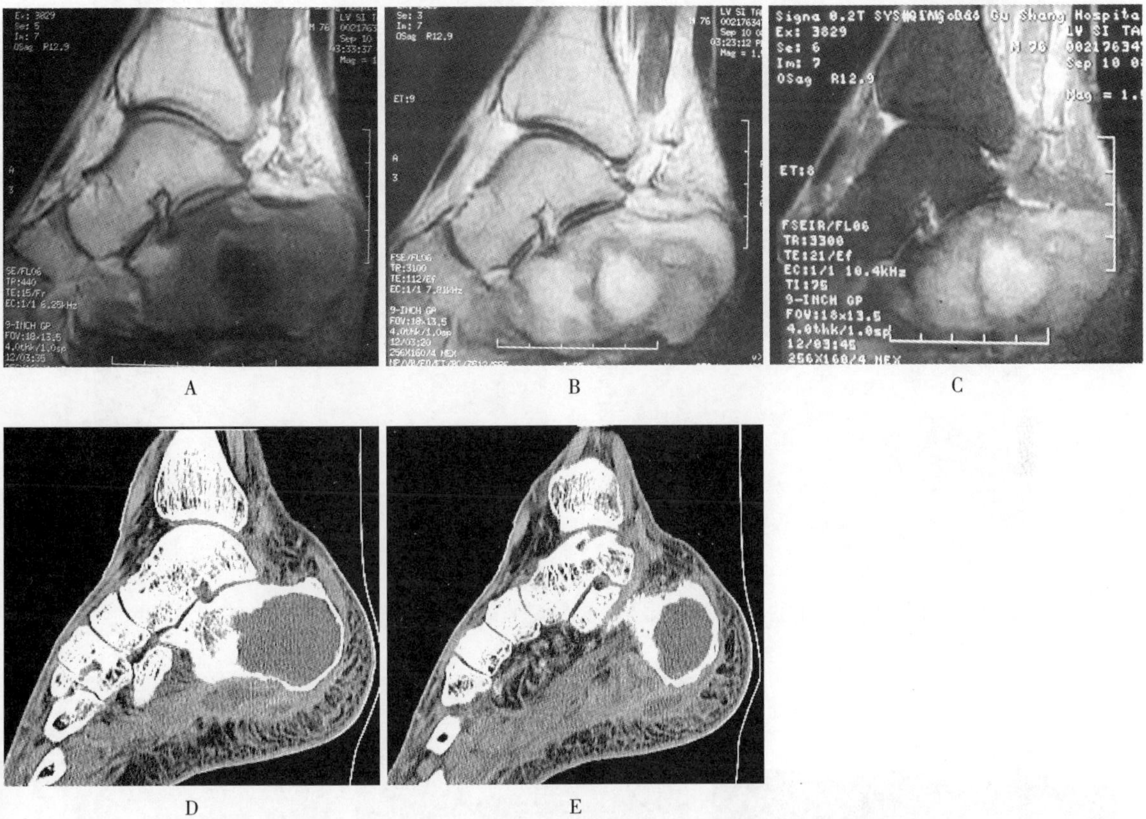

图 1-5-41 跟骨结核

男，75 岁，左跟骨疼痛、肿胀半年余。A、B、C：MRI T1WI、T2WI、T2WI 压脂示跟骨体内不规则囊状液体信号，囊壁稍厚呈稍长 T1WI、稍短 T2WI 信号，周围骨髓呈弥漫水肿信号；D、E：两个月后 CT 矢状位重建图像，跟骨大的囊状破坏，密度较低，足底深筋膜内多个脓肿、浅筋膜水肿。

体塌陷，而椎间盘可长时间保持不变（图 1-5-47）。

附件型：多见于青壮年。椎弓、椎板及上下关节突因彼此连接，多同时受累，单独发病者较少，但可单独累及棘突。表现椎弓溶骨性破坏，常累及椎体后缘皮质和相邻肋骨，可有大的椎旁软组织脓肿，椎间盘改变可不明显。

2）椎间盘破坏：为诊断脊柱结核的重要依据。主要见于脊柱结核边缘型，韧带下型及中央型晚期亦侵及椎间盘。表现为椎间隙变窄，或消失致两椎体相互融合；在 CT 上主要表现为椎间盘密度不均匀。椎体和椎体骨性融合，为结核的愈复改变（图 1-5-43，44）。

3）椎旁改变：软组织肿胀或脓肿形成。

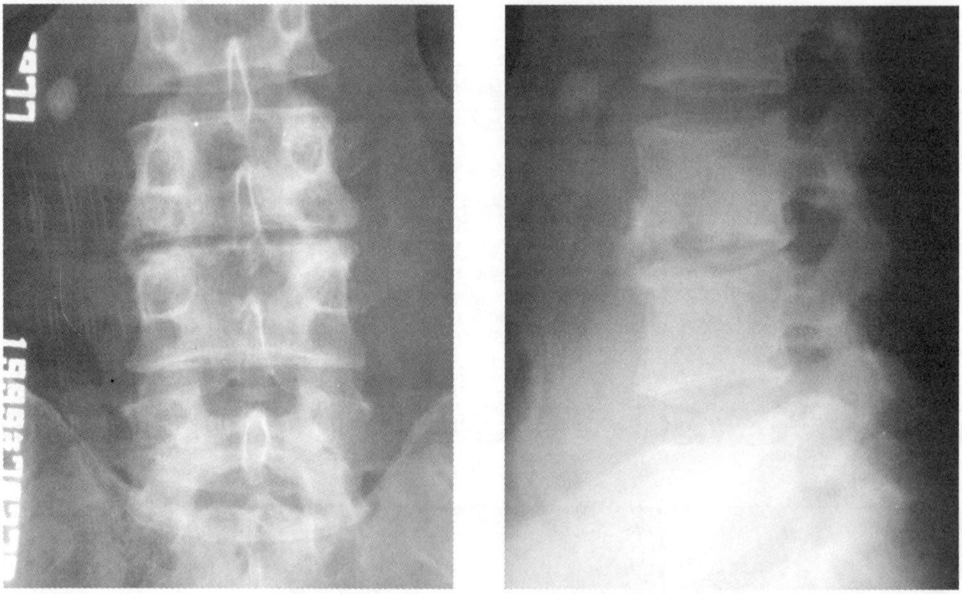

A　　B

图 1-5-42　脊柱结核（边缘型）

A、B：腰椎 X 线正侧位片示 $L_{3,4}$椎体相邻缘骨质破坏，$L_{3,4}$椎间隙变窄，椎旁未见明显软组织肿块。

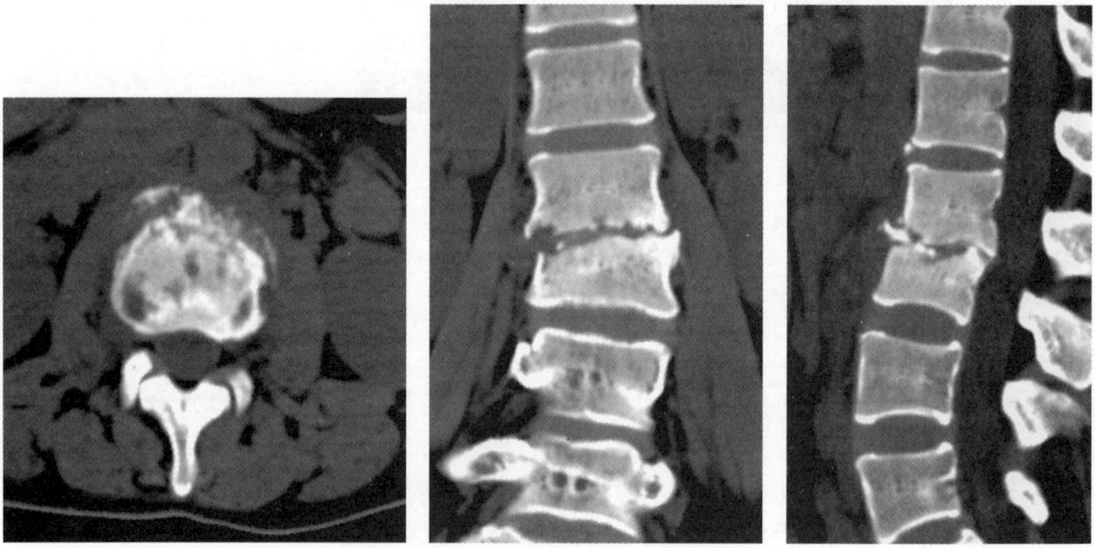

A　　B　　C

图 1-5-43　腰椎结核（边缘型）

A～C：腰椎 CT 轴位、冠状位及矢状位重建示 $L_{1\sim2}$椎体相邻缘骨破坏，椎间隙几消失，椎体周围软组织肿，其内点状钙化。

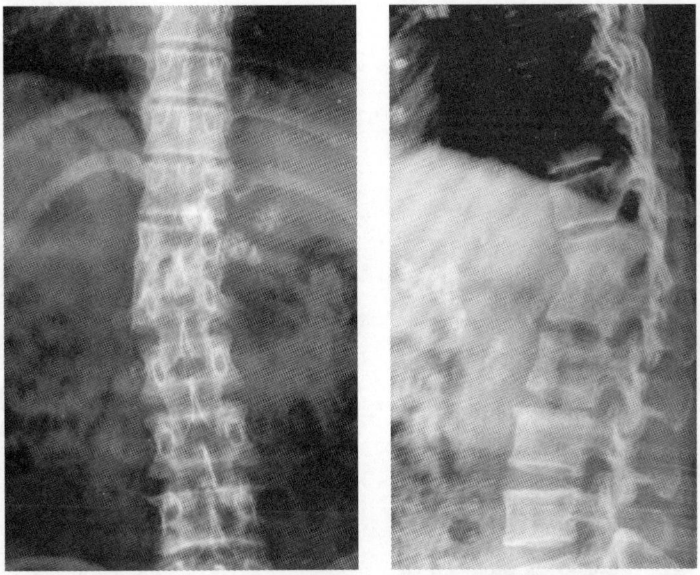

A　　　　B

图 1-5-44　腰椎结核（边缘型）

A、B：腰椎 X 线正侧位片示 $L_{1\sim2}$ 椎体融合，两椎体和椎间隙的总高度减低，不同于先天性椎体融合，腹腔内散在钙化灶。

颈部表现为颈前软组织影增厚，胸椎表现两侧梭形肿胀，腰部表现腰大肌外缘膨隆或消失。脓肿内干酪样坏死可发生斑点状钙化。CT 显示椎旁脓肿为低密度肿块（图 1-5-45C）。增强扫描椎旁软组织多有较明显强化。脓肿则呈类圆形或不规则形囊状强化，脓肿壁厚度较均匀，多为 1 ~3mm。

4）椎管狭窄：向椎管内突出的死骨或碎骨块可导致椎管狭窄。

（2）MRI　椎体破坏和椎周软组织改变在 SE T1WI 呈低或中等不均匀信号，T2WI 为不均匀高信号；结核脓肿在 T1WI 信号较低，而在 T2WI 为更高信号灶；坏死骨或钙化在 T1WI 和 T2WI 均为更低信号灶，通常在椎体终板区呈米粒状或斑点状，是脊柱结核的特点。

在 MRI 上有时椎体破坏和压缩已很明显，而椎间盘仍可保持正常形态和正常信号或仅见 T2WI 信号增强，但病变已沿椎周蔓延侵及相邻椎体是结核特点。椎间盘破坏 MRI 显示为椎间盘正常形态消失和不规则形异常信号，常见为 T1WI 中等或低信号、T2WI 高信号。

Gd-DTPA 增强扫描，椎体和椎周炎性充血和肉芽增生明显强化，结核脓腔不强化，含液脓腔常为多发的圆形、类圆形或花瓣状低信号区，而脓肿壁强化明显，呈薄而均匀的环形强化是结核特点（图 1-5-48、49）。

2．鉴别诊断

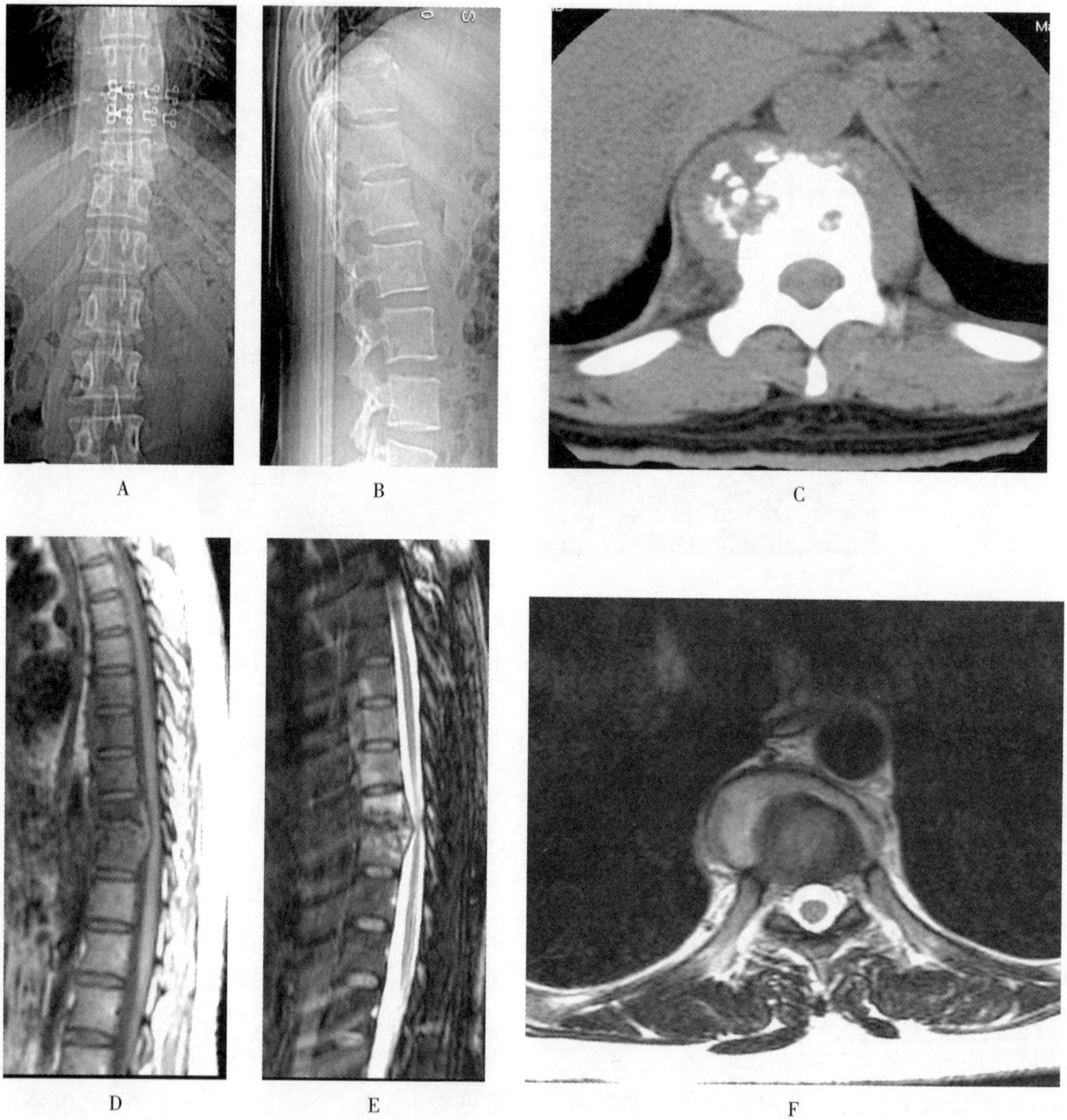

图 1-5-45 胸椎结核（边缘型）

A、B：脊椎 X 线正侧位片示 $T_{10\sim11}$椎间隙窄，椎体相对缘骨质破坏，椎间隙窄；C：CT 横轴位示椎体骨质破坏，破坏区内有死骨，椎体周围软组织肿；D～F：MRI 矢状位 T1WI、T2WI 和横轴位 T2WI 示 $T_{10\sim11}$椎间隙窄，椎体 T1WI 呈低信号，T2WI 高信号，周围软组织肿并向后突入椎管，硬膜囊受压。

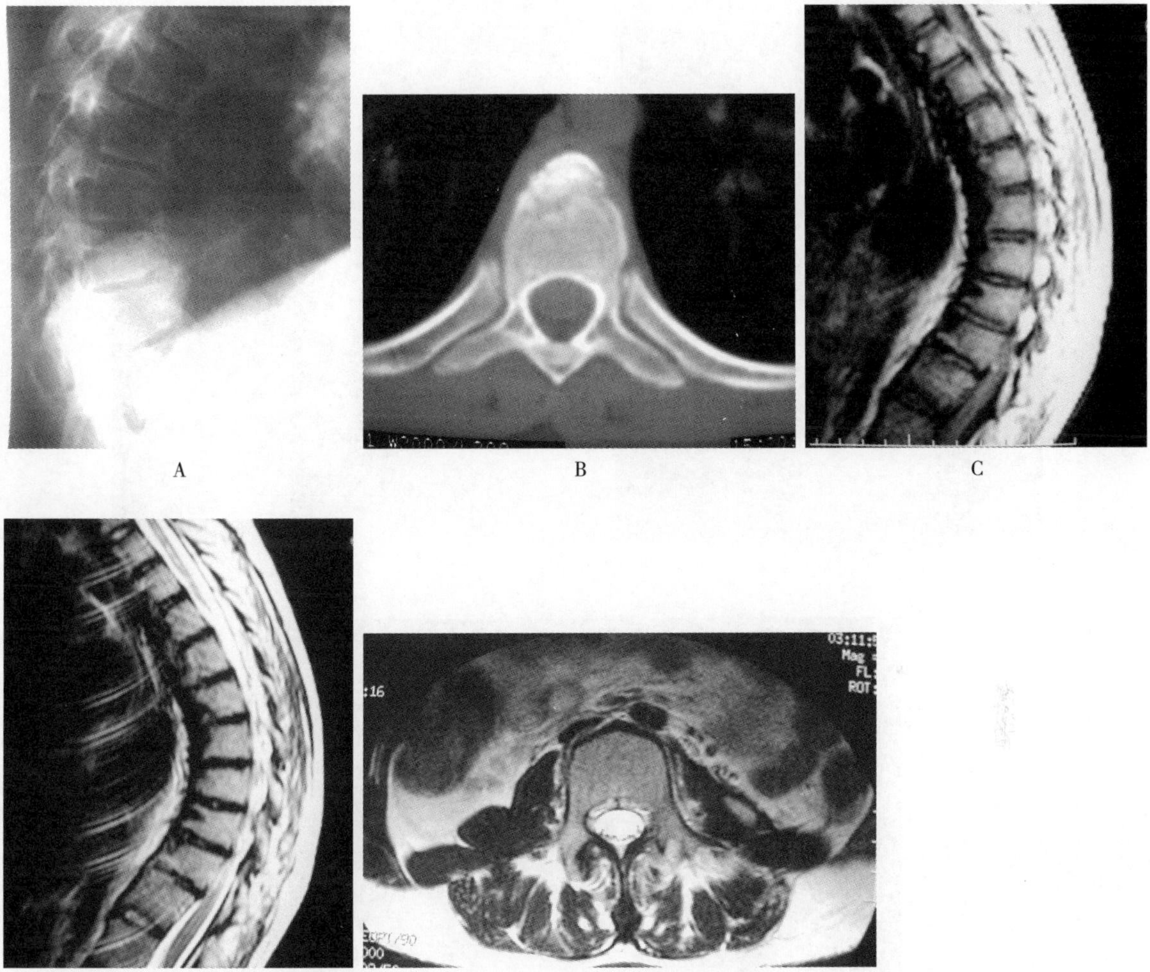

图 1-5-46 脊柱结核（韧带下型）

A：胸椎 X 线侧位片示 $T_4 \sim T_{11}$ 椎体前缘骨质缺损，伴前纵韧带肥厚和骨化及椎体边缘增生；B：CT 骨窗示椎体前缘不规则骨质破坏，周围骨质和前纵韧带肥厚和骨化，并伴有椎周异常软组织影；C、D：MRI 矢状位 FSE T1WI、T2WI 示 $T_4 \sim T_{11}$ 椎体前缘骨质缺损，呈混杂 T1、混杂 T2 信号，以短 T1、长 T2 信号为主；F：MRI 横轴位 T2WI 示左腰大肌内类圆形明显长 T2 信号脓肿。

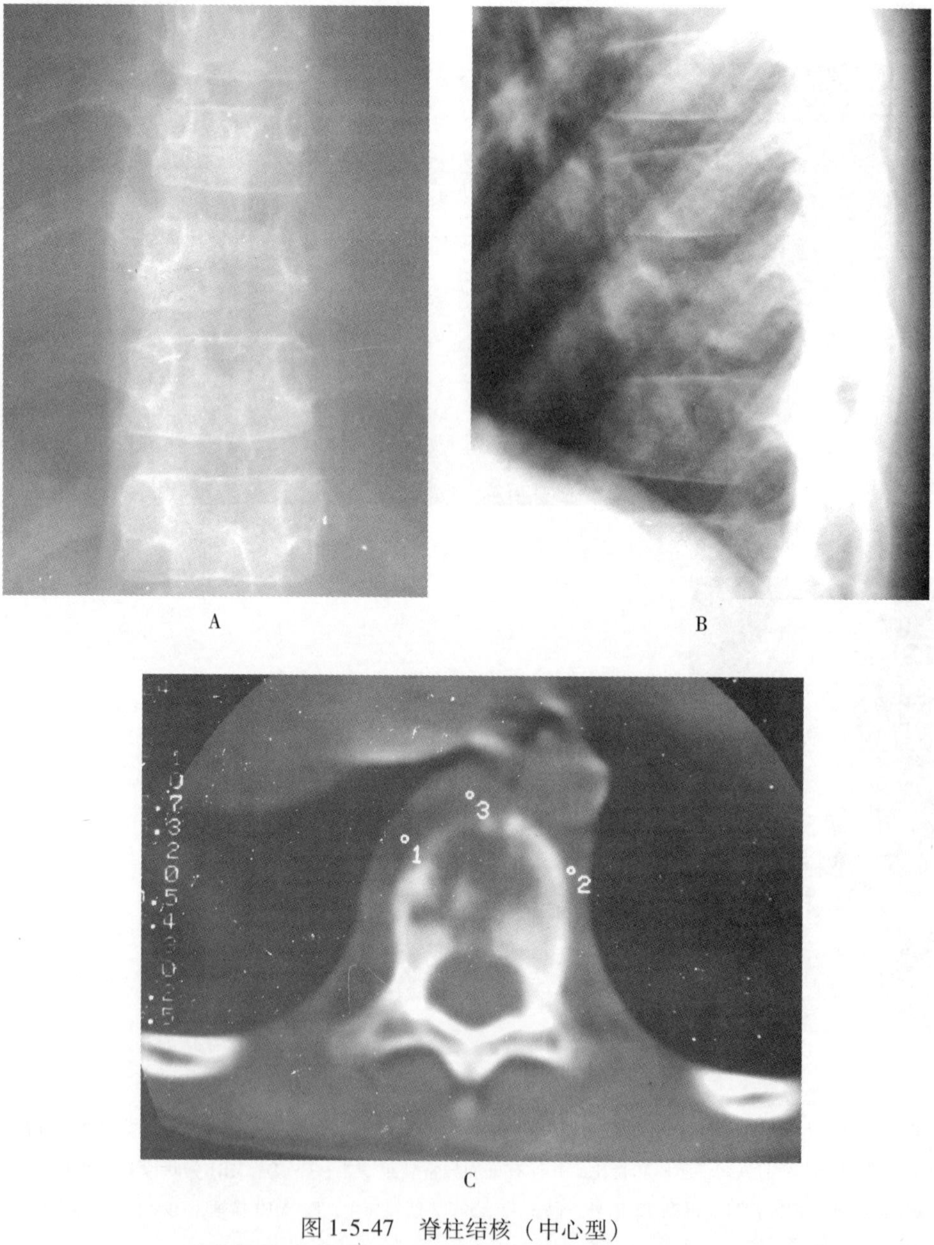

A　B　C

图 1-5-47　脊柱结核（中心型）

A、B：胸椎 X 线正侧位片示 T_{10} 椎体不规则破坏，轻度压缩变扁，椎旁软组织轻度肿胀；C：CT 骨窗示 T_{10} 椎体不规则骨质破坏，椎周异常软组织影。

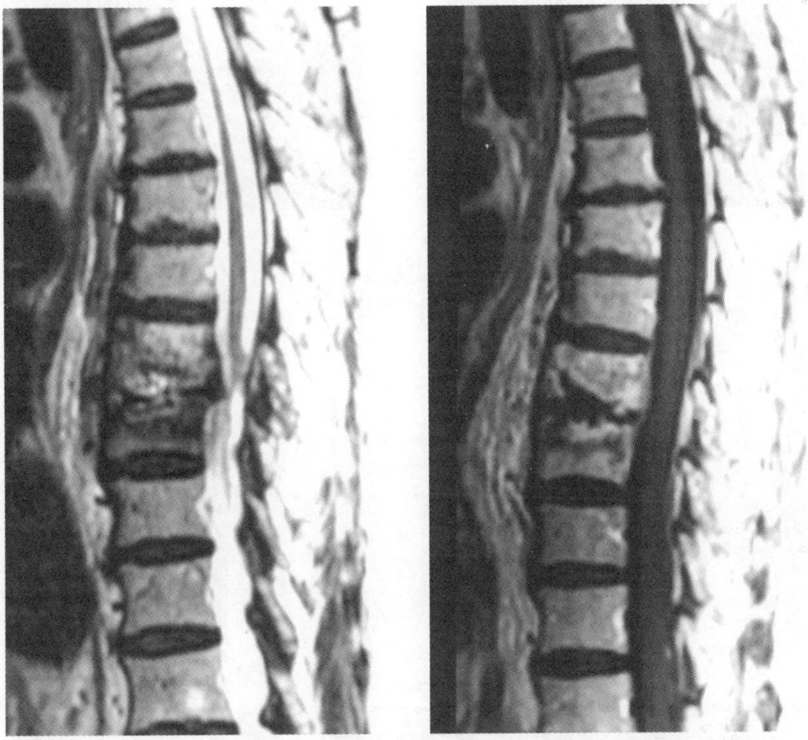

A B

图 1-5-48 脊柱结核

A、B：MRI 正中层面矢状位 FSE T2WI、Gd-DTPA 静脉注射后 FSE T1WI 示 $T_8 \sim T_9$ 正常椎间盘消失，椎间盘及相邻椎体呈长 T1、混杂 T2 信号改变，Gd-DTPA 静脉注射后增强扫描肉芽组织形成的长 T1、长 T2 信号带明显强化，周围大片状长 T1、长 T2 水肿区轻度强化。

（1）化脓性脊椎炎　化脓性脊椎炎多起病急骤，疼痛剧烈，常伴有高热和血象增高。骨质和椎间结构破坏迅速，较快出现椎体边缘部缺失或压缩碎裂，较早出现广泛骨质硬化，少有破坏区内斑点状死骨和钙化。椎周软组织脓肿壁厚或呈无明显脓腔的强化结节，一般无钙化。

（2）脊椎转移瘤　单发性椎体转移瘤主要与中心型结核相鉴别，前者转移瘤椎体骨质破坏多发生在椎体后部且易侵犯椎弓，周围软组织肿块局限，无脓肿形成和椎间盘信号改变。

（3）先天性椎体融合（融椎）　相邻椎体融合，其间隙可完全消失或变窄，颇似结核痊愈后的椎体融合。但融合椎体高度、形态、密度和信号均与相邻两个健椎相仿或相同。相应椎弓根、棘突、横突及关节突等，也可有不同程度的融合。

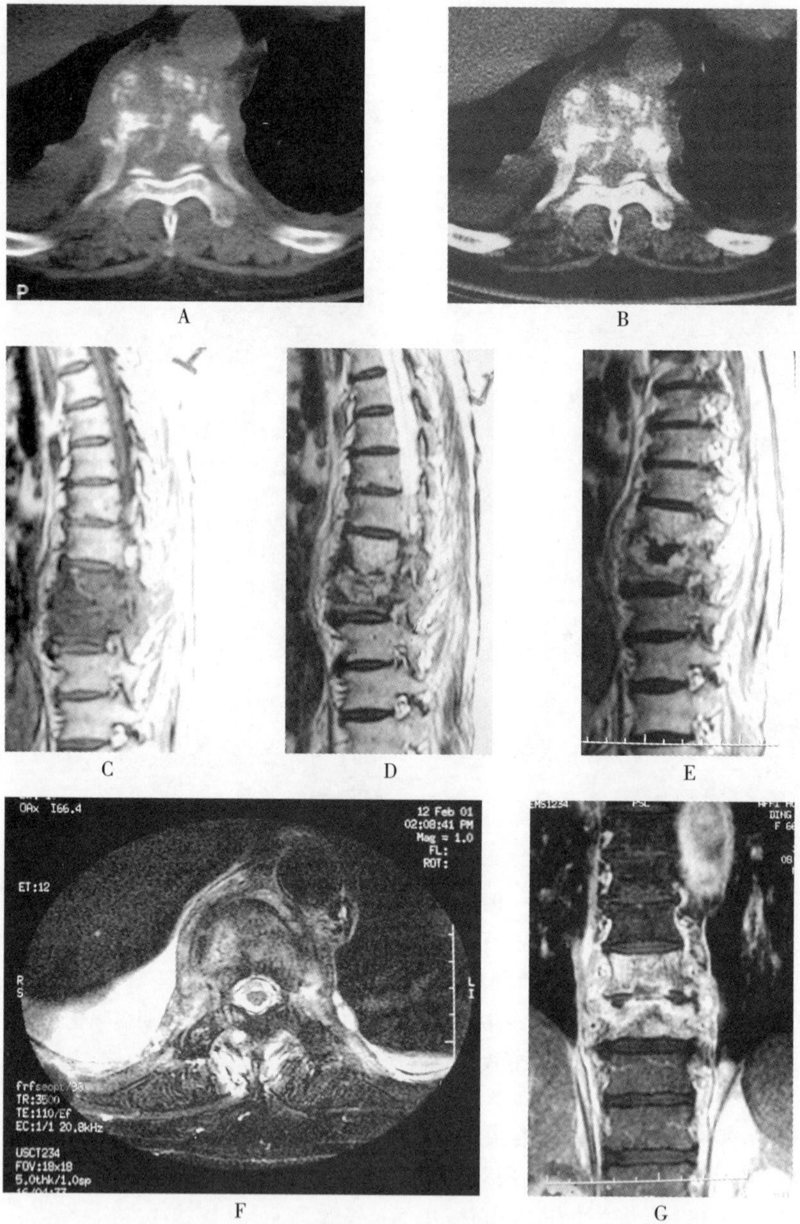

图 1-5-49 脊柱结核

A、B：CT 骨窗和软组织窗示 $T_8 \sim T_9$ 椎体相对边缘部及相邻的右侧肋骨头斑片状骨质破坏，内有沙砾样死骨，周围伴异常软组织密度区，其内亦见斑点状钙质样高密度影；C ~ E：MRI 椎弓根层面矢状位 FSE T1WI、FSE T2WI、Gd-DTPA 静脉注射后 FSE T1WI 示 $T_8 \sim T_9$ 椎体及相邻附件呈长 T1、混杂 T2 信号改变，Gd-DTPA 静脉注射后增强扫描肉芽组织条带及附件明显强化；F：MRI 横轴位脂肪抑制 FSE T2WI 示椎旁肿胀软组织呈不均匀长 T2 信号改变，右侧胸腔积液；G：Gd-DTPA 静脉注射后 MRI 冠状位脂肪抑制 FSE T1WI 示以椎间隙为中心椎旁软组织强化明显。

三、骨梅毒

系由梅毒螺旋体引起的慢性系统性感染。在近10几年发病有复燃的倾向。分先天性和获得性梅毒。病理上表现为炎性非树胶样肿病变和炎性树胶样肿病变两种形式。前者发生在各期梅毒，但主要发生在早期梅毒（先天性或获得性），后者主要发生在晚发梅毒。炎性非树胶样肿表现为闭塞性动脉炎及血管周围炎；炎性树胶样肿病变类似结核的肉芽肿，小的呈粟粒状，大的直径在3～4cm，肉芽肿中心为大片干酪样坏死。有症状的病例，身体几乎任何器官特别是皮肤和骨骼会出现大的破坏性病灶和树胶样肿。

（一）先天性梅毒

严重病例可为死胎或出生后短时期内死亡。存活的婴儿，可出现早发或晚发病灶。大约75%的儿童在10岁以后出现梅毒典型症状而诊断。梅毒病变可侵犯软骨膜、骨膜、软骨、骨髓和软骨内化骨活跃部位，特别是管状骨的干骺端，螺旋体抑制骨形成，导致成骨过程退化（degeneration）。

1. 早期骨病灶　发生在新生儿和婴儿。骨异常包括：骨软骨炎，骨干骨髓炎，骨膜炎，其他改变。

（1）骨软骨炎　双侧或对称性累及软骨内化骨骨骼。最常累及管状骨骨骺和干骺交界处、肋软骨区，严重病例，短骨、扁骨、脊椎亦可受累。X线表现长骨的干骺端特别是膝、肩、腕区，骺板横行透亮带增宽不整齐，先期钙化带增宽，锯齿状和骨化不规则。病变进一步发展，干骺呈现沿着骺板的不规则侵袭性破坏，可形成骨碎块。胫骨近侧特别典型，称做Wimberger征。病变向骺和骨干发展。干骺的破坏可引起骺分离（图1-5-50、51）。骨软骨炎病灶经治疗后可很快恢复，两周内明显好转，两月内可完全愈复。较少引起生长障碍和骨畸形。

（2）骨干骨髓炎（骨炎）　发生在没接受治疗或治疗不适当的婴儿。干骺的肉芽肿病灶向骨干发展，形成大小不一的感染灶。X线表现为骨破坏灶，周围绕以硬化缘和骨膜反应。常多骨受累，但亦可单骨、单侧肢体或非管状骨受累。

（3）骨膜炎　无特异性，与骨软骨炎相比较少见（图1-5-50、51）。

（4）其他变化　关节内渗出，关节内液体梅毒免疫检验常为强阳性。

2. 晚期骨病灶　见于儿童或少年（5～20岁）。病变主要累及管状骨骨干，特别是胫骨干的近侧2/3。扁骨，甚至颅骨亦可受累。

虽为先天性梅毒，但其表现与先天早发梅毒很少有相似之处，而是与获得性梅毒很类似。树胶样肿或非树胶样肿骨髓炎或骨膜炎引起广泛骨增生，使髓腔闭塞、骨干增粗或增大（图1-5-52、53A）。在胫骨表现为典型的向前弯曲（军刀腿），类似Paget病。骨质增生区内可见树胶肿形成的透光区（图1-5-53B）。较大儿童可出现双侧膝关节无痛性渗出，称Clutton关节。

2. 获得性梅毒

（1）早期获得性梅毒　临床主要症状为疼痛和肿块。

1）骨膜炎：是早期获得性梅毒的最常见表现。以胫骨最常见，其他部位如锁骨、股骨和腓骨亦可发病。骨膜新生骨使骨皮质明显增厚。骨膜增生多为分层或单层状，亦可呈放射状而类似骨肉瘤。成人双侧胫骨或锁骨对称性骨膜增生是梅毒的特点。

2）骨炎或骨髓炎：任何管状骨和扁骨均可受累，但以颅骨表现颇为特征，为不规则

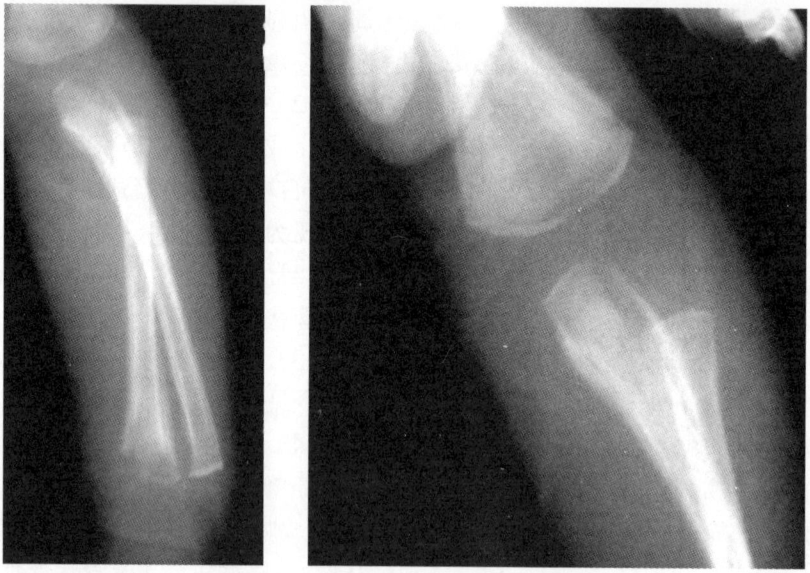

A　　　　　　　　　　　　B

图 1-5-50　先天性早发骨梅毒（一）

A、B：左前臂、肘关节 X 线片示尺骨近端及桡骨干骺溶骨性破坏，骨膜增生，肱骨远端骨膜增生。

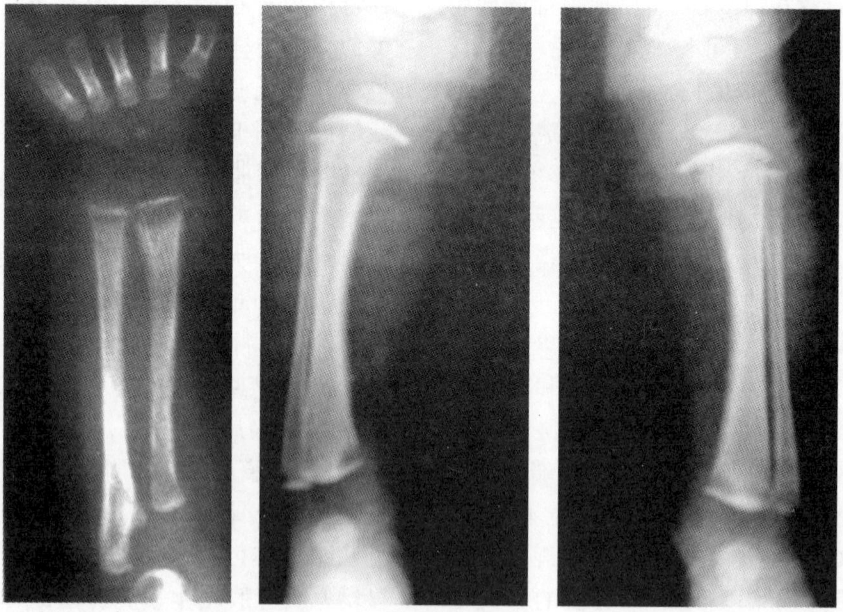

A　　　　　　　　B　　　　　　　　C

图 1-5-51　先天性早发骨梅毒（二）

A：前臂 X 线正位片示尺、桡骨远端先期钙化带增厚、致密，下方伴骨质疏松带，桡骨骨膜增生；B：双侧胫骨 X 线正位片示双侧胫骨上端内侧对称性骨破坏（Wimberger 征），胫骨两端先期钙化带致密，其下有骨质疏松带，胫骨内缘有骨膜增生。

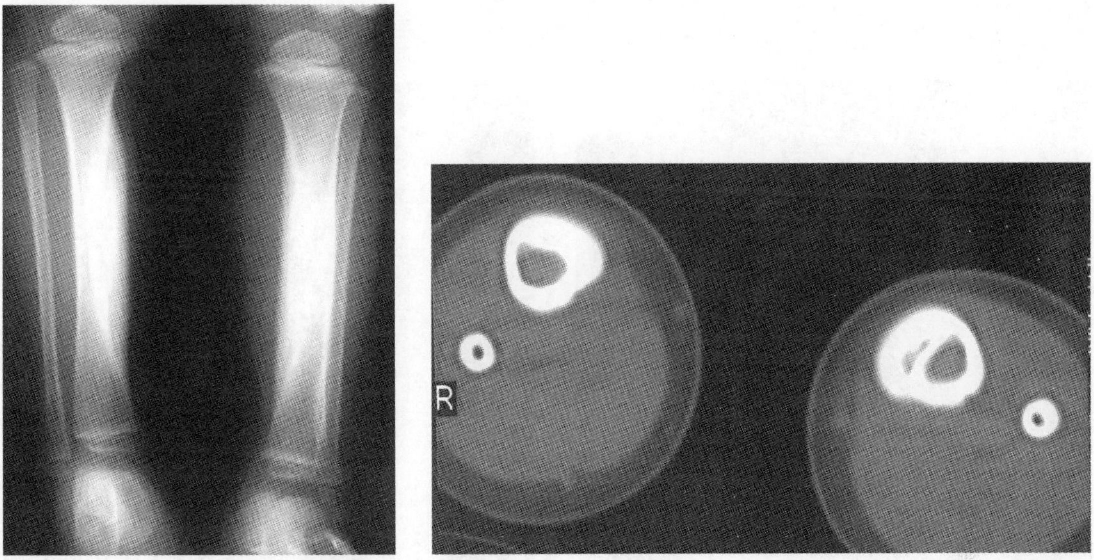

A B

图 1-5-52 先天性晚发骨梅毒（一）

A、B：双小腿 X 线正位片及 CT 示双胫骨内侧对称性骨膜增生。

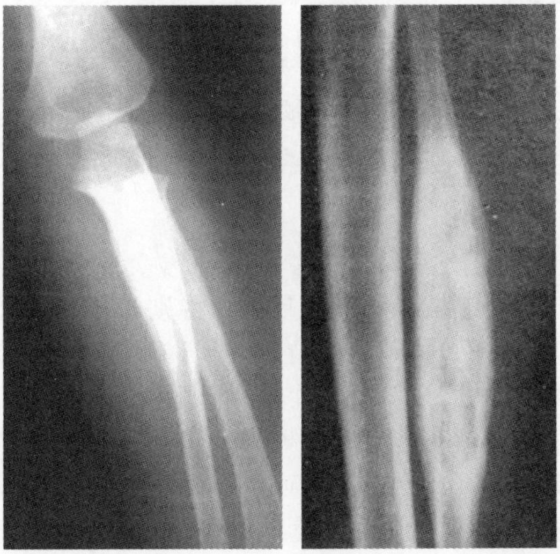

A B

图 1-5-53 先天性晚发骨梅毒（二）

A：左前臂 X 线片示左尺骨近端内侧骨膜增生；B：左小腿 X 线正位片示左腓骨干明显骨膜增生致骨干增粗、密度增高，髓腔内有不规则破坏灶。

的破坏区，呈虫蚀状或浸润性破坏，骨硬化轻微或无。长管骨可表现骨破坏、死骨、骨膜炎，但破坏性病灶较骨膜增生明显少见（图 1-5-54、55）。

3）可并发梅毒性关节炎，特别是胸锁关节。

2. 晚期获得性梅毒　晚期骨梅毒有非树胶样肿和炎性树胶样肿两种病变，两种病变均可引起骨破坏和明显的骨增生硬化及骨膜增生。可发生在很多部位：颅骨、鼻骨、颌骨、四肢骨、脊椎和骨盆。

（1）树胶肿性病灶　X 线表现为骨破坏和硬化，硬化范围可相当广泛，常伴骨膜反应。皮质可出现死骨，但范围局限，X 线上难以发现（图 1-5-56A）。

（2）非树胶样肿性病灶　可单独发生或与树胶样肿伴发。骨膜炎表现为丰富的骨膜下骨形成并与骨皮质相融合；骨髓炎常比较

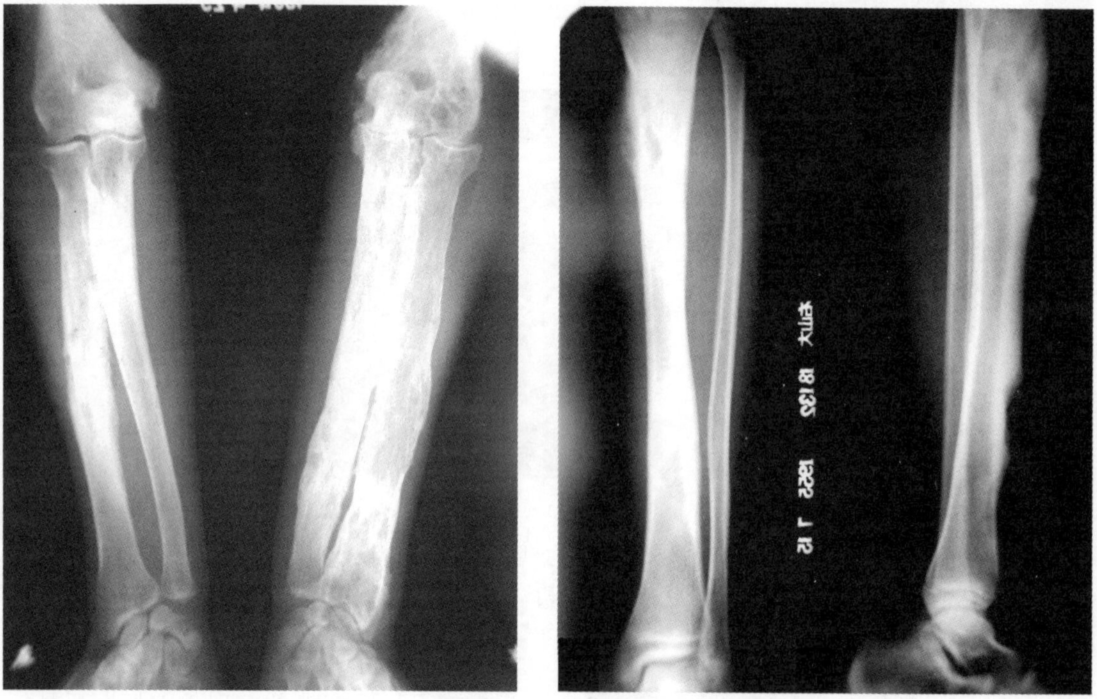

A B

图 1-5-54 获得性骨梅毒（一）

A：双侧前臂 X 线正位片示双侧尺、桡骨骨干粗大，失去正常轮廓，有弥漫性骨质硬化和稀疏破坏区（弥漫性骨炎），病变延伸至骨端，关节面不整，关节间隙变窄；B：右小腿 X 线正侧位片示胫骨皮质及相邻松质骨和髓腔多发性囊状透光区，伴周围骨质硬化、皮质增厚、骨膜增生或皮质膨胀变薄。

局限，表现为骨破坏和骨增生，伴骨膜反应，与树胶肿性相似，需通过病理来鉴别（图 1-5-56B）。

管状骨骨膜增生可很明显，致骨骼明显增粗，其表现类似晚期先天性梅毒。胫骨亦可表现军刀样，但骨骼不弯曲，即髓腔的纵轴方向没发生变化，仅为骨膜增生致胫骨干前缘向前隆起，不同于先天性梅毒军刀畸形，后者是骨骼真正的弯曲。所以前者称为假性胫骨弯曲。

（三）诊断与鉴别诊断

近年来，梅毒又复燃，特别是先天性骨梅毒病例时而见到。在新生儿和婴儿发现双侧多发、对称的骨骺炎、干骺炎和骨膜炎，在儿童、少年发现双侧胫骨“军刀腿”样改变，应想到骨梅毒的可能，做梅毒免疫检验可以诊断。其 X 线表现可与下列病变相似，应注意鉴别：

1. 骺板横行透亮带增宽，应与佝偻病相鉴别。佝偻病很少发生在新生儿和婴儿，先期钙化带模糊或消失，干骺端膨大增宽，与梅毒不同。

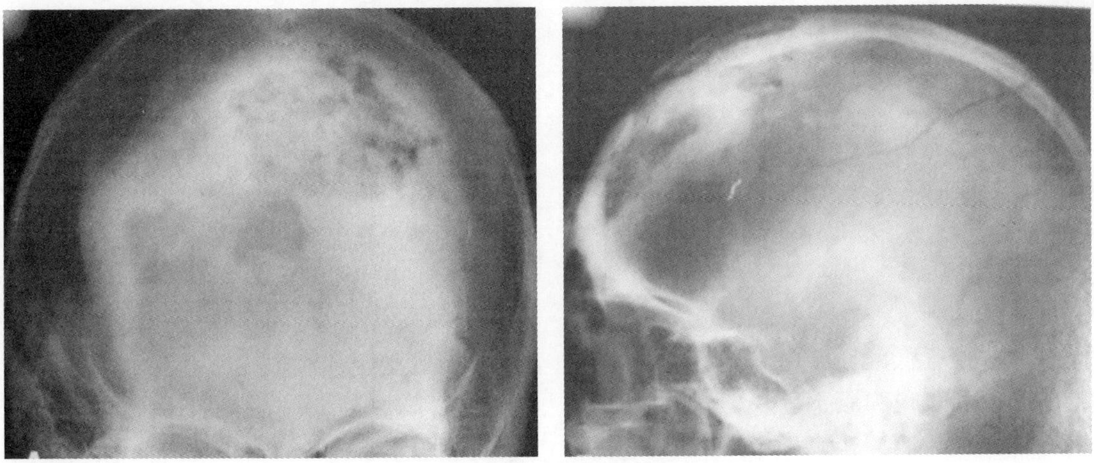

A B

图 1-5-55 获得性骨梅毒（二）

A、B：头颅 X 线正侧位片示额骨骨质破坏及反应性硬化，表现类似 Paget 病和骨纤维异常增殖症。

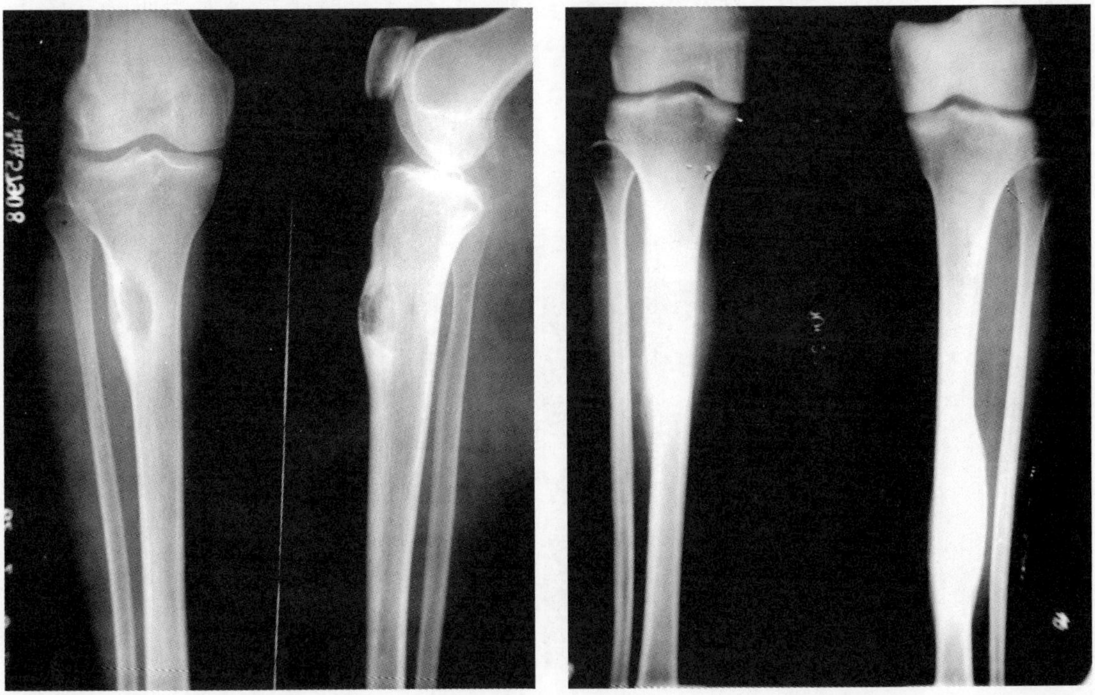

A B

图 1-5-56 获得性骨梅毒（三）

A：胫骨 X 线正侧位片示左胫骨上段局限性透光区伴硬化边，相邻骨皮质膨胀变薄并局限性骨外膜增生；B：双侧胫骨 X 线正位片示左胫骨中上段和右胫骨中下段局限性花边状骨外膜增生，骨干增粗。

2. 干骺骨破坏和骨碎块及骨膜反应，应与维生素 C 缺乏症、白血病、成神经细胞瘤转移相鉴别。维生素 C 缺乏症很少发生在新生儿和婴儿，无骨骺炎或干骺炎的骨破坏表现，骺板变窄而不是增宽，且骺环征或 Wimberger 征是其特征。小儿白血病骨改变以急淋最常见，常起病急，发热、贫血、出血，肝、脾和淋巴结肿大，骨髓中充满原粒或原淋或原单核等分化很低的原始白细胞。成神经细胞瘤临床主要表现为腹部肿块，尿内多巴胺和高香草酸（VMA）排出量增加是成神经细胞瘤的特点。

3. 骨破坏和广泛的骨硬化及骨膜增生可与慢性骨髓炎、Paget 病相似。骨硬化改变都不累及骨骺。骨髓炎通常为单骨发病，长条状死骨是其特点。Paget 病胫骨病变可类似晚发骨梅毒，但前者多见于 50 岁以后，且骨盆和股骨常有典型表现。

四、骨棘球蚴病（包虫病）

骨棘球蚴病罕见，约占全部棘球蚴病的 1%，发病部位以骨盆最多见，其次为脊椎、骶骨、股骨、肱骨和胫骨。棘球蚴在骨髓腔内扩展、蔓延，形成多房性囊肿。病变发展极为缓慢，骨骼感染常发生于儿童期，而在成年后才出现症状。主要表现为疼痛、麻木、跛行和肢体肌肉萎缩。脊椎、骶骨等处的囊肿可压迫脊髓神经根或马尾，而产生神经症状。棘球蚴抗原皮内实验阳性。常同时伴有肝、肺棘球蚴病。

X 线表现呈边界清楚、密度均匀的骨内囊状破坏，大小不等的多囊，可簇集呈葡萄样。病变发展，相邻骨皮质膨隆变薄、断裂或缺损。扁骨受累时骨扩张尤为明显（图 1-5-57A）。脊椎发病，多先累及椎体，并可侵入椎弓和椎板，向四周突入椎周软组织和椎管内，但一般不累及椎间盘（图 1-5-57B）。

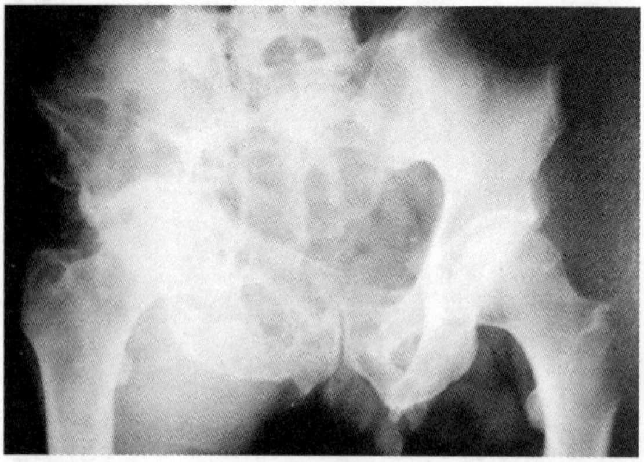
A

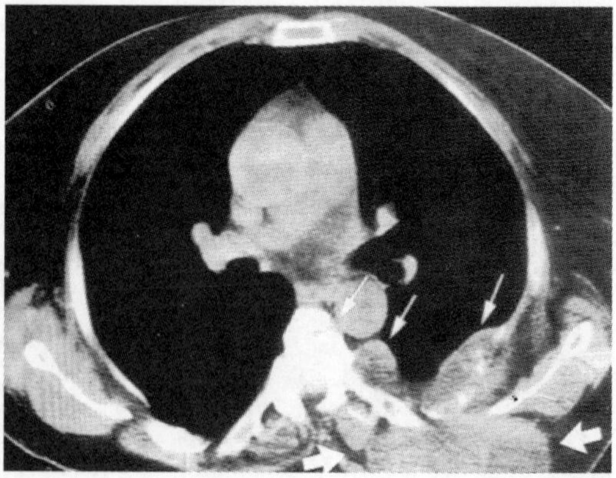
B

图 1-5-57　骨棘球蚴病

A：骨盆 X 线正位片示右侧髂骨、耻骨多囊状破坏，线状硬化缘，周围无骨增生；坐骨下支骨质硬化，股内侧见明显软组织肿胀；B：CT 软组织窗示左第 7 后肋骨质破坏，左肩胛下区及胸腔内多发性类圆形囊性软组织密度肿块，边界清楚。

五、骨霉菌病

（一）放线菌病（actinomycosis）

放线菌感染大多在局部组织抵抗力低下时致病，如手术或创伤引起深部软组织损伤，多见于颈面部、肺和回盲部。软组织感染常引起蜂窝织炎而症状不明显，可有多个窦道形成。放线菌对青霉素很敏感。

骨放线菌病通常继发于周围软组织感染。下颌骨最常受累，特点是骨破坏，而很少有新生骨形成。胸壁放线菌感染累及肋骨，表现为骨破坏及骨膜新生骨形成，肋骨增粗（图1-5-58）。短骨受侵犯表现为边界清楚的骨质缺损。脊椎改变类似结核，但较少影响椎间盘，亦可类似肋骨表现，椎体周边骨增生致椎体增大。

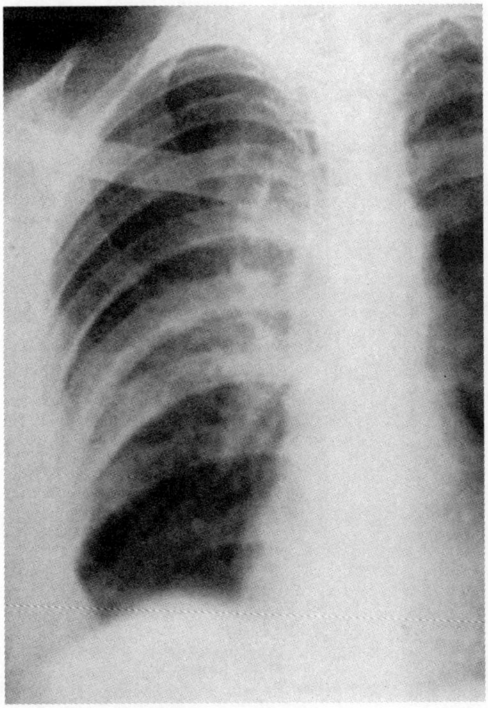

图1-5-58 骨放线菌病

胸X线正位片示右第7、8肋骨增粗、密度增高。

（二）球孢子菌病（coccidiodomycosis）

球孢子菌主要通过呼吸道感染，症状轻微。肺的病灶可血行播散至其他组织器官包括骨骼。全身骨骼均可受累，以管状骨多见。管状骨好发于骨端，特别是骨突部位，如胫骨结节、踝部、肩峰、锁骨内端等。

早期为局灶性骨破坏或吸收，表面骨膜增生（图1-5-59A）。进而形成边界清楚的囊性破坏，周围骨质硬化及明显的骨膜增生。在脊柱，表现椎体破坏和周围软组织脓肿，脓肿可发生钙化，与脊椎结核很相似，但椎间隙仍存在（图1-5-59B、C）。多发囊性破坏伴骨膜增生可类似结核。本病确诊需依靠细菌学检查。

六、骨雅司病

骨雅司病（yaws of bone）为性传播疾病，由雅司螺旋体引起。可分为三期：

1. 第一期　颜面、头颈、踝和前臂等处皮肤出现红色小斑丘疹，逐渐增大，表面破溃，2～3个月后可痊愈，不侵犯骨骼。

2. 第二期　发病后1.5～3个月开始，出现发热、头痛、关节酸痛，颜面、颈部、躯干、四肢等处出现多形性皮疹，局部微痒。该期可出现骨骼改变，常为多骨受累，主要表现为骨膜增生和骨干增粗。

3. 第三期　少见，病变形成顽固性溃疡和树胶肿样损害，除侵犯深部软组织外，还可引起骨质破坏。X线表现为局限性骨皮质侵袭，并可逐渐蔓延至松质骨和髓腔。病变多见于胫骨、额骨和顶骨，其次为锁骨内端和肱骨（图1-5-60）。

本症与慢性骨髓炎相比，症状轻，多无急性病史，骨破坏较少侵犯松质骨和髓腔；与骨梅毒相比，雅司病的骨膜反应轻微。

七、骨麻风病

骨关节异常见于麻风病（leprosy）的晚

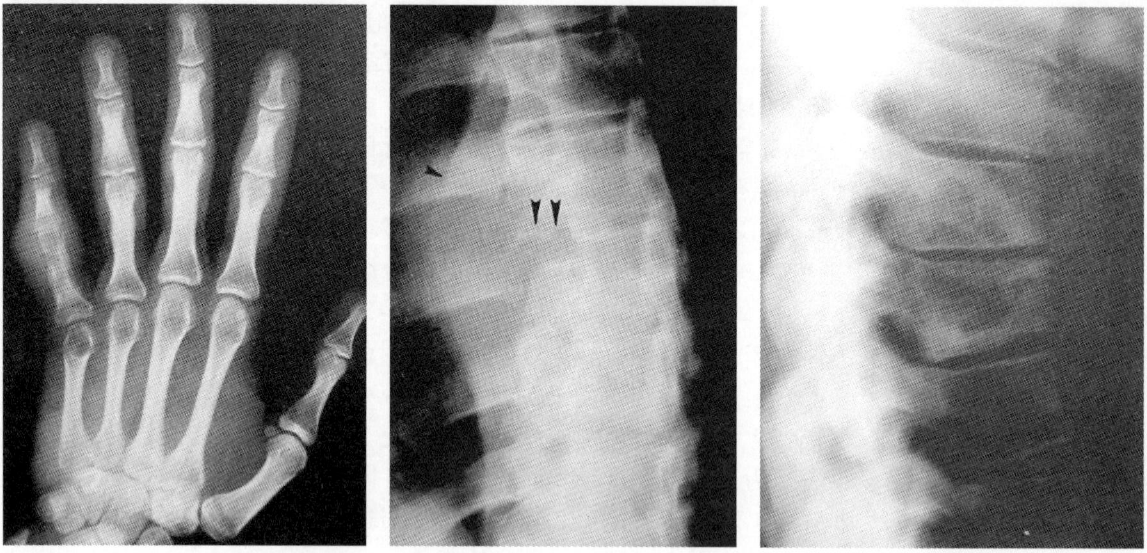

A　　B　　C

图 1-5-59　骨球孢子菌病

A：右手 X 线正位片示右手小指近节指骨骨破坏、层状骨膜增生及软组织肿块；B、C：胸椎 X 线正侧位片示第 8、9 胸椎体骨破坏并累及相邻肋骨（双箭头），边缘硬化，椎间隙正常，椎旁广泛软组织肿胀（箭头）。

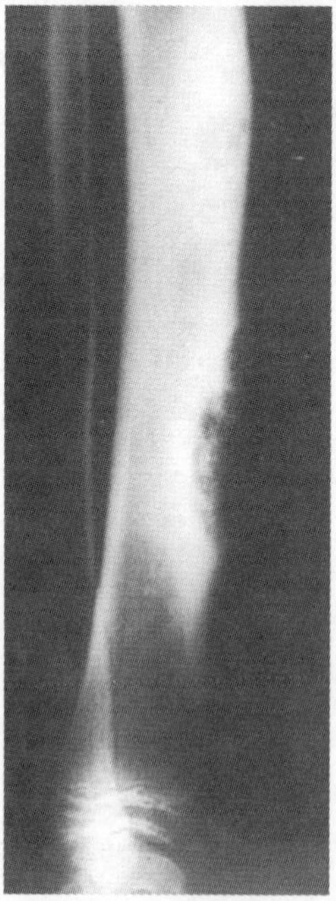

图 1-5-60　骨雅司病

右小腿 X 线侧位片示胫骨前方多发性皮质破坏和较为成熟的骨膜增生。

期，多累及手足短骨，尤以第3～5指（趾）骨为多见。

X线表现病变多位于指（趾）骨远端中央，亦可呈偏心性（图1-5-61A）。早期表现为边界不清的网格状疏松区和小圆形破坏区，多个缺损区簇集可呈蜂窝状。病变扩大，可引起皮质变薄，骨干膨大。破坏长期存在，周边可出现硬化，骨内膜增生使髓腔变窄或闭塞。指骨营养孔常增大。麻风病可引起神经营养性骨关节病改变，表现为手足远节指骨粗隆溶解吸收呈笔尖状或截断状，多开始于远节指（趾）骨，逐渐向近段发展（图1-5-61B）。骨吸收同时，可有残段皮质增厚，髓腔变窄，有时骨干均匀变细而骨端仍保持原形。

（冯卫华　毛云华）

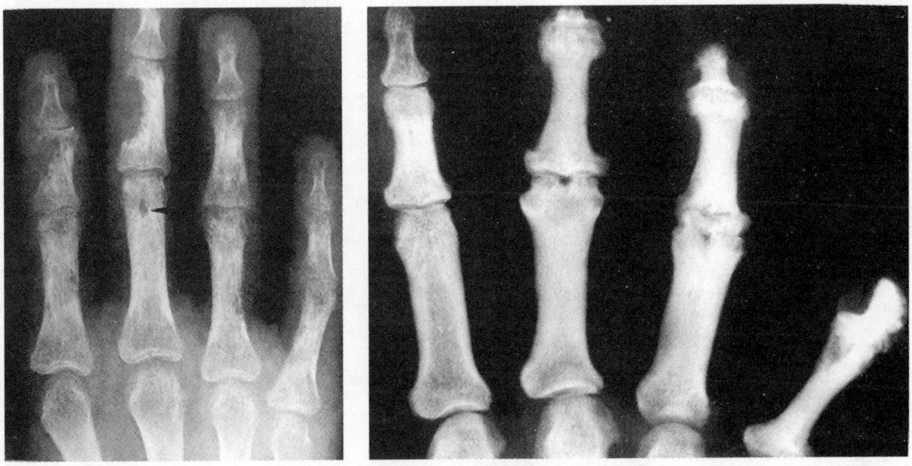

A　　　　B

图1-5-61　骨麻风病

A：左手第2、3指中节指骨偏心性骨破坏，边缘模糊；指骨皮质广泛点状吸收；营养孔增大（箭头）；B：长期治疗病例，指骨明显增生硬化及增粗；末节指骨端骨吸收。

参 考 文 献

1. 曹来宾主编. 实用骨关节影像诊断学. 济南：山东科技出版社，1998.
2. 李景学，孙鼎元编. 骨关节X线诊断学. 北京：人民卫生出版社，1982.
3. 江浩主编. 骨与关节MRI. 上海：上海科学技术出版社，1999.
4. 徐爱德，徐文坚，刘吉华主编. 骨关节CT和MRI诊断学. 济南：山东科学技术出版社，2002.
5. Edeiken J. Roentgen diagnosis of disease of bone. 3rd edition. Baltimore：Willams & Wilkins，1981.
6. Resnick D. Diagnosis of Bone and Joint Disorders [M]. Beijing：Health Science Asia，Elsevier Science，2002.
7. 施庭芳主编. 磁振造影于脊椎病变的应用. 台北：国立台湾大学医学院出版社，1999.
8. 王云钊主编. 中华影像医学（骨肌系统卷）. 北京：人民卫生出版社，2004.
9. 王云钊. 急性化脓性骨关节感染实验研究：1. 血源性骨髓炎的初步观察. 中华放射学杂志，1978,12(1)：37－41.
10. 张雪哲，田宗皎，王德生. 脊柱结核的CT表现（附18例报告）. 中华放射学杂志，1994，28（2）：123－124.

11. 徐爱德. 长骨不典型骨髓炎的 X 线诊断（附 50 例分析）. 中华放射学杂志，1992，26（7）:439－442.
12. 林中尧. 早发型先天性梅毒的 X 线诊断. 中华放射学杂志，1994，28:714.
13. 吴振华，潘诗农，扬本强，等. 脊柱结核的 MRI 表现. 中华放射学杂志，1996，30（3）:159.
14. 尹化斌，张国胜，庞连起，等. 扁骨结核的 X 线诊断. 实用放射学杂志，1996，12:213.
15. 刘玉杰，卢世璧. 成人原发性椎间盘炎. 中国矫形外科杂志，1996，3（2）:100－102.
16. 张西峰，张伯勋，梁雨田，等. 胸椎骨包虫病一例. 中华放射学杂志，2000，34（6）:432.
17. Mason MD，Zlatkin MB，Esterhai JL，et al. chronic complicated osteomyelitis of lower extremity：Evaluation with MRI imaging. Radiology，1989，173:355－359.
18. Morrison WB，Schweitzer ME，Bock GW，et al. Diagnosis of ofteomyelitis：utility of fat-suppressed contrast enhanced MRI imaging. Radiology，1993，189:251－257.
19. Rahmowni A，chosidw O，Mathieu D，et al. MRI imaging in acute infectious cellulitis. Radiogy，1994，192:493－496.
20. Rosenbaum DM，Blumhagen JD. Acute epiphyseal osteomyelitis in children. Radioligy，1985，156:89－92.
21. Tang JSH，Gold RH，Bassess LW，et al. Musculoskeletal infection of the extremities：Evaluation with MRI imaging. Radiology，1988，166:205－209.
22. Unger E，Moldofsky P，Gatenby B，et al. Diagnisis of osteomyelitis by MRI imaging. AJR，1988，150:605－610.
23. Wing VW，Broode JR，Federle MP. Chronic osteomyelitis examined by CT. Radiology，1985，154:171－174.
24. Azouz EM，Greenspan A，Maton D. CT evaluation of primary epiphyseal bone abscesses. Skeletal Radiol，1993，22:17－23.
25. Brown T，Wilkinson RH. chronic recurrent multifocal osteomyelitis. Radiology，1988，166:493－496.
26. Belrtan J，Noto AM，McGhee RB，et al. Infections of the musculosketal system：High-field-strength MRI imaging. Radiology，1987，164:449－454.
27. Erdman WA，Tamburro F，Jayson HT，et al. Osteomyelitis：characteristics and pitfalls of diagnosis with MRI imaging. Radiology，1991，180:533－539.
28. Dangman BC，Hoffer FA，Rand FF. Osteomyelitis in children：Gadolinum-enhanced MRI imaging. Radiology，1992，182:2743－2747.
29. Chandnani VP，Beltran J，Morris CS，et al. Acute experimental osteomyelitis and abscesses：Detection with MRI imaging vs CT. Radiology，1990，174:233－236.
30. Hermann G，Gilbert MS，Abdelwahab IF. Hemophilia Evaluation of musculoskeltal in volvement with CT，Sonography，and MRI imaging. AJR，1992，158:119－123.
31. Carragee EJ. The clinical use of magnetic resonance imaging in pyogenic vertebral osteomyelitis. Spine，1997，22（9）:780－785.
32. Carragee EJ. Pyogenic vertebral osteomyelitis. JBJS（Am），1997，79（6）:874－880.
33. Honan M，White GW，Eisenberg GM. Spontaneous infectious discitis in adults. Am J Med，1996，5:51－55.
34. Fouquet B，Goupille P，Gobert F，et al. Infectious discitis diagnostic contribution of laboratory tests and percutaneous discovertebral biopsy. Rev Rhum Engl Ed，1996，24－29.
35. Fletcher BD，Scoles PV，Nelson AD. osteomyelitis in children：Detection by magnetic resonance. Radiology，1984，150:57－60.
36. Hopkins KL，Li KSP，Bergman G. Gadolinium-DTPA -enhanced magnetic resonance imaging of musculo skeletal infectious processes. Skeletal Radiol，1995，4:325－30.
31. Weaver P，Lifeso RM. The radiological diagnosis of tuberculosis of the adult spine. Skeletal Radiol，1984，2:178.
38. Desai SS，Orth DD. Early diagnosis of spinal tuberculosis by MRI. JBJS（Br），1994，76:863.
39. Loke TK，Ma HT，Chan CS. Magnetic resonance imaging of tuberculous spinal infection. Australas Radiol，1997，41（1）:7－12.
40. Abdelwahab IF，Camins MB，Hermann G，et al. Vertebral arch or posterior spinal tuberculosis. Skeletal Radiol，1997，26（12）:737－740.
41. Jurid AG，Egund N. MRII in chronic recurrent multifocal osteomyelitis. Skeletal Radiol，1996，26:218－237.
42. 崔建岭，王濊. 椎间盘炎的研究进展. 国外医学临床放射学分册，2001，24（2）:97－100.
43. 崔建岭，刘玉杰，杨汉雄，等. 椎间盘炎（附 43 例分析）. 临床放射学杂志，1996，15（5）:300－303.

第六章
骨软骨病

骨软骨病（osteochondrosis）又称骨软骨缺血坏死，泛指骨和骨髓组织的坏死。本病多发生于管状骨的骨骺部或骨突部，亦可发生于腕跗骨、脊椎椎体、坐骨结节和耻骨联合。发生于骨骺或软骨下骨质的坏死通常称为缺血坏死（ischaemic necrosis，IN），干骺端或骨干的坏死则称为骨梗死（bone infarct）。发病原因包括解剖结构上的先天缺陷、血管病变、骨营养不良、内分泌疾患和创伤等，当上述病变造成骨的供血血管血流受阻时，可导致骨坏死。

骨梗死的病理演变过程包括：细胞性骨坏死阶段和骨修复阶段。骨梗死早期骨组织血供中断，骨细胞死亡，最早是骨髓细胞成分死亡（6～12 h），以后是破骨细胞、骨母细胞（12～48 h），最后是骨髓脂肪细胞坏死（48 h至5 d）。此阶段骨的结构保持原有的骨架，骨内没有破骨细胞吸收，也无新生骨生长，称为细胞性骨坏死；随后进入骨修复阶段，血管肉芽组织增生，吸收死骨和新生骨形成。晚期形成纤维结缔组织和致密新生骨。骨端坏死因应力作用可发生骨折和塌陷，其表面软骨发生皱缩和裂缝，偶可出现继发性斑块状坏死，导致关节较早发生退行性改变。对进展期的骨坏死常规X线检查为简单易行的诊断方法，CT不仅可明确X线可疑或阴性的早期骨坏死征象，而且可显示关节囊腔的异常，MRI可显示骨髓组织改变，是早期诊断骨坏死的最佳方法。

X线平片和CT检查都是反映组织对X线的衰减率，对于矿物质含量和结构保持大致正常的早期股骨头坏死而难以显示。核素骨扫描可早期发现病变，但其特异性较差，其低空间分辨力也影响病灶范围的判定及早期诊断的敏感性。MRI能较早地反映缺血坏死的早期组织学异常，即骨髓水肿、修复性纤维肉芽组织形成和脂肪细胞液化坏死。MRI直接三维成像还可准确地显示病灶的大小、部位和范围，有利于判断预后。Beltran等报告85个股骨头缺血坏死（FHN）的统计结果，MRI敏感性为88.8%；特异性为100%；准确性为94%，而核素扫描仅为77.7%、75%和76%。刘吉华等统计42例66个成人早期FHN，综合比较四种检查方法诊断的敏感性和准确性，发现MRI最高，其次CT和ECT相当，X线平片最差。但在X线平片确诊组，四种检查方法的敏感性和准确性没有差异；在X线平片可疑组，MRI与CT诊断的敏感性和准确性综合比较结果相当，都高于ECT；在X线平片阴性组，MRI诊断的敏感性和准确性综合比较高于CT和ECT。

一、腕月骨缺血坏死

腕月骨缺血坏死（osteochondrosis of lunate bone）又称Kienbök病、月骨骨软化症、月骨无菌坏死等，为上肢骨中最常见的缺血坏死。本病主要是是由掌腕前韧带内的血管受损伤所致，腕部创伤亦可直接导致附着于月骨的关节囊和韧带剥离，引起血供中断。

本病好发于20~30岁的手工劳动者，如洗衣工、熨烫工、纺织工及风镐手等，亦常见于腕部急性创伤和月骨骨折脱位之后，男性多见。多单侧发病，以右侧常见。早期腕部疼痛、无力，持续数日或数周后缓解，数月后又可复发并逐渐加重。晚期，腕部疼痛剧烈而持续，活动障碍，局部有压痛和肿胀。本病可自愈，发病数年后月骨大小和结构可恢复正常。

（一）影像学表现

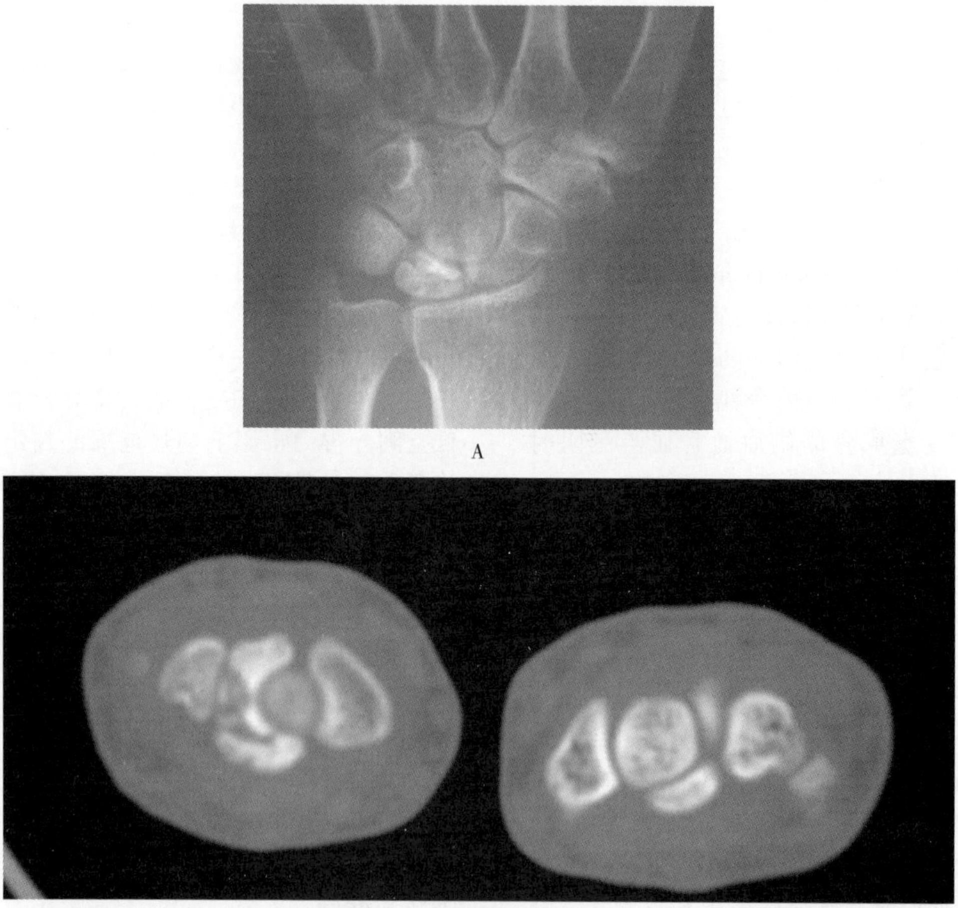

A

B

图1-6-1 左腕月骨缺血坏死

A：左腕关节X线正位片示月骨变形，密度增高，碎裂，其内有囊变；B：CT骨窗示右腕月骨变形，掌侧密度增高，并见部分碎裂。

1. X线、CT　早期，可见月骨皮质下软组织密度裂隙。进而月骨密度增高，正常骨小梁结构模糊或消失，可伴有裂隙样及囊状软组织密度区。月骨变小，外形异常，上下缘趋向平行。周围相邻关节间隙常增宽（图1-6-1）。晚期出现退行性骨关节病改变。

2. MRI　早期可见月骨内局限或弥漫性长T1、稍长T2信号（图1-6-2）。增强扫描，月骨呈中等度均匀增强。病变进展可见月骨内点状长T1、长T2信号。同时伴有月骨塌陷或节裂。增强扫描，强化出现于周边部或呈点状弥散分布。晚期呈弥漫性长T1、短T2信号，塌陷明显，甚至碎裂。

（二）鉴别诊断

1. 月骨结核　单纯月骨结核极少见，常同时侵犯其他腕骨，并伴有关节间隙变窄，而本病则见关节间隙增宽。

2. 二分月骨　正常变异，多为双侧对称发生，无任何症状，两骨块边缘光整锐利，并有皮质围绕，密度和信号均正常。

二、腕舟状骨缺血坏死

腕舟状骨缺血坏死（osteochondrosis of carpal scaphoid）又称Preiser病。几乎所有患者均继发于舟状骨骨折。舟状骨的血供来自远端，当舟骨腰部发生骨折时，近端因失去来自远端的血供而发生坏死。临床表现为腕部疼痛，“鼻烟窝”压痛。

（一）影像学表现

1. X线、CT　病变早期表现为坏死区密度略增高。病变初期，坏死区内一般不发生骨重建，其内可出现密度减低区。病变晚期表现为小的紧密相邻的透光区，随后出现骨质硬化、软骨下骨折，最终可发生骨的碎裂，周围关节间隙增宽（图1-6-3、4）。

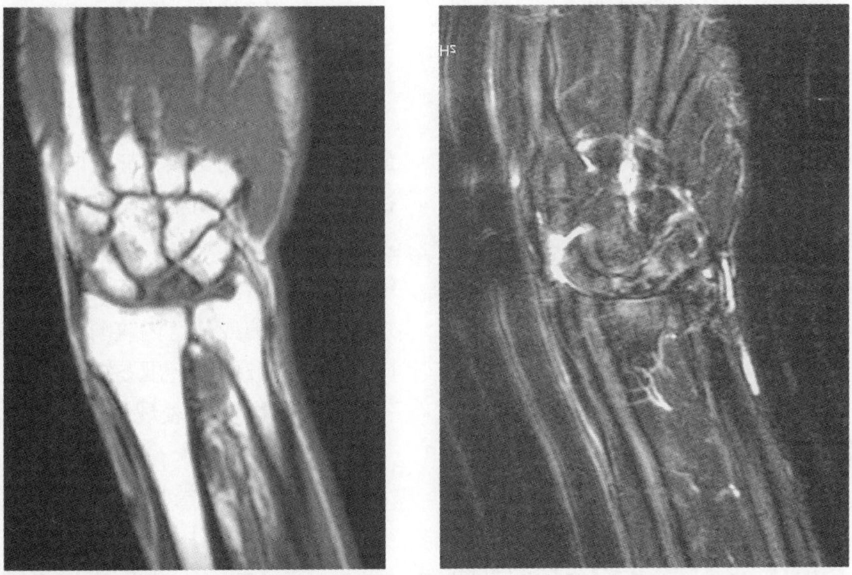

A　　B

图1-6-2　右腕月骨缺血坏死

A、B：右腕MRI冠状位SE T1WI、SE T2WI FS示月骨塌陷，呈长T1、稍长T2信号

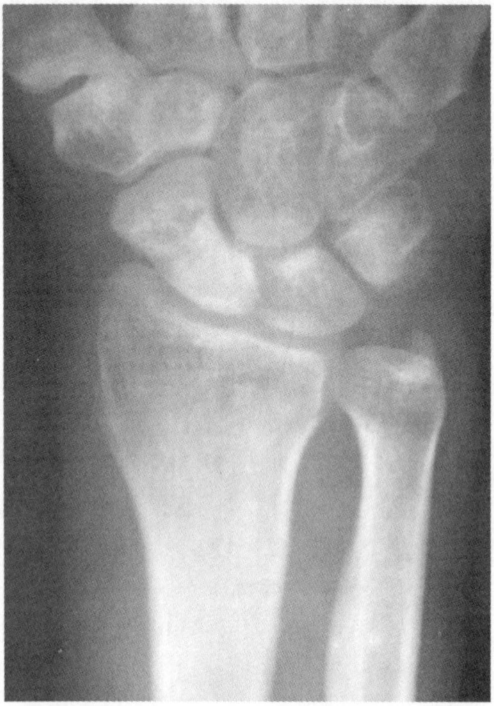

图 1-6-3　左腕舟骨缺血坏死

左腕 X 线正位片示舟骨中远 1/3 交界处模糊的骨折透光线及硬化，近 2/3 骨密度增高，周围关节间隙增宽。

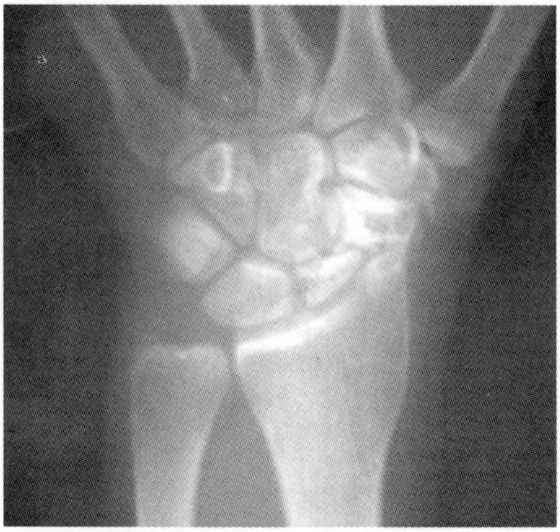

图 1-6-4　腕舟月骨缺血坏死

舟月骨密度增高，内有囊性透光影。

2. MRI　临床怀疑有腕舟状骨缺血性坏死时，可进行 MRI 检查。通常表现为骨折近侧部 T1WI 和 T2WI 均呈低信号，而远侧部因反应性充血水肿，T2WI 呈高信号。

（二）鉴别诊断

鉴别诊断包括二分舟状骨变异和单纯舟状骨骨折。

三、股骨头骨骺缺血坏死

股骨头骨骺缺血坏死（osteochondrosis of femoral head epiphysis）又称股骨头骨骺炎、扁平髋或 Legg-Calvé-Perthes 病。本病为较常见的骨软骨缺血坏死，发病多与外伤有关。有本病家族史的儿童发病率高，但无明显的遗传规律。

本病好发于 3 ~ 14 岁的男孩，尤以 5 ~ 9 岁最多见。多单侧受累，亦可两侧先后发病。本病进展缓慢，从发病至完全恢复大致需要 1 ~ 3 年。主要症状为髋部疼痛、乏力和跛行，可有间歇性缓解。疼痛常向膝内侧和腰部放射。患侧下肢稍短、轻度屈曲或并有内收畸形，外展与内旋稍受限，晚期患肢肌肉轻度萎缩。

（一）影像学表现

1. X 线、CT　初期，CT 可显示少量关节积液和关节内滑膜肥厚，骺软骨较正常侧变厚。因重力作用，骨骺前上方或全部受压变扁，内部可出现骨折线，表现为新月形低密度透光区（新月征）。干骺端邻骺线处可见囊样低密度区，周边多有高密度硬化缘。股骨颈粗短，骨质疏松。随病程进展，高密度

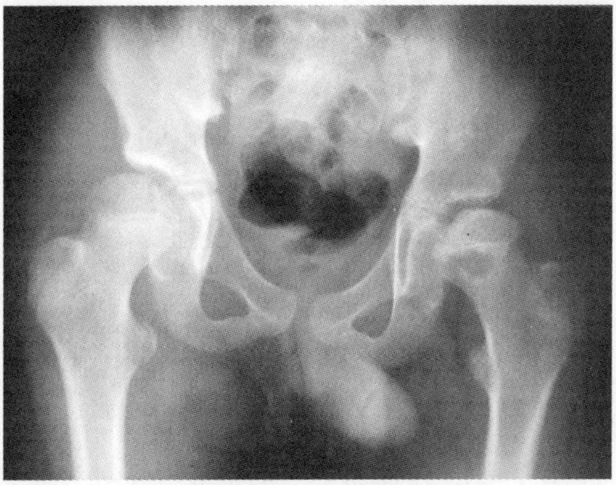

A

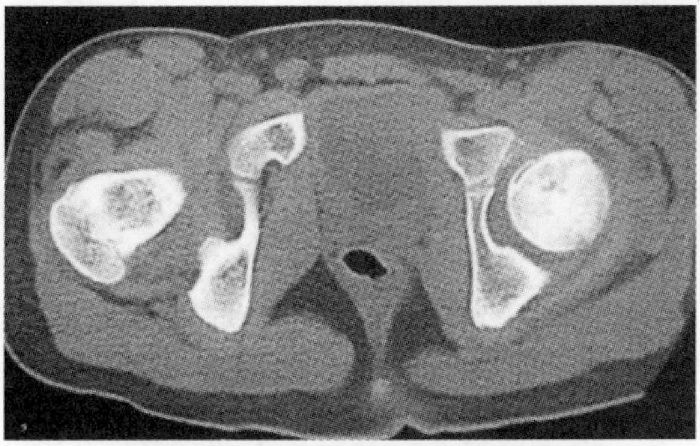

B

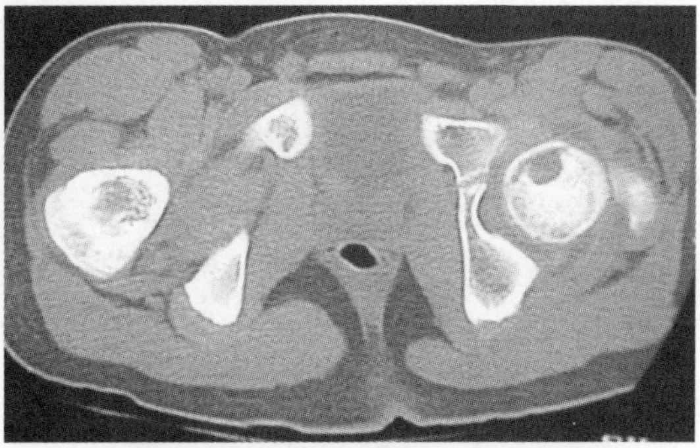

C

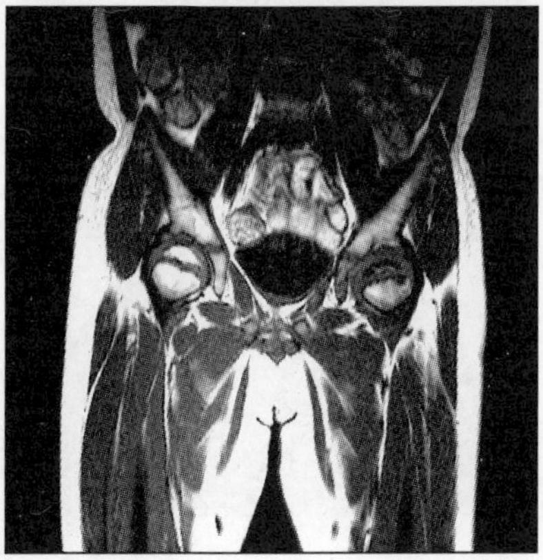

D

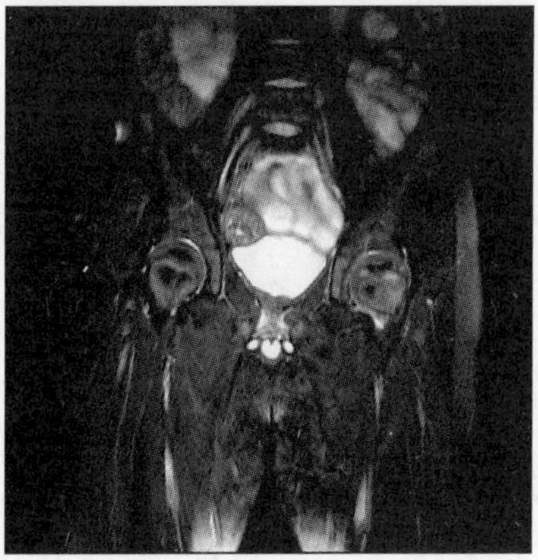

E

图 1-6-5　股骨头骨骺缺血坏死

A：双髋关节 X 线正位片示左股骨头骨骺扁平并局限性致密，干骺端内囊状透光区；B：CT 骨窗示股骨头骨骺前部塌陷、密度增高；C：CT 骨窗示干骺端内类圆形软组织密度区；D、E：MRI 冠状位 SE T1WI、脂肪抑制 FSE T2WI 示左股骨头骨骺较右侧变小，其内示斑点状长 T1 长 T2 信号，骺软骨增厚。

骨骺内出现多发、大小不等的囊样、条带状或不规则软组织低密度区，可使骨骺节裂成多个高密度硬化骨块。软组织样低密度透光区周围多伴有高密度硬化缘。干骺部粗短，局限性骨密度下降和囊状软组织低密度区更明显。骺线不规则增宽，有时可见骨骺干骺早期闭合（图1-6-5A～C、6）。晚期，股骨头骨骺可逐渐恢复正常，或遗留各种畸形，常见的为股骨头变扁呈蕈样或圆帽状，颈干角缩小而致髋内翻，髋臼增大、不规则，髋关节半脱位。继发性关节退行性变可出现骨质增生和关节间隙变窄。

2. MRI　MRI是早期诊断股骨头骨骺缺血坏死的最有效影像学检查方法。早期主要为滑膜炎和少量关节积液，呈线样长T1、长T2信号，位于头臼关节软骨之间和骺软骨及干骺与关节囊之间。骺软骨及骺板软骨增厚。随病程进展，骨骺变扁，并呈长T1、短T2信号改变，或同时出现条带状、结节状及不规则形长T1、长（短）T2信号区（图1-6-5D、E）。干骺端近骺板处示类圆形长T1、长T2信号结节，伴长T1、短T2信号缘，或（和）干骺端大部呈长T1、等长T2信号区。病变中晚期骺线不均匀变窄或提早消失，骨骺信号可逐渐恢复正常，但变扁平，关节囊增厚3mm左右。

（二）鉴别诊断

1. 股骨头骺滑脱　本病好发于青春期，可有创伤史，亦可为特发性。股骨头骺多向后滑脱，X线表现股骨头骺变小变扁呈“月牙状”，但其密度和结构正常（图1-6-7）。

2. 髋关节结核　多有关节间隙狭窄，骨破坏周围较少有高密度硬化带，邻关节骨质疏松广泛，无明显骺板和干骺增宽。

3. 髋关节短暂性滑膜炎　小儿常见病，发病较急，髋关节活动轻度受限。影像学检查仅可见关节积液，滑膜水肿，X线改变可有骨盆倾斜。经短期治疗可痊愈。

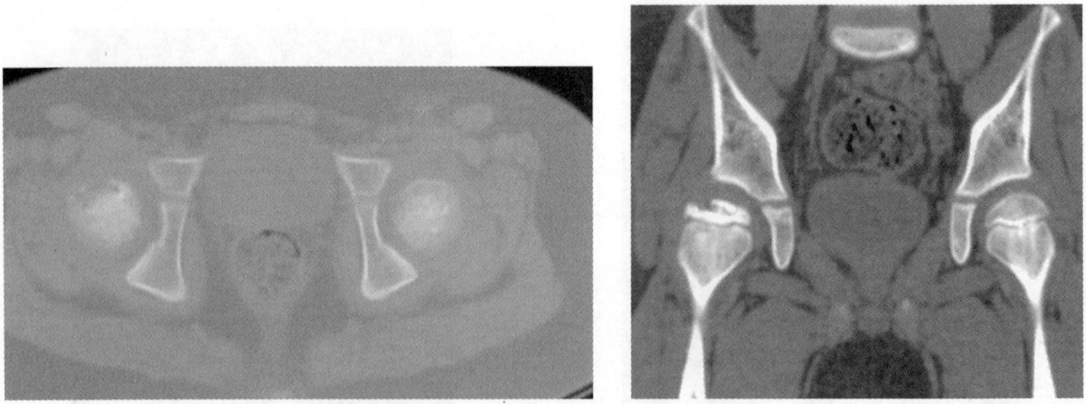

A　　B

图1-6-6　右股骨头骨骺缺血坏死

A：CT横轴位示右侧股骨头骨骺前部骨皮质中断，其下方示新月形透光影；B：多平面重组（MPR）冠状位重建示右侧股骨头骨骺压缩、节裂，密度增高，内有低密度带。

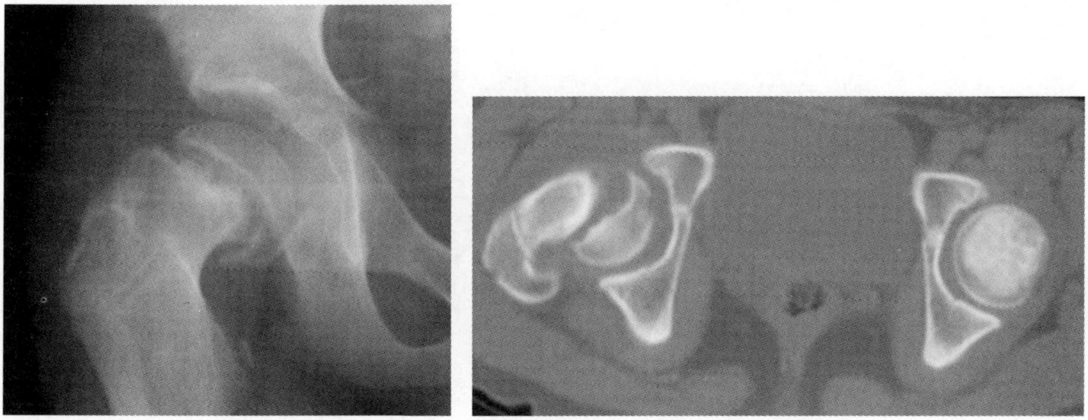

A　　　　　　　　　　B

图 1-6-7　股骨头骺滑脱

A、B：X 线平片、CT 轴位示右侧股骨头向后内滑脱，股骨头结构正常。

四、成人股骨头缺血坏死

成人股骨头缺血坏死（femoral Head Necrosis，FHN）是临床常见的髋关节疾病，居各类骨坏死之首，发病隐匿，致残率高。髋部外伤（包括股骨颈骨折或髋关节脱位）、服用皮质激素和酗酒是三大危险因素，部分患者无明确的上述相关因素（称为特发性成人 FHN）。

典型的症状为腹股沟区或股骨头大转子区疼痛，疼痛为间歇性并进行性加重。体征有“4”字征阳性和股骨头研磨试验阳性，髋关节活动受限。

（一）影像学表现

1. 核素骨扫描　坏死早期既无血运又无骨代谢，放射性缺损（无症状或 1 月以内）即“冷区”。中期，坏死区放射性缺损而周围因骨细胞代谢活跃呈环状或新月状放射性浓集反应区（8 个月 ~2.5 年内）；其中股骨头中央呈放射性稀疏或缺损区，周围呈放射性浓集，即为“炸面圈”征。晚期，股骨头呈弥漫性放射性浓集（4 年以上）即“热区”（图 1-6-8）。

2. X 线、CT　根据股骨头和关节间隙改变，大致分为三期。早期，股骨头外形和关节间隙正常。股骨头内散在的斑片状或条带状密度增高区，边界模糊；少数混杂有囊状透光区。中期，股骨头轻度塌陷，关节间隙无变窄。股骨头内斑片状致密硬化区为主，伴囊状透光区；少数仍可呈单纯致密硬化改变。此期可出现“新月征”（软骨下骨折呈新月状透亮影）、“双边征”（坏死股骨头外缘出现的两条平行的皮质线影和皮质成角征）。晚期，股骨头塌陷加重，关节间隙变窄。股骨头内硬化及透光区混杂存在，可见“台阶征”（股骨头皮质塌陷断开呈台阶样）（图 1-6-9）。股骨颈粗短，髋臼关节面骨质增生硬化，常伴有（半）脱位。

CT 表现可分为三期。早期呈单纯硬化性病变，股骨头外形正常，正常“星芒征”消失，出现簇状、条带状和斑片状高密度硬化，

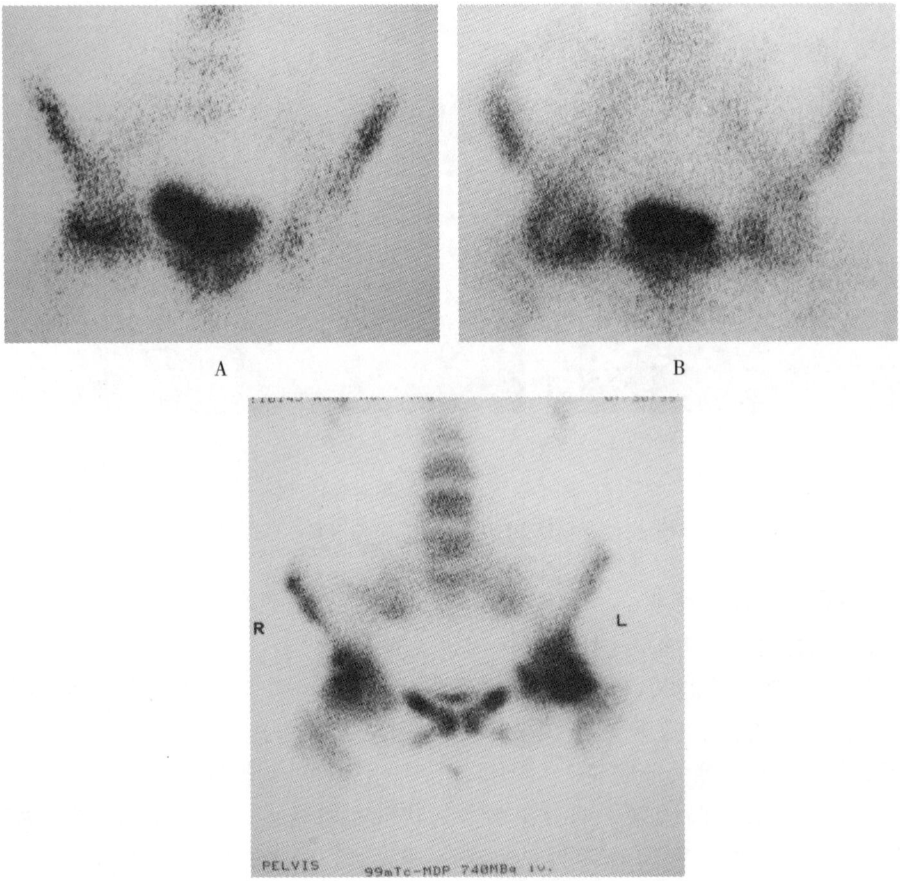

图 1-6-8　右侧股骨头缺血坏死

A：ECT 示右侧股骨头局部放射性稀疏区，即冷区；B：ECT 示双侧股骨头中央呈放射性稀疏或缺损区，周围呈环形放射性浓集带，即“炸面圈”征；C：ECT 示双侧股骨头颈部弥漫性放射性浓集。

边缘较模糊。条带状硬化粗细不均。病变进展，在高密度硬化病变的边缘区或周围出现条带状和（或）（类）圆形低密度区，此时皮质多伴有断裂。条带状低密度区外侧伴有并行的高密度硬化带。类圆形低密度区，边缘硬化，内为软组织密度，偶为气体（图 1-6-10）。晚期呈高低密度混杂病变，股骨头碎裂、明显塌陷并伴有继发性髋关节退变和髋关节积液。

股骨颈骨折引起的股骨头缺血坏死，表现为在随访过程中缺血部分骨密度不改变，因周围正常骨质密度减低反而相对密度增高（图 1-6-11）。

3. MRI　股骨头内地图样或半月形异常信号，坏死区周边呈现线样 T1WI 低信号和 T2WI 或 T2WI 压脂像高信号，称为“线样

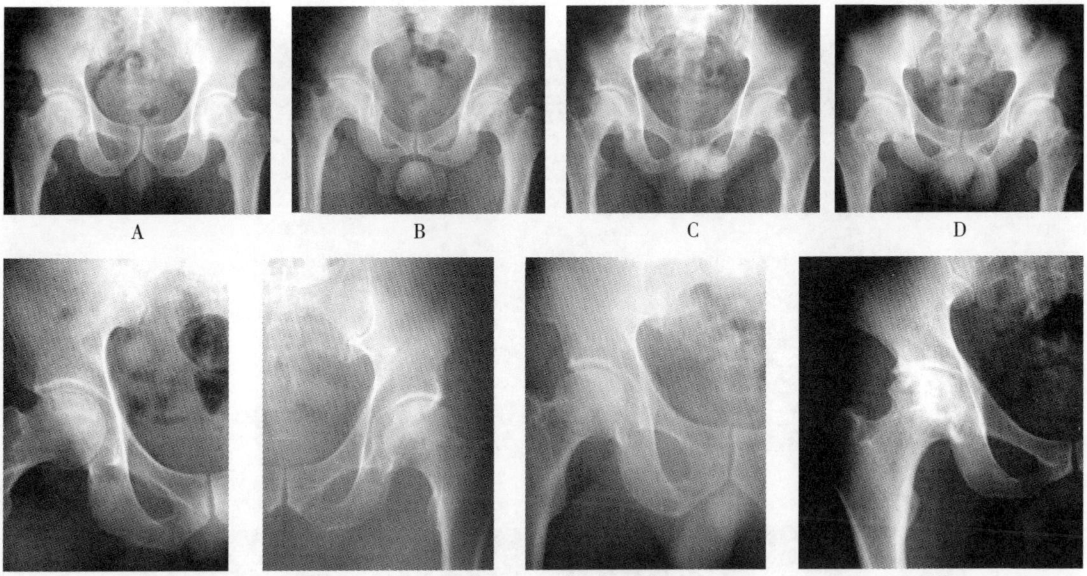

A　B　C　D　E　F　G　H

图 1-6-9　股骨头缺血坏死

X 线平片，A：双股骨头外形正常，内可见环状硬化条带；B：双侧股骨头可见斑片状密度增高影，右侧股骨头轻度塌陷，双侧关节间隙未见狭窄；C：双侧股骨头可见斑片状密度增高影及硬化线，股骨头轻度塌陷，双侧关节间隙未见狭窄；D：双股骨头外形正常，内可见环状硬化条带内侧并行的低密度线，右侧股骨头硬化线附近可见类圆形透亮影；E：右侧股骨头皮质下可见裂隙样透亮线，即新月征；F：左侧股骨头皮质断裂，呈双边样改变，即双边征；G：右侧股骨头皮质断裂成角；H：右侧股骨头塌陷，呈台阶样，即台阶征；股骨头内硬化及透光区混杂存在，关节间隙变窄，关节面增生硬化。

征”，有时在 T2WI 上可见低信号带内侧出现并行的高信号带即呈“双线征”。“线样征”和“双线征”是骨缺血坏死的特异性表现，但晚期坏死“线样征”可不明显。“线样征”包绕的骨坏死区信号表现为单纯脂肪样信号和脂肪肉芽组织样混杂信号。“线样征”的外围区可见骨髓水肿，呈弥漫性异常信号改变，在 T1WI 上为等或稍低信号，在 T2WI 上为等或稍高信号，T2WI 脂肪抑制序列像上为高信号（图 1-6-12）。髋关节常伴有积液征象。

（二）鉴别诊断

1. 成人髋臼发育不良性髋关节病　多见于女性，髋臼浅小而陡峭，髋臼外缘骑跨在股骨头上，应力改变导致髋臼和股骨头增生硬化、囊变，股骨头斧头样变形，持重部位关节间隙变窄。在关节间隙变窄不明显时在承重区软骨下已可见多个簇集一起的囊变。依据股骨头塌陷与关节间隙变窄的程度不同，及股骨头内硬化线或线样征的有无，可区别二者。

2. 强直性脊柱炎累及髋关节　多见于 15 ~ 35 岁男性，股骨头边缘毛糙，关节间隙一致性变窄，髋臼或股骨头有小囊状低密度。伴有骶髂关节病变。

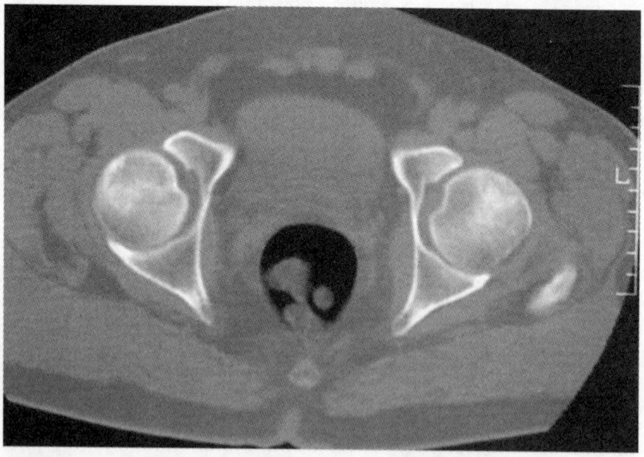

A

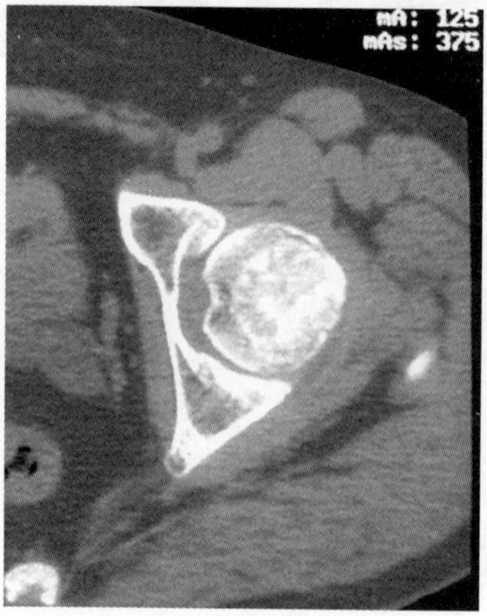

B

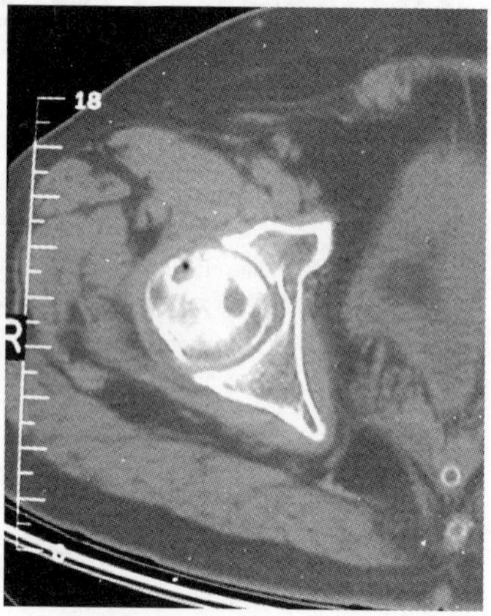

C

图 1-6-10　成人股骨头缺血坏死

CT，A：双侧股骨头内单纯高密度硬化线，沿“星芒状”结构自股骨头中心向周围延伸；右侧硬化线还沿股骨头皮质下走行；B：左侧股骨头皮质断裂，皮质增厚下方伴行软组织低密度线；C：右侧股骨头皮质断裂，高密度硬化线附近可见类圆形低密度区，内尚见为更低气体密度影。

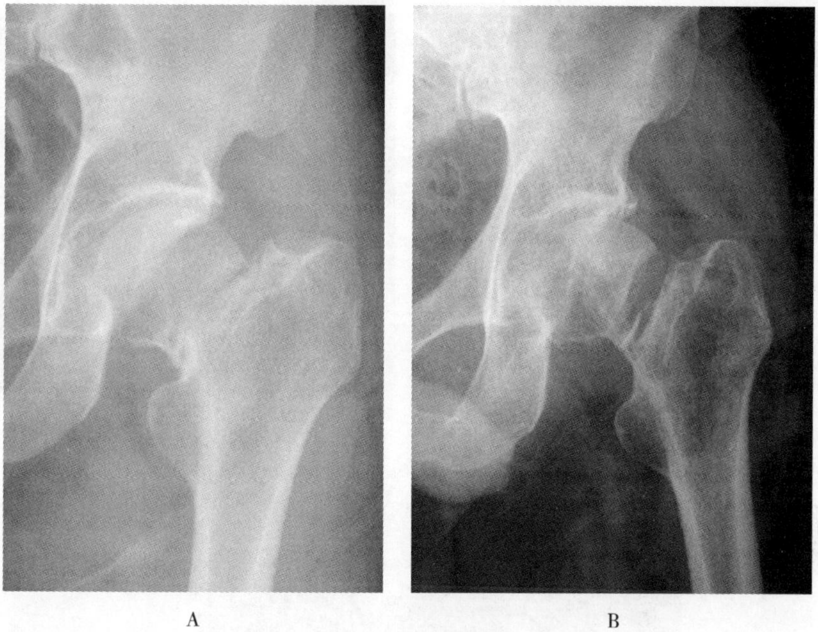

图 1-6-11　左侧股骨头缺血坏死

A：左侧股骨颈骨折；B：3 个月后股骨头外上部分缺血坏死，骨密度保持不变，周围正常骨质表现密度减低。

五、髋臼骨骺缺血坏死

髋臼骨骺缺血坏死（osteochondritis of acetabular epiphysis）可能是髋臼骨与软骨发育障碍，局部轻微外伤后血液循环障碍为发病直接因素。本病好发于 12～15 岁青少年。主要症状为病侧髋部及下肢疼痛，活动受限及臀肌萎缩。

1. 影像学表现　X 线主要表现为髋臼发育不良，髋臼浅而宽，倾斜度加大，软骨下骨质结构紊乱，并可出现多囊状透亮区，周围有广泛的不规则骨质硬化。髋关节有不同程度的半脱位。晚期，髋臼骨质增生而形成退行性骨关节病改变。

2. 鉴别诊断　本病须与先天性髋关节脱位鉴别，后者多在幼年发病，髋臼软骨骨化层不增厚，无致密和碎裂现象，股骨头常萎缩变小，颈部无增粗，与本病不同。

六、胫骨结节缺血坏死

胫骨结节缺血坏死（osteochondrosis of tibial tuberosity）即 Osgood-Schlatter 病，又称胫骨结节骨软骨炎、胫骨结节骨骺炎。

本病好发于 10～13 岁的青少年，男性多见。多单侧发病。多数有运动创伤史，局部轻度疼痛，股四头肌用力收缩时疼痛加剧。大多有局部肿胀，髌韧带部增厚，胫骨结节明显突出，髌韧带胫骨结节附着处压痛显著。

（一）影像学表现

1. X 线、CT　髌韧带增粗，髌韧带下可见多个游离的圆形、卵圆形或三角形钙质样高密度影。胫骨结节骨骺不规则增大，密度不均，或节裂成多个骨块并常向上方移位（图 1-6-13A、B）。病变修复后，胫骨结节骨质可恢复正常。移位的骨骺可因软骨化骨而继续长大，并与胫骨结节愈合而形成较大的骨性密度隆起，亦可长期游离于髌韧带内或下方。

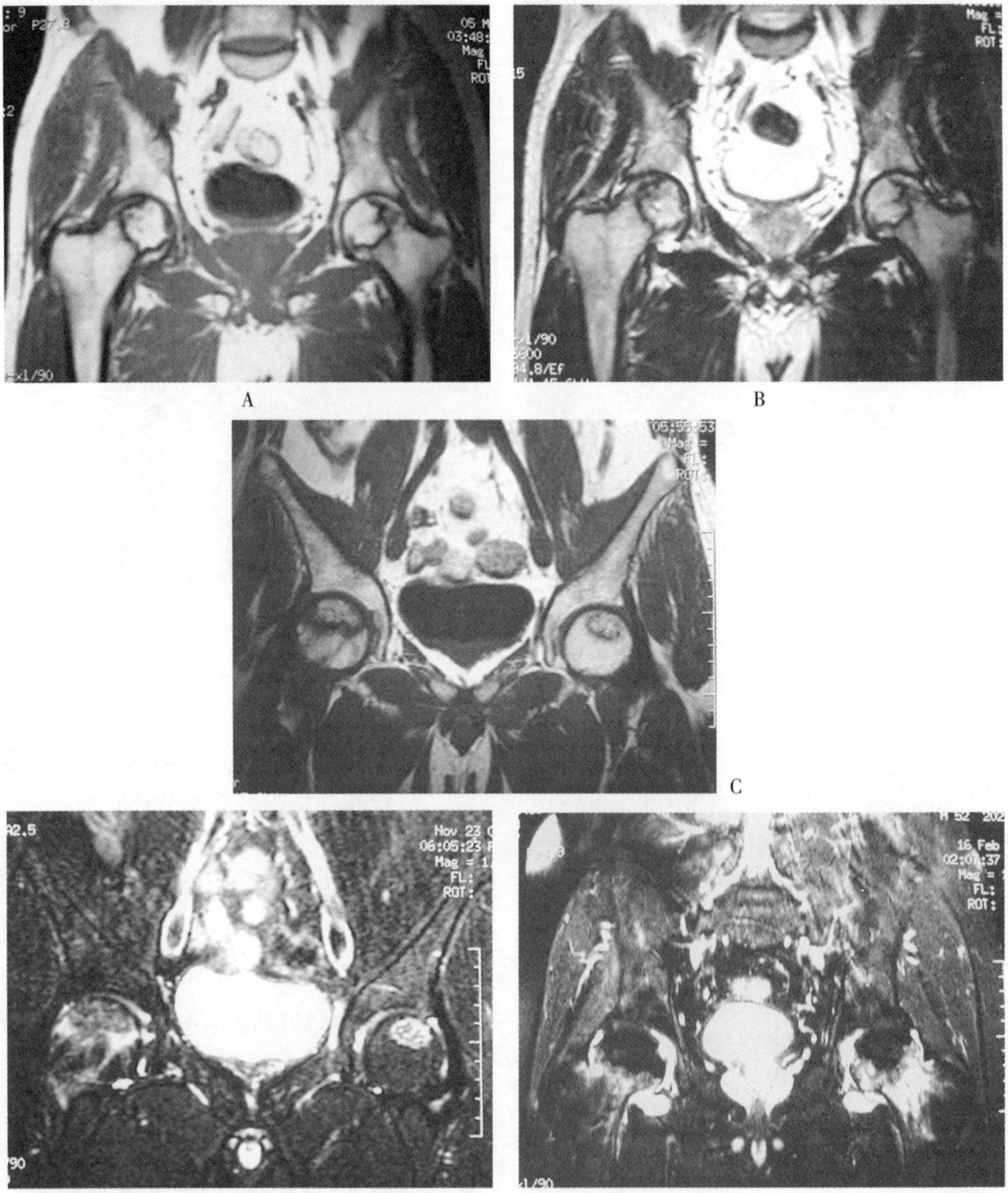

图 1-6-12　股骨头缺血坏死

A、B：MRI 冠状位 T1WI、T2WI 和横轴位 T1WI 示股骨头内“单线征”，“线样征”包绕区为脂肪样信号，其远侧区骨髓信号正常；C、D：MRI 横轴位 T1WI 和冠状位 T1WI、T2WI 脂肪抑制示双侧股骨头内“线样征”，其包绕区为脂肪肉芽组织样混杂信号，右侧股骨头线样征远侧区骨髓水肿呈高信号；E：MRI 冠状位频率选择性脂肪饱和 T2WI 示双侧股骨头内“线样征”包绕区为脂肪样信号，“线样征”远侧区骨髓弥漫性异常高信号，双髋关节大量积液。

2. MRI　早期，MRI 可见胫骨结节表面不光滑，局部凹陷，其内示片状长 T1、长 T2 异常信号，髌韧带附着点增粗（图 1-6-13C、D）。

（二）鉴别诊断

1. 正常发育的胫骨结节骨化中心　可表现为数个骨块，但排列规整，胫骨结节前软组织无肿胀。

2. 胫骨结节撕脱骨折　有明显的外伤史和剧痛，游离骨块部分边缘毛糙不整并明显

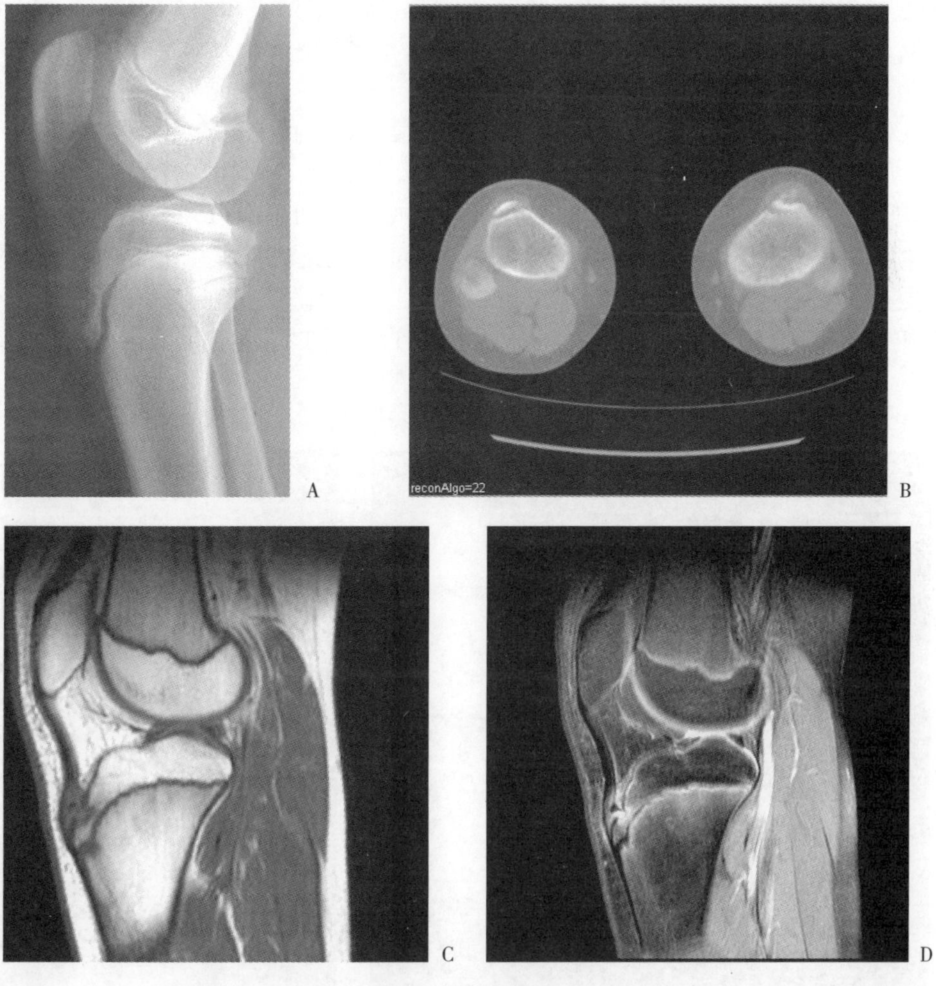

图 1-6-13　胫骨结节缺血坏死

A：左膝关节 X 线侧位片示左胫骨结节增大，内可见游离骨块，胫前软组织肿胀；B：CT 骨窗示左胫骨结节密度不均匀，部分碎裂，可见不规则性高密度区及低密度区，髌韧带增厚，局部软组织肿胀；C、D：MRI 矢状位 SE T1WI、脂肪抑制 FSE PDWI 示右胫骨结节表面可见局限性凹陷，其内示片状长 T1、高质子密度信号，边缘模糊。髌韧带胫骨结节附着点处略增粗，其内示片状长 T1、高质子密度信号。

移位。

3. 髌韧带附着处骨质增生　呈连续的鸡冠状沿髌腱走行，而非多发的骨块，多伴有明显的膝关节退变。

七、胫骨内髁缺血坏死

胫骨内髁缺血坏死（osteochondrosis of medial condyles of tibia）又称 Blount 病，多发生于婴儿或儿童期，是一种胫骨近端骨骺内侧面的发育紊乱，也常累及到相邻骨骺或干骺。婴儿多双侧发病，改变较轻。儿童多在 6 岁后发病，常为单侧，肢体可残留畸形。

X 线示胫骨内髁增大、变形并向内、下、后方倾斜伸展而呈鸟嘴状，干骺端内侧下陷，亦可向内尖角状突出。骺线邻近骨质呈斑点状或不规则钙化硬化（图 1-6-14）。

八、髌骨缺血坏死

髌骨缺血坏死（osteochondrosis of patella）非常少见，多由外伤引起。发生于原发骨化中心者称 Köhler 病；发生于继发骨化中心下极者称为 Sinding-Larsen-Johansson 病。好发于 7～14 岁儿童，男性多于女性，单侧或双侧发病，常有疼痛、跛行和局部压痛。本病多自限，一般 4～6 个月后自愈。

影像学　表现为骨骺增大，边缘模糊，密度增高，间有条带状、类圆形或不规则形软组织密度透光区。骨骺周围软骨不规则变薄或增厚（图 1-6-15A、B）。晚期，病变区附近可见贝壳状骨碎片。MRI 可见骨骺信号减低，以及圆形、类圆形、条带状或不规则形长 T1、长 T2 信号（图 1-6-15C、D）。

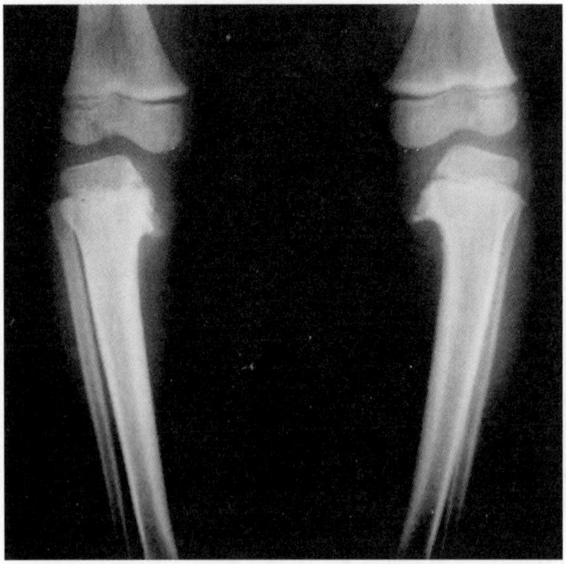

A

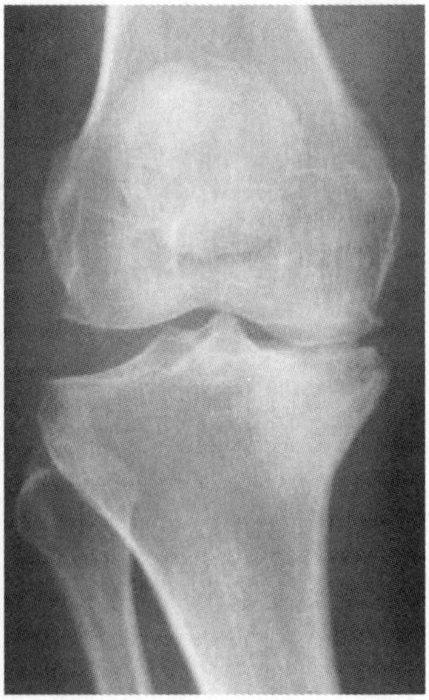

B

图 1-6-14　胫骨内侧髁骨缺血坏死

A：双膝 X 线正位片示双胫骨内侧髁局部骨质密度不均匀增高，鸟嘴样变形并向内下倾斜突出；B：右膝关节 X 线正位片示右胫骨内侧髁局部骨密度增高，鸟嘴样变形并向内下倾斜。

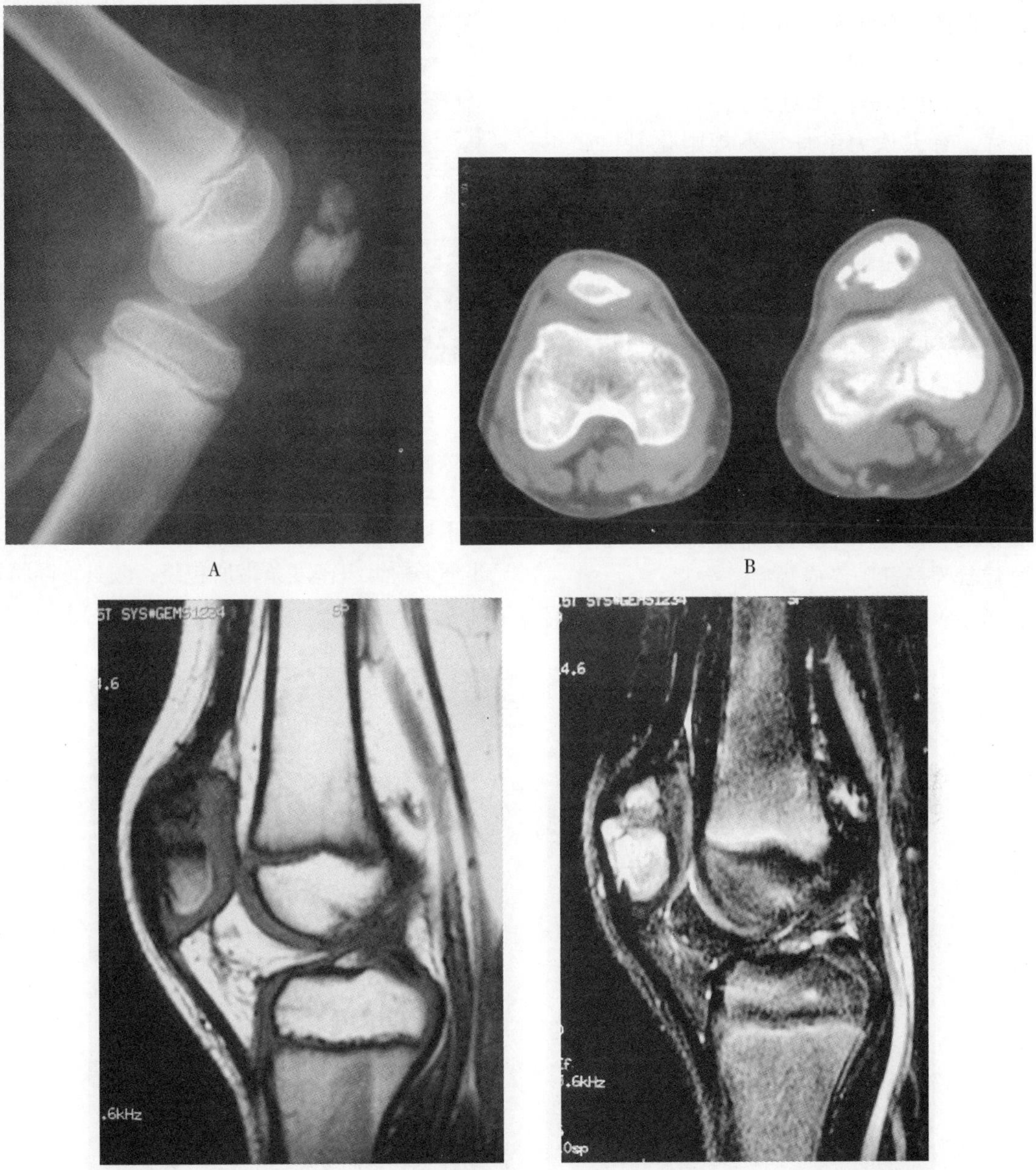

图 1-6-15　髌骨缺血坏死

A：左膝关节 X 线侧位片示髌骨骨骺致密硬化、节裂，外形增大而不规则；B：CT 软组织窗示左侧髌骨软骨厚薄不均匀；C：MRI SE T1WI 示髌骨骨骺信号不均匀降低；D：MRI FSE T2WI 脂肪抑制成像示髌骨骨骺信号不均匀增高，软骨部分不均匀变薄。

九、跗舟骨缺血坏死

跗舟骨缺血坏死（osteochondrosis of tarsal navicular）又称 Köhler 病。主要见于儿童，尤以 5～6 岁瘦小男孩多见，约占 2/3，本病预后良好，有人认为系舟骨不规则化骨，属正常变异。成人发病多有外伤史。主要症状为足背内缘疼痛、肿胀和跛行，足舟骨压痛。

影像学　早期表现为骨密度不均匀性增高，正常松质骨骨纹消失。随后，舟骨变小，可呈盘状，厚度仅为正常的 1/4，亦可出现裂隙样软组织密度透光区。相邻关节间隙正常或增宽（图 1-6-16）。

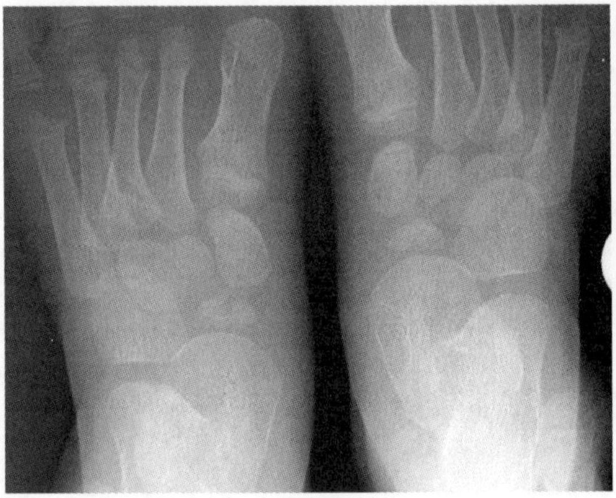

图 1-6-16　足舟骨骨缺血坏死

双足 X 线正位片示双侧舟骨变扁、密度增高，周围关节间隙增宽。

十、楔骨缺血坏死

楔骨缺血坏死（osteochondrosis of cuneiform bone）少见，成人发病，多有外伤史。主要症状为局部肿痛或触痛。

影像学早期表现为骨密度增高。随后，楔骨变小和（或）外形不规则。致密死骨被环形或半环形软组织密度条带所包绕，颇具诊断特征。相邻关节间隙正常或增宽（图 1-6-17）。

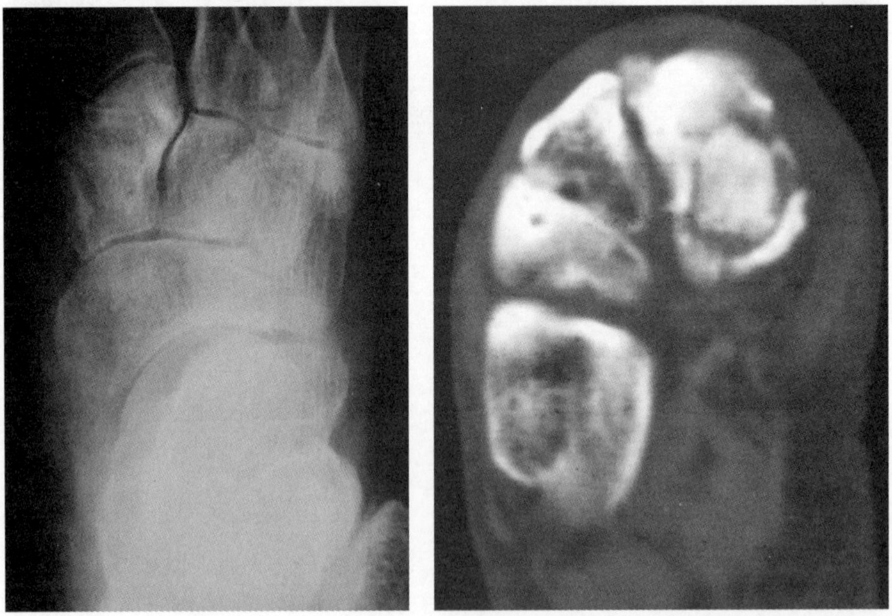

A　　B

图 1-6-17　楔骨缺血坏死

A：跗骨 X 线正位片示右侧第 1 楔骨不均匀致密硬化区和透亮区，相邻关节间隙大致正常；B：CT 骨窗示第 1 楔骨外形略不规则，内可见环行软组织密度条带所包绕的致密骨块。

十一、跖骨头缺血坏死

跖骨头缺血坏死（osteochondrosis of metatarsal head）又称 Freiberg 病，好发于第 2 跖骨的远端。本病多见于纺织工人、柜台服务员、护士等。好发年龄为 13 ~ 20 岁，女性居多，单侧多见。局部疼痛、压痛，常有明显的足趾纵向撞击痛。局部症状多在发病 1 ~ 2.5 年后逐渐消失，遗留病趾短而粗大。

（一）影像学表现

早期跖骨头远端外形正常或略增粗，密度增高。随病变进展，跖骨头增大，骨密度增高并伴有斑点状、类圆形软组织密度区。关节面平直，凹陷，或不规则。病变区与正常骨交界处模糊或存有高密度硬化带。跖趾关节间隙不规则增宽，相对的趾骨关节面可呈不同程度边缘增生和肥大（图 1-6-18）。晚期，病变可进展为退行性骨关节病。

（二）鉴别诊断

1. 退行性骨关节病　早期即可出现关节间隙变窄和关节边缘骨赘形成，无明显跖骨变短。

2. 类风湿性骨关节炎　多见于 20 ~ 45 岁（年龄偏大）的女性，最常侵犯近侧指间关节，呈对称性分布，跖趾关节较少受累且少有骨质硬化改变，类风湿因子多为阳性。

3. 痛风　最好发部位是第 1 跖趾关节，受累关节呈非对称性肿胀，可伴有软组织痛风结节，骨端为边界锐利穿凿样骨破坏。

十二、椎体一次化骨中心缺血坏死

椎体一次化骨中心缺血坏死（vertebral osteochondrosis of primary ossification center）又称扁平椎、Calvé 病和椎体骨软骨炎，为椎体

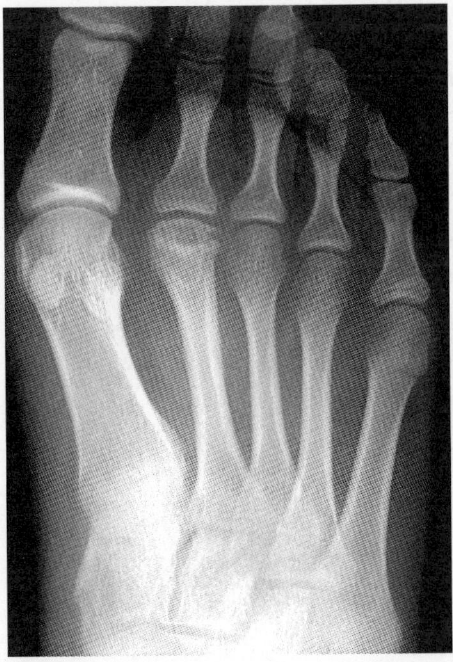

A

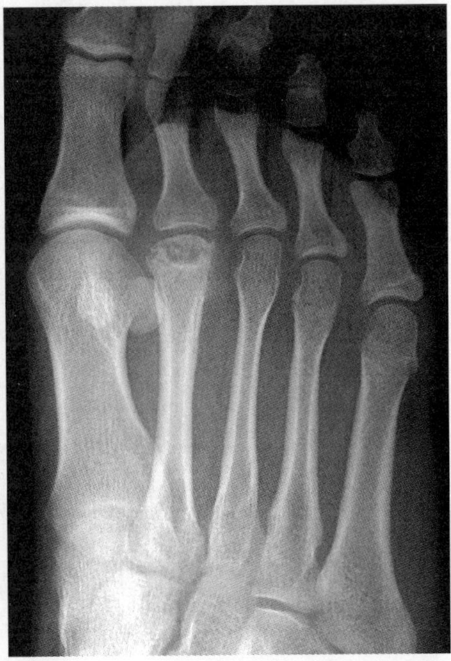

B

图 1-6-18　跖骨头缺血坏死

A、B：右足 X 线正斜位片示第 2 跖骨头皮质下示囊性透光影，边缘有条状硬化带。

原发骨化中心的缺血坏死。多见于2～15岁儿童，好发于下胸椎，大多累及一个椎体。常见症状为背痛、局部压痛、脊柱后突和活动受限。症状多逐渐减轻而趋消失。

（一）影像学表现

早期表现为受累椎体边缘毛糙、不规则，椎体密度增高。随后，椎体上、下缘塌陷变形，以椎体前半变扁明显，或呈厚薄一致的扁盘状。椎体前后径及横径增大，超出相邻椎体。有时病椎旁可有小碎骨块。椎间隙正常或稍增宽。

（二）鉴别诊断

1．椎体结核　骨密度降低，内有斑点状钙化或死骨，椎旁异常软组织影广泛，其内可有脓肿和钙化。

2．嗜酸性肉芽肿　可有相同的CT表现，确切诊断有赖于组织学检查。

3．儿童椎体病理性骨折　椎体变扁，密度相对增高，椎间隙正常，椎体或附件有原发病所致之骨破坏征象存在。

十三、椎体骺板缺血坏死

椎体骺板缺血坏死（centrum epiphyseal plate osteochondrosis）又称青年性脊柱后弯、Scheurmann病、青年驼背症等，是一种常见的缺血坏死。好发于10～18岁青少年，男性居多。主要症状为腰背疲劳感和疼痛，下胸段脊柱呈典型的圆驼状。本病预后较好，但脊柱畸形难以恢复。

（一）影像学表现

下胸及上腰多个椎体二次骨骺出现迟缓，密度增高或不匀，形态不规则或呈分节状。骨

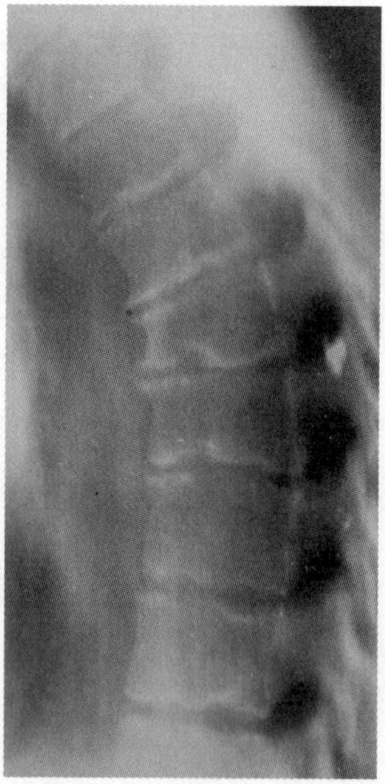

A

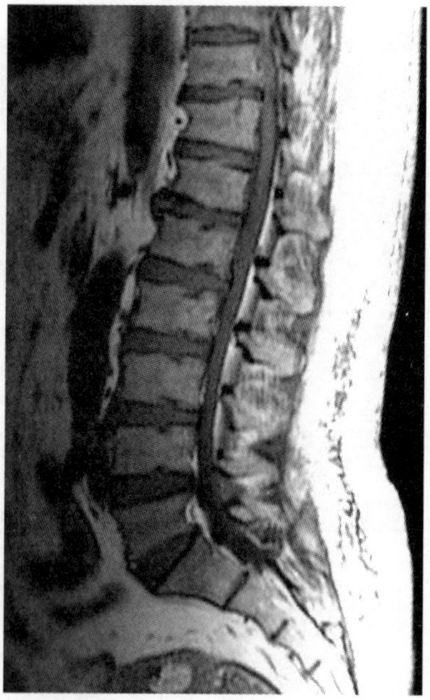

B

图1-6-19　椎体骺板缺血坏死

A：胸椎X线侧位片示胸椎多发许莫结节；B：腰椎矢状位MRI平扫T1WI示胸11至腰3椎体前部不同程度变扁，椎体上下缘可见多发凹陷，边缘呈长T1、短T2信号。

骺与椎体间匀称透明线不规则增宽。椎体前窄后宽呈楔形。椎体前部上下缘可局限性凹陷呈阶梯状变形。椎体前缘亦可不整齐。脊柱胸段呈圆驼状后突。椎间隙正常或前部加宽，椎体上下缘常可见椎间盘疝入之压迹（Schmorl 结节），多位于前中部，边缘硬化。成年后遗留多个椎体楔状变形和脊柱后突（图 1-6-19A）。MRI Schmorl 结节（许莫结节）多呈长 T1、长 T2 信号，亦可为长 T1、短 T2 信号，边缘有更长 T1、更短 T2 信号线围绕（图 1-6-19B）。

（二）鉴别诊断

1. 椎体缺血坏死　胸腰段椎体均可受累，常只累及一个椎体，最初椎体呈楔形变，随后塌陷变扁成板状。

2. 脊椎结核　有骨质破坏，椎间隙变窄，并伴有椎旁软组织脓肿。

十四、成人椎体缺血坏死

成人椎体缺血坏死（osteonecrosis of the vertebral body in adult）又称为 Kümmell-Verneuil 病。发生于成年人，常见于骨质疏松和使用皮质激素的患者，也可为椎体压缩骨折的并发症。其发病机制可能与创伤有关。受累椎体出现迟发性缺血性塌陷，并可形成含液体或（和）气体的空腔。病变部位疼痛，时轻时重。

（一）影像学表现

多仅显示椎体压缩变扁，难以与骨质疏松压缩骨折相鉴别。CT 上，椎体前中部可见液性或（和）含气空洞，周围边硬化。液性空洞 CT 值 15～35Hu，含气者多在 -700Hu 以下。MRI 上空洞呈类圆或横行条状，液性呈明显长 T1、长 T2 信号，含气空洞呈类似骨皮质的短 T1、短 T2 信号（图 1-6-20）。脊椎后方手术固定后或俯卧位时，压缩椎体上、下缘可分开。液体和气体同时存在时，二者位置可随扫描时患者的体位变化而变化。

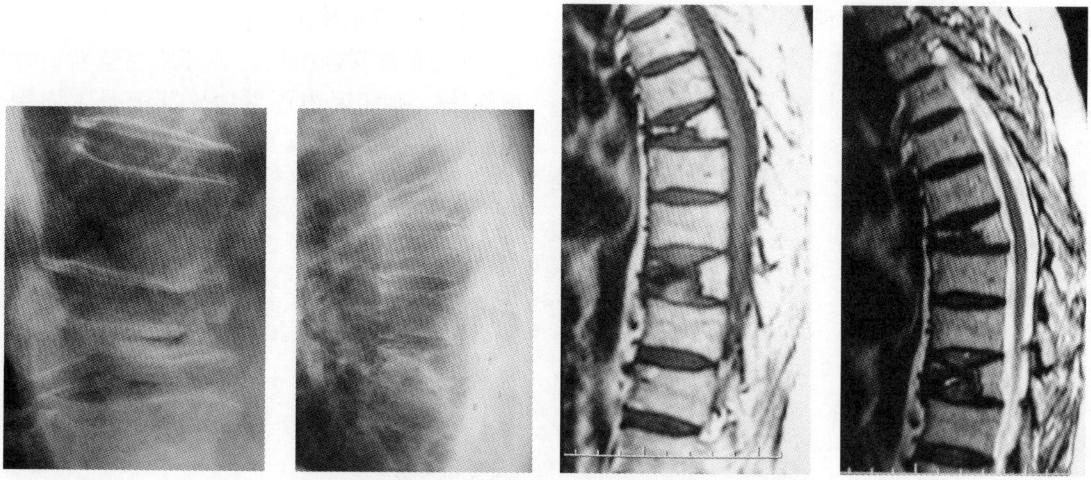

A　B　C　D

图 1-6-20　成人椎体缺血坏死

A：腰椎 X 线侧位片示腰 1 椎体明显压缩变扁，内见含气影；B：胸椎 X 线侧位片示脊椎骨质疏松，胸 7、10 椎体楔状变形；C：MRI FSE T1WI 示胸 7、10 椎体楔状变形，第 10 椎体前部不均匀低信号，椎间盘向压缩的椎体内突出；D：MRI FSE T2WI 示胸 9 椎体前部呈不均匀低信号和点线样水样高信号。

（二）鉴别诊断

典型病史结合影像学表现，不难做出诊断。影像学上主要与病理性椎体骨折相鉴别，后者骨破坏区分布无规律，同时可见软组织密度或信号。

十五、坐骨结节骨骺缺血坏死

坐骨结节骨骺缺血坏死（osteochondritis of epiphysis of ischial tuberosity）又称坐骨结节骨骺分离、坐骨骨突解离症，多发生于坐骨结节骨骺闭合之前长期从事剧烈体育运动的青少年，常有明显的牵拉创伤史和反复损伤史。一侧或双侧发病。急性期有臀部剧痛、肿胀和跛行。慢性期主要表现为坐骨结节部隐痛和活动受限。

影像学表现为坐骨结节撕脱骨折和骨骺分离。撕脱的骨骺碎片常呈长条状或半月形。随后，坐骨结节轮廓模糊，骨骺密度增高（图1-6-21）。当骨骺碎片与坐骨结节愈合时，表现为坐骨结节外下缘局限性突出，密度增高。有时半月形骺板出现钙化并长期游离于坐骨结节周围。

结合病史不难与坐骨结节化脓性骨髓炎相鉴别。

十六、耻骨联合骨软骨炎

耻骨联合骨软骨炎（osteochondritis of pubic symphysis）又称非化脓性耻骨骨炎、耻骨骨软骨炎。本病多发生于妊娠后期和产后妇女，少数可见于男性下泌尿系手术后或骨盆外伤后。主要症状为单侧或双侧耻骨部剧烈疼痛伴下肢活动障碍，局部压痛明显。一般皮肤无改变，病程长短不一，多在数月或数年后自愈自限。

（一）影像学表现

最早出现的X线改变为耻骨联合间隙呈不同程度增宽，间隙内偶可见中心性或偏心性纵行条带状气体透亮间隙。随后，一侧或双侧耻骨出现虫蚀状或鼠咬状骨质破坏，及轻度局限性骨质硬化，多开始于一侧或双侧耻骨上、下缘或耻骨联合处（图1-6-22A）。MRI上可见耻骨联合间隙增宽，局部骨髓水肿，耻骨间纤维软骨板可突出于耻骨联合外（图1-6-22B）。

（二）鉴别诊断

1. 耻骨联合结核　破坏多呈囊状，并轻度膨胀，破坏区内可见沙砾状死骨，周围骨质疏松，易形成脓肿或瘘管。

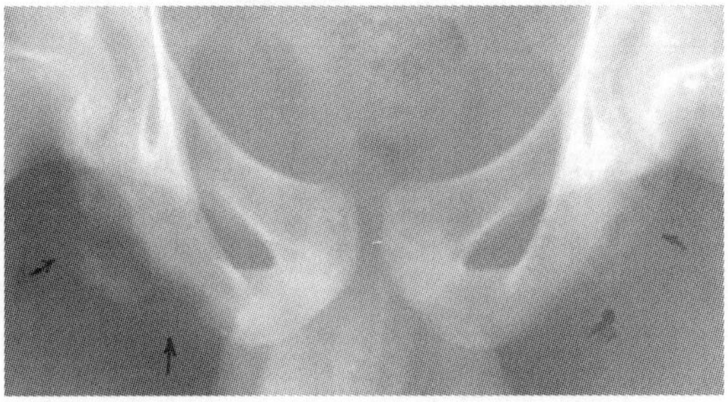

图1-6-21　坐骨结节骨骺缺血坏死

X线平片示双坐骨结节骨骺明显不规则、节裂，骨骺下骨质边缘不规整及吸收。

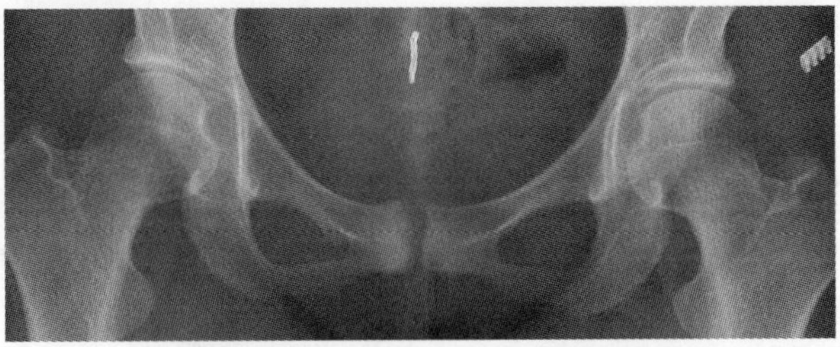

A

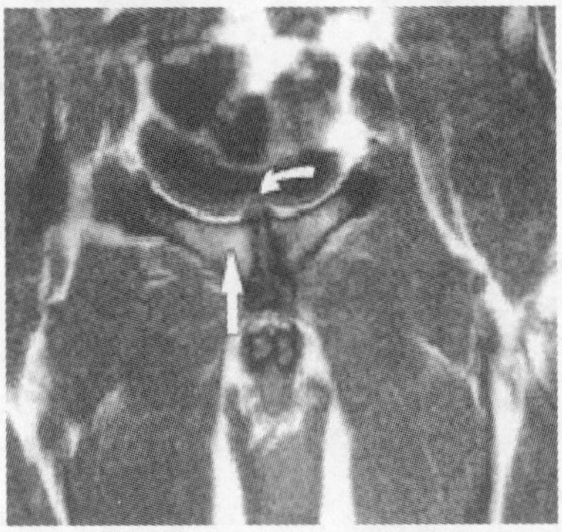

B

图 1-6-22　耻骨联合骨软骨炎

A：骨盆 X 线正位片示耻骨联合广泛虫蚀样改变，耻骨联合间隙增宽；B：MRI 冠状位 SE T1WI 示耻骨联合关节面不规整，周围骨髓被脂肪替代（直箭），耻骨间纤维软骨板突向上方，压迫膀胱下缘（弯箭）。

2. 耻骨化脓性骨髓炎　常累及单侧耻骨，较少超越耻骨联合蔓延至对侧，骨增生与破坏较广泛，并有明显骨膜增生，易形成瘘道，临床上局部红肿热痛明显。

十七、剥脱性骨软骨炎

剥脱性骨软骨炎（osteochondritis dissecans，OCD）又称为骨软骨缺损、骨软骨骨折、骨软骨损伤等，为关节软骨下骨质的局限性缺血坏死。创伤为其主要发病原因。好发于 16～40 岁青壮年，男性居多。多发于股骨内、外侧髁，其次为股骨头、髌骨、肱骨小头、桡骨小头、距骨滑车、跖骨及足舟骨等处，多为单侧发病。可有关节疼痛，症状的轻重取决于游离体大小和病程长短。游离体进入关节内，可出现关节作响、绞锁、肿胀和运动障碍。

（一）影像学表现

1. X 线、CT　病灶位于关节软骨下，呈圆形或卵圆形等或高密度骨块，长径数毫米至数厘米大小，周围骨密度下降。随病程进展，骨块可呈混杂密度，周围环绕软组织密度透光带，透光带外围骨质可硬化。骨块脱落可形成局限性软组织或液性密度的凹陷缺损，边缘硬化（图 1-6-23A～C，24A～D）。

关节内可见游离体。

2. MRI　MRI 是早期诊断剥脱性骨软骨炎的有效方法。病灶 T1WI 呈低信号、混杂信号或正常骨髓信号，T2WI 信号强度不均匀增高或仍与正常骨髓信号相似。周围为并行的肉芽组织带和（或）骨增生硬化带（图 1-6-23D、E）。前者呈更长 T1、长 T2 信号，增强扫描呈条带状强化；后者在 T1WI、T2WI 上均呈类皮质样低信号，其外围可有片条长 T1、长 T2 骨髓水肿信号区（图 1-6-24E、F）。坏死病灶表面软骨可变薄、翘起或中断分离。关节内通常伴有少量积液。MRI 关节造影示

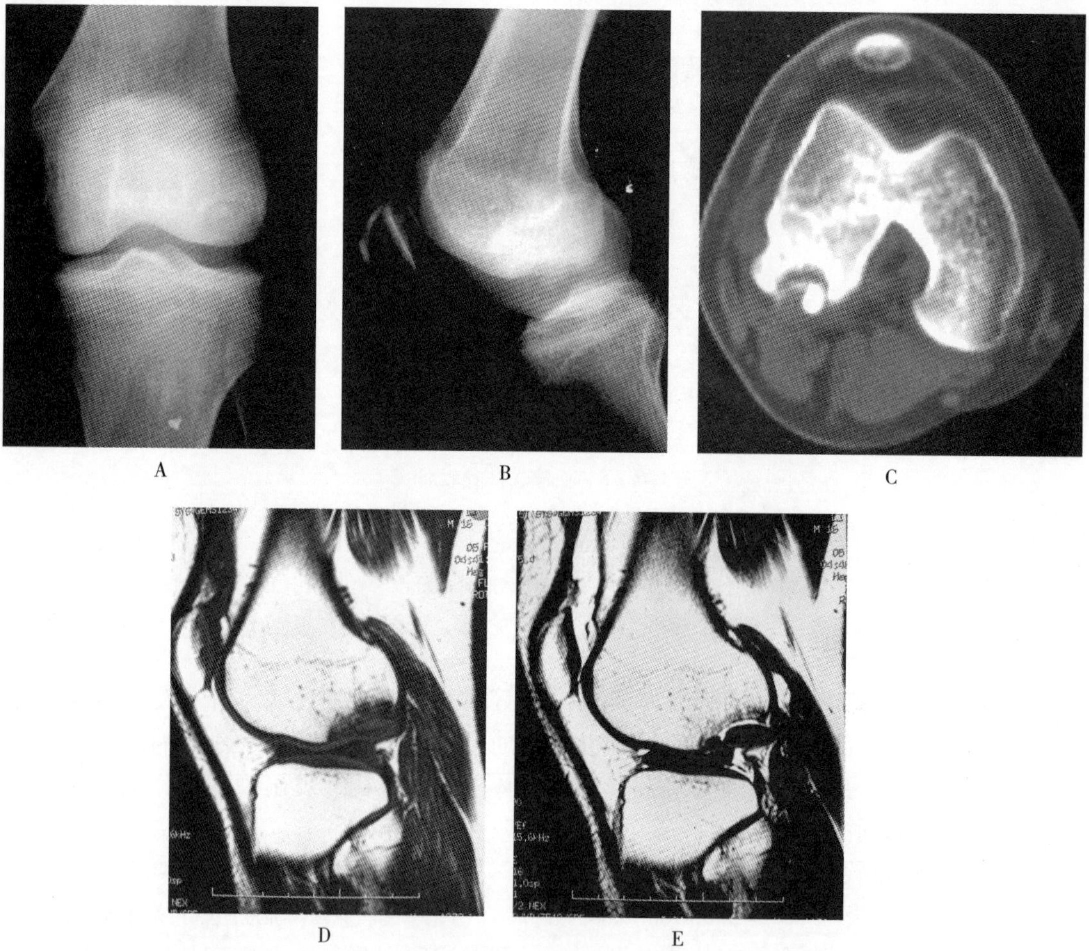

图 1-6-23　右膝关节剥脱性骨软骨炎

A、B：右膝关节 X 线正侧位片示股骨外侧髁关节面局限性游离骨块，周围伴不规则透光带和硬化带；C：CT 骨窗示右膝外侧髁后部骨性关节面及下方骨质呈局限性不规则高密度骨块，周围伴软组织密度带和高密度硬化带；D、E：MRI 矢状位平扫 SE T1WI 与 FSE T2WI 示右膝关节外侧髁关节软骨下骨质呈类圆形长 T1、短 T2 信号，周围伴长 T1、长 T2 信号线，表面软骨局限性增厚并向关节腔内隆突。

滑液和造影剂可渗透到坏死骨片和宿主骨之间。

（二）鉴别诊断

1．关节结核　骨质破坏区以关节面的边缘部位为主，常同时有关节间隙变窄和关节囊肿胀，不难鉴别。

2．肱骨小头缺血坏死　多发病于 5 ~ 10 岁，T1WI 肱骨小头大部信号减低并碎裂。

3．外伤性游离体　于外伤后立即出现。

4．退行性骨关节病　无外伤史，多见于老年人，不形成游离骨块。

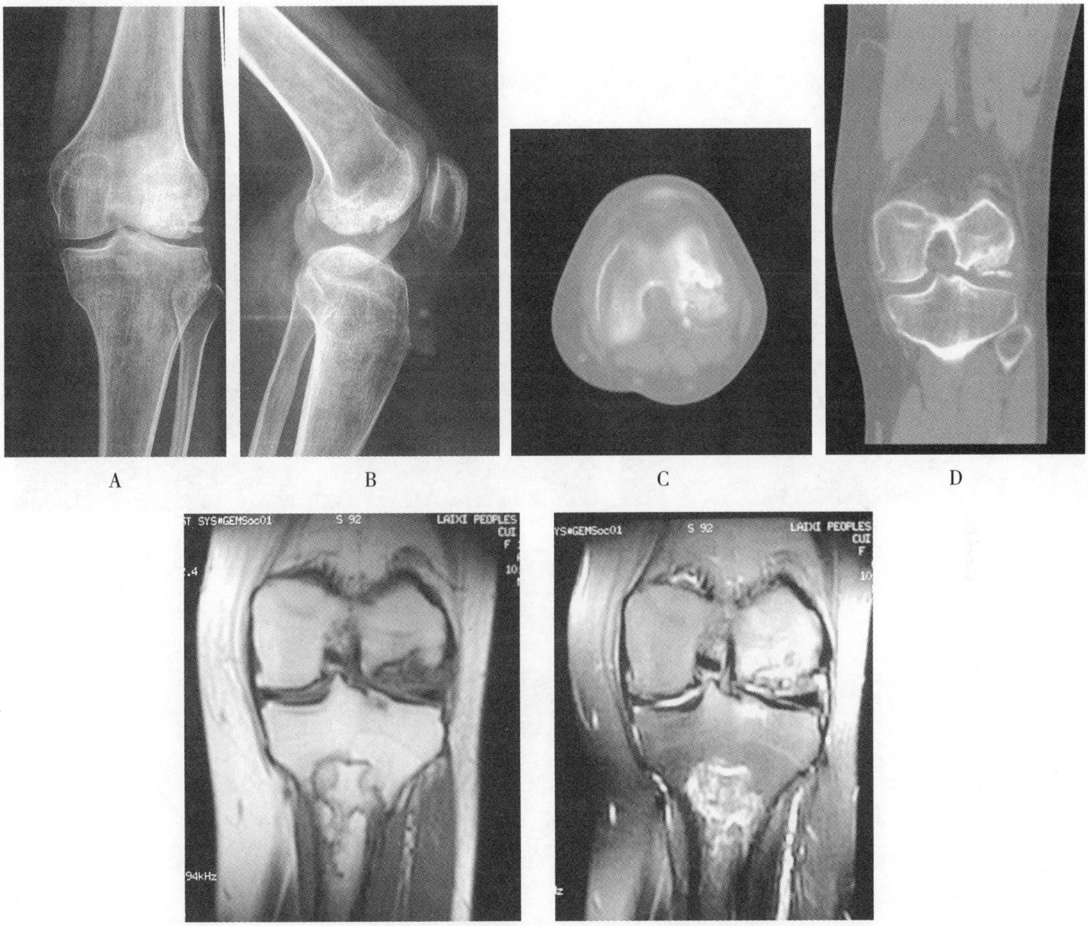

图 1-6-24　剥脱性骨软骨炎

A、B：膝关节 X 线正侧位片示股骨外侧髁游离的条状骨片，与母骨间有透光线；C、D：CT 横轴位和冠状位重建示股骨远端游离的骨片，与母骨间有不规则透光影；E、F：MRI 冠状位 T1WI 和 T2WI 脂肪抑制示外侧髁关节软骨下骨质呈类圆形长 T1、短 T2 信号，周围伴长 T1、长 T2 信号线，胫骨干骺端骨梗死呈地图样改变。

十八、致密性骨炎

致密性骨炎（osteitis condensans）系一种无菌性浓缩性骨炎，主要见于髂骨，亦可发生于第4、5腰椎椎体以及骶骨和耻骨的邻近关节边缘部。病因不明。病理上为正常骨组织，只是量的增多。多见于20～25岁的青年女性。可无症状或腰骶部轻微疼痛。

（一）影像学表现

髂骨耳状面下均匀性高密度，骨结构不清，呈三角形、新月形或梨形，尖端向上，宽基向下。内缘以骶髂关节为界，从不累及骶髂关节。病变范围不一，可累及耳状面的全部或中下2/3，亦可仅限于中1/3或下1/3（图1-6-25）。椎体病发以腰4、腰5多见，多位于腰椎前上角，表现为椎体前上缘三角形致密影，椎间隙正常。

（二）鉴别诊断

1．结核性骶髂关节炎　病变多局限于中下2/3，主要表现为进行性关节破坏，病变边界不清，关节间隙狭窄，附近可有大小不一

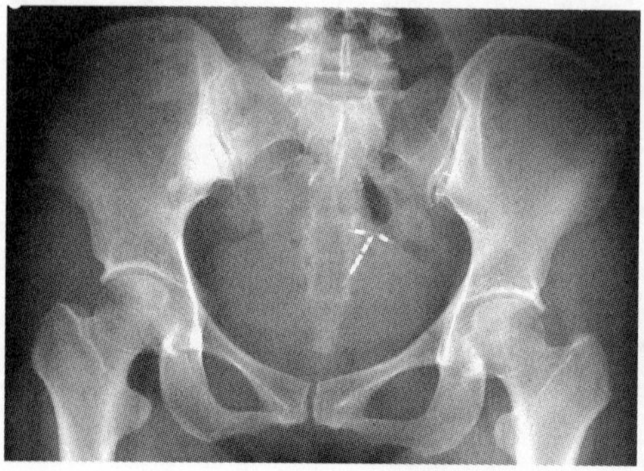

A

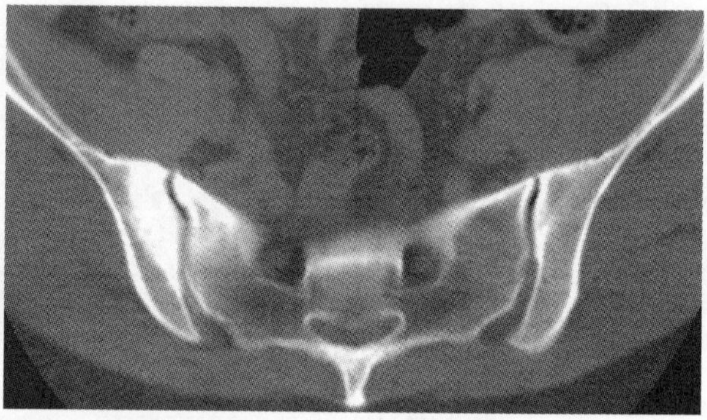

B

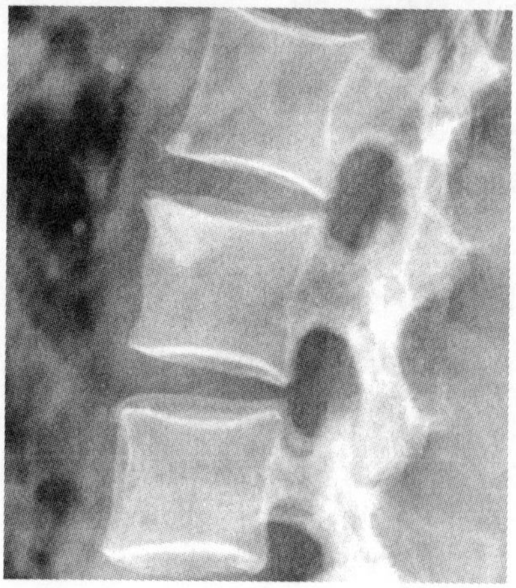

C

图1-6-25　致密性骨炎

A、B：X线平片及CT示右髂骨致密性骨炎；C：椎体致密性骨炎。

的钙化影。

2. 强直性脊柱炎 双侧骶髂关节面破坏，晚期常有骨性强直，常见脊柱韧带钙化。

3. 低毒力感染性骶髂关节炎 关节间隙常变窄，关节面不整齐，关节面破坏。

4. 成骨性转移瘤 常见于骨盆诸骨，呈多发性边缘不清的结节样或片状致密影，很少对称发生于髂骨的内缘。

十九、骨梗死

骨梗死（infarct of bone）指发生于骨干和干骺端的骨坏死，又称骨髓梗死、骨脂肪梗死。可见于潜水减压病、镰状细胞贫血、Gaucher病、Niemann-Pick病、动脉硬化、血管炎及化学治疗等原因。骨梗死易发生在长骨的松质部分，以股骨上下端最多见，其次为肱骨上端、胫腓骨骨干及肱骨和桡骨下端。单发或多发，左右对称或不对称。骨梗死急性期出现四肢肌肉关节剧痛，活动障碍；慢性期肢体酸痛，软弱无力。除骨关节症状外，不同病因尚有各自不同的表现。

（一）影像学表现

1. X线、CT 骨梗死早期X线、CT可无异常改变。随病变进展，病变区骨密度增加，周边骨质疏松及骨质吸收。中晚期，破坏周围增生硬化。CT表现为松质骨内呈匐行状的骨质吸收区，周边为带状硬化缘。骨质吸收区内可见呈地图状分布的圆圈状或斑片状死骨或钙化，大小不一，可为数毫米或延伸至骨的大部（图1-6-26，27A、B）。

2. MRI 在骨梗死早期即可出现信号异

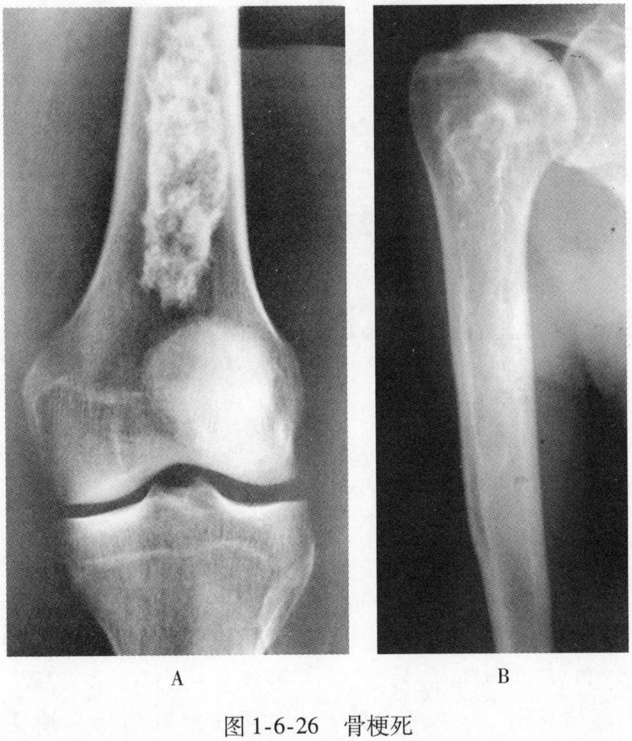

A B

图1-6-26 骨梗死

A：左股骨下段X线正位片示股骨髓腔内不规则长条状钙化灶；B：右肱骨X线正位片示潜水病，肱骨头硬化，内有小透亮灶，肱骨干髓腔内长条状钙化。

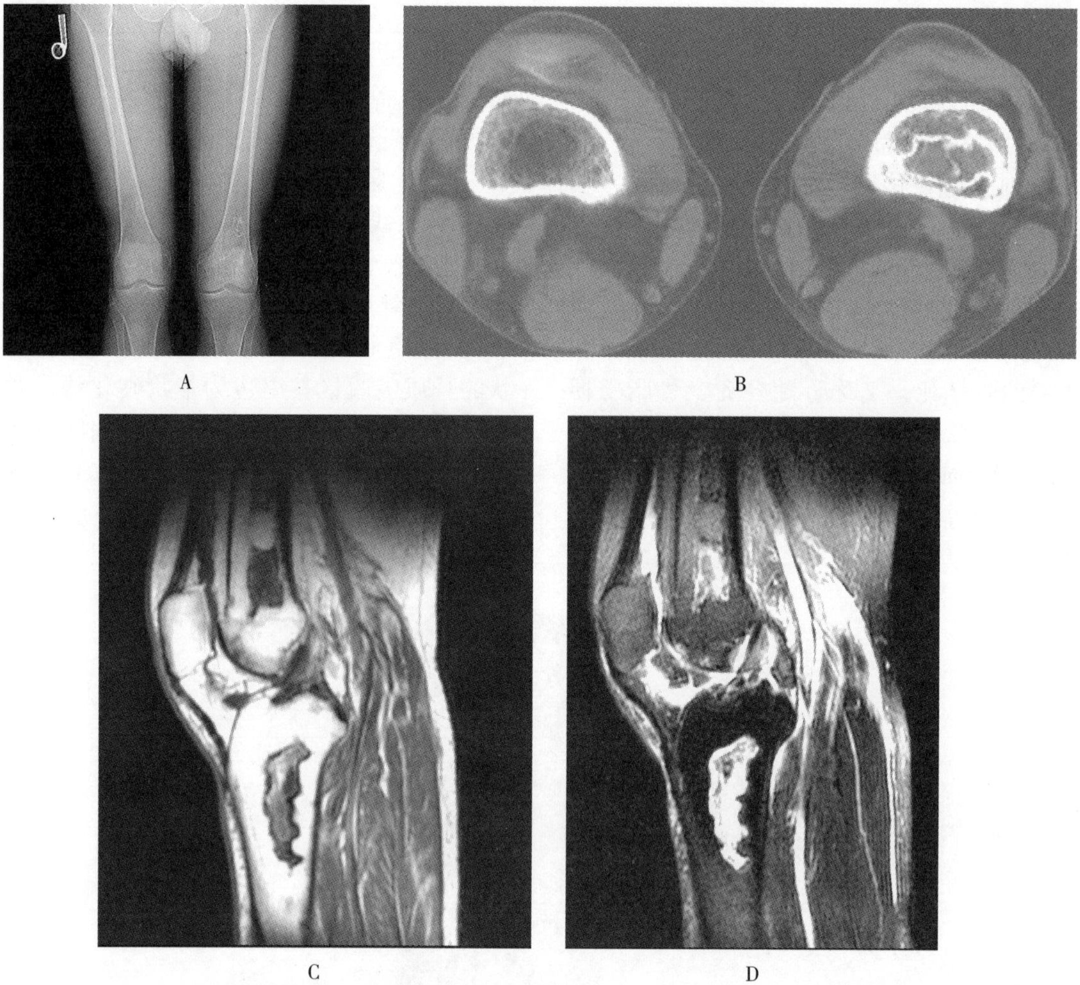

图 1-6-27　骨梗死（二）

A：股骨 X 线正位片示左股骨下段髓腔内轻度致密硬化斑片；B：CT 骨窗示左股骨下段髓腔内不规则环形低密度区，周围绕以高密度硬化缘；C、D：MRI 矢状位 SE T1WI、脂肪抑制 FSE T2WI 示左股骨下段和胫骨上段髓腔内地图状混杂 T1 混杂 T2 信号，周围绕以长 T1 短 T2 信号线。髌上囊扩张内见液性信号。

常。急性期或亚急性期，梗死灶在 T1WI、T2WI 上多呈等信号的地图状；梗死灶边缘，增生的纤维肉芽组织在 T1WI 上为低信号带，在 T2WI 上呈低信号、高信号或 2～3 条内外并行的高低信号线；梗死灶周围水肿区在 T2WI 压脂像上呈高信号（图 1-6-27C、D）。慢性期（晚期）梗死灶内可出现明显长 T1、长 T2 信号区。梗死灶边缘异常条带因纤维化或钙化，T1WI 和 T2WI 均呈低信号。周围异常骨髓水肿信号多消失。骨干髓腔钙化以及增生骨膜和增厚皮质，在 T1WI 和 T2WI 均呈低信号。

（二）鉴别诊断

1. 急性骨髓炎　急性骨髓炎 MRI 主要表现为骨髓腔局限性的长 T1、长 T2 信号灶，周围软组织肿胀明显。MRI 增强扫描能够鉴别急性骨梗死和急性骨髓炎，急性骨髓炎表现为较厚的不规则的周边强化，中央不强化；骨梗死表现为细线状的边缘强化或一长段星芒状的中央松质骨强化。

2. 单纯性骨髓水肿　单纯性骨髓水肿与早期骨梗死骨髓内水肿的范围和形状相似，但在随访过程中，单纯性骨髓水肿的髓腔内异常信号可消失而表现为正常。核素扫描骨髓水肿表现为浓聚，而梗死为缺血。

3. 钙化型内生软骨瘤　呈圆形或卵圆形病灶，薄层硬化缘，内部钙化较均匀。MRI 可见内有透明软骨信号。

（郝大鹏　高振华　高传平）

参 考 文 献

1. 曹来宾主编. 实用骨关节影像诊断学. 济南：山东科学技术出版社，1998.
2. 江浩. 骨与关节 MRI. 上海：上海科学技术出版社，1999.
3. 张雪哲，孙进. 股骨头缺血坏死的 CT 表现. 中华放射学杂志，1990，24（6）:345－347.
4. 吴振华，陈丽英，陈枳贤，等. 成人股骨头缺血坏死的 MRI 诊断. 中华放射学杂志，1992，26（6）:394－396.
5. 曹来宾，刘吉华，徐德永，等. 成人股骨头缺血坏死的 X 线诊断（附 310 例分析）. 中华放射学杂志，1991，25（5）:342－344.
6. 刘吉华，杜玉清，徐爱德. 成人股骨头缺血坏死的 CT 研究. 中华放射学杂志，2000，34（4）:265－267.
7. 路来金，王江宁，张志新，等. 腕月骨无菌性坏死的诊断、分类和治疗. 中华手外科杂志，1998,14(1):35－37.
8. 孙西河，王滨，常光辉. 骨梗死的临床与 MRI 探讨. 中华放射学杂志，2002，36（1）:72－75.
9. 程克斌，屈辉. 骨梗死的病理和影像学研究进展. 中华放射学杂志，2004，38（3）:319－320.
10. 冯素臣，程克斌，程晓光，等. 骨梗死的影像学改变及病理表现. 中华放射学杂志，2004，38（3）:249－253.
11. Aichroth P. Osteochondritis dissecans of the knee：a clinical study. J Bone Joint Surg（Br），1971，53:440－447.
12. Linden B. Osteochondritis dissecans of the femoral condyles. A long-term follow up study. J Bone Joint Suog（Am），1977，59:769－776.
13. Sebag G，Ducou Le，Pointe H，et al. Dynamic gadolinium-enhanced subtraction MR imaging-a simple technique for the early diagnosis of Legg-Calve-Perthes disease：preliminary results. Pediatri Radiol，1997，27（3）:216－220.
14. Jaramillo D，Kasser JR，Villegas-Medina OL，et al. Cartilaginous abnormalities and growth disturbances in Legg-Calve-Perthes disease：evaluation with MR imaging. Radiology，1995，197（3）:767－773.
15. Mitchell DG，Rao VM，Dalinka MD. Femoral head avascular necrosis：correlation of MR imaging，radiographic staging，radionuclide imaging and clinical findings. Radiology，1987，162:709－715.
16. Lecouver FE，Vande Berg BC，Maladague E，et al. Early irreversible osteonecrosis versus transient lesions of the femoral condyles：prognostic value of subchondral bone and marrow changes on MR imaging. Am J Roentgenol，1998，170：71－77.
17. Gruess RL. Osteonecrosis of bone：current concept as to etiology and pathogenesis. Clin Orthop，1986，208:30.
18. Szabo R，Greenspan A. Diagnosis and clinical findings of Kienbock's disease. Hand Clin，1993，9:399－407.
19. Bhalla S，Reinus WR. The linear intravertebral vacuum：a sign of benign vertebral collapse. AJR，1998，170:1563－1570.
20. Dupuy DE，Palmer WE，Rosenthal DI. Original report. Vertebral fluid collertion associated with vertebral collapse. AJR；1996，167:1535
21. Naul LG，Gary JP，Maupin WB. Avascular necrosis of the vertebral body:MR imaging. Radiology,1989,172:219－222.
22. Lahdes-Vasama T，Lamminen A，et al. The value of MRI in early Perthes' disease：an MRI study with a 2-year follow-up.

Pediatr Radiol, 1997, 27:517-522.

23. Delanois RE, Mont MA, Yoon TR, et al. A traumatic osteonecrosis of the talus. J Bone Joint Surg(Am),1998,80:529-536.

24. Mitsuoka T, Shino K, Hamada M, et al. Osteochondritis dissecans of the lateral femoral condyle of the knee joint. Arthroscopy, 1999, 15:20-22.

25. Mesgarzadeh M, Sapega AA, Bonakdarpour A. Osteochondritis dissecans: analysis of mechanical stability with radiography, scintigraphy and MRI imaging. Radiology, 1987, 165:775-780.

26. Schenck RC, Goodnight JM. Osteochondritis dissecans. JBJS, 1996, 78A:439-456.

27. Adam G, Neuerburg J, Peiss J, et al. MRI of osteochondritis dissecans of the knee joint after i. v. gadolinium DTPA. Röfö Fortschr Geb Rontgenstr Neuen Bildgeb Verfahr, 1994, 160:459-464.

28. Steiner RM, Mitchell DG, Rao VM, et al. Magnetic resonance imaging of diffuse bone marrow disease. Radiol Clin North Am, 1993, 31:383-409.

29. Munk PL, Helms CA, Holt RG. Immature bone infarcts: findings on plain radiographs and MR scans. AJR Am J Roentgenol, 1989, 152:547-549.

30. Sowa DT, Holder LE, Patt PG, et al. Application of magnetic resonance imaging to ischemic necrosis of the lunate bone. J Hand Surg (Am), 1989, 14:1008-1016.

31. Theodorou SJ, Theodorou DJ, Resnick D. Osteonecrosis of the Patella-Diagnostic Imaging Perspective. J Comput Assist Tomogr, 2005, 29:87-93.

32. Bui-Mansfield LT, Kline M, Chew FS, et al. Osteochondritis Dissecans of the Tibial Plafond: Imaging Characteristics and a Review of the Literature. AJR,2000,175:1305-1308.

33. Bui-Mansfield LT, Rogers LL, Chew FS, et al. Osteochondritis Dissecans of the Tarsal Navicular Bone: Imaging Findings in Four Patients. J Comput Assist Tomogr, 2000, 24(5):744-747.

34. Zurlo JV. The Double-Line Sign. Radiology, 1999, 212:541-542.

第七章

造血系统病变

骨髓是重要的造血组织，血液病除了可引起骨髓改变外，还可引起骨质形态的改变。X线检查主要通过观察骨的形态、密度改变对一些慢性血液病做出推断，CT对深部骨骼和骨髓内部改变比平片虽有一定的优势，但两者的诊断特异性都不高。MRI可在血液病出现骨骼外形和密度异常之前便可发现骨髓异常改变，大大提高了血液病的影像学诊断水平。然而，大多血液病的影像学表现都缺乏特异性，且不少血液病就目前影像学检查手段也还难以发现异常。因此，血液病的诊断主要依靠临床表现和实验室检查。影像学检查可作为辅助诊断手段，主要用于了解血液病对骨骼的侵犯范围、程度以及治疗后随访。

第一节 贫　血

一、珠蛋白生成障碍性贫血

珠蛋白生成障碍性贫血又称地中海贫血(thalassemia)，Cooley贫血和海洋性贫血。本病为一组慢性遗传性溶血性贫血，与珠蛋白合成异常有关，依据不同珠蛋白产物的缺乏，分为α型地中海贫血和β型地中海贫血，其中β型地中海贫血较多见。病理上红细胞大量减少和造血组织代偿性再生和增殖。骨髓过度增殖，骨髓腔扩大，骨小梁吸收，皮质变薄，以及继发性纤维组织增生和硬化。

本病发病年龄较早，多数出生后不久即可发病，重型者多在青春期死亡。主要表现为不同程度的贫血、黄疸、肝脾大、骨关节疼痛、发育迟缓，重型者可出现“地贫外貌”。实验室检查：红细胞和血红蛋白减少，红细胞形态异常，出现有核和靶形，网织红细胞增多。HbF或HbH异常血红蛋白等增高。

（一）影像学表现

1. X线　颅骨改变最明显和最常见。表现为板障普遍吸收或呈颗粒状缺损，板障增厚，可达2cm，板障间可见细针状小梁，外板萎缩变薄，其上可见放射状骨针（图1-7-1）。颧骨和上、下颌骨膨隆、畸形和咬合不良，骨髓腔的扩大亦可影响鼻窦的气化。管状骨表现为普遍性骨质疏松，髓腔扩大，皮质变薄向外膨隆（图1-7-2）。短管骨变粗变短呈柱状，骨质疏松呈粗糙的网格状，形如“花生壳”样。长管骨干呈“垒球棒”状增粗。

躯干骨也表现为普遍性骨质疏松，常可见脊柱侧弯，鱼椎样变形。

2. MRI 显示骨骼增大或变形，如肋骨头增大、椎体变形后突呈鱼椎样等异常改变。在脊椎，表现为骨小梁增粗变大，椎体呈栏栅样改变。由于高度贫血，骨髓内充满异常增生细胞，可导致 MRI 的 T1 弛豫时间延长，MRI 表现为 T1WI 信号均匀降低，在腰骶椎表

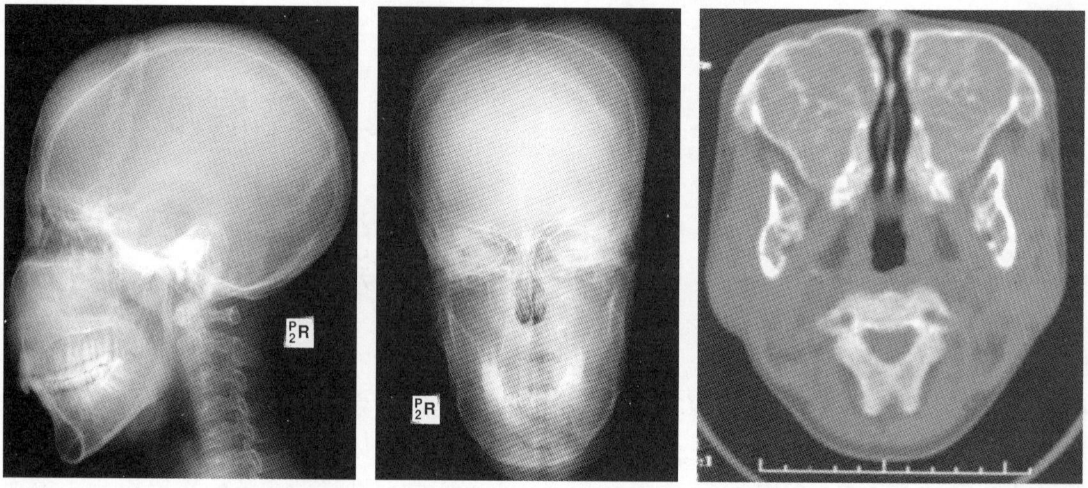

A　　B　　C

图 1-7-1　地中海贫血

A、B：颅骨 X 线正侧位片示板障普遍吸收、明显增宽，外板萎缩变薄，板障间可见放射状骨针，颧骨和上、下颌骨膨隆；C：鼻窦层面的颅面骨 CT 示两侧上颌窦增大、变形，窦壁变薄，窦腔内含气减少，并见纤维组织增生硬化，形成粗糙的网格状，形如“花生壳”样。

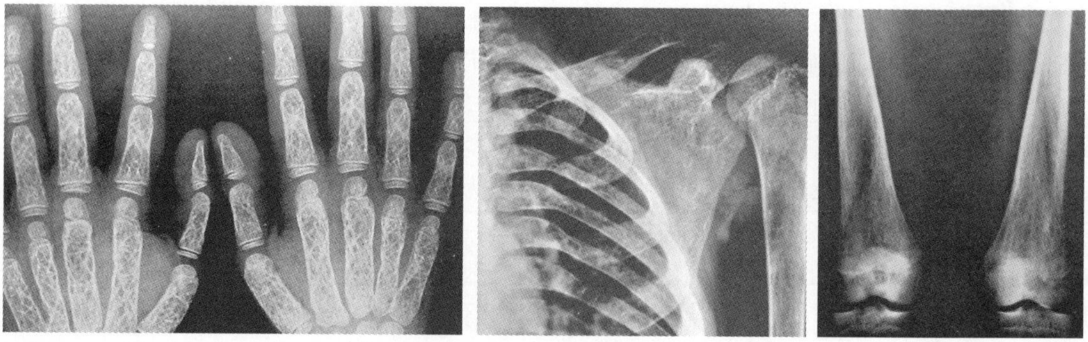

A　　B　　C

图 1-7-2　地中海贫血（二）

A：双手 X 线正位片示诸骨外形膨隆，骨皮质变薄，骨小梁粗疏致骨骼呈“花生壳”样改变，腕部骨骺出现延迟；B：左肩 X 线正位片示骨质明显疏松，残存骨小梁增粗，骨皮质变薄；C：双股骨 X 线正位片示骨干骺端髓腔增宽，骨小梁粗疏，骨皮质变薄。

现最明显（图1-7-3）。在T2WI上，一般没有明显信号改变，但如果因大量输血而发生骨髓含铁血黄素沉着，则T2WI信号也降低。

（二）鉴别诊断

1. 白血病 T1WI骨髓信号亦减低，但没有骨的外形改变。

2. 镰状细胞贫血 也有颅骨板障增厚，但罕有广泛且严重的面颅异常，周围骨可见骨梗死，具有特有的“H”形椎改变。

3. Gaucher病 股骨下段具有特征性的“长颈瓶样”改变，并可见斑驳样骨质破坏，椎体变形不明显，而地中海贫血多呈鱼椎样变形。

二、镰状细胞贫血

镰状细胞贫血（sickle-cell anemia）是红细胞结构异常引起的一种家族性慢性溶血性贫血，包括存在HbS的所有病变，因病变中红细胞呈镰刀状而得名。镰状细胞不容易通过微循环而发生栓塞，造成组织缺氧，从而引起溶血性贫血和骨髓组织代偿性增生。本病主要见于非洲和地中海沿岸国家，其他地区有散发病例报告。

临床表现为贫血、虚弱、易倦及肝、脾大，四肢反复发作性疼痛，下肢踝部可发生营养性溃疡。血液中可找到镰状细胞。

（一）影像学表现

1. X线 由于红骨髓过度增生，可出现弥漫性或局限性的溶骨性破坏，以扁骨和长骨干骺端较明显，骨外形一般无明显

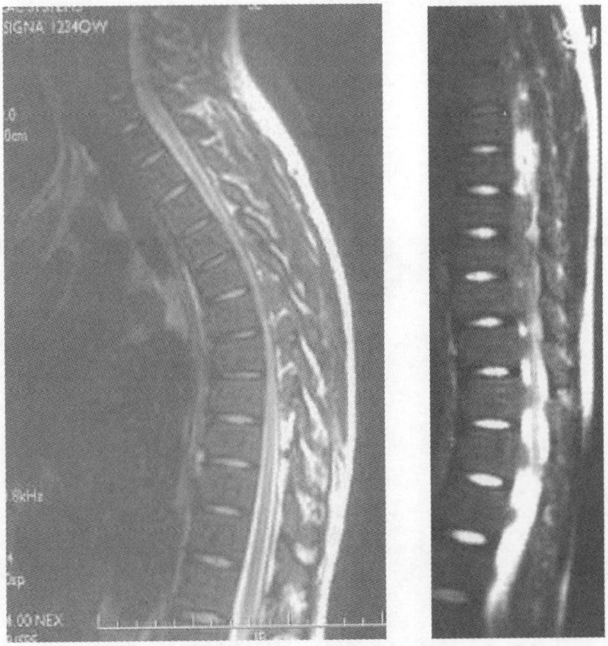

A B

图1-7-3 地中海贫血（三）

胸椎MRI，A：T1WI可见椎体骨髓信号弥漫性降低，其内可见小梁状条索异常信号，呈网状结构由于大量铁剂沉着；B：T2WI骨髓信号也表现普遍性降低，同时可见椎管内不规则的软组织肿块为髓外造血灶。

改变。颅骨的改变类似地中海贫血，额骨及顶骨可见颗粒状或斑点状低密度区，颅穹隆部增厚，板障层过度增厚（图 1-7-4）。脊椎骨质疏松是镰状细胞贫血最重要的骨骼变化，脊椎骨质可呈纱网状，椎体呈鱼椎样或“H”状变形（图 1-7-5）。管状骨可表现髓腔增宽、皮质变薄（图 1-7-6）；可发生多发性骨梗死，表现为骨干密度不均匀性增高，与其他原因的骨梗死不同，本病常伴有骨皮质增厚，髓腔变窄，骨膜增生（图 1-7-7）。肱骨头和股骨头可表现为密度增加、变扁、碎裂；幼儿骨梗死可表现为皮质糜烂、破坏，密度不均匀，或呈溶冰状并伴有骨增生硬化，或局限性骨皮质消失。继发感染者，病骨呈溶骨性破坏，同时有斑点状骨增生，或见有死骨片。后期可见髓腔内不规则钙化。

2. MRI 骨髓腔内的红骨髓代替黄骨髓，表现 T1WI 低信号，T2WI 中等信号，在胫骨比较常见，可见从干骺端到骨干，出现斑片状、节段状或广泛的低信号灶。发生骨梗死时，梗死灶表现为边缘清楚锐利的异常信号灶，T1WI 为低、中等信号，T2WI 为高信号。如果在骨髓广泛含铁血黄素沉着基础上发生骨梗死，则表现为在 T1WI 和 T2WI 上，低信号当中可见高信号的梗死灶。继发性股骨头缺血坏死发生率较高，为 15% ~20%。表现为 T1WI 弥漫性低信号，T2WI 多灶性低信号，病灶周围无高信号的肉芽组织增生，与一般的股骨头缺血性坏死不同。

（二）鉴别诊断

1. 地中海贫血 镰状细胞贫血的骨质和骨髓改变不如地中海贫血广泛、明显和严重。地中海贫血一般也没有继发骨感染或骨梗死改变，特别是肱骨头和股骨头的缺血性坏死。

2. 成骨转移瘤 镰状细胞贫血晚期，有时出现骨的增生硬化，需要与成骨转移瘤鉴别，转移瘤多有原发病变，且无明显贫血症状。

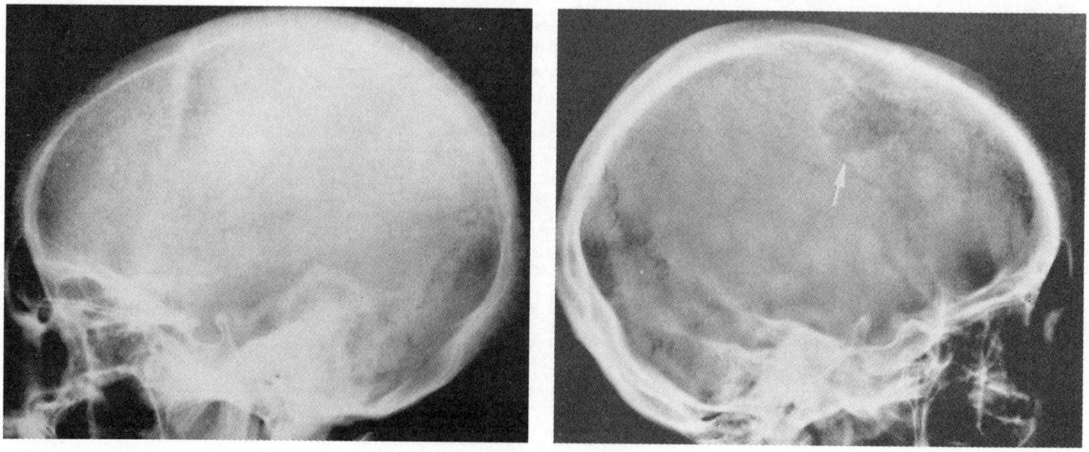

A B

图 1-7-4 镰状细胞贫血（一）

A：头颅 X 线侧位片示板障增厚，顶区可见短发状骨小梁；B：头颅 X 线侧位片示额骨类圆形透亮区（箭），提示骨梗死。

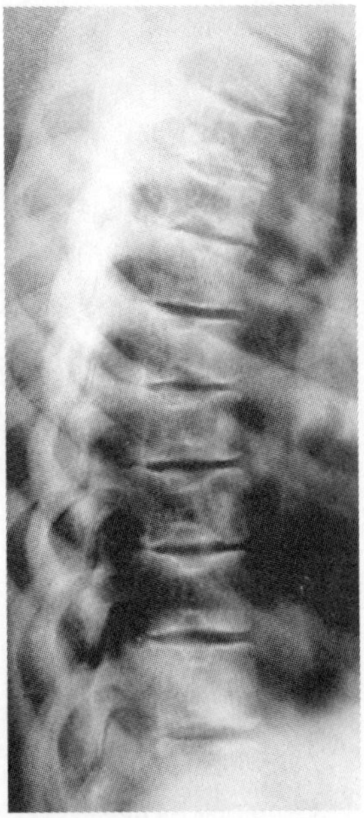

图 1-7-5　镰状细胞贫血（二）

胸椎 X 线侧位片示胸椎多发髓核突出，椎体呈“H”形变形，垂直骨小梁致密。

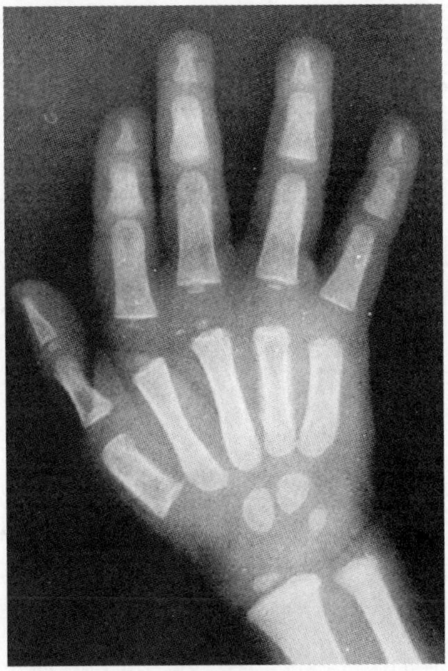

图 1-7-6　镰状细胞贫血（三）

左手 X 线正位片示掌指骨髓腔增宽，骨密度减低，皮质变薄。

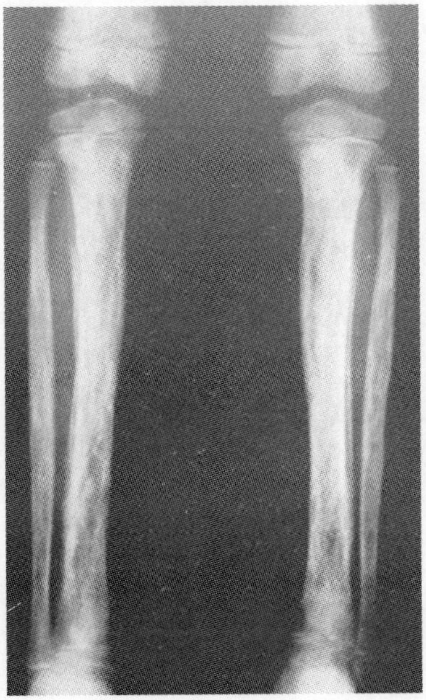

图 1-7-7　镰状细胞贫血（四）

双胫腓骨 X 线正位片示双胫腓骨广泛骨梗死改变，髓腔硬化和骨膜增生。

3. 脊椎骨质疏松　老年性骨质疏松症椎体可呈楔形变，但无镰状细胞贫血所特有的“H”形椎。

三、再生障碍性贫血

再生障碍性贫血（aplastic anemia）简称再障，是一组由于化学、物理、生物因素以及不明原因引起的骨髓造血功能衰竭性疾病，以造血干细胞损伤，外周血全血细胞减少为特征。以青壮年好发，男性多于女性。临床表现有进行性贫血、出血和继发性感染。实验室检查显示全血细胞减少，网织红细胞绝对值减少。其影像学表现如下：

1. X线和CT检查基本无异常发现，对本病应用价值不大。

2. MRI　为本病提供了一种可用于初步诊断和随访的影像学手段。由于造血的红骨髓被黄骨髓替代，因而T1WI呈均匀高信号，STIR呈均匀低信号，T2WI表现等信号。腰椎、股骨近段及髂骨表现更为明显（图1-7-8）。腰椎MRI常表现为3种类型：Ⅰ型表现为T1WI均匀高信号、T2WI均匀等信号（图1-7-9）、STIR均匀低信号（图1-7-10），临床多为急性重型再障；Ⅱ型表现为T1WI均匀高信号背景下出现少许灶状稍低信号，T2WI、STIR均匀稍高信号背景下出现少许灶状稍低信号，临床多为急性再障；Ⅲ型T1WI、T2WI、STIR均表现为明显高低混杂不均匀信号，也可呈“盐和胡椒状”（图1-7-11），临床为慢性再障。

四、球形红细胞性贫血

球形红细胞性贫血（spherocytosis anemia），又称遗传性球形细胞增多症（hereditary spherocytosis）是一种家族遗传性溶血性疾病。其基本病变是红细胞膜的异常，致细胞体积胀大呈球形，细胞膜变硬而脆。此种异常红细胞难以通过脾脏微循环而被破坏，发生溶

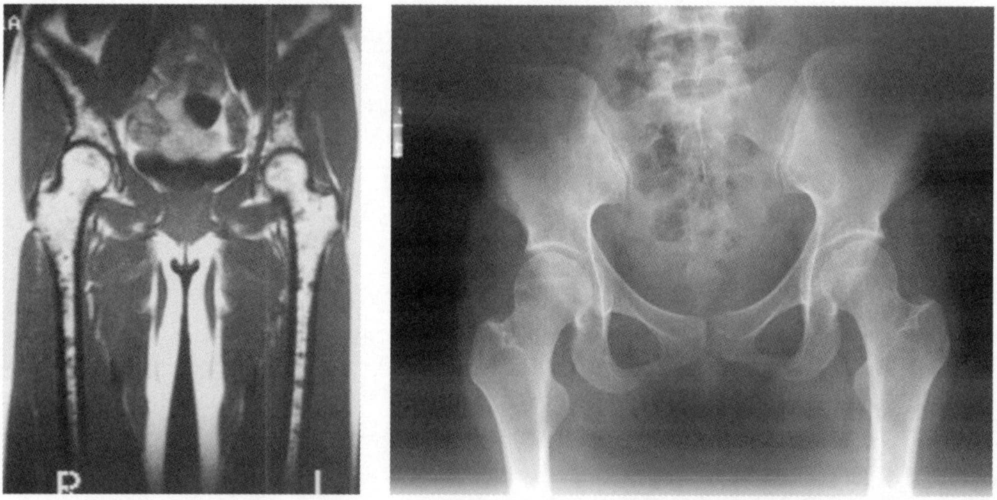

A　　　　B

图1-7-8　再生障碍性贫血（一）

A：骨盆及双股骨上段MRI冠状位示骨盆诸骨及双股骨上段骨髓信号增高，其中可见多发虫蚀样的低信号区；B：骨盆X线正位片未见明显异常。

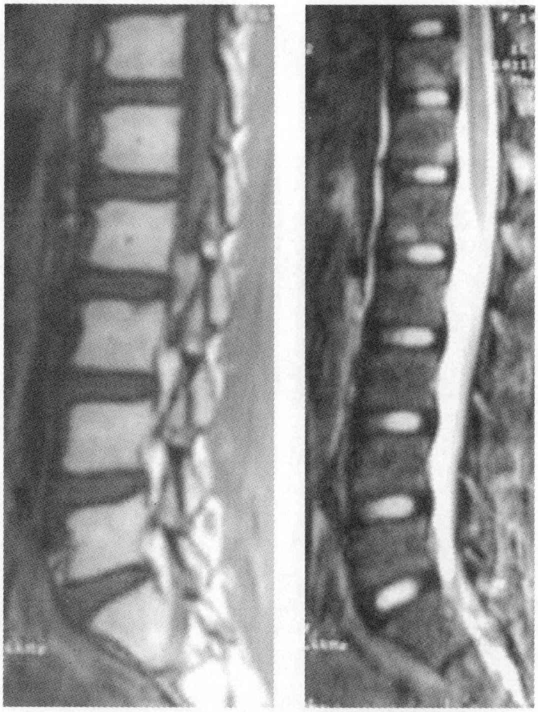

A B

图 1-7-9 再生障碍性贫血（二）

A：腰骶椎 MRI 矢状位 T1WI 示骨髓信号弥漫性均匀性增高；B：同一病例，腰骶椎 MRI 矢状位 T2WI 示骨髓为等信号。

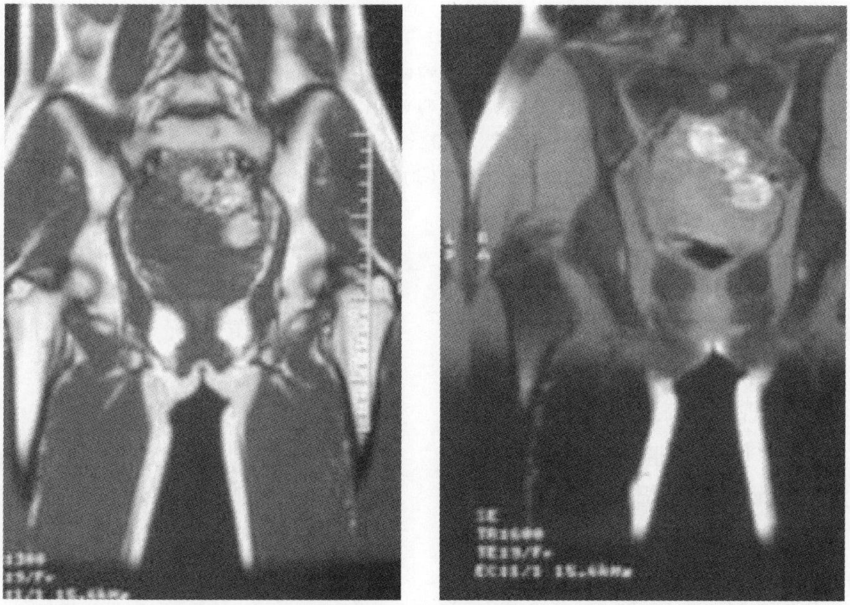

A B

图 1-7-10 再生障碍性贫血（三）

A：骨盆及股骨上段 MRI 冠状位 T1WI 示骨髓信号弥漫性均匀性增高；B：同一病例，骨盆及股骨上段 MRI 冠状位 STIR 序列示骨髓呈均匀低信号。

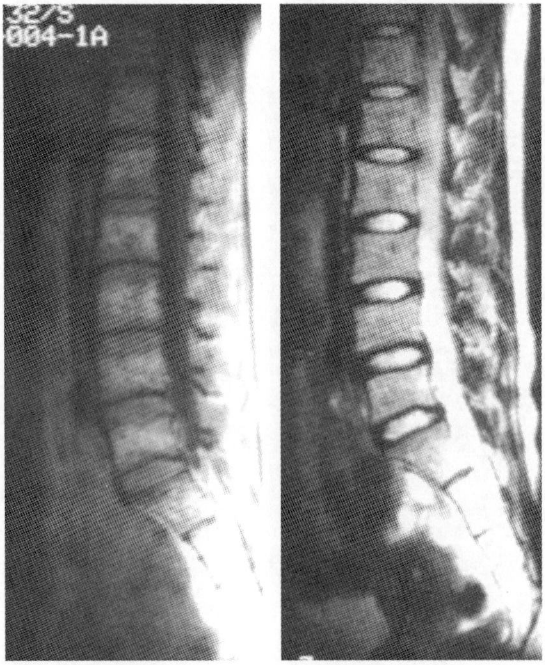

A　　B

图 1-7-11　再生障碍性贫血（四）

A：腰骶椎 MRI 矢状位 T1WI 示骨髓高低混杂不均匀信号，呈“盐和胡椒状”；B：同一病例，腰骶椎 MRI 矢状位 T2WI 示等信号中混杂不均匀低信号。

血性贫血。骨髓代偿性增生。临床特点为不同程度的贫血、肝脾大、黄疸，外周血小球红细胞增多。

（一）影像学表现

1. X 线　显示长骨髓腔加大，皮质变薄，干骺端加宽及囊状骨缺损。颅骨板障增宽，外板变薄，板障内可见轻微的放射状骨针（图 1-7-12A、B）。腹部 X 线平片可见到胆结石影，少数可见多指、短指、小头畸形等。腹部 CT 检查可见肝大、脾大，如果由于溶血性贫血而发生的含铁血黄素沉着，则肝脏的密度明显增高。

2. MRI　由于贫血和骨髓组织增生，颅骨、中轴骨、肱骨、股骨近端表现 T1WI 低信号，T2WI 表现等信号（图 1-7-12）。同时显示肝大和脾大等相应改变。

（二）鉴别诊断

贫血的 X 线鉴别诊断见表 1-7-1。

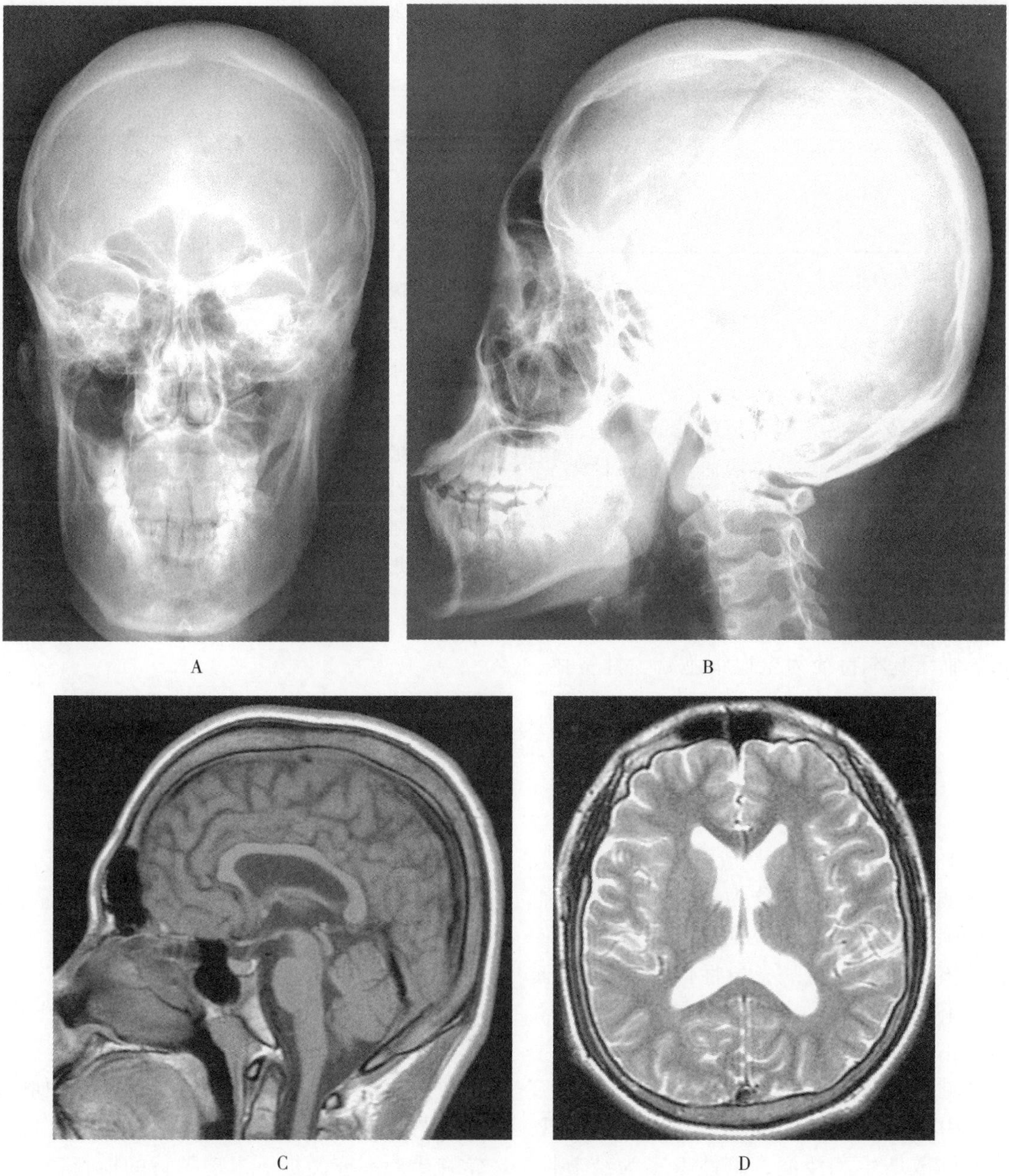

图 1-7-12　球形红细胞性贫血

A、B：颅骨 X 线正侧位片示板障增厚，骨小梁呈放射状，外板变薄；C、D：MRI 矢状位 SE T1WI 示板障增厚，呈略短信号，MRI 横轴位 SE T2WI 呈不均匀略长信号。

表 1-7-1 四种贫血的 X 线表现比较

病 变	骨髓增生			骨梗死		生长障碍	
	颅	面	管状骨	长骨	手足	H 椎	烧瓶样
镰状贫血	+		+	+	+	+	
地中海贫血	+	+	+	+	+		
缺铁性贫血	+	+					
球形细胞增多症	+						

注："+"号为常见。

五、范科尼贫血

范科尼贫血（Fanconi anemia）又称先天性全血细胞减少症或范科尼综合征，是一种形成不全性贫血。病变包括血液病和骨骼先天畸形两大部分异常。在造血系统主要表现为骨髓增生极度减退，红骨髓过早脂肪化而出现全血细胞减少。

本病多见于儿童，男性为女性发病率的两倍。临床基本特征为全血细胞减少性贫血、皮肤色素沉着以及多发骨骼发育异常。色素沉着斑多见于躯体部。还可出现发育落后，性功能减退，小头畸形，眼小和斜视等。

（一）影像学表现

X 线检查骨骼发育畸形多为上肢桡侧骨发育不全、缺如或多指畸形，其他表现可有骨化延迟、脊柱畸形和小头畸形等。由于贫血导致的骨吸收，表现为骨质疏松、皮质变薄、髓腔增宽。少数长骨干骺区可见弥散性小的骨缺损或不规则的透亮带。反复出血可引起关节面下或骨内小的囊状骨缺损等改变。

（二）鉴别诊断

本病骨质疏松、皮质变薄、髓腔增宽和散在的小的骨缺损等改变与地中海贫血、溶血性贫血等有相似之处，但本病具有明显的肢体畸形和体内其他器官发育障碍。

（黄仲奎 龙莉玲 宋英儒）

第二节 骨髓组织增生异常

一、白血病

白血病（leukemia）是造血干细胞克隆性恶性疾病。根据病程可分为急性和慢性白血病。按细胞的种类分为粒细胞性、淋巴细胞性、单核细胞性白血病，急性白血病以粒细胞性发病率最高。儿童以急性最多，成人常为慢性白血病，老年人则以慢性淋巴细胞白血病多见。病理改变为骨髓白细胞异常增生、浸润，引起骨质吸收、破坏。慢性者多为较广泛而弥散增生和浸润，急性者多为结节性增生和浸润。

白血病为全身性疾病，主要表现有发热、黏膜出血和进行性贫血。白血病细胞浸润骨髓可引起骨关节疼痛。常有肝、脾和淋巴结肿大等。周围血液中白细胞大量增多，大多在 10 万 ~30 万/mm^3，甚至可高达 100 万。并出现大量原始和幼稚白细胞。但有时靠骨髓穿刺方能确诊。

（一）影像学表现

1. X 线 慢性白血病严重病例可出现骨质疏松或弥漫性斑点状、虫蛀状骨质破坏，骨皮质侵袭、变薄，骨膜反应及软组织肿块，以扁骨和长骨干骺端改变明显。急性白血病常在干骺端或骺板下出现平行的横行透亮带，称白血病带，为宽数毫米，横贯于干骺部（图 1-7-13）。椎体可表现为双凹陷变形。

2. MRI 急性白血病，常规检查部位为椎体和髂骨，主要表现 T1WI 信号均匀性降

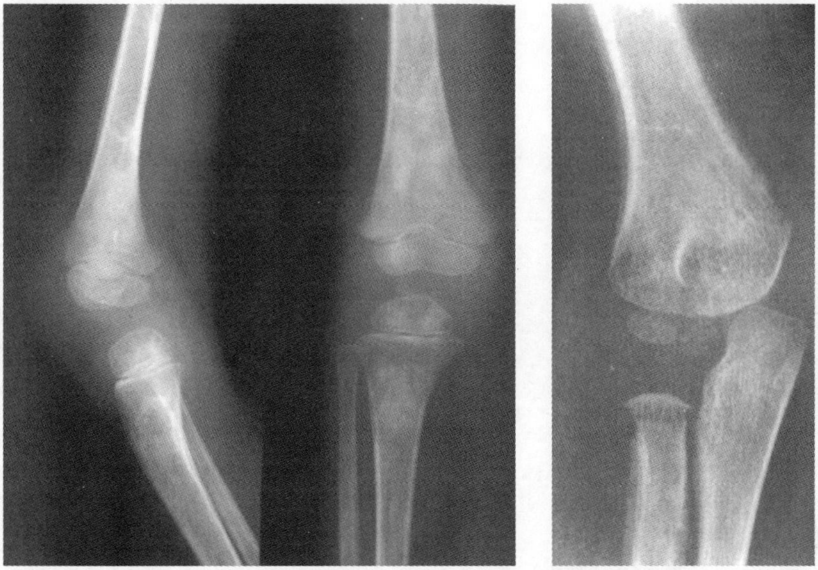

A　　　　B

图 1-7-13　急性白血病

A：右膝关节 X 线正侧位片示右股骨、胫骨、腓骨干骺端明显骨质疏松，骨皮质变薄，股骨及腓骨外侧可见骨膜反应，胫骨远端显示白血病带；B：左肘 X 线平片示肱骨远端及尺、桡骨近端见广泛性骨膜反应，骨密度减低，干骺端透亮带。

低，信号降低的程度与白血病细胞浸润的程度呈正比。T2WI 信号改变不大，为稍低或正常（图 1-7-14、15），有时可见融雪状的高信号灶存在。双股骨近段 T1WI 可表现均匀或不均匀的大片状信号降低，股骨头可保持正常的高信号。STIR 序列是显示白血病骨髓浸润比较敏感的序列，病变的骨髓表现明显的高信号。急性白血病化疗后早期，骨髓内大量的白血病细胞被杀死的同时，正常骨髓也出现损伤和水肿，因此骨髓的 T1WI 信号仍然较低；约两周后，骨髓组织逐渐恢复，骨髓水肿消失，黄骨髓增多，T1WI 信号逐渐升高，病情缓解时接近正常，T2WI 骨髓信号改变不大。国内外不少研究表明，MRI 骨髓 T1 值的测定可对白血病进行定量诊断，也可作为观察化疗效果的定量指标。白血病细胞骨髓浸润使骨髓的 T1 值明显延长，广西医科大学的一组急性白血病骨髓 T1 值测定高达 972.5 ± 316.5 ms，明显高于正常对照组的 366.8 ± 44.1 ms（$P<0.01$），治疗完全缓解后，T1 值降至 445.8 + 120.5 ms，与 MRI 信号改变相吻合。慢性白血病 MRI 骨髓信号改变与急性白血病基本相似，T1WI 骨髓信号降低，慢性白血病骨髓呈灶状浸润，可表现信号不均匀，STIR 呈明显高信号，T2WI 信号变化不明显（图 1-7-16）。

（二）鉴别诊断

1. 勒-雪病　临床上有贫血、紫斑、发热和白细胞可减少，同时表现肝、脾大、淋巴结肿大，X 线检查可见多发骨质破坏，这些与白血病相似。但勒-雪病发病年龄较小，一般于 2 岁以下，骨质破坏多较明显，尤其多见于颅骨。

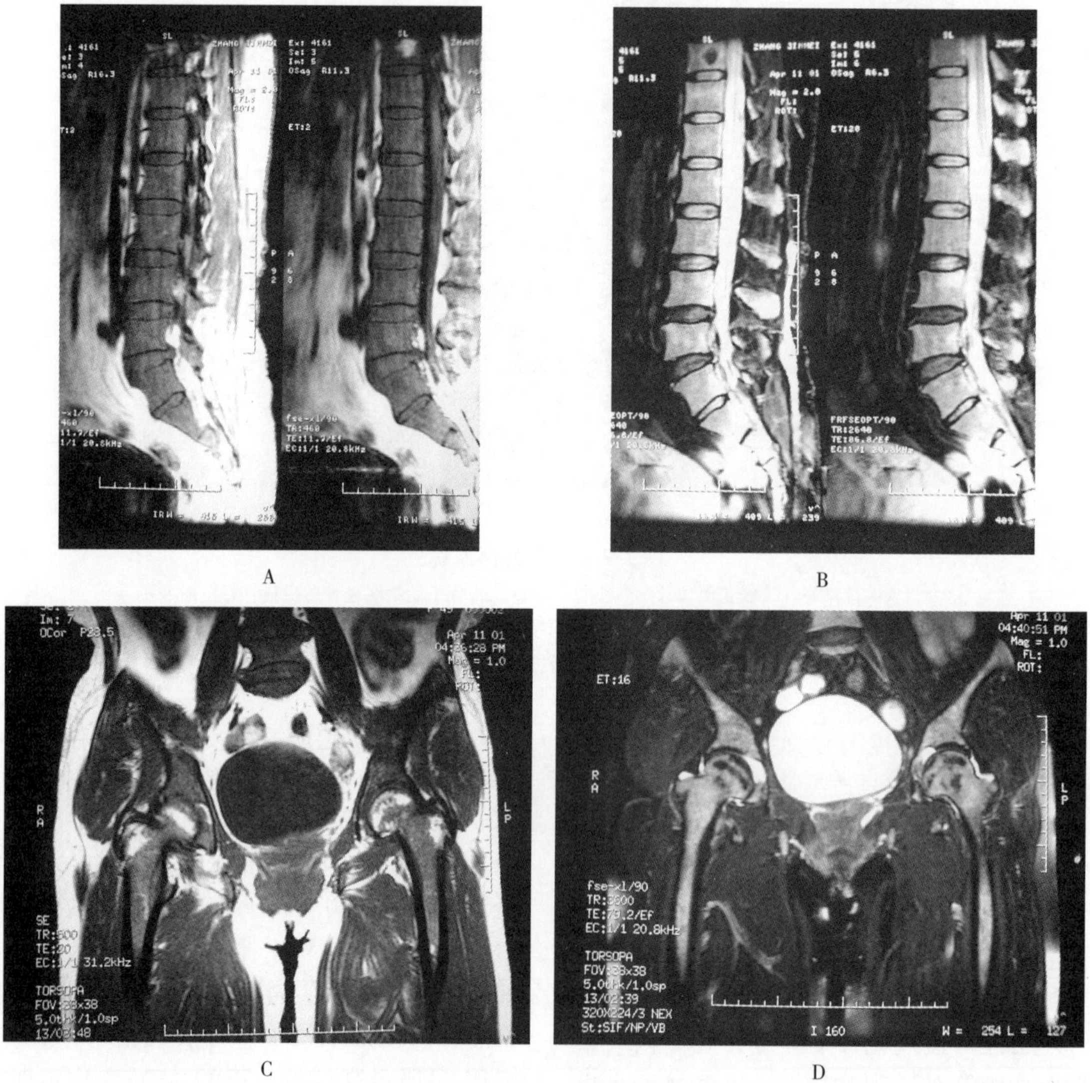

图 1-7-14　急性淋巴细胞性白血病

A：腰椎 MRI 矢状位 SE T1WI 示腰骶椎骨髓呈弥漫性低信号，信号强度与椎间盘信号相似；B：腰椎 MRI 矢状位脂肪抑制 FSE T2WI 示腰骶椎骨髓呈弥漫性高信号；C：骨盆 MRI SE T1WI 示双侧髂骨、股骨颈、股骨近侧干骺端、骨干呈弥漫性低信号，股骨头骨骺区及大转子呈不均匀性低信号；D：骨盆 MRI 脂肪抑制 FSE T2WI 示双侧髂骨、股骨颈、股骨近侧干骺端、骨干呈弥漫性高信号，股骨头骨骺区及大转子区残余的黄骨髓脂肪成分被抑制，呈不均匀性低信号。

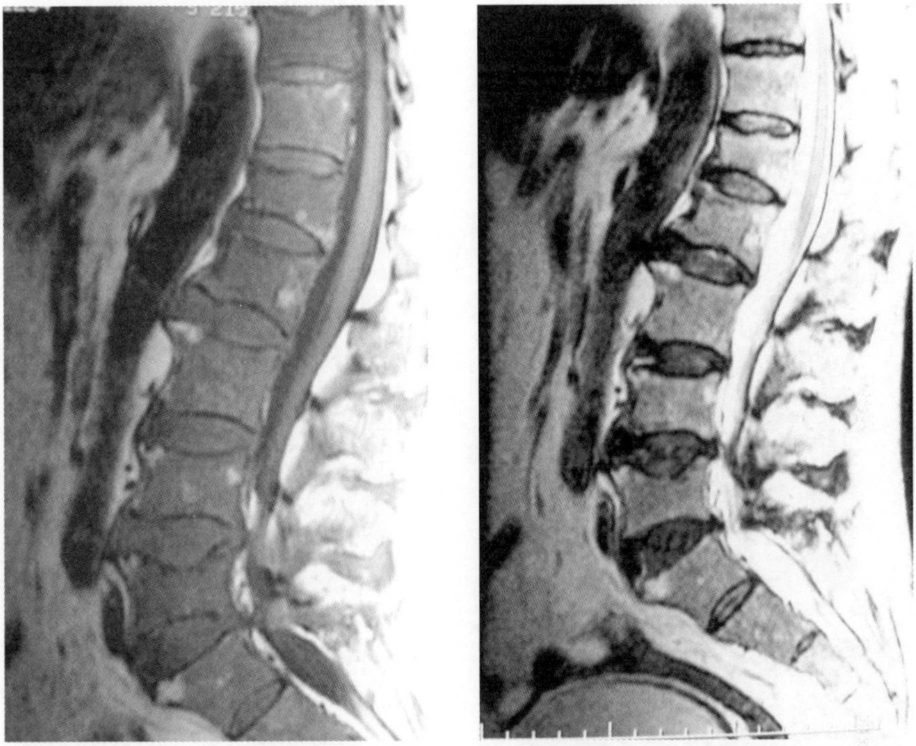

A　　　　　　B

图 1-7-15　急性白血病

腰椎骨髓 MRI，A：T1WI 示椎体骨髓信号普遍明显降低，比椎间盘及脊髓信号低；B：T2WI 示椎体骨髓信号未见明显改变。

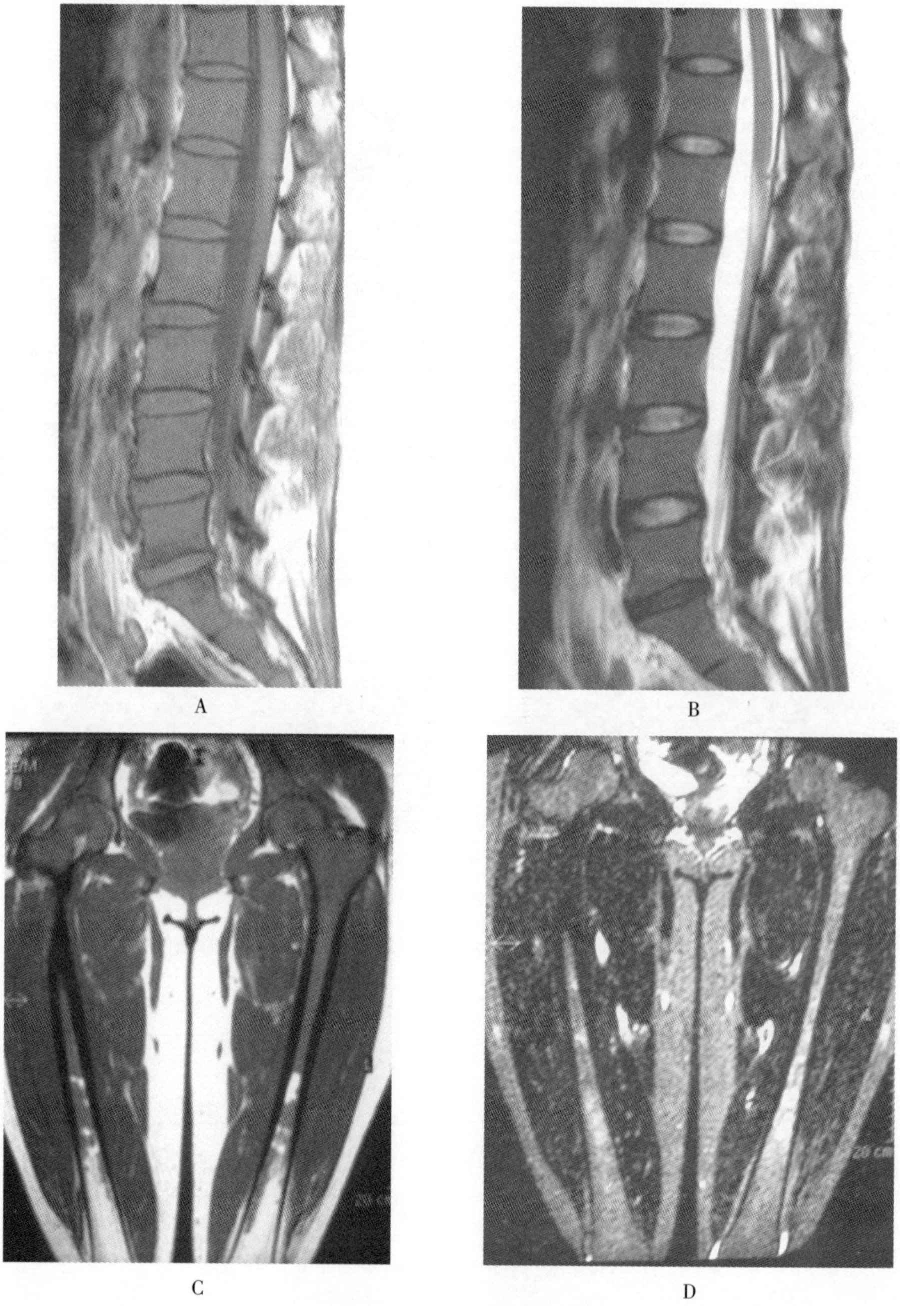

图 1-7-16　慢性粒细胞性白血病

A、B：脊椎 MRI 矢状位 T1WI 骨髓信号弥漫性减低，T2WI 骨髓信号变化不明显；C、D：双侧股骨 T1WI 双侧股骨中上段信号减低，T2WI 脂肪抑制双侧股骨呈高信号。

2. 多发性骨髓瘤　好发于中轴骨，表现广泛骨质疏松，骨质破坏通常呈弥漫性虫蚀样或穿凿样。MRI 对两者鉴别诊断有较大帮助，T1WI 白血病骨髓信号一般为均匀降低，而多发性骨髓瘤由于局灶性浸润，多表现不均匀的信号降低，同时显示脊椎多发、跳跃性骨质破坏。结合临床周围血象和骨髓象检查则不难鉴别。

3. 原发性骨髓硬化症　骨密度增高和减低混杂存在，骨干增粗，皮质增厚。MRI 检查，腰椎、髂骨、股骨中上段等部位骨髓 T1WI、T2WI 均表现均匀弥漫的低信号，与白血病骨髓 MRI 表现不同。

二、系统性肥大细胞病

肥大细胞增生异常包括：色素性荨麻疹（urticcaria pigmentosa）、系统性肥大细胞病（systemic mastocytosis）和肥大细胞性白血病。系统性肥大细胞病是一种少见的肥大细胞增生性异常。肥大细胞在骨髓内浸润及刺激纤维肉芽组织增生，引起骨破坏和新生骨形成。

成人（40 ~ 70 岁）发病。全身症状主要与组胺释放有关，可表现荨麻疹、潮红、腹泻、呕吐和休克样发作。重者可有体重减轻，虚弱，肝、脾、淋巴结增大。造血系统异常可表现贫血、白细胞和血小板减少、嗜酸性粒细胞增加。骨骼症状可表现疼痛、压痛、软组织肿块和病理骨折。诊断依赖骨髓活检。

影像学表现如下：

1. X 线　70% 的患者可出现骨骼异常。有两种类型：①骨密度减低和破坏；②骨硬化。两者均可为局限性或弥漫性分布，弥漫性病灶多发生于中轴骨，局限性病灶在中轴骨和周围骨均可发生。但局限性可转变为弥漫性。

骨密度减低和多发骨破坏以颅骨、骨盆、脊柱和肋骨最常见。骨密度减低类似骨质疏松。骨破坏通常呈小囊状，直径小于 5cm，边界模糊或清楚，周围有晕状硬化（图 1-7-17、18A）。

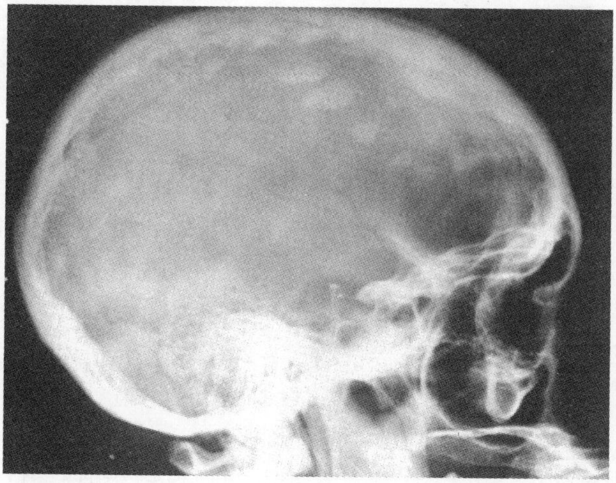

A

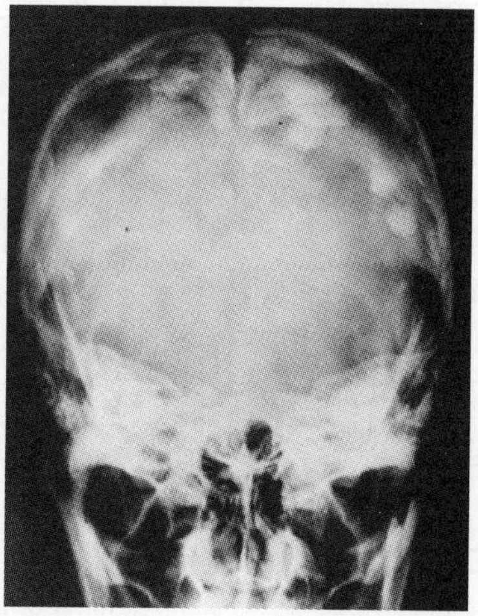

B

图 1-7-17　系统性肥大细胞病（一）

A、B：头颅 X 线正侧位片示颅顶骨多发斑状硬化。

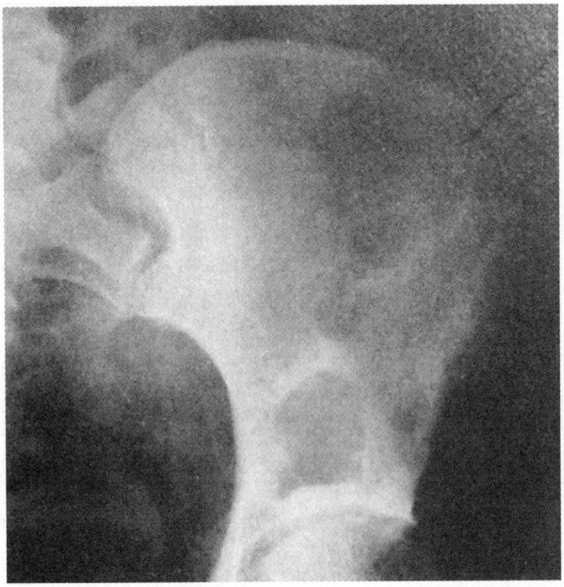

A

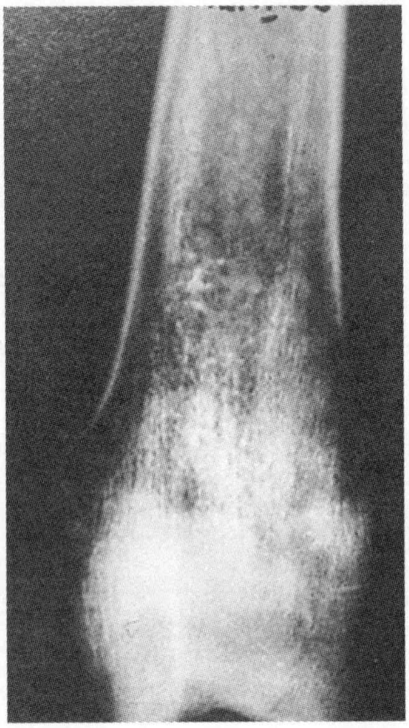

B

图 1-7-18 系统性肥大细胞病（二）

A：左髂骨类圆形溶骨性破坏，边缘硬化；B：右股骨下段 X 线正位片示股骨下段骨密度增高，内见散在点状破坏。

骨硬化可表现为局限性或弥漫性，可伴有骨破坏。局限性硬化主要在松质区，伴皮质增厚和髓腔变窄，类似骨转移（图 1-7-18B）。在中轴骨，骨小梁结构消失呈一致性的密度增高，类似骨髓纤维化、氟骨、镰状细胞贫血、Paget 病和骨转移。

2. MRI 局限或弥漫性病灶在 SE T1WI 低信号，T2WI 和 STIR 高信号，其信号强度比淋巴瘤、白血病、浆细胞瘤和骨髓纤维化明显。

三、真性红细胞增多症

真性红细胞增多症（polycythemia vera）为一种以克隆性红细胞增多为主的骨髓增殖性疾病，主要为红细胞与血总容量的绝对值增高，血液黏稠度增高，最终出现骨髓纤维化。发病年龄多在 50～60 岁以上，男多于女。发病缓慢，血中红细胞绝对值增高，血细胞比容增高，血黏稠度增加，脾大。

（一）影像学表现

1. X 线和 CT 检查无特异性。

2. MRI 主要表现为骨髓逆转换和骨髓纤维化，可见中轴骨、肱骨、股骨近端 T1WI 呈低信号（图 1-7-19，20A），T2WI 及 STIR 为高信号（图 1-7-20B）。发展到骨髓纤维化，则 T1WI 和 T2WI 均为低信号。

（二）鉴别诊断

骨髓 MRI 表现与白血病相似，但白血病一般不侵犯股骨大转子和近侧骨骺；发展到骨髓纤维化 T1WI 和 T2WI 均为低信号，而且一般纤维化病灶分布不均匀。

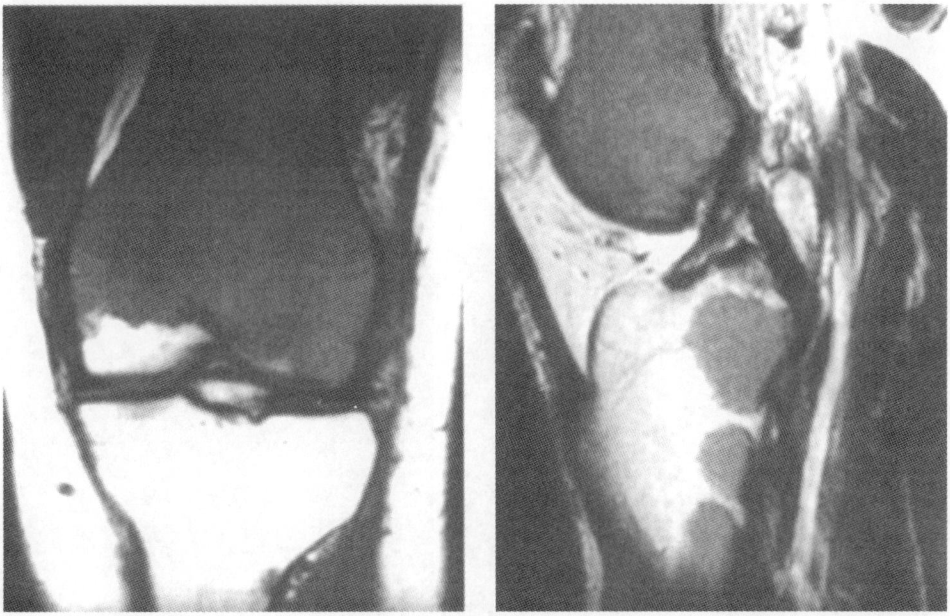

A　　B

图 1-7-19　真性红细胞增多症

A、B：股骨 MRI　冠状位及矢状位 SE T1WI 示左股骨远端及胫骨、腓骨近端显示正常黄骨髓被骨髓内异常增生的细胞所替代，呈弥漫状及片状低信号。

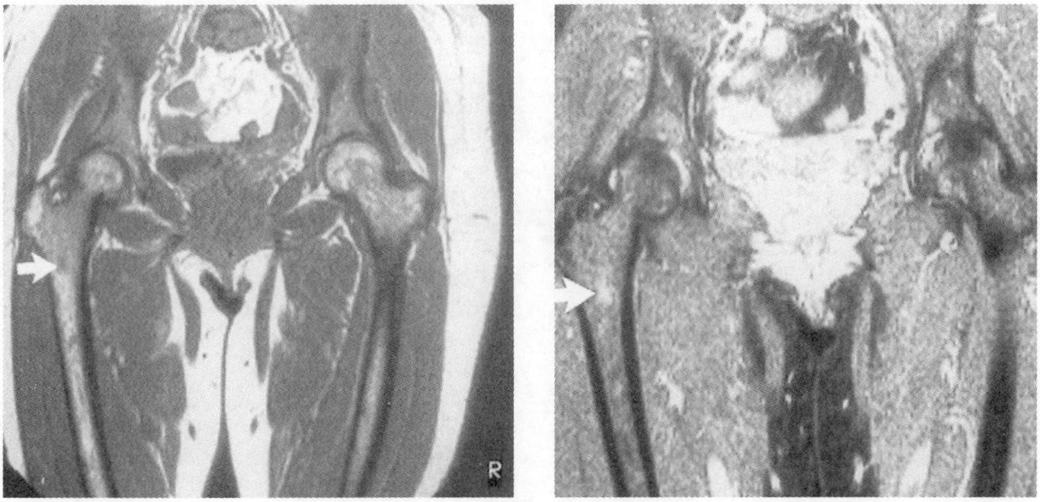

A　　B

图 1-7-20　真性红细胞增多症

A：股骨 MRI 冠状位 SE T1WI 示由于骨髓逆转换引起髂骨、股骨骨髓呈弥漫性、斑点状低信号，部分区域呈斑片状低信号（箭头）；B：股骨 MRI 冠状位 STIR 示髂骨、股骨骨髓呈弥漫性、斑点状高信号，部分区域呈斑片状高信号（箭头）。

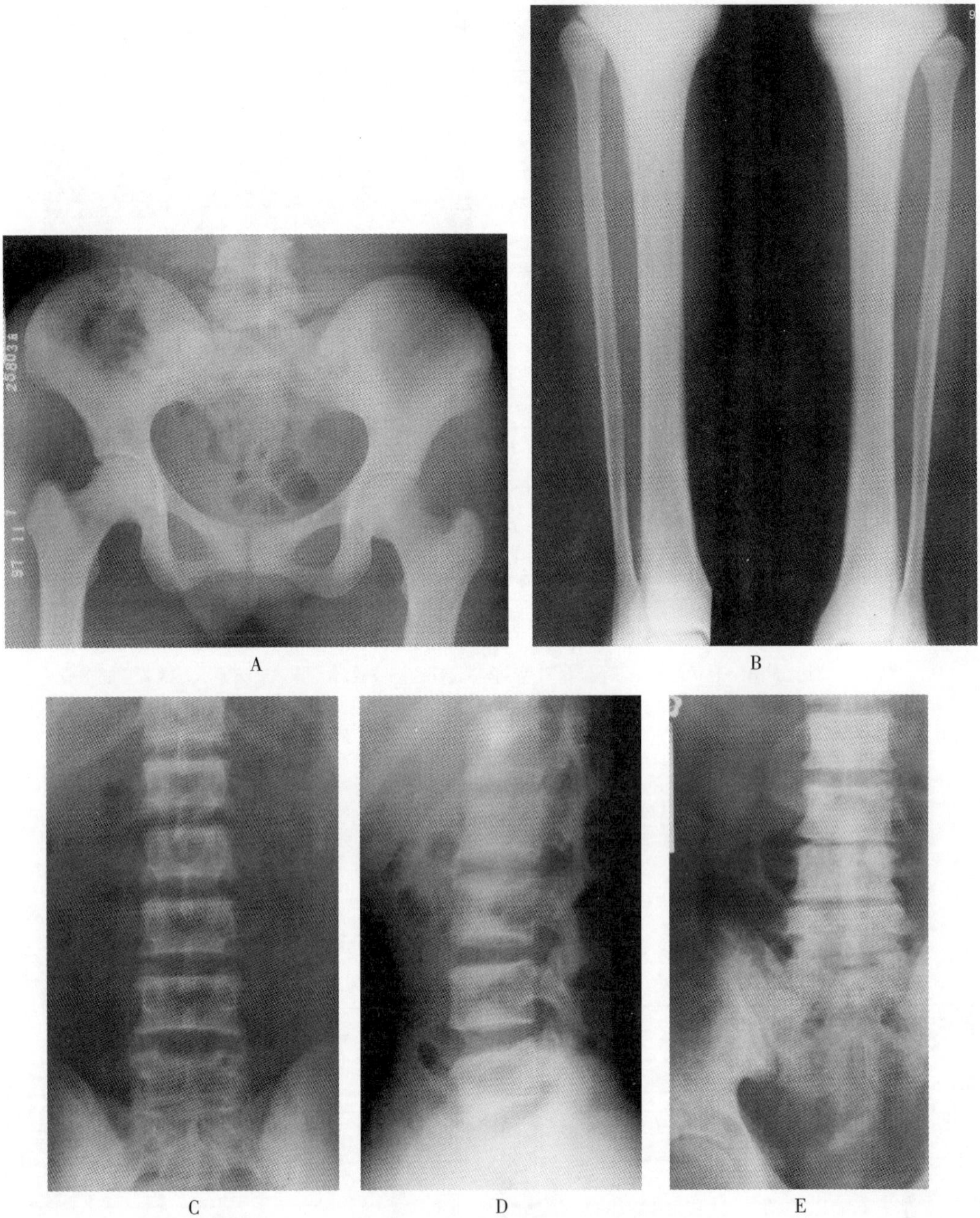

图 1-7-21　原发性骨髓硬化症（一）

A：骨盆 X 线正位片示骨盆及股骨上段骨质密度增高，两侧坐骨股骨大转子部位可见颗粒状透亮区，边缘模糊不清；B：双侧胫腓骨 X 线正位片示胫腓骨普遍骨密度的升高，骨皮质增厚，以干骺端明显，骨髓腔亦密度增高，呈磨玻璃状；C、D：腰椎 X 线正侧位片示骨密度轻度增高，但脊椎呈典型“夹心椎”样改变；E：腰骶椎椎体普遍性骨密度增加，呈磨玻璃状。

四、原发性骨髓纤维化

原发性骨髓纤维化（primary myelofibrosis）又称原发性骨髓硬化症（myelosclerosis），为一种原因不明的骨髓弥漫性纤维组织增生和骨髓硬化性疾病，其病变包括不同程度的骨髓纤维组织增生及髓外造血组织的髓样化生。多在50岁后发病，消瘦、贫血和脾大是主要症状和体征。实验室检查血中出现幼粒细胞、幼红细胞和网织红细胞；骨髓穿刺经常出现“干抽”，增生低下，骨髓活检为胶原和网状纤维，细胞稀少。脾活检为造血过旺。

（一）影像学表现

1. X线　股骨头、股骨颈和髋臼附近，以及肱骨头、肱骨颈和肩胛盂骨密度升高或减低，或两者兼有。病变早期可见骨小梁模糊不清，病灶呈磨玻璃状，局部纤维组织增生和骨质吸收，骨密度减低。进一步纤维组织慢性刺激和化生，骨小梁增粗、致密融合，骨密度逐渐增高，骨皮质内层和骨内膜增生，最终可导致髓腔狭窄，甚至闭塞（图1-7-21A、B）。椎体的骨密度增加多呈斑点状或磨玻璃状，少数可呈“夹心椎”样改变（图1-7-21C～E）。颅骨内外板与板障界限消失，结构模糊，内可见斑点状透光区。后期，在骨密度增高的基础上，可见少量未骨化的异常纤维组织所形成的颗粒状透亮区，大者如“瓜子”，小者如“米粒”，边缘模糊不清（图1-7-22）。本病可导致痛风。

2. MRI　MRI骨髓信号改变早于X线平片表现。腰椎、髂骨、股骨中上段等部位骨髓T1WI、T2WI均表现为明显均匀弥漫的低信号，降低的骨髓信号中也可表现为等信号背景下多个斑点、斑片状低信号灶（图1-7-23）。

（二）鉴别诊断

1. 氟骨症　骨密度增高的同时多伴有广泛的韧带、肌腱、骨间肌（膜）及关节囊的钙化。

2. 石骨症　表现为全身各骨均匀一致性明显密度增高，见不到骨小梁。长骨和扁骨均可见“骨中骨”的表现。

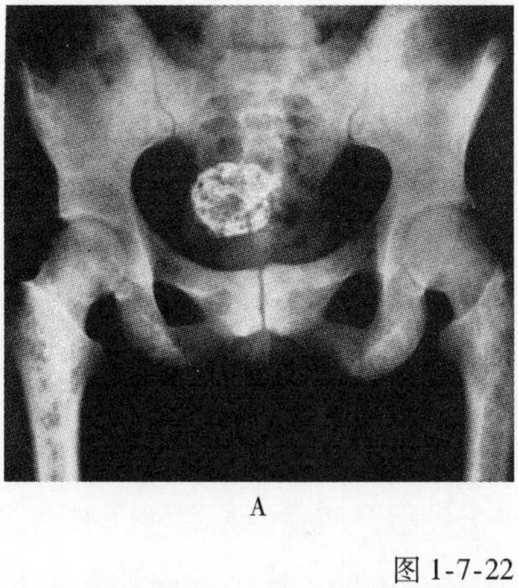

A

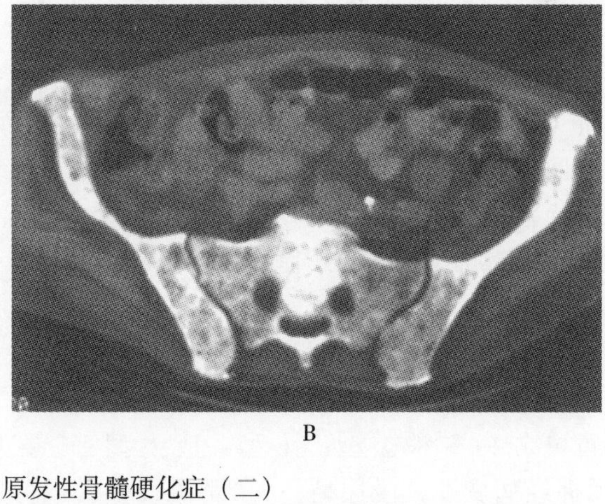

B

图1-7-22　原发性骨髓硬化症（二）

A：骨盆X线正位片示骨盆和股骨近端广泛一致性骨硬化，类似Paget病和成骨转移；B：骨盆CT示骶骨及双侧髂骨翼多发性骨质硬化，及颗粒状透亮区，皮质无膨胀及破坏。

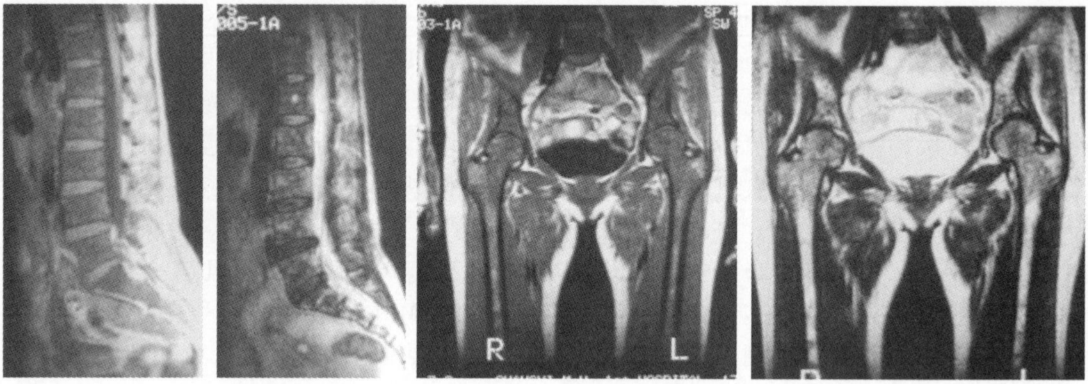

A　B　C　D

图 1-7-23　原发性骨髓硬化症（三）

A：腰骶椎 MRI 矢状位 T1WI 显示均匀的弥漫性信号降低；B：同病例，MRI T2WI 表现为等信号中斑点、片状低信号灶；C：骨盆及股骨上段 MRI T1WI 示骨盆及股骨上段弥漫性信号降低，其中可见残存斑点状高信号；D：同病例，MRI T2WI 示髂骨及股骨头、颈、大转子部位表现明显低信号，股骨上段表现高低混杂信号。

3. 晚期慢性白血病　可继发骨髓纤维化和骨髓硬化，骨密度也增高，但仅轻度增高，密度增高的骨质中见不到有规律的椭圆形、颗粒状透光区，其躯干部的骨密度增高为斑块或斑点状，与原发性骨髓硬化症表现不同。

4. 成骨性转移瘤　骨硬化呈棉团状或斑片状，较局限，不对称，有原发肿瘤史。

（黄仲奎　龙莉玲　宋英儒）

第三节　脂沉积症，组织细胞增多症，高脂蛋白血症

一、戈谢病

戈谢（Gaucher）病是一种少见的家族性类脂质代谢障碍疾患，有一定的遗传性和家族性。脑苷脂在网状内皮细胞沉积，形成肿胀的组织细胞，即 Gaucher 细胞。Gaucher 细胞在骨内呈小集团或弥漫性浸润，造成骨组织萎缩和缺血性坏死，晚期出现纤维化和骨化。

本病可分为 3 种类型：Ⅰ型：成人型（慢性无神经病变型，慢性型），最常见，多见于中年以前的成人；Ⅱ型：婴儿型（急性神经病变型，急性型），发病急，进展凶险；Ⅲ型：少年型（恶急性神经病变型，亚急性型）。Ⅱ型除肝脾大和贫血外，主要表现为神经系统和呼吸道症状。Ⅰ、Ⅲ型表现有肝脾大、贫血、皮肤色素沉着、发热、骨骼疼痛等。骨髓、肝、脾或淋巴结活检可找到 Gaucher 细胞。

（一）影像学表现

1. X 线、CT　骨骼的影像学异常表现主要见于慢性型，而急性型很少出现骨的改变。病变多位于股骨、脊椎、髋部及肩部诸骨，而颅骨及手、足骨很少受累。表现为长骨骨髓腔增宽膨胀，皮质变薄，骨质疏松和病理

性骨折。长骨增大变形最常发生在股骨下端，形成典型的烧瓶样或长颈瓶状（图 1-7-24A）。部分严重病例骨端还可出现囊状或斑驳样骨质破坏，周围可见骨膜反应（图 1-7-25）。并发骨梗死时，在骨内形成条状或不规则状密度增高影，与骨膜反应增生的条状新生骨形成了“骨中骨”征象。发生肱骨头缺血坏死，则表现为肱骨头变形，碎裂等（图 1-7-26）。CT 显示病变部位皮质变薄，骨质密度降低，以及骨小梁缺失引起的多发小灶状低密度区。

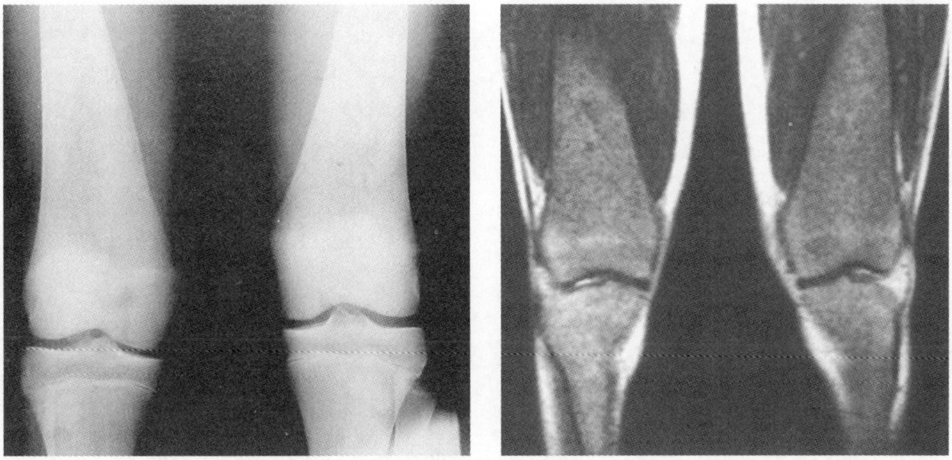

A　　B

图 1-7-24　戈谢病（一）

A：双股骨远端烧瓶样变形；B：MRI SE T1WI 示双股骨烧瓶样变形，骨髓呈不均匀低信号。

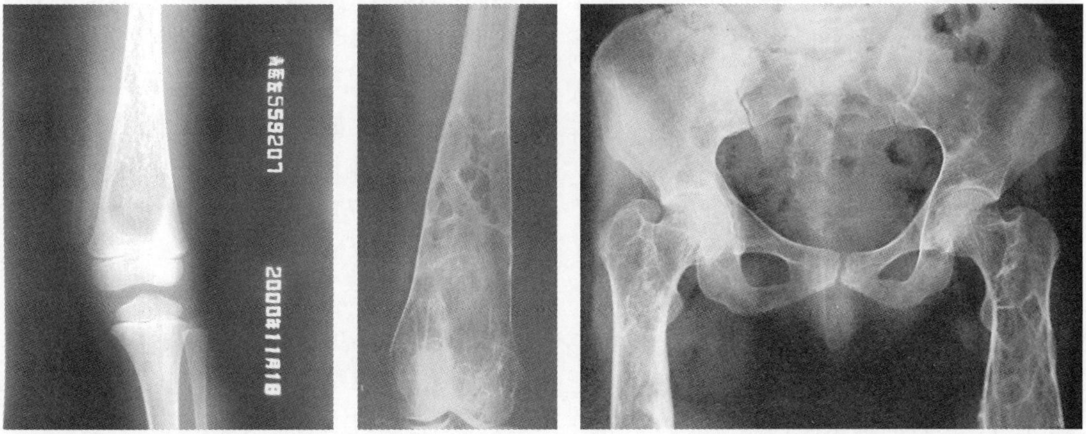

A　　B　　C

图 1-7-25　戈谢病（二）

A：股骨 X 线平片示左股骨呈长颈瓶样变形，髓腔增宽，皮质变薄；B：股骨 X 线平片示右股骨远段烧瓶样变形，髓腔多发溶骨性破坏灶，皮质明显变薄；C：骨盆 X 线正位片示双股骨和骨盆多发、境界清楚的类圆形破坏。

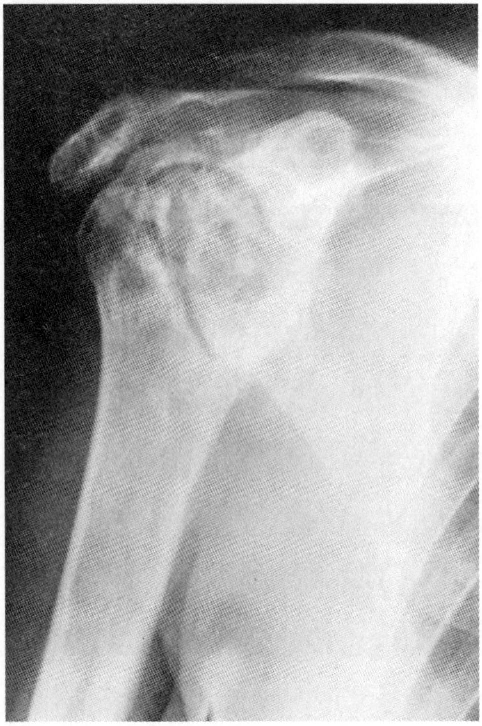

图 1-7-26 戈谢病（三）
右肱骨头缺血坏死。

2. MRI 病变部位为正常红骨髓区，以及随病程进展由黄骨髓逆转换而成的红骨髓区，可由附肢骨的近端向远端扩展，但骨骺一般不受侵犯。Gaucher 细胞在骨髓内浸润表现为弥漫性长 T1、短 T2 信号（图 1-7-24B），与其他骨髓内浸润性疾患的长 T1、长 T2 信号表现有明显不同。信号强度均匀或不均匀，有时可见粗颗粒状长 T2 信号。

急性和亚急性骨梗死表现为局限性长 T1、长 T2 信号，反映局部水肿、充血和肉芽组织形成。慢性梗死则呈长 T1、短 T2 信号，也可表现为环状低信号带，呈现“双线征”。

（二）鉴别诊断

1. 地中海贫血 表现为骨髓腔增宽，骨皮质变薄、膨隆及骨质疏松，但以颅骨表现早、明显且具特征性。

2. 多发性骨髓瘤 多发性骨髓瘤的骨质破坏多发生在扁状骨，股骨无烧瓶样变形和增生硬化表现。

3. 嗜酸性肉芽肿 表现为境界清楚的骨质缺损区，临床表现与 Gaucher 病明显不同。

二、尼曼-皮克病

尼曼-皮克（Niemann-Pick diseasa）病是神经性鞘磷脂酶缺乏所引起的一种先天性代谢障碍性疾病。此酶缺乏，神经鞘磷脂不能分解而逐渐沉积于网状内皮系统，使组织细胞呈泡沫状（Niemann-Pick 细胞）。骨髓内广泛浸润，使骨髓腔扩大，皮质变薄。

本病好发于婴幼儿，病变进展迅速，一般在发病后数月至一年内死亡。早期可有食欲缺乏，恶心呕吐，腹泻。贫血，肝脾大。皮肤干燥，有棕黄色素沉着，尤以关节侧面多见。常并有家族性黑蒙性痴呆症，表明脑部亦受侵犯。血清中的中性脂肪、胆固醇和磷脂均增高。骨髓、肝、脾或淋巴结活检，脑和痰检查，均可查找到尼曼-皮克细胞。

X 线检查：本病由于进展迅速，骨骼多无明显改变，大量尼曼-皮克细胞在骨髓腔内浸润可使骨质疏松软化，皮质变薄，骨髓腔扩大（图 1-7-27）。股骨下端呈杵状或长颈瓶状变形，多与戈谢病相似，但少有囊状骨破坏和骨膨大变形。

本病肺部可有广泛浸润，表现为粟粒状影，类似粟粒型肺结核。如肺泡内充满尼曼-皮克细胞，则可似支气管肺炎样表现。

三、朗格汉斯细胞组织细胞增生症

朗格汉斯细胞组织细胞增生症（Langerhans cell histiocytosis），原来不知道组织细胞的来源，故称为组织细胞增生症 X（histiosito-

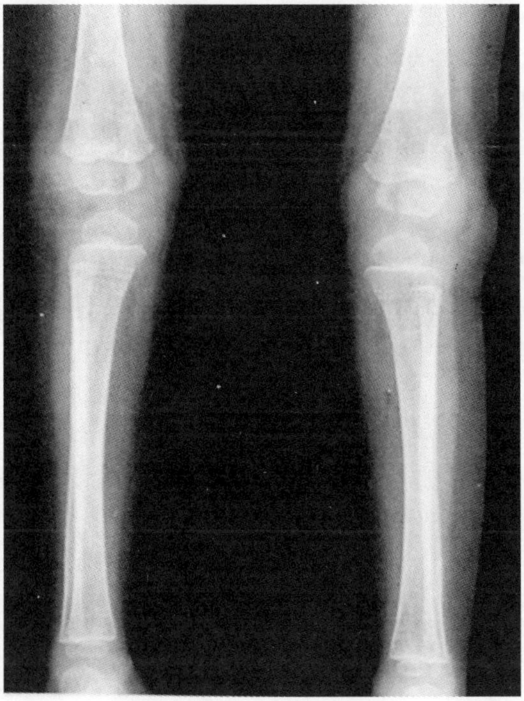

图 1-7-27 尼曼-皮克病

双下肢 X 线正位片示双下肢骨密度明显减低，胫骨近侧干骺横行透亮线。

sis X)。它包括 3 种病变，其临床表现不同，病变范围和预后也不同。勒-雪（Letter-Siwe）病为急性病程，发展快，呈恶性过程；黄脂瘤病为慢性进行性过程，临床三大特征为颅骨缺损，突眼和尿崩；嗜酸性肉芽肿为良性局限性组织细胞增生，为 3 种病变中的最常见者。3 种病变的共同特点是都有一种特殊类型的组织细胞——Langerhans 细胞增生。一般认为此 3 种病变为同一基本病理改变的不同阶段。

（一）骨嗜酸性肉芽肿

本病最多见，占朗格汉斯细胞组织细胞病的 60% ~80%。好发于儿童及青年，男多于女，全身症状较少，局部主要有疼痛、肿胀和肿块，重者可有病理性骨折。

病变始于骨髓腔，常有出血、坏死及囊变，与周围界限清楚。骨皮质可受侵变薄，甚至穿破骨皮质进入周围软组织。晚期可纤维化和骨化。可有自愈倾向。

1. 影像学表现　X 线、CT 检查中多发生于颅骨、骨盆、肋骨、脊椎、股骨、肱骨等部位。多为单发，亦可多发，表现为边界

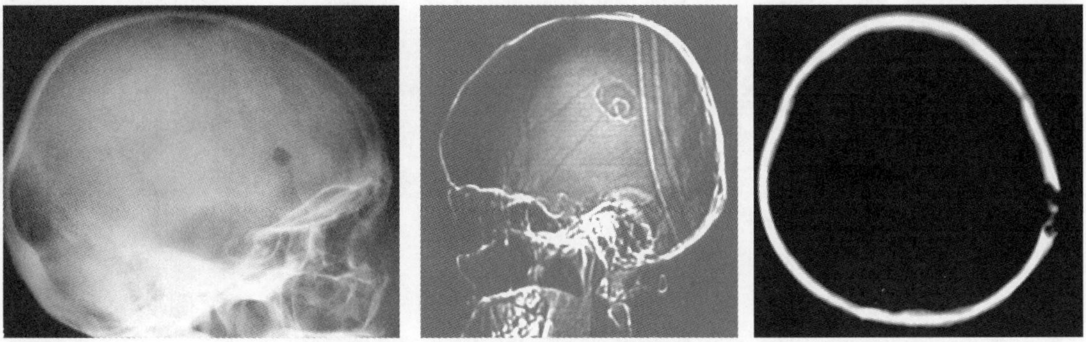

A　　B　　C

图 1-7-28 嗜酸性肉芽肿（一）

A：头颅 X 线侧位片示左侧额骨穿凿状骨破坏，边界清楚无硬化；B、C：颅骨 X 线侧位片及 CT 骨窗示左顶骨穿凿状破坏，内见纽扣状死骨。

清楚、形态不规则的溶骨性破坏区。早期，破坏区边界清楚，周围骨质多无异常改变。晚期，周围骨质常有致密性硬化。病灶修复时，破坏区内可见小片状致密性骨硬化，病变范围逐渐缩小或消失，骨结构再建，但也可反复出现新病灶。不同部位病灶各有特点：

1）颅骨　多累及额、顶骨，起于板障，渐累及内外板。骨质破坏区可相互融合，破坏区内可有死骨。病变边缘锐利，周边可有轻度硬化。病变可跨越颅缝，破坏外板后可形成软组织肿块（图1-7-28）。

2）长骨　多累及骨干或干骺端，骨破坏起自于髓腔，可呈侵袭样病变或膨胀性病灶，早期边界不清，后期边缘清楚伴有硬化，骨破坏常伴有层状骨膜反应，骨膜增生随病程延长愈加浓密（图1-7-29、30）。CT可见骨皮质穿破，中断，内缘呈尖角样缺损（图1-7-30）。增生的骨膜下可见小泡状低密度影。

3）脊椎　可单个或多个受侵，椎体呈楔状或平板状变扁，其横径和矢状径均超出正常椎体，椎体密度增高呈硬币样征象，相邻椎间隙正常（图1-7-31）。在CT上椎体呈溶骨性破坏并可累及附件，椎旁有局限性软组织肿胀。修复期，少数病椎可恢复至正常。

4）扁骨　多累及髂骨、肋骨和肩胛骨，病变多为囊状破坏，病灶不同程度膨胀，内有残留骨或骨间隔，边缘模糊或者清楚伴有硬化（图1-7-32）。

2. 鉴别诊断　本病需与下列疾病鉴别（表1-7-2）。

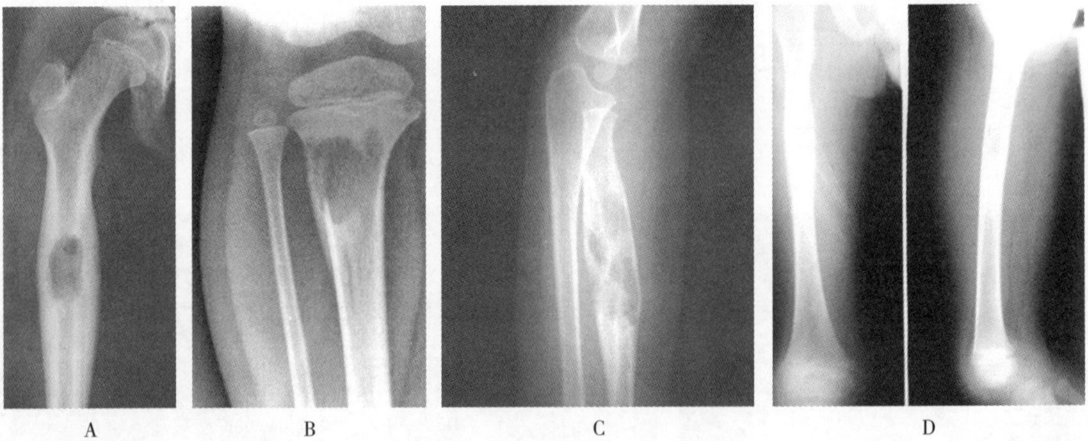

图1-7-29　嗜酸性肉芽肿（二）

A：右股骨X线正位片示右股骨骨干边界清楚的囊状破坏，轻度膨胀，骨膜增生；B：右胫腓骨X线正位片示右胫骨干骺溶骨性破坏，边缘欠清，外侧骨皮质破坏及周围骨膜增生；C：前臂X线侧位片示桡骨近端分叶状、膨胀性骨质破坏，无硬化边和骨膜反应；D：股骨X线正侧位片示股骨中段溶骨性破坏并层状骨膜反应。

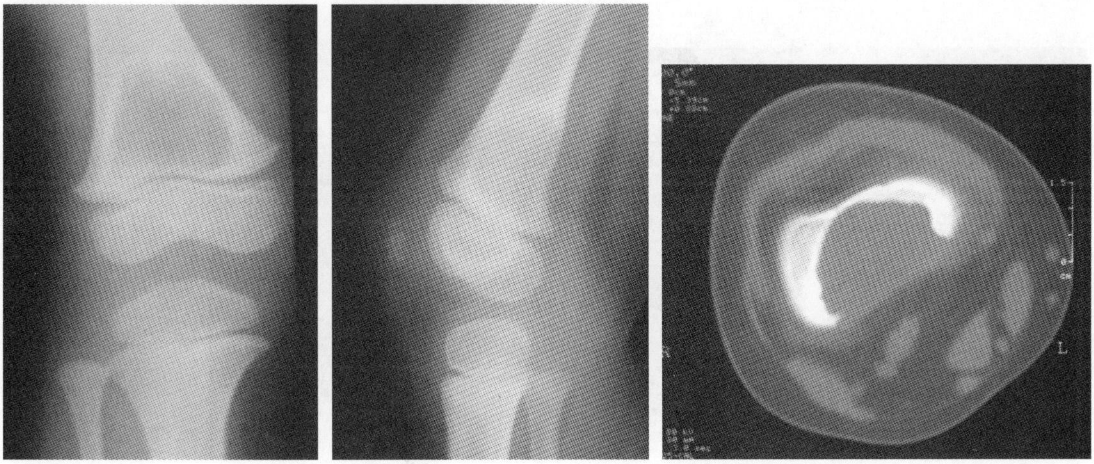

A B C

图 1-7-30 嗜酸性肉芽肿（三）

A：膝关节 X 线正位片示右股骨远侧干骺端髓腔内见类圆形骨质破坏区，边缘清楚，上缘可见双边征，无骨膜反应及骨质硬化；B：膝关节 X 线侧位片示股骨干骺端后 3/4 区域见骨质破坏区，后缘骨皮质破坏消失，邻近软组织无肿胀；C：股骨 CT 示右股骨干骺端后 3/4 区域见骨质破坏区，CT 值 59Hu，后缘骨皮质破坏消失，邻近软组织无肿胀。

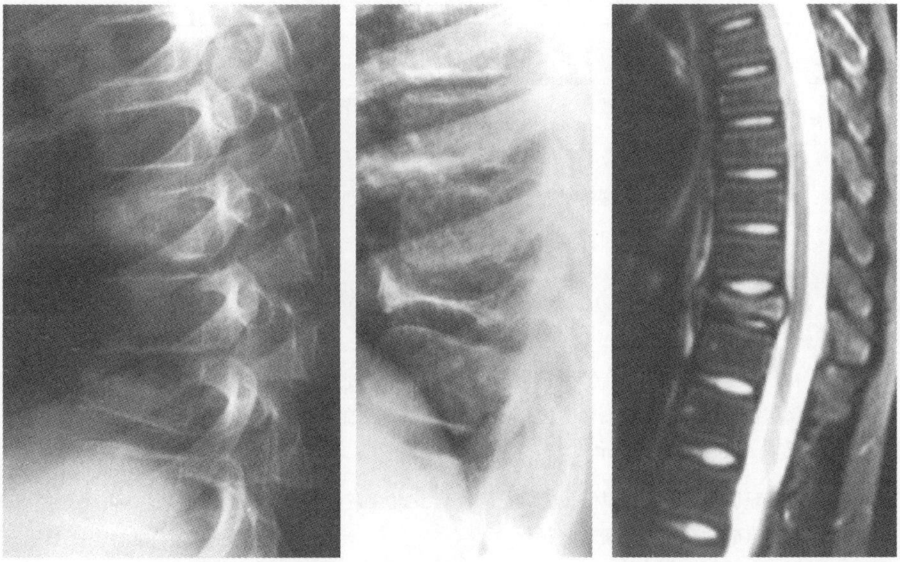

A B C

图 1-7-31 嗜酸性肉芽肿（四）

A：胸椎 X 线侧位片示 T_{11} 椎体变扁，前后径稍长，相邻椎间隙正常；B：胸椎 X 线侧位片示 T_{10} 椎体变扁呈板状；C：胸椎 MRI 矢状位 T2WI 示 T_{10} 椎体变扁，呈不均匀高信号，硬膜囊前缘受压。

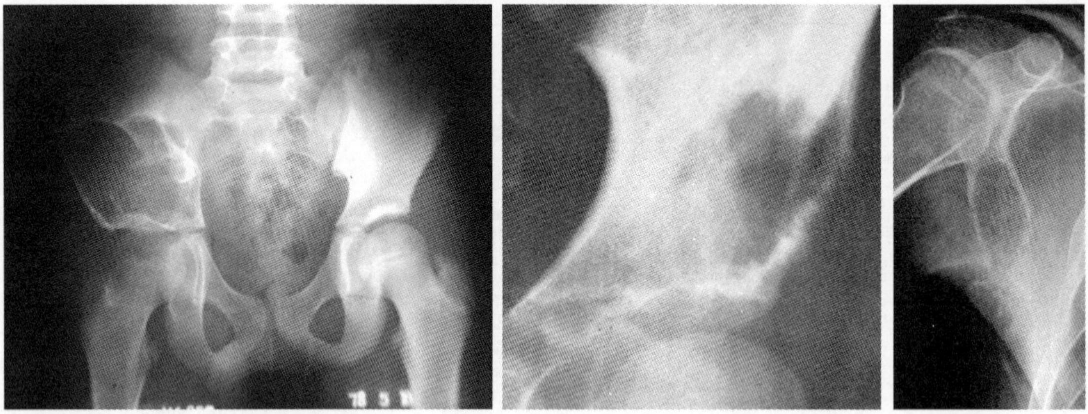

图 1-7-32 嗜酸性肉芽肿（五）

A：骨盆 X 线正位片示右侧髂骨体部膨胀性溶骨性骨质破坏区，呈分叶状，其内有骨性分隔，边缘清楚并轻度硬化；B：左髋 X 线正位片示左髂骨溶骨性破坏，边界欠清，外侧皮质破坏及骨膜增生；C：右肩 X 线正位片示右肩胛骨盂下囊状破坏，硬化边。

表 1-7-2 常见囊性病变鉴别诊断

病变	影像学表现	临床特点
骨结核	干骺或骨骺类圆形骨破坏，边界较清，病灶内可有沙砾状死骨，周围骨质疏松；骨干结核常见骨膜增生	常有全身中毒症状及肺结核
朗格汉斯细胞组织细胞增生症	病变位于髓腔内，呈穿凿状，有皮质侵袭和骨膜反应	局部肿胀、疼痛，肝、脾及淋巴结可肿大
骨脓肿	干骺端类圆形骨破坏，早期边缘较模糊，慢性期边缘硬化及周围骨增生	局部肿、痛
孤立性骨囊肿	初位于干骺端处，随年龄增长逐渐移向骨干。病变呈轻度膨胀性破坏，骨皮质变薄，边缘清晰税利，其长轴与骨干长轴一致，常并发骨折	无症状，易发生病理骨折，多见于肱骨和股骨近端
内生性软骨瘤（孤立性）	病变呈膨胀性骨质破坏，边界清楚锐利，边缘可呈波浪状，有时病变内可见斑片状钙化	无症状。发生病理骨折后局部肿、痛，脊柱和短管状骨常受累
骨纤维结构不良	病变呈椭圆形，骨皮质薄，破坏区呈磨玻璃样表现，其中可见斑点状钙化及粗大条纹	无明显症状

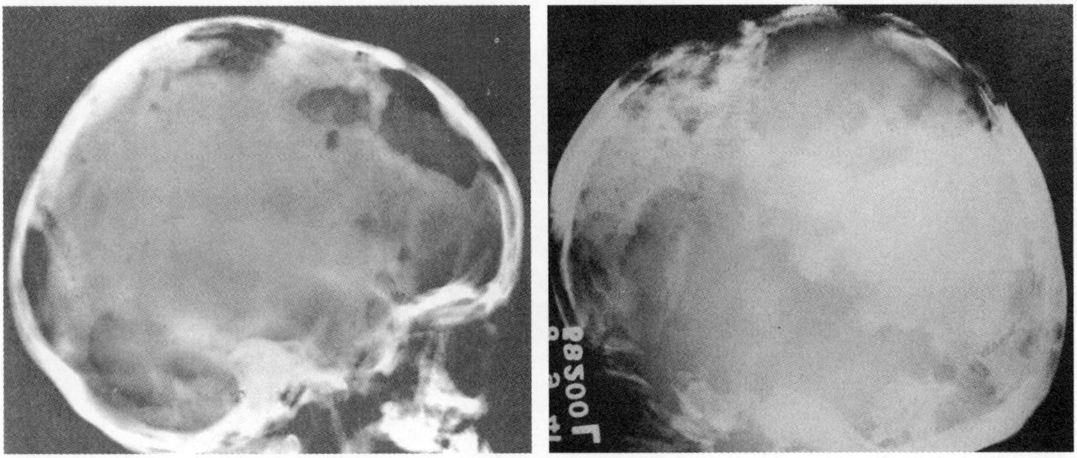

A　　　　　　　　　　　　B

图 1-7-33　黄脂瘤病（一）

A：头颅 X 线侧位片示穹隆骨多发地图样骨质破坏区，边缘清楚，无明显硬化边；B：头颅 X 线侧位片示颅骨多发、大的、地图状骨破坏。

（二）黄脂瘤病（xanthomatosis）

又称韩-薛-柯病（Hand-Schuler-Christian disease），为组织细胞增生病的良性型。多发生于 5 岁以下，男多于女。典型临床表现有颅骨缺损、尿崩症和突眼三大症状，但仅有约 10% 病例能同时出现此三联征。患者常伴有肝脾大、皮疹及贫血等。其影像学表现如下：

1. X 线、CT　本病 X 线及 CT 表现与嗜酸性肉芽肿相似，但常多发且多骨发病，以膜化骨的骨骼最多见，病变范围较大。颅骨为最好发部位，次为眼眶、骨盆、股骨、脊柱、肋骨和下颌骨等。病变多呈边界清楚的溶骨性破坏区，边缘无硬化，可相互融合而呈不规则颅骨缺损，破坏区内可有死骨（图 1-7-33、35）。齿槽骨破坏可致牙齿歪斜或呈悬浮状（图 1-7-34）。眼眶、蝶鞍及其他部位骨骼均可出现骨破坏区及软组织肿块。肺部改变主要有肺门增大，肺纹理增多、紊乱并夹杂小结节病灶。

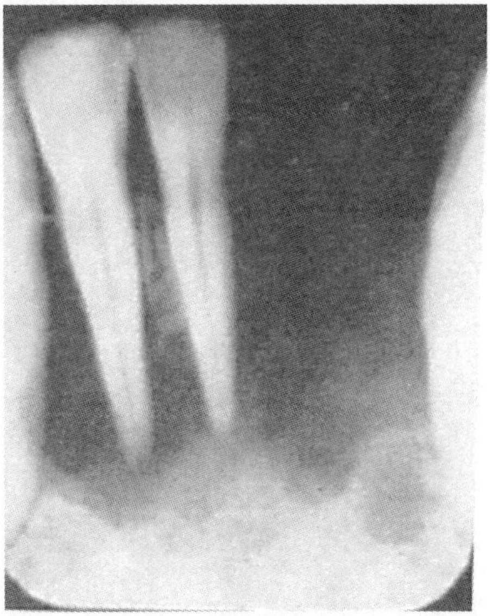

图 1-7-34　黄脂瘤病（二）

牙片示颌骨破坏，牙齿呈“漂浮”状。

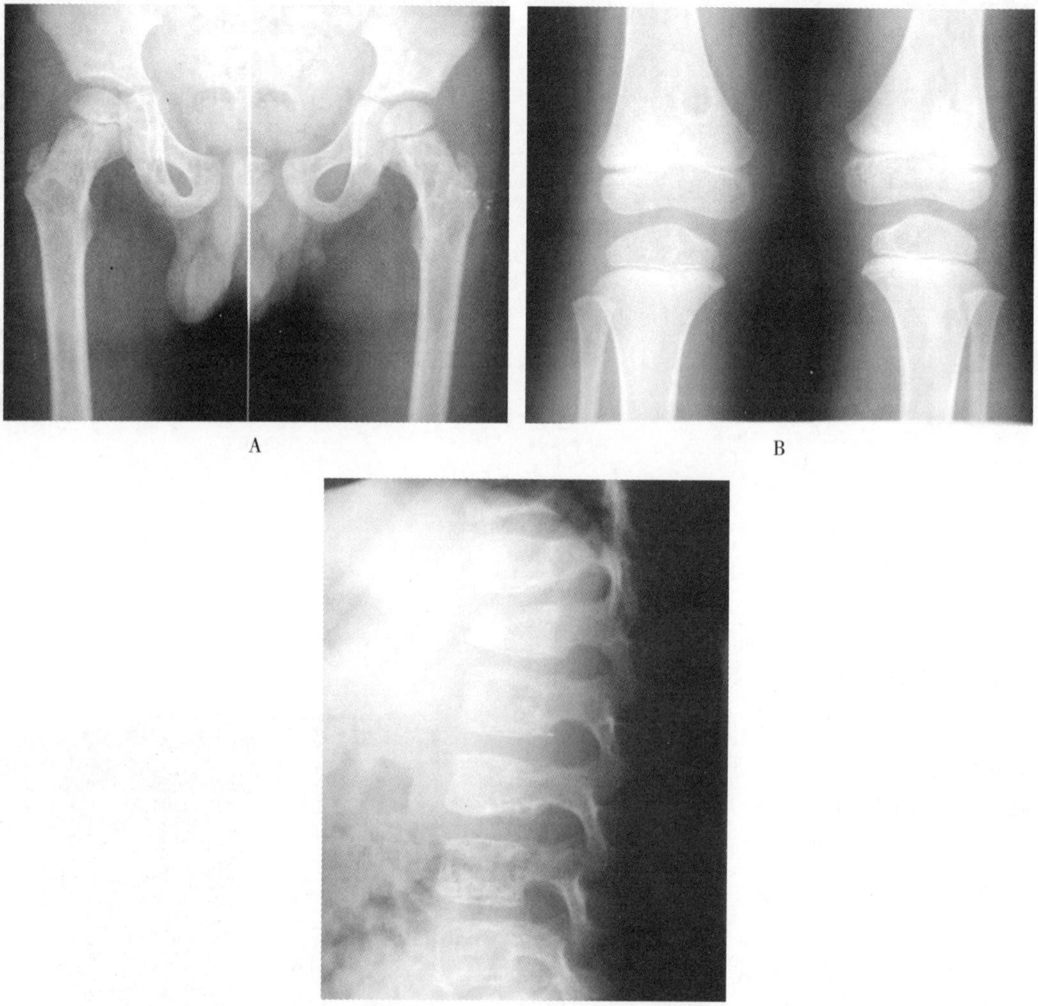

图 1-7-35　黄脂瘤病（三）

A：双髋 X 线正位片示双侧股骨颈、坐骨、耻骨多发骨质破坏，残留骨嵴呈网格状；B：双膝 X 线正位片示双股骨远端多发灶状骨质破坏区；C：腰椎 X 线侧位片示胸腰椎体多发骨质破坏，其中 T_{11}、L_1 椎体明显变扁。

2. MRI　骨破坏区多呈局限性、单或多发长T1、长T2信号，边界清楚。若侵犯下丘脑及垂体区，MRI还可显示此区域的异常改变，多呈长T1、长T2异常信号，增强扫描有强化。

（三）勒-雪病

勒-雪病（Letter-Siwe disease）在朗格汉斯细胞组织细胞增生症中是发病年龄最小，病情最重，预后最差，患者多在1年内死亡。多见于2岁以内婴幼儿，起病急骤，主要表现有肝、脾、淋巴结肿大，全身紫癜性皮疹，出血性素质及骨骼病变。

病因不明，骨髓组织被组织细胞及其衍生物所替代。镜下见大量幼稚组织细胞增生，细胞内无类脂质沉积，故又称为“非类脂质性组织细胞增生病”。

1. 影像学表现　X线检查本病常以全身各脏器病变为主，骨骼改变则不明显。骨骼病变好发于富含红骨髓的骨骼，以颅骨、躯干骨和四肢骨近端多见，受累骨骼骨质疏松，皮质变薄，重者可出现骨镂空状破坏（图1-7-36、37）。肺部改变主要为组织细胞增生所致的肺门、纵隔淋巴结肿大和双肺间质性改变。

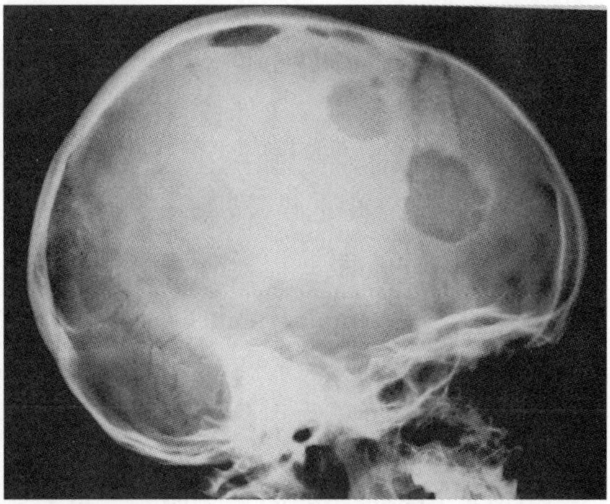

图1-7-36　勒-雪病（一）

头颅X线侧位片示颅骨多发、边界清楚的不规则破坏。

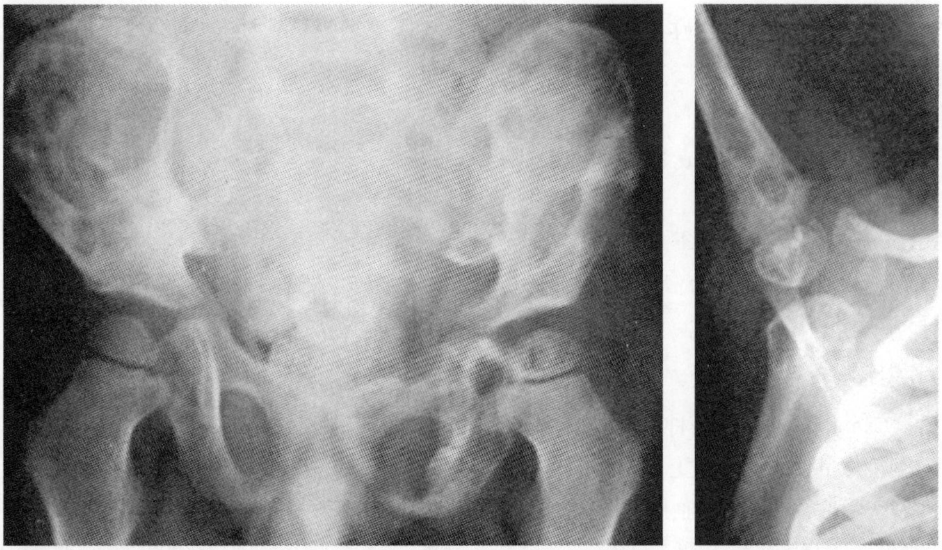

A　　B

图1-7-37　勒-雪病（二）

A：双髂骨、左耻骨广泛破坏性病灶，轻度膨胀；左股骨骺圆形破坏；B：右肱骨及肩胛骨破坏灶。

2. 鉴别诊断

(1) 甲状旁腺功能亢进 虽有全身骨骼弥漫性骨质疏松和斑点状骨质破坏，但极少发生于婴幼儿。有特征性的短管状骨骨膜下骨吸收。

(2) 白血病、骨转移瘤 虽有多发溶骨性骨质破坏，但很少有全骨镂空性破坏，发病年龄也均较本病大。急性白血病多发生于儿童及青少年，慢性白血病多发生于成人，骨转移瘤则多见于中老年人。

四、脂肉芽肿病

脂肉芽肿病（lipid granulomatosis）又称Erdheim-Chester病。病理上，干骺区松质骨被硬化骨所取代，可见脂肉芽肿和富含胆固醇细胞构成淡黄色区。

50～70岁多见，症状常不明显，可有心肺症状、眼睑黄色瘤斑、脂肉芽肿性慢性肾盂肾炎，骨受累可有轻度局限性疼痛和压痛。

1. X线 四肢长管状骨好发，两侧对称是其特点。表现为斑片状或广泛性骨密度增高，骨小梁增粗、髓腔硬化、骨皮质增厚，累及骨干和干骺，骨骺正常或轻度改变（图1-7-38）。

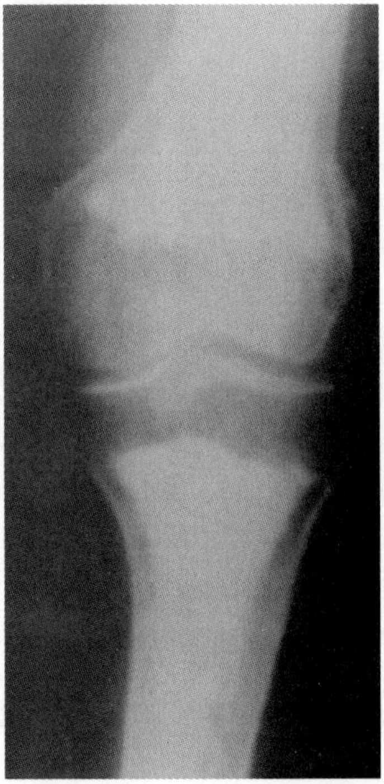

图1-7-38 脂肉芽肿病

左膝正位X线片示右股骨远端及胫骨近端髓腔广泛硬化，骨骺不受累及。

2. MRI 因黄骨髓被脂质浸润所取代，SE T1WI信号降低，T2WI为高低混杂信号，增强扫描显示病灶不均匀强化。

五、黄色瘤

黄色瘤（xanthoma）是一种局限性组织细胞增生并吞噬大量脂质的病变。可分为血脂正常和血脂增高性两大类。血脂增高性黄色瘤多系原发性胆固醇血症、糖尿病、肾病综合征等血脂升高在组织中沉积引起的组织细胞反应所致。病理上分为出疹性黄色瘤、肌腱黄色瘤、结节黄色瘤、骨膜下及骨内黄色瘤四类。

临床常表现肢体伸侧（如膝、髋、肘）皮肤小结节，也见于手足。

（一）影像学表现

1. X线、CT 肌腱黄色瘤、结节黄色瘤在关节或骨旁软组织和肌腱内形成结节或肿块，很少钙化，不伴骨异常。骨膜下黄色瘤引起骨皮质表面扇形凹陷、关节旁侵蚀改变；骨内黄色瘤可表现为骨破坏、骨皮质内缘侵

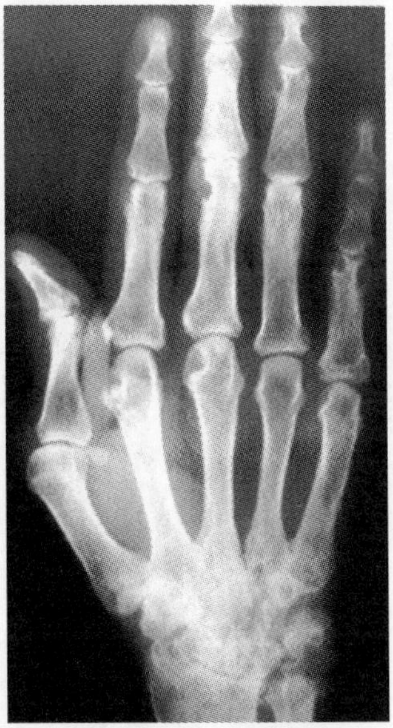

图 1-7-39　黄色瘤

左手 X 线正位片示左腕关节广泛破坏，关节间隙消失；多个掌指骨远端骨皮质凹陷缺损，边缘硬化，相邻软组织肿胀。

蚀、软骨下塌陷和病理骨折。骨破坏边缘通常界限清楚，在手和足可对称分布，呈磨玻璃样表现，类似骨纤维结构不良和神经纤维瘤病（图 1-7-39）。

2. US、MRI　可确定软组织和肌腱内结节或肿块，US 为低回声区。MRI T1WI、T2WI 通常为低到中等信号，信号不均匀。T2WI 可有局灶性高信号，反映炎性变化。若病灶内三酰甘油含量高，T1WI 可呈高信号。

（二）鉴别诊断

骨旁或关节旁软组织结节或肿块、边缘清楚的骨侵袭，与痛风酷似，但后者肿胀软组织内常见钙化。骨膜下侵蚀也类似甲状旁腺功能亢进，后者其他表现有助于鉴别。

（黄仲奎　龙莉玲　宋英儒）

第四节　丙种球蛋白异常血症

一、巨球蛋白血症

巨球蛋白血症（macroglobulinemia）又称为 Waldenstrom 病，为一种能产生单克隆 IgM 的恶性小细胞淋巴瘤。

本病 40～60 岁好发，男性多见，有乏力、食欲减退、消瘦、贫血、易感染及出血等症状。实验室检查可见红细胞及血红蛋白中度至重度减少，淋巴细胞增多，血沉显著加快，血清总蛋白增多，主要是免疫球蛋白增多。骨髓象为不同程度的淋巴样浆细胞浸润。

1. X 线、CT　主要表现为广泛骨质疏松，密度减低。因严重骨质疏松，轻微外伤即可引起病理骨折，以腰椎压缩骨折多见。

2. MRI　表现为病变骨髓弥漫性斑点状长 T1、长 T2 信号（图 1-7-40）。

二、淀粉样变

淀粉样变（amyloidosis）是指在组织中出现淀粉样物质（amyloid）沉着的一种病变。病变可为全身性或局部性。前者病变广泛发生于内脏，如脾、肾、肝、心、肾上腺等；后者常见于呼吸道、舌、喉、皮肤等，形成肿瘤样结节称为淀粉样瘤。侵及骨与关节者较少见。

分为原发性和继发性两类。原发性以男性多见，好发于 40～80 岁；继发性见于各年龄组，取决于伴发疾病。临床表现取决于受累器官，如心功能不全、肾病综合征、肝脾大、巨舌、呼吸道症状等。骨关节症状主要

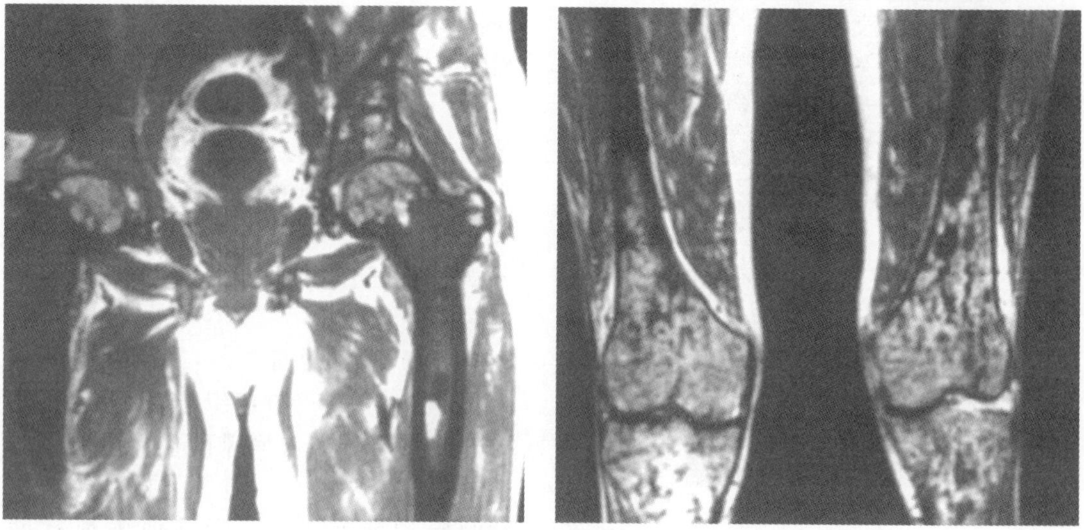

A　　　　B

图 1-7-40　巨球蛋白血症

A：股骨 MRI 冠状位 SE T1WI 示髂骨、股骨近端弥漫性低信号，股骨头骨骺脂肪仍保留，骨皮质完整，无骨膜反应及周围软组织水肿；B：膝关节 MRI 冠状位 SE T1WI 示双股骨及胫骨近端弥漫性多发、斑点状低信号，关节面未见异常。

为关节肿痛，活动受限，可有病理性骨折。可伴发多发性骨髓瘤。

（一）影像学表现

1. X 线、CT　关节和关节周围病变，常累及肘、手和腕，类似类风湿性关节炎。表现为关节周围多发软组织结节或肿块，关节间隙增宽，软骨下囊变和骨侵袭。骨侵袭表现为骨皮质表面的溶骨性破坏区，离骨端 1 ~ 5cm 区域内，大小不等，边界清楚，可有硬化边（图 1-7-41A）。

骨病变，表现为骨质疏松、囊状骨质破坏和病理性骨折。囊状骨质破坏多见于股骨和肱骨近端的骨髓腔内和骨皮质，骨皮质内缘扇形改变类似骨髓瘤。无死骨及骨膜反应（图 1-7-41B）。软骨下区淀粉样物浸润可引起骺缺血坏死及塌陷。

2. MRI　淀粉样物浸润在 T1WI 上呈均匀低到中等信号，在 T2WI 上仍呈低到中等信号，后者表现颇具特征。增强扫描，淀粉样物不强化。

（二）鉴别诊断

1. 骨转移瘤　局部疼痛，肿块较小。病变多为非对称性，溶骨性破坏，边界不清。

2. 多发性骨髓瘤　疼痛明显，全身情况差，病变进展快。骨质破坏呈穿凿样，关节区无肿块，血钙升高，尿本-周蛋白阳性。

3. 类风湿性关节炎　双侧对称发病，好侵及手、足小关节。关节间隙变窄，骨质破坏常开始于关节边缘。

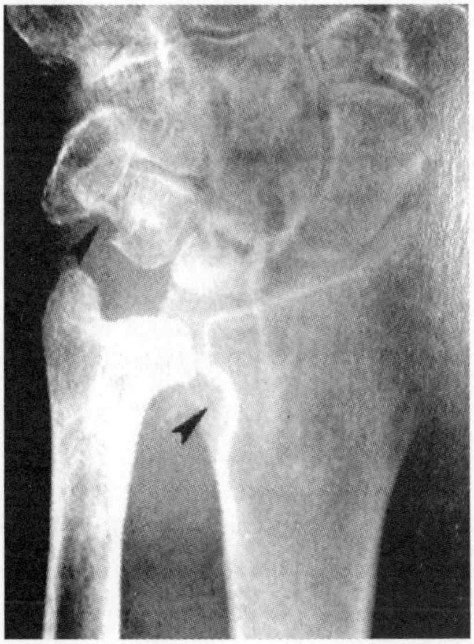

A

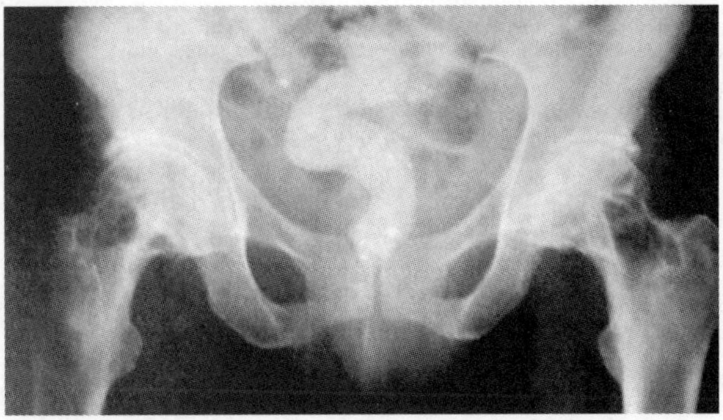

B

图 1-7-41　淀粉样变

A：右手腕 X 线正位片示三角骨示侵蚀改变，桡骨尺侧见局限性骨侵蚀，伴硬化边（黑箭）；B：骨盆 X 线正位片示双股骨颈多发囊样病变，伴硬化边。

（黄仲奎　龙莉玲　宋英儒）

参 考 文 献

1. 高元桂，蔡幼全，蔡祖龙主编. 磁共振成像诊断学. 北京：人民军医出版社，1993.
2. 江浩主编. 骨与关节 MRI. 上海：上海科学技术出版社，1999.
3. 邓家栋，杨崇礼，杨天楹，等主编. 临床血液学. 上海：上海科学技术出版社，2001.
4. 张志宏，扬崇礼主编. 血液病造血组织病理学图谱. 长沙：科学技术出版社，1989.
5. 张之南主编. 血液病诊断及疗效标准（第二版）. 北京：科学出版社，1998.
6. Vogler JB，Murphy WA. Bone marrow imaging. Radiology，1988，168：679－693.
7. 施庭芳. 磁共振骨髓成像的临床应用. 中华放射学杂志，1993，27：10－12.
8. 黄仲奎，龙莉玲，宋英儒. 地中海贫血骨髓 MRI 与 X 线平片对照分析. 中华放射学杂志，2002，36（6）：533－576.
9. 黄仲奎，龙莉玲，宋英儒. 血液病腰椎骨髓的 MRI 鉴别诊断价值. 中华放射学杂志，2001，35：418－421.
10. 宋英儒，黄仲奎，龙莉玲. 再生障碍性贫血腰椎骨髓的 MRI 研究，中华放射学杂志，2001，35（6）：406～409.
11. 贺涓，廉宗澄，韩明哲，等. 急性白血病骨髓的 MRI 的研究. 天津医药，1997，25：543－546.
12. 龙莉玲，黄仲奎，宋英儒，等. 急性白血病骨髓 MRI 定性和定量诊断价值. 临床放射学杂志，2000，19（12）：781－785.
13. 宋英儒，黄仲奎，龙莉玲. 原发性骨髓纤维化腰椎和骨盆的 MRI 和 X 线诊断探讨. 中华放射学杂志，2002，36(7)：633－636.
14. Jaramillo D, Laor T, Hoffer FA, et al. Epiphyseal marrow in infancy: MR imaging. Radiology, 1991, 180: 809－812.
15. Dawson KL, Moore SG, Rowland JM. Age-related marrow changes in the pelvis: MR and anatomic findings. Radiology, 1992, 183: 47－51.
16. Moore SG, Dawson KL. Red and yellow marrow in the femur: age-related changes in appearance at MR imaging. Radiology, 1990, 175: 219－223.
17. Vande Berg BC, Malghem J, Lecouvet FE, et al. Magnetic resonance imaging of the normal bone marrow. Skeletal Radiol, 1998, 27: 471－483.
18. Vande Berg BC, Mallghem J, Lecouvet FE, et al. Classification and detection of bone marrow lesions with magnetic resonance imaging. Skeletal Radiol, 1998, 27: 529－545.
19. Vande Berg BC, Lecouvet FE, Michaux L, et al. Stage I multiple myeloma: value of MR imaging of the bone marrow in the determination of prognosis. Radiology, 1996, 201: 243－246.
20. Vande Berg BC, Michaux L, Lecouvet FE, et al. Nonmyelomatous monoclonal gammopathy: correlation of bone marrow MR images with laboratory findings and spontaneous clinical outcome. Radiology, 1997, 202: 247－251.
21. Lien HH, Holte H. Fat replacement of Hodgkin disease of bone marrow after chemotherapy: report of three cases. Skeletal Radiol, 1996, 25: 671－674.
22. Yuh WTC, Zachar CK, Barloon TJ, et al. Vertebral compression fractures: distinction between benign and malignant causes with MR imaging. Radiology, 1989, 172: 215－218.
23. Kaplan PA, Asleson RJ, Klassen LW, et al. Bone marrow patterns in aplastic anemia: observations with 1.5-T MR imaging. Radiology, 1987, 164: 441－444.
24. McKinstry CS, Steiner RE, Young AT, et al. Bone marrow in leukemia and aplastic anemia: MR imaging before, during, and after treatment. Radiology, 1987, 162: 701－707.
25. Shah S, Ranade SS, Kasturi SR, et al. Distinction between normal and leukemia bone marrow by water protons nuclear magnetic resonance relaxation times. Magn Reson Imag, 1982, 1: 23.
26. Jensen KE, Grundtvig Sorensen P, Thomsen C, et al. Magnetic resonance imaging of the bone marrow in patients with acute leukemia during and after chemotherapy: changes in T_1 relaxation. Acta Radiol, 1990, 31: 361－369.
27. Coskun E, Keskin A, Suzer T, et al. Spinal cord compression secondary to extramedullary haematopoiesis in thalassaemia intermedia. Eur-Spine-Journal, 1998, 7 (6): 501－504.
28. Tunaci M, Tunaci A, Engin G, et al. Imaging features of thalassemia. Eur-Radiology, 1999, 9 (9): 1804－1809.
29. Mazza P, Giua R, De-Marco S, et al. Iron overload in thalassemia: comparative analysis of magnetic resonance imaging, serum ferritin and iron content of the liver. Haematologica, 1995, 80 (5): 398－404.
30. Cohen MD, Klatte EC, Baehner R, et al. Magnetic resonance imaging of bone marrow disease in children. Radiology, 1984, 151: 715.
24. 王士儒. 骨与关节淀粉样变病. 骨科附刊，1964，4：281.
26. 程永德等. 原发性淀粉样变性侵犯骨骼的 X 线表现（附 1 例报告）. 临床放射学杂志，1990，9：89.

第八章

内分泌与代谢性骨病

第一节　内分泌性骨病

一、肢端肥大症与巨人症

肢端肥大症（acromegaly）与巨人症（gigantism）均为腺垂体（垂体前叶）生长激素分泌过多引起。如发病于骨骺愈合之后，骨的纵向生长已经停止，而横径继续生长，则可形成肢端肥大症。如腺垂体功能亢进发生于骨骺愈合之前，骨骼的纵向生长尚未停止，则可发展为巨人症。

肢端肥大症的主要临床表现是皮肤变厚，舌、唇、鼻均肥大，手足肥大。颅骨、上颌、前额、眉弓和枕骨粗隆增大，下颌前伸。肌肉无力。伴有性腺功能减退的可有性欲减退，女性患者大多有闭经。约1/3患者伴有糖尿病。巨人症，生长较正常人为快，身高可超过2.15m。四肢特长，手足大，下颌伸出，面部及眉弓突出，性腺功能减退较为明显。增大的垂体腺瘤压迫视交叉等时可引起不同程度的视力障碍，如视物模糊，复视，视野缩小和两颞侧偏盲等，严重者可以失明。实验室检查，两症血浆生长激素（GH）>20ng/ml。

（一）影像学表现

1. 巨人症　X线可见全身骨骼普遍而均匀地较正常人增长和变粗，以四肢尤著。二次骨化中心出现时间延迟，骨骺愈合时间可延迟或正常。颅骨各径增大，蝶鞍可有扩大或骨质破坏。

2. 肢端肥大症　X线可见颅骨增大，内外板增厚，以脑嵴部及枕骨粗隆增厚尤著。鼻窦过度发育，额窦最明显。下颌骨增大，升支伸长，下颌角变钝，体突向前。乳突气房气化范围大，有时可伸延到颧骨。蝶鞍呈方形增大（图1-8-1A）。胸廓前后径增大，椎体增大，伴骨质增生。椎间盘可相应增宽，有时出现钙化。晚期由于性腺功能减退，可有骨质疏松，椎体楔状变形及脊柱后凸。四肢长骨粗厚，手足诸骨增粗，近侧指骨皮质增厚，掌骨及近侧指骨头部可发生小的外生骨疣。关节面边缘可有骨质增生，关节间隙增宽，此不同于一般的骨关节病。末节指骨远端的骨丛增生常呈蕈伞状，为本症的特点（图1-8-1B）。周围软组织增厚，软组织增厚以跟骨结节下方的跟垫最为明显，正常人跟

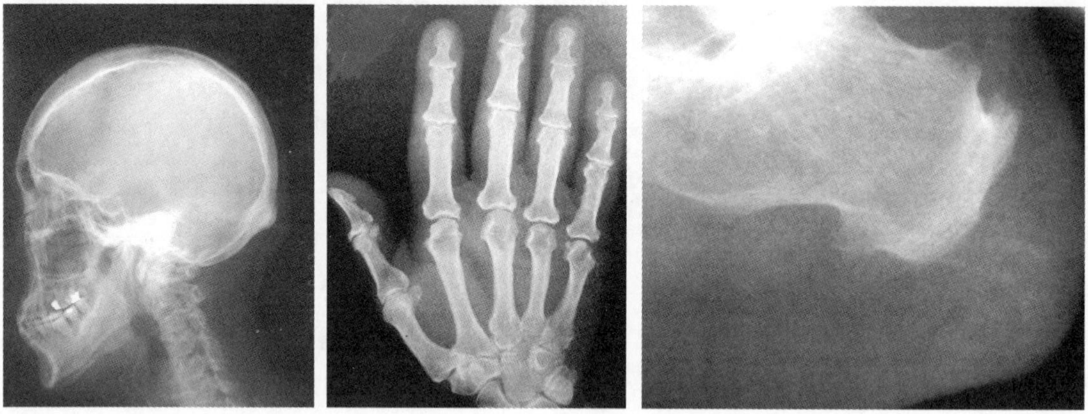

A B C

图 1-8-1 肢端肥大症

A：颅骨 X 线侧位片示颅壁增厚，枕外粗隆增大，下颌突出，齿槽窝加深，蝶鞍增大，后床突增厚；B：手 X 线正位片示掌指骨骨干肥大，爪粗隆呈丛状增大，软组织广泛增厚，子骨增大；C：足跟 X 线侧位片示跟腱及足底腱膜附着处骨化，跟垫明显增厚。

垫厚度为 13 ~ 21mm，平均（17.8 ± 2.0）mm。跟垫厚度大于 23mm，对本症诊断很有意义（图 1-8-1C）。

CT、MRI 主要用于检查垂体肿瘤。

（二）鉴别诊断

1. 肢端肥大症应与类肢端肥大症、厚皮肤骨骼肥厚症鉴别　类肢端肥大症是体质性或家族性的，外貌类似肢端肥大症，程度较轻，但蝶鞍不扩大，血中 GH 正常。厚皮肤骨骼肥厚症表面类似肢端肥大症，但无内分泌改变，蝶鞍无扩大。

2. 巨人症与无睾巨人症鉴别　两者均有身体过高和性腺功能减退。但无睾巨人症双臂伸直指间距超过身长，而巨人症指间距相对较短。无睾巨人症 X 线片显示骨骼结构较小，蝶鞍不大。巨人症则有蝶鞍的扩大和骨质侵蚀。血浆 GH 等激素变化也有区别。

二、垂体性侏儒

垂体性侏儒（pituitary dwarfism）又称 Lorain 综合征，是生长发育早期腺垂体功能减退，GH 分泌缺乏或不足或对 GH 不敏感所致的生长发育障碍。骨骺出现和愈合时间均延迟，骨质纤细且脆弱。

原发性垂体性侏儒以男孩多见，身体发育迟缓多于 1 ~2 岁开始，或一直到 5 ~6 岁才趋于明显。身高一般不超过 1.3m，但身体各部分比例相称。下颌骨较小，出牙延迟，乳牙可存留到成年。青春期，第二性征不明显，嗓音高调似童音。手足细小，毛发稀少。智力发育正常。

继发性垂体性侏儒发病较晚。除以上表现外，还有颅内病变的症状，如头痛、视力障碍等，偶有颅内压增高及尿崩症者。

实验室检查可见 GH 明显降低。

（一）影像学表现

X 线可见颅骨板障发育不良，颅缝不闭合。原发性者蝶鞍可因垂体萎缩而发育较小；继发性者可见蝶鞍扩大，骨质侵袭破坏。面骨及鼻窦发育较小，上下颌骨发育不良，乳牙和恒牙并存。骨骺出现及愈合均延迟。长骨细小，椎体因椎板骨骺的缺如而变扁。原发性者 MRI 可见垂体萎缩；继发性者 CT、MRI 可发现鞍区肿瘤或周围占位性病变（图 1-8-2）。

（二）鉴别诊断

鉴别诊断的关键一是区分是单纯性生长激素分泌不足还是多种垂体激素分泌不足，可以通过实验室检查予以区分；二是区别原发性垂体侏儒和继发性垂体侏儒，可以从影像学检查，尤其是 CT 和 MRI 检查即可区分；三是与其他原因造成的侏儒进行区别，如遗传性或种族性侏儒、内分泌腺疾病伴发的侏儒（如地方性克汀病、Turner 综合征）、肾性佝偻病伴发的骨生长障碍造成的侏儒、软骨发育不良和成骨不全造成的侏儒，均有各自的遗传学特点、家族史、原发疾病史及特殊的影像学表现和实验室检查所见。

体质性侏儒是指其骨化中心的出现和愈合年龄均比正常人推迟几年，同时性腺发育及第二性征成熟也比正常人要晚。除此之外，患者没有任何垂体疾病表现，血清生长激素水平正常。不需要激素治疗。其后生长发育可达到正常标准。

克汀病患儿多居住在地方性甲状腺肿流行区，有不同程度智力障碍，表现痴呆，有的聋哑。血浆蛋白结合碘（PBI）降低，血清 T_4 降低，促甲状腺激素（TSH）增高。长骨骨骺可呈点状或颗粒状。颅板较厚，颅底短小，囟门闭合迟。椎体变扁或楔形，B 超检查甲状腺可肿大或萎缩，内有结节、囊变和

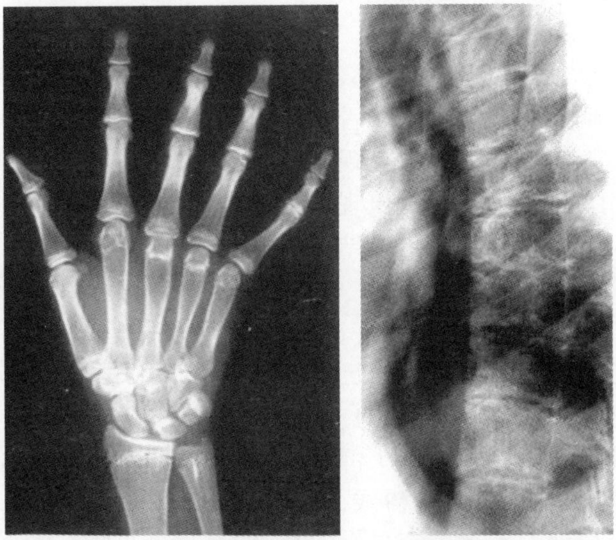

A　　B

图 1-8-2　垂体性侏儒

A：左手 X 线正位片示左手多发骨骺未闭，骨质正常，各部比例适中；B：胸椎 X 线侧位片示椎体骨质疏松，二次骨化中心不规则，未闭合。

钙化。

肾性佝偻病影像学上可有佝偻病、骨质软化、纤维囊性骨炎及骨软化的表现。

软骨发育不全为常染色体显性遗传。临床上表现为短肢型侏儒，影像学上有典型特点。

三、甲状腺功能减退

甲状腺功能减退（hypothyroidism）为甲状腺激素分泌不足引起的代谢率减低性疾病。若发生于胎儿时期即为呆小病，也称为克汀病（Cretinism）；若出生后发生则为黏液性水肿。呆小病以骨骼改变为主，而黏液性水肿常无骨骼改变。

呆小病分为散发性和地方性两种。前者发生于甲状腺肿非流行区，多因为甲状腺先天发育不全；地方性者发生于甲状腺肿流行区，系患儿母亲于妊娠时缺碘，导致胎儿缺碘而致病。

呆小病临床表现为智力低下，体格矮小，皮肤干燥，毛发稀疏。眼距宽，鼻背塌，舌厚而大，常伸出口外。运动功能障碍，表现为肌张力增强，腱反射亢进，病理反射出现等。性发育落后。实验室检查：血浆蛋白结合碘（PBI）降低，血清 T_4 降低，TSH 增高。

（一）影像学表现

X 线可见骨骺出现及愈合延迟。有时虽已是成人，但骨骺仍未愈合（图 1-8-3A、B）。长骨骨骺可呈点状或颗粒状，尤以股骨头部为著，长骨干骺端可有较多的生长障碍线，多见于股骨远端及胫骨近端。骨骺发育异常可造成股骨头变扁，股骨颈变短，颈干角变小，髋内翻畸形等（图 1-8-3C）。掌骨常较指骨短小。颅骨表现为颅板较厚，脑回压迹可增多，前额扁平，颅底短小，囟门闭合延迟，甚至至成人后仍未闭合。沿颅缝可见多数缝间骨。椎体发育不良，可表现为椎体变扁或楔状变形，椎间隙增宽（图 1-8-3D）。黏液性水肿表现软组织肿胀，短管状骨可出现骨皮质增厚和不规整（图 1-8-4）。

地方性甲状腺肿 B 超检查可见甲状腺肿大，内有大小不等结节、囊变和钙化。

（二）鉴别诊断

呆小病主要应与同时有智力障碍的侏儒症进行鉴别诊断。

1．唐氏综合征（Down syndrome）　第 5 指的中节和末节变短，呈三角形，使第 5 指向桡侧弯曲，第 1、2 掌骨可见额外的骨骺。骨盆改变较具特征，髂骨翼向两侧展开，髋臼顶变平，坐骨发育不良并逐渐变细。髋臼角与髋骨角之和小于 60°者诊断本病比较可靠，68°以上则可排除。椎体前缘变直或内凹，椎体高度增加，此与克汀病完全不同。

2．黏多糖贮积症 Ⅰ 型（Hurler syndrome）　角膜混浊，腹部膨隆，肝脾大，是一个重要特征。尿中可以检出过多的硫酸软骨素 B 和硫酸肝素。长管状骨中间增粗，两端变细。掌骨近端收缩变细，呈圆锥状变尖。L_1 或 L_2 椎体发育不良，前缘上部缺如，下部呈喙状突出。其他椎体上下面膨隆似圆形。这些特点均有别于呆小病。

四、甲状旁腺功能亢进

甲状旁腺功能亢进（hyperparathyroidism）简称甲旁亢，是由于甲状旁腺素（PTH）分泌过多，引起钙、磷代谢失常的疾病。分为原发性、继发性。原发性甲旁亢最为常见，80%～90%为主细胞腺瘤，其次为弥漫性甲状旁腺增生（6%）和功能性腺癌（1%～2%）。继发性甲旁亢是由于肾脏或某些代谢疾病引起血钙过低或血磷过高，刺激甲状旁腺而引起的甲旁亢。

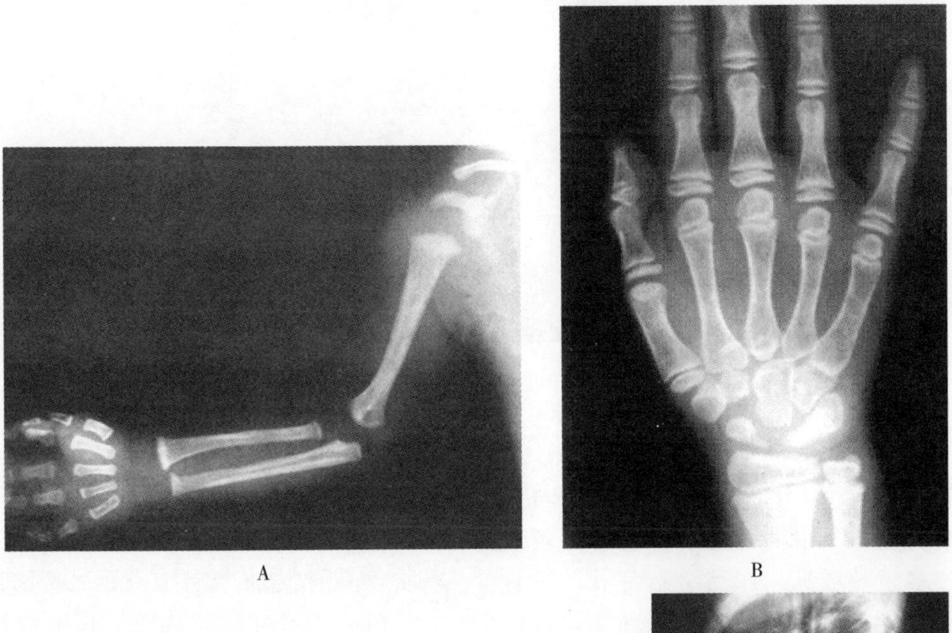

图 1-8-3　甲状腺功能减退（克汀病）

A：上肢 X 线正位片示腕骨骨化中心未出现（正常腕部应有 2 个骨化中心）；B：手 X 线正位片示骨龄明显延迟，骨骺未闭合；C：骨盆 X 线正位片示股骨头未闭合且骨骺密度增高、扁平，髋臼轻度不规则；D：腰椎 X 线侧位片示椎体较小、变扁，前切迹明显。

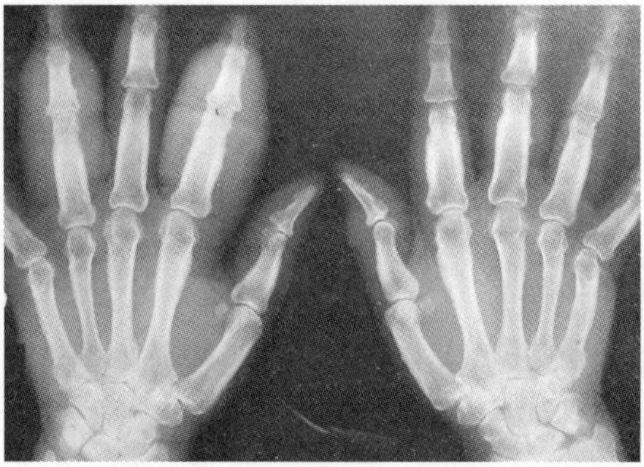

图 1-8-4 甲状腺功能减退（黏液水肿）

双手 X 线正位片示双手软组织肿胀、密度增高，掌指骨骨皮质增厚及表面不规则。

本病多见于青壮年，女性是男性的 2 倍。主要表现为泌尿系和骨骼症状。前者可表现为多饮、多尿及夜尿、尿路结石症状；后者表现为全身性骨及关节疼痛、活动受限及病理性骨折。

实验室检查可以发现有血清钙升高、尿钙增高、血清磷减低。血清碱性磷酸酶（ALP）在伴发骨病变时可升高。血 PTH 浓度升高，尿 cAMP（3′，5′-环磷酸腺苷）排出升高。

（一）影像学表现

1. X 线 骨改变是因破骨细胞高度活跃，骨基质溶解吸收增加，新骨矿化延迟或不良所致。

（1）全身性骨质疏松 是甲旁亢的主要 X 线表现，以脊椎、扁骨、掌指骨及肋骨表现尤为明显。轻度骨质疏松单凭肉眼难以辨别，严重者骨密度与软组织相仿。指骨疏松的骨皮质在放大摄影时呈纵行条状改变，为本病早期表现（图 1-8-5）。颅骨改变为内外板边

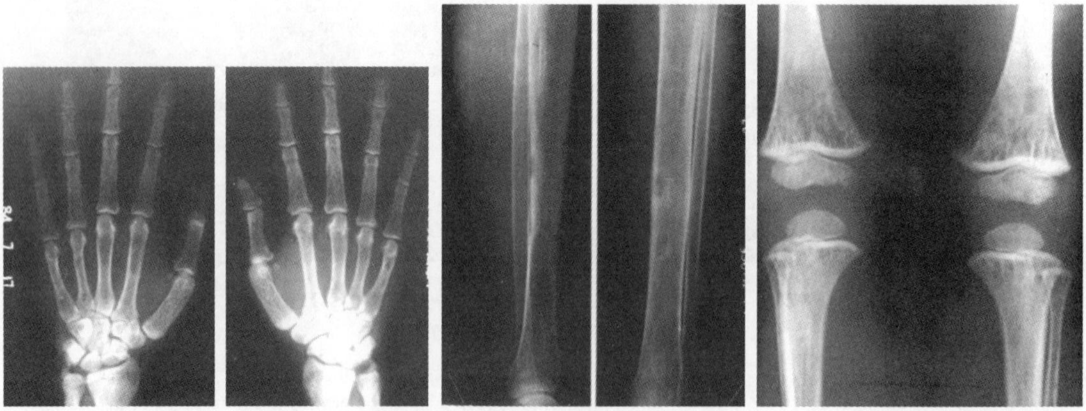

A B C

图 1-8-5 甲状旁腺功能亢进症（一）

A：双手 X 线正位片示双手掌指骨明显疏松，皮质变薄或消失呈网状结构；B：胫腓骨 X 线正侧位片示胫腓骨皮质明显变薄及囊状透亮影；C：双膝 X 线正位片示双膝干骺端骨质疏松。

缘模糊，密度减低呈磨玻璃状，伴有多颗粒状疏松区，偶尔可见硬化斑（图1-8-6）。颅骨可因脱钙出现后颅窝变浅。椎体骨质疏松可表现为双凹变形或变扁。肋骨骨质疏松常致多发性病理骨折和胸廓变形。发生股骨颈骨折常不愈合。

（2）骨膜下骨皮质吸收　为甲旁亢的特征性X线表现。好发生于中节指骨的桡侧缘，可单发，也可见于多节指骨，表现为骨干皮质边缘呈花边状缺损，晚期皮质内缘可见凹凸不平的骨质吸收（图1-8-7A、B）。末节指骨的甲粗隆也可发生边缘性骨质吸收，使其变细变尖。骨膜下骨吸收也可见于长骨、肋骨及骨盆。齿槽骨骨硬板吸收也是骨膜下骨吸收的一种表现，即齿周白线（齿槽硬板）消失（图1-8-7C）。

（3）软骨下骨吸收　多见于骶髂关节、锁骨肩峰端及耻骨联合处，表现为软骨下骨质糜烂或缺损。锁骨胸骨端的骨质吸收表现为皮质不规则和模糊。

（4）局限性囊状骨破坏　又称为棕色瘤，病理为含有棕色液体的溶骨灶，X线表现为大小不一、单个或多发的骨内囊状透光区，与周围骨质界限清楚，较大者可向外膨胀，有的可呈多房的皂泡样改变，类似骨巨细胞瘤，多见于长骨、下颌骨和髂骨。较大的棕色瘤常伴有病理骨折。在手术切除甲状旁腺腺瘤后，囊状破坏区可在短期内自行修复（图1-8-8）。

5. 骨质软化　在骨骺闭合前发生甲旁亢，由于干骺端类骨组织钙化不全可引起佝偻病改变（图1-8-9）。表现为干骺端增宽，边缘不规则硬化。成人患者可见承重骨骼变形。

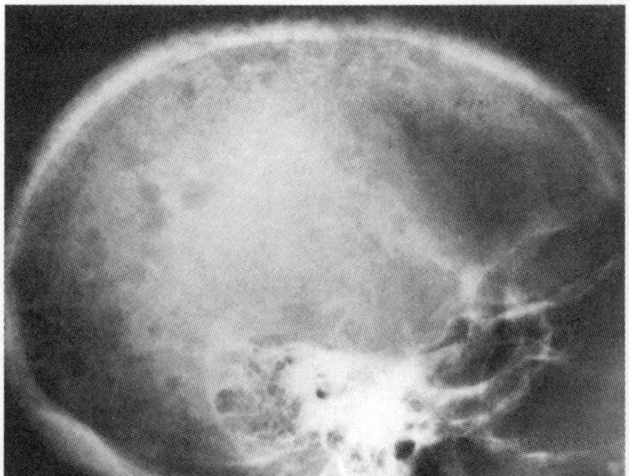
A

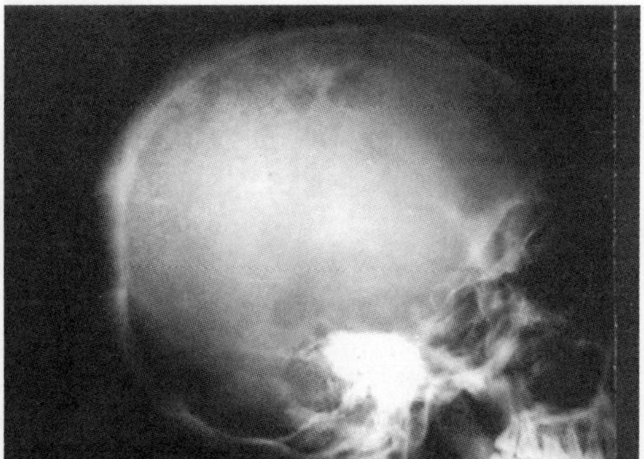
B

图1-8-6　甲状旁腺功能亢进症（二）

A：颅骨X线侧位片示颅骨结构消失，密度增高及多发囊状透亮影；B：颅骨X线侧位片示颅骨内外板模糊，出现弥漫性颗粒状（椒盐征）及多发囊状透亮影。

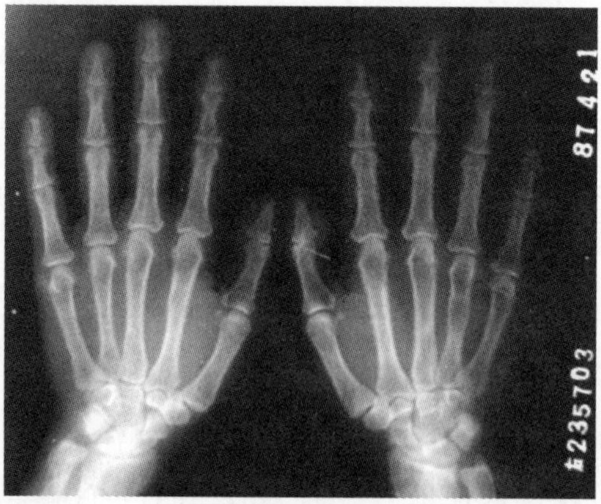

A

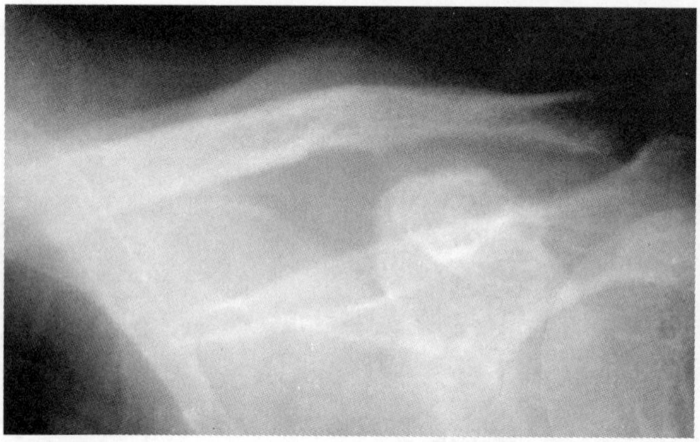

B

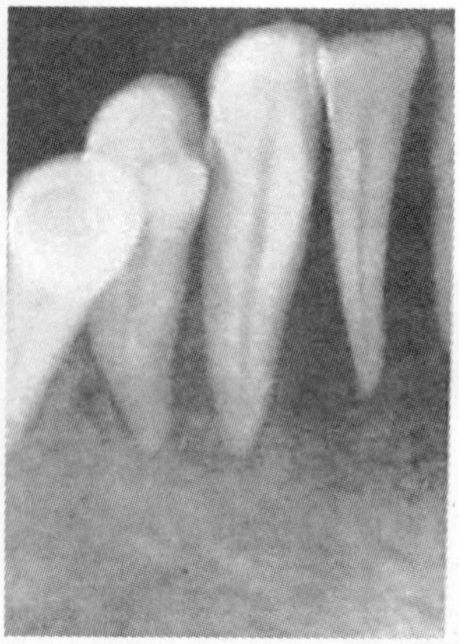

C

图 1-8-7　甲状旁腺功能亢进症（三）

A：双手 X 线正位片示指骨骨膜下吸收，中近节指骨皮质外缘变薄，呈囊状；B：锁骨 X 线正位片示锁骨中外侧下缘骨膜下骨吸收；C：牙片示齿槽硬板消失。

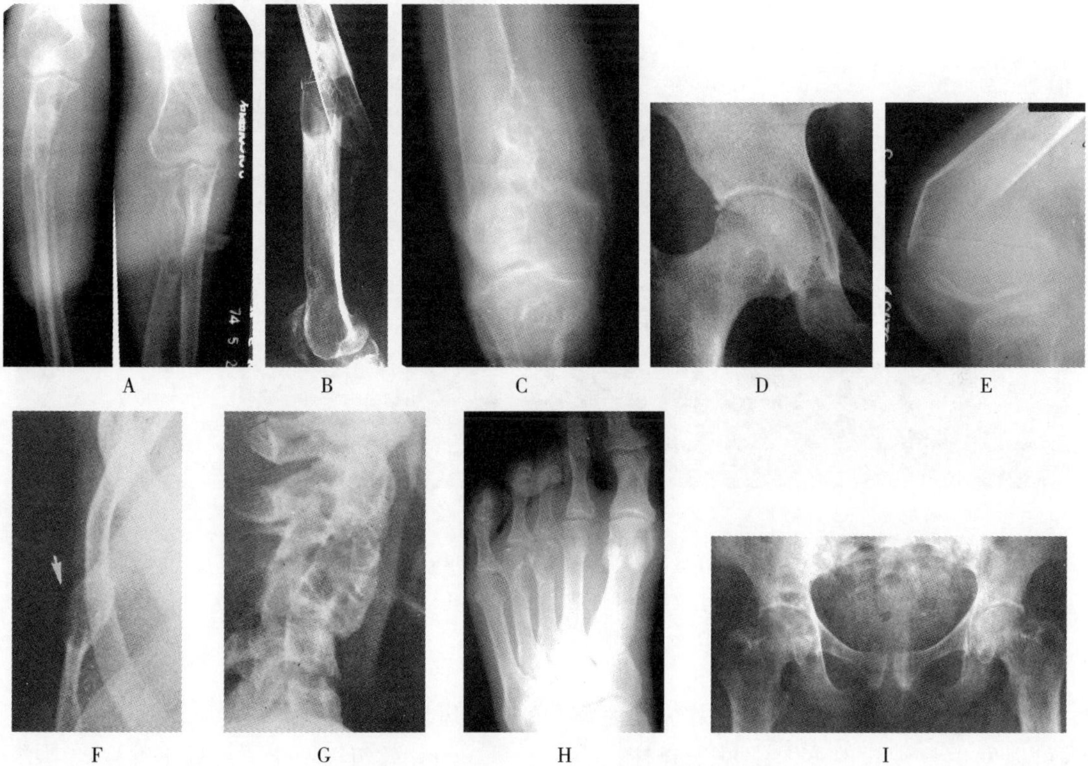

图 1-8-8　甲状旁腺功能亢进症（四）

A：右前臂 X 线正侧位片示右肱骨远端及尺桡骨近端多发囊状破坏，边缘清晰或模糊；B：右股骨 X 线侧位片示右股骨中段囊状溶骨破坏伴病理骨折；C：右膝 X 线正位片示右股骨下段偏心囊状膨胀破坏；D：右髋 X 线正位片示右股骨颈囊状透亮影，部分边缘硬化；E：右膝 X 线侧位片示右股骨远端明显骨吸收伴病理骨折；F：肋骨局限溶骨破坏（箭头）；G：颈椎 X 线侧位片示颈 4、5 椎体囊状膨胀破坏；H：右足 X 线正位片示跖骨远端偏心囊状破坏；I：双股骨近侧及坐耻骨明显骨质疏松，股骨头颈交界处上缘骨吸收，右股骨头及髋臼多囊状破坏。

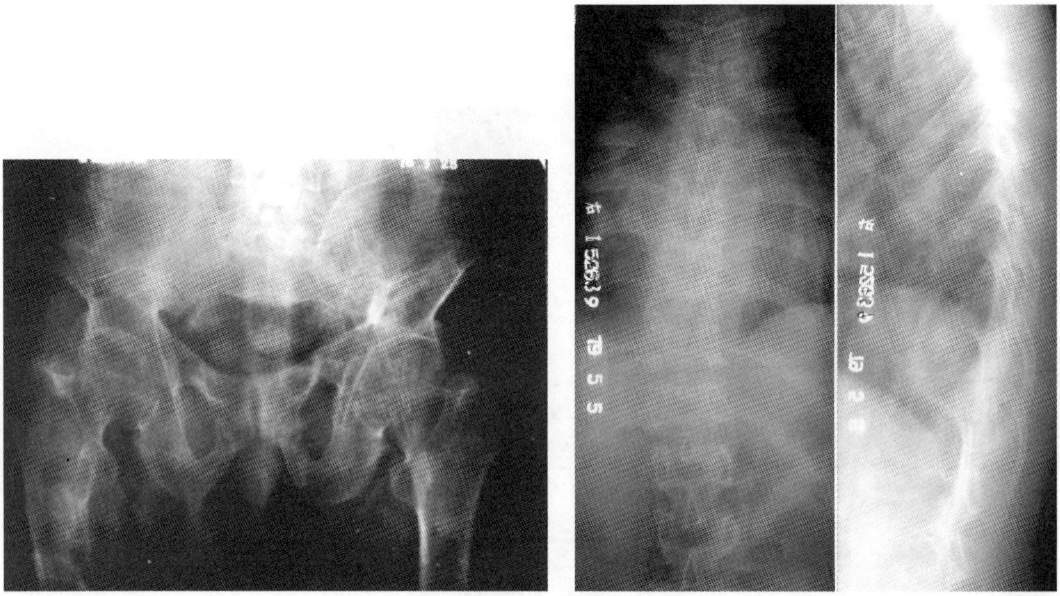

A B

图 1-8-9 甲状旁腺功能亢进症（五）

A：骨盆 X 线正位片示骨盆及股骨上段普遍性骨质疏松及骨软化，双股骨上段多发囊变区，耻骨支假性骨折；B：胸腰椎 X 线正侧位片示脊椎普遍性骨疏松及椎体双凹变形。

（6）骨硬化 继发性甲旁亢由于慢性肾衰竭可以发生骨硬化改变，常见于脊柱，表现为椎体呈分层状密度增高，即上下 1/3 密度增高，而中 1/3 密度相对不高，呈浓淡交替的三层带影，也称“夹心蛋糕椎”。颅骨可见 1～2cm 大小的圆斑状骨硬化，或板障呈均匀性的密度增高（图 1-8-10A）。早期及轻度的处于生长期的原发性甲旁亢患者由于 PTH 使骨产生一种对骨形成有特殊兴奋作用的物质，可以表现为局限性或普遍性硬化。常见的骨硬化部位在干骺端（图 1-8-10B）。

（7）关节软骨钙化 主要见于原发性甲旁亢，其发生率为 18%，好发于膝关节、肩关节及腕部三角软骨处。

（8）尿路结石 常为双肾多发，呈鹿角状或斑块状，少数有肾实质钙化。

（9）软组织钙化 多见于继发性甲旁亢，好发于关节周围，表现为堆积的致密阴影。少数发生于胰腺及前列腺。

2. CT、MRI CT 能更好地显示骨溶解和软骨下骨吸收，棕色瘤在 CT 上显示为边缘锐利的骨缺损，MRI 为长 T1、长 T2 信号。此外，CT 与 MRI 对颈部及上纵隔的检查可用来发现甲状旁腺的腺瘤。核素扫描显示骨质疏松区摄取增加，而棕色瘤所在部位呈冷区。

（二）鉴别诊断

1. 骨质软化症 广泛脱钙使骨干弯曲变形，易发生双侧对称的假骨折，无指骨骨膜下骨吸收，颅骨也无颗粒状稀疏区。血清钙一般偏低或正常。尿钙也少。当骨质软化并

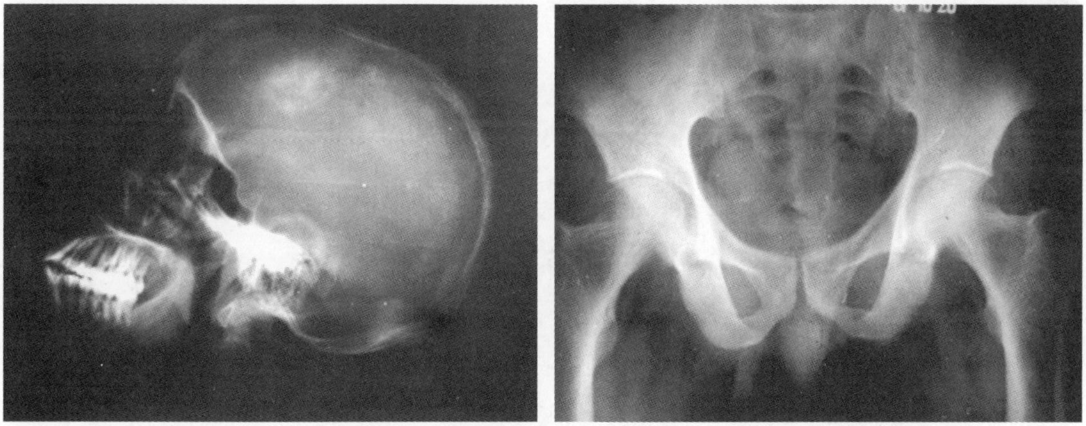

A　　　　　　B

图 1-8-10　甲状旁腺功能亢进症（六）

A：颅 X 线侧位片示颅板普遍性骨密度减低及额顶部圆形、斑片状硬化；B：骨盆 X 线正位片示髋臼缘及股骨上段内侧骨皮质增厚、硬化。

发继发性甲旁亢时，血钙也可升高，但一般位于正常水平。

2. 骨纤维结构不良　也可多骨多发，但发生骨病变以外的骨骼可完全正常。X 线表现局部囊状破坏区常呈磨玻璃样密度或丝瓜络样改变。血尿生化检查均在正常范围内。

3. 肾性骨病　以儿童多见，可引起继发性甲旁亢，骨骼改变类似甲旁亢。原发性甲旁亢多发生于成年人。

4. 畸形性骨炎　虽可多骨发病，但不累及全身骨骼，大部分骨骼完全正常。X 线见病变区骨小梁增粗、稀疏、变形。颅骨呈进行性增大、增厚，常伴有棉团状骨质硬化区。血清钙、磷及尿钙、磷均在正常水平，碱性磷酸酶可明显升高。

5. 多发性骨髓瘤　多在老年发病，年龄多在 50 岁以上。病变多发，多见于躯干骨和四肢长骨近端，表现为点状或圆形溶骨性破坏，无骨膜下骨吸收，颅骨呈弥漫性圆形穿凿样骨质破坏区，边界清楚，与甲旁亢不同。血钙升高，但血磷大多正常，尿中可有本-周蛋白，骨髓穿刺涂片浆细胞超过 10% 即可诊为骨髓瘤。

五、甲状旁腺功能减退

甲状旁腺功能减退（hypoparathyroidism）根据病因可分 3 类：①继发性，较常见，多见于甲状腺手术误伤甲状旁腺；②假性甲状旁腺功能减退；③原发性，少见，可能为一种自身免疫性疾病。临床上有癫痫样发作和手足搐搦。面神经叩击试验和束臂加压试验可提示隐性搐搦。实验室检查，可有低血钙、高血磷，活性甲状旁腺素降低，酸性磷酸酶大多正常。

（一）影像学表现

X 线典型表现有：①软组织钙化，较常见，多见于骨间膜、肌腱、韧带，特别是脊柱前纵韧带等处（图 1-8-11）；②基底神经节钙化，钙化呈多发的斑块状，见于大脑半球内核团、丘脑、豆状核、尾状核及小脑齿状核等部位（图 1-8-12）；③骨膜新生骨形成，少见，可见于肱骨及胫骨上端；④全身骨硬化，亦较少见（图 1-8-13）。

（二）鉴别诊断

本症需与其他泛发性骨硬化性疾病相鉴别。

1. 结节性硬化　可表现广泛性硬化和颅内结节状钙化，与本病相似，但颅内钙化灶很少分布在基底神经节和神经核团，而脑室管膜钙化和非钙化结节并存为其特征，血钙和血磷一般正常。

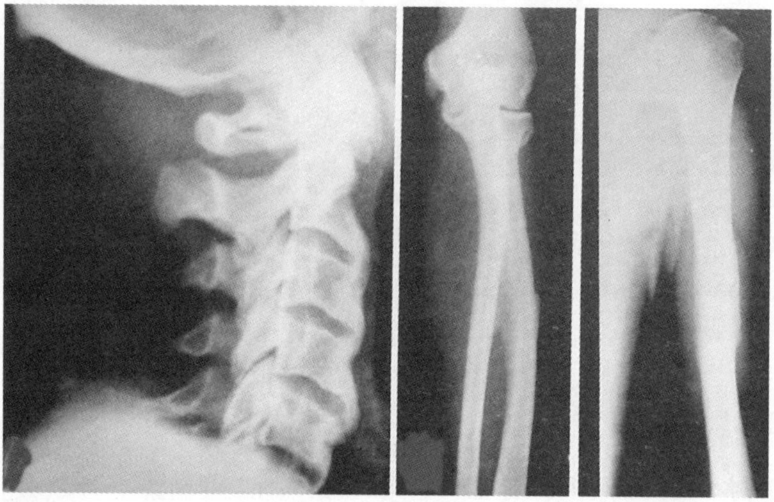

A

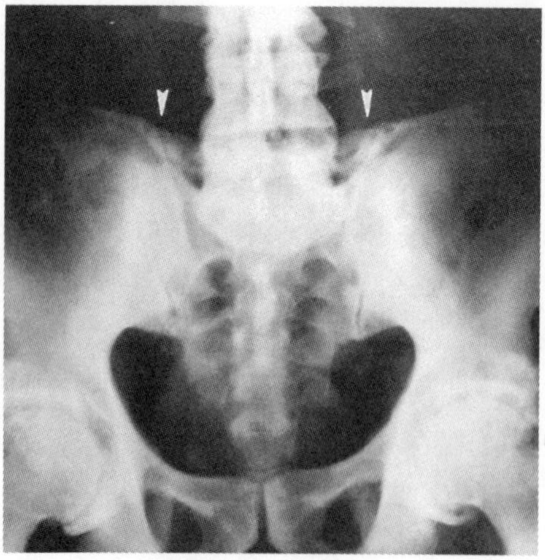

B

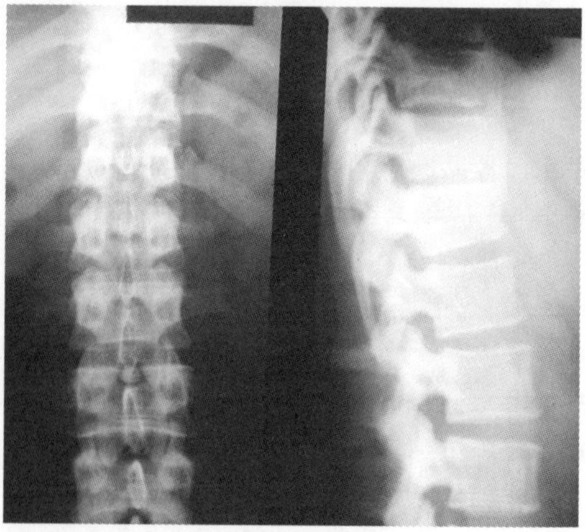

C

图 1-8-11　甲状旁腺功能减退（一）

A：颈椎、前臂、肱骨 X 线片示骨密度增高，前纵韧带、骨间膜及肌腱骨附着处骨化；B：骨盆 X 线正位片示骨盆密度增高，腰 5 横突与髂嵴间韧带骨化；C：腰椎 X 线正侧位片示脊椎骨密度增高，前纵韧带骨化。

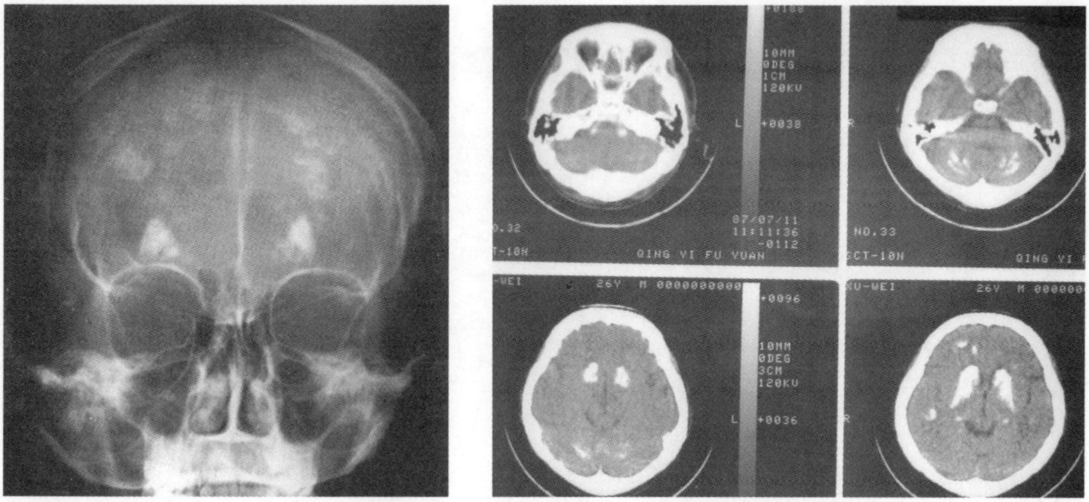

A B

图 1-8-12 甲状旁腺功能减退（二）

A、B：头颅 X 线侧位片、CT 轴位示小脑齿状核、基底节、大脑皮层散在钙化灶。

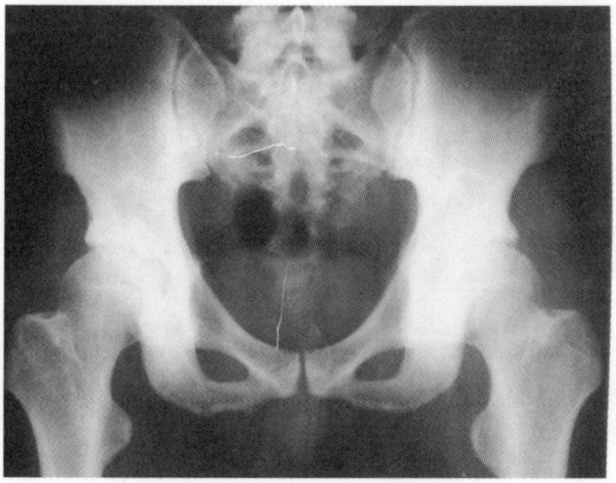

图 1-8-13 甲状旁腺功能减退（三）

骨盆骨密度普遍性增高，骨小梁密集。

2. 氟骨症 骨硬化主要累及中轴骨，骨硬化程度向四肢周围递减，并有骨周改变，血钙、血磷正常，患者来自氟病流行区。

3. 石骨症 骨硬化表现致密浓白，骨小梁结构消失，干骺和髂骨浓淡相间的带状影为其特点，无基底节钙化和软组织钙化与本症不同。另外，还应与泛发性骨硬化、原发性骨髓硬化、肾性骨病等相鉴别。

本病软组织钙化应与强直性脊柱炎及代谢性骨病相鉴别。

六、假性甲状旁腺功能减退

假性甲状旁腺功能减退（pseudohypoparathyroidism）是先天遗传性疾病，为性连锁显性遗传，发病可能与肾脏形成 1α，25-二羟维生素 D 障碍有关。特点是低血钙高血磷，症状和血化学改变类似甲状旁腺功能减退，但对甲状旁腺激素治疗效果不满意。

大多数患者身材矮、肥胖和智力障碍，满月脸、角膜和晶状体混浊，短指。

X 线表现大多数患者有短指，特别是掌骨和跖骨，以骨骺出现晚的骨骼更明显，如第 1、4、5 掌（跖）骨，尤以第 4 掌骨变短常见，测量掌骨征阳性（图 1-8-14A）。长管骨骨骺可发育不良，骺板提前融合，可见多发性外生骨疣。皮下软组织钙化或骨化（图 1-8-14B），基底节和小

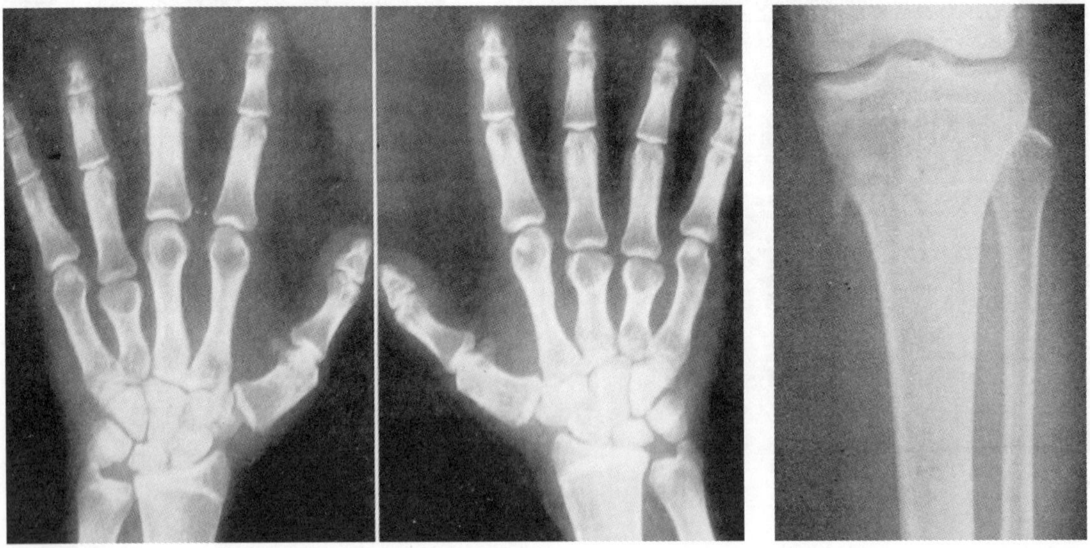

A　　　　　　　　　　B

图 1-8-14　假性甲状旁腺功能减退

A：双手 X 线正位片示双手掌骨及末节指骨变短，以右手第 1、4 掌骨及左手第 1、3、4 掌骨为著；B：左膝 X 线正位片示胫骨内侧骨疣。

脑齿状核以及其他部位出现钙化斑。

掌（跖）骨短和多发性外生骨疣亦可见于杜纳综合征，后者有典型临床表现和染色体异常。

七、库欣综合征

库欣（Cushing）综合征也称为肾上腺皮质醇增多症（hypercortisolism），系肾上腺皮质增生或腺瘤引起。由垂体肿瘤（嗜碱性细胞腺瘤或嫌色细胞腺瘤）引起的称为 Cushing 病。摄入过多的皮质醇类药物亦可引起本病。

多发生于 30～50 岁的女性，临床主要表现为向心性肥胖，面如满月，红润多脂，常有痤疮。高血压多见。女性可生胡须，声调变粗等男性化表现。骨骼症状多表现为胸背痛，严重者可有自发性骨折发生。实验室检查血糖增高，糖耐量曲线呈糖尿病样变化。尿中 17-羟皮质类固醇增多，血皮质醇含量升高。

（一）影像学表现

1. X 线　主要表现是普遍性骨质疏松，以脊柱、颅骨及肋骨明显，骨盆也可发生，但长骨改变不明显，疏松严重者可发生骨折。颅骨骨质疏松多见于额顶部，表现为不规则的散在的骨质疏松区，边界不清。有的可呈圆形，似转移瘤。偶尔表现为弥漫颗粒状稀疏区，颇似甲旁亢。脊柱骨质疏松较明显，椎体可呈双凹变形，在椎体上、下缘可见到 Schmorl 结节。脊柱常呈弓状后凹，严重者可发生病理骨折（图 1-8-15A）。肋骨疏松可出现多发性肋骨骨折，常呈对称性，骨折处有棉团样骨痂形成，增大的骨痂钙化团块影常可将骨折线遮盖（图 1-8-15B）。

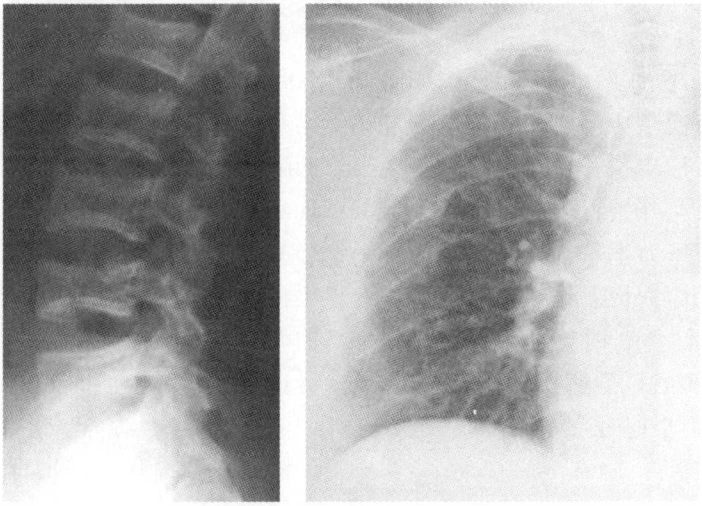

A　　　B

图 1-8-15　Cushing 综合征

A：腰椎 X 线侧位片示腰椎椎体骨质疏松并双凹变形，椎体终板致密及不完全骨折；B：胸 X 线正位片示肋锁骨明显骨密度减低，右肋多发骨折。

2. CT、MRI　可发现肾上腺增大，结节或肿块。垂体源性可了解有无垂体腺瘤。

（二）鉴别诊断

1. 颅骨的散在骨质疏松区应与骨转移瘤及甲旁亢鉴别　骨转移瘤有原发肿瘤史，骨破坏呈圆形或卵圆形，边界清楚，无硬化边缘。甲旁亢的颅骨改变除颗粒状骨质稀疏区外，还表现为内外板边缘模糊，密度减低呈磨玻璃状。另外还有骨膜下骨皮质吸收，软骨下骨吸收，局限性囊状破坏，骨质软化等甲旁亢改变。

2. 椎体因骨质疏松出现的双凹变形、病理骨折应与绝经后骨质疏松鉴别　Cushing 综合征的压缩椎体之上下终板常有明显变厚、变致密现象，被认为可能与大量骨痂形成有关。

（王世山　刘增胜）

第二节　代谢性骨病

营养代谢性骨病一般称之为代谢性骨病，是指某些先天或后天因素如肾病、维生素缺乏或过多等，引起钙、磷的代谢异常和/或骨基质的形成障碍而发生的骨疾患。通常表现为全身性骨病，骨密度减低或增高。在生长发育期发病，骨改变以代谢活跃的管状骨干骺端最为显著。

一、佝偻病

佝偻病（rickets）是在骨骺板愈合之前，由于维生素 D 或其活性代谢产物缺乏，引起钙、磷代谢紊乱所致。病理上骨骺软骨矿化不足和基质增加。

佝偻病发生于婴幼儿，可因颅骨软化、前后囟门闭合延迟而呈方颅，肋骨前端与肋软骨结合处肿大形成串珠样肋，尺桡骨干骺端手镯样肿大；患儿开始行走后，由于下肢负重，干骺端两侧压力不平衡，可出现膝内翻（“O”型腿）或膝外翻（“X”型腿）。

实验室检查：佝偻病的典型生化改变是血钙略低于正常，碱性磷酸酶（ALP）中度增加，尿钙减少，24 小时尿钙排出量一般在 1.25mmol，甚至不能测出。

（一）影像学表现

X 线　在佝偻病活动期可有以下表现：骺软骨板增厚、膨出，呈展开状。干骺端骨小梁紊乱、稀疏、粗糙。干骺端加宽、中央部凹陷呈杯口状，边缘呈毛刷状。骨化中心出现延迟，形状小，密度低且不规则（图 1-8-16A）。全身骨质普遍疏松，皮质变薄，骨小梁粗糙。由于骨承受能力减弱，长骨常有弯曲畸形，呈膝内翻或膝外翻，弯曲长骨凹面骨皮质常有增厚（图 1-8-16B）。颅骨前后囟门闭合延迟，头颅呈方形。佝偻病经治疗后，干骺端先期钙化带先出现并逐渐加厚，干骺

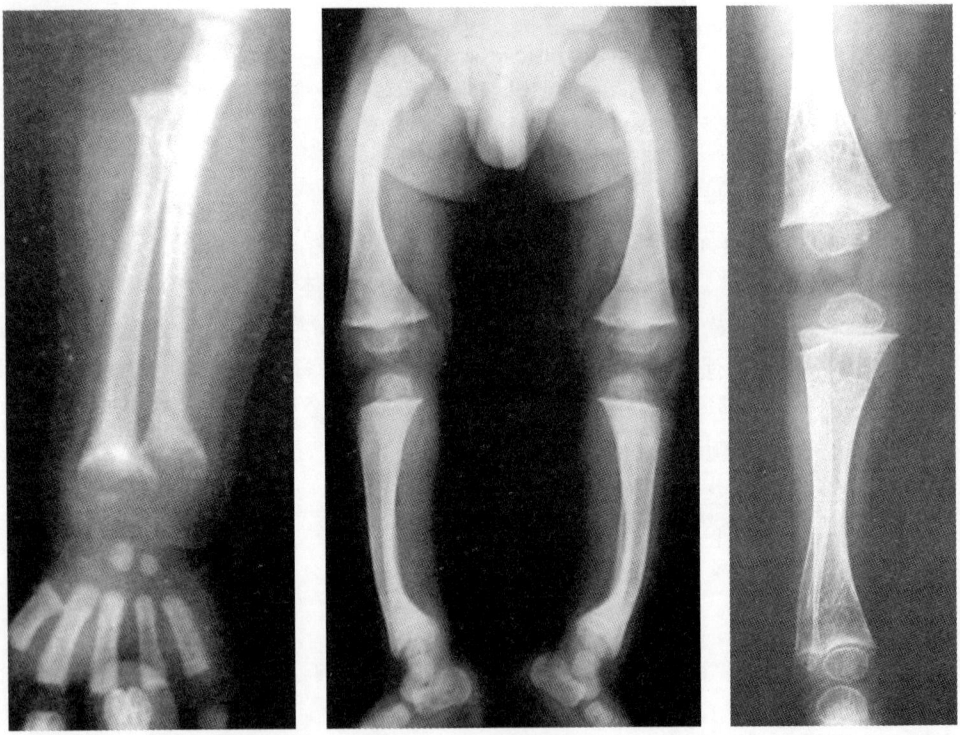

A　　B　　C

图 1-8-16　佝偻病

A：上肢 X 线正位片示尺桡骨远端杯口状，临时钙化带几乎消失，骨骺变小，密度减低，边缘模糊，尺骨干见有正在愈合的骨折；B：下肢 X 线正位片示干骺端凹陷、模糊，左侧股骨下端弯曲且呈杯口状，骨骺骨化中心模糊；C：右下肢 X 线正位片示佝偻病愈复，先期钙化带变致密。

端边缘变清楚而规则（图 1-8-16C）。骨骺骨化中心先出现环状致密影，逐渐增厚，并与骨化中心中央骨质相融合。

（二）鉴别诊断

发生于儿童期的肾性骨营养不良（也称肾性佝偻病）多表现为严重的佝偻病，但肾性佝偻病可伴有继发性甲旁亢、骨质硬化的表现（如椎体的“橄榄球衫征”、颅底骨硬化、干骺端骨硬化等），或有家族史，实验室检查可发现肾功能损害或低血磷。干骺端呈杯口状改变的疾病鉴别诊断见表 1-8-1。

愈合期的佝偻病其先期钙化带增浓，应与维生素 C 缺乏症鉴别。但其仍有干骺端呈杯口状，先期钙化带较厚且边缘不规则的改变。而维生素 C 缺乏症在先期钙化带下有横行透明带（坏血病带），先期钙化带向两侧刺样伸出，与佝偻病不同。

二、肾性骨营养不良

肾性骨营养不良（renal osteodystrophy）也称肾性骨病（renal osteopathy），是由各种慢性肾病引起的钙、磷代谢障碍，酸碱平衡失调，维生素 D 代谢异常及继发性甲旁亢等所造成的骨骼损害。在儿童期称为肾性佝偻病（renal rickets）；成人期称为肾性软骨病（renal chondropathy）。肾性骨病又可分为由肾小球功能衰竭造成的肾小球性骨病和由肾小管功能障碍引起的肾小管性骨病，现分述如下：

（一）肾小球性骨病

分先天性和后天性两类。先天性包括多囊肾、输尿管瓣膜、迷走血管压迫输尿管等；后天性包括慢性肾小球肾炎、慢性肾盂肾炎和引起尿路梗阻的其他疾病。其发病机制一般认为与磷潴留、维生素 D 代谢障碍和酸中毒等因素有关。

全身症状包括水肿、少尿、高血压、腹腔积液、酸中毒等。骨骼症状主要因骨软化引起的脊椎和下肢畸形。实验室检查：主要为肾功能下降，如血 NPN 值升高，BUN 值升高，血 pH 值低。其他有低血钙、高血磷、24 小时尿磷值低。

表 1-8-1　干骺端呈杯口状疾病的鉴别

疾病	影像学表现	临床特点
佝偻病	干骺端增宽、不规则并呈杯口状改变，骺板增宽，先期钙化带模糊或消失	肢体弯曲，颅骨软化，串珠肋，可能有肾病、肝病、吸收不良等病，血钙低
软骨发育不全	干骺端增宽并呈杯口状变形，先期钙化带和骨密度正常，长管状骨粗短，颅顶骨相对较大，腰椎和骨盆有典型改变	常染色体显性遗传，头颅大，身材矮小呈短肢型
低磷酸酯酶症	干骺端不规则并呈杯口状，骺板增宽，干骺端可见局限性透光区，骨质疏松，颅缝早闭，牙齿排列异常	常染色体隐性遗传，身材矮小，四肢弯曲。血清碱性磷酸酶降低，尿内磷酸氨基乙醇增高
干骺端发育不良	干骺端呈杯口状增宽并有不规则斑点状钙化，骨骺正常，髋内翻	常染色体显性遗传，身材矮小，下肢弯曲，髋关节挛缩，步态蹒跚，血中钙、磷含量正常

1. 影像学表现 X线主要表现：①骨质疏松，常见于腰椎及骨盆部位；②骨质软化，儿童期表现为佝偻病（图1-8-17A）。成人表现为骨质软化症，主要有假骨折，长骨弯曲、骨盆三叶样变形和椎体双凹变形等；③继发性甲旁亢的表现，也称纤维囊性骨炎，主要特点为骨膜下骨吸收，软骨下骨吸收，棕色瘤形成（图1-8-17B、C）；④骨质硬化，是肾性骨病的特征性改变之一，出现率为20%～70%。表现为弥漫性骨密度增高，骨小梁增粗或融合，严重者皮髓质界限不清，骨结构消失。椎体可呈分层状密度增高，即椎体上下1/3密度增高，中1/3骨密度相对不高，呈浓淡交替的三层带影，又称为“橄榄球衫征”。颅底骨硬化呈象牙质样增厚。儿童骨硬化主要表现为干骺端密度增高（图1-8-18）。骨质硬化一般见于病程较长的患者；⑤骨骺滑脱，多见于双侧股骨近端，常双侧同现滑脱。系骨骺区骨质吸收，使骨骺软骨板骨折，发生移位所致；⑥软组织钙化，相当多见，主要与高血磷和钙磷离子乘积增高有关。多发生在关节周围、皮下组织、血管壁及内脏等部位（图1-8-19）。

2. 鉴别诊断 干骺发育不良（metaphyseal dysostosis）与肾性骨病改变相似，都有干骺端杯口样增宽，骨骺突入干骺端的凹陷内。但其干骺端内有斑点、环状及团状的钙化区和透光区，严重者病变可伸延至骨干。其骨骺大小和形状正常。血钙、磷和肾功能正常。

（二）肾小管性骨病

多见于先天性肾小管功能异常，包括抗维生素D性佝偻病、肾小管酸中毒及范科尼综合征（Fanconi syndrome）3类。抗维生素D性佝偻病为X性连锁显性遗传病，主要因肾近曲小管对磷的再吸收障碍所引起，骨骼改变主要为骨质软化；肾小管性酸中毒多为先天性遗传疾病，肾近曲小管和/或远曲小管重吸收磷减少，使尿磷增多，血磷减少，血钙也

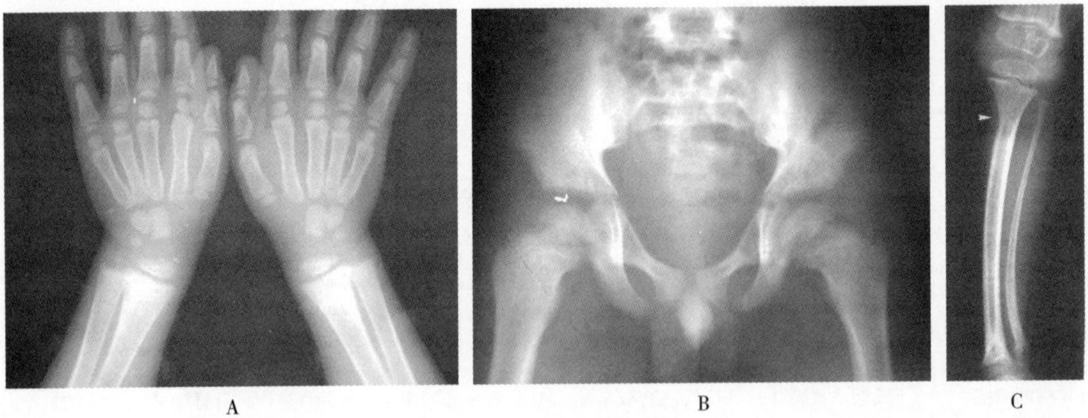

图1-8-17 肾小球性骨病

A：手X线正位片示尺骨远端骺板增宽，干骺端呈杯口状，骨骺发育小，双侧中指近节指骨桡侧骨皮质吸收；B：骨盆X线正位片示股骨上段骺板增宽，骶髂关节髂骨面硬化，股骨头骨骺边缘不整；C：下肢X线正位片示胫腓骨骺板增宽，骨化不全和弯曲变形，股骨上段内侧面皮质下骨吸收（箭头）。

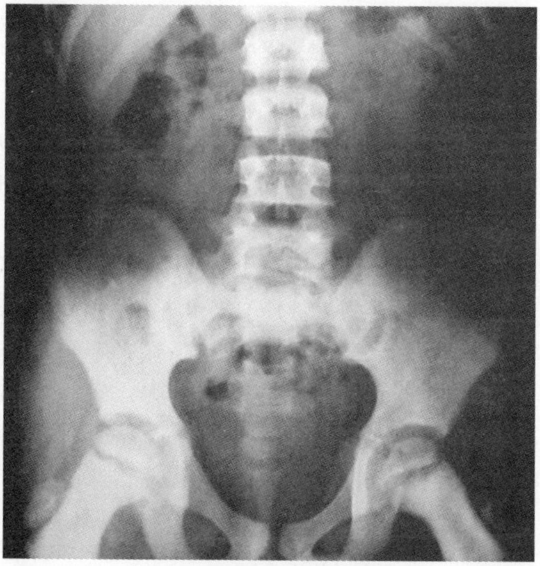

图 1-8-18　肾性骨硬化

骨盆 X 线正位片示骶板增宽，股骨近端、髋和骶髂关节周围骨密度增高。

下降，血 pH 值下降，引起高血氯性酸中毒。由于钙的丢失，使类骨质内钙盐沉着不足，形成佝偻病或骨质软化；范科尼综合征为常染色体隐性遗传疾病。肝豆状核变性因铜代谢障碍，铜沉积于肾小管内也可引起肾性骨软化或佝偻病。

主要表现为代谢性酸中毒与电解质紊乱的症状，如多尿、失水，K^+ 流失引起的肌无力、肌麻痹，血钙降低引起的抽搐、麻木、骨痛。骨病变的症状，主要是骨痛、畸形或病理性骨折。泌尿系症状可有肾结石形成与继发尿路感染。

实验室检查：抗维生素 D 性佝偻病可有低血磷、血清 ALP 可升高、尿钙低、尿磷排泄量增加。肾小管性酸中毒可有高氯性酸中毒、低血钙、低血磷等异常。范科尼综合征可有胱氨酸尿、糖尿、蛋白尿，尿钙、尿磷和尿酸均增高，血 ALP、氯、非蛋白氮

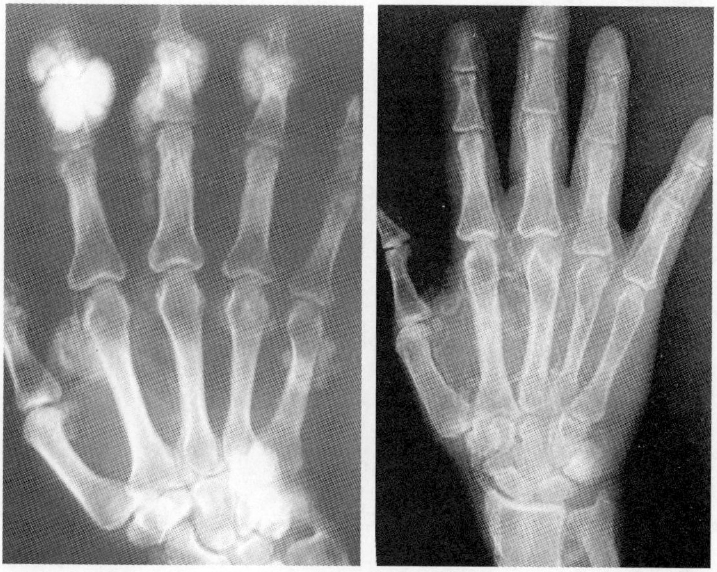

A　　　B

图 1-8-19　肾小球性骨营养不良

手 X 线正位片，A：软组织钙化；B：软组织血管钙化。

（NPN）和血尿素氮（BUN）均增高，pH值低。

1. 影像学表现　抗维生素D性佝偻病X线可有骨密度减低，儿童呈佝偻病改变，如长骨干骺端呈杯口样，临时钙化带模糊呈毛刷样，骺板增厚（1-8-20）。下肢骨弯曲变形，椎体呈双凹变形，长骨可见到假骨折线。可有骨硬化，如椎体的“橄榄球衫征”。肾小管酸中毒主要表现为典型佝偻病（或骨质软化）（1-8-21），常有假骨折及肾钙化或结石。纤维囊性骨炎及骨硬化少见。范科尼综合征其表现亦为典型佝偻病（或骨质软化）（1-8-22）。

2. 鉴别诊断　单凭影像学表现难以与典型的佝偻病或骨质软化症鉴别，需结合病史、临床表现及实验室检查。

（1）维生素D缺乏性佝偻病　发病年龄小，多在6个月～1岁之内，血钙低，血磷和尿磷正常，补充常量维生素D及补钙治疗后很快好转，而本症用常规量维生素D及钙制剂治疗无效，需用维生素D和口服磷联合疗法。

（2）肾小球性骨病　有慢性肾病史，肾功能异常，血清磷升高。

（3）继发于某些肿瘤的低血磷症　称为肿瘤性低血磷佝偻病，切除肿瘤后低血磷和骨软化消失。

（4）骨质软化型氟骨症　小儿氟骨症可出现干骺端增宽、骨质疏松与硬化相间的横行带。但骨端膨大仅限于干骺端，不出现杯口及毛刷征。成人骨质软化型氟骨症的X线表现与本症极相似，X线鉴别困难，需结合流行病区生活史、氟斑牙、尿氟等临床资料方能鉴别。

三、维生素C缺乏症

维生素C缺乏症（vitamin C deficiency）又称坏血病（scurvy），主要由食物中缺乏维生素C而引起。病理上主要变化是细胞间质形成发生障碍，成骨细胞和破骨细胞的活动均减弱。最多见于8个月～2岁的小儿，主要

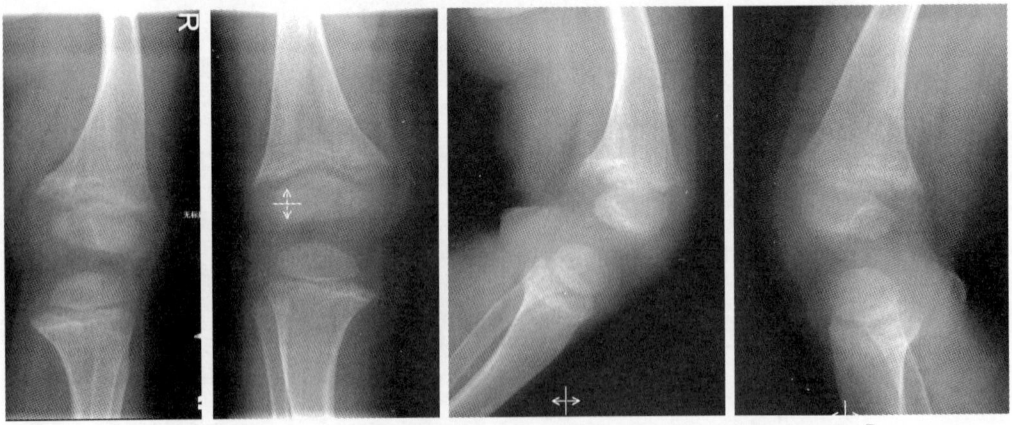

A　B　C　D

图1-8-20　抗维生素D性佝偻病

A～D：双膝关节干骺端增宽，股骨远侧先期钙化带呈毛刷状，以右膝明显。

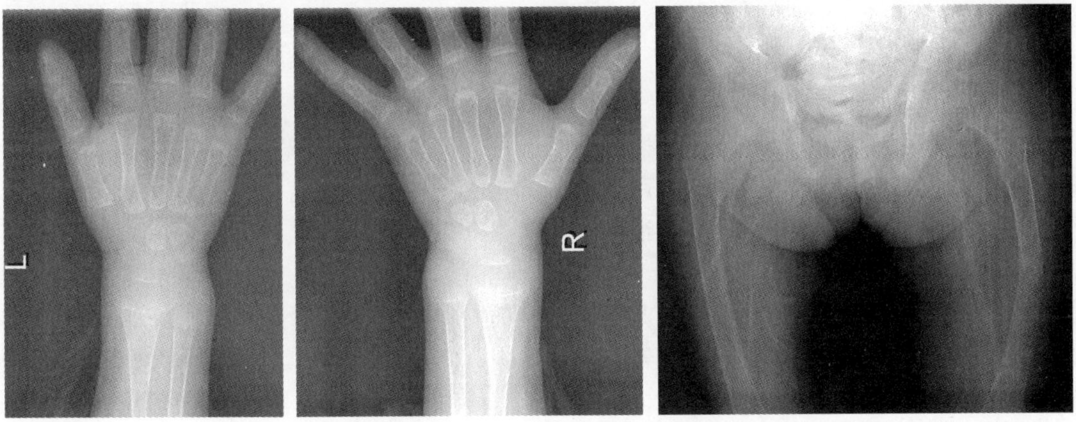

A　　B　　C

图 1-8-21　肾小管酸中毒

A～C：骨骼明显密度减低，双股骨弯曲及假性骨折，双尺桡骨远端骺板明显增宽，先期钙化带模糊。

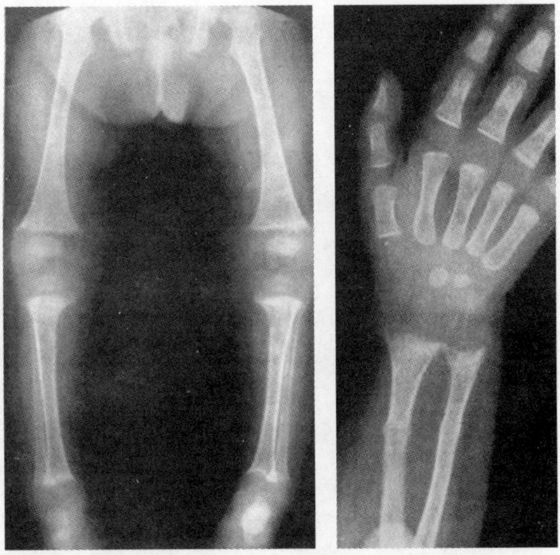

A　　B

图 1-8-22　范科尼综合征

A：双下肢 X 线正位片示干骺端增宽、不规则，临时钙化带变薄（类婴幼儿佝偻病）；B：左手 X 线正位片示干骺端增宽、不规则，临时钙化带变薄，桡骨远端病理骨折，无骨膜下骨吸收。

表现有精神不振，皮肤苍白，皮肤黏膜出血及淤斑等。骨膜下出血可引起肢体疼痛、拒动。

（一）影像学表现

影像学检查主要靠 X 线。可见普遍性骨质疏松，骨小梁稀疏变细，小梁结构可消失而呈磨玻璃状。骨皮质变薄，严重者细如发丝，如铅笔素描样。临时钙化带增厚、增宽、致密，称为 Frankel 带或 Trummer 带。此带一般宽 1～2mm，有的可达 4～5mm。在先期钙化带的骨干侧，出现一条横行透明带，称为坏血病带，无骨小梁结构，可横贯于全骨干或限于一部呈斑点状。在先期钙化带的骨干侧，骨皮质与骨松质的裂隙状缺损，即角征。该区域极脆弱，易发生不完全骨折引起骨骺分离。侧刺是在骨软骨骨折时，钙化软骨随骨骺侧移，超越皮质外缘而成，表现为与先期钙化带相连的横行刺样影，超越皮质向外延伸。纵刺是干骺端骨皮质边缘向骨骺突出的刺样阴影，可能是部分钙化软骨向干骺端陷入，使皮质显得相对突出所致。骨膜下出血多见于长骨，早期呈软组织样表现，有钙化时于周边部呈线样密度增高影，逐渐包围整个血肿呈蛋壳样（图 1-8-23）。血肿全部钙化时，可呈棒状、三角形、梭形或哑铃形。随血肿出现的时间延长，血肿的密度逐渐增加，体积逐渐缩小。骨骺的边缘钙化带增厚，中心骨小梁消失，呈中空的环状，称为环征，在膝部较明显。骺板变窄，系软骨细胞生长减低或停止、软骨基质形成障碍所致。坏血病恢复期骨皮质渐增厚，骨密度恢复正常，坏血病带消失，增厚的骺板呈一横线埋入骨干内，骨骺可见同心环影，骨膜下出血逐渐成为皮质的一部分（图 1-8-24）。

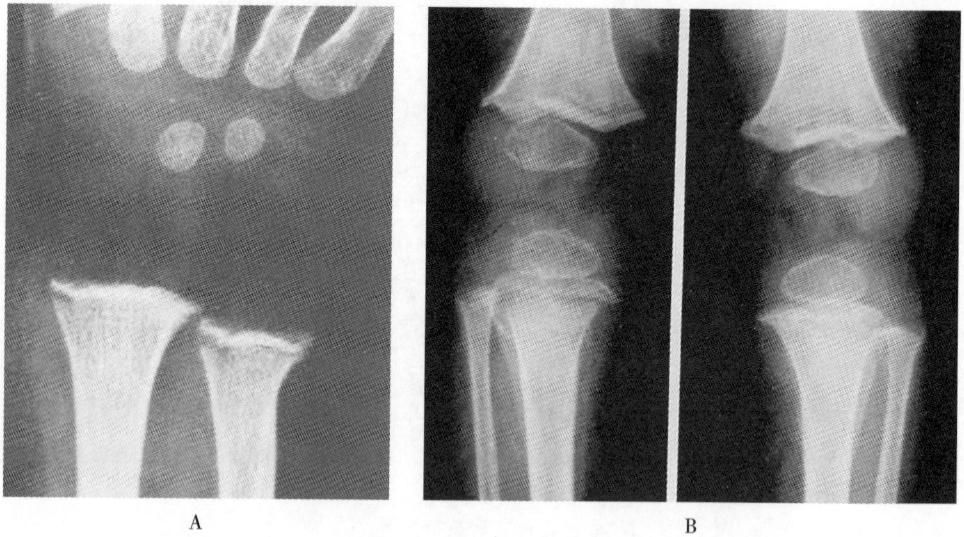

A　　B

图 1-8-23　维生素 C 缺乏症

A：手腕 X 线正位片示尺、桡骨先期钙化带增宽、致密，于先期钙化带下形成密度减低的横行透明带（坏血病带）；B：双膝 X 线正位片示股骨骺板内侧骨干侧松质骨与皮质骨之间呈裂隙状缺损（角征），骺板变形、骨折呈波浪状，骺板外侧向骨干方向突出形成骨刺。骨密度减低，骨骺轮廓清晰，中央区骨质疏松明显. 先期钙化带下横向透亮区（坏血病带）。胫骨外侧见骨膜下出血影。

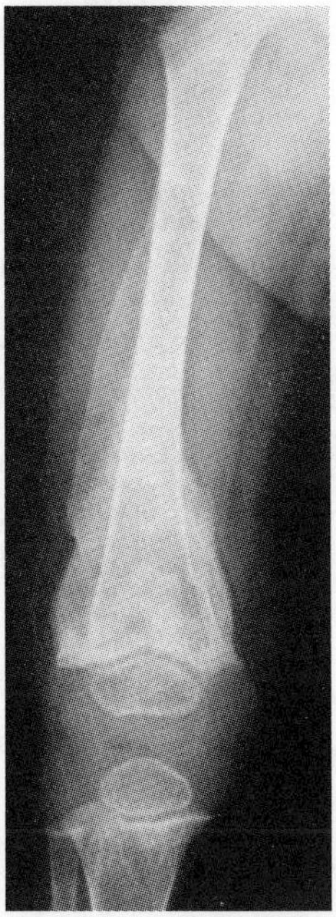

图 1-8-24　维生素 C 缺乏症治疗后
右下肢 X 线正位片示坏血病带消失，骨膜下出血钙化。

（二）鉴别诊断

1. 佝偻病　可见于 8 个月以前的新生儿和婴儿，尽管骨质密度普遍性减低，但其先期钙化带模糊、干骺端宽大，中央部凹陷呈杯口状，并可见毛刷状改变。骨骺骨化中心出现延迟，密度减低，边缘模糊。

2. 干骺端横行透亮带表现应与以下疾病相鉴别　见表 1-8-2。

四、维生素 A 过多症

维生素 A 过多症（hypervitaminosis A）多为医源性或滥用维生素 A 浓缩剂所致。一般认为成人一次服用维生素 A 超过 100 万 U，儿童 30 万 U 即可引起急性中毒；每天 10 万 U，连续服用超过 6 个月即可引起慢性中毒。主要引起普遍性关节软骨坏死及成骨障碍，对骨的损害轻微，仅见骨膜血管增生、扩张、骨膜肥厚及骨吸收。

一般在用药 6 ~ 15 个月出现症状。临床上常见肝大，但肝功能无异常。可有皮疹、皮下疼痛性肿胀、四肢疼痛、口唇干裂、毛发粗糙、头痛、转移性骨痛等。血清维生素 A 含量异常增高，可达 18.2μmol/L（正常成人 3.5 ~ 10.5 μmol/L，儿童 1.2 ~ 2.8 μmol/L）。所有症状在停药后均可迅速好转，快者停药后 72h 内症状即可消退，但血中含量需半年才能恢复正常。

（一）影像学表现

表 1-8-2　干骺端横行透光带疾病的鉴别

疾病	影像学表现	临床特点
坏血病	骨质疏松，先期钙化带致密增宽、不规则，骨骺可呈维姆伯格（Wimberger）环，可有骨膜反应	烦躁，易激惹，肢体肿痛，可有假性瘫痪，牙龈出血，血清抗坏血酸低
白血病	干骺端骨皮质侵袭性破坏和骨质虫蚀状破坏，骨质疏松，骨膜反应	发热，骨痛，淤斑，肝、脾大，浅表淋巴结也可肿大，骨髓穿刺可查到白血病细胞
低磷酸酯酶症	骨质疏松并干骺端不规则呈杯口状，可见局限性透光区，骺板增宽，颅缝早闭，牙齿异常	常染色体隐性遗传，身材矮小，四肢弯曲，血清碱性磷酸酶过低，尿内磷酸氨基乙醇增高
先天性梅毒	相间的横行带，双侧胫骨干骺部内侧呈对称性骨质破坏，有时在股骨内髁也可出现类似破坏	梅毒血清学试验阳性

影像学检查主要靠X线。早期主要表现有：干骺端骺板下骨小梁稀少，但骨小梁仍排列整齐、清楚可见。关节软骨下骨板变薄，骨性关节面模糊，有的接近消失呈断续状改变。骨干骨膜下骨吸收，可使骨干收缩变细，皮质表面失去锐利的边缘而变模糊，皮质中有细条状透亮阴影，示有皮质骨松化。病程后期可见骨干骨膜下新骨形成，好发于尺骨、股骨、胫骨及腓骨，呈波浪状、薄壳状或层状，与皮质间有透亮间隙（图1-8-25）。干骺端先期钙化带有不同程度的密度增高，如细线状向两侧突出，与骨干皮质连线相延续，呈鸟嘴样改变。骨骺边缘有与先期钙化带相似的密度增高，使骨骺呈杯样。骺板软骨变窄、消失，可致骺线早闭。若进一步发展可使骨骺被包埋在干骺端内，称为骨骺包埋畸形。颅骨表现有颅缝增宽，颅缝周围骨质硬化。脊柱常见韧带钙化（图1-8-26）。

（二）诊断与鉴别诊断

维生素A过多症的患儿有滥用维生素A史，血中维生素A含量过量。X线上长管状骨有广泛分层状骨膜增生，先期钙化带线状密度增高，呈鸟嘴样改变。停用维生素A后症状迅速好转。应与以下疾病鉴别诊断：

1. 婴儿骨皮质增生症　发病年龄小于6个月，好发于下颌骨及肩胛骨，呈广泛性骨膜增生，无骨塑型异常及干骺端先期钙化带鸟嘴样改变。

2. 维生素C缺乏症　骨骺内骨小梁几乎消失，呈磨玻璃样改变，周围为高密度环。干骺端先期钙化带增宽、增厚，与骨干皮质延长线部连续不连续，呈角征。先期钙化带骨干侧有坏血病透亮带。骨膜下血肿机化呈包壳样。

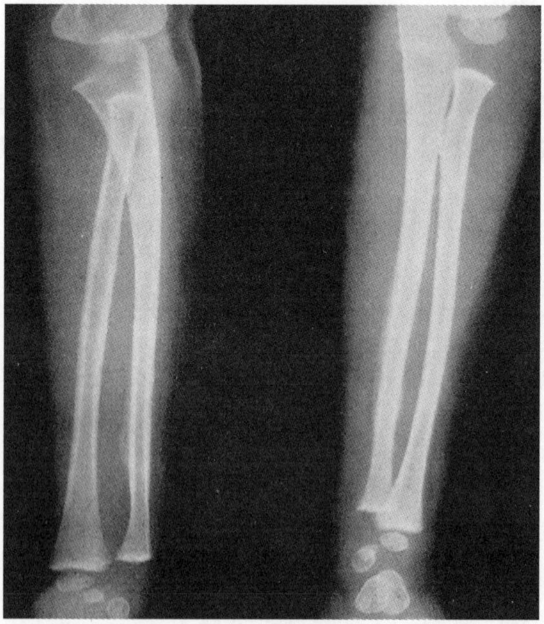

图1-8-25　维生素A过多症（一）
前臂X线正侧位片示尺桡骨远端骨膜增生。

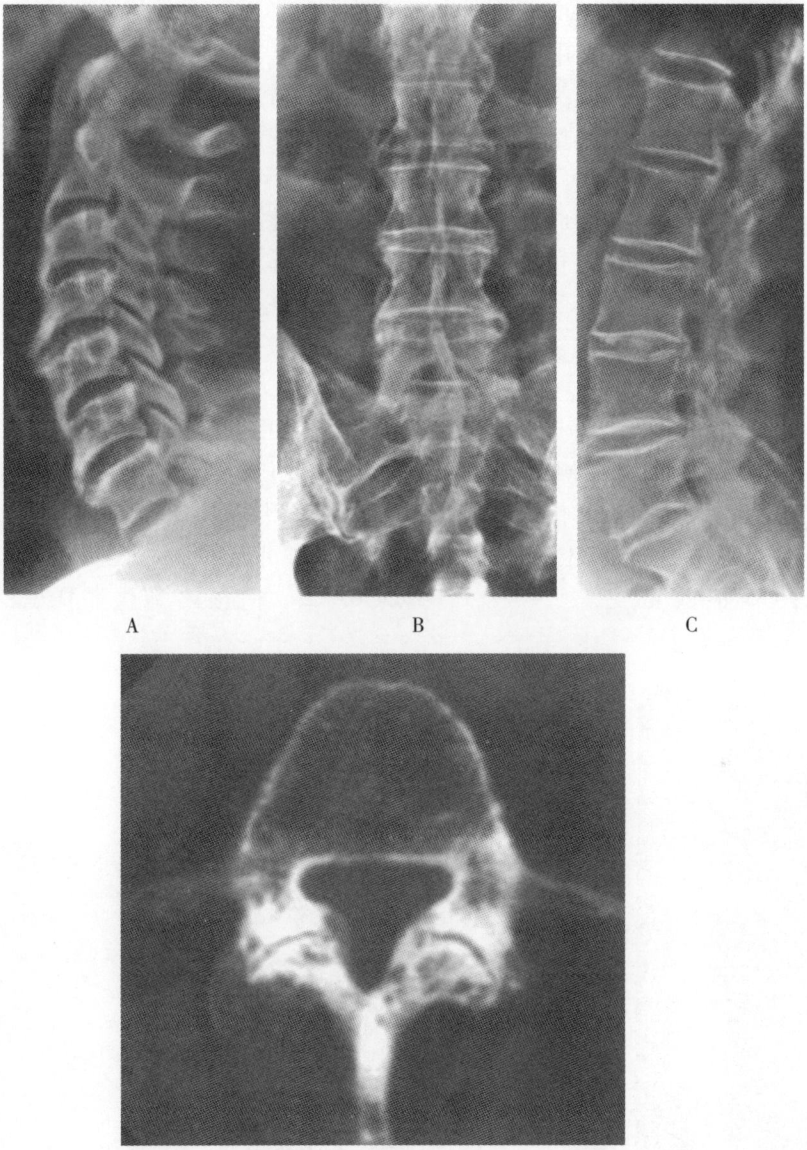

图 1-8-26 维生素 A 过多症（二）

A：颈椎 X 线侧位片示多个椎体相邻节段前纵韧带条纹状钙化；B、C：腰椎 X 线正侧位片示前纵韧带轻微钙化，小关节明显增生硬化；D：腰椎横轴位 CT（$L_{4/5}$小关节水平）示小关节病和显著骨增生肥厚改变。

五、维生素 D 过多症

维生素 D 过多症（hypervitaminosis D）多为医源性，常见于长期或超量服用维生素 D 治疗佝偻病等症的患者。一般认为，成人每日用量超过 10 万 U，儿童每日用量超过 2 万 U，且持续用药一个月以上，即可引起本病。病理上为广泛性破骨细胞性骨吸收，大量新生血管增生，出现骨质疏松和血钙升高。软组织内有钙盐沉积。

主要症状为高血钙引起肾排钙增多，造成肾脏损害及肾脏钙化。轻者，表现为倦怠、口渴、畏食、尿急和多尿；严重者可呕吐、腹泻，伴有高热和脱水，部分病例出现昏迷、惊厥、腹部痉挛等。肾结石及钙化可致肾衰竭。实验室检查可有血钙、血磷升高。

（一）影像学表现

X 线片重点观察前臂骨，包括手与腕掌骨。主要表现为骨质疏松、骨硬化及转移性钙化。骨质疏松改变与纤维囊性骨炎相似，可有掌骨和尺桡骨骨膜下骨吸收，皮质表面模糊，皮质骨松化。骨硬化表现为腕骨化骨核有较厚的环形钙化带；尺桡骨远端干骺端先期钙化带增厚、密度增高，骨骺早闭。颅骨、椎体及肋骨出现骨硬化征象，类似于石骨症（图 1-8-27）。软组织钙化多见于关节周围、四肢动脉壁，大脑镰及肾脏等。

（二）鉴别诊断

1. 甲旁亢　单凭 X 线平片不易鉴别，本病多见于过量使用维生素 D 的小儿，但甲旁亢多为甲状旁腺肿瘤引起，骨硬化少见，CT 及 MRI 可显示甲状旁腺肿瘤。

2. 坏血病　维生素 D 过多症的先期钙化

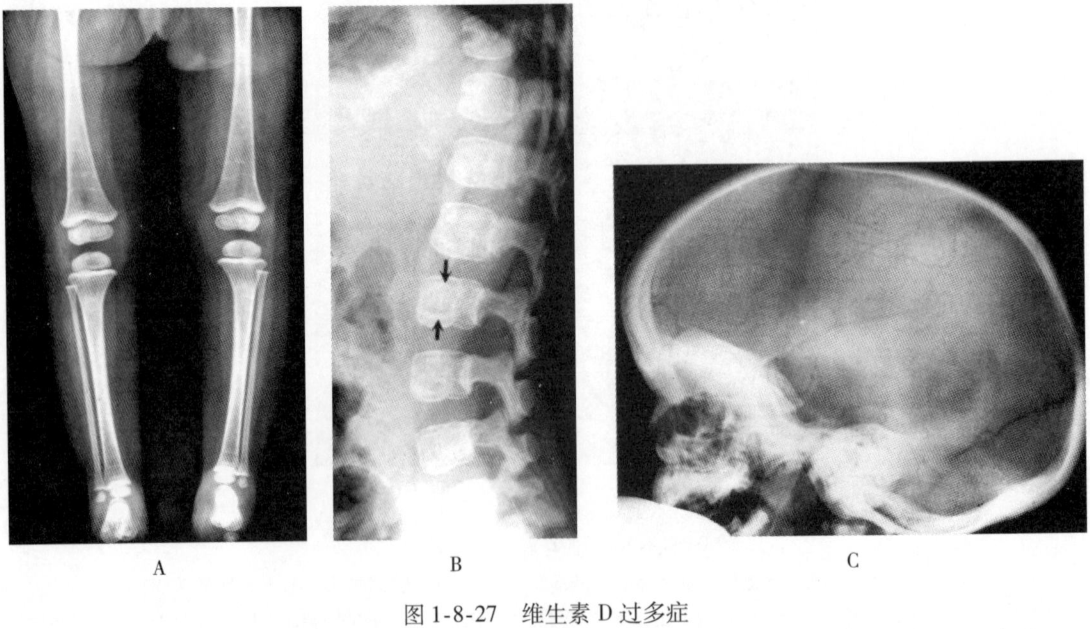

A　　B　　C

图 1-8-27　维生素 D 过多症

A：下肢 X 线正位片示干骺端临时钙化带增宽，干骺端相邻骨干及骨骺内出现交替排列的浓淡带影；B：腰椎 X 线侧位片示椎体中央密度增高，周围密度减低（黑箭）；C：头颅 X 线侧位片示颅盖骨密度增高，板障消失。

带及骨骺环的增厚致密与坏血病相似。但坏血病的先期钙化带骨干侧可有坏血病带。其广泛的骨硬化也与坏血病迥异。

六、糖尿病性骨关节病

糖尿病性骨关节病（diabetic osteoarthropathy）是糖尿病后期的并发症。常见的病变为骨质疏松、骨髓炎和神经营养性关节病。后者系糖尿病性神经炎造成神经营养不良和反复创伤共同作用所致，好发于足部，故也称糖尿病足。

（一）影像学表现

1. X线　轻度糖尿病患者可无骨骼方面的改变，严重糖尿病后期患者可出现以下改变：①骨质疏松改变，最初多见于躯干骨，继之累及全身骨骼；②骨髓炎常继发于足底的软组织感染，表现为骨质破坏伴有轻度硬化。关节及周围软组织改变，以足部小关节和踝关节多见。早期关节面侵蚀破坏，有轻微的半脱位，关节处可有外伤性骨折，随着病情的进展，跖骨头及趾骨基底部拇趾可出现不规则的骨破坏及碎骨片，范围为1～5cm，并可有骨膜增生。关节周围软组织内可见有不规则碎骨片及钙化斑，足部小动脉可见钙化。当骨破坏继续进展时，可仅残留骨干中部，呈笔尖样改变。患肢可脱落或呈继发性病理性半脱位（图1-8-28）。CT可显示足部软组织肿胀、局限性脓肿及关节周围骨碎片和钙化斑。

2. MRI　对糖尿病足的各种软组织病变及骨髓病变均较敏感。最常见的是足的远端皮下组织和蹠筋膜腔隙呈T2WI高信号改变，边界不清，系组织水肿所致。关节积液多发生在踝关节或跗骨间关节，距溃疡或感染灶有一定距离，在T2WI上均呈高信号，不强化，脓肿壁、蜂窝织炎区和窦道区可有强化。

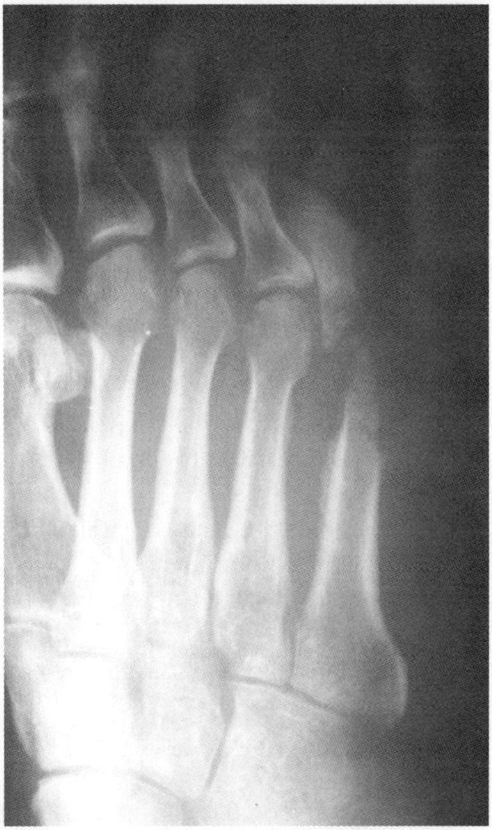

图1-8-28　糖尿病性骨关节病变

糖尿病史20年，右足肿胀破溃半年。足X线正位片示左足跖骨远端骨吸收、变尖。

这些软组织病变可在骨骼病变出现之前即存在。当继发骨髓炎时，在T1WI上骨髓信号减弱，在T2WI和抑脂序列上骨髓信号增强。但这种信号改变也可见于糖尿病足引起的急性病理性骨折或骨髓水肿。

（二）鉴别诊断

1. 痛风　临床上表现有急性关节肿痛和突然缓解的发作史，血尿酸含量升高。骨质破坏主要见于手足小关节附近，呈穿凿样，边界锐利，一般无骨膜反应。趾骨远端无吸收。

2. 化脓性骨髓炎　多由血行感染而来，好发于长管骨，有明显和广泛的骨质增生。糖尿病性骨髓炎多因足底溃疡感染侵骨骼而发病，以破坏为主。

3. 麻风病的骨关节改变　有麻风病的皮肤损害。病变主要侵及手指和足趾。瘤型麻风可有骨内囊变区、骨营养孔扩大和骨质疏松。结核样型可造成爪形手畸形，指（趾）端溶骨，远节指骨甚至可完全吸收。指骨骨干变细，呈压力性萎缩。

（王世山　刘增胜）

参 考 文 献

1. 朱宪彝主编. 代谢性骨病学. 天津：天津科技出版社，1998.
2. 朱宪彝主编. 临床内分泌学. 天津：天津科技出版社，1993.
3. 上海医科大学《实用内科学》编委会. 实用内科学. 北京：人民卫生出版社，1993.
4. 曾溢滔主编. 蛋白质和核酸遗传病. 上海：上海科技出版社，1981.
5. 诸福堂主编. 实用儿科学（第4版）北京：人民卫生出版社，1985.
6. 吴恩惠主编. 医学影像诊断学. 北京：人民卫生出版社，2001.
7. 李景学，孙鼎元. 骨关节X线诊断学. 北京：人民卫生出版社，1982.
8. 曹来宾主编. 实用骨关节影像诊断学. 济南：山东科技出版社，1998.
9. 徐爱德主编. 骨关节疾病影像学图鉴. 济南：山东科技出版社，2002.
10. Edeiken J. Roentgen diagnosis of disease of bone. 3rd edition. Volume Baltimore:Willams & Wilkins,1981,1163－1175.
11. Silikova-Malkova E. The skeletal syetem and endocrine glands. Radiol Diagnostica，1963，4:637.
12. Howland WJ. Roentgenologic changes of the skeletal system in Cushing's syndrome. Radiology，1958，71:69.
13. Duncan TR. Validity of the sesamoid index in the diagnosis of acromegaly. Radiolgy，1975，115:617－619.
14. 余厚媛，刘孝忱. 散发性幼年黏液水肿型克汀病的软组织X线征. 临床放射学杂志，1990，9（4）:217.
15. 尤静生. 儿童散发性呆小病X线表现. 中华放射学杂志，1979，13:177.
16. 何　天，姜新民，袁冠芳，等. 粘黏液水肿型地方性克汀病骨骼X线征. 中华放射学杂志，1984，18:279.
17. 廉宗澄. 42例地方性克汀病骨骼之X线分析. 天津医药杂志，1965，7:15.
18. Middlemass IB. Bone changes in adult cretins. Brit J Radiol，1959，32:688.
19. 王莉君，杨广夫，陈志刚，等. 甲状旁腺功能亢进症的骨骼X线表现分析. 中华放射学杂志，1992,26:735－736.
20. 张悦恩，佟庆国，赵宏林，等. 维生素D缺乏性佝偻病X线诊断标准的研究. 中华放射学杂志，1993，27:525.
21. 王云钊，邢绍忠，余卫，等. 早期佝偻病X线征的重新评价. 中华放射学杂志，1990，24:196.
22. 王恭宪. 肾性骨营养不良X线表现（附24例分析）. 中华放射学杂志，1979，13:95.
23. 潘孝仁，张雪哲. 肾性骨营养不良20例临床X线分析. 中华医学杂志，1979，59:744.
24. 陈志刚，杨萍，钱致中. 肾性骨营养不良的临床X线诊断. 中华放射学杂志，1992，26:726.
25. 谢其康. X线性遗传低磷酸盐佝偻病（附一个家族7例报告）. 中华放射学杂志，1990，24:339.
26. 王新东. 抗维生素D佝偻病的X线表现（附一家族8例报告）. 中华放射学杂志，1996，30:312.
27. 陈伏初，罗丽君. 肾小管性酸中毒（4例报告及文献复习）. 中华放射学杂志，1989，23:303.
28. 王用铮，沈世缨，马允，等. 坏血病的X线表现及其病理基础. 中华放射学杂志，1987，21:69.
30. 上海一医儿科医院等. 小儿慢性维生素A中毒的X线诊断. 中华医学杂志，1977，57:401.
31. 王云钊，蒋业斌，吴振华，等. 维生素D中毒骨内及脏器转移性钙化. 中华放射学杂志，1996，30:863.

32. 王新英，徐家兴，王赞炜．糖尿病性骨病（附37例分析）．中华放射学杂志，1989，23:31.
33. 陈宝兴．糖尿病足病．中华骨科杂志，1995，15:554.
34. 李忠晓，王自磊．糖尿病性足病的X线诊断（附20例分析）．实用放射学杂志，2003，19（12）:1108.
35. 王云钊，邵玉萍，邢绍忠．糖尿病性足病的X线病理对照研究．中华放射学杂志，1991，25:31.
36. Manltin HJ. Ricket osteomalacia and renal osteodystrophy. JBJS, 1974, 56A:352.
37. Griffiths HJ, et al. The long term follow-up of 195 patients with renal failure: A Preliminary report. Radiology, 1977, 122:643.
38. Hard DC, et al. X-lined hypophosphatemia in adult: prevalence of skeletal radiographic and acintigraphic features. Radiology, 1989, 171:403.
39. McAlister WH, et al. Tibial bowing exacerbated by partial prema-ture epiphyseal closure in sex-linked hypophosphatemia rickets. Radiology, 1987, 162:461.
40. Burns RR. The unusual occurrence of scurvy in an eight week old infant. AJR, 1963, 89:923.
41. Holman CB. Roentgenologic manifestation of vitamin D intoxication. Radiology, 1965, 59:805.
42. Weinfeld A, et al. Amyloid lesions of bone. AJR, 1970, 108:799.
43. Subbarao K, et al. Amyloidosis and plasma cell dyscrasias of the musallosketal system. Seminars In Roentgenol, 1986, 2:13.
44. Cobby MJ, AdlerRS, Swartz R, et al. Dialysis-related amyloid arthropathy MR findings in four patients. AJR, 1991, 157:1023.
45. Moore TE, Yuhw TC, Kathol MH, et al. Abnormalities of the foot in patients with diabetes mellitus: findings on MR imaging. AJR, 1991, 157:813-816.
46. Clouse ME, Gramm HF, Legg M, et al. Diabetic osteoarthropathy: Clinical and roentgenographic observations in 90 cases. AJR, 1974, 121:22.

第九章

理化因素所致骨病

一、慢性铅中毒

铅或铅化合物微粒经呼吸道或消化道进入人体，如玩具、食物、化妆品及饮料铅污染等，可引发慢性铅中毒（chronic lead poisoning）。铅进入人体后主要沉积在骨骼组织内，儿童则多沉积于干骺端，影响骨的发育成熟。

慢性铅中毒主要表现消化、神经、血液等系统综合症状，如食欲缺乏、呕吐、便秘、腹绞痛、末梢神经炎或麻痹等。牙龈的铅线。

实验室检查尿中出现大量卟啉（>0.1mg/L），也称卟啉尿。尿铅（24h 尿液含铅量）超过 0.05mg。

（一）影像学表现

X 线骨改变在儿童表现为长干骺端（先期钙化带）密度增高，呈边缘规则的线状或带状影，即铅线，宽约 5mm，多见于膝和腕关节。随骨骼的生长，铅线渐移向骨干。铅若断续进入人体，则有多条铅线平行排列宛如阶梯。铅线也可见于椎体上下缘及髂骨嵴，在椎体可表现为“三明治”样改变，髂骨则可出现年轮样致密线（图 1-9-1A、B）。铅线的宽度及致密度与中毒的期限和铅吸收量呈正比。若铅摄入停止，则铅线在 4 年内将逐渐消失。小儿铅中毒还可表现为管状骨塑型异常，干骺端增宽，颅缝增宽，牙齿及骨发育延迟等。成人铅中毒主要表现在颅骨，表现为颅骨内、外板密度增高，在颅缝（冠状缝、人字缝和颞鳞缝）处可见宽约 1cm 的镶边状致密带。

（二）鉴别诊断

1. 先天性骨梅毒　其干骺端先期钙化带的致密带影一般比铅中毒窄，而且密度淡，同时在先期钙化带下方（骨干侧）可见局限性破坏区，常有明显的骨膜增生影。患儿及其父母血清梅毒性病研究实验室（VDRL）、不加热血清反应素（USR）、快速血浆反应素试验（RPR）多为阳性。

2. 痊愈期的佝偻病　其干骺端张开并凹陷如杯口状，骨骺骨化中心可出现环状致密影，还可见到长骨弯曲畸形及串珠肋。

3. 坏血病　见于 8 个月～2 岁的小儿，干骺端先期钙化带的致密带较细，一般在 1～2mm。致密带的骨干侧有横行透明的坏血病带，可有侧刺及纵刺形成，骨膜下出血造成的蛋壳样钙化，骨骺可见到“环征”。

二、慢性磷中毒

慢性磷中毒（chronic phosphorus poison-

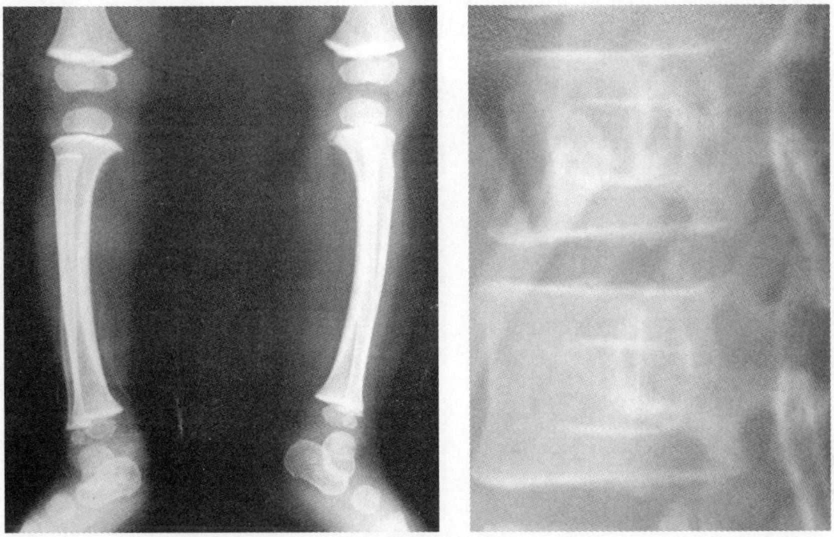

A　　　　B

图 1-9-1　铅中毒

A：下肢 X 线正位片示长骨干骺端示高密度带，股骨远端因负重导致杵状变形；B：腰椎 X 线侧位片示椎体内示"骨中骨"征象。

ing）可累及骨骼，病理上，最初为钙盐沉着、骨组织增生，继而钙盐被吸收发生骨萎缩，骨质疏松而且脆弱。慢性磷中毒多见于从事磷矿、火柴、磷染料和制药业的工人。早期症状为牙龈疼痛、流涎，以后可发生齿龈化脓，牙齿脱落和上下颌骨进行性坏死。患者全身虚弱，营养不良和贫血。

（一）影像学表现

主要见于生长期的长骨，表现为干骺端出现密度增高的粗线，即磷线。磷线由一束横行的增厚的骨小梁所组成。在骨盆和跗骨上可出现磷环，表现为多层硬化环似年轮（图 1-9-2）。上下颌骨发病时，主要表现为骨质疏松，并呈虫蚀状。若发生骨髓炎，则显示为大小不等的骨破坏区，与正常骨无明显界限，其内可见有沙砾状小死骨。

（二）鉴别诊断

1．铅中毒　有长期铅化合物摄入史。牙龈的铅线、成人颅缝的镶边状致密带，尿铅、尿卟啉升高。

2．坏血病　多见于 8 个月 ~2 岁幼儿。有牙龈出血。先期钙化带的致密线一般 1 ~ 2mm 宽，没有表现为多条横行带的。先期钙化带的骨干侧有透明的坏血病带，有侧刺及纵刺形成，长骨骨干可见到骨膜下出血形成的蛋壳样钙化。

3．下颌骨化脓性骨髓炎　其他骨表现正常。

4．下颌骨放射性骨坏死　有局部放疗史。

三、氟中毒

长期饮用氟含量高的水，即可引起慢性地方性氟中毒（chronic endemic fluorosis）。进入体内的过量的氟与钙结合成氟磷灰石，沉积在哈佛管和骨小梁周围，使骨组织增生；

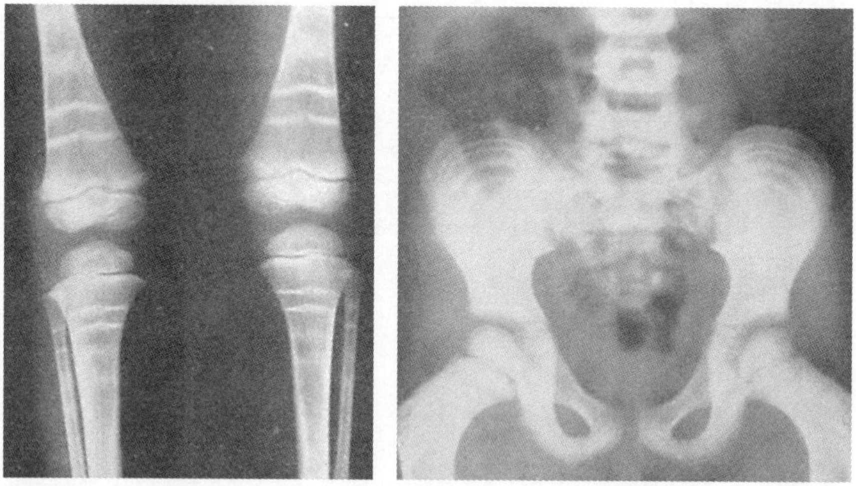

A　　　　B

图 1-9-2　磷中毒

A：下肢 X 线正位片示胫腓骨、股骨干骺端示多条密度增高粗线带，即“磷线”；B：骨盆 X 线正位片示髂骨翼示多层硬化带，即“磷环”。

沉积在韧带、肌腱和骨间膜可发生钙化和骨化。典型表现为氟斑牙。骨关节症状主要见于脊椎和大关节，表现酸痛和活动受限，脊柱也可有弯曲畸形，重者可因骨赘压迫神经造成肢体麻木、甚至截瘫。实验室检查尿氟高，可高达正常人（正常值 1.0 ~ 3.0mg/L）的 200 倍。

（一）影像学表现

X 线是确诊本症可靠而简单的方法，可有以下几种表现：①骨质硬化：是氟骨症的主要表现，见于全身骨骼中，以躯干骨（骨盆、脊柱、肋骨）受累最早且最显著，向四周的长骨递次减弱。颅骨和手足骨改变仅见于晚期，且较轻微。早期变化是骨小梁交叉点处骨质增多、变粗，呈砂砾样改变，随后普遍增粗，呈粗布纹状，或骨纹粗密呈粗网状。亦可见骨小梁融合成骨斑，严重者骨密度增高，呈象牙质样硬化。管状骨骨皮质增厚，髓腔狭窄；②骨质疏松：主要见于小儿和中老年多产妇。可表现为骨小梁普遍萎缩、变细，也可表现为骨小梁粗疏紊乱，皮质似畸形性骨炎改变；③骨质软化：多见于中老年多产妇。全身骨密度减低，骨骼软化变形，椎体可变扁和双凹变形，脊柱后突。重症患者可有髋臼内陷及坐耻骨支出现假骨折线（Looser 带）。骨质软化常合并骨质疏松，并与硬化混合；④骨周（骨间膜、肌腱、韧带）钙化或骨化：是氟骨症的主要表现之一，最常见于胫腓骨和尺桡骨间的骨间膜，早期表现为骨的边缘毛糙呈玫瑰刺样骨性赘生影，继续发展则呈鱼鳍状，最后骨间膜可完全骨化。其他部位如脊柱的椎旁软组织钙化成骨桥，使脊柱呈竹节状，颇似强直性脊柱炎的韧带钙化。肋骨的肋间肌附着处也可有广泛骨化，使肋骨边缘呈胡须或绒毛状（图 1-9-3）；⑤关节改变：多见于慢性氟骨症晚期，

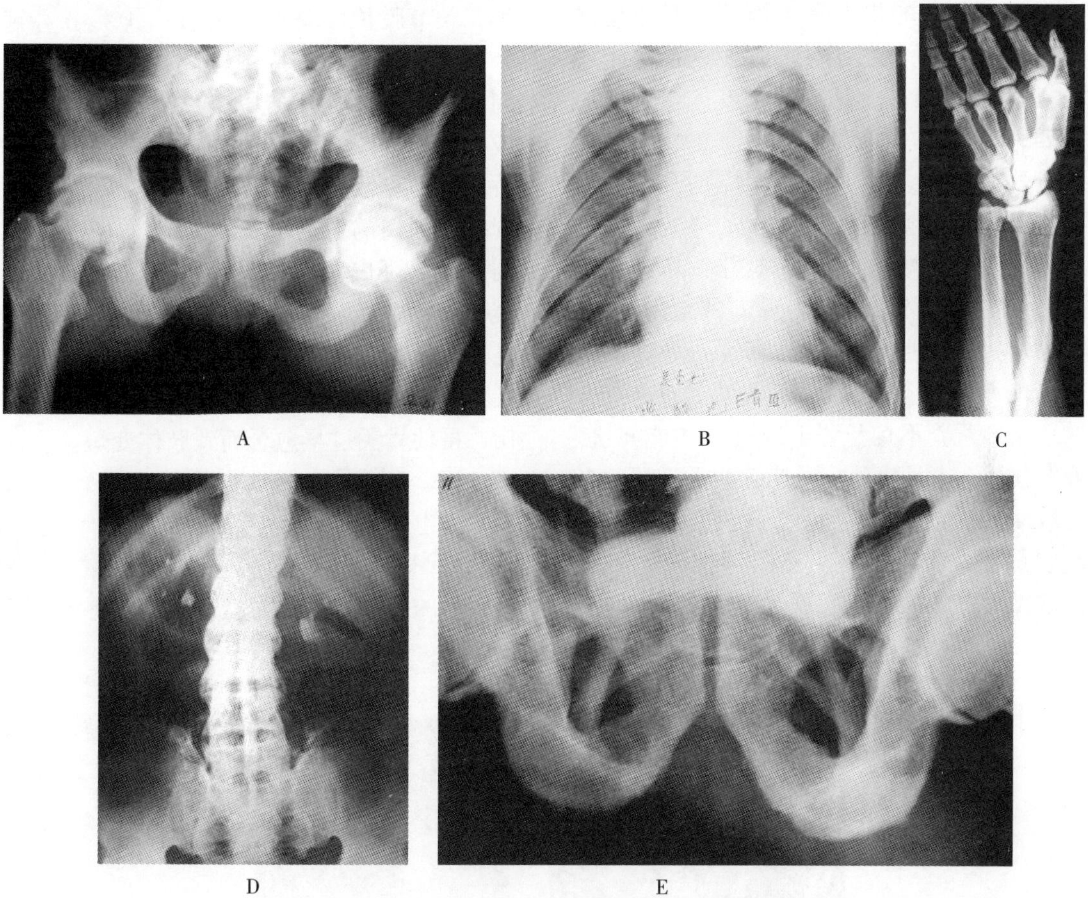

图 1-9-3　氟中毒

A：骨盆正位 X 线片示骨盆对称性骨密度增高，髓腔存在，骨小梁结构正常，伴髋关节、骶髂关节退变；B：胸正位 X 线片示肋骨密度增高、增粗，肋间隙明显变窄；C：前臂正位 X 线片示尺桡骨、掌指骨度增高、增粗，尺桡骨间膜骨化；D、E：腰椎正位、骨盆正位 X 线片示腰椎、骨盆普遍性密度增高，脊椎和骶结节韧带钙化。

主要累及大关节尤以肘关节为常见，主要表现为关节退行性变。

（二）鉴别诊断

1. 石骨症　病变发生于儿童早期，脊柱呈夹层状密度增高，髂骨翼及跗骨有弧形分层及年轮状致密影，股骨远段呈杵状。骨密度增高，在干骺端可见多条横带状浓密影。一般不出现骨间膜和肌腱韧带骨化。

2. 强直性脊柱炎　两者的椎旁软组织钙化较相似。但强直性脊柱炎有全身骨质疏松，骶髂关节和椎间小关节模糊、侵蚀破坏，最终狭窄与骨性强直。

3. 成骨性转移　可有全身广泛而散在的骨硬化，分布不均，没有骨间膜及韧带钙化，有原发恶性肿瘤史。

4. 弥漫性特发性骨质增生　见于中老年

人，以脊椎体前缘的流淌样钙化为主要特点。没有以躯干为主的粗大骨纹构成的骨密度增高表现，以及肋骨、骨盆区的韧带骨化等改变。

四、骨灼伤

骨灼伤损害多发生于Ⅲ度烧伤，可为直接损伤，但多为继发性改变。

影像学　主要表现有：①骨破坏：多见于严重烧伤的肢体末端。表现为骨结构消失，体积缩小，甚至肢体末端脱落等；②骨质疏松：出现原因为烧伤后局部充血、不活动、慢性感染、营养不良与肾上腺皮质功能亢进。一般在伤后1个月出现，可持续数月，严重者可达数年。骨质疏松可为普遍性或局限性，烧伤愈重，骨质疏松愈明显；③骨与关节溶解：常见于手足关节，表现为骨干骨质吸收、变小、变细，关节碎裂，部分或全部关节溶解，关节脱位、畸形或强直；④关节旁钙化和异位骨化：灼伤区或远离灼伤部位的关节周围软组织内出现点状、线状、条索状钙化或骨化影（图1-9-4），可在关节两端形成骨桥，也可与骨不相连，多在损伤后1个月内出现，随创伤的愈合和肢体活动的恢复，关节周围骨化可以减少甚至吸收；⑤畸形：因瘢痕挛缩可造成关节半脱位或脱位，以小儿手足部多见，典型表现为“爪形手”；⑥骨生长发育异常：在生长期骨骼邻近骨骺的深度烧伤，可使骨骺过早愈合而致肢体变短。

五、电击伤

骨电击性损伤（electrical injury）可能是与软组织损伤、血管神经损伤、感染、失用等因素的间接作用或与继发性损伤有关。

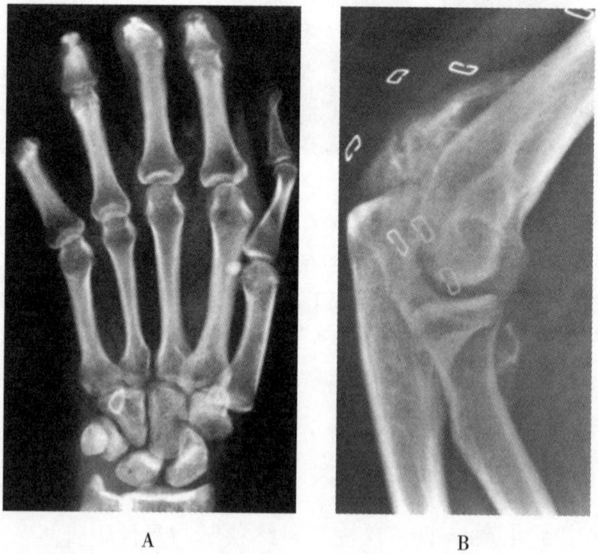

A　　　　B

图1-9-4　烧伤

A：右手正位X线片示手指远端部分缺失，骨缺损区皮质愈合良好，在示、中、环指尖端显示为营养不良性钙化，拇指分开，无骨质疏松和关节挛缩改变；B：肘关节侧位X线片示烧伤后异位骨化　肘关节周围广泛软组织钙化，包绕肘关节，肘关节屈伸受限。表面标志物为移植皮瓣范围。

影像学　主要表现有：①裂隙样骨折：多见于手指骨，常为触电的某一指骨。常于损伤后 10～12d 方被发现，在骨内呈闪电样的破裂纹；②骨折或脱位，多因电击后剧烈冲击和肌肉的强烈收缩所致。常见于肱骨头骨折，其次为胸腰椎压缩性骨折；③电热伤：多表现为骨膜反应、骨质增生和骨质疏松，重者可有骨溶解、骨自截和骨变形（图 1-9-5）；④继发性改变：末梢神经损伤，可导致神经营养障碍，引起夏科关节。血管损伤可致骨缺血性坏死。

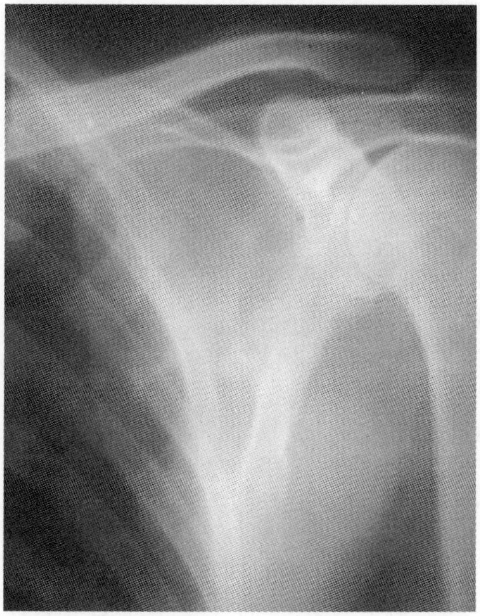

图 1-9-5　电击伤

肩关节正位 X 线片示肩胛骨内示类圆形骨质缺损区，边缘无硬化。

六、放射性骨损伤

放射性骨损伤（radiation injury of bone）主要是肿瘤放射治疗所致，大多见于口腔、盆腔、乳腺、胸腹腔肿瘤的放射治疗后。放射性骨坏死为其严重的并发症，多在放射治疗后一年内发生，时间范围为放射治疗后 2 个月～2 年。局部持续性疼痛为主要症状。

（一）影像学表现

下颌骨放射性骨坏死的早期表现为下颌骨齿槽处出现骨质疏松，进一步发展可扩大成为片状骨质破坏，边缘不整、轮廓不清，可见病理骨折。有时在破坏中心有大块死骨形成，但无骨质增生或骨膜反应。股骨及骨盆放射性损伤主要表现为股骨头缺血性坏死，骨盆、股骨上端的骨质疏松与破坏，有时可发生股骨颈骨折。脊椎放射性损伤表现为椎体骨质疏松、破坏，椎体变扁。颅骨放射性损伤主要见于鼻咽癌放射治疗后，可见颅底骨不规则破坏和致密，蝶窦含气不足，密度增高，也可见颅顶骨内外板不规则破坏及死骨形成。放射性骨损伤还可诱发恶性骨肿瘤如骨肉瘤、纤维肉瘤等（图 1-9-6）。潜伏期可达 30 年。

（二）鉴别诊断

1. 下颌骨放射性骨坏死应与口腔肿瘤侵及下颌骨鉴别　口腔肿瘤侵及下颌骨常为边缘性，邻近肿瘤的地方有骨破坏，骨质破坏的长度大于宽度，邻近骨质无疏松现象，亦无死骨形成。下颌骨恶性肿瘤地图样破坏，可侵及骨皮质，也可为成骨性，但放射性骨坏死无成骨反应。核素扫描呈多个核素浓聚灶，而放射性骨坏死无浓聚现象。

2. 股骨及骨盆、肋骨、脊柱、颅骨的放射性损伤造成的骨破坏应与转移瘤鉴别。

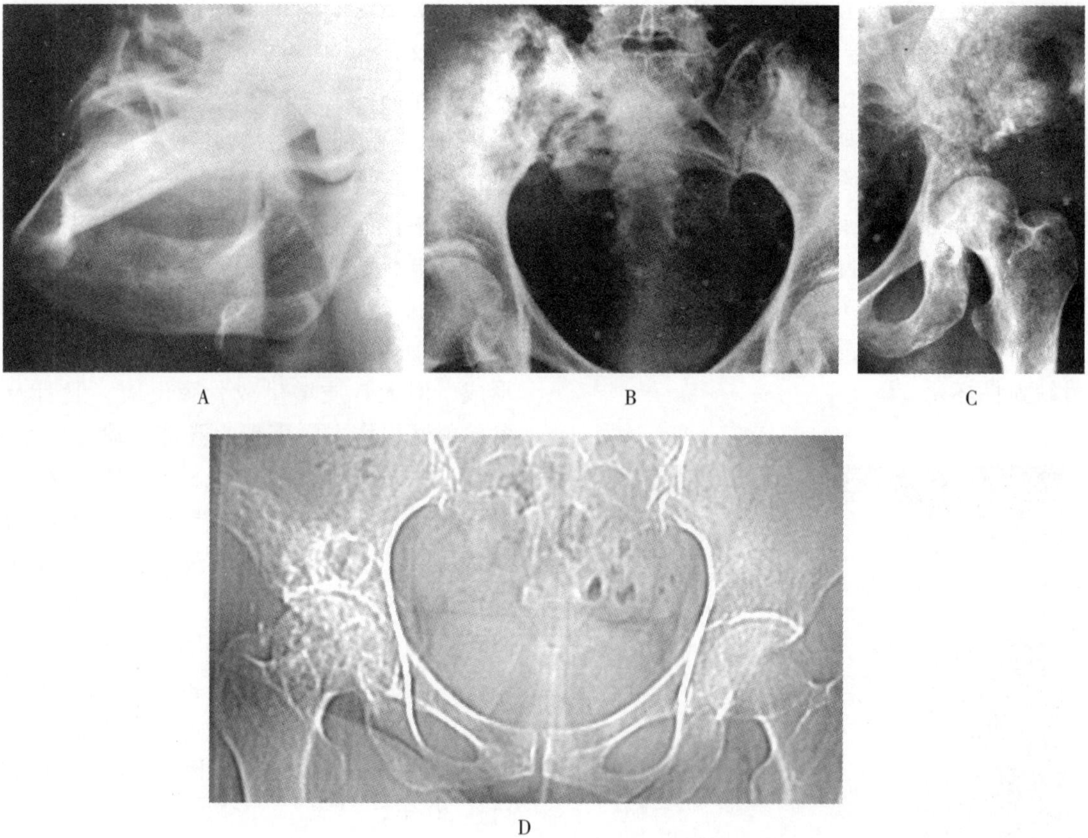

图 1-9-6　放射性骨损伤

A：下颌骨侧位 X 线片示放疗后引起左下颌支溶骨性破坏；B：骨盆正位 X 线片示宫颈癌放疗后引起右骶髂关节和耻骨联合缺血坏死；C：骨盆正位 X 线片示左髂骨放射诱发骨肉瘤；D：骨盆正位 X 线片示右髂骨体及股骨头放射后骨坏死，呈粗疏网格状改变。

（王世山　刘存兵）

参 考 文 献

1. 曹来宾主编．实用骨关节影像诊断学．济南：山东科学技术出版社，1998.
2. 李景学，孙鼎元．骨关节 X 线诊断学．北京：人民卫生出版社，1982.
3. 荣独山主编．X 线诊断学（第三册）．第二版．上海：上海科学技术出版社，2000.
4. 朱先彝主编．代谢性骨病 X 线诊断学．天津：天津科学技术出版社，1985.
5. 徐爱德主编．骨关节疾病影像学图鉴．济南：山东科学技术出版社，2002.
6. 盛平银．慢性生活性铅中毒 4 例报告．实用放射学杂志，1987，3∶177.

7. 常剑虹，马自新. 成人铅中毒时骨的 X 线所见（附两例报）. 中华放射学杂志，1964，9：64.
8. 曹来宾，何灿熙，夏宝枢. 氟骨症（附 46 例临床和 X 线分析）. 中华医学杂志，1962，48：720.
9. 杨荫清，刘正清. 氟骨症的 X 线诊断. 中华放射学杂志，1980，14：170－173.
10. 贺代杰. 食物性氟骨病 34 例 X 线分析. 中华放射学杂志，1980；14：174－175.
11. 徐均超，王云钊，戴瑞亭，等. 氟骨症基本 X 线表现与病理基础. 中华放射学杂志，1982，16：4.
12. 段承祥. 烧伤后骨与关节病变 100 例 X 线分析. 中华放射学杂志，1990，24：336.
13. 蔡俊，杨松林，李定鹏. 40 例电击伤骨改变的 X 线表现. 中华放射学杂志，1993，27：491－493.
14. 叶丽峰，等. 放射性骨炎 16 例 X 线分析. 临床放射学杂志，1992，11：74.
15. Caffey J. Pediatric X ray Diagnosis，7th ed. Chicago，Year Book Medical Publishers，1978.
16. Resnick D. Diagnosis of bone and joint Disorders. 4th ed. Philadelohia：Saunders，2002.
17. Edeiken J. Roentgen diagnosis of disease of bone. 3th ed. Volume 2. Baltimore：Willams & Wilkins，1981.
18. Chew FS，Catherine M，Susan GL. Musculoskeletal Imaging：a teaching file. Baltimore：Willame & Wilkins，1999.
19. Sachs HK. The evolution of the radiologic lead line. Radiology，1981，139：81－85.
20. Phemister BD. The effect of phosphorus in growing normal and diseased bone. JAMA，1918，70：1737.
21. Mithal A，Trived N，Gupta SK，et al. Radiological spectrum of enclemic fiuorosis：relationship with calcium intake. Skeletal Radiol，1993，22：257－261.
22. Cao J，Bai X，Zhao Y，et al. The relationship of fluorosis and brick teadrinking in Chinese Tibetans. Environ Health Perspect，1996，104：1340－1343.
23. Boillat MA，Garcia J，Velebit L. Radiological criteria of industrial fluorosis. Skeletal Radiol，1996，25：3－11.
24. Mooney WR，Reed MH. Growth disturbance in the hands following therinal injuries in children. I. Flame burns. J Can Assoc Radiol，1988，39：91.
25. Richards AM，Klaassen MF. Heterotopic ossification after severe burns：a report of three cases and review of the literature. Burns，1997，23：64－68.
26. Mitchell MJ，Loggan PM. Radiationinduced changes in bone. Radiographics，1998，18：1125－1136.
27. Curi MM，Dib LL. Osteoradionecrosis of the jaws：a retrospective study of the background factors and treatment in 104 cases. Maxillofac Surg，1997，55：540－546.

第十章

先天性骨病

第一节　骨发育畸形

骨发育畸形（dysostosis）通常指局部骨骼形态异常，可在出生时即存在，或在生后生长发育过程中出现。一般无明显临床症状，多因局部畸形或功能异常而就诊。畸形可发生于全身骨骼的任何部位，可单骨或多骨，可单一畸形，亦可多种畸形合并存在如短指合并指骨融合。骨发育畸形亦可为某种综合征的表现之一。其发病机制主要为骨发育和分裂异常，前者致骨过度发育、发育不全、发育不良，后者引起错分节、多余骨、骨联合或骨融合。软组织发育异常亦可引起骨关节畸形，如马蹄内翻足。骨发育畸形X线主要表现骨的形态、大小、位置和数目的异常，而骨结构一般正常，即有完整的骨皮质和正常的松质骨。依据这些特点，结合病史，骨发育畸形很容易诊断。有时需与继发性发育畸形，如创伤、感染、理化损伤、肿瘤、治疗后愈复改变等所致的畸形相鉴别，这些病变每引起骨结构的异常，可表现骨皮质不完整、骨破坏或骨硬化等。

一、颅面畸形

（一）颅缝早闭（craniosynostosis）

狭颅症（craniosynostosis）是指一条或几条颅缝早闭引起的头颅发育畸形，颅骨本身的原因引起的为原发性狭颅症，而因脑发育小及其他全身性的原因引起的为继发性狭颅症，原发性者约占2%～8%，以继发性者多见。

约50%～80%为矢状缝早闭，20%～29%为冠状缝，4%～10%为额缝，2%～4%为人字缝早闭。其共同特征是：早闭颅缝部位可触及骨嵴，受累颅骨活动度消失，部分有颅内压升高的表现。颅缝闭合造成与其垂直方向的颅骨生长受限。

影像学主要显示早闭的颅缝及脑的发育情况，并排除其他疾病。闭合的颅缝表现为正常锯齿状透亮线变直、骨质增生或明显的骨性融合。CT扫描对显示颅缝的情况及颅内脑组织的情况非常有帮助，三位重建可以直观显示闭合的颅缝（图1-10-1）。不同颅缝早闭引起不同的头外形改变，如矢状缝早闭使头颅横向生长受限，故头的横径小，而前后径正常，此种头形称为舟状头（scaphocephaly）；双侧冠状缝早闭引起的短头畸形（brachycephaly），表现为头颅前后径变小，一侧颅缝早闭可引起偏头畸形（anterior plagiocephaly），多颅缝早闭表现以短头畸形为主或呈三叶草（cloverleaf）形头颅。

（二）颅面骨发育不全（craniofacial dysostosis，Crouzon syndrome）

为成纤维细胞生长因子基因突变所致，常染色体显性遗传。临床表现智力轻度到中度低下，尖头畸形，两眼分离过远及眼球突出，鹦鹉嘴状鼻，下颌凸出。

X 线显示颅缝早期闭合，大多为由冠状缝和矢状缝早期闭合引起的短头畸形，80% 有人字缝的早闭。上颌骨变小，下颌骨突出，鼻窦发育不良。常伴有颈椎融合，常为 2 ~ 3 颈椎，不同于 Apert 综合征，后者恒定的为颈

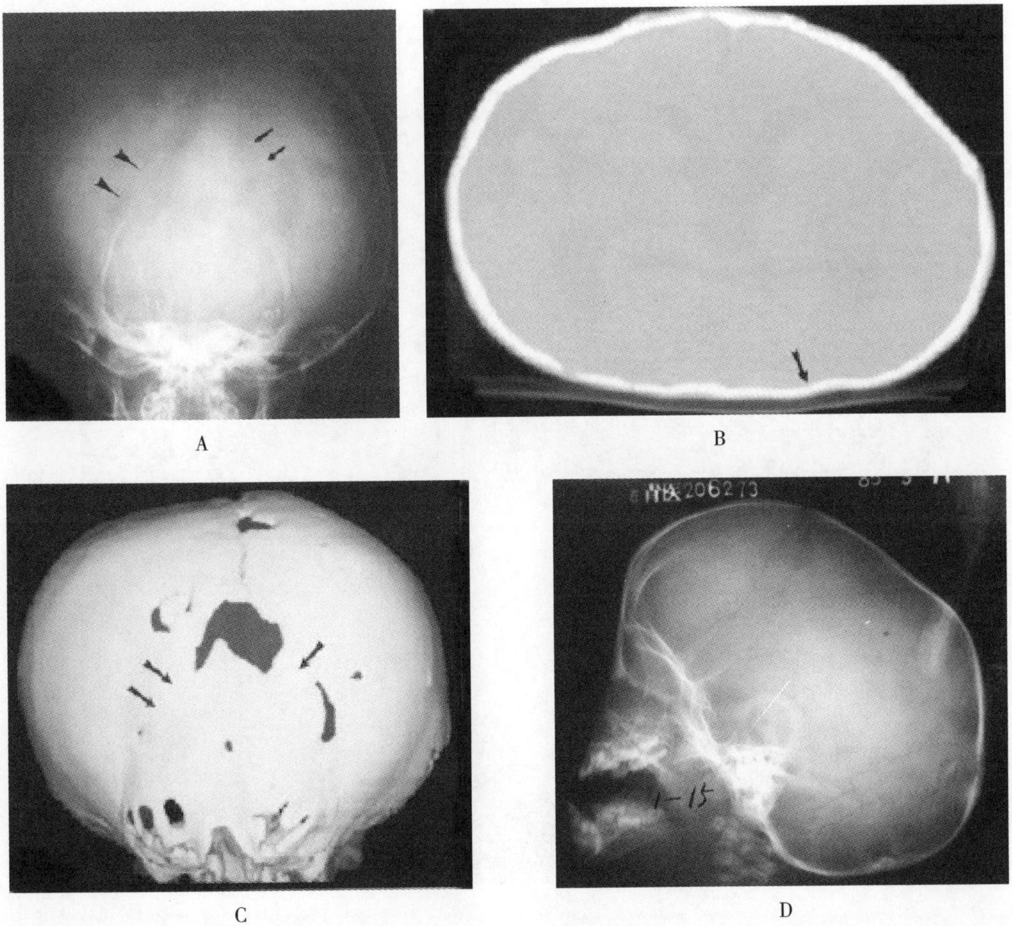

图 1-10-1 狭颅症

A、B、C：X 线平片、CT 轴面像和 SSD 重建像示头颅人字缝早期闭合；D：舟状头，矢状缝早闭。

椎4~5融合。

（三）尖头并指畸形（acrocephalosyndatyly）

为一组疾病，但它们之间的区分并不是特别明确。

1. Apert综合征　是编码成纤维细胞生长因子受体2（fibroblast growth factor receptor-2）的基因突变所致，为常染色体显性遗传，以狭颅症、中面部发育异常和对称性手足指（趾）并指畸形为特征。出生时冠状缝已闭合，而颅中线自眉间至后囟有一较宽的缺损，形成一宽的额缝，可有缝间骨。头颅呈短头型。面部异常：眶小、眼球突出，上颌发育不良。手（足）异常：第2、3、4指（趾）末节骨软骨性融合，第4、5指（趾）融合，拇指（趾）近节呈三角形。亦可有颈椎4~5融合，腕跗骨融合，肢骨变短畸形（图1-10-2）。

2. Saethre-Chontzen尖头并指畸形　为TWIST基因突变，特征为短头、低额发际线、上睑下垂、短指、手指和第2、3趾的皮肤性并指畸形。X线表现颅缝早闭，第1拇趾末节

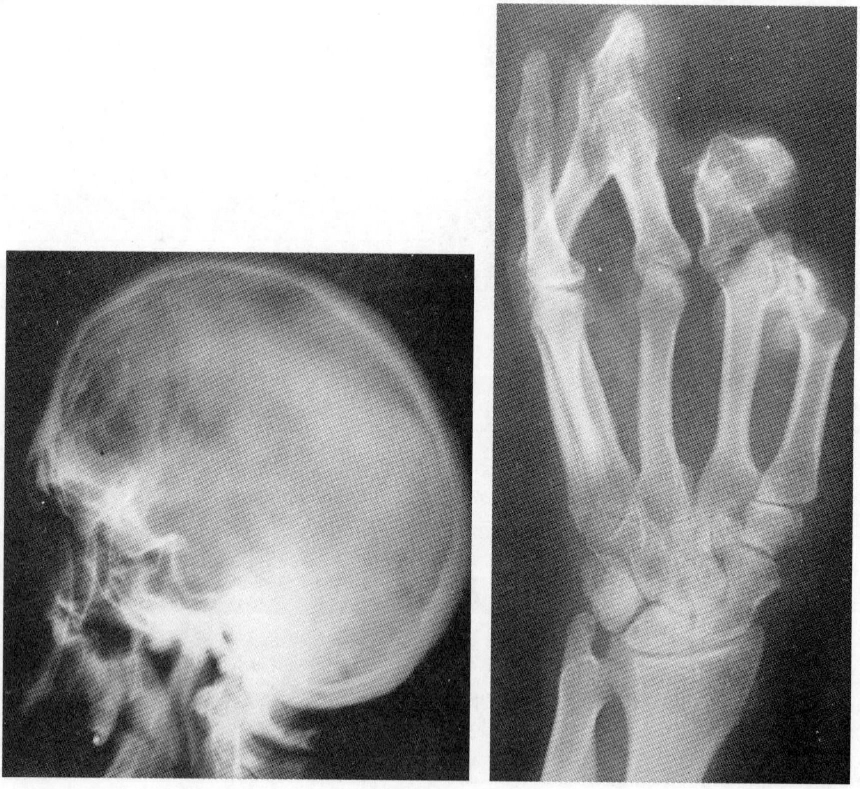

A　　B

图1-10-2　尖头并指畸形 Apert综合征

A、B：颅侧位及手正位X线片示短头畸形，指骨发育不全及指间关节融合。

分叉，髋外翻，锁骨发育不良等。

3. Pfeiffer 综合征　为常染色体显性遗传，与成纤维细胞生长因子受体 2 基因突变有关。特征为狭颅症、宽短拇指（趾）、上颌回缩和部分软组织性并指。X 线表现颅缝早闭，典型为冠状缝早闭，呈三叶草形头颅。第 2、3 指呈部分软组织融合，中节骨常变短。肘强直（图 1-10-3）。

4. Jackson-Weiss 综合征　为常染色体显性遗传，特征为中面部发育不良、狭颅症和足异常。足畸形可类似 Apert 综合征。手畸形少见，可有远中指发育不良和腕骨分节不良。

（四）尖头并指多指畸形（acrocephalopolysyndactyly）

基本特点是颅缝早闭，多指和并指。有 3 种综合征：

1. Carpenter 综合征　最常见，常染色体隐性遗传，常有智力障碍。常表现尖头、肥胖、性腺发育不全、腹部疝、先天性心脏病。X 线表现冠状缝闭合相对较迟，手中指、掌骨变短和第 3、4 指并指最常见。拇指近节常变宽或重复畸形。足第 1、2 趾轴前多指及软组织并指，和第 1 掌骨短而宽是典型特点。

2. Noack 综合征　特点是拇指增大和大趾重复畸形。

3. Sakati 综合征　特点是颅缝早闭，并指多指，胫腓骨变短和前臂弯曲。

二、脊柱畸形

（一）椎体异常

主要为半椎体、裂椎畸形，如果成对的椎体软骨中心的一个不发育则形成侧向半椎体（lateral hemivertebra）；如果是骨化时期前侧不发育，则形成后侧半椎体（posterior hemivertebra）。如果是两个软骨中心联合异常，则椎体成为左右两个三角形骨块，称为矢状裂椎畸形（sagittal cleft vertebra）。如果两个骨化中心中央联合异常，则可形成前后两个相对的骨块，称为冠状裂椎畸形（coronal cleft vertebra）。

1. 影像学表现　常一个或数个椎体同时异常，侧向半椎体在正位 X 线片上呈楔形，常引起不同程度的脊柱侧弯。裂椎畸形的椎

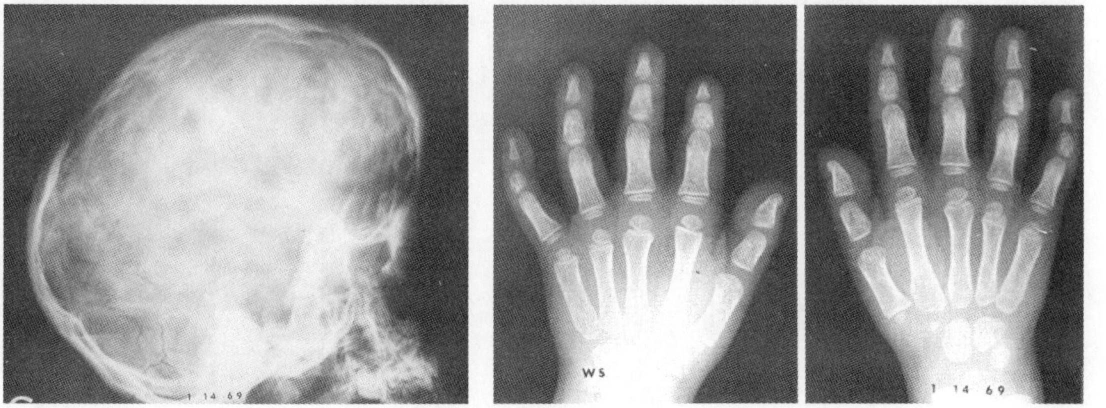

A　　　　B

图 1-10-3　尖头并指畸形 Pfeiffer 综合征

A、B：颅侧位及双手正位 X 线片示短头畸形，指骨中远节变短。

体中央很细，或者由两个不相连的楔形骨块组成，形似蝴蝶的两翼，故称“蝴蝶椎（butterfly vertebra）”（图 1-10-4），侧位片上椎体仍为方形，但椎体中部密度增高。前或后侧半椎体、冠状裂椎畸形则需在侧位 X 线片上显示（图 1-10-5），多螺旋 CT 扫描后矢状面重建有助于明确诊断。

2. 鉴别诊断　半椎体、裂椎畸形单发者多无需鉴别。多发者应与黏多糖贮积症、脊椎骨骺发育异常等导致的椎体改变鉴别，但后者的椎体改变呈鸟嘴状、花瓶状等较为特征，且有其他部位的发育异常。

（二）椎弓异常

1. 脊椎裂（spine bifida）　是指脊椎椎弓中央先天性不联合。椎弓形成于左右一对软骨形成中心，之后形成两个骨化中心，正常在 2 岁之前两侧骨化中心融合，但常遗留腰 5 和骶 1 不联合，胸 11 和 12 亦可不联合。

脊椎后弓不联合包括棘突正中裂、椎板裂、椎弓根裂和椎弓峡部裂。多见于腰骶椎，其次为颈椎，以椎管内容物有无疝出，分为隐性脊椎裂和显性脊椎裂。以前者多见，一般无临床症状，骶椎隐裂可引起儿童遗尿症。显性脊椎裂因脑脊膜膨出，可见腰背部的软组织肿物，常有椎管内先天性异常如脊髓栓系、脊髓低位等。

X 线正位平片上，椎弓有裂隙，可以合并棘突发育不良或缺如，也可以呈游离状态称游离棘突或漂浮棘突（图 1-10-6）。显性脊椎裂，在缺损的椎弓外可见到局部软组织肿块影。MRI 扫描可以清晰显示脊髓栓系、畸胎瘤、脊髓低位及是否有椎管内容物经裂隙突

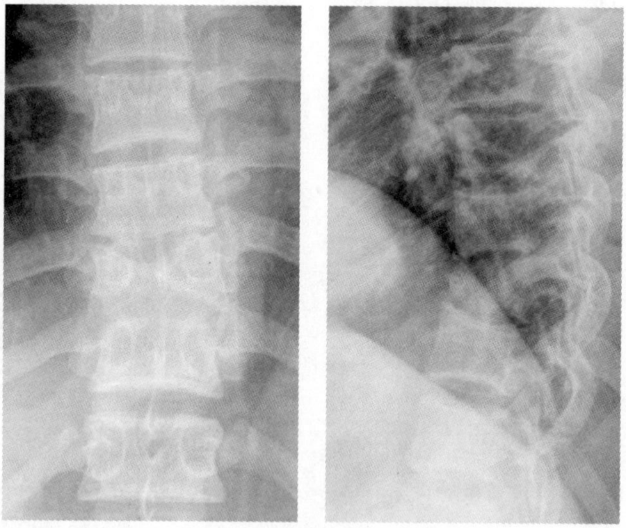

A　　　　B

图 1-10-4　裂椎畸形（蝴蝶椎）

A、B：胸椎正侧位 X 线片示胸 9 椎体中央发育不全，使椎体形成两个分离相对的三角形，颇似蝴蝶，故称为“蝴蝶椎”，侧位片椎体呈尖向前的楔形，为后侧半椎体的表现。

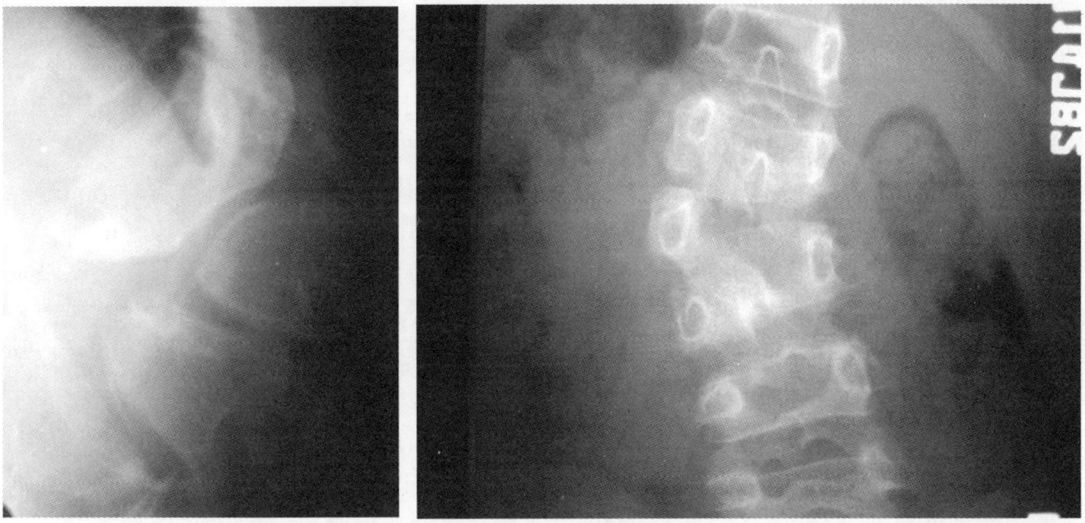

A　　　　B

图 1-10-5　半椎体畸形

A：腰椎侧位 X 线片示 $L_{1,2}$ 背侧半椎体，脊椎后突畸形；B：侧半椎体畸形。

出等椎管闭合不全的征象。

2. 椎弓峡部不连及脊椎滑脱　椎弓峡部不连（spondylolysis）也称椎弓崩裂，是指脊椎的椎弓峡部骨不连接。由于椎弓峡部不连而导致椎体向前不同程度移位则称为脊椎滑脱（spondylolisthesis）。

多发生于 20 岁 ~40 岁的成年人，男女之比为 2∶1。绝大多数发生于第 5 腰椎（90%），多发者占 15%。峡部不连可为单侧性或双侧。主要临床症状为下腰痛，并向髋部或下肢放射。

（1）影像学表现

1）X 线　前后位片上椎弓峡部不连可表现为椎弓峡部裂隙、密度增高、结构紊乱等改变；侧位片上，椎弓峡部缺损位于椎弓的上、下关节突之间，为自后上斜向前下方的裂隙样骨质缺损，边缘可有硬化，若有滑脱，可确定滑脱程度。但前后位或侧位片一般不能作为确诊的依据。左右斜位上可清楚显示

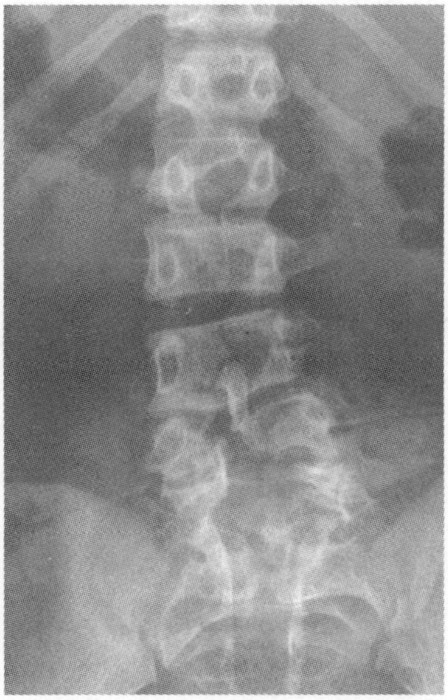

图 1-10-6　脊椎裂

腰 4、5 和骶椎椎弓中央骨不连接，形成透亮裂隙，腰 4、5 水平裂隙中有一纵行骨块影，即漂浮棘突。

峡部断裂，并可确定哪一侧不连。另外，崩裂的峡部常上下径变窄，相邻关节突的位置相靠近，反映局部发育较差。CT 扫描或 CT 重建能更清楚显示（图 1-10-7）。

2）MRI　矢状面像可观察脊椎的移位。峡部裂隙在 T1WI 和 T2WI 均为低信号。病变椎体可发生骨髓信号变化，开始为纤维血管组织的长 T1 长 T2 信号，然后为脂肪转化的高信号，最后为骨质硬化的低信号。

（2）鉴别诊断

1）椎体小关节紊乱引起的椎体的移位，多见于老年人，为椎间盘和椎间小关节退变的结果，可见椎体小关节明显的增生硬化，小关节对应不良，但没有椎弓峡部不连。

2）外伤引起的椎体移位都合并明显的外伤史，均有椎间关节脱位或伴有骨折，CT 或 MRI 检查有助于明确诊断。

（三）先天性阻滞椎

先天性椎体融合（congenital vertebral coalition）又称为阻滞椎（congenital block vertebrae）是指椎间盘形成不良，椎体间不能正常分节。

1. Klippel-Feil 综合征　临床表现包括短颈、后发际低和颈部活动受限三个征象。现广泛指为两个或多个颈椎融合，三个征象全部具备者不足 50%。大多数病例颈椎融合起自枕寰融合或颈 1～2 融合，融合平面止于颈 2～3。若下部颈椎融合，融合平面多止于颈 6～7，有时可累及上部胸椎，下端达胸椎 4～5 平面。该综合征可伴发多种畸形，如高肩胛、颈肋、颈蹼、半椎体和脊椎裂等。也可有耳位低、心脏和泌尿系统的异常等。

影像学表现：融合可为部分性或完全性，可累及椎体、椎弓根、椎板或棘突。完全性者椎间盘消失；部分性椎体融合，椎间盘明显萎缩变小、可出现钙化，或仅残留致密的

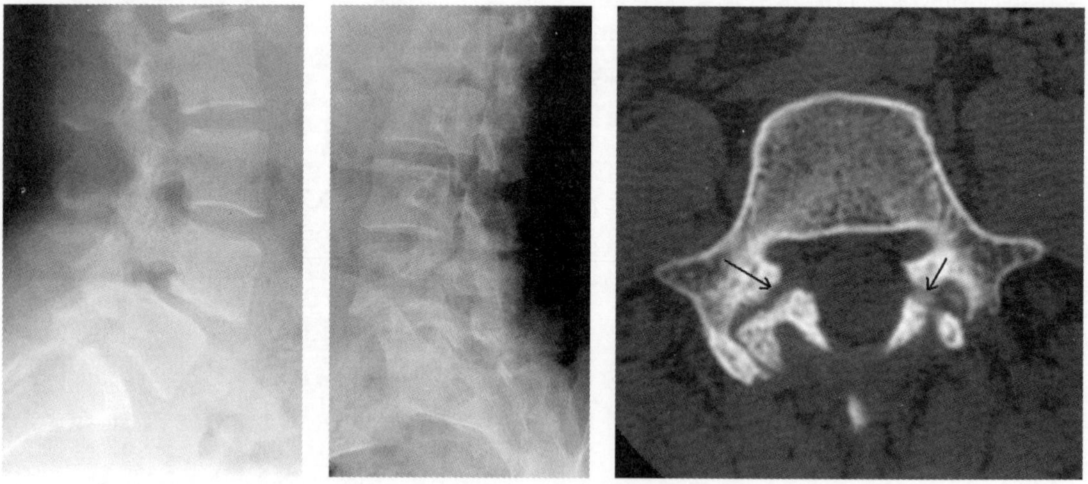

A　　B　　C

图 1-10-7　椎弓峡部不连及脊椎滑脱

A、B、C：腰椎侧位像可见腰 4 椎体前移，斜位示双侧椎弓峡部不连，形成透亮裂隙，CT 扫描重建可见断裂的椎弓峡部。

线状终板。受累椎体的前缘增长，融合处椎体前后径较正常变小呈“黄蜂腰”状，称“蜂腰征”　(wasp waist sign)，椎体呈梯形(图 1-10-8)。这些改变是先天融合的特点，反映早期融合致生长发育受影响。如合并椎弓融合，可与继发性脊椎融合（如炎症后）相鉴别。

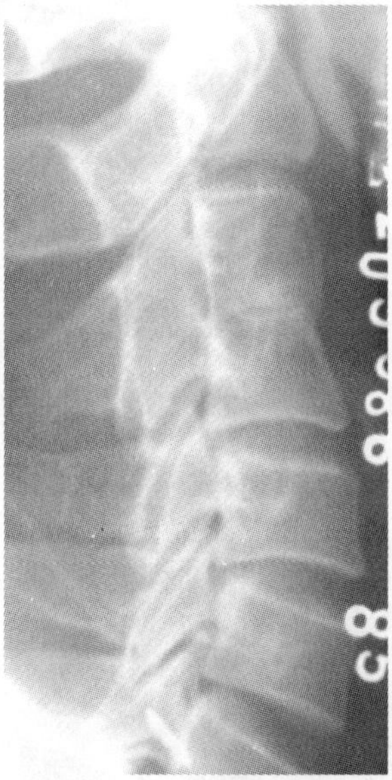

图 1-10-8　Klippel-Feil 综合征

颈3、4 椎体先天性融合，椎间隙消失，相邻处椎体前后径较正常窄，呈“黄蜂腰”样外观。

2. 脊椎融合　亦可发生在胸椎或腰椎，其范围局限，多波及两个相邻椎体。椎弓亦可融合。受影响椎间盘萎缩变小、钙化，或完全消失（图 1-10-9、10)。椎体一侧融合可引起脊柱侧弯。一般无症状，X 线检查时被发现，其表现与 Klippel-Feil 综合征相似。

（四）颅颈交界处异常

寰枕融合又称寰椎枕骨化(occipitalization of the atlas)，寰枕融合为枕骨和寰椎间分节不

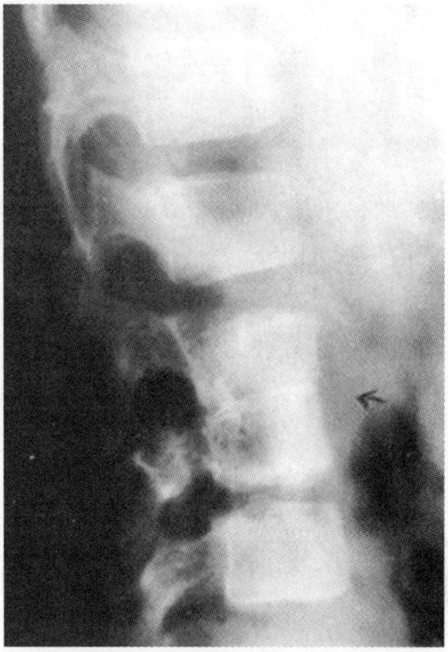

图 1-10-9　腰椎融合畸形

腰 1～2 融合，仍见椎体终板痕迹，不同于结核。

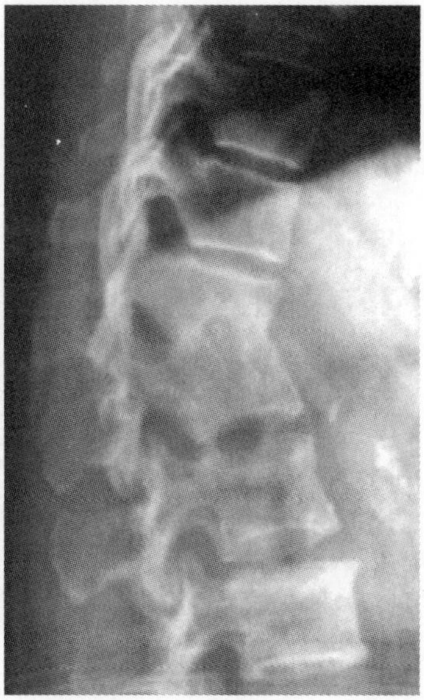

图 1-10-10　结核性脊椎融合

腰 1～2 椎体结核，椎间隙消失，脊柱排列不稳。

完全所致，可完全或部分融合，有时只侵及后弓，有些则侵及前弓或侧块。严重的畸形可使齿状突上移位而压迫脊髓。当有颅底凹陷时，临床上有短颈、头颅偏斜或斜颈，肢体有感觉及运动障碍。头痛、颈背部疼。还可出现椎动脉受压，产生头晕、昏厥，精神沮丧。

X线侧位平片可以显示寰枕间隙变窄消失，或寰椎显示不清，仅显示与枕骨融合的前结节或后结节。CT扫描后做矢状面和冠状面重建显示最好（图1-10-11）。颅底凹陷可在侧位片测量Chamberlain线（为枕骨大孔后缘中点至硬腭后缘连线，正常情况枢椎齿状突顶点应不超过此线或最高不超过线上3mm）、Mcgregor线（为硬腭后缘至枕骨外板最低点连线，齿状突顶点应不超过该线3～4mm）。

（五）脊椎不发育

脊椎不发育以骶尾骨不发育（sacrococcygeal agenesis）最常见，部分性不发育表现一节或多节骶骨缺如（图1-10-12），或一侧性不发育或发育不良。完全性不发育，双侧髂骨在中线处联合或与末端脊椎形成关节，多数患者合并上部脊椎畸形如半椎、融椎等，引起脊柱侧弯。CT、MRI可估计前脊膜膨出，MRI可确定神经异常如硬膜囊狭窄、脊髓圆锥低位等。

（六）脊柱弯曲

脊柱侧弯（scoliosis）为脊柱在冠状面上异常地向一侧弯曲，常伴脊椎前突和/或后突，80%原因不明，称为特发性脊柱侧弯（idiopathic scoliosis）；继发性脊柱侧弯则因半椎体、脊椎先天融合等发育畸形或神经肌肉疾病引起。

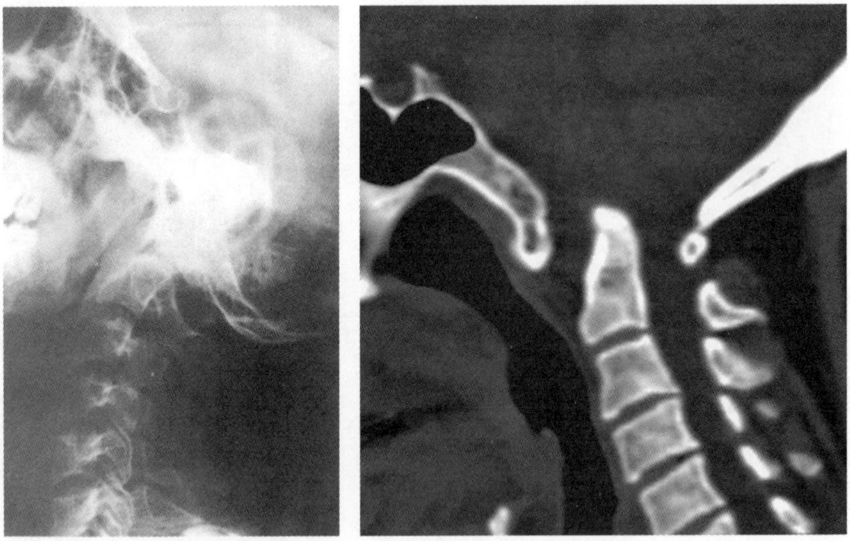

A　　B

图1-10-11　寰椎枕骨化

A：寰椎前弓、棘突与枕骨融合，齿状突上移；B：CT矢状面重建，枕骨与寰椎之间骨性融合，并伴寰枢关节半脱位。

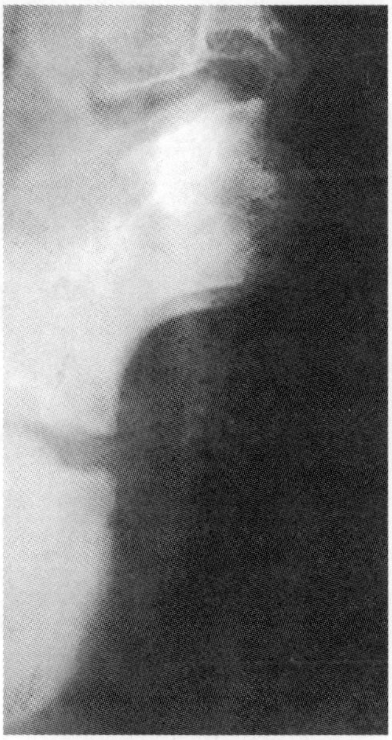

图 1-10-12　骶骨不发育
骶骨侧位 X 线片示骶骨中下部缺如。

特发性脊柱侧弯女性明显多于男性，约 7:1，一般在 6 ~ 7 岁发病，椎体二次骨化中心出现后侧弯迅速发展，1 ~ 2 年内即可产生严重的畸形。侧弯畸形常伴有脊柱扭转畸形，导致胸廓畸形和驼背。改变轻者，外观无明显畸形，多为检查时偶然发现。

1. 影像学表现　脊柱侧弯多发生在胸椎上部，其次为胸腰段。侧弯一般呈“S”形，在中间有一个大的原发性侧弯（主弯），上下端各有一个代偿性小弯。侧弯处椎间隙左右不等宽，凸侧宽，凹侧窄。若在胸椎，则合并有胸廓和肋骨的变形。

2. 鉴别诊断

（1）继发性脊柱侧弯　常与脊柱先天畸形如半椎体等有关，在婴儿期即可发现。

（2）肌肉异常性侧弯　由于一侧脊柱的肌肉本身或支配神经病变如肌肉萎缩、脑瘫等。临床发现神经肌肉异常为主要鉴别点。

（3）变性脊柱侧弯　见于老年人，脊柱、椎间盘、小关节明显退行性变，引起脊柱排列不齐，可引起侧弯及驼背。

（4）伴骨发育不良或综合征的侧弯　如神经纤维瘤病等，其他临床表现和骨发育异常可帮助鉴别。

三、四肢畸形

（一）先天性骨增大（skeletal hyperplasia）

可累及单骨、肢体的一部分或整个肢体，有些病例可身体半侧肥大。累及肢体称巨肢症，累及指（趾）称巨指（趾）症（图 1-10-13）。常伴有软组织肥大。可为特发性，多数为疾病的一部分，如神经纤维瘤、脂肪瘤、Proteus 综合征、血管瘤、淋巴管瘤、内分泌异常、脑性巨大症和肾上腺肿瘤。骨的局部过度生长，可见于脂瘤性巨大发育、周围神

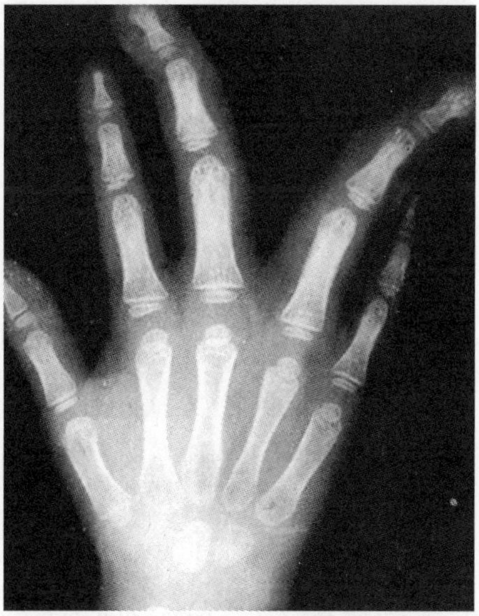

图 1-10-13　巨指症
第 3、4 指巨指畸形且相互分离。

经纤维脂性错构瘤（正中神经最常见）、关节充血或炎症（如血友病、慢性关节炎、骨髓炎）。

（二）骨发育不全和不发育

发育不全系指肢（指）部分缺如或短肢（指）（图 1-10-14），不发育系指肢（指）完全缺如（图 1-10-15）。长管骨骨发育不全和不发育好发部位依次为腓、桡、股、尺和肱骨（图 1-10-16）。发育不全可程度不一，可发生在近侧或远侧，常伴相邻骨节异常（内或外翻），并列骨骼（尺桡、胫腓）常伴相邻骨骼弯曲及同侧腕跗骨、短骨不发育。

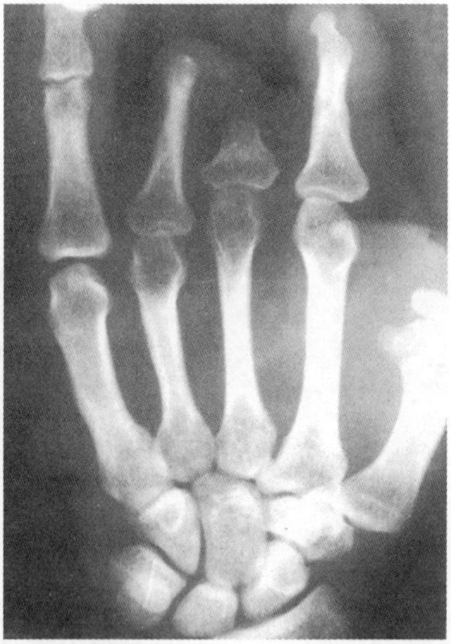

图 1-10-14　短指畸形

第 1～4 多个指骨不发育及短指畸形。

（三）发育不良

1. 肩胛骨高位症（congenital elevation of the scapula）　又称 Sprengel 畸形，患侧肩胛骨可较正常侧升高 2～10cm，可伴有旋转畸形。

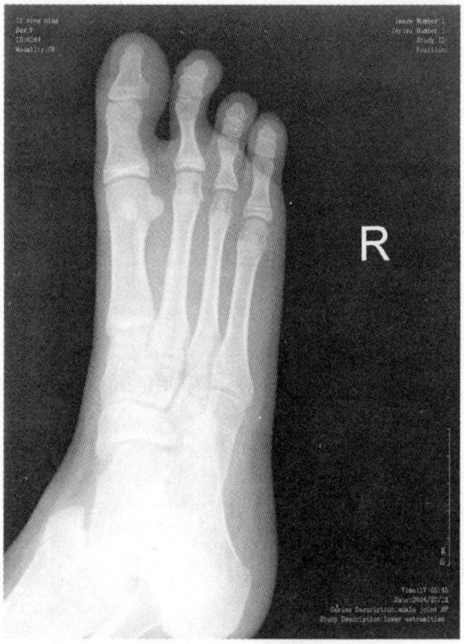

图 1-10-15　趾跖骨发育不全

右足仅有 4 个趾跖骨。

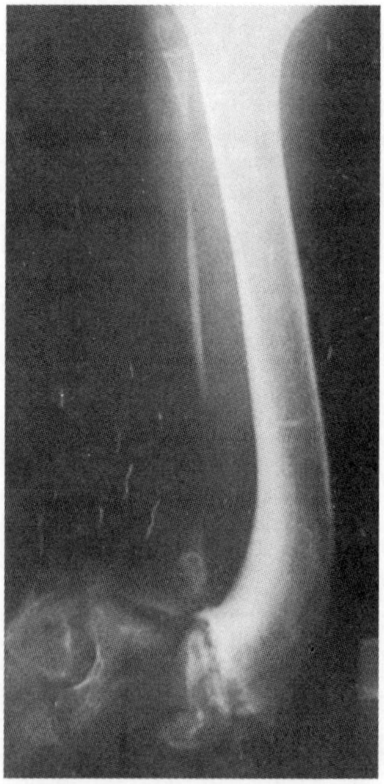

图 1-10-16　腓骨发育不全

腓骨明显细短，胫骨下段弯曲。

肩胛骨高位症一般为单侧，也可为双侧性，约10%。肩胛骨位置较高，在其内缘可见索条影与颈4～7棘突相连。约有1/3肩胛骨较小、下角升高和内旋（图1-10-17）。有时在肩胛骨与脊柱间出现三角形异位骨块，即肩椎骨。常合并同侧锁骨发育不良和颈胸椎畸形，如半椎体、肋骨缺如或融合，颈肋和Klippel-Feil综合征等。

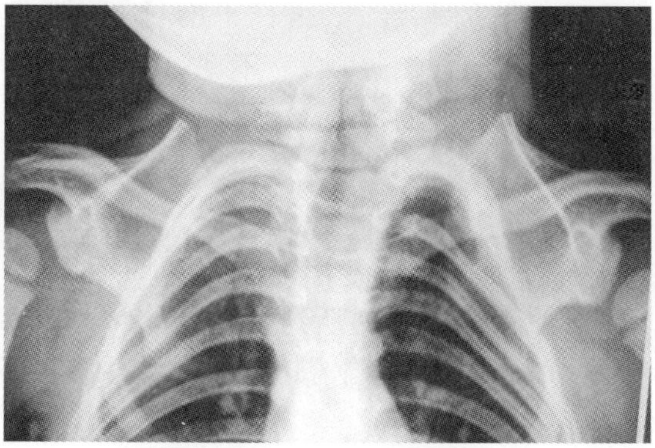

图1-10-17　肩胛骨高位症

双侧性肩胛骨位置较高，肩胛骨较小，肩胛下角升高和内旋，同时伴有颈椎的发育异常。

2. 肩胛骨盂颈发育不良（hypoplasia of the glenoid neck of the scapula）　又称肩胛骨关节盂发育不良，X线表现肩胛颈发育不良、盂关节面不规整，可有一齿状突起或切迹。肩关节间隙特别是下部增宽。可伴肱骨、肩峰和锁骨异常。

3. 先天性桡骨头脱位（congenital dislocation of the radial head）　桡骨头大多向前脱位。桡骨头发育小，其关节面失去正常的浅碟状，而呈向上凸的圆顶状。肱骨小头发育不全，有认为该征象是本症的可靠征象。肱骨头下端于移位的桡骨头的顶撞点处常有一凹陷。

4. 马德隆畸形（Madelung deformity，MD）　为桡骨远端内侧骨骺发育障碍，而外侧骨骺和尺骨发育正常，致使桡骨变短弯曲，并向尺掌侧倾斜，下尺桡关节脱位和继发性腕骨排列异常等。此种畸形常于双侧，女性明显多于男性，约为3～5∶1。青春期，症状开始明显，表现为前臂短而弯曲，手腕无力，尺骨远端向背侧脱位，脱位易复位但不能维持。桡骨骨骺伸直型外伤骨折畸形愈合亦可引起该畸形，称假马德隆畸形。

影像学表现常在2岁以后出现异常。桡骨短而弯，尺骨相对地增长并向远端和背侧突出，二者形成“V”形切迹；桡骨远端关节面向掌侧、尺侧明显倾斜（内倾角正常值为27°），内侧有缺损；近列腕骨形成以月骨为尖端的锥形，并嵌入桡骨和尺骨形成的“V”形切迹内（图1-10-18）。腕骨角（正常值130°～137°，为头月骨近端切线与三角骨月骨

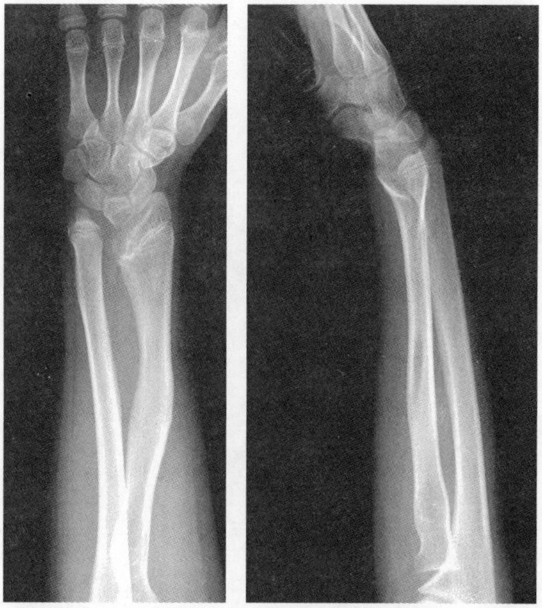

A　　B

图1-10-18　Madelung畸形

A、B：左腕正侧位X线片示左桡骨远端向内掌侧倾斜。

的近端切线形成的交角）变小。

5. 先天性髋内翻（congenital coxa vara） 为常染色体显性遗传，分为两型：第一型是出生时即表现出髋内翻，常合并股骨近端发育畸形或其他部位的先天性畸形，较少见；第二型多见，是行走后出现髋内翻，不合并其他先天性畸形，常为双侧发病，男女发病率相等。

（1）影像学表现 股骨颈变短、增宽、颈干角变小几乎呈直角。骨骺线增宽，近垂直方向，股骨颈干骺端内侧不规则边缘硬化，其内可见透亮线及小碎骨片。大粗隆位置抬高，股骨头位置相对下降，但大小形态正常（图 1-10-19）。

（2）鉴别诊断 脊柱干骺端发育异常、干骺端发育异常也可以导致髋内翻，但后者长骨干骺端均有不同程度的异常，脊柱干骺端发育异常还有脊柱椎体变扁等形态改变帮助鉴别。

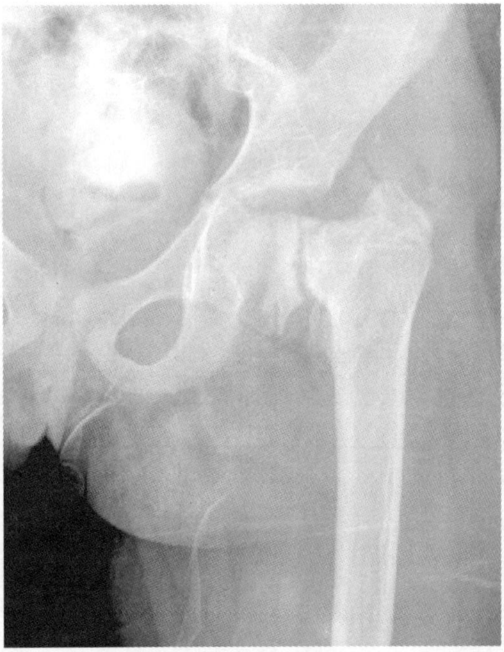

图 1-10-19 左侧髋内翻

左股骨颈变短、增宽、有典型的三角骨块形成，颈干角变小几乎呈直角。大粗隆位置相对抬高，股骨头下降。

6. 先天性髋脱位（congenital dislocation of the hip） 有两种含意，其一为髋臼发育不良，其二为髋关节不稳定。为了更好体现病变发展过程，命名为髋关节发育异常（development dysplasia of the hip，DDH）更为确切。有人认为先有髋臼发育浅，即髋臼角增大，使髋关节不稳定而引起脱位；但多数认为是先有髋关节的不稳定，髋臼得不到来自股骨头的正常压力而使髋臼发育不良。

女性是男性的 5 倍，左侧多于右侧，双侧发病较多。

生后 4 个月内（即能行走前），可表现为股内侧皮纹不对称，下肢不等长。Ortolani 检查可感到股骨头滑进髋臼或听到弹响；Barlow 检查有半脱位和后脱位。患儿行走之后，可出现会阴部增宽、跛行、“鸭步”等表现，患肢外展受限，两下肢不等长。Trendelenburg 试验阳性。

（1）影像学表现

1）X 线 髋臼发育异常表现为髋臼浅，即髋臼角较大（图 1-10-20）。关节半脱位或

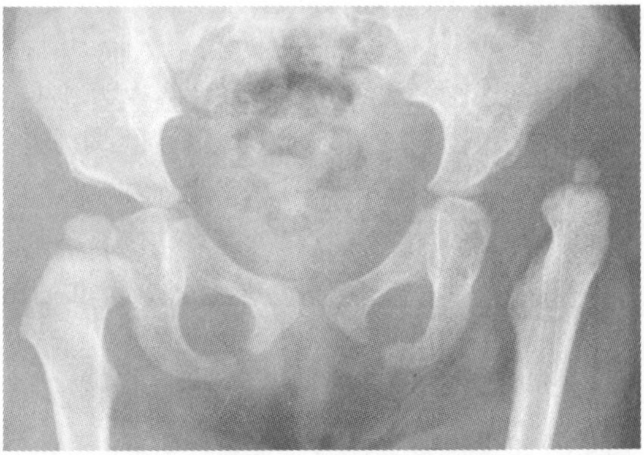

图 1-10-20 先天性髋脱位

双侧髋臼浅，髋臼角增大，以左侧为著，股骨头脱出髋臼，向外上方移位。

脱位的测量有多种方法。

在股骨头骨骺出现前，投照位置多采用髋内收45°充分内旋位，股骨干轴线的延长线，正常应与髋臼相交。

股骨头骨骺出现之后，常采用Perkin方格法：自两侧Y形软骨的中央划一横行线，称为Hilgenreiner线，再经髋臼的外侧缘划其垂线，称为Perkin线。二者形成的象限称为Perkin方格。正常股骨头骨骺位于内下象限。正常股骨干骺端向上不应超过Hilgenreiner线，并且两侧对称。从Perkin线到股骨干骺端的最高点的水平距离两侧应对称。

2）超声 DDH的早期诊断对预后非常重要，6个月以内婴儿由于多数股骨头骨骺尚未骨化，X线平片发现率较低，也不确切。而超声可以观察股骨头骺软骨，了解有无脱位。

3）MRI 可以很好地显示软骨，图像清晰，可重复性好，在诊断DDH上有潜在的优势。

（2）鉴别诊断

1）外伤性脱位 患者有明确的外伤史，同时可有骨折，但不合并髋臼发育不良的征象。

2）麻痹性髋关节脱位 麻痹性髋关节脱位是由于臀肌瘫痪后引起的髋关节的继发性改变，可表现髋臼发育不良、变浅、髋臼角增大，股骨头变小、外旋。临床检查可帮助鉴别。

3）佝偻病（rickets） 是儿童时期骨样组织钙化不良的全身性疾病，主要影响骺板，使其增宽成杯口状，骨小梁模糊、粗糙，骨化中心出现延迟，因此股骨头骨骺相对较小，不同之处是全身性干骺端临时钙化带变模糊，没有髋关节脱位和髋臼发育不良的征象，容易鉴别。

7．先天性胫骨假关节（congenital pseudoarthrosis of the tibia） 又称先天性胫骨不连或Weisman-Netter综合征，多发生在胫骨中下1/3交界处。女性多见，患儿出生时小腿外观正常，逐渐出现前弯畸形，小腿短缩。皮肤常有咖啡色斑。本病常合并神经纤维瘤病或纤维结构不良。

影像学上假关节形成之前，可见骨干纤维组织所成的透亮区。骨折后无正常骨痂形成，骨折不能愈合。两断端逐渐变细变尖呈锥形，骨端髓腔封闭、硬化，骨皮质变薄，骨萎缩；亦可近侧断端呈杯口状增宽，被变尖的远端嵌入，类似关节（图1-10-21）。断端常有错位或成角畸形。少数病例合并腓骨下段骨纤维发育异常。

（四）长骨弯曲

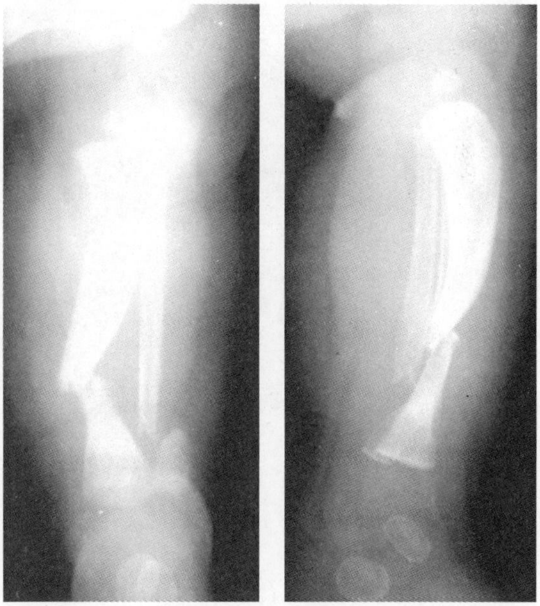

A B

图1-10-21 先天性胫骨假关节

左小腿正侧位X线片示左胫骨下1/3骨质不连续，断端变细，两断端成角，腓骨下段亦有假关节形成。

常见于股骨和胫骨，可单侧或双侧发病，单发或合并发生。出生时即发现，随生长发育可恢复正常。多向前或向外侧弯曲，伴有不同程度的旋转畸形。弯曲部位多在骨干的中段，凹侧皮质增厚，凸侧皮质变薄。干骺和骨骺形态结构正常，可与佝偻病、软骨发育障碍等所形成的弯曲相鉴别。

（五）多指、多指骨畸形

多指可发生在拇指或第5指，足部以第5趾常见（图1-10-22）。发生在手的桡侧称轴前（preaxial polydactyly）多指，发生在尺侧称轴后（postaxial polydactyly）多指。可单独发生，亦可为综合征的一部分。

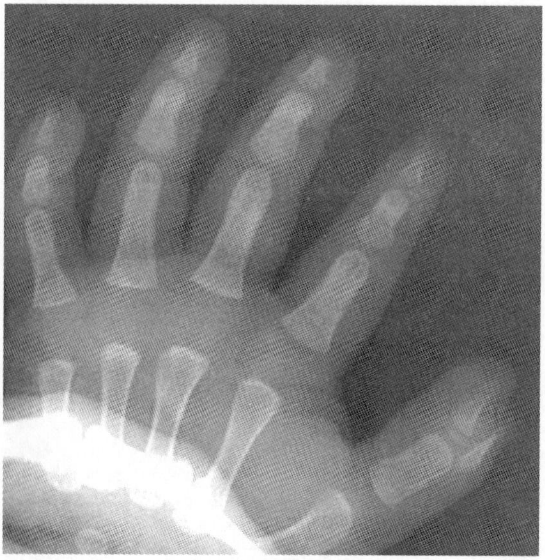

图1-10-22 多指畸形

左手正位X线片示左拇指示轴前多指。

（六）骨联合或融合

骨融合常见为指骨、腕骨、尺桡骨和跗骨融合，胫腓骨融合亦可发生。

1. 并指畸形 较常见，分为软组织并指或骨性并指（图1-10-23），部分性或完全性并指。大多数为遗传性，以男性最常见。多数综合征可伴有多指，如Poland综合征，该综合征约10%发生并指，其他畸形有胸肌不发育，肋骨、锁骨胸骨和手发育不良等。

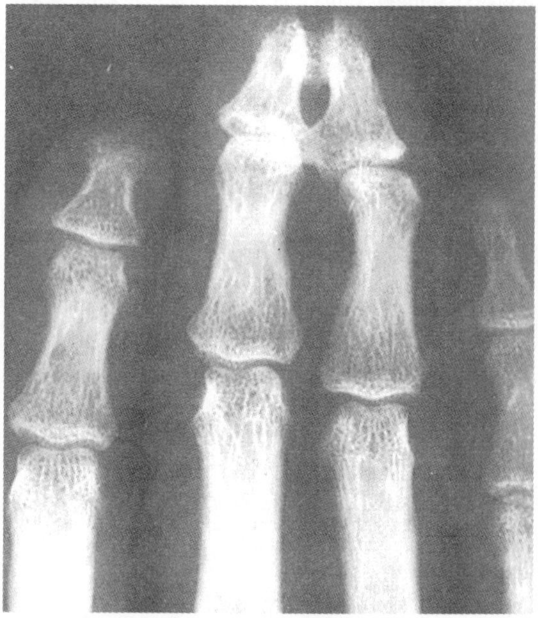

图1-10-23 并指畸形

第3、4指并指，末节指骨间有骨桥相连。

2. 指骨融合 多发生在手和足的尺侧，手以近侧指间关节融合多见（图1-10-24），而足则以远侧多见。很少累及拇指。可合并掌骨变短，腕或跗骨融合。融合部位边缘光滑或有一规整的切迹，远侧指骨和近侧掌骨头继发性发育不良有助于同继发性指骨融合相鉴别。

3. 腕骨融合 较常见。可单独发生或是综合征的一部分，前者常发生在同排（近侧或远侧），后者可影响不同排。单独发生者以三角骨和月骨融合最常见，舟月关节间隙则表现增宽。融合可分为完全性或不完全性，

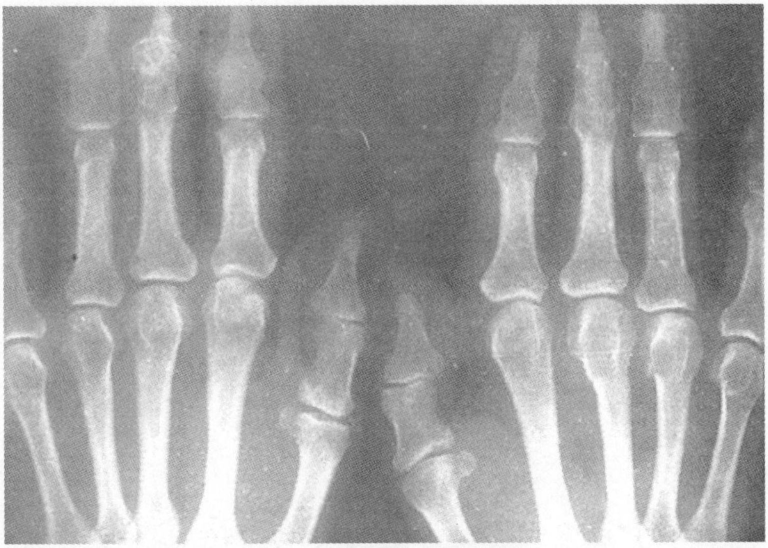

图 1-10-24 指间关节联合

双手拇指正常，其余4指均呈中、末节指间关节融合。

前者两骨间隙消失，或在边缘部位仅留一切迹或裂缝；后者两骨间隙明显变窄或几近消失，融合部位仍见线状致密的皮质缘是其特点。

4. 先天性尺桡骨融合（congenital radioulnar synostosis） 为尺桡骨骨性联合，绝大多数在近1/3处，联合引起前臂的旋前功能障碍。

尺骨和桡骨的近端可见骨性联合，可为完全融合，长4～8cm不等，桡骨头消失（图1-10-25、26）；也可桡骨颈部与尺骨联合，桡骨小头存在，但与尺骨分离。当联合为软骨和纤维组织时，X线片上不能显示，容易误诊。此时应观察尺桡骨的外形及间距的间接改变帮助判断。由于融合，桡骨生长主要向远侧，桡骨干增粗、弯曲，同尺骨分离或相交叉，尺骨变短。

5. 先天性跗骨融合（congenital tarsal coalition） 双侧发病为50%～60%，跗骨融合好发部位依次为：跟舟、跟距、距舟、跟骰骨融合，约90%涉及到跟距和跟舟关节。生长发育时期为纤维或软骨联合，一般无临床症状，20～40岁期间发生骨性联合出现典型症状和体征，可有疼痛、活动障碍、弓形足（cavus）。

（1）跟舟骨融合 骨性融合易于诊断，多在8～12岁。软骨或纤维性融合诊断较困难，两骨相邻缘明显致密硬化和跟骨的前上部分增长有助于诊断。距骨头常发育不良。

（2）距跟骨融合 男性多见，20%～25%为双侧。几乎均发生在距骨中部，距骨和跟骨载距突之间，而距下后关节或前关节很少见。

常规正侧位X线片均能清楚显示骨性骨桥。软骨融合通常显示两骨间隙明显变窄，相邻关节面致密硬化及不规则，有的两骨块

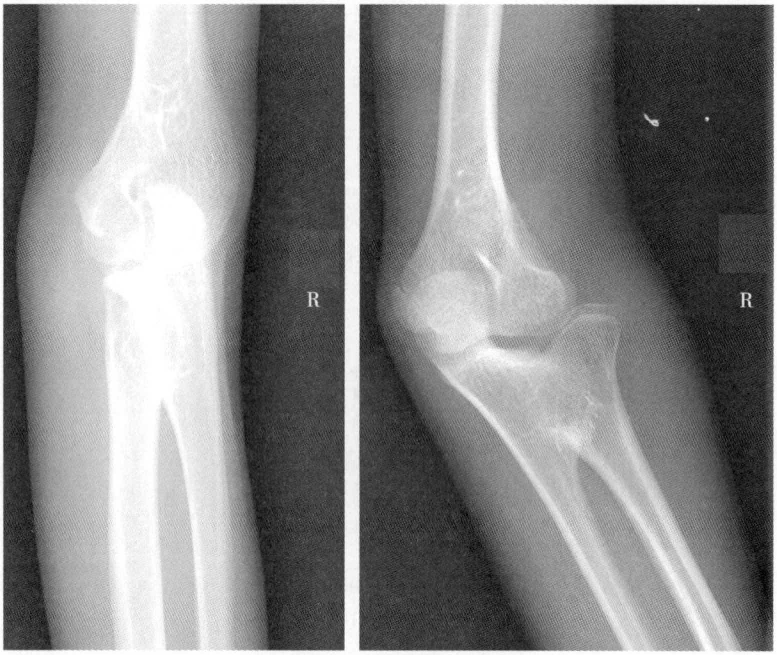

图 1-10-25 先天性尺桡骨融合
尺桡骨近侧部分性骨性联合。

明显地分离，表面光滑，形如关节。纤维性融合多发生在载距突的后部，仅表现关节间隙窄。CT、MRI 有助于确定软骨性或纤维性融合。距跟骨融合的其他征象有：距骨头背面鸟嘴状骨性突起、融合处距跟骨增大变圆、后距下关节间隙变窄、中距下关节间隙消失、连续的“C”形征（因骨桥形成，距骨顶内侧缘至载距突后下缘为一连续线，呈“C”形，图 1-10-27）。

跟骨距骨间的骨性增生有时表现与跟骨距骨桥相似，但前者一般年龄较大，其他关节也有明显的增生退变，或有重体力职业及创伤等病史，鉴别多不困难。

（七）足畸形

1. 垂直距骨（congenital vertical talus）又称舟状足或摇篮足，属于僵硬型扁平足。主要为足底突出，前足和足跟翘起，使足底呈舟状，所以又称舟状足。

在足侧位 X 线片上，距骨长轴呈垂直状态，几乎与胫骨长轴平行，距骨腰部发育窄，呈沙钟状；距舟关节脱位，舟骨直接与距骨接触（图 1-10-28）；第一跖远端抬高，形成跖屈和第一跖趾关节僵硬，前足外展；跟骨呈外翻状态，前端变尖，形成似鸟嘴。晚期舟状骨呈楔状变形，尖指向足底。

2. 跖内收畸形（metatarsus adductus）又称为先天性跖内翻（congenital metatarsus varus），为常见畸形，其特征是足前部内收和内翻，而足后部外翻，拇趾和第 2 趾分离。所有跖骨均有内收和内翻，行走时，由于足趾

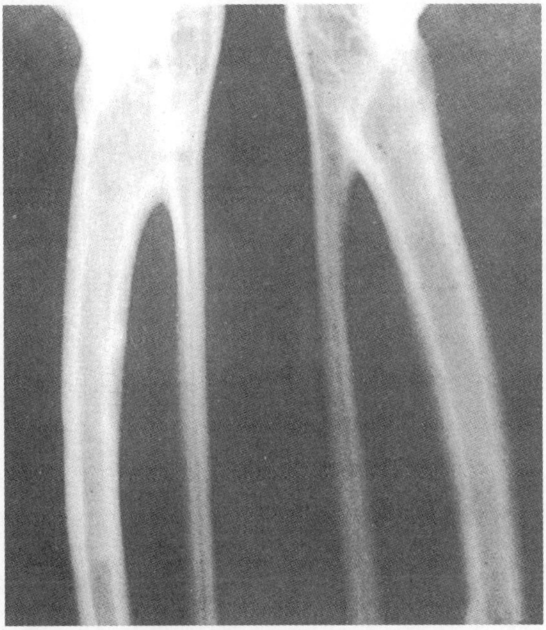

图 1-10-26 先天性尺桡骨融合

尺骨和桡骨近端完全骨性联合。

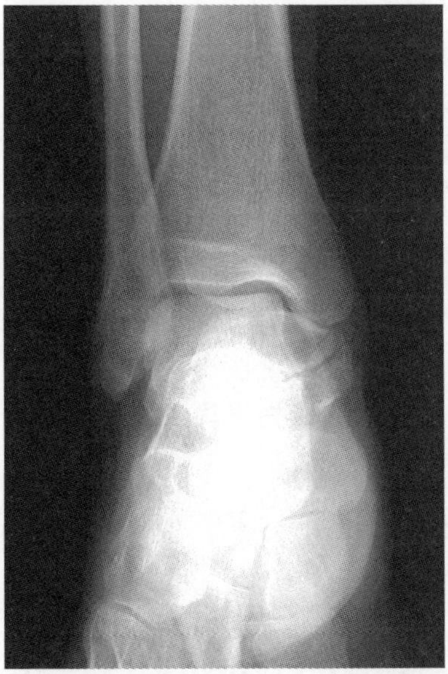

A

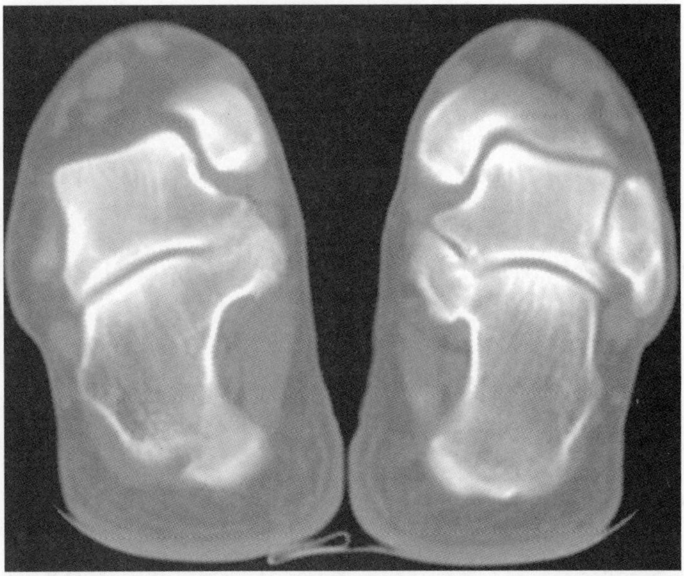

B

图 1-10-27 跗骨融合

A：跟骨距骨桥，跟骨和距骨向内侧突出的骨块，尚无骨性连接；B：CT 示双跟距关节内侧部分骨性融合。

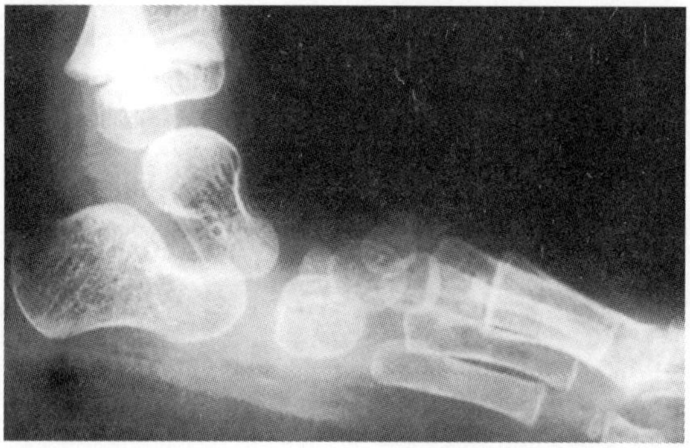

图 1-10-28 扁平足垂直距骨

距骨长轴呈垂直状态，几乎与胫骨长轴平行，腰部发育窄，呈沙钟状，距舟关节脱位，跟骨前端变尖。

内收和内翻，足外侧着地站立行走。

X 线表现跖骨均有内收和内翻。第 1、2 趾间距加宽，胫骨可有内旋。本病常与先天性垂直距骨并发。

本病应与足部其他畸形鉴别：①扁平足 (pes planus)，外观二者相似，足弓均消失或明显变小，但扁平足在 X 线上距骨长轴与胫骨仍有较大角度，而距骨长轴与跟骨长轴夹角（正常 25° ~ 50°）加大；②马蹄内翻足，二者都有前足内翻，但跖内收畸形足后部外翻，而马蹄内翻足后足内翻，另有跖屈等畸形，跟骨距骨长轴近平行，且没有拇趾和第 2 趾分离，可资鉴别。

3. 马蹄内翻足畸形（congenital talipes equinovarus） 为最常见的足部畸形，多数患儿出生时即有明显的前足内收、内翻，后足内翻、跖屈、跟腱挛缩、距舟关节脱位等。患儿走路之后畸形逐渐加重，用足尖或足外缘甚至足背行走，步态不稳。

X 线表现为距骨扁而宽，近端关节面呈切迹状，通过距骨中轴线（正位观）的延长线远离第 1 跖骨（正常情况下通过距骨中轴线的延长线穿过第 1 跖骨）。跟骨短而宽，有内翻及上移位，几乎与胫骨后缘接触。舟骨呈楔状。前足内翻并呈马蹄形。足弓凹陷，跖骨相互靠拢（图 1-10- 29）。第 5 跖骨肥大，第 1 跖骨萎缩。

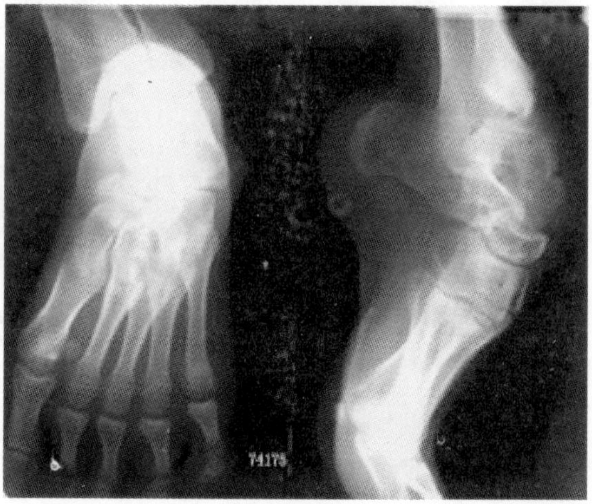

图 1-10-29 马蹄内翻足畸形

通过距骨中轴线（正位观）的延长线远离第 1 跖骨。跟骨内翻向上移位，与胫骨后缘接触。舟骨呈楔状。前足内翻并呈马蹄形。足弓凹陷。

4. 拇趾外翻畸形 拇趾外翻向腓侧，第 1 跖趾关节半脱位，第 1 跖骨头远离第 2 跖骨头，第 2 跖骨头常增大（图 1-10-30）。

四、肋、锁、胸骨先天异常

（一）肋骨先天异常

1. 颈肋 多发生在第 7 颈椎，其他颈椎亦可发生。

2. 胸内肋骨 为额外肋骨，一般起源于肋骨的后下缘或椎体的侧缘，纵向走行，正位位于胸腔内野，侧位位于后部。

3. 盆腔肋骨 可单发或多发，可起自腰椎、髂骨、髋臼、骶骨或尾骨，由骨、软骨和附着部位的韧带组成。可水平，斜行或垂直走行。X 线表现为骨性结构，有骨皮质、骨小梁和髓腔。应与韧带钙化或骨化、创伤后异质性骨化、骨软骨瘤等相鉴别。

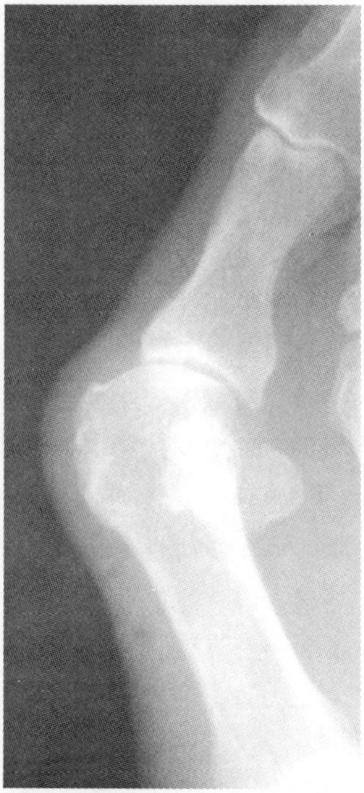

图 1-10-30 拇趾外翻畸形

第 1 跖趾关节半脱位，拇趾外翻。

4. 肋骨融合 多发生在第 1、2，5、6 肋骨，多发生于肋骨后部，可为完全联合，或两者之间有一裂隙，形成假关节。常伴有脊柱分节异常。

5. 肋骨分叉 比较常见，多发生于两侧第 1 ~5 肋，前端呈叉状扩展，可一支长，另一支短，甚至仅在肋骨上见一骨性突起，应与局限性骨增生相鉴别。

6. 肋骨发育不良 表现肋骨变短和细小，但骨结构正常。

（二）锁骨先天异常

锁骨发育不全可单独发生，但常合并颅骨及其他骨骼畸形，构成颅骨锁骨发育不全。

锁骨发育不全可单侧发生，以右侧居多，也可两侧发病，常右侧显著。锁骨可全部或部分不发育，以后者多见，常为外 1/3 或中间 1/3 发育不全，残留的锁骨常表现发育不良。有时中部缺损可形成假关节，“关节”边缘致密硬化不同与骨折。

（三）胸骨先天异常

1. 胸骨裂及切迹 系胚胎时期成对的胸骨化骨中心未愈合所致，出生时即存在，多合并兔唇畸形。X 线不能发现胸骨裂的直接征象，但可见锁骨内端向外移位。CT 可清楚显示胸骨裂隙及疝入的软组织。

2. 胸骨不对称 胸骨体化骨中心排列不规则或生长不一致，于融合时引起胸骨不对称。

3. 漏斗胸 胸骨的下部及附着的肋软骨向内凹陷，胸骨角突出，但胸骨柄不受影响。凹陷的胸骨常向右旋转。

4. 鸡胸 与漏斗胸相反，胸骨的上部及其肋软骨向前突出，胸廓左右径变窄。

（崔建岭 赵晶品 郭志远）

第二节 骨软骨发育障碍

一、概述

骨软骨发育障碍（osteochondrodysplasias, skeletal dysplasia）是指由于基因突变或长期表达异常引起的遗传性、全身性骨关节发育异常。其中一部分在生后即发现异常，一部分生后正常而在生长发育过程中逐渐出现异常。可侵犯全身骨骼包括软骨内化骨或膜化骨，亦可以侵犯软骨内化骨为主或膜化骨为主。软骨内化骨受累为主，主要累及中轴骨和四肢骨骨端，临床上表现身材矮小，X线表现脊椎、骨盆和管状骨骨骺和/或干骺发育不良，可表现以中轴骨为主或以肢体为主。膜化骨受累为主，主要累及头颅骨和四肢骨骨干，X线表现为颅骨骨化异常及管状骨成型异常、骨硬化或骨密度减低。

骨软骨发育障碍诊断和鉴别诊断较困难。随分子基因学的研究进展，越来越多的疾病的分子发病机制得以阐明，为鉴别诊断提供了较为特异性的指标。然而分子基因诊断离常规的临床应用还有较长的距离，目前这组疾病的诊断和鉴别诊断仍然主要依靠X线平片、临床表现和少数实验室检查。在临床诊断与鉴别诊断过程中，可以先将这些疾病按其明显的特征分为几组，再从这组疾病考虑其诊断与鉴别诊断，即逐渐缩小考虑的范围，如致死性（死胎、婴幼儿期即绝大多数死亡）或非致死性；侏儒及不同类型侏儒；选择性骨骼受累部位（脊柱、骨骺、干骺）；普遍性骨密度增高；普遍性骨质密度减低等。

（一）病史和临床表现

主要从以下几个方面考虑：

1. 确定疾病的遗传类型　要详细询问家族史和发病史。

2. 注意观察患者体貌特征与智、行、视、听功能的异常　这对鉴别诊断很有帮助，如软骨发育不全头颅大、四肢短小、智力正常，与黏多糖贮积症面容丑陋、角膜混浊和智力低下明显不同。又如成骨不全蓝色巩膜和听力障碍，马方综合征晶状体脱位引起的视力异常，发-鼻-指（趾）综合征的特殊面容和杜纳综合征的性征和体貌改变对诊断都具有重要的提示性。

3. 致死性骨软骨发育障碍　最常见有4个：致死性发育异常、软骨发育不全、成骨不全和软骨发生不全。致死性发育异常和软骨发生不全占所有致命性骨软骨发育障碍的62%。软骨发育不全多数是非致命性骨软骨发育障碍。出生时即检查出的骨软骨发育障碍的约13%为死胎，44%在围产期死亡。其余能够存活。

非致死性骨软骨发育障碍的寿命可正常或接近正常，其预后主要依骨及伴随异常的程度。Richardson总结非致命性骨软骨发育障碍的发病率按以下次序依此减少。软骨发育不全、颅锁骨发育异常（cleidocranial dysostosis）、指（趾）异常（dactyly）、短指（趾）畸形（brachydactyly）、曲屈指（camptodactyly）、多指（趾）畸形（polydactyly）、并指（趾）畸形（syndactyly）、马方综合征（Marfan syndrome）、多发遗传性外生骨疣（multiple hereditary exostoses）、神经纤维瘤病（neurofibromatosis）、成骨不全、石骨症（osteopetrosis）、骨斑点症（osteopoikilosis）。骨软骨发育障碍通常在新生儿或婴儿时期就被发现，有些可在儿童晚期或青春期始被发现。

4. 测量身高及各部分比例 用于判断是否有身材矮小，是否为失比例身材矮小即短肢型侏儒，还是短躯干型侏儒，及短肢型侏儒的类型。需要注意的是对人体测量应考虑到种族、民族、社会经济状况和围产期因素，并与同年龄阶段的正常值为参考依据。测量包括身高、上下部量比率和双臂张开的宽度等（表1-10-1）。

骨软骨发育障碍需与其他原因所致身材矮小相鉴别，骨软骨发育障碍通常为失比例性身材矮小（disproportionately short stature），内分泌、代谢病或染色体异常等而导致的身材矮小通常为成比例性，两者不同。主要与垂体性侏儒、呆小病相鉴别：

（1）垂体性侏儒（pituitary dwarfism） 为生长激素分泌少所致身材矮小，骨骼各部分比例正常，成人后也貌似儿童，性功能不全，但智能正常。X线表现为骨质纤细菲薄。骨骺出现晚，骨龄小，骨骺闭合晚。

（2）呆小病（cretinism） 为先天性甲状腺素缺乏，临床表现为身材成比例矮小，智能障碍，X线显示骨质密度增高，长骨干骺端可见横行致密带，骨骺早期闭合。实验室检查血钙减低，血磷增高，血碱性磷酸酶正常或减低。

5. 了解患者的运动能力 有些骨软骨发育障碍可以影响到肌力，或由于骨关节的发育异常而影响到运动能力，如马方综合征患者常肌力弱。

6. 了解患者的智力水平 很多疾病影响患者的智力，常作为诊断和鉴别诊断的指标之一。

表1-10-1 侏儒类型

短肢型侏儒	相应疾病
肢根短小（即股骨和肱骨短小）	软骨发育不全、软骨发育不良（hypochondroplasia），点状软骨发育异常肢根型（rhizomelic type of chondrodysplasia punctata）、干骺端发育异常Jansen型（Jansen type of metaphyseal dysplasia）、脊椎骨骺发育异常早发型、致死性发育异常、骨发生不良（atelosteogenesis）、扭曲性发育异常、先天性短股骨（congenital short femur）
肢中短小（即桡骨、尺骨、胫骨和腓骨）	肢中部发育异常（mesomelic dysplasias）Langer和Nievergelt型、Robinow综合征、Renihardt综合征
肢端短小［肢体远段短小，如掌（跖）骨、指（趾）骨］	肢端骨发育障碍（acrodysostosis）、肢端肢中发育异常（acromesomelic dysplasia）
肢端肢中短小（同时有肢体中和远段短小，如前臂和手）	肢端肢中发育异常
小肢畸形（所有肢体短小）	软骨发生不全、纤维软骨发生不全（fibrochondrogenesis）、Kniest发育异常、分节不良性发育异常（dyssegmental dysplasia）和Roberts综合征-
短躯干型侏儒	Morquio综合征、Kniest综合征、Dyggve-Melchior-Clausen病、变形性发育异常、脊柱骨骺发育异常和脊柱骨骺干骺端发育异常（spondyloepimetaphyseal dysplasia）

7. 其他系统症状　如致命性骨软骨发育障碍可以引起呼吸气道不通畅；脊柱异常引起神经异常，如截瘫、四肢瘫；颅骨异常可引起脑神经症状等（表1-10-2）。

表1-10-2　诊断骨软骨发育障碍需要观察的项目

智力障碍	中枢神经系统发育异常	口面指综合征1型（orofaciodigital syndrome type 1）（有脑积水、脑穿通畸形、积水无脑畸形和胼胝体发生不全）Rubinstein-Taybi综合征（小头畸形、胼胝体发生不全）
	颅内病理过程	狭颅症（颅压升高）、血小板减少-桡骨不发育综合征（thrombocytopenia-radial aplasia syndrome）（可有颅内出血）
	神经功能损害	骨硬化异常（dysosteosclerosis）（进行性面神经受累） 下颌骨颜面发育不全（mandibulofacial dysostosis）（耳聋）
	染色体畸变	常染色体三体性（autosomal trisomies）
	原发代谢异常	溶酶体贮积病（lysosomal storage disease）
	其他疾病	点状骨骺发育异常、华法林胚胎病（warfarin embryopathy）（致畸剂）、脑肋下颌综合征（cerebrocostomandibular syndrome）（缺氧）
头颅	失比例大头	桡骨发育不全、桡骨发生不全、致死性发育异常
	三叶草（cloverleaf）头	致死性发育异常、Apert综合征、Carpenter综合征、Crouzon综合征、Pfeiffer综合征
	薄膜头（Caput membranaceum）	低磷酸酯酶症（hypophosphatasia），先天性成骨不全（osteogenesis imperfecta congenita）
	多发缝间骨	颅锁骨发育异常、成骨不全
	颅缝早闭	Apert综合征、Crouzon综合征、Carpenter综合征、其他颅缝早闭综合征、低磷酸酯酶症
眼	先天性白内障	点状骨骺发育异常
	近视	Kniest发育异常、先天性脊柱骨骺发育异常
口	悬雍垂裂，高弓或裂腭	Kniest发育异常、先天性脊柱骨骺发育异常、扭曲性发育异常（diastrophic dysplasia）、变形性发育异常（metatrophic dysplasia），屈肢骨发育异常（camptomelic dysplasia）
耳	耳郭急性肿胀	扭曲性发育异常
多指（polydactyly）	轴前（preaxial）	软骨外胚层发育异常、短肋多指综合征（Majewski综合征多见、Saldino-Noonan综合征罕见）
	轴后（postaxial）	软骨外胚层发育异常、致死性短肋多指综合征及Jeune综合征
手和足	拦车拇指（hitchhiker thumb）	扭曲性发育异常
	畸形足（clubfoot）	扭曲性发育异常、Kniest发育异常、成骨不全

续 表

指甲	指甲发育不良（hypoplastic nails）	软骨外胚层发育异常
	短宽指甲	Mckusick 干骺端发育异常
关节	多关节脱位	Larsen 综合征、耳腭指综合征（otopalatodigital syndrome）
骨	长骨骨折	成骨不全综合征、低磷酸酯酶症（hypophosphatasia）、石骨症、软骨发生不全 1 型
胸	长或窄胸	窒息性胸部发育异常（asphyxiating thoracic dysplasia）、软骨外胚层发育异常、变形性发育异常（metatrophic dysplasia）
心脏	心房间隔缺损或单心房	软骨外胚层发育异常
	动脉导管未闭	致死性短肢骨发育异常（lethal short-limbed skeletal dysplasias）
	大血管转位	Majewski 综合征

8．实验室资料　血钙、磷、碱性磷酸酶的测定，有助于代谢性骨病的诊断；尿液层析或定量分析，可为贮积性疾病提供诊断依据。

（二）X 线检查

骨发育障碍性疾病通常是全身性或大部分骨骼受累，两侧对称性异常。它的命名大多依据 X 线特征：骨的病变部位、畸形特点和密度变化等。因此，对拟诊为骨发育障碍的患者做 X 线检查时，确定检查的部位和范围非常重要。在此介绍英国伦敦 Great Ormond 街医院为儿童设计的 Offiah 的方案作参考（表 1-10-3）。

表 1-10-3　骨软骨发育异常患者常用 X 线检查方案

头颅正侧位
胸腰段脊柱正侧位
胸大片
骨盆正位
一侧上肢
一侧下肢
左手（骨龄）[a]

[a]：10 岁之前可以摄腕正位片，以后摄肘正侧位片来确立骨龄。

但如果两侧肢体不对称或怀疑为点状骨骺（epiphyseal stippling），则需摄双侧上肢和下肢 X 线片。如果怀疑骨端（骨骺和干骺端）异常又不能在常规 X 线正侧位片决定时，可以摄其他投射角度的 X 线片。如果对家族中的某一成员怀疑为先症者（proband）可以对其做相应 X 线检查，确立可能的遗传类型。对于死胎应摄婴儿像（babygram），即从头到脚的正侧位像。如不能确立诊断也可随访，一般应在至少一年后复查。

（三）X 线表现

主要从以下几方面进行分析：

1．全身骨骼受累的部位　全身骨骼受累，如致命性的骨软骨发育障碍、软骨发育不全、早发性脊柱骨骺发育不良、黏多糖贮积症、石骨症、成骨不全等；膜化骨受累为主，如颅锁骨发育不全；中轴骨受累为主，如脊柱骨骺发育不良；四肢骨受累为主，如干骺发育不良、骨干发育不良、肢端和肢端肢中部发育不良等；偏侧分布，如半肢骨骺发育异常、多骨型骨纤维异常增殖症。

2．病变部位　骨骺受累，如脊柱骨骺发

育不良、假性软骨发育不全、黏多糖贮积症Ⅳ型、多发性骨骺发育不良、点状骨骺发育不良等；干骺受累，如脊柱干骺发育不良、干骺发育不良等；骨干受累，如骨干发育不良、颅骨干发育不良、骨内膜肥厚症、厚皮骨膜增生症、管状骨狭窄症、婴儿骨皮质肥厚症等。

3. 形态　骨软骨发育障碍的形态改变共性较多，特异性较少，如在引起骨骺和干骺发育不良的疾病，这两部位的 X 线表现大致相同，需结合其他征象包括临床表现，才能诊断。但有些形态改变颇为特征，对诊断和鉴别诊断很有价值：如晚发性脊柱骨骺发育不良椎体的上下缘成驼峰状隆起；黏多糖贮积症Ⅰ型椎体前下缘呈喙状突出；黏多糖贮积症Ⅳ型椎体前缘中部呈舌状突出；软骨发育不全髋臼顶呈水平，且坐骨大切迹明显变小呈鱼口状；椎体后缘贝壳样改变提示神经纤维瘤或软骨发育不全；第 1 掌骨发育不良呈卵圆形是扭曲性骨发育不良的特点。

4. 结构　骨端松质骨内高密度影可呈骨岛样如骨斑点症，或条纹状如条纹状骨病，或一致性硬化如石骨症。骨干硬化可表现骨皮质向内外均增厚，如进行性骨干发育不良，或只向内增厚如骨内膜肥厚症、致密性骨发育不全，或骨外膜增厚如厚皮骨膜增生症、婴儿骨皮质肥厚症等。成骨不全骨密度减低表现松质骨明显减少、骨皮质呈线样变薄，低磷酸酯酶症虽骨密度亦减低，但可见粗疏的骨小梁、皮质增厚且松质化（成层状）。毛发指发育不良表现周围骨骨质稀疏，而中轴骨硬化。

5. 大小　管状骨变短，要注意各节段的相称性，不相称者可分为肢根型、肢中型和肢端型，如前述。并列两骨可相对的长或短，如在软骨发育不良腓骨比胫骨相对长。干骺端成型过度表现变细，如致密性骨发育不全；干骺端成型障碍表现扩展，如石骨症、Pyle 病。

6. 骨的数目　髌骨多骨化中心可见于扭曲性发育异常和多发骨骺发育异常。跟骨多骨化中心多为 Larsen 综合征。软骨外胚层发育异常时可有牙齿过多。髌骨缺如见于指甲髌骨综合征。桡骨缺如见于 Holt-Oram 综合征。融合的腕骨可以是 Ellis-van Creveld 综合征的征象。多指与很多发育异常有关，如果发生在拇侧描述为轴前，在小指侧则为轴后。

7. 软组织　软组织肥大、挛缩、钙化。多发性内生软骨瘤，如有静脉石钙化则不再诊断为 Ollier 病，而应诊断为 Muffucci 综合征。后者 30% 可恶性变。如果软组织挛缩加成骨不全称为 Bruck 综合征，其关节活动性较单纯成骨不全差。

8. 并发症　对诊断价值不大，但对临床有意义。骨折较常见，可发生在骨密度减低（成骨不全）或硬化（石骨症）的骨病。黏多糖贮积症患者可发生寰枢关节半脱位。进行性脊柱侧弯是神经纤维瘤和存活的躯干发育异常的特点。肢体不等长见于点状骨骺、半肢骨骺发育异常、Ollier 病、多发性外生骨疣等。

9. 动态地分析影像学表现的变化对诊断和鉴别诊断有时非常有价值，如变形性发育异常（metatrophic dysplasia），出生时表现为以四肢短为明显，几年后转为以躯干短为著。

二、致死性骨软骨发育障碍

（一）致命性侏儒

致命性侏儒（thanatophoric dwarfism）是最常见的致死性骨发育异常，属短肢型侏儒，一般在胎儿或出生后数小时至数日内死亡，常死于呼吸衰竭。多为散发病例。分两型：Ⅰ型最常见，特点为头形态正常，长骨弯曲，形如电话听筒状，以股骨多；Ⅱ型的特点为三叶草状头颅，股骨直。

本病为成纤维细胞生长因子受体3基因（fibroblast growth factor receptor 3，FGFR3）遗传突变所致，组织病理学表现为骺软骨板极度紊乱，无正常软骨柱形成。

1．影像学表现　四肢长骨明显短小、远端弯曲，干骺端不规则且呈杯口状变形。手足短骨相对增大，短而粗呈方形（图1-10-31）。胸廓狭窄，肋骨短、前端扩张。普遍性椎体极度变扁，椎间隙明显增宽，椎弓根间距正常。骨盆发育不良，髂骨变小、呈方形，髋臼角缩小，髋臼顶呈水平状。头大，颅底短。

2．鉴别诊断　应与其他致死性骨发育异常鉴别，见表1-10-4。

表1-10-4　常见致死性骨发育异常的诊断要点

病名	侏儒类型	临床表现	影像表现				
			头颅	脊椎	骨盆	四肢	手足
致命性侏儒	肢根肢中型	四肢短，胸窄，头大，前额突出，眼球突出	颅底低，额部突出，呈三叶草状	椎体极扁，椎间隙宽，椎弓根正常	髂骨小，呈方形，髋臼顶平	长骨明显短，远端弯曲	短管骨短而粗，呈方形
软骨发生不全	肢根肢中型	头大，四肢极短	正常	下腰椎无骨化	骶骨、坐耻骨无骨化	长骨短，尺骨和腓骨远段缺如	手、足骨骨化不全或无骨化
窒息性胸廓发育不良（严重型）	短肢型	胸廓短小，腹部饱满，导致呼吸困难	正常	正常	骨盆短小，髂骨短，髋臼角变小，髋臼顶呈三叉戟形	长骨粗短，以尺骨和腓骨明显，干骺端不规则	手、足管状骨短，骨骺呈锥形，闭合早，可有多指/趾
成骨不全（Ⅲ型）	短肢型	蓝巩膜，多发骨折	颅板骨密度明显低，颅底宽度小	椎体双凹形，密度低，椎间隙宽	四肢短而弯曲，合并多发骨折		
低磷酸酯酶症（致死型）	短肢型	呼吸困难	颅骨密度减低	椎体变小，椎弓消失	骨质密度普遍减低	长骨弯曲变短，骨端不规则，骨质密度低	短管状骨未骨化，骨质密度减低

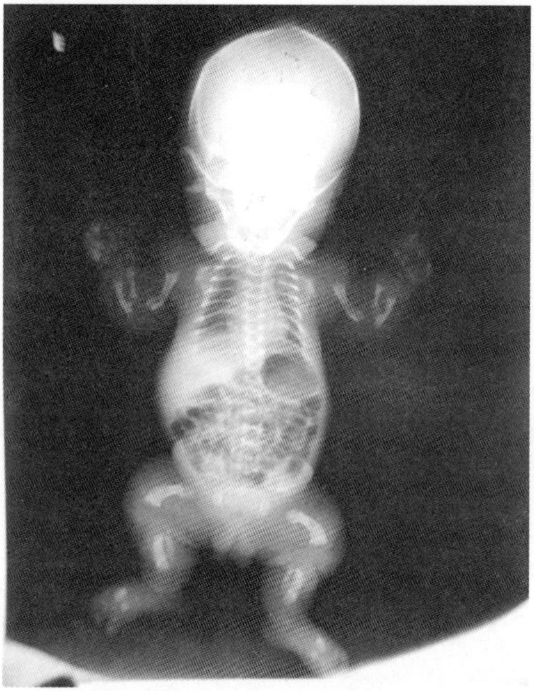

图 1-10-31 致命性侏儒

正位 X 线片示管状骨显著变短，长骨弯曲、干骺端喇叭口张开，胸廓狭窄，脊柱长度基本正常，椎体明显变扁，椎间隙宽，髂骨小呈方形。

（二）软骨发生不全

软骨发生不全（achondrogenesis）为常染色体隐性遗传，一般为死胎或出生后当日即死亡，死亡原因为呼吸衰竭。可分为两型：Ⅰ型又分为ⅠA（Houston-Harris 型）和ⅠB（Franccaro 型）亚型，前者伴有肋骨骨折，后者则无；Ⅱ型即 Langer-Saldino 型。Ⅰ型较Ⅱ型严重。

两种类型临床表现类似。头大，四肢极短，无脖子，躯干短，身长在 25～35cm，属于严重的短肢型侏儒。指（趾）发育不全。

1. 影像学表现 ①Ⅰ型：四肢长管状骨极短、骨端张开、肋骨变薄、外形不规则类似骨折，常有颅盖骨骨化不良（图 1-10-32）；②Ⅱ型：四肢长管状骨短、干骺端增宽呈杯口状，肋骨短但外形规则，颅盖骨骨化完全。两型均有椎体变小或缺如，髂骨短，髋臼平，坐耻骨骨化不良，严重者腰骶椎均不显影。

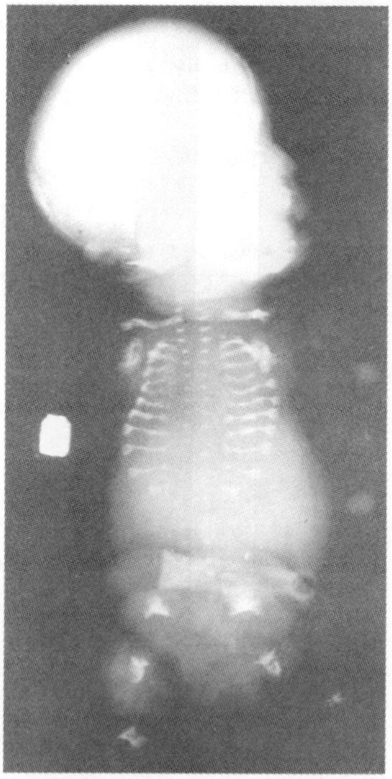

图 1-10-32 软骨发生不全

正位 X 线片示四肢长管状骨极短，干骺端呈杯口状，肋骨短，骨端张开，椎体小，颅骨骨化完全，为软骨发生不全Ⅰ型。

2. 鉴别诊断 与其他致死性骨发育异常的鉴别，见表 1-10-4。

三、短肢侏儒

（一）软骨发育不全

软骨发育不全（achondroplasia）系一种全身性对称性软骨发育障碍，属常染色体显性遗传，为肢根型侏儒，即肢体近段发育短小最为显著。是最常见的非致命性骨软骨发育障碍。

男女发病相仿。出生时即有典型的异常。四肢粗短、弯曲，尤以上肢明显，躯干相对较长。手、足短管状骨亦可受累，但程度轻。面部表现具有特征，头大、塌鼻、下颌突出。各手指几乎等长，示指与中指散开呈“三叉手”畸形，为其重要特征。可有肘关节伸展受限、膝内翻。脊柱侧弯，但全脊柱长度相对正常，臀部后翘，智力和性发育正常。

1. 影像学表现 几乎全身所有软骨内化骨的部位均出现对称性异常改变，但以四肢长骨明显。肱骨和股骨增粗、弯曲。干骺端增宽呈“杯口状”，骨骺陷入干骺端，但轮廓光整。胫骨近侧干骺端的前缘常呈斜面。手、足短管状骨短而宽。骨骺二次骨化中心出现延迟，发育小，常提前与骨骺愈合。肌肉附着的结节部常明显增大。椎体发育小，后缘常轻度凹陷，骨性终板不规则。腰椎椎弓根间距自第1至5腰椎逐渐缩小，称倒置现象，颇具特征。骨盆髂骨底部显著变短，坐骨大切迹呈“鱼口”状狭小。由于颅底软骨化骨障碍，致颅底骨变小，枕骨大孔变小，斜坡变深。颅盖骨相对较大（图1-10-33）。

2. 鉴别诊断 需与其他肢根型侏儒鉴别：

（1）软骨发育不良（hypochondroplasia） 常在儿童期被发现，四肢短但比例正常，颅骨正常或前额扩大，无“三叉手”畸形。

（2）Schmid型干骺端软骨发育异常（metaphyseal chondrodysplasia） 在2岁以后出现下肢弯曲，病变主要侵犯干骺端，而骨骺正常。

（二）软骨-外胚层发育异常

软骨-外胚层发育异常（chondro-ectoderm-

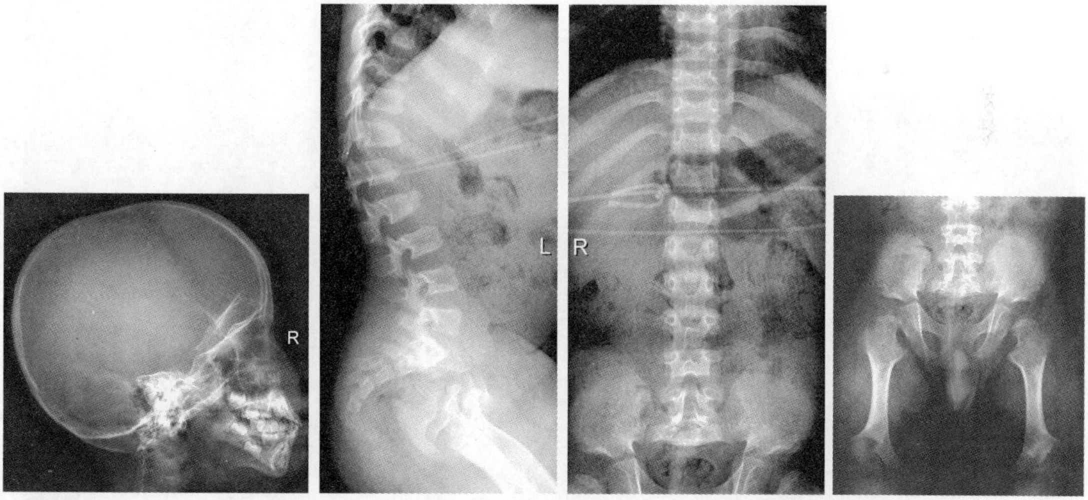

A B C D

图1-10-33 软骨发育不全

X线检查，A：头颅侧位示颅盖相对较大、颅底短，轻度硬化；B：胸腰椎侧位示脊椎后突畸形，椎体较小，骨性终板不规则；C：腰椎正位示下位腰椎椎弓根间距缩小，坐骨大切迹呈“鱼口”状狭小；D：骨盆及双下肢正位示坐骨大切迹“鱼口”状，双侧股骨干骺端增宽，呈杯口状改变。

al dysplasia）又称为 Ellis-van Creveld 综合征，属常染色体隐性遗传。出生时即可发现患儿异常，表现为身材矮小呈短肢型侏儒，以膝、肘关节远段缩短明显。手短而粗，常伴有对称性轴后多指（趾）、并指（趾）畸形。牙齿、指（趾）甲、毛发等外胚层组织发育不良。一般智力正常，约 60% 伴有先天性心脏病。

1. 影像学表现　四肢管状骨均变短。胫腓骨、尺桡骨缩短和畸形。胫骨近端骨骺外侧发育不良而导致膝外翻，常为对称性。尺桡骨不成比例的变短，尺骨明显缩短而致桡骨头常移位。肱骨、股骨及桡骨远端常增大。手骨短粗伴椎形骨骺，以末节指骨为显著，常有骨骺发育不良及缺如（图 1-10-34）。几乎全部病例均有对称性轴后多指，1/4 有轴后多趾。可有并指及腕骨联合畸形。胸廓呈圆筒状，锁骨抬高，肋骨趋于水平走行。髂骨体部亦变短，髋臼顶中央凹陷而两侧突起，为本病特征性改变。头颅和脊柱少有异常。

2. 鉴别诊断

（1）软骨发育不全　本病肢体短缩情况由近向远逐渐加重，而软骨发育不全则相反，为肢根型侏儒；髋臼顶中央凹陷而两侧突起，为本病特征性改变，而软骨发育不全的髋臼顶平，髂骨小而方。

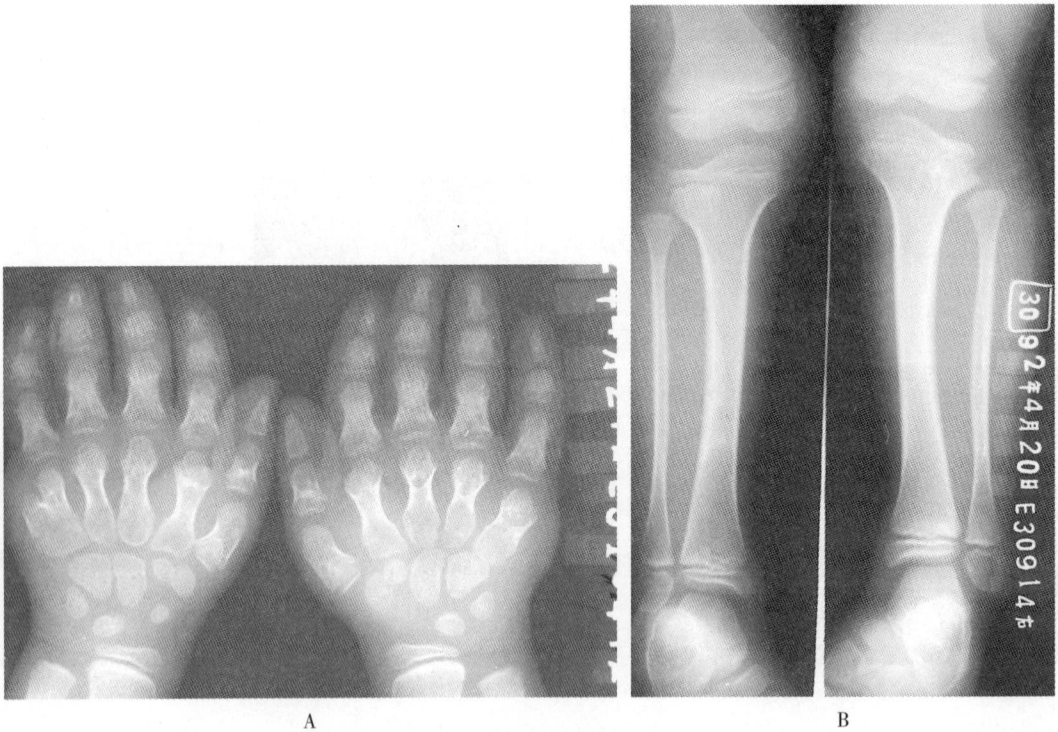

A　　　　B

图 1-10-34　软骨-外胚层发育异常

A：双手正位 X 线片示双手骨粗短，部分骨骺呈锥形，右手第 5 掌骨分叉畸形；B：双小腿正位 X 线片示双胫骨近端骨骺外侧发育扁小，双膝外翻畸形，双踝内翻畸形。

(2) 窒息性胸廓发育不良 二者非常类似，但窒息性胸廓发育不良有多种软骨营养障碍，最主要的是胸廓狭窄，严重者引起呼吸困难导致婴儿早期死亡。长骨的异常则不明显（图1-10-35）。而本病有多指、肢体缩短、膝部畸形及先天性心脏病。

（三）肢中部发育异常

肢中部发育异常（mesomelic dysplasia），又称肢中部侏儒（mesomelic dwarfism），为一组先天性发育异常，选择性的侵犯四肢中部（前臂和小腿）的骨软骨发育异常。不影响寿命，通常为常染色体显性遗传。

轻度身材矮小，小腿和前臂缩短及弯曲变形，肘关节和腕关节活动受限（图1-10-36A）。部分病例可有眼距宽、鼻短、面部平坦等。

1. 影像学表现 特点为长管状骨变短，尺、腓骨和下颌骨发育不全。腓骨长度仅为胫骨的一半，近段发育不全，胫骨干弯曲及关节面成角。桡骨近侧骨骺缺如，远侧骨骺提前融合，桡骨成角畸形，致手腕向尺侧偏斜，形成Madelung畸形（Leri-Weill综合征）。肱骨和股骨变短，但塑型正常。肱骨三角肌附着处常增大突出，肱骨头骨骺的内侧部分提前融合，引起内翻畸形。股骨远侧骨骺常提前融合。桡骨和胫骨及肱骨和股骨成比例变短（图1-10-36B）。下颌骨发育不全表现为髁状突变短。

2. 鉴别诊断 需与软骨-外胚层发育异常相鉴别：后者属于肢中、肢远部侏儒，但广泛的骨外临床表现，如毛发、牙齿和指甲等发育异常可与本病鉴别。

（四）肢端肢中发育不良

肢端肢中发育不良（acromesomelic dysplasia） 为常染色体隐性遗传，短肢型侏儒，主要累及前臂、小腿、手和足。肢体变短随年龄而加重，以上肢为著。下胸后突，而腰前突明显。

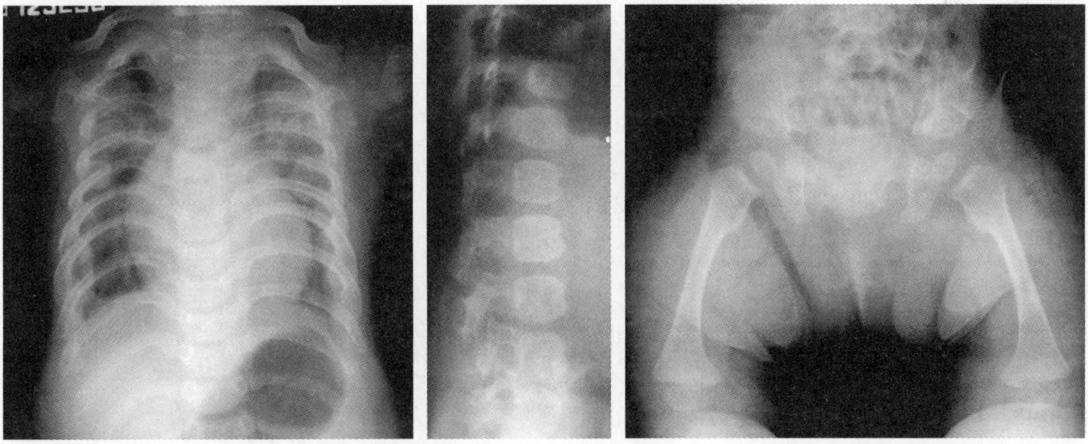

A B C

图1-10-35 窒息性胸廓发育不良

X线检查，A：胸廓正位示肋骨明显变短，胸廓左右径变窄；B：腰椎侧位示脊椎改变不明显；C：骨盆正位示髂骨发育不良，坐骨大切迹变小，股骨发育可。

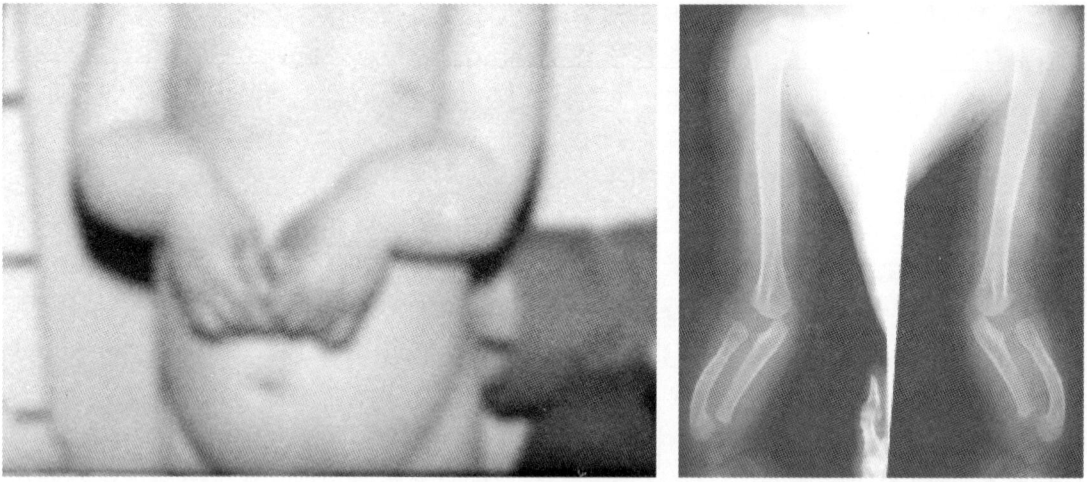

A B

图 1-10-36 肢中部发育异常

A、B：双侧前臂短而弯曲，双侧尺桡骨短粗、弯曲。

影像学表现为肢中部管状骨变短。桡骨弯曲、桡骨头脱位，尺骨比桡骨更短。近节和中节指骨明显增粗，手足短骨骨骺呈圆锥形，且提前融合。轻度扁平椎，胸腰交界处脊椎发育不良，致脊柱后突。髂骨底部发育低下。

（五）毛发-鼻-指（趾）骨综合征

毛发-鼻-指（趾）骨综合征（tricho-rhino-phalangeal syndrome）为常染色体显性遗传，身材矮小，毛发稀疏且生长缓慢，梨形鼻和高人中，近位指间关节肿胀畸形，类似类风湿性关节炎（图 1-10-37）。

影像学表现为手足骨变短，以跖骨和第4、5掌骨明显。近侧指间关节骨骺增大，可有锥形骨骺形成，以 2～4 指（趾）为著（图 1-10-38）。拇指远端指（趾）骨短，桡骨远端骨骺可有分裂、肩胛骨呈翼状上翘。股骨头骨骺常发育不良，表现与 Legg-Calve-Perthes 病类似。

（六）扭曲性发育异常

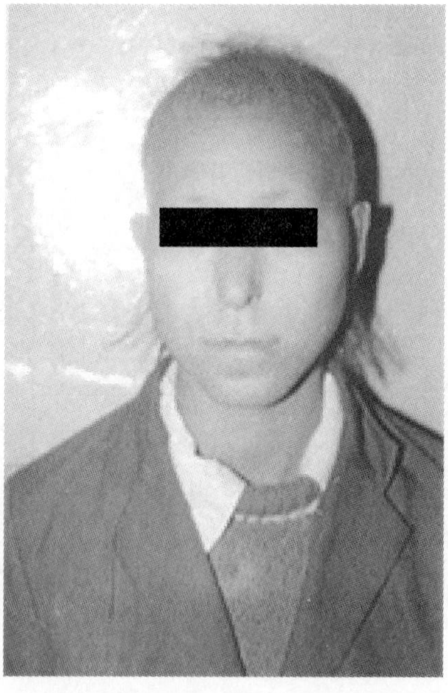

图 1-10-37 毛发-鼻-指（趾）骨综合征

头面部正位像示毛发稀疏，鼻呈梨状，鼻唇沟隆起延长，腭部变窄，耳大竖立。

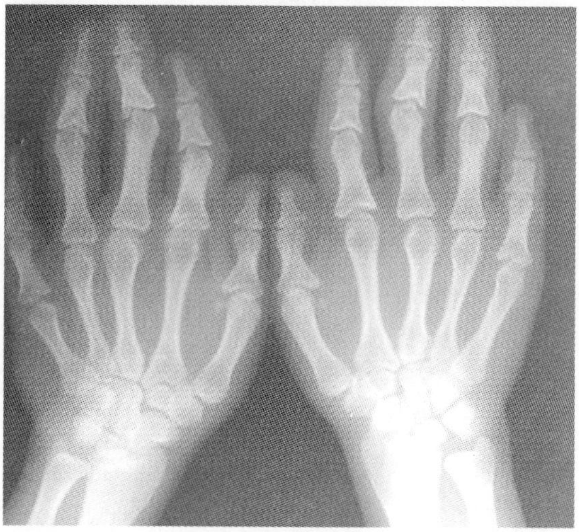

图 1-10-38　毛发-鼻-指（趾）骨综合征

双手骨变短，以小指为著，近侧指间关节骨骺增大，呈“V”字型凹陷。

扭曲性发育异常（diastrophic dysplasia）是一种少见的短肢型侏儒，因躯干、四肢有明显畸形而得此名。本病出生时即见异常，特点为短肢型侏儒，成人身高小于 140cm，进行性脊柱侧弯，特征性拇指畸形：拇指向近侧嵌入、呈外翻位及活动度过大。可有各种指畸形、外耳畸形及马蹄内翻足畸形。

影像学表现为肢根或肢中部侏儒。长短管骨均变短、增厚，干骺端增宽，骨骺出现延迟变小、扁平。股骨转子，特别是小转子增大。可有髋关节、肘关节及其他大关节脱位。掌骨短而宽，第 1 掌骨发育不良呈卵圆形是本病的特点，拇指呈外翻位（图 1-10-39）。马蹄内翻足畸形。脊柱在出生时正常，10 ~ 15 岁时出现脊柱侧弯，且进行性加重，腰椎弓根间距变窄，下位颈椎双棘突畸形常见。

（七）变形性发育不良

变形性发育不良（meatropic dysplasia）系指病变呈变化（changing）或进化（evolving）改变。患儿出生时肢短，躯干正常。随年龄增长因脊柱侧弯后突而最终成为短躯干侏儒。出生时长管骨骨端突出，关节活动受限。手

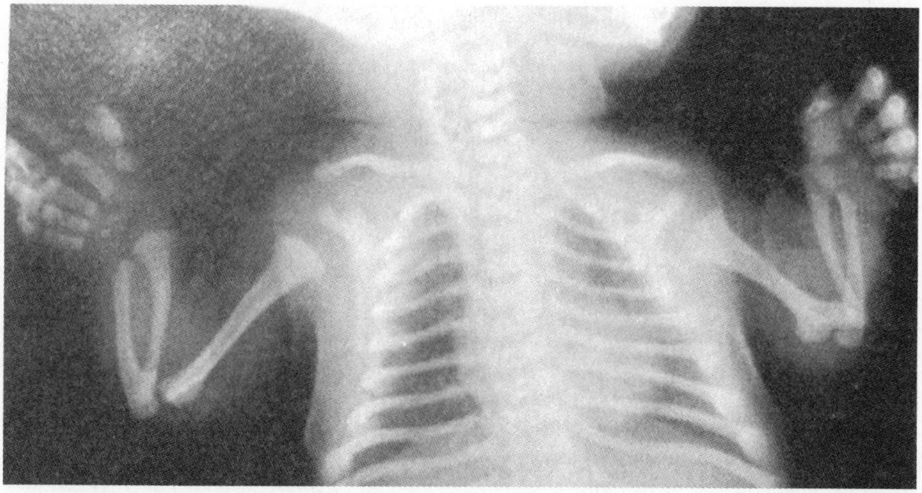

图 1-10-39　扭曲性发育异常

第一掌骨极短呈卵圆形，拇指近端嵌入；管状骨短而粗，前臂较肱骨不成比例的短小。

和足开始时长而细，后来相对变短。进行性脊柱侧弯后突，胸骨明显向前凸。

影像学表现为管状骨短，干骺端明显变宽呈喇叭状。股骨转子特别是小转子明显增大呈斧状。腓骨相对长。骺骨化延迟，小、扁、不规则。腕骨和跗骨也不规则和骨化延迟。在婴儿，椎体呈矩形或菱形，高度明显减低，椎间隙宽。而后，椎体随可增大，但仍扁、不规则和前缘呈楔形。椎弓发育不良，枢椎齿状突发育不良并寰枢关节不稳。骨盆表现髂骨变短，髋臼顶变平，骶骨坐骨切迹变小，Y形软骨变宽。在婴儿，因肋骨短致胸廓长而前后径小，随脊柱侧弯后突逐渐加重，儿童时，胸骨向前突。

（八）类扭伤性侏儒

类扭伤性侏儒（parastremmatic dwarfism）又名变形肢侏儒，为常染色体显性遗传。1岁以内婴儿出现僵直，至10岁临床症状全部出现。小儿会走路的时间延迟，步态蹒跚，下肢明显扭曲畸形、进行性挛缩，脊柱进行性后侧凸，手足粗短。

影像学表现为骨密度减低。骨骺和干骺明显呈絮状不规则骨化，管状骨变短、两端膨大及弯曲畸形，膝外翻。椎体扁平，终板不规则骨化，脊柱明显后侧凸。骨盆小，髂骨边缘不规则呈花边状，股骨颈骨化缺损，股骨头小且移位。肋骨前端呈杯口状。腕骨和跗骨形态和结构均不规则。

四、短躯干侏儒

（一）脊柱骨骺发育异常

脊柱骨骺发育不良（spondyloepiphyseal dysplasia）是一组骨骼发育异常疾病，主要累及脊柱和管状骨骨骺的软骨发育异常。包括早发型脊柱骨骺发育不良（spondyloepiphyseal dysplasia congenita）、晚发型脊柱骨骺发育不良（spondylo-epiphyseal dysplasia tarda，SEDT）和假性软骨发育不全（pseudoachondroplasia）。

1．早发型脊柱骨骺发育不良　常染色体显性遗传。本型是脊柱骨骺发育异常的重型，出生后即见异常，患儿身材矮小，为短躯干型侏儒。面部扁平、眼距增宽、腭裂，短颈、桶状胸、胸椎明显后突及腰椎前突，青春期可发展为脊柱侧弯畸形。常有腿弯曲，膝和足的内翻畸形。

各年龄组均有显著X线改变，主要累及脊柱、骨盆和长管状骨。表现为骨化延迟、椎体变扁及椎间隙变窄致躯干显著变短，长骨骨骺小而不规则，干骺端增宽，以股骨和肱骨为著。髂骨体部变宽，髋内翻。

2．晚发型脊柱骨骺发育不良　为伴性隐性遗传，男性发病。出生正常，于6～12岁开始生长发育迟缓，青春期后更为明显。短躯干，四肢相对较长，立位双手指尖常达膝部，骨盆发育小。智力及性发育正常。成年后较早出现退行性骨关节病，致腰背部和四肢大关节疼痛和活动受限。

主要改变在脊柱、骨盆和四肢大关节。脊椎普遍性变扁和椎间隙显著变窄，而椎弓发育正常。下胸椎和腰椎椎体的终板中部呈驼峰状圆突，在X线侧位片上酷似横置的花瓶，为其特征性表现，年龄较大者可硬化。骨盆主要表现为狭小，髂骨和骶骨发育小，坐、耻骨支相对呈直立状。四肢大关节表现为发育不良及较早地发生退行性变，以髋关节最显著，髋臼角加大，关节面不规则及硬化，关节间隙变窄（图1-10-40）。股骨头发育小且扁。有些病例股骨髁扁平，髁间窝变浅。距骨扁平。

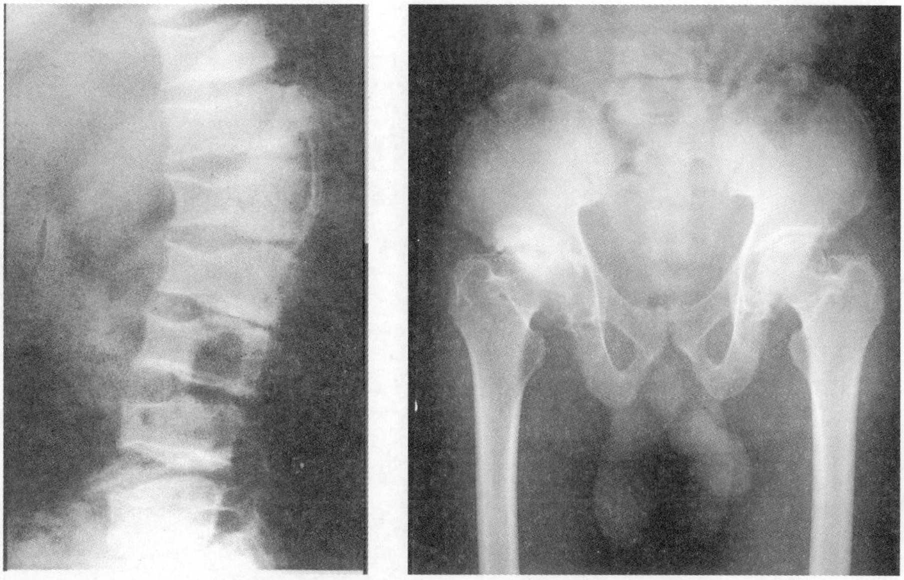

A B

图 1-10-40 晚发型脊柱骨骺发育异常

A：胸腰段侧位 X 线片示椎体普遍变扁，椎间隙变窄，下位胸椎及腰椎终板后部呈驼峰状圆突；B：骨盆正位 X 线片示骨盆发育小，股骨头小、股骨颈短，髋关节间隙窄及退变改变。

3. 假性软骨发育不全　常染色体显性或隐性遗传。出生时正常，2 岁后开始发育迟缓，随年龄的增长逐渐呈现四肢短小，而躯干相对正常。小腿弯曲，关节增大、活动受限以膝部为明显。

病变主要为管状骨骨骺和干骺发育异常。长管状骨均变短，肢根较明显。骨骺出现延迟，轮廓不规则、稀疏和碎裂。干骺端增宽，边缘尖刺状突出，表面中央呈“蕈伞状”突出且不光整，以膝关节改变最明显（图 1-10-41）。病变可随年龄增长而进展。脊椎受累较轻，椎体前缘轻度台阶状变扁。骨盆类似软骨发育不全，但较轻。头颅正常。

其鉴别诊断如下：

1. 多发性骨骺发育异常　表现为多个骨骺变小变扁，但脊柱正常。

2. 假性软骨发育不全与软骨发育不全鉴别　见表 1-10-5。

3. 黏多糖贮积症Ⅳ型　本病骨骺发育不良改变可类似黏多糖贮积症Ⅳ型，但后者为短躯干型矮小，椎体普遍性扁平，胸 12 及腰 1 椎体前缘呈舌状突出为特征性表现，实验室检查有助于黏多糖贮积症的诊断。

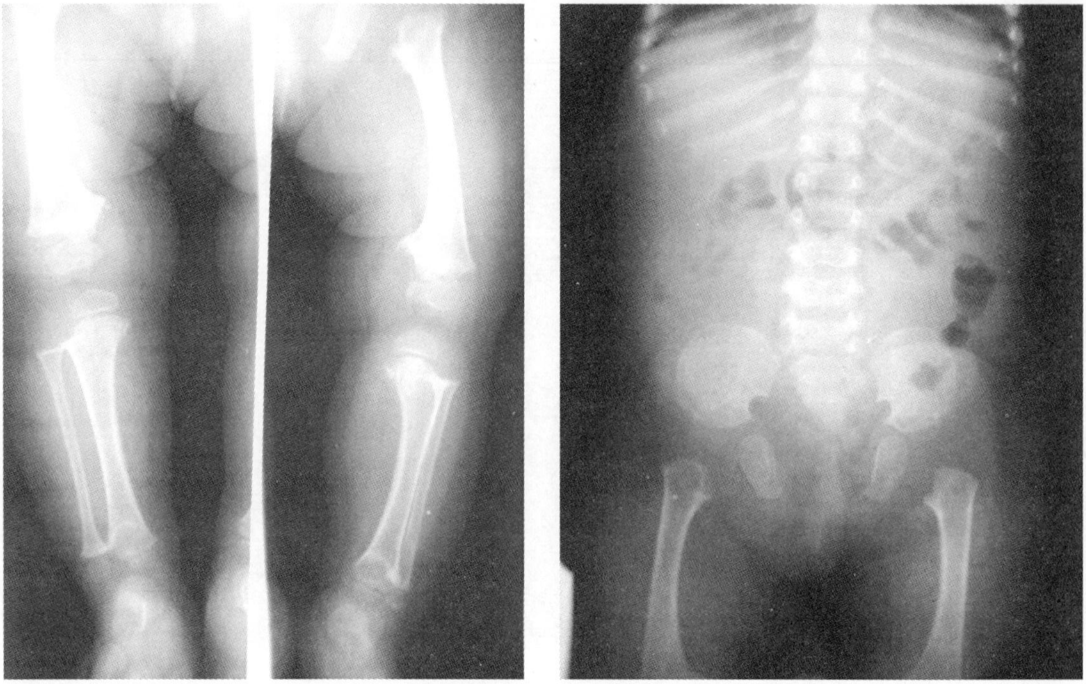

A　　　　　　　　　　B

图 1-10-41　假性软骨发育不全

A：下肢正位 X 线片示长管骨干骺端增宽、不规则、边缘尖状突起，骨骺发骨小；B：骨盆及腰椎正位 X 线片示腰椎变扁，L_1 至 L_5 椎弓根间距逐渐增宽，髂骨发育不良，坐骨切迹明显变小，股骨头骺未出现。

表 1-10-5　假性软骨发育不全与软骨发育不全的鉴别

鉴别要点	假性软骨发育不全	软骨发育不全
临床特征		
发病时间	生后 2 岁发病	生后即见异常
颅面部改变	正常	颅大面小
侏儒类型	肢根型或肢中型短肢侏儒	肢根型短肢侏儒
X 线特征		
管状骨改变	管状骨粗短，呈肢根或肢中型	管状骨粗短，呈肢根型
颅底改变	正常	颅底短缩
腰椎弓根间距	正常	变小
坐骨大切迹变小程度	轻度变小	明显变小呈鱼口状
干骺端改变	尖角状增宽、骨骺小及不规则	喇叭口状扩大，但较光滑，骨骺光整

（二）晚发型脊柱骨骺发育不良伴进行性关节病

晚发型脊柱骨骺发育不良伴进行性关节病（spondyloepiphyseal dysplasia tarda with progressive arthropathy），为常染色体隐性遗传，男女发病相仿。其特点是对称性骨骺、干骺增大伴进行性骨关节（尤手指小关节）病变。3～8岁出现症状，短躯干和下肢屈曲致患者身材矮小，四肢关节对称性疼痛、增大及挛缩屈曲畸形，但无关节周围软组织肿胀。头颅发育正常。

1．影像学表现　脊柱椎体普遍性变扁，横径和前后径均增大，前部上下缘凹陷，但中后部无典型的驼峰状凸起。椎弓根变短，

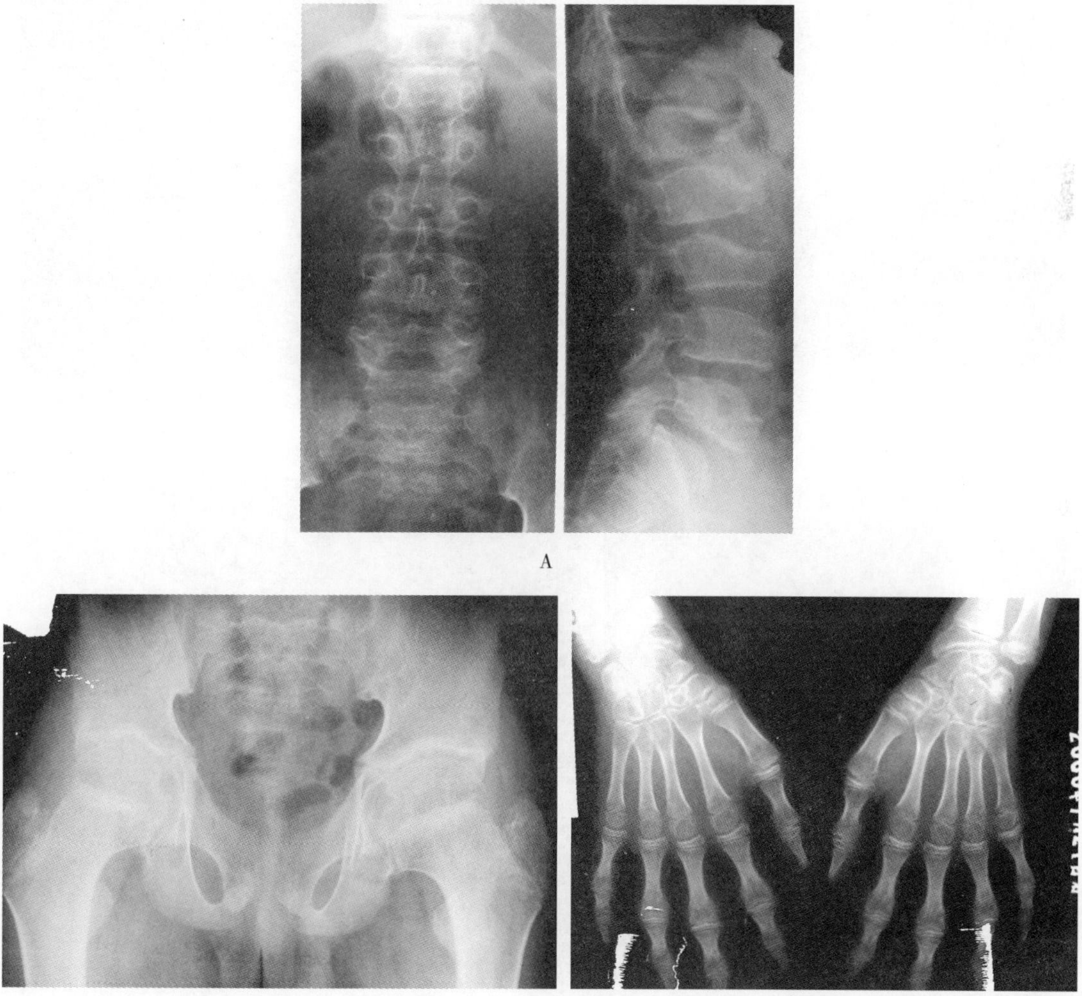

A

B　　C

图1-10-42　晚发型脊柱骨骺发育异常伴退行性骨关节病

A、B：腰椎正侧及骨盆正位X线片示椎体变扁，前缘呈楔形，边缘不规则，双股骨头及大转子骨骺增大；C：双手正位X线片示腕骨、骨骺增大及边缘不规则。

椎间隙变窄，骶髂关节和耻骨联合间隙增宽。髂骨底部宽而短，髂臼外上缘唇样增生，使髂臼窝深而大。股骨头增大、扁而宽，关节面不规整并有囊变，股骨颈粗短。髋关节间隙变窄（图 1-10-42A、B）。

四肢管状骨对称性骨骺和干骺增大，并向侧方增生突出。腕、跗和短管骨的非骺侧端明显增大。近侧指骨远端关节面呈波浪状，

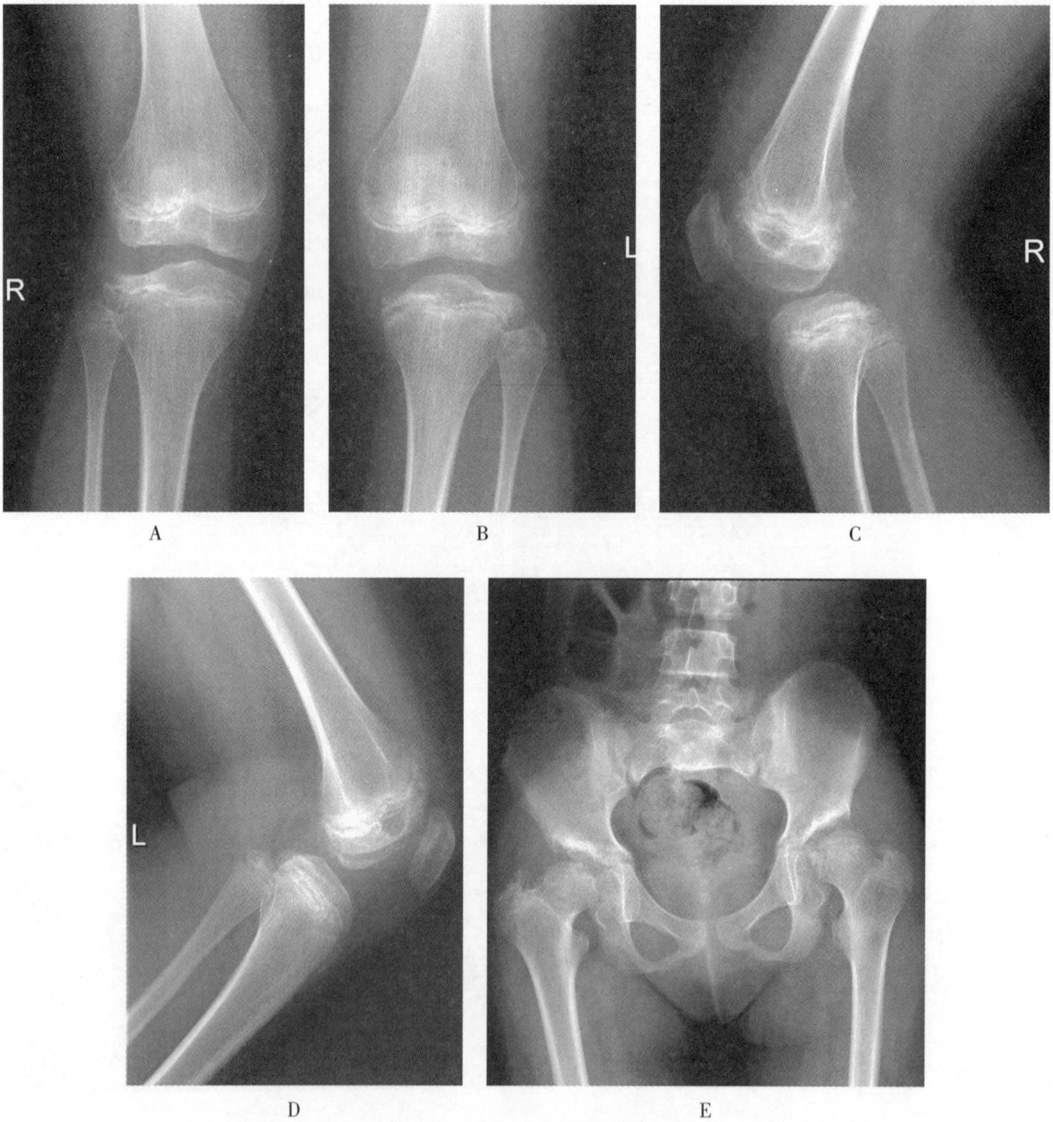

图 1-10-43　多发性骨骺发育异常

A ~ D：双膝关节正侧位 X 线片示股骨远端、胫骨近端及腓骨近端骨骺发育小，外形不规则，胫骨近侧骨骺有节裂；E：骨盆正位 X 线片示双侧股骨头骨骺小，边缘不规则。

边缘呈唇样增生，关节间隙不同程度变窄。远侧指间关节增大并屈曲，致末节指骨相对变尖和偏斜。关节周围软组织无肿胀（图 1-10-42C）。

2. 鉴别诊断　本病短管骨及腕踝改变应与大骨节病相鉴别，后者为地方病，有流行病史，脊椎和四肢近侧大关节很少有改变。

五、骨骺发育异常

（一）多发性骨骺发育异常

多发性骨骺发育异常（multiple epiphyseal dysplasia）又称 Catel 病，为常染色体显性遗传。男女均可发病，智力正常。好发年龄为 2～10 岁。一般在 4 岁以后出现症状，11～12 岁症状最明显，如关节痛、步态异常、跑或爬楼梯时费力等。青春期后随年龄增长，症状可改善。患者身材较矮小，四肢稍短，手、足粗短，也可轻度累及脊柱引起身材略短小。

1. 影像学表现　两侧骨骺对称性受累，出现延迟，但愈合时间正常。下肢改变较上肢显著，最常累及髋关节、膝关节和踝关节。骨骺变扁、变小、形态不规则、可有节裂或呈斑点状，但无硬化，轮廓模糊（图 1-10-43）。骨骺愈合后，骨端小而扁，易发生骨性关节炎。腕骨和跗骨亦可发育不良，手、足短管状骨粗短。也可引起脊椎终板轻度不规则。

2. 鉴别诊断　应与以骨骺异常的疾病鉴别（表 1-10-6）。

表 1-10-6　骨骺发育不良的鉴别诊断

原　因	影像学表现	临床特点
多发性骨骺发育不良	骨骺变扁，小而不规则，髋内翻	常染色体显性遗传，身材匀称性矮小，步态蹒跚
先天性钙化性软骨营养不良	原发或继发骨化中心为散在而清晰的钙化点，最常见于长骨端，也可见于脊柱，胸骨、骨盆，甚至气管、支气管树，长骨变短，骼骨形态不规则，常伴脊柱裂	常染色体显性遗传，少数为隐性遗传，肢短矮小，鼻背扁平，白内障，角膜厚，关节挛缩，一般钙化点 5 岁后可消失
黏多糖贮积症Ⅳ型［Morquio 病］	骨骼改变于 1 岁后出现。牙齿发育不良，椎体扁平，前缘呈舌状，鸡胸，腕骨和股骨头骺小而不规则	短躯干型矮小，角膜混浊，失听，膝外翻，智力正常，尿中出现硫酸角质为特异性改变
脊柱骨骺发育异常	椎体明显变扁、上下缘呈驼峰状隆起骨盆小，管状骨骺变小、不规则	男性发病，10 岁左右开始出现异常，短躯干型侏儒
生长激素缺乏	骨龄延迟，骨质疏松，长管状骨短小	匀称性矮小，生长激素缺乏或全垂体功能减退
甲状腺功能减退	骨龄延迟，颅骨缝间骨多，蝶鞍增大，腰椎呈鸟嘴样变形，长管状骨骨皮质增厚，婴儿可见髓腔变窄	舌粗大，声嘶，水肿，便秘，脐疝，智力发育障碍，血中促甲状腺激素低

（二）点状软骨发育异常

点状软骨发育异常（chondrodysplasia punctata），又称为先天性钙化性软骨营养不良（chondrodystrophia calcificans congenita），为一组骨发育异常，共同特点是骨骺软骨内有不规则钙盐沉着。

肢根型较多见，为常染色体隐性遗传，伴有明显的肢根短缩，脸平、塌鼻背、腭裂、小头、颊部淋巴水肿，智力低下，先天性白内障，畸形足（clubfoot）、先天性髋脱位。皮肤增厚，周围大关节弯曲挛缩。2/3的患者有短肢畸形，为非对称性根性短肢畸形。

Conradi-Hunermann型为常染色体显性遗传。男多于女。先天性白内障比肢根型少，但可有其他异常，如青光眼、角膜浑浊和眼小畸形等。20%有皮肤疾病，如皮肤增厚和鳞屑、橘皮样外观及眼眉睫毛稀疏，秃发等。10%有先天性心脏病。

影像学表现为四肢骨骺增大，轮廓不规则。骨骺内表现为多数簇状钙化点或不规则的块状钙化，出生时即出现，在骨化中心出现以前，在骨骺内见多数散在的、边缘锐利的钙化点（图1-10-44）。约3岁，钙化点可完全消失，或增大、融合形成正常骨化中心，但常有骨骺变形。本症常伴有肢体软骨发育不良改变。除长骨骨骺呈点状钙化外，在手、足、脊椎、骨盆、髌骨附近和关节周围的软组织内也可出现点状钙化。

（三）半肢骨骺发育异常

半肢骨骺发育异常（hemimelic epiphyseal dysplasia）又称Trevor病，单侧骨骺发育异常（unilateral epiphyseal dysplasia），良性骨骺骨软骨瘤（benign epiphyseal osteochondroma）。系单侧肢体骨骺软骨偏心性过度生长，形成额外骨块，表面覆盖正常软骨。多在10岁以前发病，以膝关节和踝关节最多见。表现关

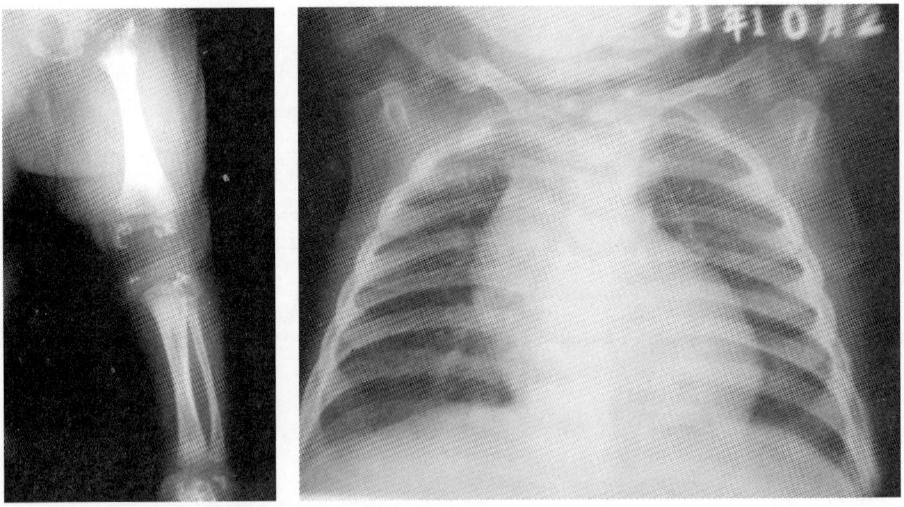

A　　B

图1-10-44　点状软骨发育异常

A、B：左下肢、胸正位X线片示长骨骨骺、腕、跗骨及肋软骨处、软骨处见点状及小环状钙化影，分布不均。骨干及干骺形态正常。

节偏心性不规则肿胀，质硬，有轻微疼痛或无疼痛，可有内翻或外翻畸形。

1. 影像学表现　单侧肢体的一个或多个骨骺发育不良，以踝、膝关节最常见，亦可见于肩、髋、肘、腕关节。若一肢体的多个骨骺受累，往往增大的半个骨骺位于同侧，且内侧多见。病变早期，骺软骨呈偏心性过度生长，二次骨化中心常较对侧出现早，且不规则增大。当病灶成熟时，多数可形成局限性骨性肿块，肿块外缘多较清楚，部分或整个与邻接骨骺融合。常引起关节内翻或外翻畸形（图 1-10-45）。

2. 鉴别诊断　多发外生骨疣（multiple exostoses）：好发于长骨干骺端，为多个骨性突起，宽基底或带蒂于长骨相连，其突起方向背向干骺端，骨骺形态正常可与本病鉴别。

六、干骺软骨发育异常

干骺软骨发育异常（metaphyseal chondre dysplasia，MCD），系选择性地累及长骨干骺端的一类疾病，而脊柱正常或轻度受累。主要有 Schmid、Mckusick 和 Jansen 3 种类型。病变主要侵长骨干骺端，表现为长骨短而弯曲，下肢变形较上肢明显。干骺端临时钙化带不规则，密度不均匀可见透亮区。骨骺软骨板增宽，干骺端边缘不规则，展开、凹陷。除上述改变外，三型各有其特点。

1. Schmid 型　最常见，为常染色体显性遗传，患儿出生时正常，常在 2 岁以后出现长骨弯曲，身材矮小；颅面部正常，智力正常，手、足正常。

X 线表现为腕骨和跗骨正常，手、足短管状骨轻度缩短或正常，髋关节和膝关节骺软骨板明显异常。股骨近端干骺端的改变最明显，几乎均导致髋内翻。常有膝内翻。骨骺与干骺端愈合后，病变典型改变消失，但骨端仍膨大。

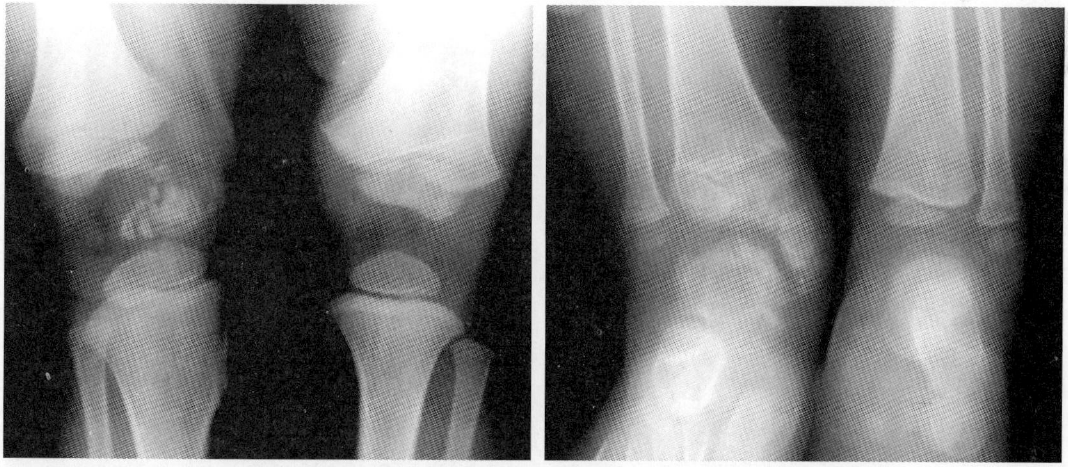

A　　B

图 1-10-45　半肢骨骺发育异常

A：双膝关节正位 X 线片示右股骨远端内侧骨骺不规则，可见软组织肿块影，其内有絮状钙化；B：双踝关节正位 X 线片示右胫骨远端，骨骺内侧呈偏心性不规则增大，其内可见絮状钙化，相邻距骨面亦不规则。

2．Mckusick 型　又称软骨-发发育不良，此型为干骺端发育异常伴外胚层发育不良。

为常染色体隐性遗传。患儿出生时即见异常。毛发稀疏、纤细、无光泽等。手、足短，手指过伸位。颅面部正常，智力正常。可有其他系统异常，如肠道吸收不良。体液免疫正常，但细胞免疫异常。

X线表现为新生儿肢骨变短，骺板轻度增宽，骨骺轻度变扁。肋骨前端扇形张开，边缘不规则。髋内翻常见。手不成比例缩小，所有手骨包括腕骨均变小。中位指骨最常受累，远位指骨可变窄，呈底宽的三角形。足骨改变类似手，但程度轻。脊柱轻度异常，椎体高而窄，腰椎前弯。骨盆变化包括髂骨翼外展，骨盆出口前后径狭窄。

3．Jansen 型　极罕见，但症状最严重，多为散发。患儿出生时即见异常。常有前额突出，眼距宽，颏内收。患儿有生长紊乱、异常步态、肢体短而弯曲和智力低下。

X线表现为骨骺软骨板增宽，骨骺软骨板闭合后干骺端永存透亮区，全部长骨呈现弥漫性透亮区，及广泛的骨膜下骨吸收。掌骨、趾骨亦可受侵犯。干骺端明显扩张、不规则和有透亮区，累及长、短管状骨，两侧对称分布（图1-10-46）。成人骨端扩张持续存在。

其鉴别诊断如下：

1．软骨发育不全　干骺端异常与本病表现类似，但椎体发育小、后缘凹陷，骨盆髂骨底部显著变短致坐骨大切迹呈“鱼口”状狭小，可与本病鉴别。

2．脊柱干骺端发育异常　也可有干骺端不规则，在股骨近段明显，但有明显的脊柱异常表现，如椎体扁、侧弯和后凸畸形等。

3．脊柱骨骺干骺端发育异常　为脊柱、骨骺和干骺端均受累的一组疾病，四肢长骨干骺端受累的X线表现与本病相仿，但可有骨骺的发育异常，最重要的鉴别点在于明显的扁平椎和脊柱畸形等。

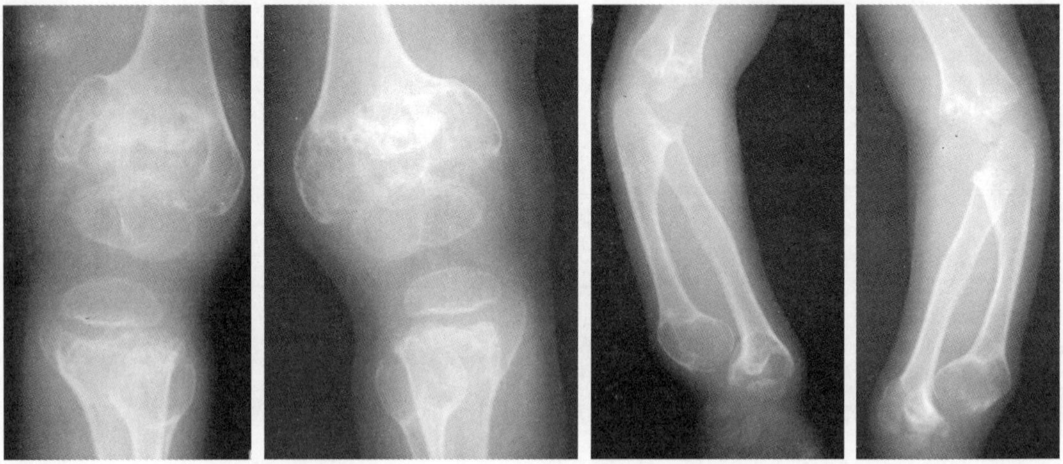

A　B　C　D

图1-10-46　干骺软骨发育异常

A～D：所见长骨对称性干骺端膨大，骨皮质菲薄，膨大区骨质密度减低，骺板明显增宽；膨大区与正常骨干分界清楚。

4. 先天性髋内翻 被认为是 MCD 的轻型，表现为股骨颈变短，颈干角变小，骨骺板宽而不规则。但除髋关节改变外，其他骨骼均正常，且常为单侧受累。

5. 肾性佝偻病 干骺端改变、骨干弯曲可与本病相似，但有普遍性骨密度减低、骨质软化征象如假骨折，血清学检查血钙减低、血磷增高，可与本病鉴别等。

6. 维生素 D 缺乏性佝偻病 干骺端改变与本病相似，但补充维生素 D 及钙盐后可恢复正常，血液生化检查血钙正常或减低、血磷明显减低、碱性磷酸酶增高，可与本病鉴别。

七、膜化骨发育异常

（一）颅锁骨发育异常

颅锁骨发育异常（cleidocranial dysplasia）又称骨-牙形成障碍，系全身性骨（膜化骨和软骨化骨）发育障碍，多属常染色体显性遗传，半数以上有家族史。

临床表现牙齿形状及排列不整，可有牙釉质侵袭，锁骨缺如或部分缺如，双肩窄且下垂，肩关节活动范围增加。头颅增大且不成比例，颅大面小，身材矮小，四肢及指（趾）短，脊柱侧弯。智力发育正常。

1. 影像学表现 前额及双顶骨膨突，呈短头型。颅板变薄，囟门和颅缝增宽，延迟闭合或不闭合，可见较多缝间骨。鼻窦及乳突气化不良。恒齿出现延迟或不发育。锁骨常双侧部分缺损，以中外 1/3 最多见，部分形成假关节（图 1-10-47）。肩胛骨短小或高位，喙突发育不全，骨盆小，坐耻骨支局部缺损或骨化迟缓，少数耻骨可完全未骨化，耻骨联合明显增宽。髋臼可变浅。其他如髋内翻、膝外翻、鸡胸、脊柱侧弯、脊椎椎弓骨化不全等可合并发生。四肢管状骨亦可出现骨化不全。

2. 鉴别诊断 应与致密性骨发育不全鉴别：二者均可有颅骨发育异常，但颅锁骨发育异常的骨密度正常。致密性骨发育不全有包括颅板和颅底在内的全身性骨骼普遍性致

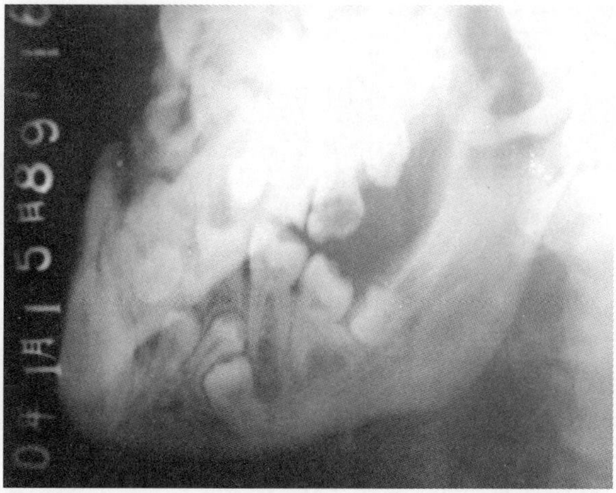

A

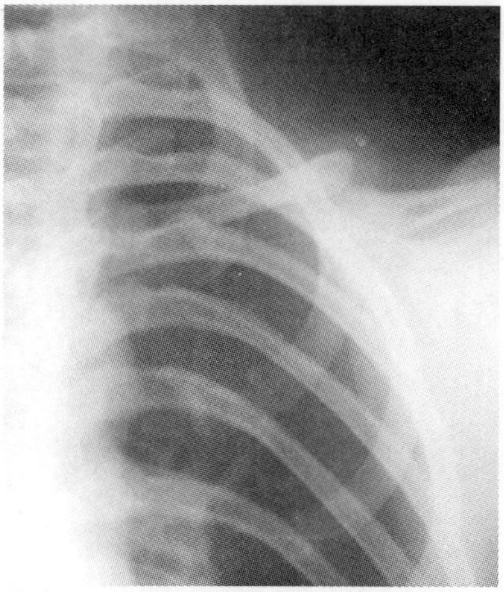

B

图 1-10-47 颅锁骨发育异常

A：牙齿排列紊乱；B：锁骨外 1/3 缺如，肩胛骨发育小，低位。

密，其骨盆骨化不全少见，而下颌骨发育不良和下颌角消失及指（趾）末端发育不全为其典型特点，其锁骨无部分或全部缺如。

八、肢体过长

（一）马方综合征

马方综合征（Marfan syndrome）又称细长指（arachnodactyly）、蜘蛛脚样指（dolichostenomelia）。为先天遗传性疾病，系中胚层发育异常。其特点是身高较常人为高，且不成比例，四肢细而长似蜘蛛脚样指趾（约 89% 患者出现），以手、足尤著。皮下脂肪少，肌张力低，关节活动度增加。常伴有眼及心血管异常，如晶状体异脱位（约 57% 患者出现）、主动脉扩张和夹层动脉瘤等（约 62% 有心脏大血管杂音）。心血管病变是引起患者早死的原因，平均死亡年龄在 28 岁。

1. 影像学表现　所有管状骨骨干细长，以手足短管状骨为著，可不等长，骨皮质变薄（图 1-10-48）。常伴一侧或两侧小指的 90°屈曲畸形，还可有拇趾外翻、杵状指（趾）、马蹄内翻足畸形。干骺端和骨骺形态基本正常。漏斗胸，40% ~60% 的患者有脊柱侧弯后凸。

2. 鉴别诊断

（1）成骨不全　该病骨密度低、骨干细，但长度不增加，皮质变薄呈线样，常合并骨折。两者临床表现亦不同，成骨不全为多发骨折、蓝巩膜和进行性耳聋，而本病多有眼及心血管异常。

（2）同型胱氨酸尿症（homocystinuria）亦有细长指（趾）、脊柱侧弯、胸骨畸形和韧带松弛。不同之处是患者有智能障碍，骨质疏松，血管内、中膜纤维化和动静脉血栓栓塞。

（二）同型胱氨酸尿症

同型胱氨酸尿症（homocystinuria）又称高胱氨酸尿，常染色体隐性遗传。

出生时和婴儿期表现正常，而后逐渐出现症状。皮肤薄、大的毛孔和静脉显露。面颊潮红，轻的损伤即可引起“卷烟纸”样瘢痕。毛发细

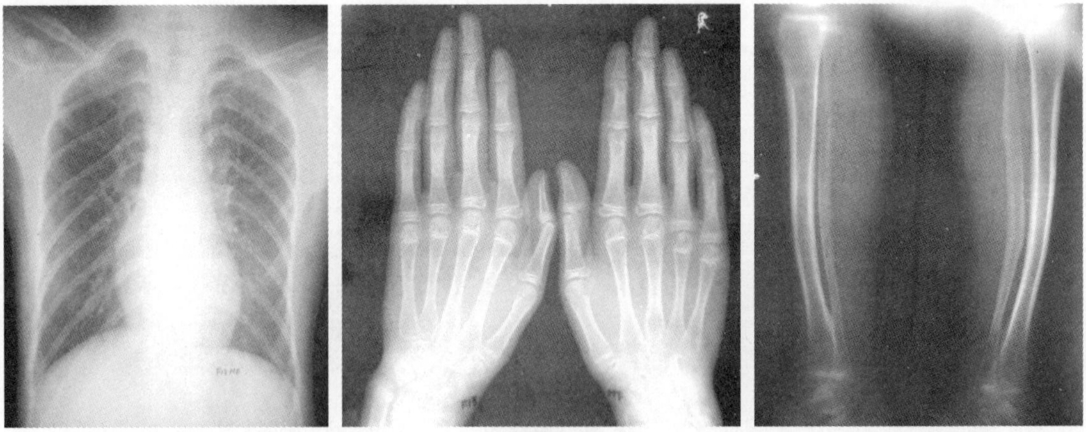

A　　B　　C

图 1-10-48　马方综合征

A、B、C：胸、双手、双小腿见普遍性骨质稀疏，所有管状骨骨干细长，皮质较薄，长管骨轻度弯曲畸形，干骺和骨骺形态大致正常。胸廓狭长，肋骨明显变细。

而稀少。高颚弓和牙齿稀少是本症特点。眼部异常以双侧晶状体异位最常见。智力低下。自发性血管栓塞是致死的主要原因。栓塞血管主要为中等血管如冠状动脉、肾动脉、颈动脉，肠系膜静脉、髂静脉和肺静脉。25% ~60% 的患者有骨骼异常，类似 Marfan 综合征。身材细高，四肢不成比例的增长，鸭状步态，脊柱侧弯，关节松弛。血浆内同型半胱氨酸、同型胱氨酸、蛋氨酸含量升高；尿内同型半胱氨酸含量升高，硝普盐实验阳性。肝和皮肤活检对特殊酶的诊断非常必要。

影像学表现为骨骼变化在儿童时期逐渐出现。头颅表现板障增宽、广泛硬膜钙化。鼻窦增大、颌凸。脊柱侧弯，椎体上下缘双凹变形及前后径增加，压缩骨折常见，早发性椎间盘退行性变。四肢特征改变为细长指和腕畸形，其他表现有骨质疏松、多条生长障碍线，骨骺变扁，干骺增宽，尺桡骨干骺端可有斑点状骨化。其他改变有静脉钙化、海绵肾。

（三）对称性长骨扩展症

对称性长骨扩展症又称 Pyle 病，本病显著特点是长骨干骺端对称性呈喇叭口状扩展。有学者将此病归为干骺端发育异常的一种。本病系常染色体隐性遗传。可发现于不同年龄，儿童多见。临床症状轻，可有关节疼痛，轻度膝外翻、关节活动受限。

1. 影像学表现　四肢长骨易受累，股骨远端和胫骨近端最好发，其次为尺、桡骨近端，肋骨、指骨和锁骨亦可发生。长骨干骺端塑型不良，明显膨胀增宽，骨皮质变薄，松质骨密度减低，并出现横线，干骺端的扩展可达骨干的中段，干骺端最宽向骨干逐渐变细（图 1-10-49）。可伴有轻度骨干弯曲。骨干中段皮质增厚，髓腔略变小。可有坐骨增宽及髋内翻。颅骨穹隆及眼眶轻度增厚，下颌角增大，鼻窦及乳突气化不良。短管骨也可受累增粗。

2. 鉴别诊断

（1）颅骨干骺端发育异常（craniometaphseal dysplasia，CMD）　与本病相似之处为干

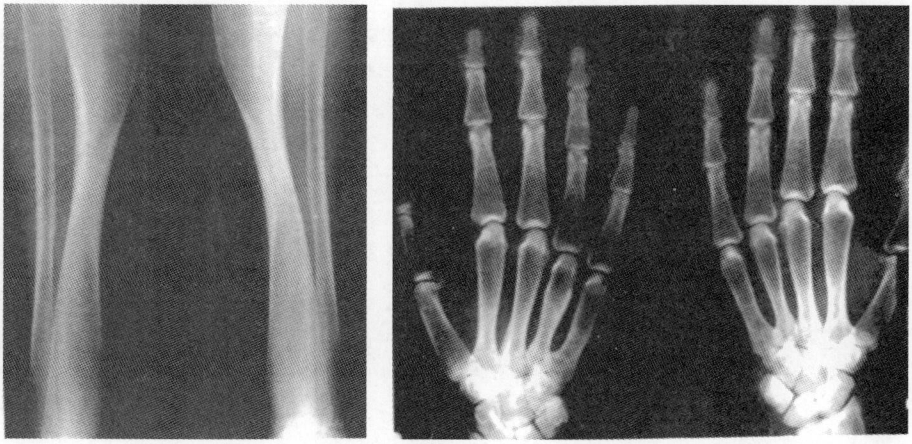

A　　　　B

图 1-10-49　Pyle 病

A、B：双小腿、双手正位 X 线片示双侧股骨远侧、胫腓骨近远端、掌骨远端及指骨近端干骺成型差呈杵状增粗，骨皮质明显变薄、松质骨少。骨骺正常。

骺端塑型不良导致股骨呈瓶颈样，但颅底骨质明显硬化，面部畸形，咬合不正及面部麻痹，还可有听神经或内耳受损引起的耳聋等可与本病鉴别。

（2）干骺端塑型不良亦可发生在致密性骨发育不全、骨硬化性发育不良和石骨症，但这三种疾病普遍存在骨质硬化，容易与本病鉴别。

（3）先天性贫血　也可有干骺端增粗膨大的表现，但有造血系统的特征性表现，一般不会引起像 Pyle 病的骨干中段皮质增厚和头盖骨轻度硬化。

九、骨密度减低

（一）成骨不全

成骨不全（osteogenesis imperfect）又称脆骨症、骨膜发育不全、Lobstein 病，具有遗传性和家族性，为常染色体显性遗传，也有单发病例。本病多见于儿童，发病年龄愈早病

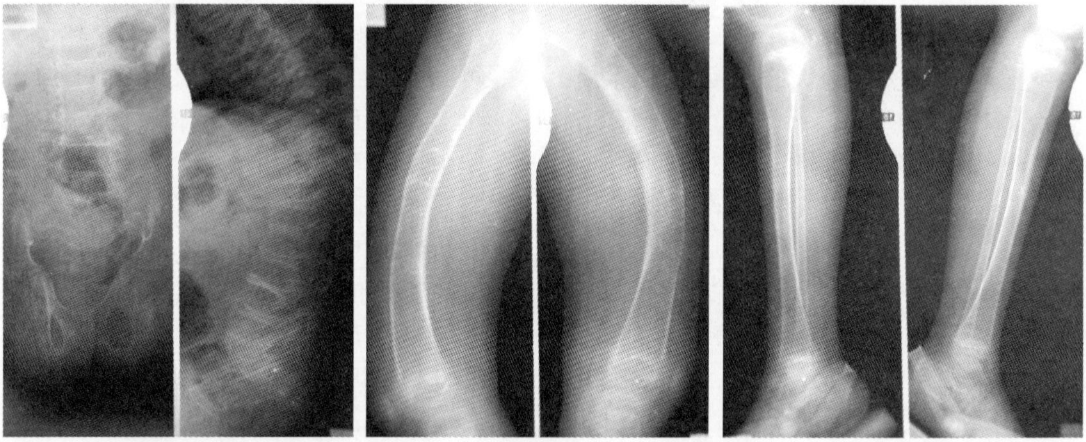

A　　B　　C

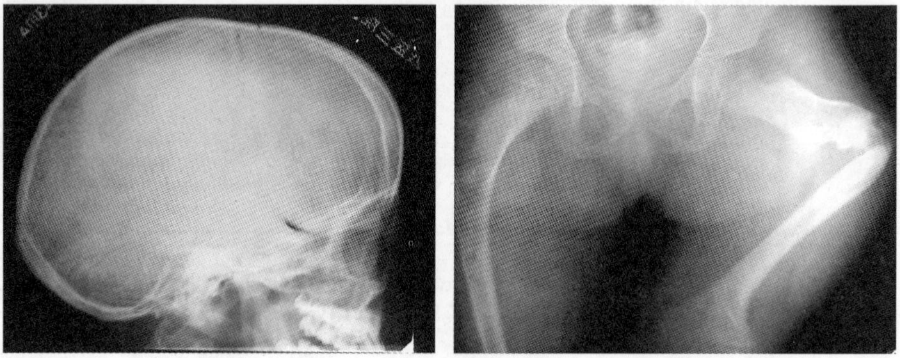

D　　E

图 1-10-50　成骨不全

A、B、C：脊柱正侧、双股骨、双小腿 X 线片示骨骼普遍性疏松，密度减低，骨皮质明显变薄。脊柱驼背畸形，椎体明显变扁呈板状，骨盆内凹变形。双股骨干向前弯曲、增粗，见多条横行骨折愈合致密线，胫腓骨干变细；D：头颅侧位 X 线片示，颅骨骨板变薄，颅缝增宽，可见缝间骨；E：双股骨正位 X 线片示右侧股骨弯曲畸形，骨皮质菲薄，骨干变细，骨干骨折成角及假关节形成。左股骨弯曲畸形，骨皮质变薄。

变愈严重。随着年龄增长病变趋于减轻。多发骨折、蓝色巩膜和听力障碍为临床三大特征。本病极易骨折，以长骨和肋骨为好发部位，反复多次骨折可造成肢体畸形。病理上为Ⅰ型胶原纤维合成减少或结构异常。

1. 影像学表现 基本X线征象是骨质密度普遍减低，骨皮质变薄，多发骨折、骨痂形成和骨畸形。四肢长骨变细弯曲，皮质菲薄和骨密度减低，骨骺相对膨大，其内骨化不良，可有囊状透光区。部分病例因骨折嵌顿和反复骨折、骨痂形成而使骨干变粗短。少数病例可因大量骨痂形成而似“肿瘤”（图1-10-50）。颅骨变薄，骨密度低，颅缝闭合延迟，可见缝间骨。脊椎骨密度减低，椎体变扁，上下面均凹陷。椎间隙相对增宽。肋骨变细。

2. 鉴别诊断

（1）佝偻病 全身骨普遍密度减低与长骨弯曲（“O”形或“X”形腿）与成骨不全相似。但佝偻病干骺端钙化带模糊，呈杯口状及毛刷状，骨骺小且出现延迟，可与本病辨别。

（2）维生素C缺乏症 已极罕见，可有明显的骨质萎缩，干骺端改变最明显，表现为先期钙化带致密、坏血病带、角征，骨骺呈同心环状。患儿常有黏膜及皮下出血。

（3）低磷酸酯酶症（hypophosphatasia）成人型 身材矮小，关节畸形，牙齿脱落。血碱性磷酸酶低、尿磷酸酯酶增高。骨质密度普遍减低，弯曲畸形，干骺端毛糙和呈杯口状。

（4）脂质沉积症（lipoidosis） 全身骨骼密度普遍减低，多发骨折可与本病相似，但有肝、脾及淋巴结肿大，干骺端可有扩张及囊状透亮区。

（二）特发性幼年骨质疏松

特发性幼年骨质疏松（idiopathic juvenil osteporosis） 是儿童自限性疾病，通常在青春期前两年发病，开始表现行走或活动困难，而后出现脊柱和肢体类似关节炎的症状。病理上，骨在数量上减少，而质上无变化，特点是破骨活跃致骨表面吸收增加。实验室检查均正常。

影像学表现为脊柱特别是胸腰区骨质疏松，椎体可塌陷，并发脊柱后突。四肢骨骼干骺区骨质疏松明显，可形成透亮区，常引起骨折及并发畸形，以膝、踝干骺区最常见。成骨不全干骺区骨折少见。骨干骨折通常愈合良好。

本症主要与成骨不全相鉴别，成骨不全骨干皮质明显变薄，因而骨折多发生在骨干，椎体多表现为双凹变形。其他临床症状如蓝巩膜、耳聋、颅面部异常和骨盆畸形等有助于同本症鉴别。

（三）低磷酸酯酶症

低磷酸酯酶症（hypophosphatasia）骨骼改变类似佝偻病和骨软化症，血清碱性磷酸酶降低。根据发病年龄和严重程度，分为婴儿型、幼儿型和成人型。前两型为常染色体隐性遗传。婴儿型病情严重，可于出生后数小时或数日内因惊厥、发绀、高血钙、呼吸困难而死亡。出生后1～6个月发病者，可有发育差，颅骨软化、囟门突出、四肢弯曲畸形。发生高血钙和肾功能损伤时可有畏食、呕吐、便秘、肌无力、惊厥、蛋白尿等。2岁以后发病为幼儿型，表现为起步较晚，步态不稳，肢体弯曲，疼痛，颅缝早闭而继发颅压增高，牙齿发育不良，乳牙早脱。成人型为常染色体显性遗传，病情轻微，可有高血钙及磷酸乙醇胺尿，但ALP活性正常，称为假性低磷酸酶症。

1. 影像学表现 婴儿时期骨改变类似佝偻病，但比后者更明显，骺板明显不规则，透亮区伸向干骺。普遍性骨密度减低，骨小梁粗疏，长骨弯曲畸形，伴发或不伴发骨折。

椎体小而扁，或呈菱形，椎间隙变宽。颅骨可骨化不全，或颅缝早闭（图 1-10-51）。在少年可因轻的外伤发生骨折而发现，骨折愈合延迟，骨痂少。在成人类似骨软化，骨小梁粗疏、弯曲畸形、假性骨折和骨膜下新生骨形成。因颅缝早闭致头颅小。韧带、肌腱骨附着处和椎旁可有钙化。

2. 鉴别诊断　本病 X 线表现骨密度减低、骨折和长骨弯曲可类似成骨不全，骺板改变类似佝偻病，成人类似骨软化。实验室检查，血清碱性磷酸酶降低，尿和血内磷酸乙醇胺升高可诊断本病。

十、骨密度增高

（一）石骨症

石骨症（osteopetrosis）又叫 Albers-Schonberg 病，是一种泛发性骨质硬化性疾病。组织病理学表现为正常破骨活动减弱，使钙化的软骨和骨样组织不能被正常吸收而蓄积。本病通常分为两型：①轻型，为常染色体显性遗传；②重型，为常染色体隐性遗传。

轻型症状出现较晚而轻，可发生在任何年龄，易骨折，可有轻度贫血，颅底硬化可引起视力和听力异常；重型发病早，多发生在 10 岁以下，症状重，可有进行性贫血，患儿苍白、发热、肝脾和淋巴结肿大等。

1. 影像学表现　轻型和重型均表现为弥漫骨硬化、骨小梁消失、骨中骨和成骨异常。全身大部分或所有骨骼对称性密度增高，骨皮质、髓腔界限消失，干骺端可见深浅交替的波浪状横纹。椎体的上下终板明显硬化、增宽，而中央相对密度减低，呈“三明治”样表现，或称夹心椎。颅骨以颅底硬化更为显著，颅骨普遍密度增高，板障影消失，鼻窦发育小或不发育。髂骨翼可见多条与髂嵴平行的弧形致密线影呈“年轮”状。在骨内有一雏形小骨（骨中骨）为本病特征之一，多见于椎体、骨盆和短管状骨。骨成型障碍，管状骨干骺端杵状变形（图 1-10-52）。

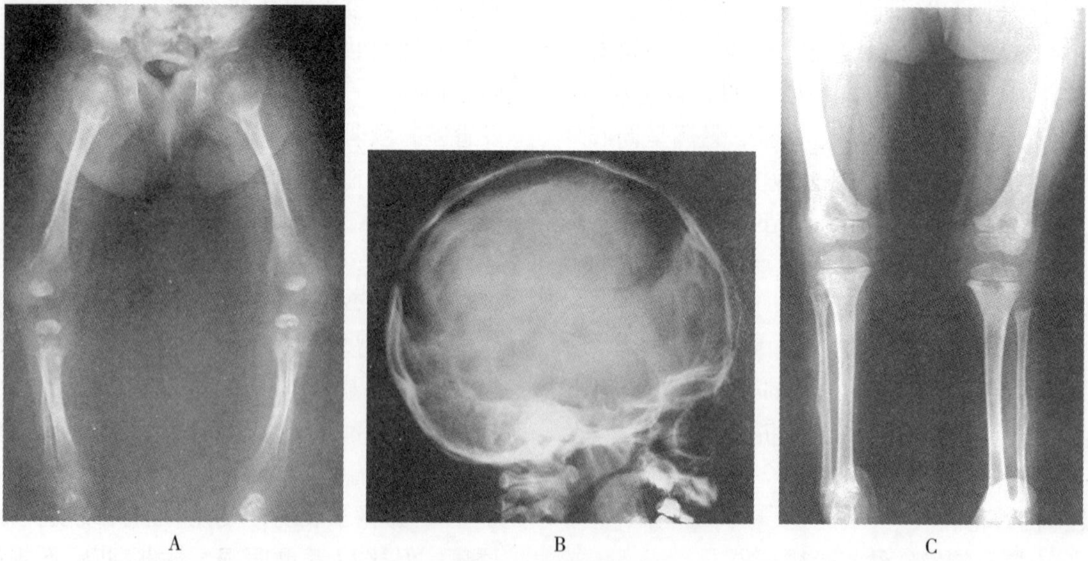

图 1-10-51　低磷酸酯酶血症

A：双下肢见骺板增宽，干骺端杯口状、不规则及先期钙化带消失，骨密度明显减低；B：颅侧位 X 线片示顶骨骨化不全；C：双下肢见股骨、胫骨、腓骨干骺中央密度减低区，双腓骨骨干骨折。

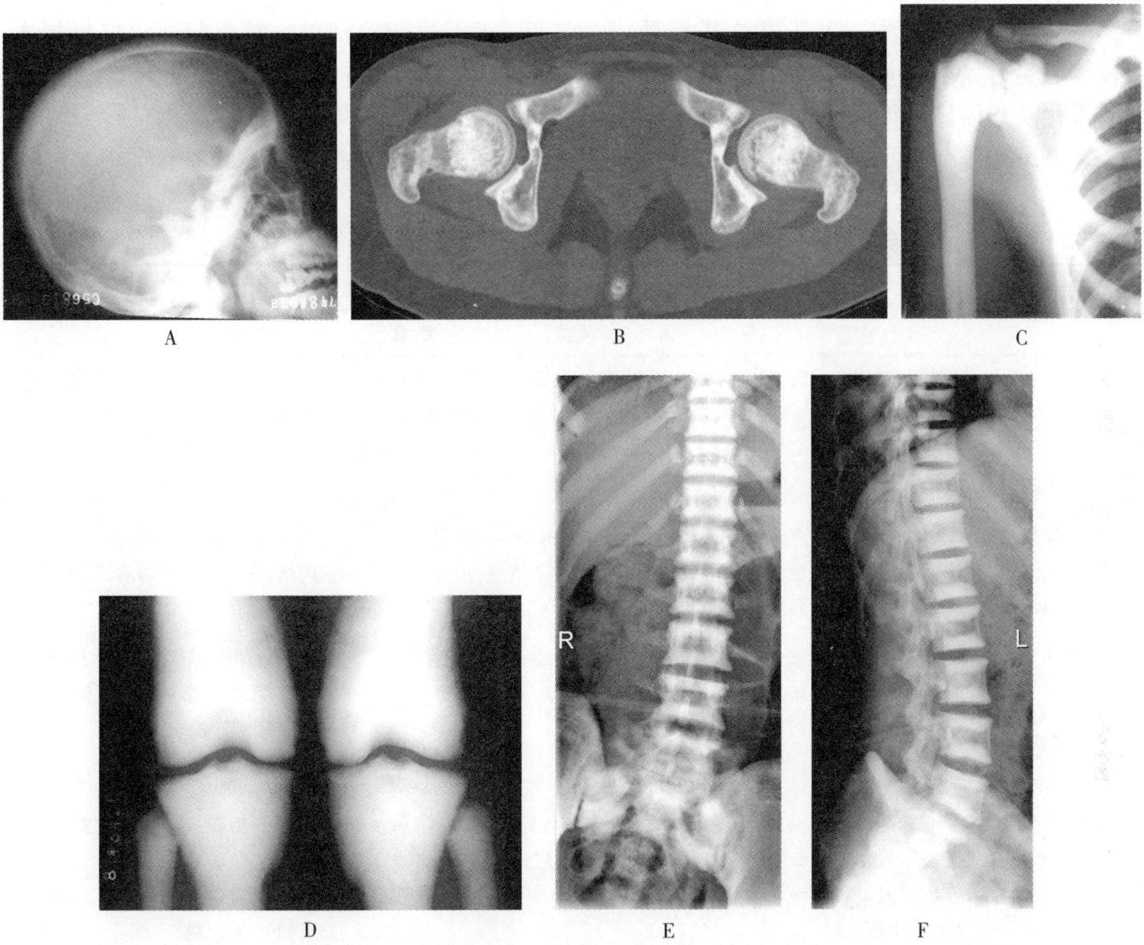

图 1-10-52　石骨症

A：颅底硬化，以蝶骨大小翼为明显。蝶鞍大小正常，鞍底及前后床突皆硬化、增厚。枕骨及颞骨亦有硬化。鼻窦腔发育小；B：髋臼水平 CT 横轴位示髋臼、股骨头及股骨颈浓密，正常骨结构消失；C：肱骨骨质密度一致性增高，干骺端轻微塑形不良，可见横形致密条纹影，肩关节盂硬化；D：双侧股骨远端及胫骨近端骨质密度增高，皮、髓质界限消失。骨小梁消失，失去正常骨纹理，股骨远端及胫骨近端形成杵状；E、F：胸腰椎体上下终板明显硬化、增宽，中央相对密度减低呈夹心椎改变。

2. 鉴别诊断

(1) 氟骨症　骨质改变亦表现为全身骨质密度普遍增高，皮、髓质界限消失，骨髓腔消失，但无“夹心椎”及干骺端横行致密带改变。另外常有胫腓骨、尺桡骨之间的骨间膜骨化及其他韧带得的骨化，与本病不同。临床有氟斑牙，有流行病学史。

(2) 成骨性骨转移瘤　呈多发棉絮状或结节状高密度影，边缘模糊，甚至可以融合成较弥漫的骨硬化，但无本病“夹心椎”改变，无干骺端致密带，常有前列腺癌等原发肿瘤病史。

(3) 与其他骨发育异常引起的全身性骨质密度增高疾病鉴别　见表 1-10-7。

表 1-10-7　骨发育异常所致全身骨质密度增高性疾病诊断要点

病　名	临床表现	影 像 表 现				
		头颅	脊椎	骨盆	四肢	手足
石骨症	易骨折，贫血，肝脾大	普遍密度增高，板障消失，颅底硬化明显	椎体上下终板明显硬化，中央密度低，呈夹心椎	髂骨翼可见多条致密线，骨内有一小骨，即骨中骨	管状骨干骺端杵状变形，可见深浅交替的横纹	短管状骨为不均匀硬化
致密性骨发育不全	身材矮小，头大面小，下颌角消失	颅底、颅板轻度硬化，下颌角消失	一致性密度增高，无中央透亮带	可有硬化	管状骨皮质向内增厚，髓腔窄，不消失	指骨末端细小，远端部分缺如
进行性骨干发育异常	四肢较长，行走困难，肌营养不良	颅骨普遍密度增高，增厚，板障消失	椎体后部硬化明显，椎弓硬化	可有硬化	骨皮质增生，内外缘均不规则，髓腔变窄，甚至消失	短管状骨一般不受侵犯
干骺软骨发育异常	症状轻微，可有关节疼痛，活动受限，四肢轻度畸形	颅骨穹隆及眼眶骨质轻度肥厚，硬化	骨质密度减低，椎体变扁或双凹变形	骨质膨胀，坐耻骨扩大	长骨干骺端扩大，骨皮质变薄，骨干中段皮质增厚，髓腔变小	较少受累
骨内膜增生症	多无症状，或有面神经麻痹，听力和视力障碍	颅骨硬化，内、外板均增厚，以颅底明显，下颌骨大	脊椎硬化，以附件明显	可有硬化	骨皮质增厚，髓腔变窄但不消失，骨外形正常	骨内膜增厚
颅骨干骺端发育异常	鼻大，鼻腔阻塞，口呼吸，面部麻木，牙齿咬合异常	颅底及颅板明显硬化，板障消失	较少受累	较少受累	干骺端扩张，皮质密度减低	较少受累

（二）致密性骨发育不全

致密性骨发育不全（pyknodysostosis）为常染色体隐性遗传，特点是全身骨骼致密性硬化和骨发育不全。多于5岁以前出现症状，患者身材矮小，下颌角消失，颅面部不相称，颜面小而头颅大，鼻根塌陷，杵状指（趾）。

1. 影像学表现　全身骨骼均匀性密度增高，失去正常骨纹理，管状骨皮质向内增厚，髓腔窄但不闭塞，干骺端轻度塑形不良，但无横行致密带。四肢长骨短，尤以手短骨为著，指骨末节细小，远端部分缺如（吸收），为特征性改变。椎体一致性密度增高，中央无透亮带。颅底轻度硬化，颅骨穹隆有轻度硬化。颅缝很宽，直到青年时期前囟仍不闭合。下颌骨发育不良，下颌角消失（图1-10-53）。可有锁骨肩峰端发育不全。

2. 鉴别诊断　与其他普遍骨密度增高的骨发育异常鉴别见表1-10-7。

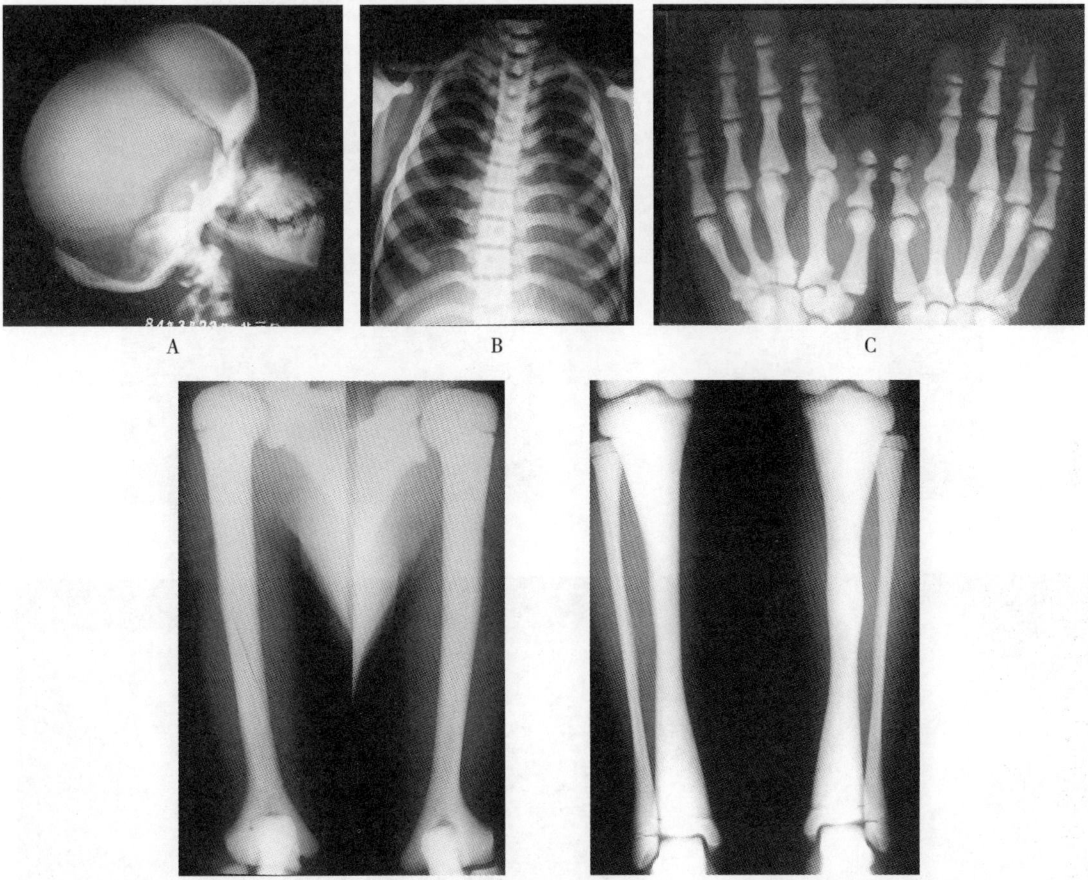

A　B　C　D　E

图1-10-53　致密性骨发育不全

X线检查，A：头颅侧位示颅缝宽，颅底轻度硬化，下颌角消失；B：胸椎正位示椎体密度一致性增高；C：双手正位示双手指骨末节细小变尖，远端部分缺如；D、E：双肱骨、胫腓骨见长骨一致性骨质密度增高，干骺端膨大轻度塑形不良。

（三）蜡泪样骨病

蜡泪样骨病又称 Leri 病、肢骨纹状增生症（melorheostosis）等。大多数在 5～20 岁被发现，多发生于一侧肢体，上肢较多见。一般无症状，可有局部疼痛，肢体僵硬活动受限。

1. 影像学表现　单肢多骨的偏侧性骨皮质过度增生（双侧者少见）。好发于长管状骨的骨干和干骺端，其次为短管状骨，脊椎、颅骨和肋骨肩胛骨和骨盆亦可受累，但少见（图 1-10-54）。增生骨质呈条状或斑块状，偏

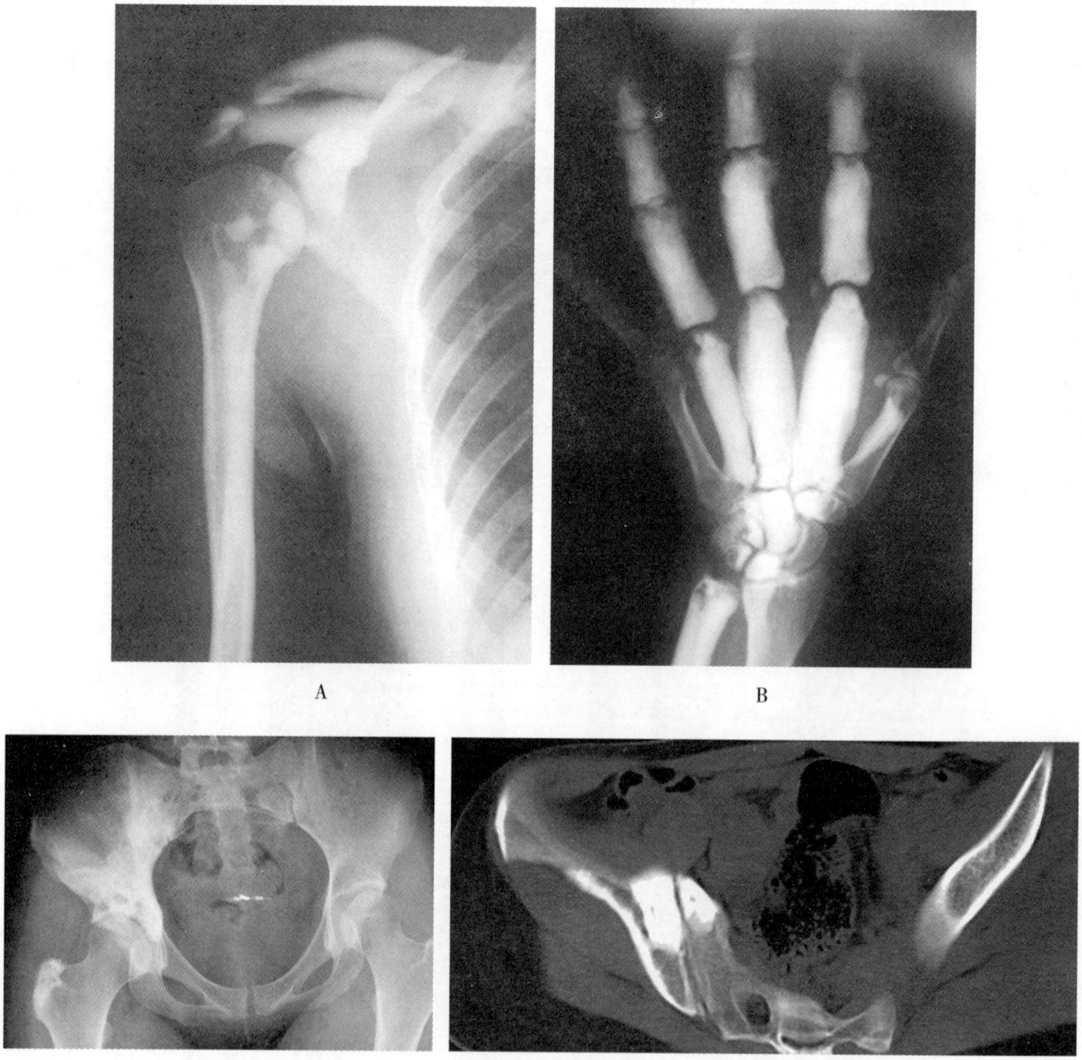

A　B　C　D

图 1-10-54　蜡泪样骨病

A、B：锁骨、肩胛骨、右肱骨、2～4 掌指骨，骨髓腔内及骨表面象牙质样骨密度增高，骨骼增粗增大；肱骨及桡骨象牙质样骨沿皮质内面延伸，境界清楚，周围骨结构正常；C、D：骨盆正位及 CT　右侧髂骨、骶骨、髋臼及股骨大粗隆骨质密度增高，呈象牙质样，边界清楚。

向长骨一侧，沿骨皮质外或内表面从长骨近侧向远侧蔓延，骨表面高低不平，形如蜡泪。增生骨密度呈象牙质样，与正常骨境界清楚。骨松质内亦可有条状、斑块状骨硬化。病变可跨关节，但关节不受侵犯。病变多沿四肢神经和大血管的走行分布。

2. 鉴别诊断

（1）慢性骨皮质感染　多发生于一骨，皮质增厚，局部呈梭形隆起，骨髓腔增生硬化，在骨质硬化区内可见骨质破坏，常有骨膜增生。

（2）骨样骨瘤　皮质型骨样骨瘤局限骨质硬化、皮质增厚、局部呈梭形隆起可类似本病，但硬化区内有透亮巢及钙化，临床上疼痛较明显，服水杨酸类药物可缓解。

（3）骨斑点症　双侧对称，为松质骨的多发性斑点状骨质硬化，无骨皮质和骨内膜的新骨形成，无突出于骨表面的条形高密度骨质影。有时二者可以共存。

（4）进行性骨干发育异常　全身长骨骨干中段呈对称性进行性骨皮质和骨内膜增生，多不侵犯干骺端及骨骺，无突出于骨表面的条形高密度骨质影，易与本病鉴别。

（四）条纹状骨病

条纹状骨病（osteopathia striata）又称为 Voorhoeve 病，一般无临床症状，多为偶然发现。

影像学表现为本病好发于四肢长管状骨的骨端，两侧对称受累。表现为骨髓腔内粗细不等的线状或条状致密影，从干骺端伸向骨干。条纹之间骨质可有疏松现象（图 1-10-55）。髂骨病变表现为扇形分布的条纹状致密影。颅底骨可有硬化。本病可以与骨斑点症、蜡泪样骨病或石骨症共存。

（五）骨斑点症

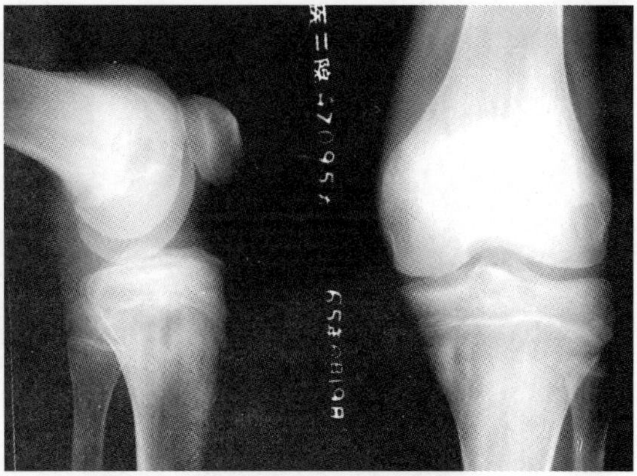

图 1-10-55　条纹状骨病

右膝正侧位 X 线片示股骨远端及胫骨近端可见多条近于平行的长条状高密度影，边缘欠清。条纹之间骨质可见疏松现象。

骨斑点症（osteopoikilosis）一般无症状，多由 X 线检查偶然发现。

影像学表现为病灶最常对称性分布于手、腕、跗骨和长管状骨干骺端及骨骺的松质骨内，为多个弥漫性圆点状致密影，其直径由 1～10mm 不等，边缘光滑锐利（图 1-10-56）。其分布可与骨干长轴平行排列而呈长条状致密影。髂骨和肩胛骨内的病灶则以髋臼和关节盂为中心，呈放射状排列。骨皮质、骨轮廓和关节均正常。

十一、骨干硬化性疾病

（一）进行性骨干发育异常

进行性骨干发育异常（progressive diaphyseal dysplasia）又称 Camurati-Engelmann 病，是一种累及长骨骨干的硬化性发育异常，为常染色体显性遗传。4～10 岁发病多见，表现行走困难和小腿疼痛，行走后加重。

影像学表现为四肢长骨和颅骨最常受累，病变呈对称性分布，最易侵犯股骨和胫腓骨，前臂次之。长管状骨因骨膜增生致骨干增粗

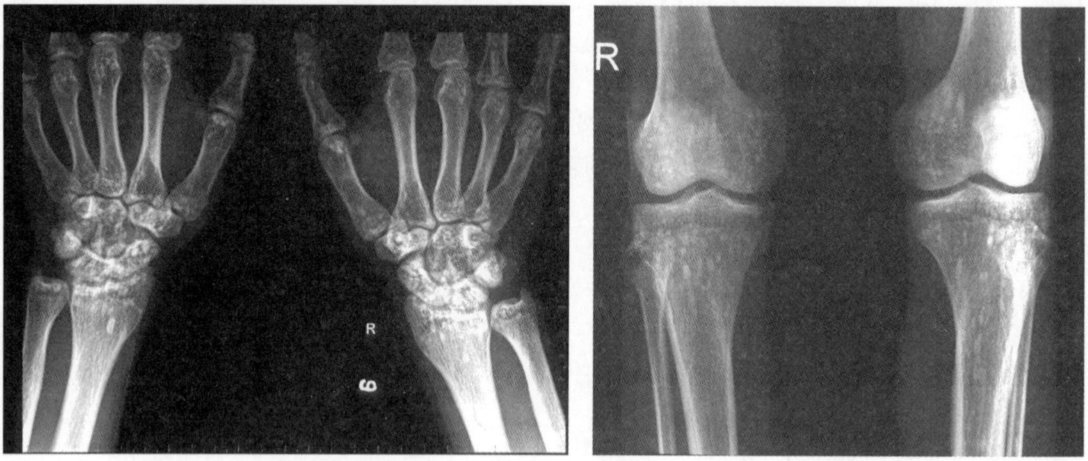

A　　　　B

图 1-10-56　骨斑点症

A、B：双手诸骨、双侧股骨远端、双胫骨近干骺端内可见大小不等点状致密影。

呈梭形，骨皮质增厚，内外缘不规则，髓腔变窄，甚至消失，以骨干中段为主。病变可发展到干骺端，使干骺端失去正常塑型而呈柱状，骨骺不受侵（图 1-10-57）。颅骨普遍增厚，密度增高，板障消失，以额枕部明显。鼻窦和乳突可气化不良或闭塞。手、足骨一般不受侵犯。

（二）骨内膜增生症

骨内膜增生症（endosteal hyperostosis）也称泛发性骨皮质增厚（generalized cortical hyperostosis），骨内膜过量的新生骨形成，而吸收机制正常。多数患者无症状，常为偶然发现。少数患者可下颌骨增大最明显，脑神经受累如面神经麻痹和耳聋。

影像学表现为两侧对称性骨密度增高，主要累及颅骨、下颌骨、锁骨、肋骨和管状骨干。管状骨皮质向内增厚而无外形改变，髓腔狭窄但不消失。颅骨硬化，内外板均增厚，以颅底为著。下颌骨增大。肋骨和骨盆也可硬化，脊柱硬化以附件较明显（图 1-10-58）。

（三）厚皮骨膜增生症

厚皮骨膜增生症（pachydermoperiostosis）又称原发性肥大性骨关节病（primary hypertrophic osteoarthropathy）。可能为常染色体显性遗传，大多在小儿时期发病，男性多于女性。其特点为头皮和面部皮肤增厚、粗糙、皱褶明显，杵状指，骨膜新生骨形成。

1．影像学表现　病变主要侵及长管骨、掌、跖骨，以下肢较重。表现为两侧管状骨对称性骨外膜不规则增生，骨皮质增厚，骨干增粗，失去正常管状形态。关节周围软组织增厚，但关节不受累。指趾末端增大呈杵状（图 1-10-59）。

2．鉴别诊断

（1）肢端肥大症　与本病相似之处是均可有手、足增大，但本病有明显的长骨的多发性骨膜增生，而没有肢端肥大症的下颌、眶上嵴及舌、口唇肥厚增大。实验室检查发现血清生长激素升高可确定诊断。

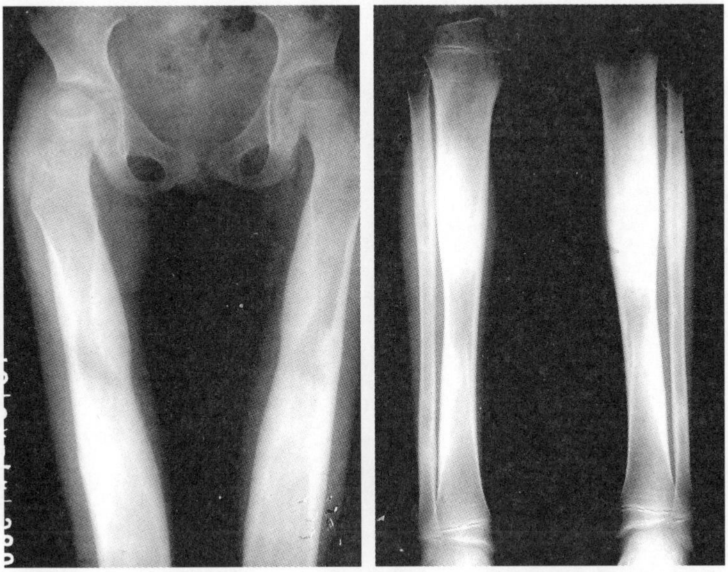

A　　　　　　　　B

图 1-10-57　进行性骨干发育异常

A、B：双股骨、双小腿见股骨及胫腓骨呈梭形增粗，皮质增厚，髓腔不规则变窄，部分消失。

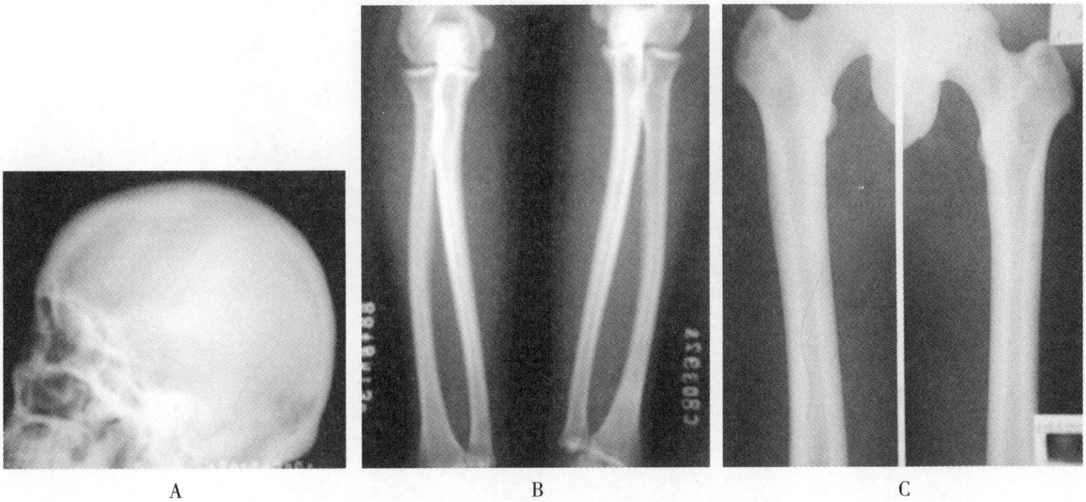

A　　　　　　　　B　　　　　　　　C

图 1-10-58　骨内膜增生症

A：头颅侧位 X 线片示颅骨内、外板及颅底增厚，骨质密度增高；B、C：尺桡骨、股骨骨内膜增厚，管腔变窄，骨端松质骨粗而密，骨成型正常。

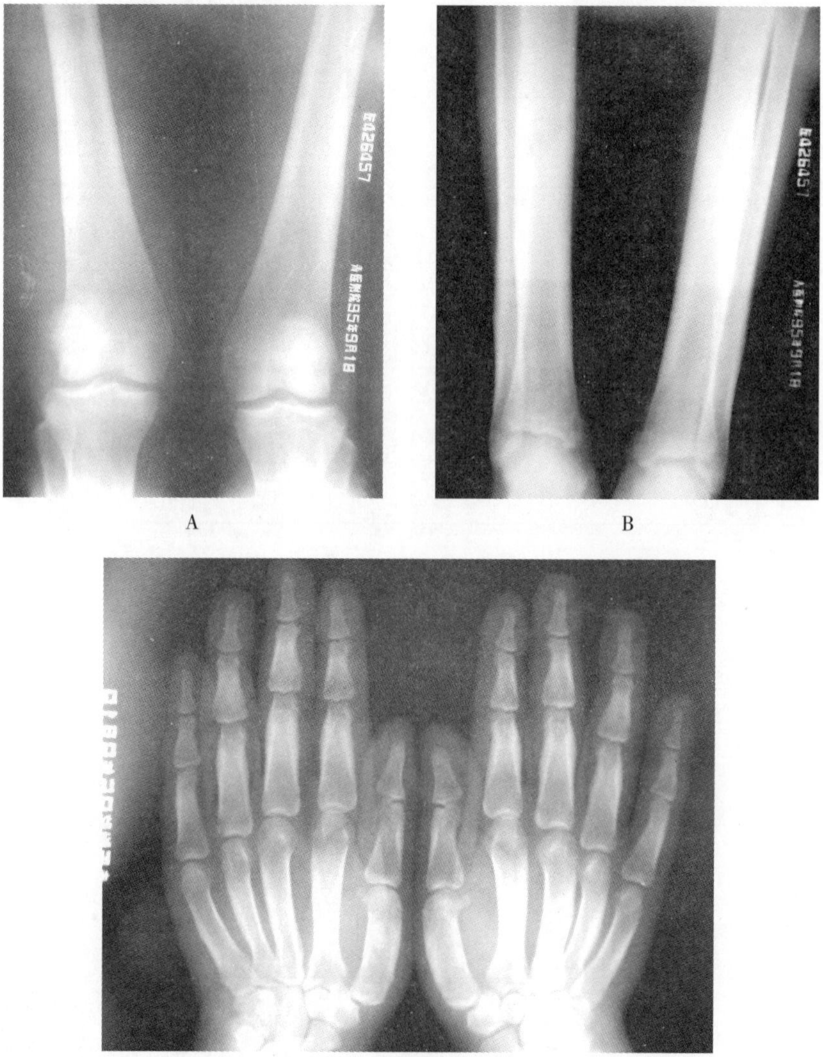

A B

C

图 1-10-59 厚皮骨膜增生症

A、B、C：双股骨、胫骨及双手掌指骨皮质向外增厚，表面欠光滑，骨干增粗，骺端正常。

（2）继发性肥大性骨关节病　影像表现与本病相同，但临床有慢性肺部病变、先天性心脏病、腹部疾病等原发病，较常见的为支气管肺癌、胸膜间皮瘤、肺脓肿等。

（四）婴儿骨皮质增生症

婴儿骨皮质增生症（infantile cortical hyperostosis，ICH）又称 Caffey 病。一般发病年龄为 2 个半月左右，5 个月后少见。初发症状为婴儿不安和短暂低热，继而出现四肢、躯干和颜面部肿胀，患部触痛明显。本病可自限。

1. 影像学表现　受累骨骨膜层状增生和骨皮质增厚，似套管状（图 1-10-60）。病变主要侵犯长骨，也可累及肩胛骨、髂骨和下颌骨。骨骺、干骺端和关节不受累。恢复期，骨皮质由内向外逐渐变薄，髓腔逐渐扩大，直至正常。

2. 鉴别诊断

（1）维生素 C 缺乏症　很少 6 个月内发病，可有骨膜增生，但骨骺和干骺端有典型改变。

（2）维生素 A 过多症　临床上见于接近 1 岁的儿童，骨膜增生多见于跖骨，而面部肿胀和下颌受累罕见，血清学检查提示维生素 A 浓度升高。

（五）高磷酸酯酶症

高磷酸酯酶症（hyperphosphatasia）又称幼年性 Paget 病、慢性家族性高磷酸酶血症。

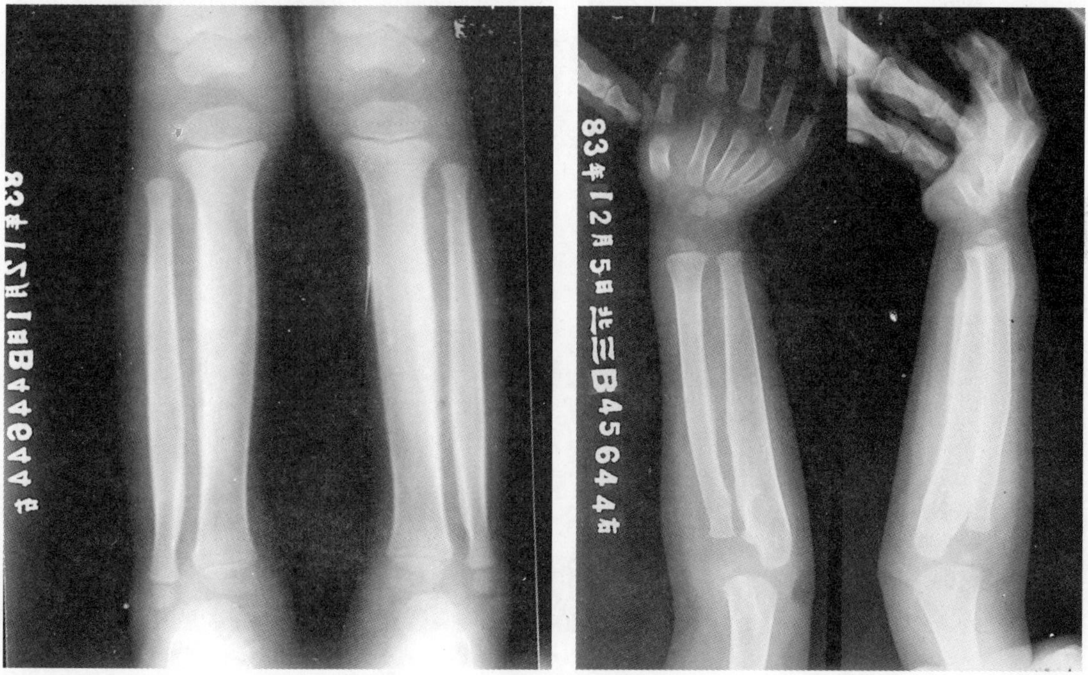

A　　B

图 1-10-60　婴儿骨皮质增生症

A、B：胫腓骨、尺桡骨骨干增粗，皮质向外增厚。

最早由 Bakwin（1956）报告，可分为先天型和迟发型两大类。前者出生时即发现骨骼畸形；后者多见，大多发病于婴幼儿，3 岁以内最多（61.5%）。本病以持续性血清 ALP 活性增高及普遍性骨增厚和长管状骨弯曲为特点。

1．影像学表现 全身骨骼均受累。

（1）头颅 早期，颅骨可见多发圆形透亮区。颅骨随年龄增长而增厚。颅骨增厚主要在板障。一般内板清楚，板障与外板结构不清，呈磨玻璃样，其中散在大小数量不等的豆粒至棉球大的斑片状骨硬化或透亮区（图 1-10-61A）。颅底和面骨也可累及。下颌骨受累时可见骨质疏松及牙硬板消失。

（2）脊椎 全部椎体均对称性变扁，椎

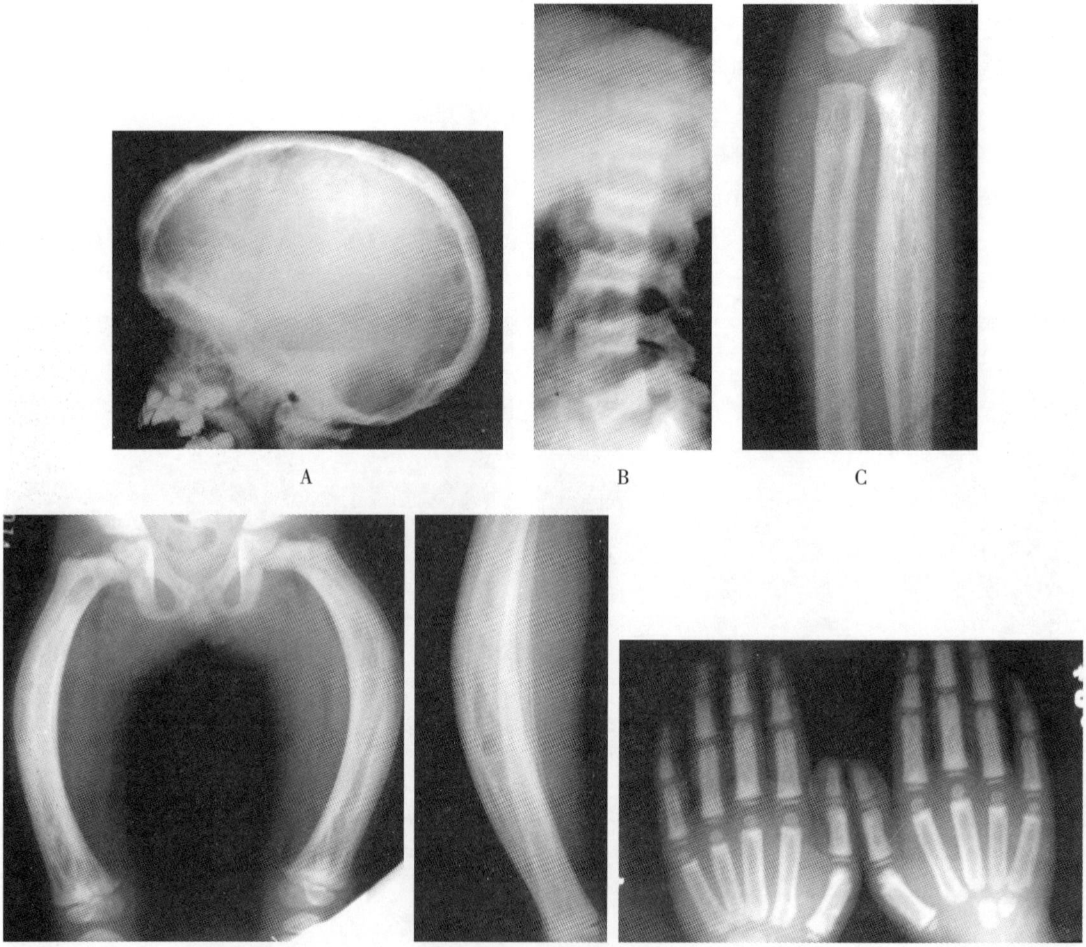

A　　B　　C

D　　E　　F

图 1-10-61 高磷酸酯酶症

A：颅侧位 X 线片示颅骨多发透亮区及广泛骨硬化；B：腰椎侧位 X 线片示椎体变扁，上下终板增厚、密度增高致椎体呈夹层状；C～F：右上肢、双股骨、右胫骨和双手骨增粗、骨密度增高、骨皮质增厚、骨小梁粗疏紊乱，双股骨侧弯及胫骨向前弯突。

间隙明显增宽。椎体上下缘致密呈“夹心椎”样改变，椎体上下缘变毛糙模糊（图 1-10-61B）。

（3）胸廓　锁骨和肩胛骨均匀性增粗膨大，皮质增厚，骨小梁模糊。肋骨密度增高，自后向前逐渐增宽，骨皮质与髓腔界限不清，肋间隙变窄，甚至消失，尤以上部明显。

（4）长骨　骨干增粗、弯曲，密度增高，皮质增厚并呈层状，以股骨和胫腓骨最为明显。随病变进展，长骨呈梭形或棍状增粗，骨干皮质变薄，髓腔增宽，骨结构呈多囊状、“丝瓜络”状或“丝绵网”状。此外，在髓腔中可见到致密的骨梗死斑块影，多见于桡骨和肱骨（图 1-10-61C、D、E）。

（5）手足短管状骨　骨皮质密度增高，髓腔骨质稀疏，呈“长方框”状，该表现较为特征，较少见于其他骨病。指（趾）骨可呈梭形增粗，皮质与髓腔界限不清，似“骨气臌”，需与骨结核鉴别（图 1-10-61F）。

2. 鉴别诊断

（1）石骨症　较少发生侏儒和肢体弯曲畸形，椎体不变扁，颅骨均匀性致密，无棉球状致密斑块影。

（2）Paget 病　大多发生于 40 岁以上，病变多局限性或区域性累及单骨或数骨，从不普遍对称的累及全身骨骼。

（3）进行性骨干发育不良症　只累及长骨骨干，不涉及干骺或骨端，骨皮质向外增厚且致密，骨干呈梭形增粗。

十二、神经皮肤综合征

（一）神经纤维瘤病

神经纤维瘤病（neurofibromatosis）分为两型，Ⅰ型又称 Von-Recklingnausen 病或周围性神经纤维瘤病，约占 97%。Ⅱ型即中枢性神经纤维瘤病，占 3%。为常染色体显性遗传，累及中胚层和外胚层神经组织。约 30% 的病例可出现骨改变，表现为慢性骨的压迫缺损或骨的过度增长。皮肤有典型表现：咖啡色素斑和周围神经纤维瘤形成的软疣。

影像学表现为骨质缺损，多见于颅骨、眶骨和长骨干骺部，边缘清楚，无硬化缘。软组织肿瘤引起骨骼外压性改变。脊柱侧凸及椎管扩大。长骨过度生长，表现增粗变长。骨折后可形成假关节，以胫骨最常见（图 1-10-62）。

（二）结节性硬化症

结节性硬化症（tuberous sclerosis）又称 Bourneville 病，常染色体显性遗传。临床特征是面部皮脂腺瘤、癫痫发作和智能减退。皮脂腺瘤 90% 在 4 岁以前出现，在口鼻三角区呈对称性“蝴蝶”状分布，初为淡红色或红褐色、针尖至蚕豆大小丘疹，随年龄增长丘疹逐渐增大，青春期后融合成片。50% 患者有视网膜错构瘤。内脏器官心、肾、肺、肝也可发生错构瘤。

影像学骨骼表现：局灶或广泛性髓腔内或皮质囊状透亮影或硬化性病灶。手和足短管状骨皮质多发、边缘清楚结节状透亮影，皮质增厚和不规整。手末节指骨软组织内可见结节状甲周纤维瘤。脊柱和骨盆多表现为髓腔内多发、孤立的高密度结节影，呈圆形、类圆形或火焰状，大小从几个毫米到几个厘米，增长缓慢，不引起骨膨胀（图 1-10-63A、B）。结合临床资料可排除成骨性转移。颅骨内板增厚形成局灶性硬化，亦可颅板普遍性增厚及硬化。

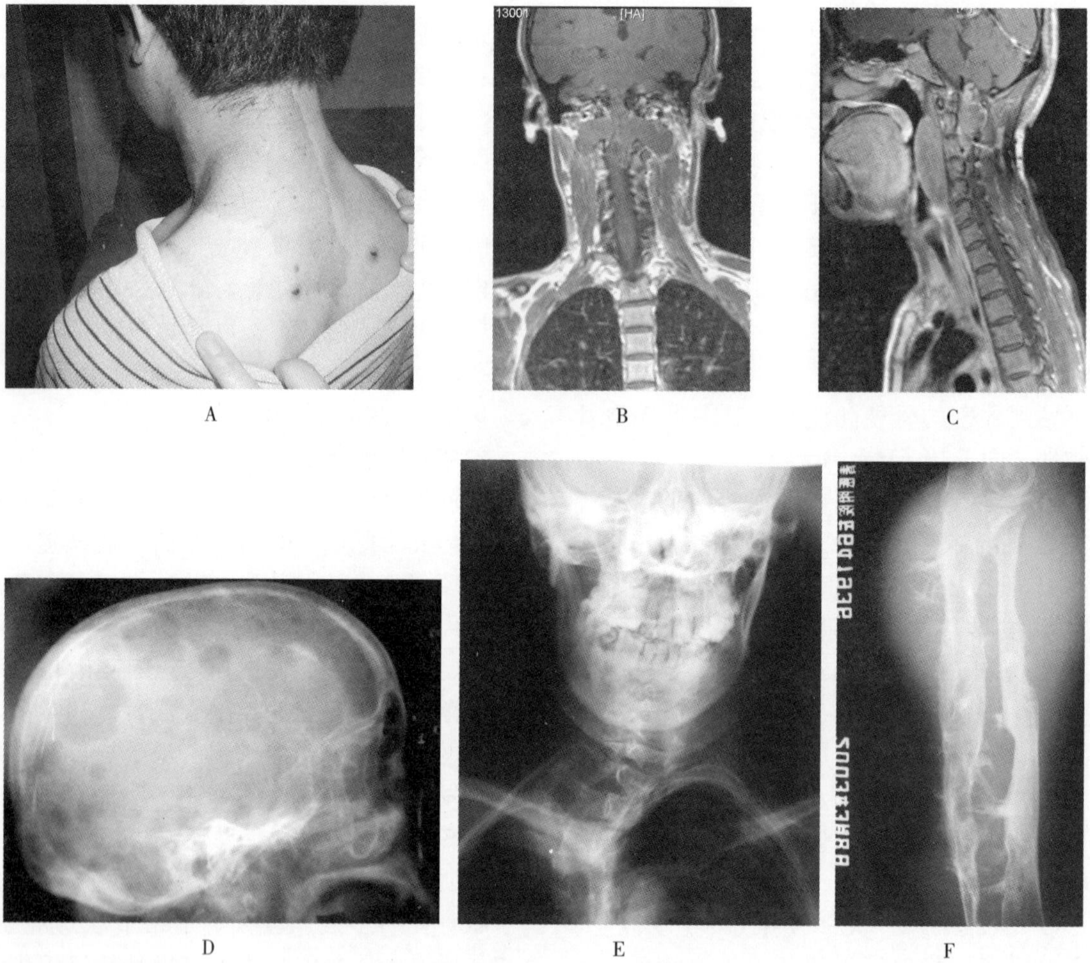

图 1-10-62　神经纤维瘤病

A：显示皮肤牛奶咖啡斑；B～C：MRI 增强扫描可见颈部椎管内、外及椎前软组织内多发神经纤维瘤；D：头颅骨弥散骨质破坏，大小不一，最大者直径约 4cm，小者约 0.5cm，边界清楚，无硬化缘，破坏区表面软组织肿块；E：右侧下颌骨发育较小及支部内凹变形，上胸椎右侧凸畸形及同侧第 2、3 肋骨明显变细；E：右前臂 X 线平片示右尺桡骨形态不规则，向周围树枝状骨性突起，周围见软组织肿块。

颅内钙化发生率为50%～80%。普通X线发现颅内钙化最小年龄可在1岁以内，随年龄增大而增加，10岁以上儿童时期发现可达60%。钙化呈多发、孤立的结节，几毫米大小，有时可融合达2～3cm（图1-10-63C）。CT能更好地确定颅内钙化结节，好发部位在室管膜下和基底神经节。MRI T1WI、T2WI SE结节灶信号均低于皮质。部分病例增强扫描，病灶信号可增加。约1/3病例可见迂曲的血管流空。非钙化的结节在CT上难以确定，MRI可很好的显示，T1WI SE皮质结节灶为低信号，T2WI SE高信号。病灶周围无水肿。若硬化结节突入脑室内，可形成影像上特有的"蜡泪"征，若阻塞室间孔、第三脑室等可引起脑积水和颅内压增高。

肾、肝主要表现错构瘤和囊肿，心脏横纹肌瘤，肺主要表现弥漫性间质浸润、蜂窝肺和自发性气胸。

十三、其他

（一）骨和指甲发育不良

骨和指甲发育不良（osteo-onychodysostosis）又称指甲髌综合征，Fong综合征，常染色体显性遗传。儿童少年时期就出现症状，但更常见于成人。特点是指甲发育不良、髌骨缺如或发育不良，髂骨角，骨畸形特别是骨盆和肘部。皮肤病损和肾异常。

影像学表现　表现特异，仅凭X线表现即可诊断。在婴儿期发现髂骨角即可诊断。在膝关节，髌骨和腓骨缺如或发育不良，股骨髁发育不对称，常内侧大而外侧小，胫骨平台倾斜、胫骨结节明显突出。在肘关节，肱骨髁发育也不对称，肱骨小头发育不良，桡骨小头脱位或半脱位。骨盆，髂骨翼发育不良和髂骨角。髂骨角双侧对称的起源于髂骨背面，可有骺。其他关节亦可有发育不良表现。骨质疏松（图1-10-64）。

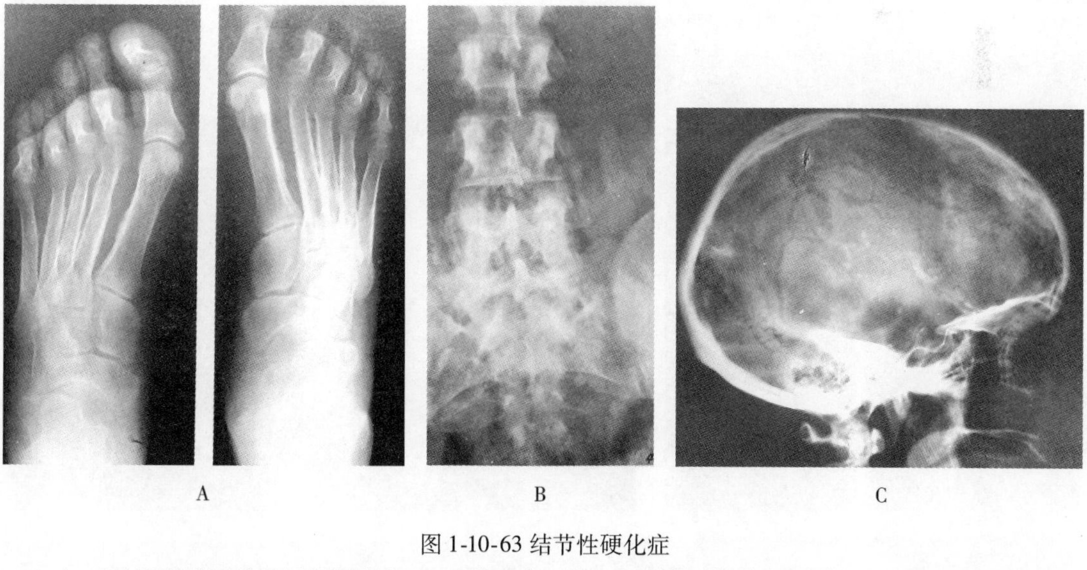

A　　B　　C

图1-10-63 结节性硬化症

A：双足见不规则骨膜增生及骨膜结节；B：腰椎正位X线片示腰骶椎弥漫结节状硬化；C：颅侧位X线片示基底节区斑点状钙化。

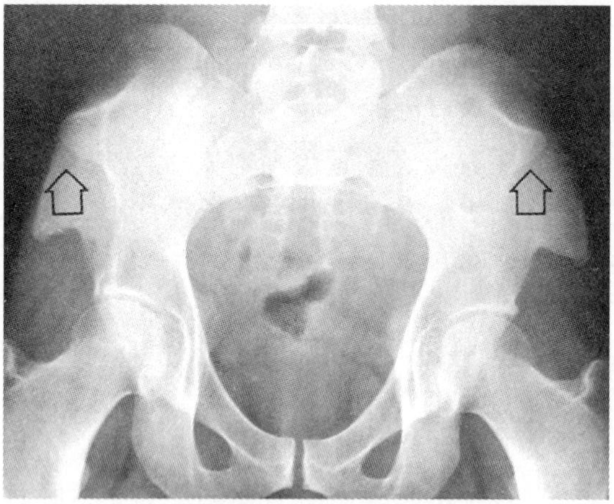

图 1-10-64 骨和指甲发育不良

骨盆见双髂骨角。

（二）先天性无痛觉

先天性无痛觉（congenital insensitivity to pain）又称先天性家族性感觉神经病伴无汗、先天性无痛无汗症，为常染色体隐性遗传。特点是全身无痛觉，不出汗。儿童期经常损伤手、足或摔伤肢体，从不觉痛。由于无汗，出生后经常出现不明原因的发热，用退热药无效。患者智力及身体发育一般正常。

X 线检查可发现多于主诉的骨关节改变，主要表现为新旧不一的创伤性骨折，Charcot 关节及慢性骨髓炎。骨折多发生在四肢长骨和足部跟、距骨。骨折常有大量骨痂及明显移位，愈合后可致骨增粗变形。因伤后多得不到及时整复和制动，骨折可不愈合，断端膨大、硬化、分离。反复慢性骨骺、干骺端损伤，可致胫骨、股骨干骺端增宽，并不规则凹陷硬化，先期钙化带增宽，增浓。Charcot 关节多发生于大的持重关节，以踝、膝、肘、肩关节最多见，表现为关节骨硬化、碎裂、崩解甚至脱位。发生骨髓炎时可出现广泛的骨破坏和骨干皮质增厚或皮质旁花边状

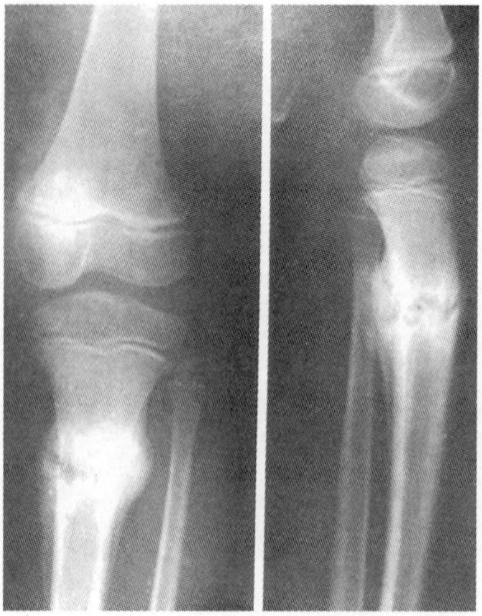

A

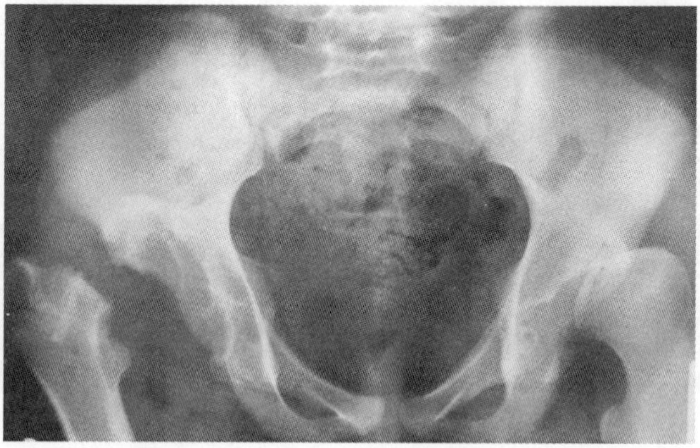

B

图 1-10-65 先天性无痛觉

A：小腿见胫骨应力性骨折及大量骨痂形成；B：骨盆正位 X 线片示右侧股骨头颈吸收，髋臼变浅不规则，左髋半脱位。

骨膜增生。反复骨折移位和广泛骨感染时，应考虑到本病的可能（图 1-10-65）。

（三）早老症

早老症（progeria）在婴儿出生时表现正常，但在几年内就出现典型临床表现。身材矮小，头秃，皮肤萎缩、躯干部褐色着色，皮下脂肪消失，髋和膝伸展受限，面颊下陷，眼突出。

影像学表现为面骨和下颌骨发育低下，颅缝闭合延迟，髋外翻。手足末节指（趾）骨指（趾）端和锁骨端溶解是特异性表现（图 1-10-66）。其他骨骼如肋骨和肱骨亦可进行性骨吸收，引起病理骨折，愈合慢，甚至不愈合。骨溶解表现可类似甲状旁腺功能亢进和大块骨溶解。

本症皮肤过早老化可类似肢端早老症（acrogeria）。后者多见于女性，身材矮小，小下颌和下颌角前切迹，面静脉扩张，末节指骨指端溶解，颅缝闭合延迟和缝间骨，干骺端线状透亮区。

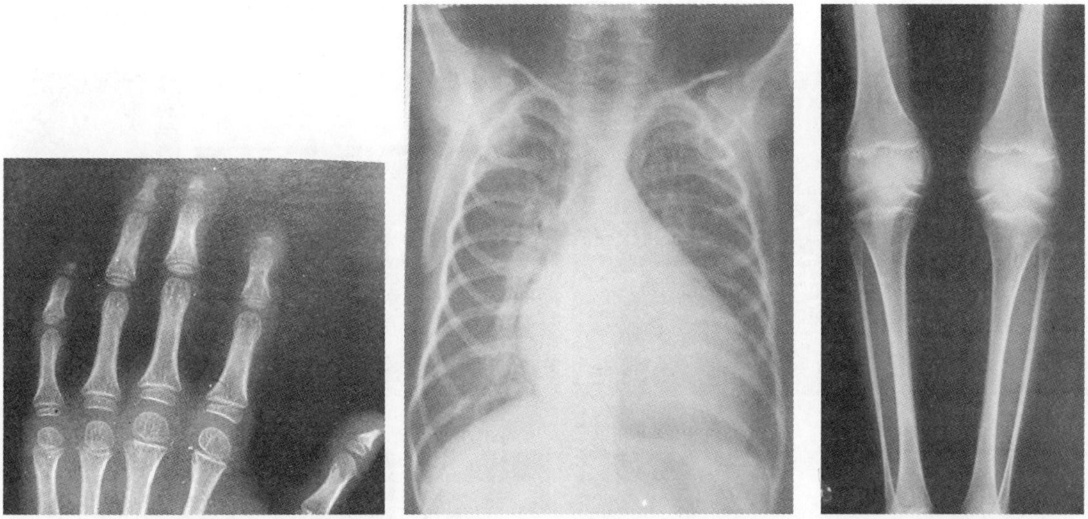

A　　　　B　　　　C

图 1-10-66　早老症

A：右手见指端骨吸收；B：胸片见胸廓发育不良，肋骨明显变细，心影增大；C：双下肢见下肢发育不良，骨干变细，骨密度减低。

（崔建岭　孙英彩　李　锋）

第三节　黏多糖贮积症

黏多糖贮积症（mucopolysaccharide storage disease，MSD）又称黏多糖病（mucopolysaccharidosis，MPS）。为遗传性疾病，属溶酶体病。是由于某种黏多糖分解酶缺乏或活性低下，引起黏多糖代谢障碍，使过多的黏多糖积存于人体各组织器官内而发病。本病首先由 Brante（1952 年）命名，1966 年 Mckusick 根据临床表现、生化异常和遗传方式等，将黏多糖贮积症分为6型。1973年又增加了几个亚型和第Ⅶ型。下面介绍较常见的黏多糖贮积症Ⅰ型、Ⅱ型和Ⅳ型。

一、黏多糖贮积症Ⅰ型

黏多糖贮积症Ⅰ型又可分为3个亚型，下面介绍MSD Ⅰ-H和MSD Ⅰ-S。

（一）MSD Ⅰ-H型

本病又称Hurler综合征、承霤病。常染色体隐性遗传，系因α-L-艾杜糖苷酸酶缺乏，导致溶酶体内的α-L-艾杜糖、硫酸皮肤素（DS）和硫酸类肝素（HS）降解障碍而贮积。

一岁时即出现体格异常和智能发育落后。2~3岁时出现所有的临床表现。智力障碍，进行性加重。身材矮小，呈不同程度的肢小畸形。面容丑陋，表现为舟状大头畸形，额部隆突，眼距宽，鼻背塌、鼻尖宽、大鼻孔、嘴唇肥厚且常呈张口状态，舌增大外伸，颊部丰满，耳垂较厚，其面容近似古代建筑物上的狮身面像（承霤）故得名。角膜混浊一般出现于3岁，继而进展至失明。

实验室检查于尿中可检出大量的DS和HS，其比例为7:3。

1. 影像学表现

（1）四肢　管状骨骨干成型障碍和变短，

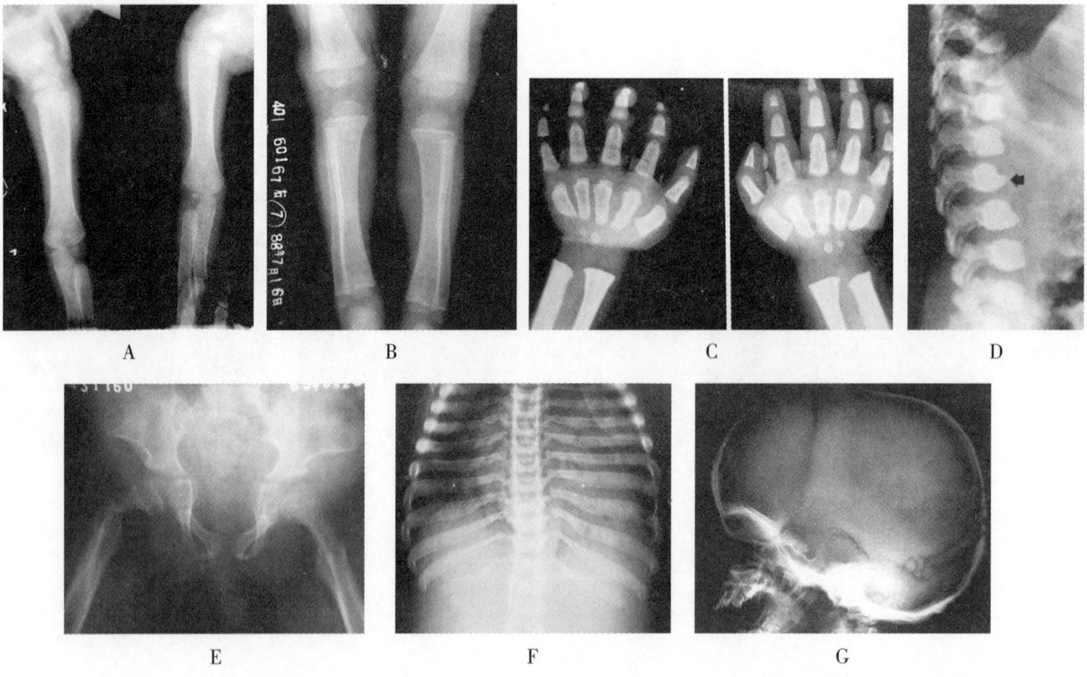

图1-10-67　黏多糖贮积症Ⅰ型

A、B：双肱骨、小腿所见管状骨密度减低、皮质变薄，骨干增粗，长径变短，干骺端膨大，骨骺发育小；C：双手正位X线片示掌骨近端变尖，远端膨大，指骨远端变尖，呈弹头样。末节指骨远端变细，爪粗隆消失，呈爪样屈曲畸形，腕骨发育迟缓；D：脊柱侧位X线片示椎体发育不良，部分椎体上、下缘双凸呈椭圆形，L_2椎体上缘发育不良，下缘变尖，呈鸟嘴状（黑箭）；E：骨盆正位X线片示髂骨翼竖直、张开，基底部变窄，髋臼变浅。坐骨竖直，闭孔呈长型。股骨颈细长、竖直，髋外翻。股骨颈内侧弧形凹陷；F：胸、腹部X线片示肋骨脊柱端变细，中前段增宽呈飘带状；G：头颅侧位X线片示头颅增大，蝶鞍较浅，前后径增大呈横置“乙”形。

骨干增粗。早期骨皮质增厚，髓腔狭窄，晚期则皮质变薄，髓腔增宽。骨干的一端或两端变尖，常以生长慢的一端明显，上肢较明显，以肱骨改变最具特征性（图 1-10-67A、B）。手短管骨粗短，掌骨近端收缩，呈圆锥状变尖。指骨远端变尖，末端指骨发育不良（图 1-10-67C）。

（2）腰椎 椎体发育不良，变小及向后移位，脊柱以该处为中心呈向后成角畸形。该椎体前上部缺如，前下部呈喙状突出。其他椎体上下缘膨隆，致椎体呈类圆形。椎弓根细长（图 1-10-67D）。

（3）骨盆 髂骨底部发育不良、变窄，致髋臼角加大（图 1-10-67E）。

（4）胸廓 肋骨脊柱端较细，向外渐宽，形如船桨（图 1-10-67F）。锁骨内侧增宽，外侧变细如钩形。

（5）头颅 常增大，以脑积水头型为常见。蝶鞍增大呈“乙”型，主要为前后径增大（图 1-10-67G）。

2．鉴别诊断 本病须与其他类型黏多糖贮积症、软骨发育不全相鉴别（表 1-10-8）。

表 1-10-8 黏多糖贮积症的鉴别诊断

类 型	影像学特点	临 床 特 点
黏多糖贮积症Ⅰ型（Hurler 综合征）	在儿童期即见骨骼改变。头颅长，蝶鞍大并呈“乙”字形，椎体呈卵圆形，前下缘鸟嘴样突出，肋骨如匙形，骨干宽而短，掌骨近端变尖，髂骨翼向外展开	面容丑陋，身材矮小，脊柱后凸，关节僵硬，肝、脾大，智力差，角膜混浊，尿中硫酸软骨素 B 和硫酸肝素增多
黏多糖贮积症Ⅱ型（Hunter 综合征）	在儿童即出现骨骼改变，类似黏多糖贮积症Ⅰ型，但改变较轻	仅见于男童，表现类似Ⅰ型但较轻，无角膜混浊，实验室检查同Ⅰ型
黏多糖贮积症Ⅲ型（Sanfilippo 病）	一般 2 岁后出现。锁骨增宽，椎体呈椭圆形，骨骼改变轻微	多毛，肝、脾大，智力差，无角膜混浊，血硫酸肝素增高
黏多糖贮积症Ⅳ型（Morquio 病）	骨骼改变于 1 岁后出现。牙齿发育不良，椎体扁平，前缘呈舌状，鸡胸，腕骨和股骨头骺小而不规则	短躯干型矮小，角膜混浊，失听，膝外翻，智力正常，尿中出现硫酸角质为特异性改变
黏多糖贮积症Ⅴ型（Scheie 综合征）	骨骼改变轻微	角膜混浊，关节僵硬，膝外翻，智力正常，有主动脉瓣病变，肝、脾大，尿中硫酸软骨素 B 和硫酸肝素增高
黏多糖贮积症Ⅵ型（Maroteauxiamy 综合征）	出生时即有骨骼改变。头颅大，蝶鞍大，椎体变扁并呈镰刀状，股骨头小而不规则，髋外翻，骨干增粗	角膜混浊，智力正常，其他表现类似Ⅰ型，尿中中硫酸软骨素 B 增高

（二）MSD Ⅰ-S 型

MSD Ⅰ-S 型（Scheie 综合征）原属 MSD Ⅴ型，发病机制与 MSD Ⅰ-H 型相同，呈常染色体隐性遗传。患儿出生时正常，症状一般在5～15 岁时才变为显著。面容丑陋，但不像 Hurler 综合征。角膜混浊，颈短，关节活动受限，爪形手，腕管综合征，膝外翻和弓形足。肝脾可有增大，主动脉瓣听诊区有杂音（狭窄和/或关闭不全）。患者智力一般正常。身高在正常范围。

X 线最突出的表现为小腕骨及手指爪样畸形。膝外翻，腕骨和掌骨常有囊性改变。可有髂骨底部发育不良。

二、黏多糖贮积症Ⅱ型

MSD Ⅱ型（Hunter 综合征）系由于溶酶体艾杜糖醛酸硫酸酯酶缺乏，DS 和 HS 不能降解而在脏器和组织内大量贮积。本病为性联隐性遗传，分为重型和轻型，前者的发病率为后者的 3～4 倍。

重型　2～4 岁时发病，可迅速出现智力障碍及身体畸形，并进行性加重。表现为身矮，面容丑陋，视力减退但无角膜混浊，进行性耳聋，心脏有杂音，肝脾大。肌张力增高，腱反射亢进，在几年内发展为四肢屈曲挛缩。患者一般在 15 岁以前因呼吸道感染和心衰而死亡。

轻型　10 岁以前发病，智力发育正常或轻度障碍，症状较轻，可有进行性耳聋，腕管综合征，髋关节退行性变。尿内有大量 DS 和 HS。

X 线表现与 MSD Ⅰ-H 型相似，但改变较轻。骨发育较迟，腰椎前下角尖突，但无腰 1 或胸 12 后突。第 2、5 指骨中节变小，掌骨近侧不变尖。桡尺骨远端关节面可相对倾斜而成角，腕关节间隙轻度狭窄（图 1-10-68A）。足底软组织增厚，呈“摇椅足”。成人常有继发性骨关节病改变（图 1-10-68B）。

三、黏多糖贮积症Ⅳ型

黏多糖贮积症Ⅳ型又称 Morguio 综合征，特点是躯干明显变短的矮小畸形。本病为常染色体隐性遗传。一般在 4～5 岁时因行路困难并开始出现脊柱畸形而被发现。身材矮小

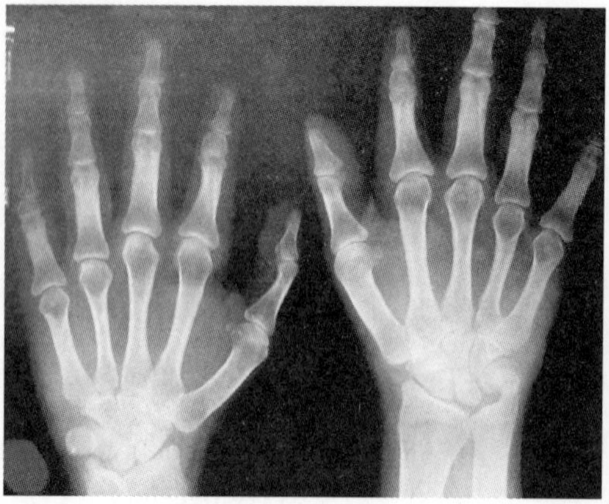

A

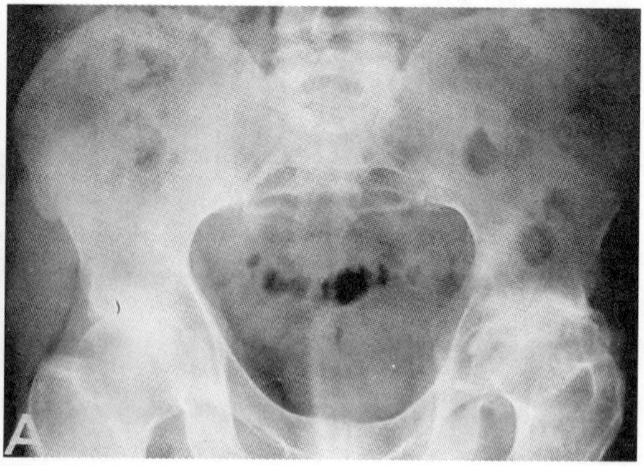

B

图 1-10-68　黏多糖贮积症Ⅱ型

A：双手正位 X 线片见手小，第 2、5 中节指骨变短，尺桡骨远端关节面相向成角，掌指骨端无明显变尖；B：骨盆见双髋关节间隙明显变窄，并退行性骨关节病。

主要因脊柱变短，故肢体相对较长，站立时手可伸达膝部。颈短，桶状胸，脊柱明显后突成角畸形。关节肿大，以膝部为著，成球形。髋膝关节活动受限，站立时髋及膝屈曲呈下蹲姿势。腕、手、踝、趾关节，因肌肉韧带松弛而表现为活动过度，并有扁平足。智力一般正常，颅面部无特殊改变，肝脾大少见。角膜混浊一般在 10 岁左右明显。

实验室检查中性粒细胞内可见异染色黏多糖颗粒。尿中出现硫酸角质为其特异性改

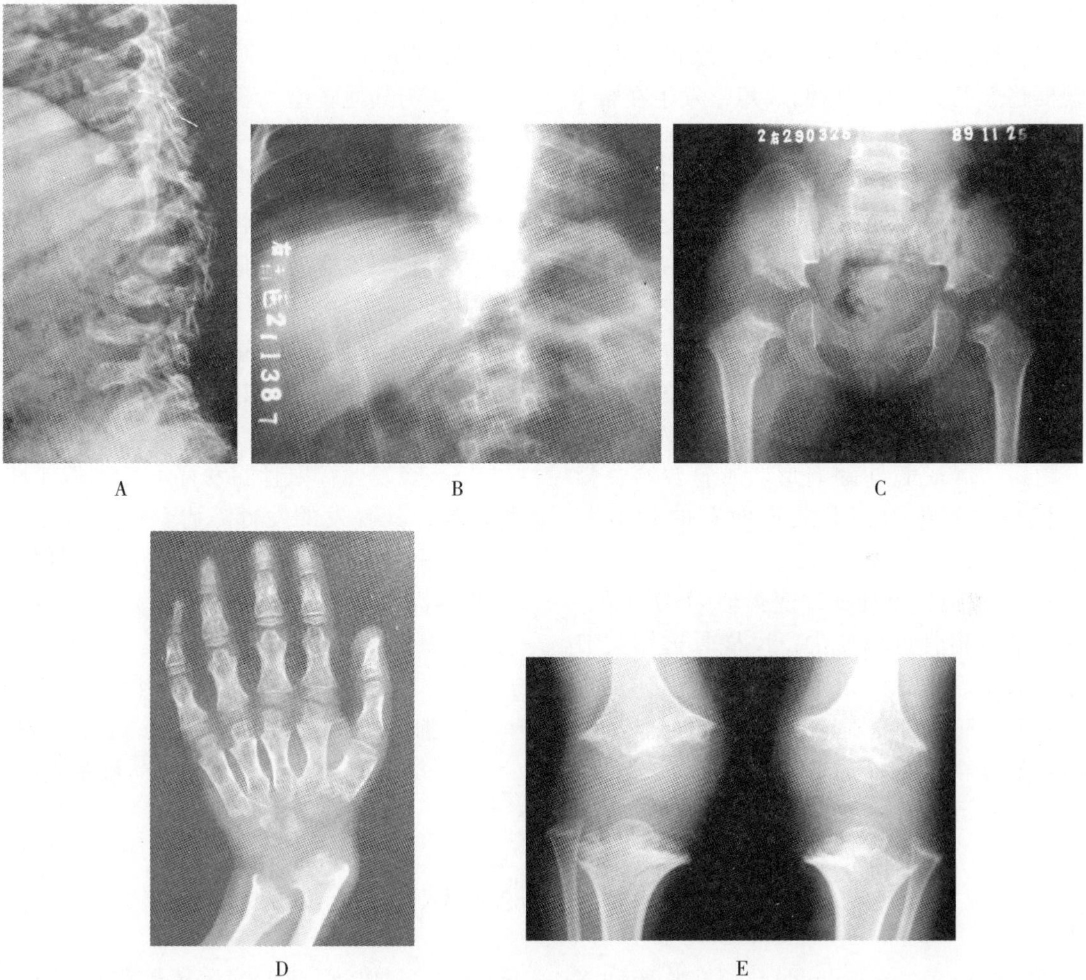

图 1-10-69　黏多糖贮积症Ⅳ型

A：腰椎侧位 X 线片示椎体普遍变扁，胸腰段后突，椎体前缘正中呈舌样突出，椎间隙增宽；B：胸部正位 X 线片示肋骨脊柱端变细，中前段增宽，形似“船桨”；C：骨盆正位 X 线片示髂骨翼张开，基底部宽而短。坐、耻骨粗短，股骨头骨骺小、碎裂。股骨干骺端膨大、凹陷、不规则，呈髋内翻；D：手正位 X 线片示指骨远端变尖，呈弹头样，掌骨近端略变尖，腕骨数目少、明显小及不规整，尺桡骨远端干骺增宽、不规则，骨骺小；E：膝关节正位 X 线片示干骺端凹陷膨大、碎裂、不规则，有硬化，边缘呈波浪状，其两侧呈尖刺样外突，骺扁小。

变，有时可高达45mg/L。

X线表现以脊柱、髋、手和腕的改变为常见，且具特征性。

1．脊柱　椎体普遍变扁平，横径及前后径均增加，胸椎比腰椎明显，椎间隙相对增宽。椎体表面不规整，椎体前部上、下角常有缺损，致使椎体楔形变，或前缘中部呈舌状前突，典型改变常见于下胸上腰部，而下部腰椎趋于正常。脊柱后凸成角常发生在腰1或腰2处，椎体变小并稍向后移位，侧位可见腰椎椎弓根变长，椎管前后径增大（图1-10-69A）。肋骨趋平直并变宽，脊柱端变细，似船桨状（图1-10-69B）。

2．骨盆　髂骨翼呈圆形，可有缺损，基底部窄而长，髋臼线、髋臼角增大，上缘不规整。股骨头扁平分节，边缘不规整，股骨颈干角消失，最后股骨头可完全吸收，股骨颈变粗短，形成髋外翻畸形。骶骨较窄，骨盆于髋臼水平缩窄，形成长而窄的骨盆腔（图1-10-69C）。

3．手和腕　短管骨改变类似MSD Ⅰ型，掌骨近端及指骨远端变尖，尺桡骨远端关节面相对倾斜。腕骨骨化中心出现延迟，发育小。儿童时期腕骨变扁，外缘成角，至成人，原出现的腕骨可消失（图1-10-69D）。

4．长管骨　倾向于变粗短，骨小梁不规则，皮质变薄。干骺端增大，不规整，可有缺损区。骨骺骨化中心出现延迟，小而扁平，常有分节现象，与骨干融合时间延迟。这些改变以股骨近端最明显。关节间隙增宽，或有脱位及畸形，如髋外翻、膝外翻和肩关节盂变浅等（图1-10-69E）。头颅一般正常。

鉴别诊断

1．与其他各型黏多糖贮积症、软骨发育不全鉴别（表1-10-8）。

2．早发性脊柱骨骺发育不良　其短躯干型侏儒、颈短、膝外翻、肌肉无力及步态摇摆等均与MSD Ⅳ型相似，但其为常染色体显性遗传，躯干短小出生时即存在。无角膜混浊，尿中无异常的黏多糖出现。X线检查可见扁平椎体，但椎间隙并不增宽，并有逐渐变窄的趋势。短管状骨正常。

3．晚发性脊椎骨骺发育不良　为伴性隐性遗传，其晚发的发育障碍、短躯干性侏儒及肢体相对较长与Morguio综合征也相似。但其椎体普遍变窄，椎间隙显著狭窄，椎弓发育正常，椎体中后部上下缘呈驼峰状圆凸，边缘光滑硬化。骨盆狭小，髂骨和骶骨发育小，坐耻骨支相对增大。

（王世山　刘存兵）

第四节　黏脂贮积症

黏脂贮积症（mucolipidosis）在临床和X线表现上类似Hurler综合征，但无异常的黏多糖尿症，而是呈现明显的复合脂贮积。分为4种类型，Ⅳ型不伴骨异常。

（一）黏脂贮积症Ⅰ（sialidosis）

系因N-乙酰神经氨酸酶（N-acetyl neuraminidase）缺乏引起的溶酶体贮积症（lysosomal storage disease）。体形类似Hurler综合征，神经变性影响脑的灰质和白质，樱桃色斑和肝脾增大。

X线表现为颅骨厚、小蝶鞍、管状骨细、明显的脊柱侧弯、髋和其他关节脱位。

（二）黏脂贮积症Ⅱ（Ⅰcell disease）

类似 Hurler 综合征，但糖胺聚糖排泄正常，异常的成纤维细胞包涵体是本症的特点。

X 线表现为在新生儿时期，骨质疏松、长管骨骨膜增生、干骺不规则、皮质破坏、骨折、椎体卵圆形、胸腰椎交界处驼背畸形、髋臼上部区域变窄、坐骨增大、指骨变短（图 1-10-70）。在婴儿和儿童时期，出现严重的多发骨发育不良。多数患儿在儿童早期因呼吸循环衰竭而死亡。

（三）黏脂贮积症Ⅲ（Pseudo-Hurler polydystrophy）

特点是在成纤维细胞、内脏和间充质组织内有黏多糖，但黏多糖尿排泄正常。临床表现侏儒，关节活动受限，特殊面容，角膜浑浊，智力障碍。X 线表现类似 Hurler 综合征，还可见爪形手、髂骨翼张开，股骨头变扁和扁椎骨。

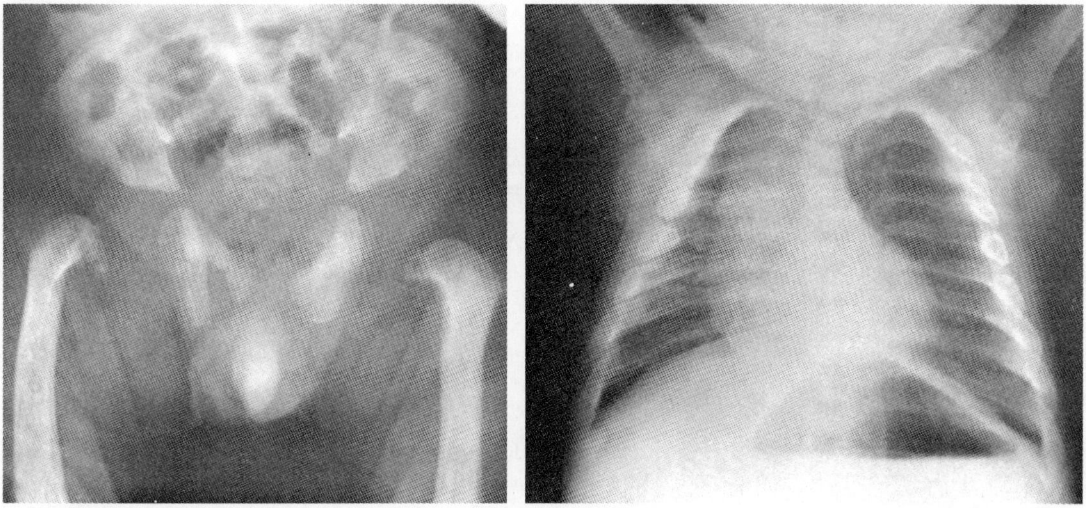

A　　B

图 1-10-70　黏脂贮积症

A、B 骨盆、胸正位 X 线片示骨盆发育不良：髂骨翼张开、髂骨底部发于低下，双髋脱位、股骨干增粗；肋骨增宽。

（王世山　刘存兵）

第五节　染色体异常

一、性染色体异常

（一）特纳综合征

特纳综合征（Turner syndrom）又称性腺发育不全。染色体数目为 45，性染色体型为 XO，其他少见染色体异常核型为 XX/XO、XXX/XX/XO。

主要特征身材矮小，性腺萎缩，子宫小，原发性无月经，第二性征不明显或缺如，智力差，蹼颈、发际低，皮肤多痣、肘外翻。可有心血管异常，多为主动脉缩窄，特发性高血压。尿内促性腺激素浓度在婴儿和儿童为正常水平，青春期则增加，后者对诊断有价值。

1. 影像学表现

(1) 四肢骨　骨骼正常发育进行至14～15岁，继发骨化中心出现正常，但与干骺愈合延迟至20岁以后。长管骨变短，骨密度减低。因第4掌骨变短，致掌骨征阳性。有时第3掌骨亦变短。腕骨角变小，常在117°以下（正常值平均为131.5°）。肘外翻。胫骨内侧平台下压和内侧干骺呈唇样突出，股骨内侧髁增大，在外侧髁水平以下（图1-10-71A、B、C）。

(2) 头颅　小的桥形蝶鞍，基底角增大，颅底凹陷，下颌骨发育小。

(3) 躯干　脊柱骨质疏松，可有后凸侧弯畸形，常发生缺血坏死。颈1发育不良，颈2齿状突发育异常。肋骨和锁骨明显变细，可出现肋骨假切迹。骨盆入口呈男人型，耻骨弓狭窄，骶坐骨切迹变小，髂骨嵴骨骺延迟愈合（图1-10-71D、E）。

2. 鉴别诊断　本病应与Noonan综合征（又称假性特纳综合征）鉴别，后者为非染色体疾病，核型分析正常，男女均可发病，性器官发育发育不良或正常，颈蹼、耳畸形、智力障碍与眼距过宽常见。骨骼改变较少，可有骨质疏松，胸廓和脊柱畸形，下颌发育不良和肘外翻等。

(二) 克氏综合征

克氏综合征（Klinefelter syndrome）又称原发性小睾丸症、生精小管发育不全，是性染色体异常最常见的一种。常见核染色体为47，性染色体型XXY。

一般在青春期或青春期以后出现症状，往往因婚后不育而就医。患者外观为男性，外生殖器发育正常或较小，但睾丸极小，无游动精子。病人可出现某些女性特征。

影像学可表现骨成熟延迟，二次骨化中心的出现和愈合均延迟，掌骨征阳性，双侧掌骨额外骨骺。骨骼广泛骨质疏松，少数严重患者可出现广泛的骨骼异常，常见者为桡尺骨融合或错位，尺骨远端过长、髋外翻、脊柱侧弯后凸畸形等。

二、常染色体异常

(一) 唐氏综合征

唐氏综合征（Down syndrome）又称先天愚型或21-三体综合征，染色体异常为第21号染色体多一条，核型为47，XY+21或47，XX+21。

患儿智力低，发育迟缓，头颅小，呈短头型，并呈典型白痴面容；鼻背低平，两眼距加宽、眼裂小，斜眼，口半张开，舌较厚并伸出口外，流涎多，表情淡漠，出牙迟。此外，尚有颈短，四肢短小，手指短小，特别是第5指短小并向内侧弯曲。掌纹和脚纹特殊，为通贯掌。多数患者伴有先天性心脏病，多为间隔缺损。

其影像学表现如下：

1. 头颅　头颅小，呈短头型，颅骨变薄，缺乏板障结构，颅缝闭合延迟。鼻骨和颌骨发育不良，鼻窦气化延迟。

2. 四肢　长管骨变短，骨骺愈合延迟。第5指的中节和末节变短，呈三角形，使第5指向桡侧弯曲。第1、第2掌骨可出现额外骨骺（图1-10-72A）。

3. 躯干　骨盆改变较特征，髂骨增大，髂骨翼向两侧展开，髋臼顶变平，髋臼角及髂骨角均变小，坐骨发育不良并逐渐变细，

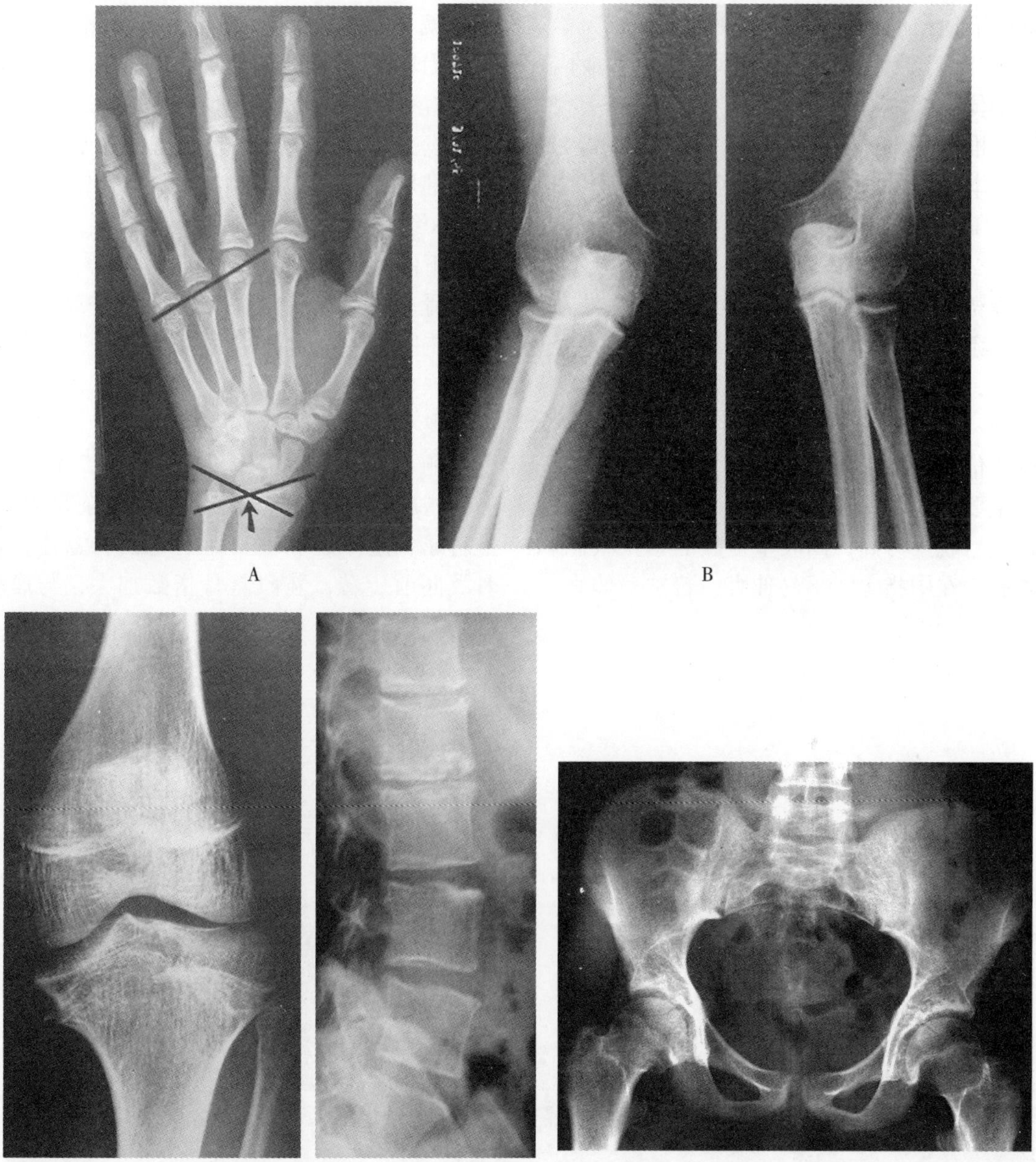

A B C D E

图 1-10-71 特纳综合征

X 线检查，A：手正位示掌骨征阳性（第 4 掌骨变短），腕骨角仍在正常范围 138°；B：双肘正位示双肘关节外翻角增大；C：左膝正位示胫骨内侧髁向内下倾斜；D：腰椎侧位示骨质疏松，腰 2 ~ 4 Schmorl 结节；E：骨盆见骶愈合延迟（患者 20 岁）。

髋臼角和髂骨角的和对诊断本症有价值，小于60°者诊断比较可靠，60°～80°者可能为本症，80°以上者则可排除。椎体前缘变直或内凹。椎体高度增加，以腰椎明显。腰椎指数即腰2椎体中部横径和垂直径的比值，正常为1.28，本症在2岁以内时，通常低于1.0（图1-10-72B、C）。

（二）Edward综合征

爱德华（Edward）综合征，染色体异常是有一条额外的E组染色体，即多一条18号染色体，核型为47，XX+18或47，XY+18，生存至一岁者不足10%。女性居多，约为男性的3倍。

主要表现为小儿发育小，运动和智力发育迟缓。肌张力高，四肢呈强烈的紧张状态。示指骑叠在中指上，不易伸直，若被动伸直，则中指、无名指及小指向尺侧偏离，拇指及示指偏向桡侧，使示指与中指分开呈“V”形，为较有意义的体征。指纹简单（弓形占多数）。其他可有先天性心脏病、皮肤多毛、指甲发育不良、眼部畸形、呈摇椅状足或马蹄内翻足、隐睾、肾异常、膈肌膨出。

X线表现以下颌、胸部、手和足的改变明显。下颌骨发育不良为最常见表现，头颅小而枕骨凸出，额缝持久存在。胸骨常发育不良，胸腔前后径增大，肋骨变细变尖，第12肋常缺如（图1-10-73A）。第3～5手指向尺侧分离，使第2、3指间裂隙加宽，但掌骨不受影响。第1掌骨可变短（图1-10-73B）。常有手指屈曲骑叠畸形。足畸形常为前足内翻、趾背屈、槌样趾和垂直距骨等。骨盆小，髂骨翼向前旋转，髋臼髂骨指数加大，与唐氏

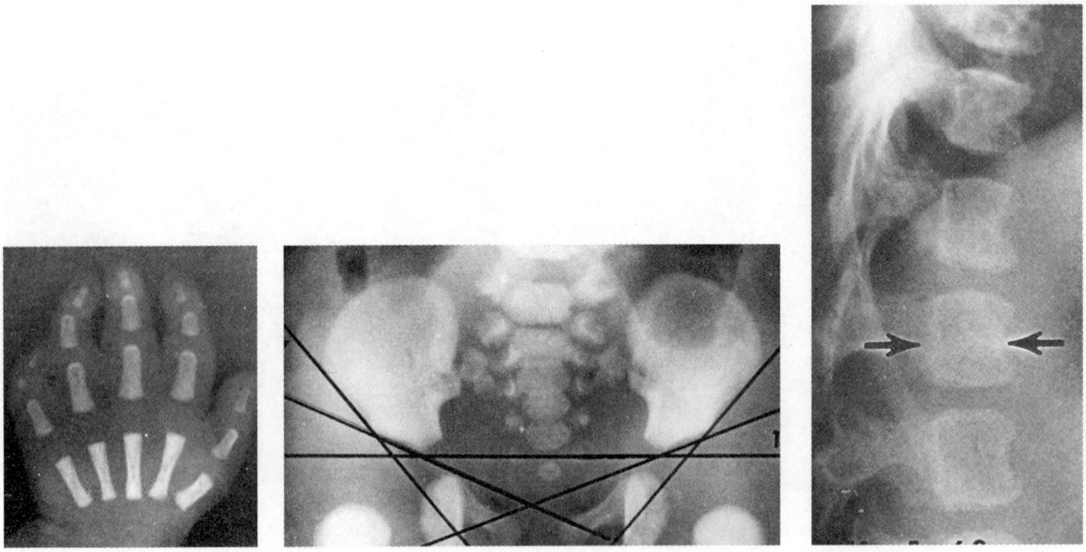

A　B　C

图1-10-72　唐氏综合征

A：右手见第5指中节指骨发育小呈三角形；B：骨盆见髂骨角、髋臼角和髋臼指数变小（划线）；C：腰椎侧位X线片示腰椎体前缘凹陷，腰椎指数阳性（箭头）。

综合征不同（图 1-10-73C）。长管骨异常常见者为桡骨粗大、弯曲和桡骨颈畸形，肱骨干收缩障碍，其近端外侧可有碟形凹陷（图 1-10-73D）。

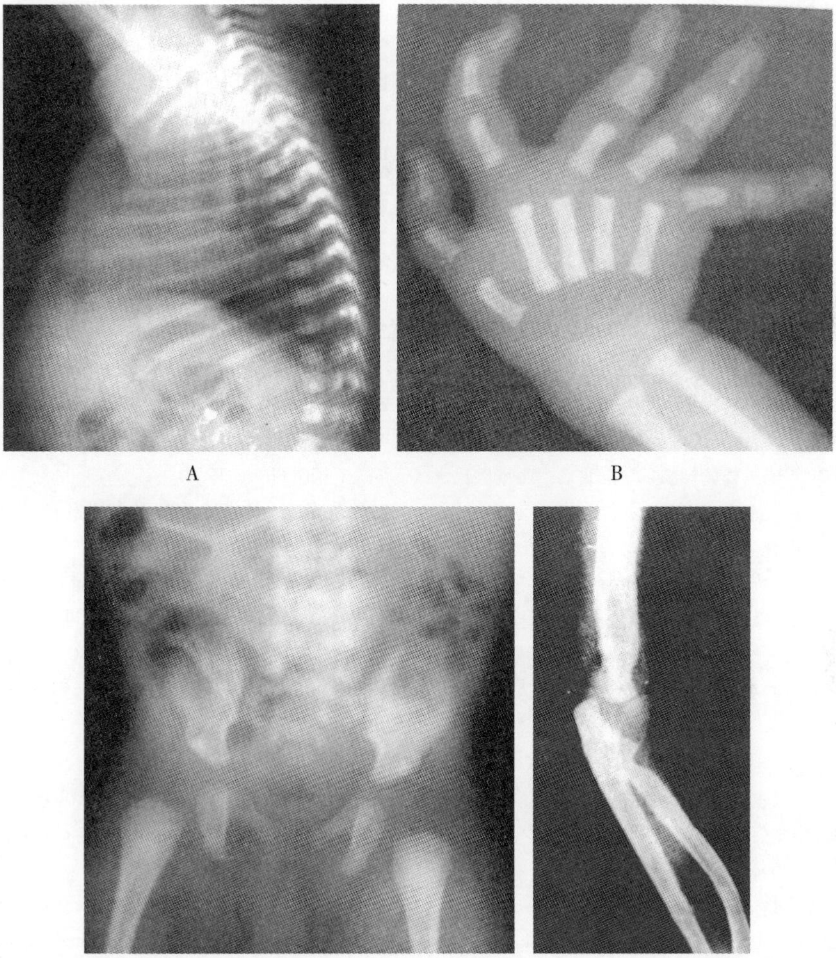

A　B　C　D

图 1-10-73　三染色体 E 综合征

A：胸侧位 X 线片示胸骨发育不良，胸廓前后径加大；B：左手见第 3、4、5 指向尺侧偏斜；C：骨盆见髂骨翼发育小，髋臼角增大；D：肘关节侧位 X 线片示桡骨颈凹陷，桡骨弯曲畸形。

（王世山　刘存兵）

参考文献

1. Offiah AC, Hall CM. Radiological diagnosis of the constitutional disorders of bone. As easy as A, B, C? (Review). Pediatr Radiol, 2003, 33:153-161.
2. Rimoin DL. International nomenclature and classification of the osteochondrodysplasias (1997). International Working Group on Constitutional Diseases of Bone. American Journal of Medical Genetics, 1998, 79:376-382.
3. Hall CM. International nosology and classification of constitutional disorders of bone (2001). American Journal of Medical Genetics, 2002, 113:65-77.
4. Spranger J. International classification of osteochondrodysplasias. The International Working Group on Constitutional Diseases of Bone. Eur J Pediatr, 1992, 151:407-415.
5. 徐爱德主编. 骨关节疾病影像学图鉴. 济南：山东科学技术出版社，2002.
6. 王云钊，曹来宾主编. 骨放射诊断学. 北京：北京医科大学、中国协和医科大学联合出版社，1994.
7. 曹来宾主编. 实用骨关节影像诊断学. 济南：山东科学技术出版社，2001.
8. 王溱主编. X线诊断学. 石家庄：河北教育出版社，2001.
9. 李景学，孙鼎元. 骨关节X线诊断学. 北京：人民卫生出版社，1982.
10. 徐德永主编. 实用体质骨病学. 北京：人民卫生出版社，1998.
11. 王云钊主编. 中华影像医学（骨肌系统卷）. 北京：人民卫生出版社，2004.
12. Superti-furga A, Bonafeâ L, Rimoin DL. Molecular-pathogenetic classification of genetic disorders of the skeleton. American Journal of Medical Genetics (Semin Med Genet), 2001, 106:282-293.
13. 胡亚美，江载芳主编. 诸福堂实用儿科学. 第7版. 北京：人民卫生出版社，2002.
14. Murray RD, Jacobson HG, Stoker DJ, The radiology of skeletal disorders. 3rd Edition, Volume 2, Edinburgh: Churchill Livingstone, 1990.
15. Carson WG, Lovell WW, Whitesides TE Jr. Congenital elevation of the scapula. Surgical correction by the Woodward procedure. J Bone Joint Surg Am, 1981, 63(8):1199-1207.
16. Grogan DP, Slanley EA, Bobechko WP. The congenital undescended scapula. Surgical correction by the Woodward procedure. J Bone Joint Surg Am, 1983, 65 (5):598-605.
17. Resnick D. Diagnosis of bone and joint disorders. Beijing: Health Science Asia, Elsevier Science, 2002.
18. Keats TE. Atlas of normal roentgen variants that may simulate disease. 4th ed, Chicago Year Book Medical Publshers, 1988.
19. Bolano LE. Congenital proximal radioulnar synostosis: treatment with the ilizarov method. Journal of Hand Surg, 1994, 19A:977-978.
20. Simmons BP, Southmayd WW, Riseborough EJ. Congenital radioulnar synostosis. Journal of Hand Surg, 1983, 8:829-838.
21. Greulich WW, Pyle JS. Radiographic atlas of skeletal development of hand and wrist. 2nd ed, Stanford: Stanford University Press, 1959.
22. 蒋清涛. 马德隆氏畸形3例报告. 手外科杂志，1992，3:139-140.
23. Edeiken J. Roentgen diagnosis of diseases of bone. third edition. Baltimore: Williams & Wilkins, 1981.
24. Gupta A, Kay SPJ, Scheker LR. The growing hand-diagnosis and management of the upper extremity in children. London: Mosby, 2000.
25. Flanagan SF, Munns CFJ, Hayes M, et al. Prevalence of mutations in the short stature homeobox containing gene (SHOX) in Madelung deformity of childhood. J Med Genet, 2002, 39:758-763.
26. Beals RK, Lovrien EW. Dyschondrosteosis and Madelung deformity. Report of three kindreds and review of the literature. Clin Orthop, 1976, (116):24-28.
27. Lovell WW & Winter RB. Pediatric orthopaedics. Second Edition. Philadelphia: JB Lippincott Company, 1986.
28. Ferguson AB. Orthopaedic srugery in infancy and childhood. fifth edition. Baltimore: The Williams and Wilkins Company, 1981.
29. 秦泗河主编. 下肢畸形外科. 北京：人民卫生出版社，1998.
30. Silverman FN. Caffey's pediatric X-ray diagnosis. 8rd Edition,

Volume 1. Chicago: Year Book Medical Publishers, INC, 1985.

31. 潘少川主编. 小儿矫形外科学. 北京: 人民卫生出版社, 1987.

32. Simons GW. Complete subtalar release in club feet. J. Bone Joint Srug Am, 1985, 67 (7):1044－1059.

33. 龚有若. 先天性垂直距骨的 X 线诊断. 中华骨科杂志, 1991, 11 (1):28.

34. Newman JS, Newberg AH. Congenital tarsal coalition: multimodalityevaluation with emphasis on CT and MR imaging. RadioGraphics, 2000, 20:321－332.

35. Maeda T, Hatakenaka M, Muta H, et al. Clinically mild, atypical, and aged craniofacial syndrome is diagnosed as Crouzon syndrome by identification of a point mutation in the fibroblast growth factor receptor 2 gene (FGFR2). Intern Med, 2004, 43 (5):432－435.

36. 桑孝诚. 尖头-并指（趾）畸形 2 例. 山东医药, 1985, 5:54.

37. Yonenobu K, Tada K, Tsuyuguchi Y. Apert's syndrome, a report of five cases. Hand, 1982, 14 (3):317－325.

38. Green SM. Pathologic anatomy of the hands in Apert syndrome. J Hand Surg, 1982, 7 (5):450－453.

39. Boeck A, Kosan C, Ciznar P, et al. Saethre-Chotzen syndrome and hyper IgE syndrome in a patient with a novel 11 bp deletion of the TWIST gene. Am J Med Gene, 2001, 104 (1):53－56.

40. Cohen MM Jr. Jackson-Weiss syndrome. Am J Med Genet, 2001, 100 (4):325－329.

41. Tarhan E, Oguz H, Safak MA, et al. The carpenter syndrome phenotype. Int J Pediatr Otorhinolaryngol, 2004, 68 (3):353－357.

42. Ravi Savarirayan, Elizabeth Thompson, Jozef Ge′cz. Spondyloepiphyseal dysplasia tarda (SEDL, MIM #313400). European Journal of Human Genetics, 2003, 11:639－642.

43. Udy Bar-Yosef, Eric Ohana, Eli Hershkovitz, et al. X-linked spondyloepiphyseal dysplasia tarda: A novel SEDL mutation in a jewish ashkenazi family and clinical intervention considerations. American Journal of Medical Genetics, 2004, 125A:45－48.

44. Galera MF, da S Patrício FR, Cernach MCFP, et al. Clinical, genetical, radiological, and anatomopathological survey of 17 patients with lethal osteochondrodysplasias. Genet Mol Biol, 1998, 21 (2):273－279.

45. 杜传书，刘祖洞主编. 医学遗传学. 第 2 版. 北京: 人民卫生出版社，1992.

46. 李彦格，崔建岭，李渡斌，等. 进行性骨干发育异常. 中华放射学杂志，1995, 29 (11):798－800.

47. 邝伟强. Turner 综合征 X 线的骨改变（附 2 例报告）. 实用放射学杂志，1989, 5:6.

48. 朗志谨，王新雯，汪天柱. 先天性卵巢发育不全症的骨骼改变. 中华放射学杂志，1985, 19:142.

49. 尹敬壁，陈维川，王世定. 成人期 Turner 综合征膝部骨骼的 X 线表现. 中华放射学杂志，1983, 17:57.

50. Willi E, Fuhr U, Kroll W. Skeletal manifestations in Down syndrome. Correlation between roentgenologic and cytogenetic findings. Ann Radiol, 1975, 18:355.

51. Leshima A, Kisa T, Yoshino K, et al. A morphometric CT study of Down syndrome showing small posterior fossa and calcification of basal ganglia. Neurorakiology, 1984, 26:493.

52. Ohsawa T, Furuse M, Kikuchi Y, et al. Roentgenographic manifestation of Klinefelter syndrome. AJR, 1971,112:78.

53. Nishi Y, Sakano T, Hyodo S, et al. Pituitary abnormalities detected by high resolution compuled tomography with thin slice in primary hypothyroidism and turmer syndrome. Eur J Pediatr, 1984, 142:25.

54. Katz DS, Smith TH. Wolf syndrome. Pediatr Radiol, 1991, 21:369.

55. Edwards DK. Trisomy 21 in new-bone infants: Chest radiographic diagnosis. Radiology, 1988, 167:317.

56. 谢大钊. 黏多糖代谢与黏多糖病. 中华放射学杂志, 1983, 17:129.

57. 徐德永等. 黏多糖病 29 例临床 X 线分析. 临床放射学杂志，1990, 9:249.

58. 贺明礼等. 小儿黏多糖病 Ⅰ 型、Ⅳ 型 X 线表现. 实用放射学杂志，1996, 12:507.

第十一章

其他骨病

一、骨结节病

结节病为肉芽肿性病变，一般累及多个器官系统，主要引起双侧肺门和纵隔淋巴结肿大、肺浸润、皮肤和眼病变。该病的诊断需要临床、X线和病理相结合。组织学上为非干酪性肉芽肿，表现虽具特征性，但不能完全依据它来诊断。骨结节病几乎均有皮肤病变，80%～90%有肺部病变，X线发现骨异常约5%。

好发年龄为20～40岁，70%在40岁以下。临床表现变化很大。有些患者，X线发现肺部异常，而无症状和体征。在急性患者，可表现结节性红斑、多发性关节炎、虹膜炎和发热。约90%患者有肺部症状：咳嗽、胸痛、呼吸困难。约25%患者有眼症状：肉芽肿性葡萄膜炎、虹膜炎、虹膜睫状体炎。皮肤病灶表现为成团的孤立微红结节，扁平、稍高出皮面。可有肝脾和淋巴结肿大。骨结节病一般无明显症状，常见为对称性指炎，多累及近节和中节手指，表现肿胀、压痛、僵硬和活动受限。约80%患者血管紧张素转换酶（angiotensin-verting enzyme，ACE）水平升高，虽非特异性，但对诊断很有价值。

（一）影像学表现

结节病性骨病，手是最好发部位，单侧或双侧多指骨发病，双侧者不一定对称，远侧和中间指骨最好发，近侧指骨和掌骨较少。表现骨质疏松、骨小梁呈粗网状，骨皮质变薄和成层状。局限疏松区可形成囊状或穿凿状透亮影，边缘清楚或有一薄的硬化缘，位于中心或偏一侧（图1-11-1、2）。病变进展快时可出现骨破坏、皮质受侵、甚可形成死骨，骨膜反应少见。末节指骨远端硬化和髓腔内高密度结节颇具特征，但非特异。脊柱、骨盆、颅骨、肋骨和长骨近端病变，常表现局限或广泛骨硬化，类似Paget病、骨转移、淋巴瘤、骨髓纤维化、肥大细胞症、肾性骨

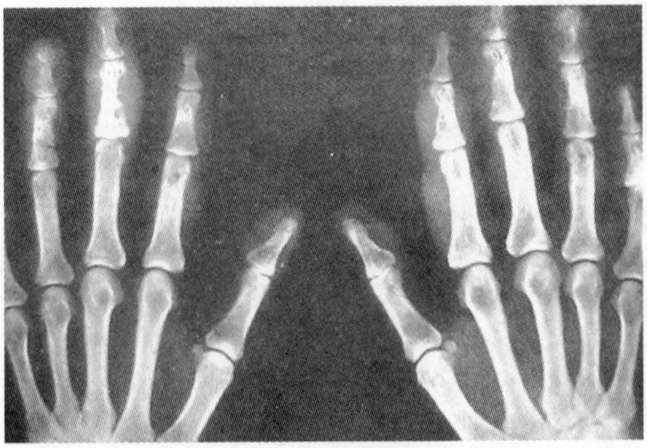

图1-11-1　结节病（一）

双手多节指骨桡侧皮质破坏及周围软组织肿胀。

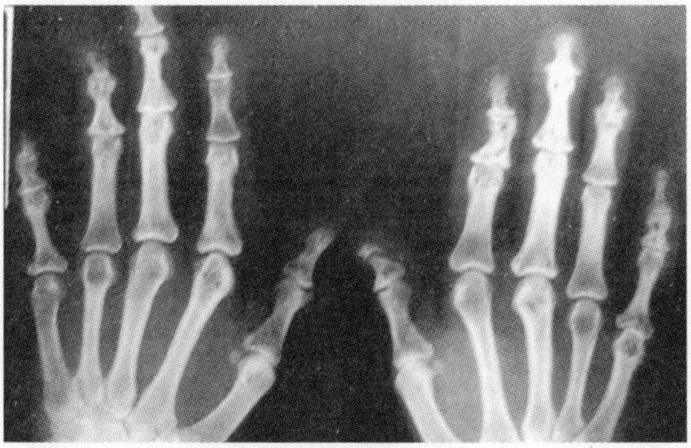

图 1-11-2　结节病（二）
手多个指骨内小囊状病灶。

病和氟骨；也可出现破坏性病灶，类似嗜酸性肉芽肿、慢性感炎或肿瘤。长骨囊状病灶多为偏心性，侵袭骨皮质，周围可有硬化，无骨膜反应，亦可表现骨结构呈粗网状（图 1-11-3）。

（二）鉴别诊断

掌指骨多发囊性病变需与以下病变相鉴别：结节病、痛风、类风湿性关节炎、黄色瘤病、结节性硬化、纤维结构不良、内生软骨瘤病、骨结核、甲状旁腺功能亢进、基底细胞痣综合征、血管瘤等。

1. 结节性硬化　多发囊性病变通常伴有骨膜增生，在骨表面形成结节状突起，相邻骨质象牙质样硬化。掌骨骨膜反应和颅内钙化是其特点。

2. 骨纤维结构不良　特征表现是掌指骨髓腔增宽和磨玻璃样。常更多骨骼受累。

3. 内生软骨瘤病　透亮区病灶内常有钙化灶，皮质内缘呈扇形，髓腔侧硬化。

4. 骨结核和其他炎性肉芽肿病变　囊状病灶伴骨膜增生，而结节病骨病灶不伴骨膜增生。

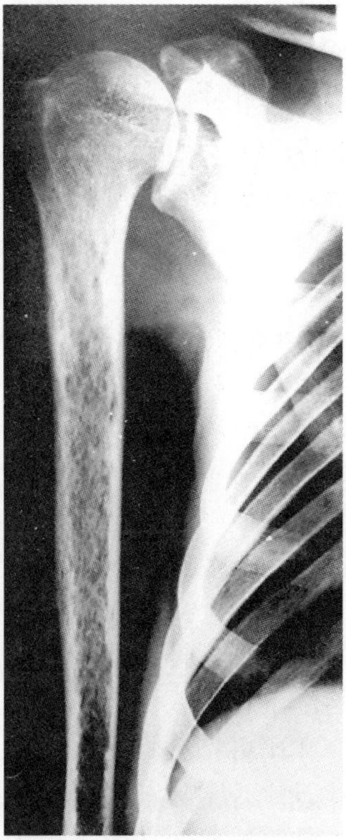

图 1-11-3　结节病（三）
整个肱骨呈粗网状结构。

二、骨溶解症和软骨溶解症

（一）职业性肢端骨溶解（occupational acro-osteolysis）

文献报道从事某些职业，如石油，沥青，乙烯氯化物聚合、合成物的蒸气和塑料等，可引起肢端骨溶解。这些患者初始症状表现易疲劳、虚弱、情绪不稳和失眠，随后出现指痛、麻木、针刺感，手指呈鼓槌状，指甲呈“手表玻璃样（watch-glass）”。

X 线见骨溶解主要发生在手的末节指骨，以拇指最明显，其他指骨、骶髂关节和足亦可发生。指骨中部呈较宽的带状骨质吸收颇具特征性，吸收近端呈斜行或变尖，远端指丛吸收或形成骨碎块。骶髂关节骨吸收可发生一侧或两侧，表现类似骶髂关节炎，关节面侵袭和周围硬化。脱离这种职业环境，病变可逐渐好转，骨碎块可融合。

本症指骨中部带状骨质吸收，亦可见与甲状旁腺功能亢进，后者有更多的临床 X 线表现。

（二）创伤后骨溶解（posttraumatic osteolysis）

创伤后骨溶解多为骨折后的并发症，常见于骨质疏松基础上的应力性骨折，亦可为急性损伤性骨折。好发在锁骨远端、耻骨坐骨支、尺骨和桡骨远端、腕骨和股骨颈。了解这种改变的重要意义是不要误诊为炎症或肿瘤。锁骨远端骨吸收可发生在局部反复的轻微外伤情况下，如慢性重压，吸收范围在 0.5～3cm。MRI 可见锁骨远端髓腔水肿，峰锁关节软骨下骨不规则、关节囊肿胀、积液。耻骨坐骨支骨溶解发生在骨折周围，伴有或不伴有骨硬化，类似恶性过程。病变有自限特点，1 年或 1 年半以后可逐渐恢复。

（三）原发性骨溶解综合征（primary osteolysis syndrome）

1. 肢端骨溶解综合征（acro-osteolysis syndrome of Hajdu and Cheney） Hajdu 首先描述（1948）。可有家族性，呈显性遗传，也可散发。患者矮身材，耳低位、下颌回缩，视力和听力异常，早期脱牙，毛发粗，假性杵状指和关节松弛。

X 线见手足末节指（趾）骨远端或中部带状骨吸（图 1-11-4）。普遍性骨质疏松。头颅呈长头型、颅底下陷，颅缝闭合延迟及缝间骨。蝶鞍增大，上下颌骨小、牙齿少。桡骨近端可发育不良和半脱位。管状骨、颌骨支、掌跖骨和峰锁关节等部位亦可发生骨吸收。

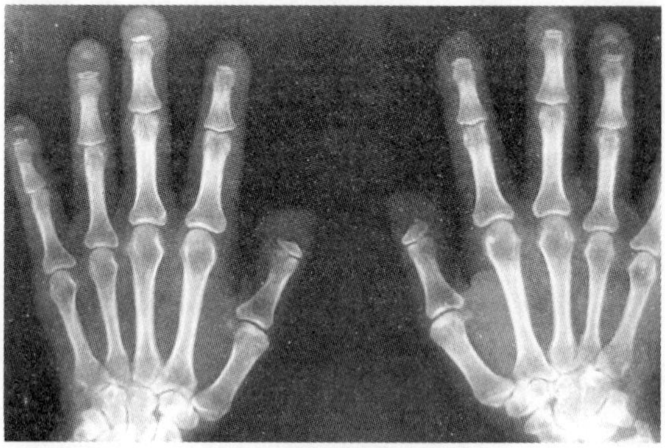

图 1-11-4　肢端骨溶解综合征
双手末节指骨远端大部分吸收消失。

2. 大块骨溶解（massive osteolysis of Gorham） Gorham 于 1954 年首先报道。无明确家族史。男女均可发病，见于各年龄组，但多见于 40 岁以前。中轴骨和四肢骨均可发病，骨盆和肩部多见。临床表现变化大，部分病例急性发作，有疼痛和肿胀；部分病例起病隐袭，表现软组织萎缩、活动受限，发生病理骨折后出现疼痛。病理上为新生的血管瘤（或淋巴管瘤）组织。

影像学表现为病变早期，在髓腔内或皮质下见灶状透亮区，类似骨质疏松。病变缓慢进展，骨质萎缩、吸收、骨折和形成骨碎块。最后，部分骨骼消失，骨端变尖，软组织萎缩。病变可跨关节侵及相邻骨，如髂骨溶解可侵及股骨近端，肩胛骨病变可累及肱骨近端、锁骨和肋骨。这种区域性的骨破坏是其特点（图 1-11-5、6）。亦可多处发病，间隔正常骨骼。病变进行性发展多年，最终可稳定。病灶内偶可见气体或液气面。少数

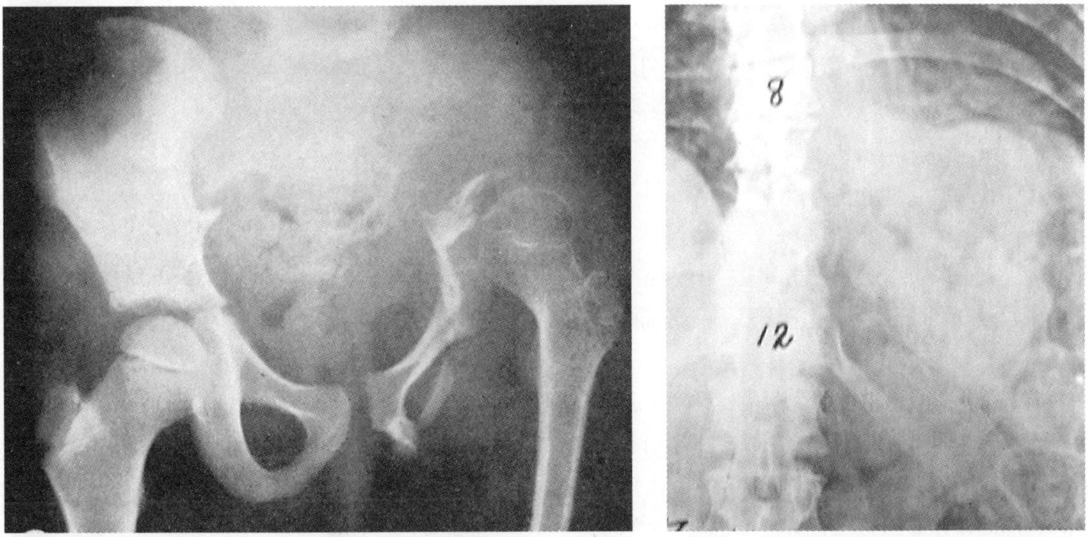

A　　　　B

图 1-11-5　大块骨溶解（一）

A：骨盆正位 X 线片示左侧髂骨吸收消失，累及骶骨和坐骨；B：下胸正位 X 线片示左 9～11 肋骨吸收消失，累及相邻椎体左侧缘。患者无明显症状。

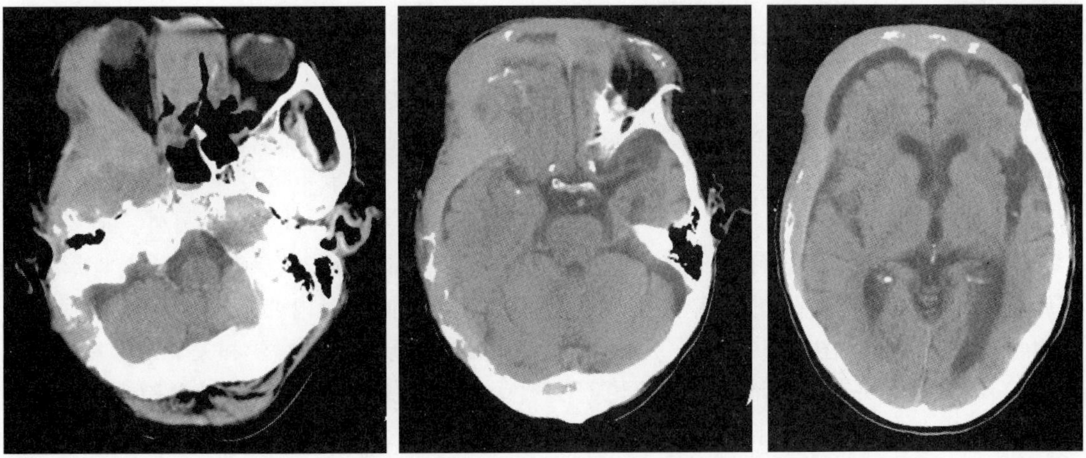

A　　　　B　　　　C

图 1-11-6　大块骨溶解（二）

A～C：CT 软组织窗示上颌骨、蝶骨、额骨、颞骨、枕骨广泛骨吸收，相应区域呈软组织密度影。

病例，可自发性好转，或经放射治疗后临床和X线表现可改善。

3. 特发性多发性骨溶解（idiopathic multicentric osteolysis） 曾称为原发性骨溶解（essential osteolysis）、进行性原发性骨溶解、原发性肢端骨溶解、遗传性骨溶解、腕骨和跗骨发育不全（agenesis）等，1976年Tyler和Rosenbaum将其命名为特发性多发性骨溶解。本症分肾病性、遗传性和散发性等类型。病理上，病变处纤维和血管组织增加而无炎性特点，破骨活跃而成骨正常。

（1）肾病性多发性骨溶解 5岁以内发病，骨溶解伴进行性肾病，一般在二十多岁致命。无家族性。临床表现腕部肿胀和疼痛，可伴有足部异常。X线表现腕骨进行性消失，相邻管状骨骨端变尖。跗骨改变较轻。肘关节骨吸收和半脱位，先天性足畸形也较常见。

（2）遗传性多发性骨溶解 有家族性，大多为常染色体显性遗传，也有隐性遗传。通常3～4岁发病，表现腕和踝关节异常。随后为无症状期。青少年时期又出现症状，腕和跗骨进行性骨溶解，引起畸形。X线表现腕和跗骨溶解消失，一般不伴有相邻管状骨变尖，不同于肾病性多发性骨溶解。少数病例还可出现肘、肩、锁骨、髋、足和肋骨等部位的骨溶解。

（3）散发性多发性骨溶解 不伴肾病亦无家族遗传性。发病较晚，骨溶解可发生在腕和跗骨以外的部位（图1-11-7）。

（四）特发性髋关节软骨溶解症

特发性髋关节软骨溶解症（idiopathic chondrolysis of the hip）Jones于1971首先报道。好发于青少年女性，单侧髋关节受累，表现疼痛、僵硬、活动受限，无创伤史。病理上，髋臼和股骨头关节软骨变薄和不光整，

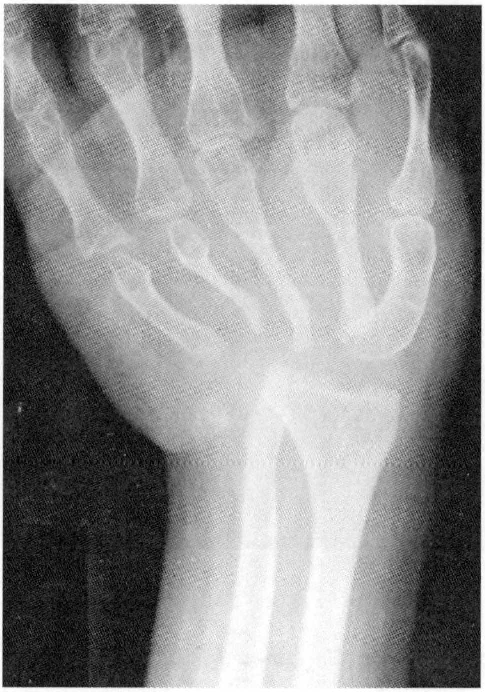

图1-11-7 多发性骨溶解

腕骨、掌骨近端及尺骨远端骨吸收消失。

软骨表面被纤维组织或纤维软骨组织所代替。关节液抽吸检查无炎性变化。

X线见关节周围骨质疏松，关节间隙常一致性变窄，或承重区变窄，软骨下骨不规则或侵蚀改变（图1-11-8）。另外，股骨头增大和变形、股骨颈增宽和骨膜新生骨形成、骺板变窄和髋臼突出亦是本症特点。晚期可表现关节间隙消失、囊变和关节边缘骨增生。

少年慢性关节炎、原发性髋臼突出在临床和X线表现上同本症很相似，但前两者通常为双侧发病。

三、骨肥厚症

（一）广泛性特发性骨肥厚症

广泛性特发性骨肥厚症（diffuse idiopathic

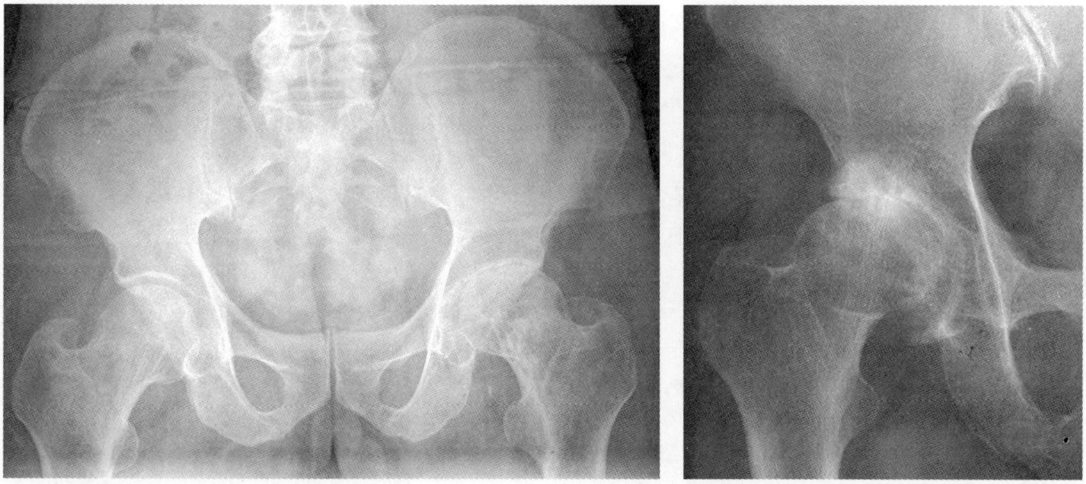

A　　　B

图 1-11-8　特发性髋关节软骨溶解症

A：髋关节软骨溶解并股骨头缺血坏死，左侧髋关节间隙明显窄，股骨头塌陷、密度不均匀；B：另一例，髋关节软骨溶解并退行性变，右侧髋关节间隙几乎消失，关节面硬化及关节面下囊状透亮区。

skeletal hyperostosis，DISH）又称 Forestier 病、韧带骨化性脊椎炎、强直性脊柱骨质增生症。广泛累及脊柱和周围骨骼，有特征性表现：脊柱的骨化，韧带和肌腱附着部位骨质增生，关节旁骨赘，韧带钙化和骨化等。

本病老年人常见，50～80 岁，男性多见。脊柱症状多表现僵硬和腰背痛，症状先出现在胸背部，然后发展至腰和颈部。颈部病变可引起吞咽困难。周围骨骼常表现为复发性跟腱炎、复发性网球肘、进行性关节运动受限和僵硬，表浅肌腱附着部位（如尺骨鹰嘴、跟骨结节）可触及钙化性突起。

其 X 线表现如下：

1．脊柱　本症脊柱 X 线表现诊断标准有 3 点：

（1）脊椎前侧缘流注状钙化和骨化至少连续 4 个椎体，伴有或不伴有椎体和椎间盘交界处尖刺状骨赘。

（2）受累脊椎节段椎间盘的高度相对存在，椎间盘退行性改变不明显，如椎间盘真空现象、椎体边缘硬化。

（3）无骨突关节骨强直及骶髂关节侵袭、硬化、骨强直。

最常见部位是 7～11 胸椎，韧带钙化和骨化沿椎体前、外侧缘呈流注状连续的跨过椎间盘，在脊椎边缘形成浓密的骨鞘，其厚度薄者为 1～2mm，厚者可达 20mm。胸椎后缘骨鞘很少见。韧带钙化和骨化在椎间盘平面向前突出致脊柱形态呈波浪状。骨鞘内可见透亮区，一是位于椎间盘平面，与突出的椎间盘相对应，呈 T、L、或 Y 形；二是在骨鞘与脊椎边缘之间，呈线状，线状透亮影消失在椎体的上下缘。胸椎间隙轻度窄或正常。棘突骨增生，相邻棘突后缘可骨性连接。颈椎以下部第4～7颈椎最常见，表现与胸椎相似，但椎体后缘骨增生、后纵韧带钙化或骨化比胸椎多见，引起继发性椎管狭窄。腰椎以上部三个脊椎常见，骨增生常两侧对称。椎体前上缘明显增生，棘突增生和棘间韧带骨化较明显。椎间隙通常轻度到中度边窄（图1-11-9、10）。

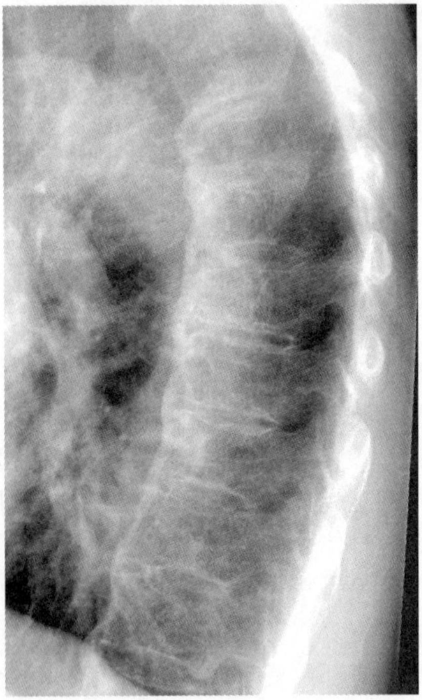

图1-11-9 DISH（一）

胸椎侧位X线片示胸椎前缘广泛韧带骨化。

2. 周围骨骼 可发生在任何骨骼。骨盆、跟骨、足、髌骨和膝、肘、肩等部位的表现颇具特征。双侧对称分布，表现为骨增生，韧带钙化、骨化与关节旁骨赘（图1-11-11）。骨增生发生在肌腱和韧带的骨附着部位，如髂骨嵴、坐骨结节、股骨转子、跟骨结节后及下缘、髌骨上下缘和尺骨鹰嘴等处。骨增生使这些部位的骨皮质增厚、表面不规则和骨增大。韧带钙化与骨化多见于髂腰、骶棘和骶结节韧带。骨间膜（尺桡骨间）也可钙化和骨化。关节旁骨赘可在关节边缘形成部分或完整的骨桥，以骶髂关节前上和前下缘最常见，亦见于跗骨关节间。

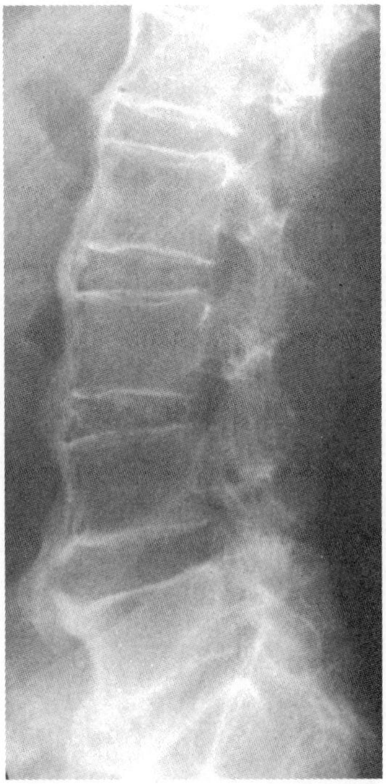

图1-11-10 DISH（二）

腰椎侧位X线片示腰椎前缘广泛韧带骨化，以椎间盘平面明显。

脊柱表现应与椎间骨软骨病、强直性脊柱炎、肢端肥大症、甲状旁腺功能低下、氟骨症、褐黄病和胸肋锁骨增生相鉴别（表1-11-1）；周围骨改变需与退行性骨关节病、厚皮骨膜增生症、维生素A过多症、二水焦磷酸钙盐晶体沉着病等鉴别。

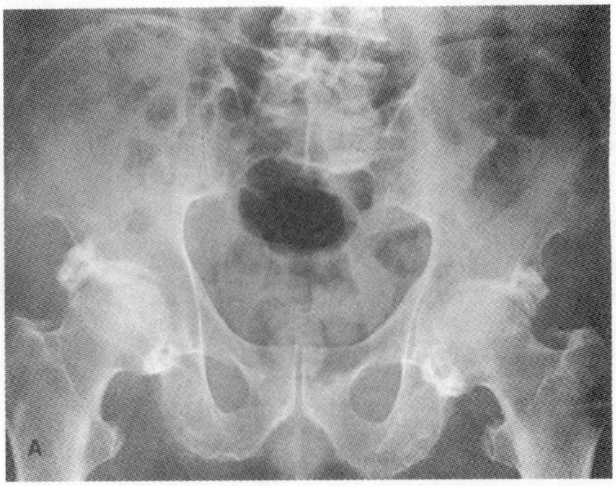

图 1-11-11　DISH（三）

骨盆正位 X 线片示双侧髋关节及股骨粗隆明显肥大增生。

表 1-11-1　DISH、强直性脊柱炎和椎间骨软骨病的鉴别诊断

部位	DISH	强直性脊柱炎	椎间骨软骨病
椎体	流注状骨化和增生 大的骨赘， 骨强直常见	薄的韧带骨赘 方形脊椎炎 广泛骨强直	椎体上下缘硬化
椎间盘	正常或高度稍减低	正常或双凸形	高度中到重度减低
骨突关节	正常或轻度硬化	侵袭、硬化、骨强直	正常
骶髂关节	关节旁骨赘	侵袭、硬化、骨强直	正常
周围骨骼	关节旁骨赘 韧带钙化和骨化 骨增生	胡须状，关节炎	正常

（二）胸肋锁骨肥厚症（sternocostoclavicular hyperostosis）

本症特点是锁骨、胸骨和上部肋骨的前部明显骨增大和软组织骨化。成年人（30 ~ 60 岁）多见，男性好发。通常为双侧。表现局部疼痛、肿胀、压痛和皮温高。30% ~ 50% 的患者有手足脓疱病或脓疱性银屑病病史，骨关节病变与皮肤病发生在同侧。抗炎治疗有效。

典型 X 线表现是胸壁前上部骨肥厚，包括锁骨、胸骨和上部肋骨骨增生、骨性融合，锁骨和第 1 肋骨之间韧带不同程度的骨化

(图 1-11-12)。其他表现：脊柱和骶髂关节增生硬化、韧带骨化，类似强直性关节炎和银屑病性关节炎，长管骨骨膜增生和硬化，四肢关节肿胀，而关节侵袭性改变少见。

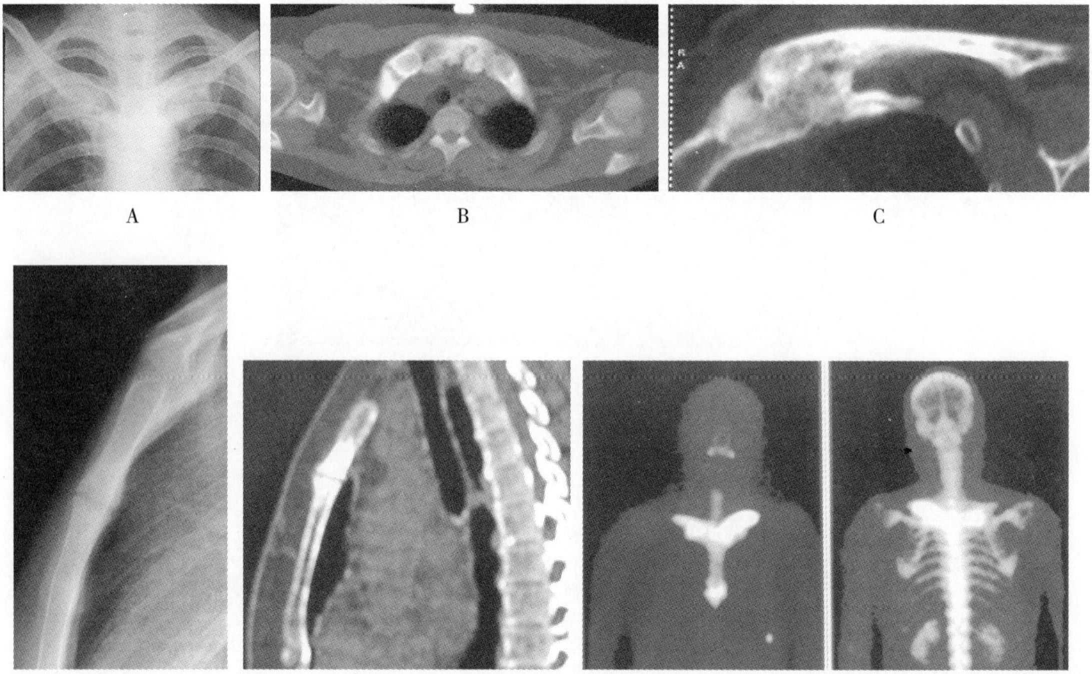

图 1-11-12 胸肋锁骨肥厚症

A：上胸部正位 X 线片示双锁骨、第 1 肋骨胸骨端及胸骨柄明显硬化肥大；B：CT 横轴位示锁骨和胸骨骨质肥大；C：CT 斜矢状位重建示锁骨、胸骨及第 1 肋骨质硬化肥大；D、E：胸骨侧位及 CT 重建示柄体关节侵袭及周围明显硬化；F：核素扫描示锁骨、胸骨及第 1 肋核素浓聚。

（田 军 巩武贤）

参 考 文 献

1. Assoun J, Richardi G, Railhac JJ, et al. CT and MRI of massive osteolysis of Gorham. J Comput Assist Tomogr, 1994, 18:981-984.
2. Higgins CB, Hricak H, Helms. Magnetic Resonance Imaging of the Body. 3rd ed. Philadelphia: Lippincott-Raven, 1997, 356-360, 773-827, 910-925.
3. Resnick D. Diagnosis of bone and joint disorders, 3rd ed. Philadelphia: WB Saunders, 1995, 896-897.
4. James DG, Neville E, Carstairs LS. Bone and joint sarcoidosis, Semin Arthritis Rheum, 1976, 6:53.
5. Bonakdarpour A, Levy W, Aergerter EE. Osteosclerotic changes in sar-coidosis. AJR, 1971, 113:646.
6. Zimmerman R, Leeds NE. Calvarial and vertebral sarcoidosis. Case report and review of the literature. Radiology, 1976, 119:384.
7. Holt JF, Dickerson WW. The osseous lesions of tuberous scle-

rosis. Radiology, 1952, 58 : 1.
8. Bodem CR, Hamory BH, Taylor HM, et al. Granulomatous bone marrow disease. A review of the literature and clinicopathologic analysis of 58 cases. Medicine (Baltimore), 1983, 62 : 372.
9. Feldman C. Chronic saroid arthritis. Rheumatol Rehabil 1981, 20 : 18.
10. Sartoris DJ, Resnick D, Resnick C, et al. Musculoskeletal manifestations of sarcoidosis. Semin Roentgenol, 1985, 20 : 376.
11. Lesser RS, Dadparvar S, Weiss AA, et al. Aggressive lesion in osseous sarcoidosis. J Rheumatol, 1988, 15 : 510.
12. Abdelwahab IF, Norman A. Osteosclerotic sarcoidosis. AJR, 1988; 150 : 161
13. Hall FM, Shmerling RH, Aronson M, et al. Case report 705. Osteosclerotic sarcoidosis. Skeletal Radiol, 1992, 21 : 182.
14. Green GJ. The radiology of tuberose sclerosis. Clin Radiol, 1968, 19 : 135.
15. Brown B. The radiologic features of bone changes in tuberrois sclerosis with a case report. J Can Assoc Radiol, 1961, 12 : 1.
16. Wilson RH, McCormick WE, Tatum CF, et al. Occupational acroosteolysis: Report of 31 cases. JAMA, 1967, 201 : 577.
17. Gama C, Meira JBB. Occupational acro-osteolysis. J Bone Joint Surg Am, 1975, 60 : 86.
18. Halaby FA, DiSalvo EI. Osteolysis: A complication of trauma. AJR, 1965, 94 : 590.
19. Levine AH, Pais MJ, Schwartz EE. Posttraumatic osteolysis of the distal clavicle with emphasis on early radiologic changes. AJR, 1976, 127 : 781.
20. Murphy OB, Bellamy R, Wheeler W, et al. Post-traumatic osteolysis of the distal clavicle. Clin Orthop, 1975, 109 : 108.
21. Goergen TG, Resnick D, Riley RR. Post-traumativ abnormalities of the pubic bone simulating malignancy. Radiology, 1978, 126 : 85.
22. Matisonn A, Ziady F. Familial acro-osteolysis. S Afr Med J, 1973, 47 : 2060.
23. Gilula LA, Bliznak J, Staple TW. Idiopathic nonfamilial acro-osteolysis with cortical defects and mandibular ramus osteolysis. Radiology, 1976, 121 : 63.
24. 赵震奇，王学建，郭晓山，等. 大量骨质溶解症的影像学表现. 中华放射学杂志，2000，34（10）：714－716.
25. Kery L, Wouters HW. Massive osteolysis. Reort of two cases. J Bone Jpint Surg Br, 1970, 52 : 452.
26. Halliday DR, Dahlin DC, Pugh DG, et al. Massive osteolysis and angiomatosis. Radiology, 1964, 82 : 637.
27. Tyler T, Rosenbaum HD. Idiopathic multicentric osteolysis. AJR, 1976, 126 : 23.
28. Kohler E, Babbit D, Huizenga B, et al. Hereditary osteolysis: A clinical, radiological and chemical study. Radiology, 1973, 108 : 99.
29. Heppenstall RM, Marvel JP Jr, Chung SMK, et al. Chondrolysis of the hip. Clin Orthop, 1974, 103 : 136.
30. Bleck EE. Idiopathic chondrolysis of the hip. J Bone Joint Surg Am, 1983, 65 : 1266.
31. Moule NJ, Golding JSR. Idiopathic chondrolysis of the hip. Clin Radiol, 1974, 25 : 247.
32. Quinn SF, Glass TA. Posttraumatic osteolysis of the clavicle. South Med J, 1983, 76 : 307.
33. Hall FM. Post-traumatic pubic osteolysis simulating malignancy. J Bone Joint Surg Am, 1984, 66 : 975.
34. Livesley PJ, Saifuddin A, Webb PJ, et al. Gorham's disease of spine. Skeletal Radiol, 1996, 25 : 403.
35. Pans S, Simon J-P, Dierickx C. Massive osteolysis of the shoulder (Gor-ham-Stout syndrome). J Shoulder Elbow Surg, 1999, 8 : 281.
36. Sherlock DA. Acute idiopathic chondrolysis and primary acetabular protrusio may be the same disease. J Bone Surg Br, 1995, 77 : 392.
37. Garcia ADC, Fernandez PL, Gonzalez MPC, et al. Idiopathic chondrolysis of the hip: Long-term evolution. J Pediatr Orthop, 1999, 19 : 449.
38. Sartoris DJ, Schreiman JS, Kerr R, et al. Sternocostoclavicular hyperostosis: A review and report of 11 cases. Radiology, 1986, 158 : 125.
39. Chigira M, Shimizu T. Computed tomographic appearances of sternocostoclavicular hyperostosis. Skeletal Radiol, 1989, 18 : 347.
40. Resnick D, Niwayama G. Radiographic and pathologic features of spinal involvement in diffuse idiopathic skeletal hyperostosis (DISH). Radiology, 1976, 119 : 559.
41. Cammisa M, De Serio A, Gugliemi G. Diffuse idioparthic skeletal hyperostosis. Eur J Radiol, 1998, 27 : 7.

第二篇　关　节

第一章

概　述

一、比较影像学

1. X线　简单易行，可显示关节间隙和骨性关节面的异常，及明显的关节肿胀，特别是四肢关节。

2. CT　与X线平片相比，CT具有较高的密度分辨率，断层图像可避免结构相互重叠。增强扫描可显示病变组织的血供及灌注情况。因此，CT具有X线平片难以具备的以下优势：①清楚显示关节肿胀并确定其病理性质，包括关节积液、关节囊及周围软组织水肿、关节滑膜增生、关节及周围囊肿和关节及周围肿块；②清楚显示关节或滑囊内钙化、骨化游离体；③清楚显示关节囊或滑囊的钙化、骨化和肥厚；④清楚显示邻关节骨和软组织病灶；⑤清楚显示冠、矢状走行的关节面和关节间隙异常。但在显示水平走行的骨性关节面、关节间隙和手足小关节方面不及X线平片，与X线平片一样不能显示关节软骨的破坏。

3. MRI　具有较高的软组织结构分辨率，可直接进行任意方位成像，增强扫描可显示病变组织的血供及灌注情况，且无X线所致的电离辐射损害。与X线平片和CT相比，MRI具备以下优势：①清楚显示关节肿胀并确定其病理性质，包括关节积液、关节囊及周围软组织水肿、关节滑膜增生、关节及周围囊肿和关节及周围肿块；②清楚显示关节软骨、关节囊、半月板、韧带等结构；③清楚显示关节或滑囊内游离体；④清楚显示邻关节骨和软组织病灶。但不易显示轻微骨性关节面的塌陷和破坏，以及关节囊和韧带的细微钙化和骨化。

4. 核素扫描　当相邻骨端因关节病变发生代谢异常时，核素扫描呈现放射性浓聚。全身骨显像可发现多关节炎，但除成人股骨头缺血坏死出现的典型“炸面圈征”外，核素扫描对关节病变的诊断缺乏特异性。

二、临床表现

临床症状和体征对关节病变的诊断非常重要。起病急骤，进展迅速的关节病多为化脓性关节炎。伴发热、食欲缺乏等全身症状的关节炎可为化脓性关节炎、关节结核、类风湿性关节炎、强直性脊柱炎、风湿性关节炎、结节病关节病、布氏杆菌关节炎、肠病性关节炎、Reiter综合征、淋病关节病、过敏性关节炎和系统性红斑狼疮关节炎。其中，化脓性关节炎有明显高热，结节病关节病有肝脾淋巴结肿大、布氏杆菌关节炎有弛张热、高热和肝脾大。出现关节绞锁症状者多为退行性关节病、剥脱性骨软骨炎、大骨节病、滑膜肉瘤和滑膜骨软骨瘤。皮肤结节或红斑多见于类风湿性关节炎、风湿性关节炎、结节病关节炎、肠病性关节炎、Reiter综合征、梅毒关节炎和系统性红斑狼疮关节炎。疼痛、僵硬感和活动受限，并自双侧腰骶沿脊柱向上发展者，多为强直性脊柱炎。关节不痛或疼痛轻微者多为Charcot关节和特发性肢端骨溶解。具有糖尿病、脊髓痨和其他神经损伤史者多为Charcot关节。窦道形成并流出白色物质或脓液者，多为痛风性关节炎、关节结核、钙质沉着症和化脓性关节炎。疼痛反复性发作，最后发展为持续性者，一般为痛风和假痛风。有关节和其他部位出血者为血友病关节炎。皮肤银屑病和指甲病损见于银屑病性关节炎。具有创伤、骨折或关节脱位者为创伤性关节炎。游走或突发性关节肿痛见于风湿性关节炎和过敏性关节炎。大骨节病和松毛虫关节炎具有地区性。黑尿酸关节炎尿液呈黑色。松毛虫关节炎有松毛虫接触史，并可出现皮肤肿、痛、痒和小水疱。硬皮病和震动病有指端动脉痉挛史。硬皮病有“面具脸”和吞咽困难。布氏杆菌关节炎多有牧区生活史。氟骨症有氟斑牙。梅毒关节炎和淋病关节炎有性病接触史或父母梅毒史。破伤风骨关节改变有破伤风史。烧伤、电击伤和震动病有烧伤、电击伤或手风钻史。淋病关节炎可有顽固性疼痛或剧痛史。淀粉样变有皮肤、消化道和泌尿系出血。某些关节疾病具有遗传病史。血友病关节炎为性联隐性或常染色体显性遗传。多发性骨骺发育不良、晚发性脊柱骨骺发育不良并进行性关节病和黑尿酸关节病为常染色体隐性遗传。晚发性脊柱骨骺发育不良为性联隐性遗传。关节红肿常见于化脓性关节炎、痛风性关节炎和假痛风。窦道形成常见于化脓性关节炎、关节结核、痛风性关节炎、假痛风和钙质沉着症。异常关节活动见于Charcot关节和特发性骨溶解。感觉减退见于Charcot关节、麻风、糖尿病和震动病。皮下结节见于类风湿性关节炎和风湿性关节炎。心脏和肾脏病体征见于风湿性关节炎、黑尿酸关节炎、系统性红斑狼疮、淀粉样变（包括肝脏）和肝豆状核变性（Wilson病）。侏儒见于大骨节病（短肢型）、多发性骨骺发育不良（短肢型）、晚发性脊柱骨骺发育不良和晚发性脊柱骨骺发育不良并进行性关节病。皮肤褐色斑和耳、鼻软骨灰蓝色见于黑尿酸关节炎。麻风面容应为麻风骨关节改变。皮肤水肿、硬化和萎缩见于硬皮病。结膜炎和尿道炎见于Reiter综合征。头颅增大、下颌突出、言语不清和脑神经受压见于肢端肥大症关节改变。肝脾淋巴结肿大见于结节病、布氏杆菌关节炎和淀粉样变。关节肿块见于痛风性关节炎、滑膜肉瘤、绒毛结节滑膜炎和淀粉样变。凯费环、肢体震颤、肌力增高和腱反射消失应为肝豆状核变性。

实验室检查对关节病变的诊断亦具有重要价值。血沉增快见于关节结核、化脓性关节炎、类风湿性关节炎、强直性脊柱炎、银屑病性关节炎、布氏杆菌关节炎、Reiter综合征、松毛虫关节炎、Lyme关节炎、硬皮病关节病变、痛风性关节炎、风湿性关节炎、过敏性关节炎和系统性红斑狼疮关节病变。血白细胞增多见于化脓性关节炎、痛风性关节炎、结节病关节病和过敏性关节炎（嗜酸性粒细胞增多）。类风湿因子阳性见于类风湿性关节炎和硬皮病关节病。人类组织相容抗原B27阳性多见于强直性脊柱炎。血糖增高见于糖尿病关节病。梅毒抗体阳性见于梅毒性关节炎和Charcot关节。血尿酸增高见于痛风性关节炎。出凝血时间延长和凝血因子缺乏见于血友病关节炎。碱性磷酸酶增高见于大骨节病。血铜氧化酶减低和尿铜增高见于肝豆状核变性。抗核抗体阳性见于硬皮病关节病和系统性红斑狼疮关节病变。布氏杆菌补体结合试验阳性见于布氏杆菌关节病。Lmye 抗体效价增高见于 Lmye 关节炎。贫血见于淀粉样变、系统性红斑狼疮关节病变和类风湿性关节炎。肝肾功能异常见于黑尿酸关节病、系统性红斑狼疮关节病变、淀粉样变和肝豆状核变性。关节液内含白细胞见于化脓性关节炎、痛风性关节炎和假痛风。关节液内结晶见于痛风性关节炎和假痛风。

三、关节病优势发病部位

1. 对称性手足小关节　常见于类风湿性关节炎和痛风性关节炎。前者最多累及近侧指间关节，后者以第1跖趾关节最多见。增生性对称性手足小关节病见于大骨节病。

2. 非对称性手足小关节　常见于银屑病性关节炎、痛风性关节炎、结节病关节病、糖尿病关节病、硬皮病关节炎、麻风、烧伤、电击伤和震动病。其中银屑病性关节炎多累及远侧指、趾间关节，痛风性关节炎以第1跖趾关节最多见。结节病关节病有同排关节受累趋势，糖尿病关节病多累及踝、足关节，硬皮病关节炎多见于掌指关节。

3. 对称性大关节　常见于风湿性关节炎、假痛风、肠病性关节炎（包括骶髂关节炎）、多发性骨骺发育不良、破伤风、血友病、淀粉样变和系统性红斑狼疮关节炎。

4. 多个非对称大关节　常见于类风湿性关节炎、过敏性关节炎、血友病性关节炎、Reiter 综合征、淋病关节炎和破伤风。

5. 单发大关节　常见于化脓性关节炎、关节结核、夏科（Charcot）关节、血友病关节炎、剥脱性骨软骨炎、滑膜肉瘤、滑膜骨软骨瘤、绒毛结节性滑膜炎、滑膜软骨肉瘤和梅毒关节炎。

6. 脊柱及对称性大关节　常见于退行性关节病、黑尿酸关节病、晚发性脊柱骨骺发育不良、晚发性脊柱骨骺发育不良并进行性关节病。其中退行性关节病多累及承重大关节。

7. 脊柱、双骶髂关节和（不）对称大关节　常见于强直性脊柱炎和布氏杆菌关节炎。后者大关节受累多不对称。

骨软骨缺血坏死多累及股骨头、腕月舟骨、足舟骨、跖骨头和脊椎。大骨节病多对称性累及手、足、踝和肘关节。松毛虫关节炎多不对称或单侧累及肘、膝以远关节。特发性骨溶解好发于腕掌关节、跗跖关节、肘关节、近侧指间关节，单侧受累。肝豆状核变性多对称性累及腕、肘、髋和手足小关节及椎体。Lyme 关节炎多为对称性手、足和腕关节发病。

四、关节病变基本影像学表现

（一）关节肿胀

关节肿胀是关节病变的最常见表现，其病因可以是关节囊积液、关节囊肥厚、关节滑膜增生、关节囊及周围软组织水肿和关节内肿瘤或出血所致。

关节肿胀 X 线表现为：①关节间隙增宽；②关节软组织密度增高；③关节局部膨大；④部分关节显示关节囊外形膨隆，囊外脂肪结构推移、显现、消失或模糊（图 2-1-1）。严重的关节积液可引起关节半脱位。CT 和 MRI 可显示关节囊肥厚，关节积液或积脓，滑膜组织增生，关节囊和周围软组织水肿以及关节内和邻关节肿块。

X 线平片上，弥漫性关节肿胀见于化脓性关节炎、关节结核、类风湿性关节炎、强直性脊柱炎、夏科（Charcot）关节、血友病关节炎、银屑病性关节炎、风湿性关节炎、过敏性关节炎、病毒性关节炎、结节病（轻度）、松毛虫关节炎、赖特（Reiter）综合征、

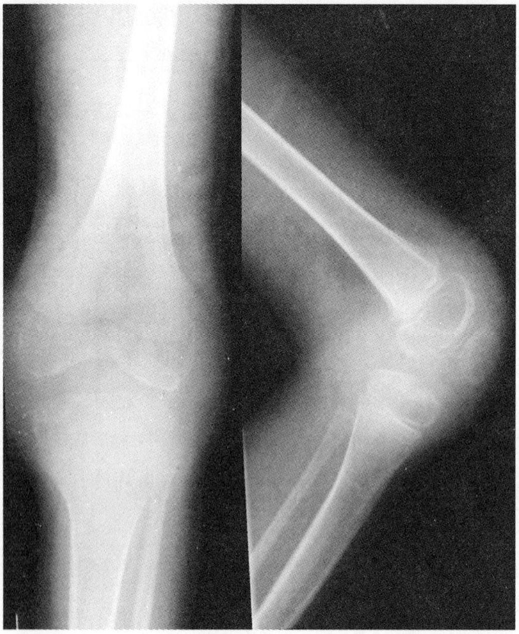

图 2-1-1　关节肿胀

X 线平片示关节间隙略增宽，关节软组织密度增高，关节局部膨大

淋病关节炎、莱姆（Lyme）关节炎和创伤/退变性关节炎。

不对称关节肿胀或团块（图 2-1-2）见于夏科（Charcot）关节、血友病关节炎、痛风性关节炎、化脓性关节炎和关节结核伴脓肿形成、滑膜肉瘤、滑膜骨软骨瘤病、绒毛结节性滑膜炎和淀粉样变。若软组织团块内伴钙化，则多为痛风性关节炎、血友病关节炎、滑膜肉瘤和滑膜软骨肉瘤。

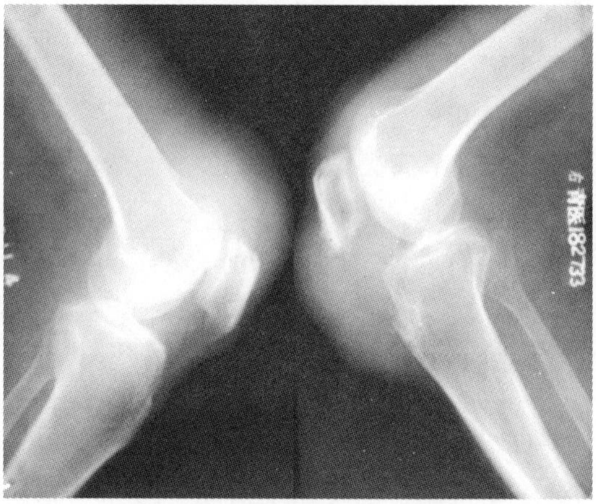

图 2-1-2　不对称关节肿胀或团块，为痛风性关节炎

CT 和 MRI 对关节肿胀的显示优于 X 线平片，并且可区分关节积液、滑膜增生、囊肿、

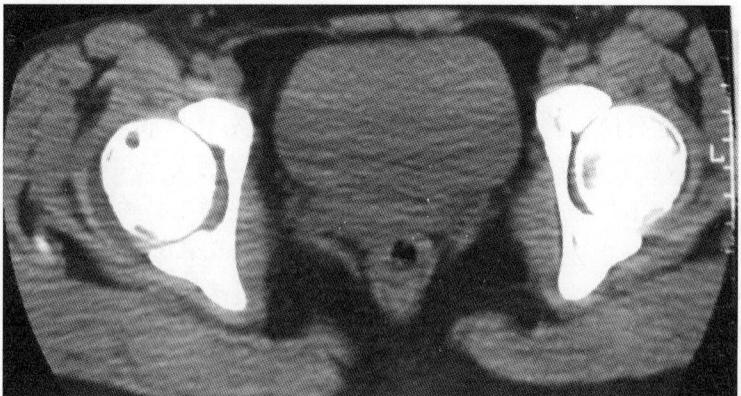

图 2-1-3　关节积液

CT 软组织窗示右侧关节囊腔内股骨头周围条带状液性低密度区

肿瘤、关节内游离体和周围软组织水肿。

1. 关节积液 CT 显示关节腔和（或）邻关节滑囊扩张，内呈液性低密度（图 2-1-3）。MRI 上呈长 T1 长 T2 液性信号（图 2-1-4）。关节积液可出现于病毒性关节炎、关节结核、化脓性关节炎、类风湿性关节炎、强直性脊柱炎、风湿性关节炎、系统性红斑狼疮、过敏性关节炎、银屑病性关节炎、淋病关节炎、梅毒性关节炎、布氏杆菌关节炎、赖特（Reiter）综合征、松毛虫关节炎、莱姆（Lyme）关节炎、硬皮病关节炎、退行性关节病、夏科（Charcot）关节、血友病关节炎、缺血坏死、剥脱性骨软骨炎、创伤性关节炎、滑膜肉瘤、滑膜骨软骨瘤、绒毛结节性滑膜炎和一过性滑膜炎（积液量多较少）。

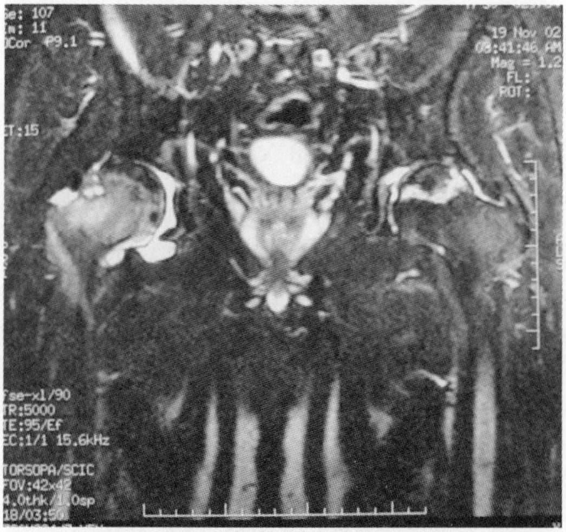

图 2-1-4 关节积液

MRI 脂肪抑制 T2WI 像示右髋关节腔内水样长 T2 信号

2. 关节滑膜增生 CT、MRI 上表现为关节囊肥厚或关节内充满与滑膜相连的纤维肉芽组织，增强扫描多明显强化（图 2-1-5）。MRI 上增生的滑膜多呈长 T1 长 T2 信号，少数为长 T1 短 T2 信号或伴长 T1 短 T2 的混合信号（图 2-1-6、7）。呈长 T1 长 T2 信号的滑膜增生见于关节结核、化脓性关节炎、类风湿性关节炎、强直性脊柱炎、银屑病性关节炎、淋病关节炎、梅毒性关节炎、布氏杆菌关节炎、Reiter 综合征、松毛虫关节炎、Lyme 关节炎、硬皮病关节炎、血友病关节病、痛风、滑膜肉瘤、绒毛结节性滑膜炎（图 2-1-6）。长 T1 短 T2 信号或伴长 T1 短 T2 的混合信号滑膜增生见于绒毛结节性滑膜炎和血友病关节病（图 2-1-8）。

3. 关节腔或周围软组织肿块 CT 和 MRI 上表现为关节腔内、外有一定边界的软组织密度或信号肿块，相邻的关节囊可有膨隆或压缩（图 2-1-8）。呈现关节软组织肿块的关节病变较多，其中部分具有一定的特征。痛风出现的软组织肿块可有点状钙化及部分强化。滑膜肉瘤肿块呈长 T1 长 T2 信号，有强化。绒毛结节性滑膜炎和血友病性关节炎呈长 T1 长 T2、长 T1 短 T2 或混杂 T1 混杂 T2 信号，有强化。滑膜软骨肉瘤可有点、环状钙化。淀粉样变肿块无强化。

4. 关节内或周围囊肿 CT 或 MRI 表现为圆形、类圆形水样低密度区或信号，边缘光整锐利，增强扫描无明显强化或轻度薄壁强化（图 2-1-9、10）。常出现于半月板囊肿、韧带囊肿、滑囊炎和关节病变所致的滑囊积液。

5. 关节周围脓肿 CT 上表现为单囊或多囊状圆形或类圆形低密度病灶。增强扫描示脓肿壁厚度均匀，明显强化，脓腔因无强化而显得更为清楚（图 2-1-11）。MRI 上脓肿壁呈长 T1 长 T2 信号，增强扫描强化明显。脓腔呈水样长 T1 长 T2 信号，弥散加权像呈明显高信号，增强扫描无强化（图 2-1-12）。关节周围脓肿见于细菌和梅毒所致的关节炎，尤以关节结核和化脓性关节炎多见。

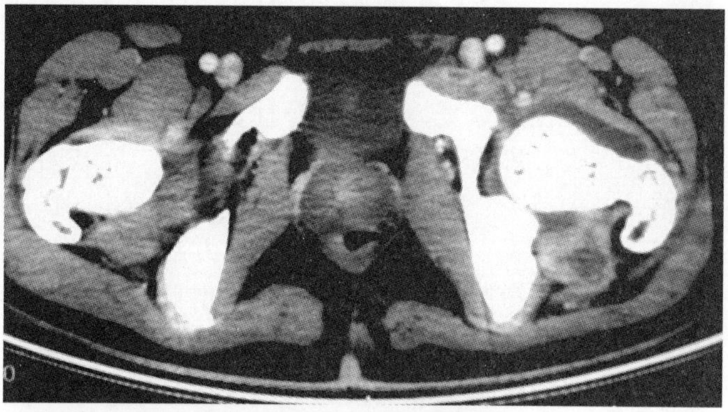

图 2-1-5　滑膜增生（化脓性髋关节炎）

CT 增强扫描示左髋关节囊及脓肿壁（髋后方）明显强化，积液和积脓不强化。

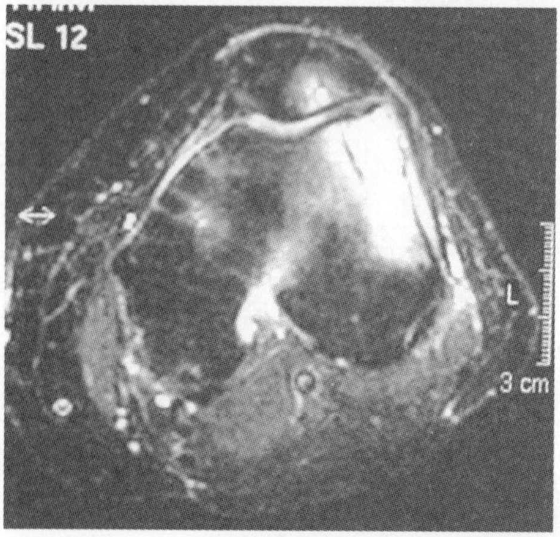

图 2-1-6　滑膜增生（类风湿性关节炎）

MRI 脂肪抑制 T2WI 像示滑膜增厚呈长 T2 信号

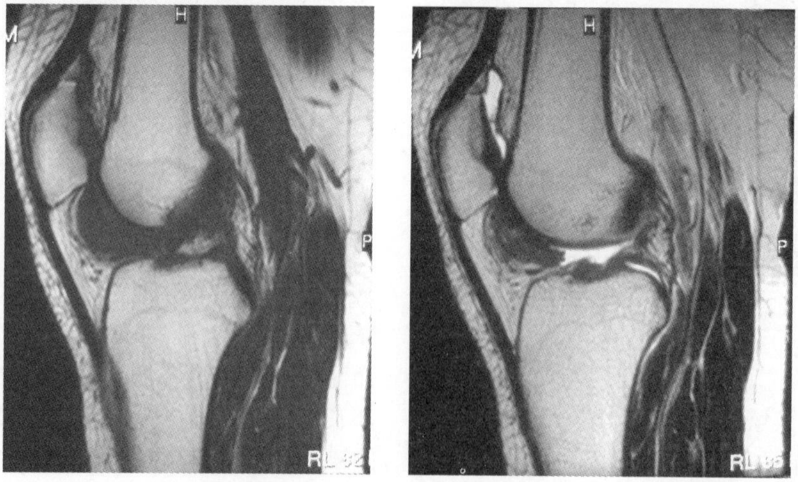

A　　　　　　　　　　B

图 2-1-7　滑膜增生（血友病性关节炎）

A、B 矢状位 T1WI 和 T2WI 示膝关节内少量液性高信号，髌下囊结节状增厚的滑膜均为低信号

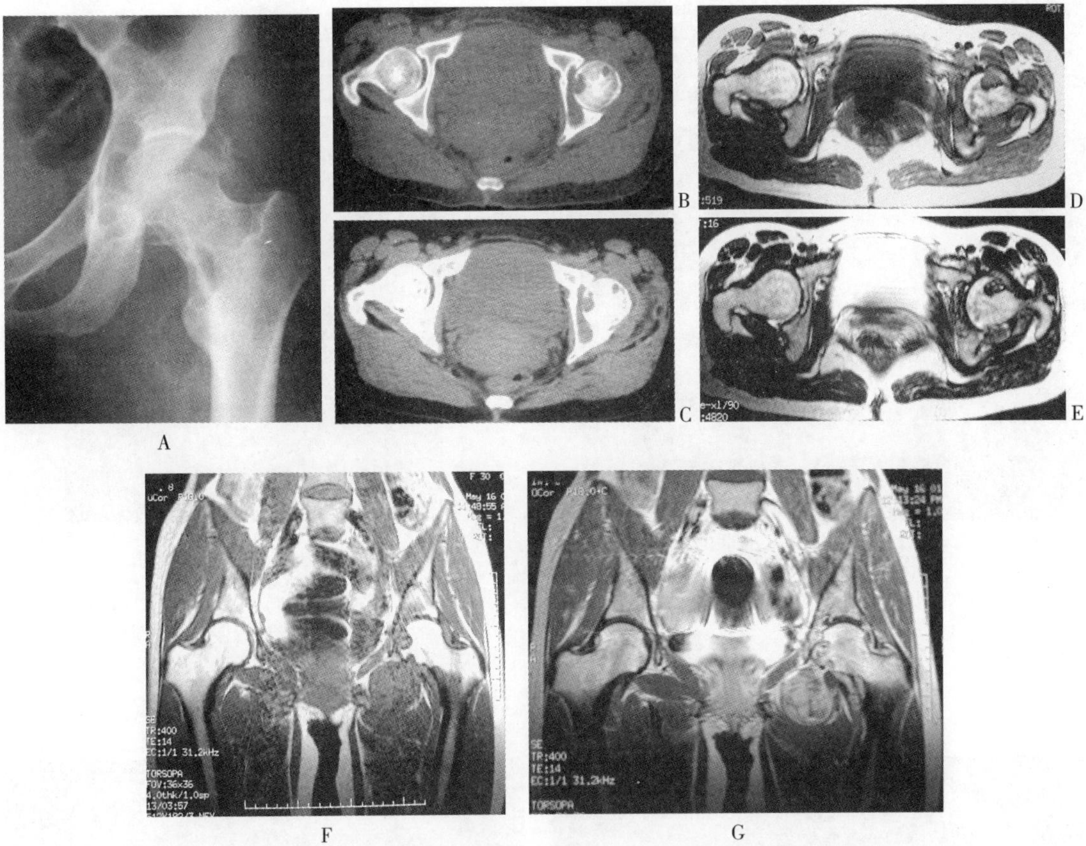

图 2-1-8 滑膜增生和关节破坏（色素沉着绒毛结节性滑膜炎）

A：左髋关节正位 X 线片示髋臼、股骨头颈部多发类圆形囊状破坏区，伴硬化边；B：CT 骨窗示股骨头和髋臼关节面及相邻骨质类囊状骨质破坏，边界清楚，伴硬化边；C：CT 软组织窗示关节囊腔和骨破坏区内充填略低于肌肉密度的异常软组织成分；D、E：MRI 横轴位 SE T1WI 和 FSE T2WI 示关节囊腔和骨破坏区内充填等 T1、略长或高低混杂 T2 组织；F、G：MRI 冠状位 SE T1WI 和 Gd-DTPA 静脉注射后 SE T1WI 示关节囊内异常软组织成分大部明显强化。

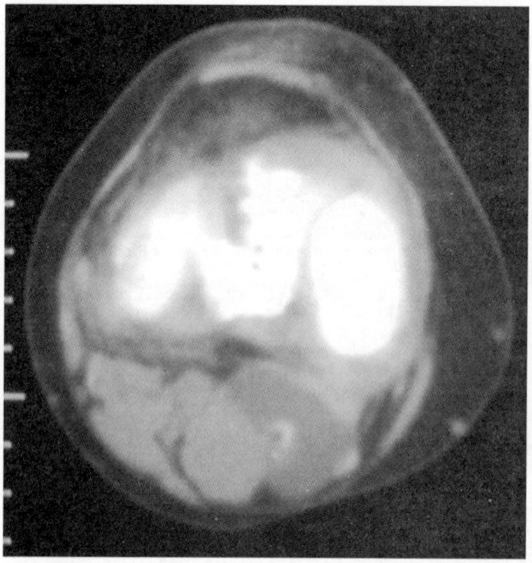

图 2-1-9　腘窝囊肿

CT 平扫示膝关节后方软组织内类圆形水样低密度区。

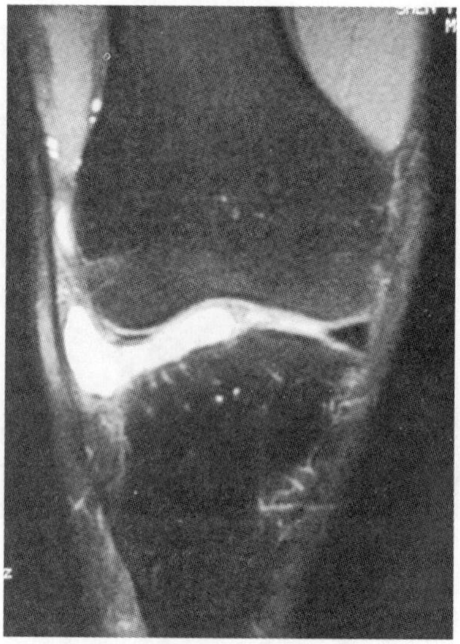

图 2-1-10　半月板囊肿

MRI 脂肪抑制 T2WI 像示半月板相邻的囊状长 T2 水样信号，边缘清楚。

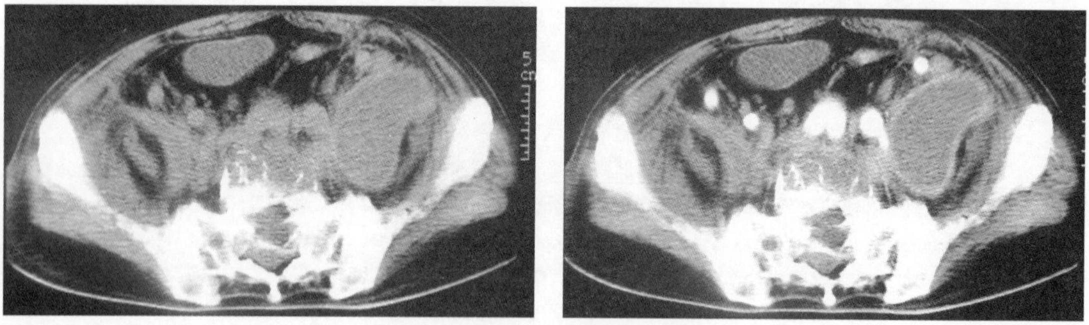

A　　　　B

图 2-1-11　关节周围脓肿

A：CT 平扫示囊状低密度病灶；B：增强扫描脓肿壁明显强化，厚度均匀，脓腔因无强化而更为清楚。

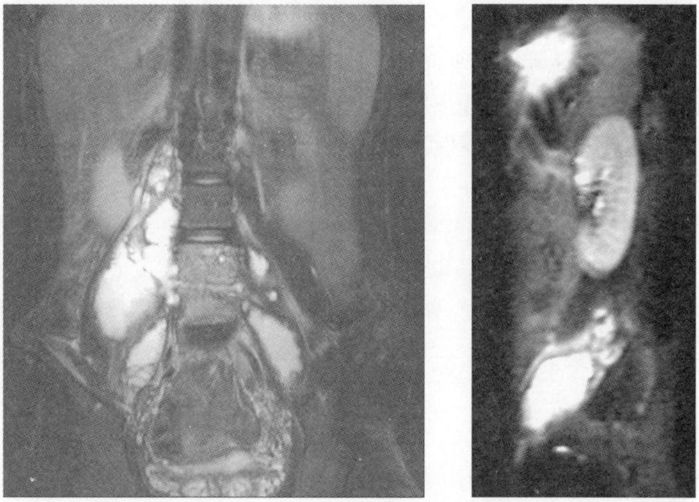

A　　　　B

图 2-1-12 软组织脓肿

A：脓腔在 MRI 脂肪抑制 T2WI 像呈明显长 T2 信号；B：弥散加权像（DWI）亦呈明显高信号。

6. 关节周围软组织水肿　肌间脂肪间隙水肿 CT 上显示脂肪间隙模糊或消失，MRI T1WI 示高信号脂肪内出现线样或条索状中等信号，脂肪抑制 T2WI 呈高信号。皮下组织水肿表现为厚度增加，CT 可见皮下脂肪内细网状或条索状软组织样密度（图 2-1-13），MRI

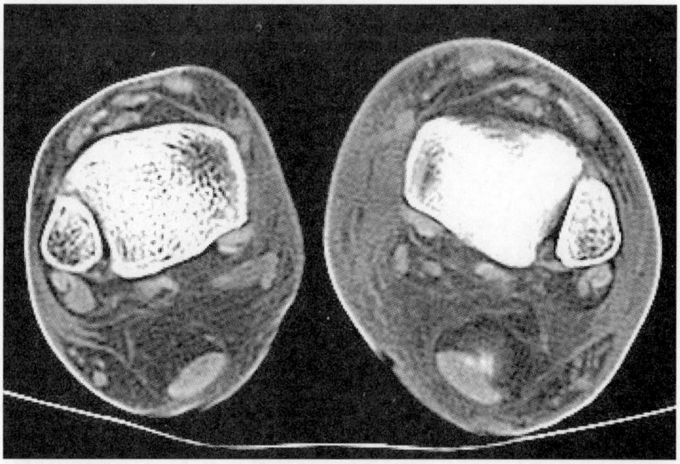

图 2-1-13 关节周围软组织肿胀（CT 软组织窗），踝关节周围肌间和皮下脂肪内细网状或条索状软组织样密度

T1WI 示高信号的脂肪内细网状、斑片状或条索状中等信号，在脂肪抑制 T2WI 呈高信号，边界不清。肌肉水肿示肌肉内斑片状低密度或长 T2 信号，边缘模糊，或整块肌肉外形增大，密度下降或呈长 T2 信号（图 2-1-14）。关节周围软组织水肿见于多种关节病变，包括关节结核、化脓性关节炎、类风湿性关节炎、强直性脊柱炎、银屑病性关节炎、淋病关节炎、梅毒性关节炎、布氏杆菌关节炎、Reiter 综合征、松毛虫关节炎、Lyme 关节炎和硬皮病关节炎。

7. 关节囊肥厚和钙化　主要指关节纤维囊肥厚，几乎所有关节病的晚期均可出现，但少见于病毒性关节炎。CT 上肥厚的关节囊多呈略高密度，钙化者呈明显高密度的斑片状和条状影，增强扫描无明显强化。MRI 上肥厚的关节囊在各种序列上均呈低信号。

（二）关节内游离体

关节内游离体系游离于关节内的钙化或骨化结构，见于多种关节病变，包括 Charcot 关节、退行性关节炎、创伤性关节病、大骨节病、剥脱性骨软骨炎、滑膜骨软骨瘤病和肝豆状核变性。X 线和 CT 上可见关节腔内圆形、类圆形、斑点状、条块状等不同形态的钙质样高密度影（图 2-1-15）。MRI 对关节内钙化性游离体的显示不及 CT 和 X 线，一般多呈现长 T1 短 T2 信号（图 2-1-16）。其中，不规则致密游离体多见于 Charcot 关节、创伤性关节炎和退行性骨关节病。滑膜骨软骨瘤典型的游离体呈圆形和卵圆形，中心浅淡，外围致密。Wilson 病游离体细小，多如针尖大小。

（三）关节破坏

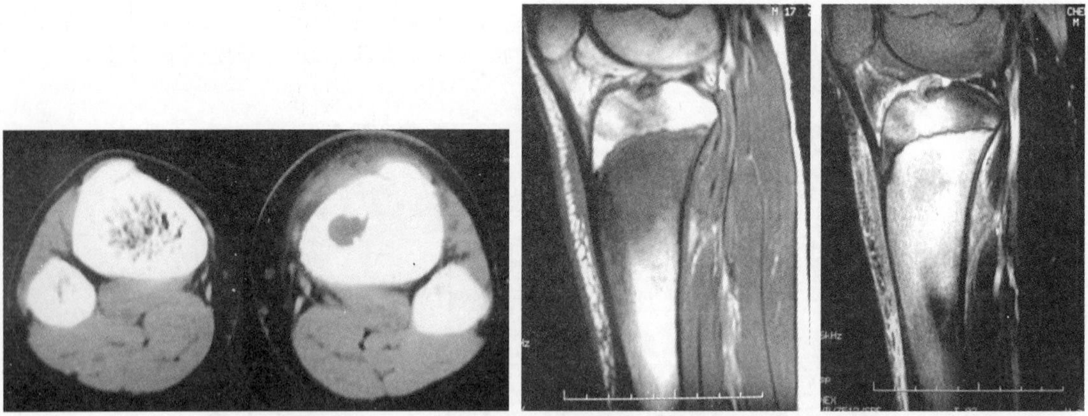

A　B　C

图 2-1-14　关节周围软组织水肿

A：CT 平扫、B：MRI T1WI 和 C：脂肪抑制 T2WI 示肌间脂肪间隙水肿 CT 显示自身模糊或消失，MRI T1WI 示高信号脂肪内出现线样或条索状中等信号影，脂肪抑制 T2WI 呈高信号。皮下组织水肿表现为自身厚度增加，CT 示皮下脂肪内细网状或条索状软组织样密度，MRI T1WI 示高信号的脂肪内细网状、斑片状或条索状中等信号，脂肪抑制 T2WI 呈高信号，边界不清。肌肉水肿示肌肉内斑片状低密度或长 T2 信号，边缘模糊，密度下降或呈长 T2 信号。

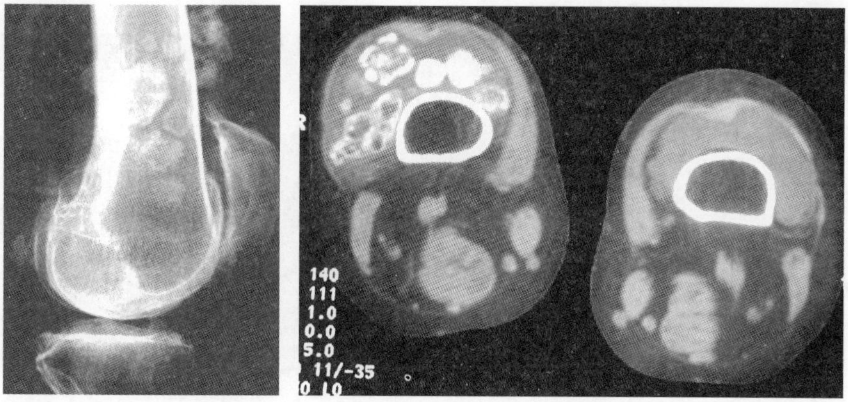

A B

图 2-1-15 膝关节内游离体（滑膜骨软骨瘤病）

A：右膝关节侧位 X 线片示关节腔及髌上囊内多发大小不等的圆形、类圆形致密体，边缘密度更高，关节退变；B：CT 平扫示右膝关节髌上囊内多发簇集的钙质样高密度结节，部分呈单纯斑点状钙化密度，部分中央区密度低，边缘区密度高。

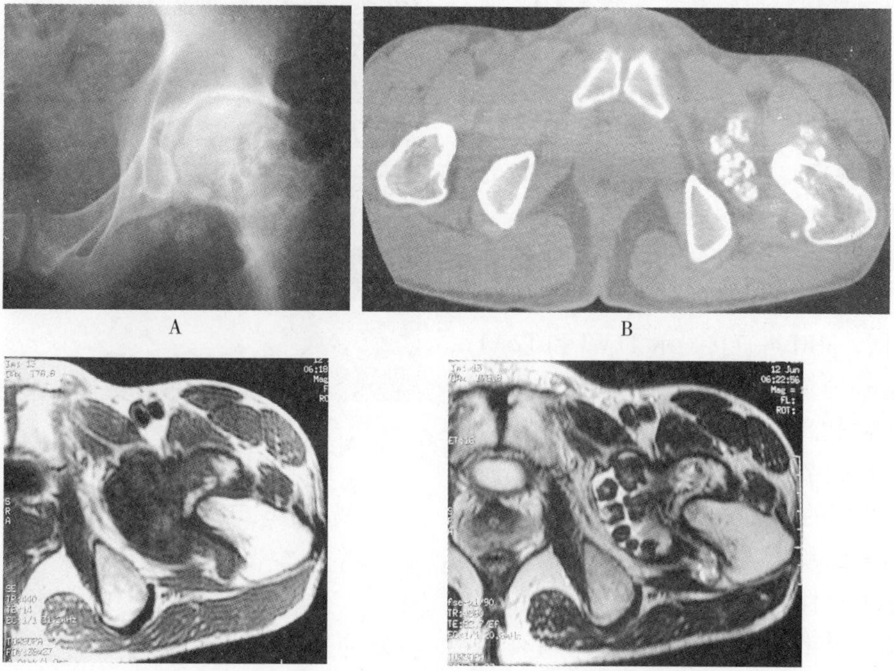

A B C D

图 2-1-16 髋关节内游离体（滑膜骨软骨瘤病）

A：左髋关节正位 X 线片示关节下部多发类圆形致密结节，股骨头及髋臼边缘肥大增生，股骨头内多发类圆形透光区，股骨颈下方皮质增厚；B：CT 骨窗示股骨颈前下方多发钙质样高密度结节，其中央部密度较低；C、D：MRI 横轴位 SE T1WI 和 FSE T2WI 示股骨颈内侧等长 T1、明显长 T2 关节囊液体内多发异常结节，周边为长 T1、短 T2 信号，中央为等短 T1、长 T2 信号。

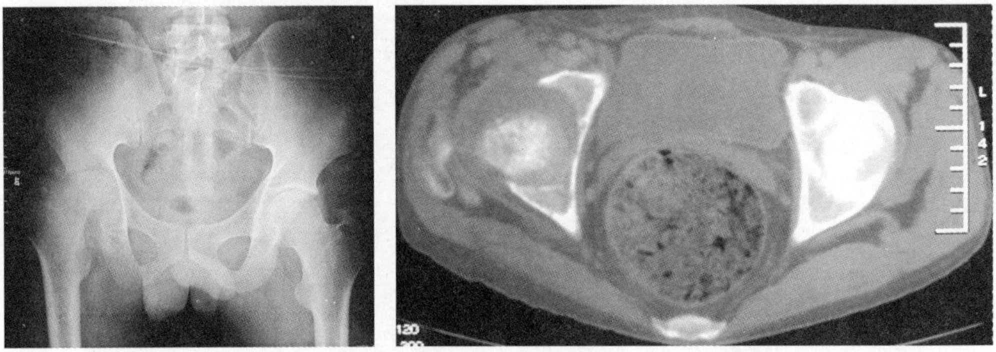

A　　B

图 2-1-17　关节破坏（结核）
A：X 线平片和 B：CT 平扫示关节间隙变窄，骨性关节面及相邻骨质缺失。

关节破坏系指关节软骨、骨性关节面及相邻骨质为病理组织所代替。X 线和 CT 上，软骨破坏表现为关节间隙变窄。骨性关节面破坏表现为骨性关节面硬线模糊、中断、消失及骨端骨质缺损，周围可有反应性骨质增生硬化（图 2-1-17）。CT 在矢状或冠状走行的关节间隙和骨性关节面方面明显优于 X 线平片，包括寰枢关节、腰椎间小关节、骶髂关节、冠状扫描的腕及跗骨间关节。与 X 线平片和 CT 不同，MRI 可直接显示 T1WI 和 T2WI 均呈中等信号的关节软骨结构。关节软骨破坏表现为正常软骨结构中断、消失，关节间隙变窄。骨性关节面破坏表现为正常关节面低信号线及相邻的正常骨髓信号中断或消失，并为其他信号组织所替代（图 2-1-8）。MRI 虽能敏感显示骨性关节面下骨小梁间髓腔组织信号改变，但难以判断异常信号区内有无骨小梁缺失。

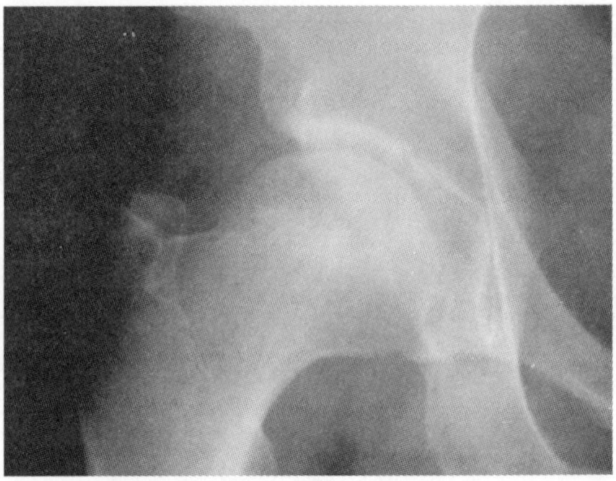

图 2-1-18　股骨头关节面局限性塌陷，为股骨头缺血坏死所致

关节软骨破坏几乎见于所有的关节病变，包括化脓性关节炎、关节结核、类风湿性关节炎、强直性脊柱炎、退行性关节病、Charcot 关节（早期）、痛风性关节炎、血友病性关节炎、大骨节病、银屑病性关节炎、创伤性关节炎、黑尿酸性关节病、特发性骨溶解、滑膜骨软骨瘤病、绒毛结节性滑膜炎、结节病、假痛风、松毛虫关节病、麻风、肠病性关节炎、Reiter 综合征、梅毒性关节炎、淋病关节炎、Lyme 关节炎和其他关节病变晚期继发退变时。其中化脓性关节炎关节间隙变窄以承重区为

主，关节结核多以非持重区为主或均匀变窄，类风湿性关节炎和强直性脊柱炎多为均匀一致性变窄。

骨性关节面破坏见于化脓性关节炎、结核、类风湿性关节炎、强直性脊柱炎、Charcot 关节、痛风性关节炎、退行性关节病、血友病关节炎、银屑病性关节炎、特发性骨溶解、创伤性关节、绒毛结节性滑膜炎、结节病、麻风、糖尿病足、肠病性关节炎、松毛虫关节炎、梅毒关节炎、Reiter 综合征、淋病关节炎、肝豆状核变性和 Lyme 关节炎。化脓性关节炎骨性关节面破坏中晚期伴明显硬化并以承重区为主。关节结核破坏以非持重区及边缘为主。类风湿性关节炎和强直性脊柱炎（四肢关节）关节面破坏较均匀，并多伴有关节面下小的圆形破坏区。Charcot 关节可表现为关节面和骨端骨质缺失。痛风性关节炎和结节病骨性关节面和骨端骨质可呈杯口状凹陷缺失。退行性关节病骨性关节面轻度模糊、不规则。血友病关节炎可有股骨髁间窝加深。特发性骨溶解、糖尿病足和麻风可出现骨端缺失。淋病关节炎骨性关节面破坏范围较局限。

关节面塌陷或台阶征见于创伤性关节炎和骨端缺血坏死（图 2-1-18）。局限性坏死游离骨片或凹陷见于剥脱性骨软骨炎和关节结核（图 2-1-19）。

紧邻关节面下或边缘囊状破坏区亦见于退行性关节病、邻关节囊肿、类风湿性关节炎、强直性脊柱炎、银屑病性关节炎、绒毛结节性滑膜炎、肠病性关节炎、肝豆状核变性、Reiter 综合征和痛风性关节炎等多种关节疾病。其中退行性关节病破坏区多为 5 ~ 20mm 并伴硬化边（图 2-1-20），类风湿性关节炎和强直性脊柱炎 5mm 左右，银屑病性关节炎 5mm 以下，绒毛结节性滑膜炎 2 ~ 15mm，可有硬化环。

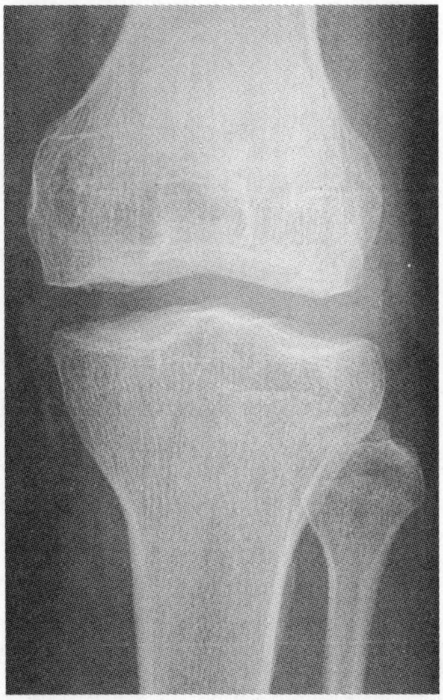

图 2-1-19 局限性关节面凹陷及坏死骨片，为剥脱性骨软骨炎

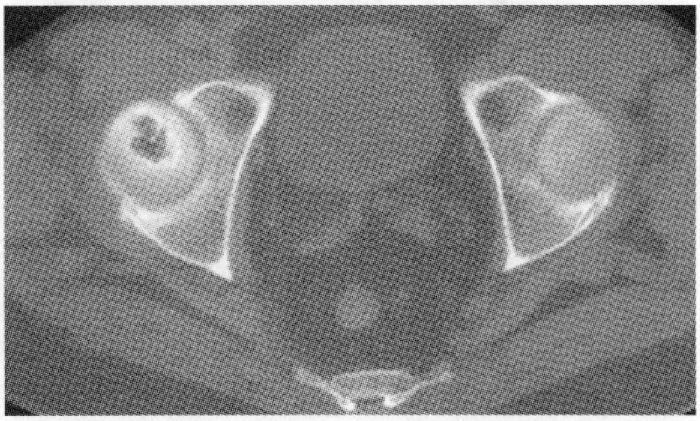

图 2-1-20 股骨头关节面下分叶状软组织和气体密度区，伴硬化边，为退变性囊肿

（四）关节退变

关节退变指原发或继发性关节软骨损害所致的关节面及邻关节骨端增生硬化、肥大和囊变。X 线和 CT 表现为关节间隙变窄，关

节面平直、硬化，关节面边缘增生，关节面下囊变和关节骨端肥大（图 2-1-21）。CT 上，囊变伴硬化边，多呈软组织密度，偶尔混杂气体和脂肪密度。MRI 上正常关节软骨变薄、中断或消失，关节间隙变窄。囊变区多呈水样长 T1 长 T2 信号，并伴长 T1 短 T2 信号边缘（图 2-1-21）。

关节退变见于退行性关节病、创伤性关节炎、Charcot 关节、大骨节病、肢端肥大症、晚发性脊柱骨骺发育不良并进行性关节病和肝豆状核变性，以及各种关节病晚期。Charcot 关节早期以关节面硬化和（或）平直为主，范围广泛。肝豆状核变性可表现为腕骨呈菱角状，其掌骨端变方。

（五）关节软骨或关节盘钙化

关节软骨或关节盘钙化系关节软骨或关节盘钙盐沉积。X 线和 CT 上关节软骨、膝关节半月板或腕关节三角软骨呈现线条状、斑点状钙质样高密度影（图 2-1-22），MRI 上多难以显示。关节软骨或关节盘钙化可见于假痛风、黑尿酸性关节病、肝豆状核变性、甲状旁腺功能亢进、低磷酸盐血症、系统性红斑狼疮和血色素沉着症。

（六）关节强直

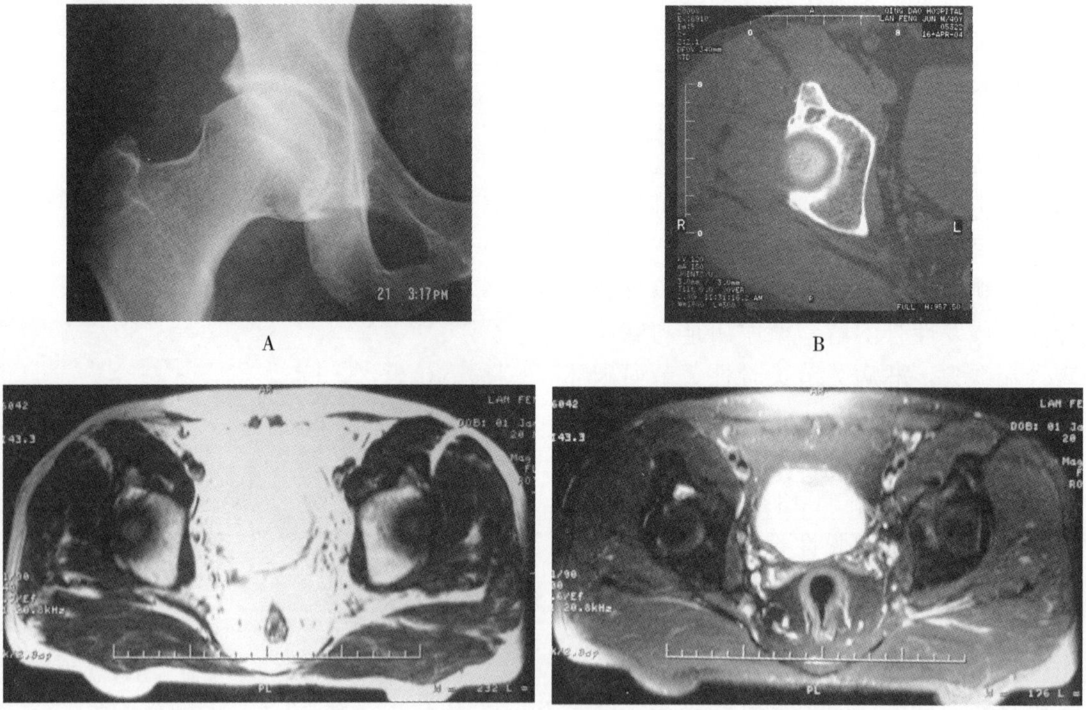

A B C D

图 2-1-21 关节退行性变

A：X 线平片和 B：CT 平扫示关节间隙变窄，关节面硬化，关节面边缘增生，关节面下囊变，CT 上，囊变伴硬化边，呈软组织密度；C、D：MRI T1WI、脂肪抑制 T2WI 示关节间隙变窄，囊变区呈水样长 T1 长 T2 信号，并伴长 T1 短 T2 信号边缘。

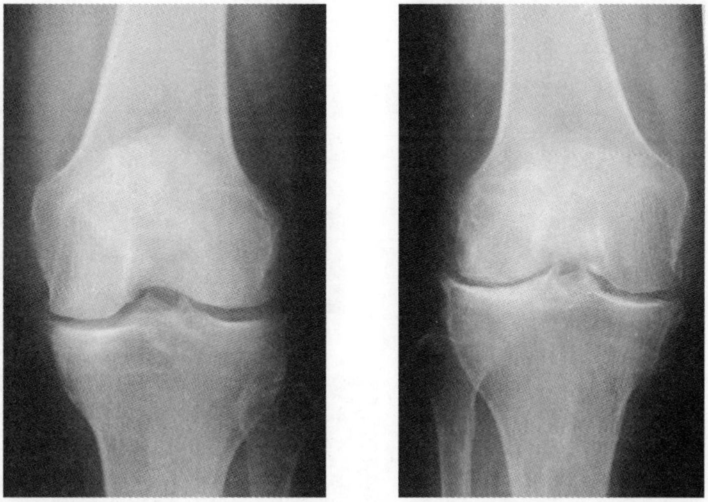

图 2-2-22 半月板钙化（假痛风）

A、B 为膝关节正侧位 X 线平片。

关节强直指关节固定，完全失去正常活动，可分纤维性强直和骨性强直。X 线和 CT 上，纤维性强直骨性关节面之间无骨小梁通过，关节间隙存在，常见于结核、类风湿性关节炎、痛风性关节炎、血友病性关节炎、银屑病性关节炎、松毛虫关节炎、Reiter 综合征和硬皮病关节病。骨性强直骨性关节面之间有骨小梁通过，常见于化脓性关节炎、类风湿性关节炎、强直性脊柱炎、淋病关节炎、Lyme 关节炎（图 2-1-23）。

Charcot 关节、退行性关节病、缺血坏死、致密性骨炎、剥脱性骨软骨炎、大骨节病、创伤性关节炎、特发性骨溶解、风湿性关节炎、过敏性关节炎、病毒性关节炎、滑膜肉瘤、滑膜软骨肉瘤、滑膜骨软骨瘤、绒毛结节性滑膜炎、肢端肥大症、烧伤、电击伤、系统性红斑狼疮、多发性骨骺发育不良、晚发性脊柱骨骺发育不良、晚发性脊柱骨骺发育不良并进行性关节病和肝豆状核变性不发生关节强直。

（七）关节脱位

关节脱位指关节相对应的骨性关节面失去正常的对合关系，位置改变或距离增宽，根据发生原因可分为先天性、外伤性和病理性。依据脱位程度分为完全性脱位和半脱位。X 线、CT 和 MRI 显示对合的关节面相互移位，关节周围正常弧线变形或消失（图 2-1-24）。关节脱位可见于外伤及各种关节疾病。

（八）骨端和（或）骨干改变

1. 骨质疏松　常见于化脓性关节炎早期、关节结核、类风湿性关节炎、强直性脊柱炎、血友病性关节炎、大骨节病、风湿性关节炎、过敏性关节炎、麻风骨关节改变、松毛虫关节炎、硬皮病、结肠炎性关节炎、Reiter 综合征、结节病关节病、淀粉样变、肝豆状核变性和系统性红斑狼疮。其中关节结

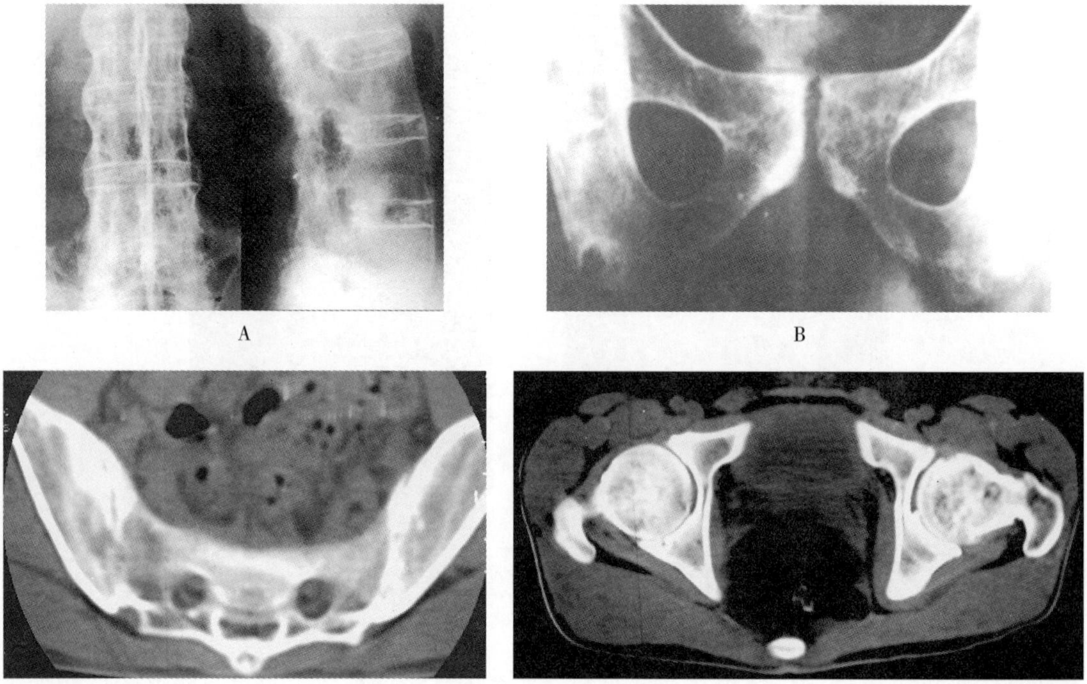

图 2-1-23 关节强直（强直性脊柱炎）

A：腰椎正侧位 X 线片示脊椎骨质疏松，椎体变方，椎周韧带和椎间小关节囊钙化，脊柱呈“竹节”状，棘间、棘上韧带呈纵行条带钙化骨化；B：耻骨正位 X 线片示坐骨结节破坏及硬化；C：CT 骨窗示双侧骶髂关节骨性融合，内骨质不均匀硬化；D：CT 骨窗示双侧髋关节间隙均匀性变窄，髋臼和股骨头经关节面穿凿样骨质破坏。

核骨质疏松明显。类风湿性关节炎骨质疏松明显且广泛。血友病性关节炎骨小梁呈网状，或伴有不规则凿孔样透光区。结节病关节病可见局限性网格状骨纹。麻风骨关节改变骨质疏松较局限，并见网格状骨纹。

2．骨膜增生　常见于化脓性关节炎、类风湿性关节炎、Charcot 关节、银屑病性关节炎、滑膜肉瘤、松毛虫关节炎、绒毛结节性滑膜炎、梅毒性关节炎、Reiter 综合征、震动病和淋病关节病。其中滑膜肉瘤骨膜增生多呈层状或放射状。梅毒性关节炎骨膜增生多双侧对称。震动病骨膜增生位于骨干。淋病关节病骨膜增生位于破坏区周围。

3．骨端或骨骺碎裂伴硬化　常见于化脓性关节炎、Charcot 关节、骨端或骨骺缺血坏死、大骨节病和烧伤。

4．骨端或骨干内破坏区　CT、MRI 在病灶显示和定性方面明显优于 X 线平片。骨端或骨干内破坏区常见于化脓性关节炎、关节结核、类风湿性关节炎、痛风性关节炎、血友病关节炎、结节病关节病、松毛虫关节炎、麻风骨关节改变和淀粉样变。关节结核骨内破坏区跨骺板、可伴有硬化边。类风湿性关节炎骨内破坏区多位于关节面下，大小 5mm

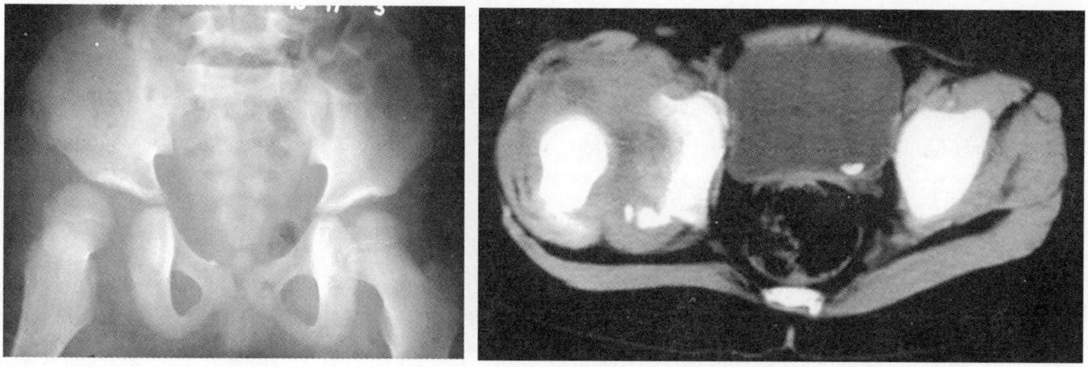

A B

图 2-1-24 髋关节脱位

A：X 线平片和 B：CT。

左右。关节结核和类风湿性关节炎 MRI 上多呈长 T1、长 T2 信号，CT、MRI 增强扫描均有较明显强化。痛风性关节炎骨内破坏区多位于骨端，边缘锐利，可有膨胀和硬化边，多发者可呈蜂窝状。血友病关节炎骨内破坏区为多发，可伴硬化边。结节病关节病的骨内破坏区可为单发或多发，部分伴硬化边。松毛虫关节炎骨内破坏区长径数毫米到 1cm，可伴有周围硬化，部分呈蜂窝状。麻风病受累骨内可出现局限性疏松区和破坏区，部分呈膨胀性，类似骨气臌或蜂窝状改变。淀粉样变骨内破坏区位于关节端，长径范围 1～5cm，边界清楚。痛风性关节炎、滑膜肉瘤、滑膜软骨肉瘤和滑膜骨软骨瘤病破坏区可有钙化。其中痛风性关节炎的钙化多呈小点状。CT 在显示钙化方面明显优于 X 线平片。

5. 骨端非承重关节面边缘性骨破坏或压迫性骨变形伴软组织肿块 常见于痛风、滑膜肉瘤、滑膜骨软骨瘤病、绒毛结节性滑膜炎、麻风骨关节改变、布氏杆菌关节炎、类风湿性关节炎和肝豆状核变性。其中痛风性关节炎、滑膜肉瘤、滑膜软骨肉瘤和滑膜骨软骨瘤骨破坏区或软组织肿块内可见钙化。痛风性关节炎的边缘性破坏或吸收边缘锐利。类风湿性关节炎多为肋骨边缘骨吸收，无软组织肿块。肝豆状核变性骨吸收多位于牙硬板、齿槽骨和跟距骨边缘，无软组织肿块。CT、MRI 在软组织病灶显示和定性方面明显优于 X 线平片。类风湿性关节炎、滑膜肉瘤、绒毛结节性滑膜炎软组织肿块 MRI 多呈长 T1 长 T2 信号，CT 或 MRI 增强扫描均有较明显强化。

6. 死骨 常见于化脓性关节炎、关节结核和缺血坏死。其中关节结核死骨可出现于两侧关节面的对应部位（对吻死骨）或呈沙砾样。CT 在显示死骨方面具有优势，特别是脊柱关节和大关节。

7. 干骺、骨骺早闭或畸形 见于化脓性关节炎、关节结核、血友病性关节炎和大骨节病。

8. 骨骺（骨端）提早出现或增大 见于关节结核、退行性关节病、血友病关节炎、银屑病性关节炎、松毛虫关节炎、震动病、肢端肥大症和晚发性脊柱骨骺发育不良并进行性关节病。其中退行性关节病主要表现为骨端肥大，银屑病性关节炎主要为末节指、趾骨肥大，震动病主要为甲粗隆肥大。

此外，骨骺模糊、干骺增宽、骺板呈波浪状不规则改变见于血友病。陈旧性骨折线和畸形愈合见于创伤性关节炎。骨骺边缘模糊，距骨滑车低平、颈上翘，跟骨短、硬化、囊变，干骺凹陷并向两侧膨大，并保持到干骺骨骺闭合后，先期钙化带致密、增宽、模糊，呈不规则波浪或锯齿状，掌指骨粗短，见于大骨节病。骨干粗短见于大骨节病、晚发型脊柱骨骺发育不良伴进行性关节病和肢端肥大症。骨干吸收变细见于麻风和烧伤。骨吸收伴骨干变细、髓腔变窄、皮质增厚和密度增高，见于麻风。骨端骨骺变小见于多发性骨骺发育不良、晚发型脊柱骨骺发育不良、化脓性关节炎和关节结核。头颅增大、颅板增厚、下颌前突和鼻窦过度发育见于肢端肥大症。

（九）韧带肌腱附着处改变

1. 韧带肌腱附着处骨质增生　常见于退行性关节病、类风湿性关节炎和银屑病性关节炎。后者指骨基底部可呈喇叭口样增宽。

2. 跟腱附着处骨质增生、破坏和硬化　见于类风湿性关节炎、强直性脊柱炎、银屑病性关节炎和 Reiter 综合征。

（刘吉华　牛军杰　连鸿凯）

第二章

感染性关节病

一、化脓性关节炎

化脓性关节炎（pyogenic arthritis）系化脓性细菌引起的关节内感染。病变进展快，关节内渗出很快由浆液性变为脓性，脓液中的中性粒细胞碎裂并释放大量蛋白溶解酶，破坏溶解关节软骨。软骨下骨破坏主要出现于关节面承重部位。

可发病于任何年龄，以儿童多见。多为单个大关节受累。最常受累的部位为膝、髋关节，其次为肘、肩和踝关节。发病急骤，常有寒战、高热，受累关节剧痛，并有红、肿、压痛和皮温升高。关节常处于屈曲位，活动明显受限。渗液严重时可致关节半脱位。关节穿刺示关节积液为浆液性或脓性，涂片见有大量白细胞、脓细胞和细菌。

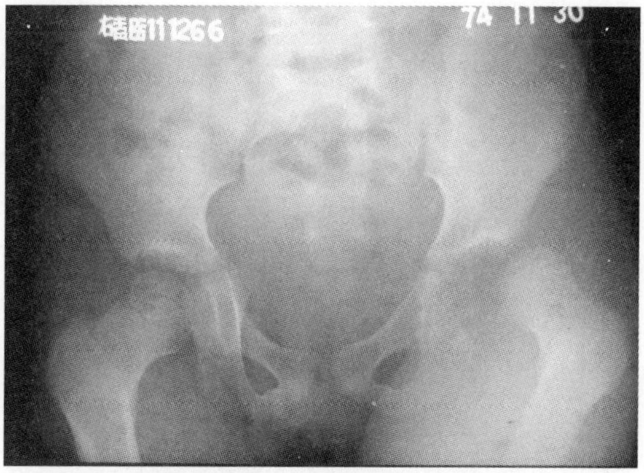

图 2-2-1 化脓性关节炎早期

X 线平片示左髋关节囊和关节周围软组织肿胀，关节间隙增宽伴关节半脱位。

（一）影像学表现

1. X 线、CT 早期关节囊和关节周围软组织肿胀，关节间隙增宽。少数肿胀的软组织内可出现气体。关节内渗液严重时可出现关节半脱位。关节邻近骨骨质疏松，多在发病第一周内即出现。有时骨性关节面下可见线状稀疏带，淋球菌引起的化脓性关节炎特别明显（图 2-2-1）。

随病程进展，出现关节间隙狭窄，骨性关节面破坏及周围不规则硬化，均以关节承重区明显。感染严重时可出现广泛的干骺端骨髓炎并形成死骨，关节可出现病理性脱位。儿童急性髋关节化脓性感染时，可出现股骨头骨骺干骺分离（图 2-2-2）。

恢复期，骨质破坏区边缘不规则骨硬化更为明显，严重者可形成骨性强直（图 2-2-3）。此时，关节周围骨质的密度和骨小梁结构可恢复正常。若感染被及时控制，可仅遗

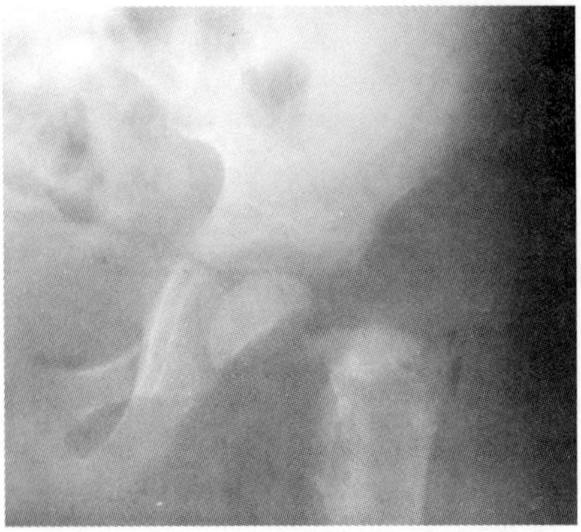

图 2-2-2　急性化脓性髋关节炎
X 线平片示干骺端骨质破坏，骨骺干骺分离。

有关节间隙轻度变窄，随后可继发退行性骨关节病。

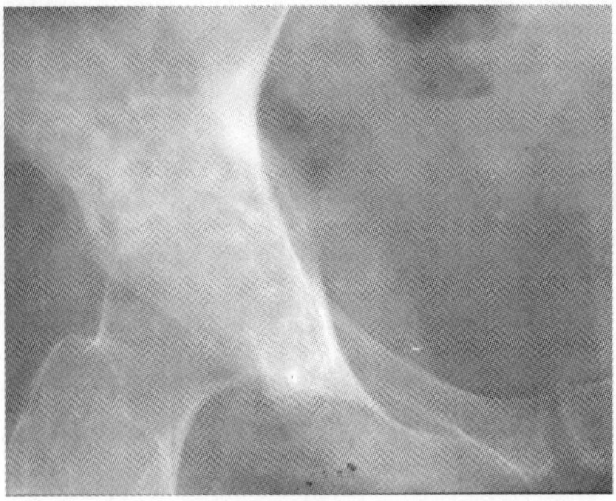

图 2-2-3　化脓性关节炎后遗症
X 线平片示关节骨性强直。

婴儿和儿童期化脓性关节炎好发于髋关节。约 90% 以上的小儿髋关节炎 3 天至一周内出现局部软组织肿胀。主要表现为闭孔外肌征（坐骨支下缘闭孔外肌肿胀显影，正常时与坐骨支重叠而不显影）、闭孔内肌征（髋臼内侧闭孔内肌影宽度超过 0.8cm，正常小儿为 0.2 ~ 0.8cm，两侧基本相等），关节囊外脂肪层向外膨隆，髂腰肌肿胀。病变发展快，早期即出现骨质破坏，一般在两周后出现，最早可在第 8 天出现。关节脱位可早于骨质破坏。幼儿或儿童化脓性关节炎治愈若干年后，可产生各种不同的骨关节后遗畸形，表现为不同程度的外形异常，骨化不匀，结构紊乱，骨端缺损，甚至可失去骨端的正常结构。

CT 可早期显示关节周围软组织肿胀，密度轻度减低，边界不清，关节囊内有不等量的低密度积液，CT 值在 20 ~ 40Hu。产气杆菌感染时关节囊或软组织中可有气体。增强扫描关节积液无强化，肿胀之软组织轻度强化，关节滑膜组织可呈线样强化（图 2-1-5，2-2-4）。脓液亦可穿破关节囊，于周围软组织内形成脓肿，表现为单囊或多囊状低密度病灶。增强扫描示脓肿壁明显强化，脓腔因无强化而显得更为清楚。部分可同时累及关节周围滑囊（图 2-2-5）。

恢复期，X 线平片显示骨质破坏区边缘硬化更明显，骨小梁显示不清，软组织肿胀减轻，严重者可形成骨性强直（图 2-2-3）。CT 在显示与扫描层面平行的关节强直方面，多不及 X 线平片，但可明确骨质破坏区是否完全硬化愈合，邻近受累骨骼有无死骨和脓腔，以及软组织中有无残留脓肿等。

2. MRI　早期关节内浆液渗出，MRI 显示关节内长 T1、长 T2 液性信号；关节周围软组织水肿则呈不均匀长 T2 信号。继而，关节内脓液形成，由于蛋白含量增多 T1WI 显示信号略增高，T2WI 呈均匀性高信号。关节软骨面信号减低，边缘模糊，厚薄不均或不连续。软骨下骨性关节面低信号线亦模糊，T2WI 表现为低信号带中断或大部消失，代之以不均匀高信号；邻近骨髓组织水肿明显，呈长 T1、

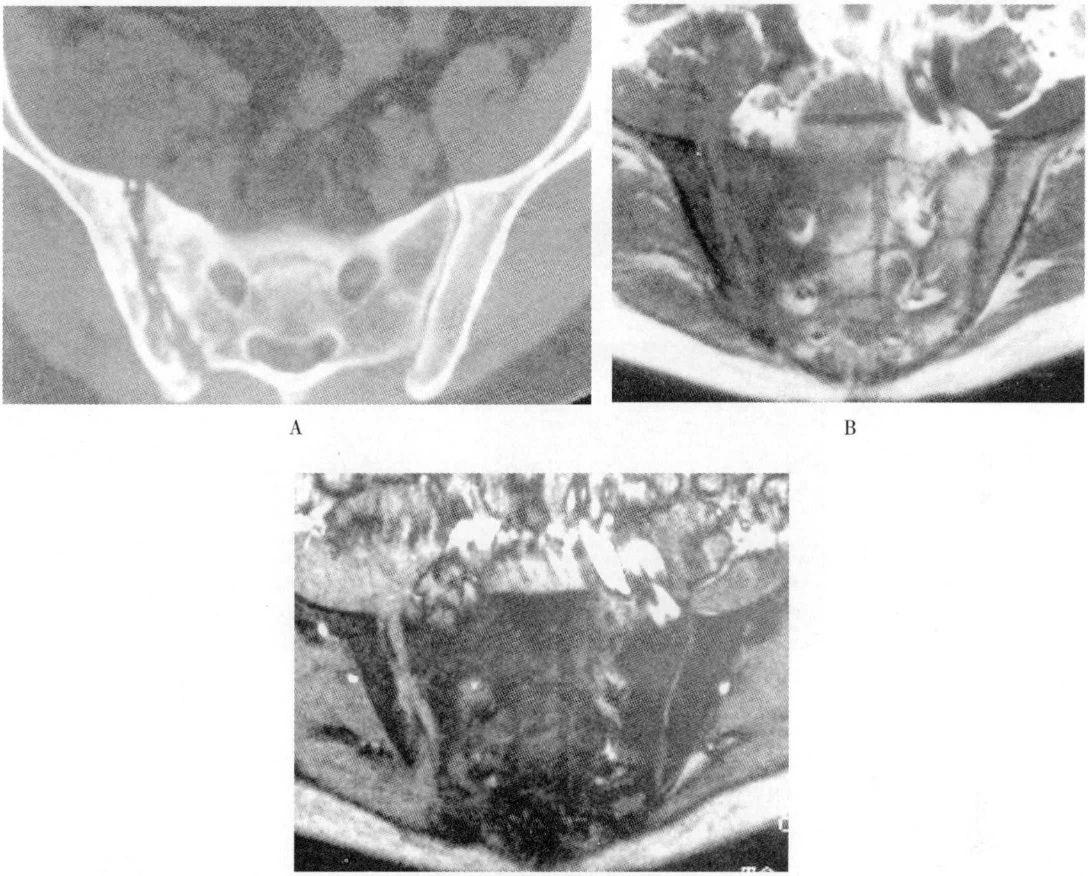

A　B　C

图 2-2-4　化脓性骶髂关节炎

A：CT 骨窗示右骶髂关节软骨下破坏缺损，关节间隙增宽，关节内小死骨；B：MRI 横轴位 SE T1WI 示右骶髂关节呈长 T1 异常信号，关节周围的低信号向前延伸至髂腰肌，向后延伸至臀肌和骶髂骨髓；C：Gd-DTPA 静脉注射后，MRI 横轴位 SE T1WI 示骶髂关节和周围软组织明显强化。

长 T2 信号改变（图 2-2-6）。合并干骺端骨髓炎时，可出现髓腔和骨膜下脓肿。脓液穿破关节囊形成软组织内脓肿，信号特点与关节内脓液类似。MRI 能较清楚显示病变范围，在观察软骨破坏和早期诊断方面有独特的价值（图 2-2-4）。

（二）鉴别诊断

本病主要应与关节结核鉴别。后者起病缓慢，病程较长，骨端骨质疏松，关节软骨破坏较慢，关节滑膜肉芽组织增生明显，骨质破坏多起始于关节非持重边缘部，周围骨髓水肿较轻。

二、关节结核

关节结核（joint tuberculosis）继发于肺结核或其他部位结核。分为滑膜型和骨型：①滑膜型结核是指结核杆菌经血源播散至滑膜

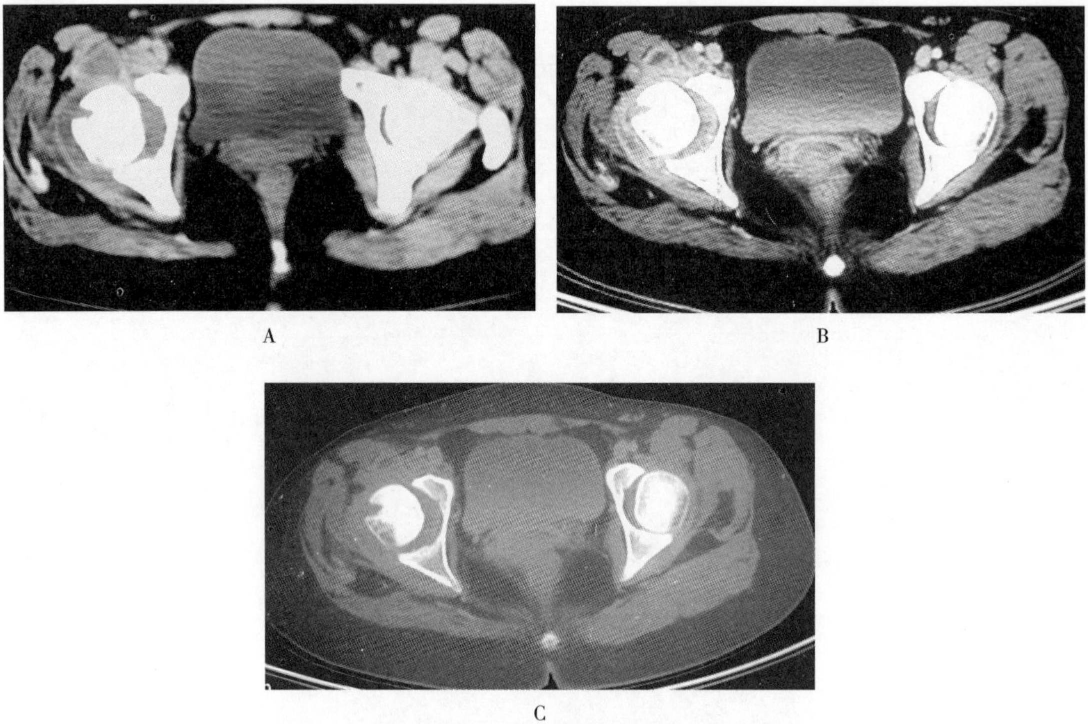

图 2-2-5 化脓性髋关节炎

A：CT 平扫示右髋关节囊增厚、膨隆，关节腔内为低密度组织；B：CT 增强扫描示关节囊及囊腔内软组织均匀或不均匀强化；C：CT 骨窗示右侧股骨头多发骨质破坏区，局部骨皮质不连续。

形成的关节结核，滑膜肉芽组织一般先从承重较轻的关节边缘部分开始，逐渐侵袭关节软骨和软骨下骨，结核性干酪物质引起动脉栓塞时，可发生大块死骨；②骨型结核是指骨骺、干骺端结核直接蔓延并侵及关节滑膜和软骨。

主要症状为关节疼痛和肿胀，患肢屈曲和关节活动受限，关节压痛，皮温不高。血沉增快，结核菌素试验强阳性。髋关节结核晚期，脓肿有时可沿股的肌群沉降到膝部。

（一）影像学表现

1. X 线　滑膜型结核多见于膝关节。早期可表现为关节间隙增宽，关节周围软组织肿胀。随后，关节间隙不均匀变窄，骨性关节面模糊，邻关节骨端骨质疏松和萎缩，较少出现硬化（图 2-2-7、8）。儿童和少年关节结核骨骺可因破坏而现缩小、不整，以至完全消失，严重者可同时伴有干骺端吸收变细。长期受慢性炎症的刺激，亦可使化骨核早期出现或骨骺增大。骨小梁粗而稀疏，干骺骨骺可提前愈合。在膝关节，关节面两侧边缘可见到凹弧形或鼠咬状骨破坏，边缘锐利、圆钝，一般见不到小死骨（图 2-2-9）。若骨破坏范围较大或同时伴血栓形成，则在包括关节面在内的骨端形成大块死骨，多呈三角形，其底朝向关节面，或同时出现在关节相对的骨端，即所谓“对吻死骨”（图 2-2-10）。

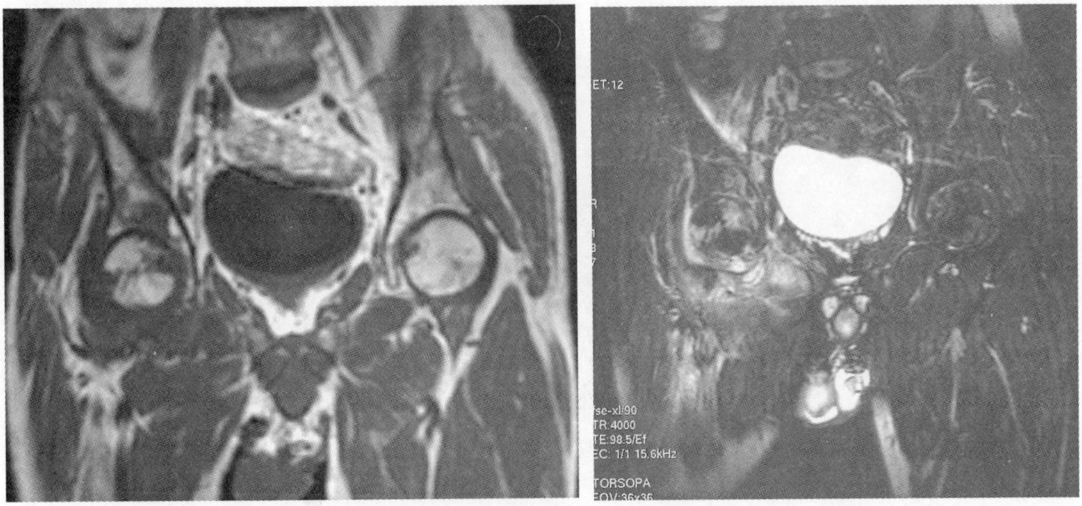

A　　B

图 2-2-6　化脓性髋关节炎

A、B：MRI 冠状位 T1WI 和脂肪预饱和 T2WI 显示关节内长 T1、长 T2 液性信号，关节周围软组织水肿，软骨下骨性关节面低信号线模糊，邻近骨髓组织水肿明显，呈长 T1、长 T2 信号改变。

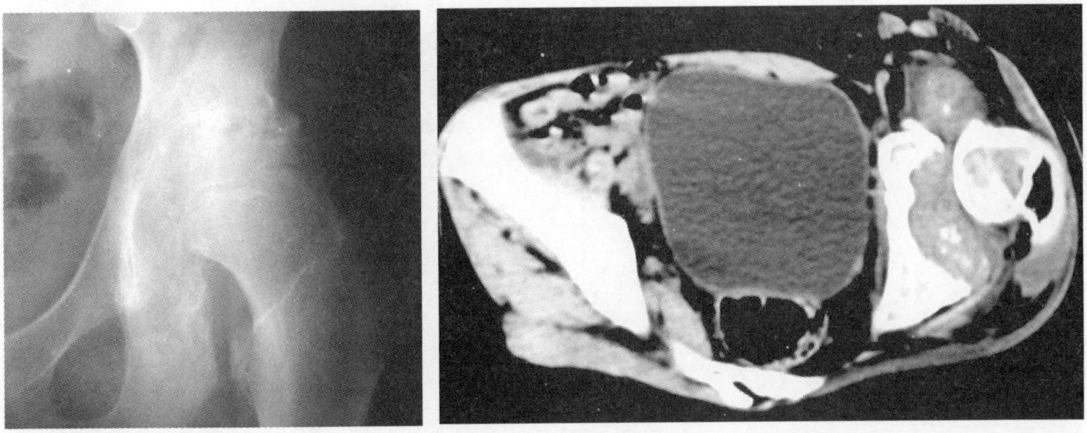

A　　B

图 2-2-7　髋关节结核

A：左髋正位 X 线片示关节间隙变窄，骨质硬化不明显，髋臼缘模糊不清，股骨头不规则破坏；B：骨盆 CT 示左髋臼不规则骨质破坏，髋关节囊肿张膨隆，其内见不规则钙化。

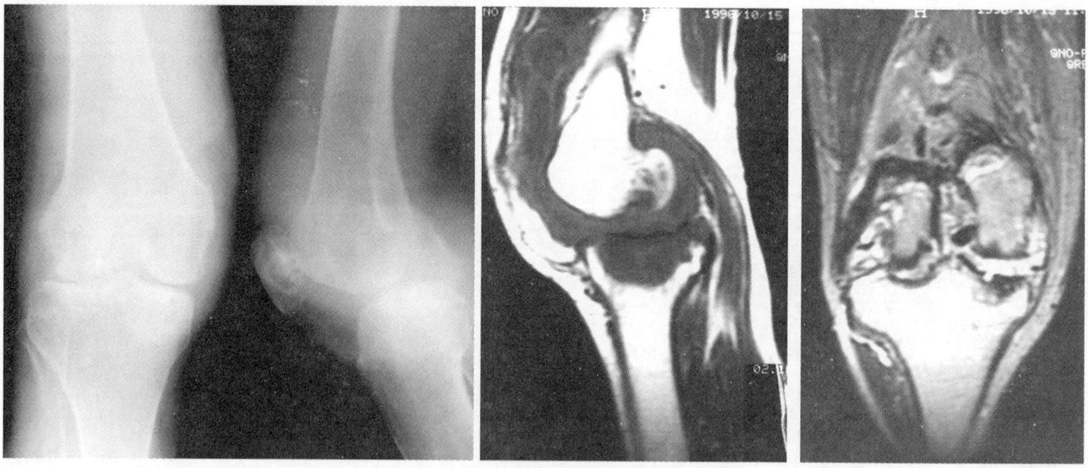

A B C

图 2-2-8 膝关节结核

A：右膝正侧位 X 线片示右股骨远端及胫骨近端骨质虫噬样骨质破坏，骨质疏松明显，关节间隙变窄，周围软组织肿胀；B：MRI 矢状位 SE T1WI 示右膝关节间隙变窄，胫骨上端及股骨下端骨质破坏呈长 T1 信号。髌上囊及后方关节囊肿胀示呈长 T1 异常信号；C：Gd-DTPA 静脉注射后，MRI 冠状位脂肪抑制 SE T1WI 示胫骨上端骨质破坏区、关节腔及关节囊呈不均匀异常强化。

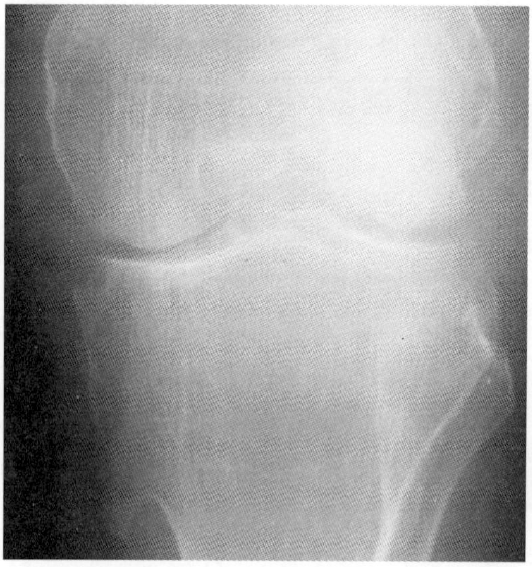

图 2-2-9 关节结核（膝关节）

X 线平片示膝关节内侧边缘可见凹弧形骨破坏，边缘锐利而圆钝，未见明显小死骨。

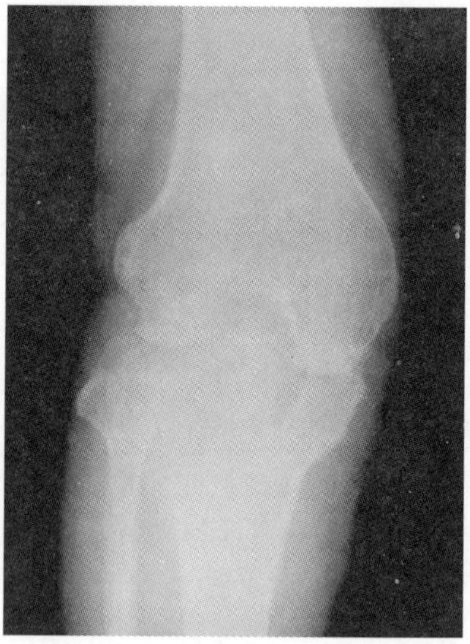

图 2-2-10 关节结核（膝关节）

X 线平片示对吻死骨。

骨型关节结核病灶起自靠近关节的骨骺或干骺端的骨松质内。最初仅见骨质疏松，而后出现局限性的骨质破坏，并逐渐向关节方向延伸。病变首先侵及邻近关节的边缘，继而破坏骨性关节面及关节软骨，使关节间隙宽窄不一或不均匀变窄，关节面不规则，边缘模糊不清。

后期，由于关节面不同程度的破坏、关节软骨的病理改变，以及身体重力的影响，关节常形成半脱位，并可形成窦道。膝关节结核的愈合期常表现为狭窄的关节间隙逐渐变为清晰，破坏区边缘骨增生硬化，并形成纤维性强直。

CT平扫显示关节囊膨大，内有大量略低于肌肉密度的肉芽组织，与周围肿胀的软组织分界不清。关节囊内尚有少量至中量不等的积液，呈水样密度，与增生的纤维肉芽组织相混杂。部分增厚滑膜内缘高低不平甚至呈乳头状突起。关节边缘骨质缺损内常有多个细沙粒状高密度小死骨或钙化（图2-2-7、11）。骨型关节结核，骨质破坏区内可见死骨碎屑（图2-2-12）。增强扫描，关节腔及滑囊内肉芽组织明显不均匀强化，与周围软组织分辨更为清楚。关节面破坏区内常有肉芽组织增生而显示较明显强化，若为干酪组织则无明显强化。

2. MRI　早期病变以滑膜渗出为主，MRI显示关节腔内均匀的长T1、长T2液性信号。充血肥厚的关节滑膜，T1WI呈低信号，T2WI呈略高信号，但有时难以与相邻的水肿纤维囊和周围软组织相区分（图2-2-13）。邻近骨骺或干骺端骨髓可呈不同程度的长T1、长T2水肿信号。增强扫描可显示充血肥厚的滑膜呈较明显的强化，主要分布在关节囊内层及滑囊囊壁，有时呈“花边状”，与周围软组织和关节囊及滑囊内的液体形成明显对比。

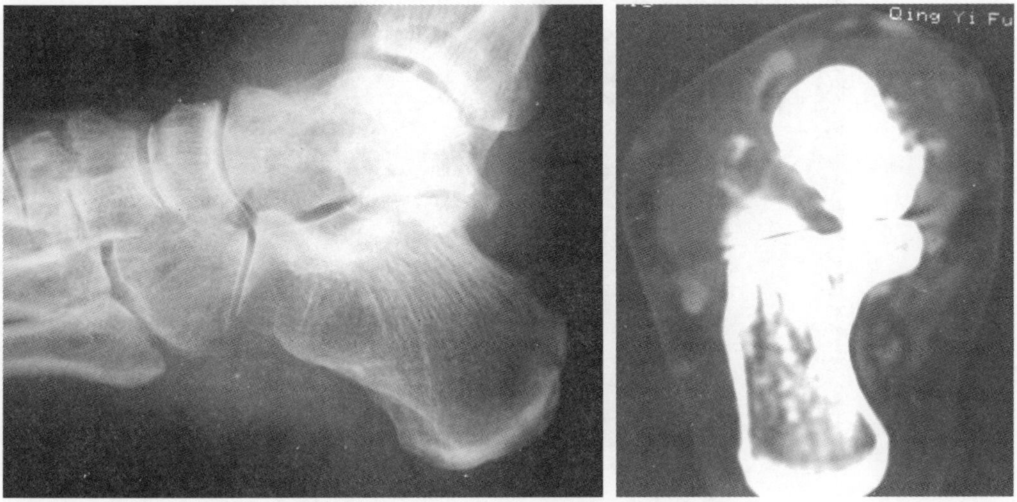

A　　B

图2-2-11　踝关节结核

A：右踝侧位X线片示右距骨密度不均，其内可见囊样透亮区及硬化区；B：右踝CT示距骨外形不规则，边缘毛糙，内见囊样骨质破坏及斑片状死骨。距骨周围软组织肿胀，密度不均。跟距关节亦有破坏。

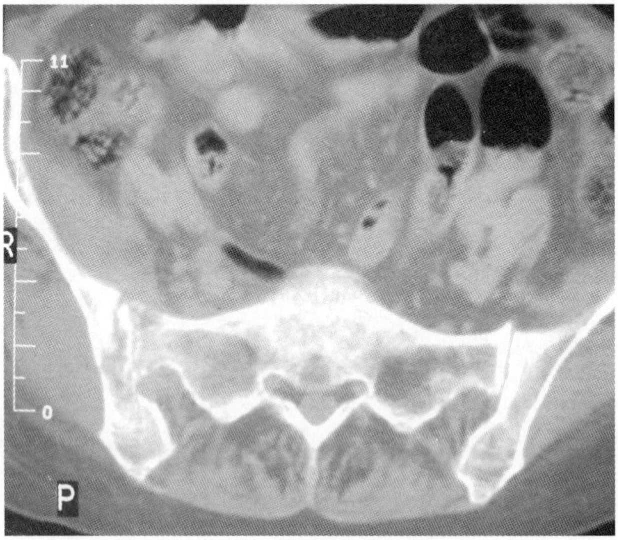

图 2-2-12　骶髂关节结核

骨盆 CT 示右骶髂关节面虫蚀样骨质破坏，边界不清，无硬化及死骨。髂骨周围软组织肿胀明显。

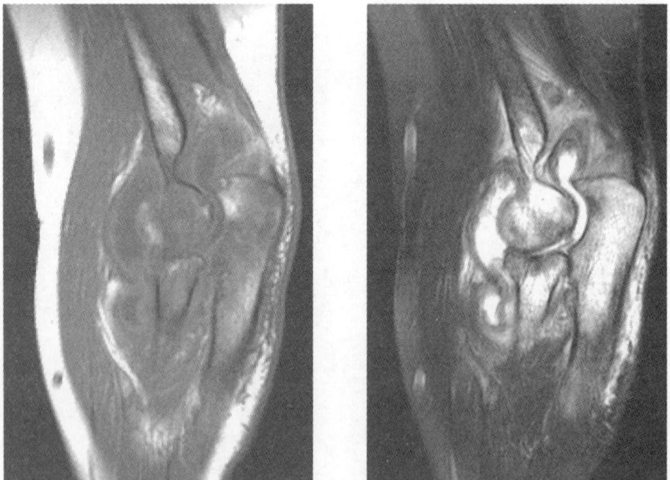

A　　B

图 2-2-13　肘关节结核

A、B：MRI 矢状位 T1WI 和脂肪预饱和 T2WI 示关节腔内不同程度积液，滑膜充血肥厚，周围软组织水肿。

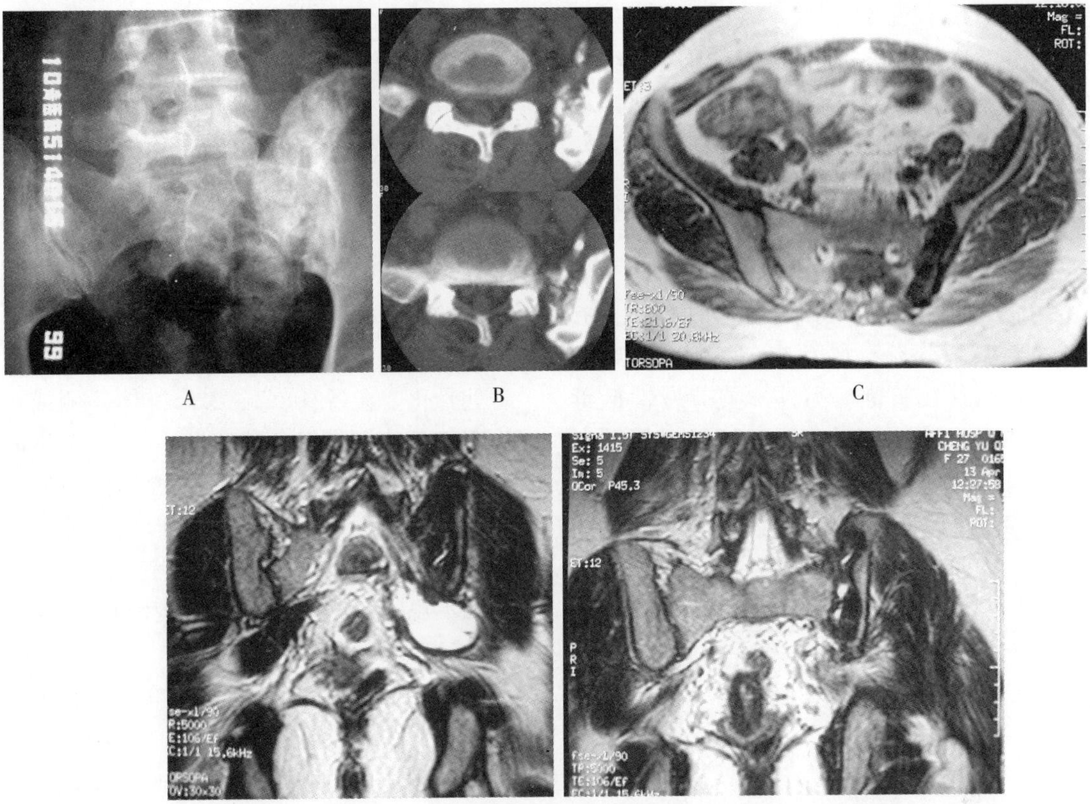

A　B　C

D　E

图 2-2-14　骶髂关节结核

A：骶髂关节正位 X 线片示左骶髂关节不规则骨质破坏及骨质硬化，关节间隙模糊不清；B：骶髂关节 CT 示左骶髂关节不规则破坏及大小不等的死骨伴有明显骨质增生硬化，以髂骨侧明显；C：MRI 横轴位 SE T1WI 示左骶髂关节周围骨质呈长 T1 信号，关节间隙显示不清；D：MRI 冠状位 FSE T2WI 示左侧骶髂关节呈不均匀低信号，其内隐约可见线状高信号。骶髂关节下方见不规则卵圆形长 T2 信号（寒性脓肿）；E：MRI 冠状位 FSE T2WI 示左侧骶髂关节髂骨侧呈明显的低信号，关节腔见分节状高信号。

随病情进展，大量肉芽组织充填关节腔和滑囊。关节软骨及软骨下骨逐渐侵蚀破坏。肉芽组织 T1WI 呈低信号，与液体近似，T2WI 为不均匀高信号。肉芽组织缝隙中常有少量更长 T2 液性信号。肉芽组织及增厚的滑膜呈明显不均匀强化，与关节内液体和周围软组织分界清楚。关节软骨破坏，T1WI 可见软骨不连续，厚薄不均；严重者呈碎片状或大部消失。在膝关节，肉芽组织可侵入半月板纤维软骨内，使半月板信号不均匀增高。半月板常向外侧移位。软骨下骨破坏呈圆形、类圆形或不规则异常信号，常为多发，大小不等，多自非持重的关节面边缘开始并向骨干方向发展，T1WI 显示低信号，边界清楚，T2WI 呈等高混杂信号，表明骨破坏区内主要为肉芽组织。增强扫描，干酪性病灶无强化，周围可绕以不规则肉芽组织强化带（图 2-2-8、14）。

关节内脓液穿破关节囊，于周围软组织内形成单发或多发性脓肿。MRI 多表现为单囊或多囊状长 T1、长 T2 均匀无结构的信号，边界不清。增强扫描，脓肿壁明显强化，脓肿边界变清晰。多囊状者呈蜂窝状。

（二）鉴别诊断

病变早期，以关节滑膜充血和积液为主，与其他类型关节炎鉴别困难，需结合临床和关节液抽吸作出诊断。另外，关节慢性低毒力感染亦可导致关节滑膜明显增厚。但后者关节软骨下骨侵袭少见，可资鉴别。有关关节结核和化脓性关节炎的鉴别见表 2-2-1。

表 2-2-1 关节结核和化脓性关节炎的鉴别

鉴别要点	结核	化脓
起病	缓慢	迅速
软组织肿	存在	存在
骨质疏松	存在	早期疏松
关节间隙窄	晚期，不对称性	早期，均匀性
关节破坏	边缘，非承重区	承重区
关节面和相邻骨硬生	少或无	存在
骨膜炎	少见	存在
骨强直	少见	存在

三、布氏杆菌关节炎

布氏杆菌关节炎（brucellosis arthritis）好发于 30～50 岁，以牧民和屠宰场工人居多。30%～40% 的患者为多关节受累。

急起的寒战、发热、全身不适和波浪热，退热后出现全身关节疼痛，多见于腰椎、骶髂关节和肩关节。布氏杆菌补体结合试验或凝集反应阳性。

1. X 线　急性期表现为关节及周围软组织肿胀。发病 2～3 个月后，形成局限性骨质破坏。广泛的骨修复反应是本病的特点，表现为软骨下和破坏灶周围弥漫性骨质硬化，关节间隙变窄甚至骨性强直以及肌腱韧带附着处骨化。在脊柱，2～3 个椎体一侧或双侧出现细条状韧带钙化或骨化，1～2 个椎间隙变窄，相邻椎体上下缘骨质破坏伴明显骨质增生硬化，很少有椎旁脓肿形成。椎间小关节炎局限于 1～2 个椎间小关节，关节间隙变窄或不规则，关节面下骨质增生硬化。

2. 鉴别诊断

（1）化脓性关节炎　多单发于髋膝等承重大关节，关节剧痛与发热、寒战同时出现，反应性骨质增生硬化出现早而明显，少有肌腱、韧带骨化。

（2）退行性骨关节病　少有发热和关节剧痛病史，关节面下骨质硬化相对较轻。

（3）银屑病性关节炎　易累及手、足的远端关节，骨质硬化不明显，脊椎旁骨化粗大不对称，跳跃式分布。

（4）强直性脊椎炎　脊椎受累广泛，椎体变方，脊柱呈竹节状，椎间小关节可强直，椎体少有破坏和硬化。

（刘吉华　牛军杰　连鸿凯）

第三章

系统性和变态反应性关节病

一、类风湿性关节炎

类风湿性关节炎（rheumatoid arthritis）是以关节病变为主的慢性全身性自身免疫性疾病。病变侵犯全身结缔组织，以关节滑膜为主，滑膜内形成富含血管的绒毛样增生的肉芽组织（血管翼）。血管翼沿软骨表面逐渐侵入关节内，覆盖整个关节软骨表面，从而影响关节软骨的营养，并使其发生变性和破坏；自破坏的关节软骨处侵入骨内，形成关节面下的骨质缺损。最后，增生的肉芽组织形成纤维瘢痕使关节强直。受累关节多对称发病。

起病隐匿，病变发展缓慢，病程可长达数年至数十年不等。关节病变虽可开始于任何大关节，但大多先始于手足小关节，尤其是近端指（趾）间关节和掌指（跖趾）关节，常为多发性对称受累。随后，可向心性侵犯腕、踝、肘、膝等较大关节。

初期症状为游走性关节疼痛，受累的外围小关节呈梭形肿胀，并有压痛和活动受限及晨僵。随后出现肌肉萎缩和关节积液。晚期，关节附近软组织萎缩，关节半脱位。手呈鸡爪样畸形，腕关节发生尺侧偏曲。最后，可发生关节强直。约94%的患者血清类风湿因子阳性。

（一）影像学表现

1. X线　早期，关节呈梭形肿胀，邻近软组织层次不清。若近端指间关节呈现梭形肿胀，同时伴有掌指关节对称肿大和腕关节尺侧软组织局限性肿胀，可确定为类风湿性关节炎。关节积液可使关节间隙略显增宽。

局部充血和失用所致的骨质疏松最早出现于近关节的骨端。随病变的进展，出现广泛性骨质疏松，以近关节处最明显。由于腱鞘慢性炎症刺激和关节积液对肌腱的推压，在指（趾）骨基底肌腱韧带附着处出现羽毛状骨质增生，短管骨可出现层状骨膜反应。关节软骨破坏可使关节间隙变窄，常为一致性变窄，而骨性关节面早期多保持完整。此为类风湿性关节炎所特有的早期改变。

骨性关节面出现轻度模糊或细小的囊状骨质缺损，常见于关节囊附着的边缘部，亦可于邻关节面的骨内形成较大的假性囊肿，具有一定的诊断意义（图2-3-1、2）。少数在尺骨茎突尖端、第5掌骨近端尺腕侧显示骨皮质糜烂吸收，相邻骨小梁模糊。

晚期，骨质疏松更为普遍和显著，骨小梁稀少，骨皮质菲薄（图2-3-3），骨密度和周围软组织几乎相等。

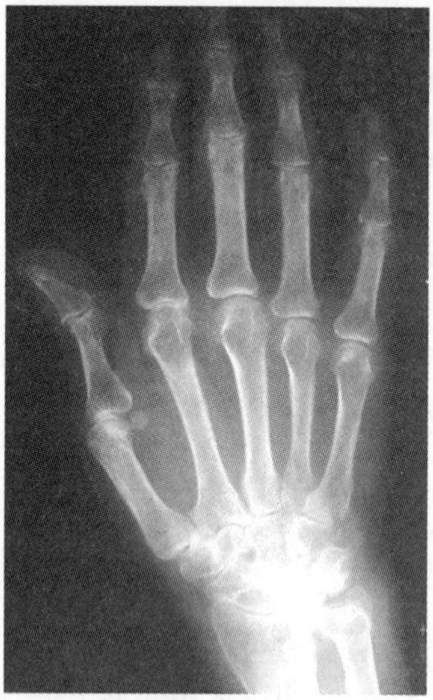

图 2-3-1 类风湿性关节炎

X 线平片示近端指间关节面模糊，伴骨端小的囊状骨质缺损。

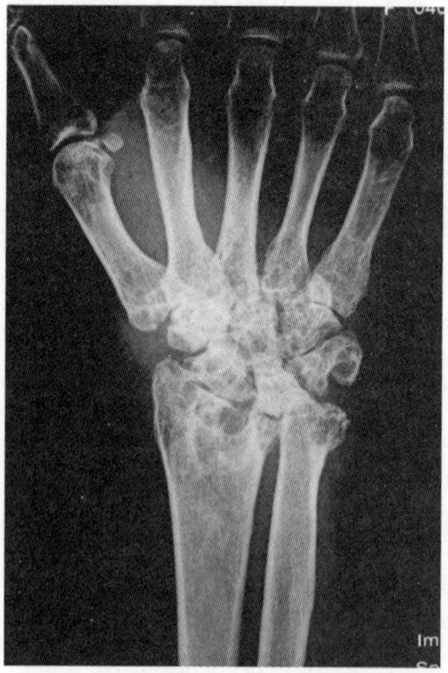

图 2-3-2 类风湿性关节炎

X 线平片示桡骨邻关节面骨内示较大的假性囊肿。

10%～30%病例累及髋关节，X 线表现为关节间隙均匀变窄，关节骨皮质糜烂、小囊

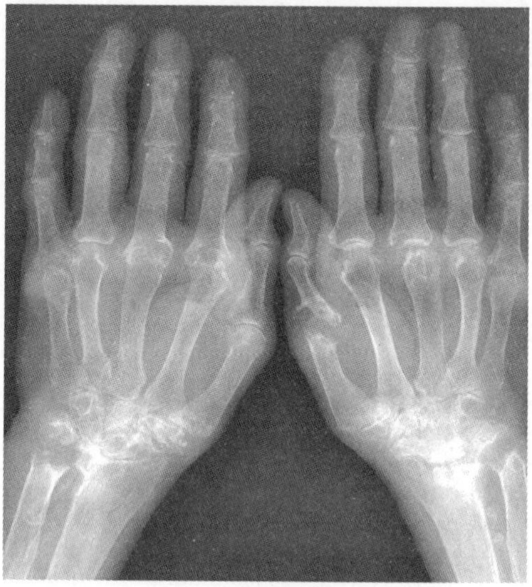

图 2-3-3 类风湿性关节炎晚期

X 线平片示明显骨质疏松，骨小梁稀少，骨皮质菲薄。

性改变和局限性骨质疏松（图 2-3-4）。股骨头和髋臼顶部变形，髋臼向盆腔突出。在脊柱，主要表现为骨质疏松，寰枢关节间隙增宽，齿状突后缘和尖部可出现虫噬状糜烂，而后局部可显硬化。骶髂关节早期表现为关

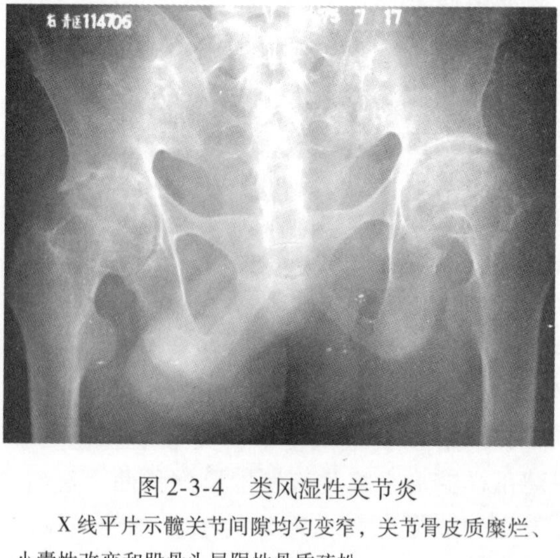

图 2-3-4 类风湿性关节炎

X 线平片示髋关节间隙均匀变窄，关节骨皮质糜烂、小囊性改变和股骨头局限性骨质疏松。

节面骨皮质密度减低，继而关节面下有小囊状透光区，周围伴有不同程度的硬化。病变常为单侧性，如双侧受累，则两侧病变程度往往轻重不同。胸锁关节面模糊，关节面下有小囊状透光区，骨端边缘有凹陷性小缺损，周围有骨质致密硬化，锁骨端常增粗，轮廓毛糙。肋骨可出现局限性扁平和杯口状糜烂切迹，或出现广泛性侵蚀，常见于3～5肋后上缘，可发生于一侧，但多为双侧对称。类风湿性跟部滑囊炎发生于跟骨后部滑囊处。早期局部软组织肿胀，随后边缘出现小囊状不规则破坏，可伴有骨质硬化，并产生毛刺状或髭须状新生骨，甚至呈“鸡尾”状改变（图2-3-5）。CT 1～2mm薄层扫描可显示X线平片难以观察的关节面下较小的穿凿样骨质破坏（图2-3-6）。

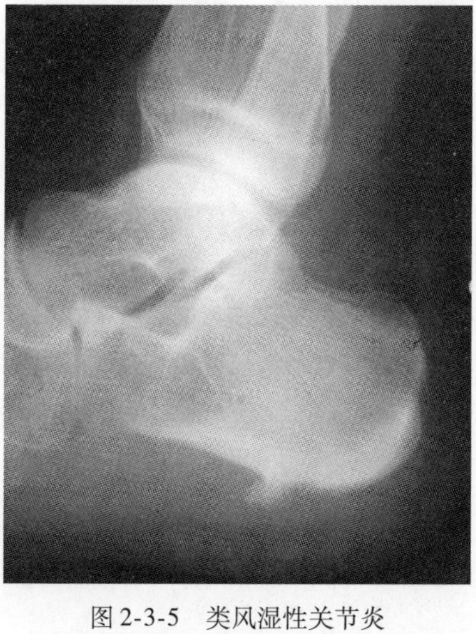

图2-3-5　类风湿性关节炎

X线平片示跟骨跖筋膜附着处骨质吸收、硬化，并髭须状新生骨。

2. MRI　在骨侵蚀灶出现之前，即可出现炎性滑膜的强化，直接显示血管翳（图2-3-7）。早期血管翳呈长T1、长T2信号，平扫不能与滑液区分。间歇期或后期，血管翳内纤维成分增多，T1WI和T2WI上均呈中等信号。重T2WI像可提高血管翳与滑液的对比度。富血管的血管翳早期明显强化，很快达高峰，并形成一持续强化的平台期。关节渗液、软组织水肿区及乏血管血管翳早期均不强化。延迟15min后，血管翳中的对比剂渗入关节渗液中，T1WI上信号逐渐升高。软组织水肿区和乏血管血管翳亦可逐渐出现强化，但不及渗液强化明显（图2-3-8）。跟部滑囊炎MRI显示片状长T1、长T2水肿和积液信号。

MRI可清楚显示肌腱受损和腱鞘炎，50%～64%患者有腕背侧腱鞘炎。正常肌腱在所有序列上均为低信号，周围腱鞘内可有少量液体，但不超过1mm。肌腱炎时首先出现腱鞘内积液增多，宽度大于1mm，甚至达5mm以上。损伤肌腱T1WI和T2WI上信号均匀或不均匀增高，T2WI上更明显。MRI可较好地显示颈椎关节区血管翳、寰枢椎或寰枕脱位及颈髓受压情况。

3. 核素扫描　^{99m}锝和^{111}铟标记的多克隆免疫球蛋白IgG闪烁计数扫描，IgG摄取量与滑膜炎的严重程度呈正比，不仅可用于诊断，而且可监测类风湿性关节炎的疗效。

（二）鉴别诊断

1. 损伤后骨萎缩　骨脱钙明显，但关节骨皮质保持清晰完整，关节间隙正常。

2. 退行性骨关节病　关节边缘有骨赘增生和硬化，不伴有骨质疏松和脱钙。

3. 痛风　骨质无明显脱钙疏松，关节处可出现边缘锐利的穿凿状骨质破坏区，局部软组织内可出现痛风结节。临床上以突然发作的关节疼痛、关节旁肿胀，历时7～10d后自行缓解为特征。伴有周期性的血尿酸含量增高。

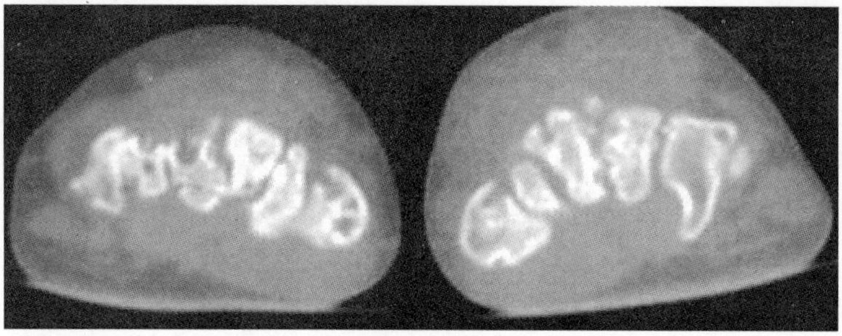

图 2-3-6　类风湿性关节炎（腕关节）

CT 薄层扫描示关节面下较小的穿凿样骨质破坏。

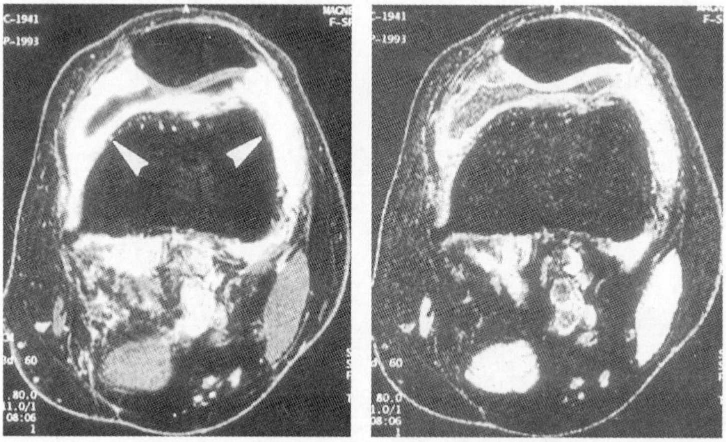

A　　　　　　　　　　B

图 2-3-7　类风湿性关节炎（膝关节滑膜增厚）

A：MRI 脂肪抑制 3D FLASH 像示滑膜不均匀增厚（箭头）；B：Gd-DTPA 静脉注射后脂肪抑制 3D FLASH 像示增厚的滑膜明显强化。

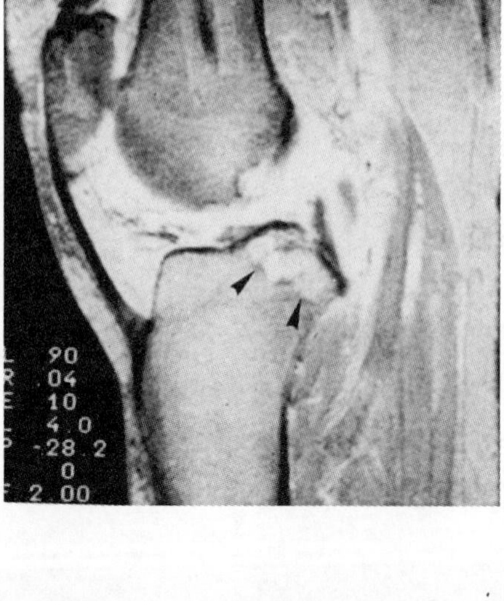

图 2-3-8　类风湿性关节炎（骨质破坏）

Gd-DTPA 静脉注射后 FLASH 像示关节滑膜增生，呈明显高信号，并侵犯破坏胫骨（箭头）。

表2-3-1　类风湿性关节炎（RA）和血清阴性脊柱关节炎的鉴别

鉴别要点	RA	血清阴性脊柱关节炎
脊椎关节突关节	常见	常见
骨质疏松	常见	少见
关节侵袭和软骨下囊变	常见	常见
关节面增生硬化	少见	明显
关节囊骨化	少见	常见
关节骨性强直	少见	明显
骶髂关节	较少累及	易受累
分布	非对称或单侧	双侧对称
关节面侵蚀	轻	明显
骨硬化	轻或无	明显
骨性强直	很少，节段性	广泛且明显
附丽病	少见	较多见
骨边缘侵袭	少见	明显
骨增生	少见	明显

4. 麻风　指（趾）骨骨干依横轴方向吸收而变纤细，末节指骨远端可出现缺损性骨吸收，骨营养孔扩大。

5. 血清阴性脊柱关节炎　见表2-3-1。

其中银屑病性关节炎在四肢关节好发于手足远端指间关节，末节指（趾）骨基部有骨质增生，呈喇叭口状，关节间隙不规则变窄。

二、幼年性类风湿性关节炎

幼年性类风湿性关节炎（juvenile rheumatiod arthritis）也是一种慢性全身性结缔组织病，伴有全身症状和关节炎，以女性多见，好发于15岁以前。

常见5种临床类型：①斯梯尔（Still）综合征：系多发性关节炎伴严重的全身反应，病变涉及网状内皮系统，伴有多发性浆膜炎。晚期可致关节严重破坏，肌肉萎缩，体态侏儒；②急性全身型：以高热、皮疹、淋巴结肿大开始，无或仅有轻微的关节症状；③多关节型关节炎：不伴有淋巴结肿大、脾大或心包炎；④慢性纤维性关节炎：伴有肘、腕的进行性肿大和颈项僵硬；⑤单关节型关节炎：局限于单个关节，常见于膝或踝，其他关节可间歇地出现轻微症状。

影像学表现为早期有关节腔积液，关节间隙增宽，关节囊膨隆增厚。关节周围骨质因局部充血而显稀疏。受累关节相邻的短管状骨可出现骨膜反应，后者可被完全吸收，也可与骨干融合。晚期，关节软骨破坏，关节间隙变窄，骨性关节面不规则，关节周围骨质不同程度的稀疏，并出现小囊状透光区（图2-3-9）。骨质破坏严重可引起关节半脱位，最终可发生纤维性或骨性强直。由于关节局部充血，可使骨骺生长加速，呈特征性的气球状外形，长骨骨干与骨骺相比显著变细。

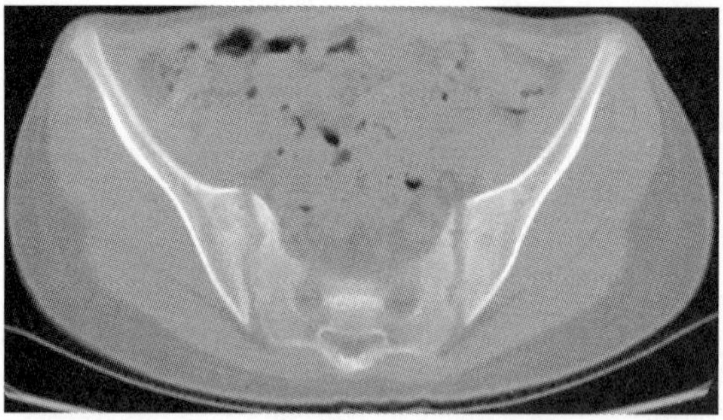

图 2-3-9 Still 综合征

患者，女，14 岁。CT 平扫示骶髂关节间隙增宽，关节面骨质破坏。

三、强直性脊柱炎

强直性脊柱炎（ankylosing spondylitis）是一种全身性慢性进行性炎症性疾病，主要侵犯骶髂关节、椎间小关节、肋椎关节和脊椎旁韧带组织，也可累及外周关节。最终，关节发生骨强直。

本病好发于 15～30 岁男性，男与女之比约为 6∶1。90% 以上的患者 $HLA\text{-}B_{27}$ 抗原阳性。起病缓慢，全身症状轻。局部症状主要为下背痛和进行性脊柱僵硬。开始为下背痛和腰部活动不便。病变向上蔓延可出现束带状胸痛和呼吸不畅。随后出现脊柱强直，头部转动不灵，脊柱胸腰段呈弓形后凸。部分患者因髋痛和坐骨神经痛就诊。

（一）影像学表现

1. X 线、CT

（1）骶髂关节　病变开始于骶髂关节下 2/3处，并呈对称分布。早期（Ⅰ期）关节边缘模糊，髂骨侧明显。随后（Ⅱ期），骶髂关节骨性关节面及相邻骨质侵袭，关节间隙假性增宽，关节面呈锯齿状或串珠状，伴相邻骨质硬化。后期（Ⅲ期），关节间隙逐渐变窄、消失，骶髂关节发生骨性强直，软骨下骨硬化带缓慢消失，病变趋于停止（图 2-3-10、11）。

（2）脊椎　椎体前部角隅处发生骨炎、骨质破坏和硬化，致椎体“变方”。椎间小关节糜烂和软骨下骨硬化。椎间盘纤维环外层、前纵韧带深层及椎体相邻的椎旁软组织钙化，一般自尾侧向头侧发展。前后位片椎旁软组

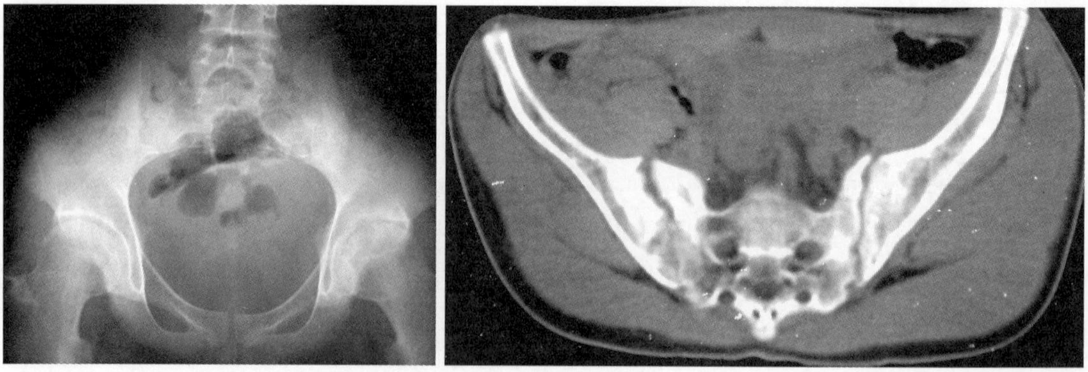

A　　B

图 2-3-10 强直性脊柱炎（一）

A：骶髂关节正位 X 线片示双侧骶髂关节面破坏伴硬化，右侧明显；B：CT 骨窗示双侧骶髂关节面破坏，伴周围骨质硬化，关节间隙增宽或窄，较 X 线平片显示更清楚

织钙化和椎体间骨桥形成，使脊椎呈竹节状强直。侧位片上，紧邻椎体前缘形成与椎体终板垂直的细线影。前后位片上，两侧椎间小关节囊和关节周围韧带钙化，形成两条平行的纵行致密条带影，而棘上韧带和棘间韧带钙化则形成循棘突间的正中致密带。韧带骨化并不一定贯串于整个脊柱，在某些椎间盘平面或脊椎阶段可不发生钙化。脊柱强直后椎体显示骨质疏松。脊柱常呈后凸畸形，多以胸腰段交界处最明显，其次为胸椎下段。强直性脊柱的椎间隙一般保持完整，但亦可有变窄、增宽或前窄后宽，并伴有相邻椎体终板的骨质破坏及周围硬化，形成所谓的安德逊病损（Andersson lesion）。少数可发生寰枢半脱位。竹节样脊柱由于缺少弹性，当遭遇外伤时易发生 Chance 骨折。

（3）髋关节　髋关节是强直性脊椎炎最常侵犯的外周关节，发生率高达 50%，多为

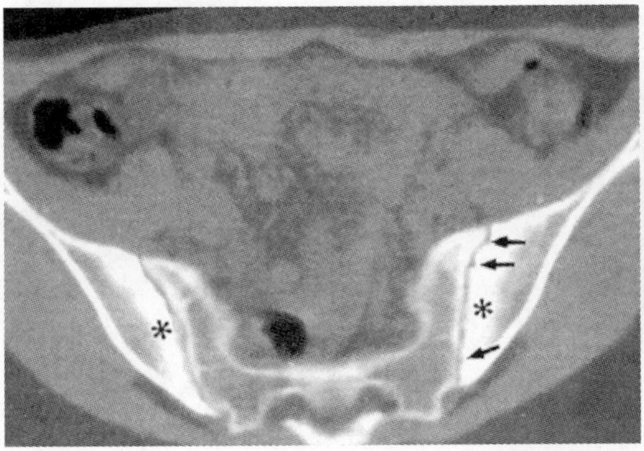

A

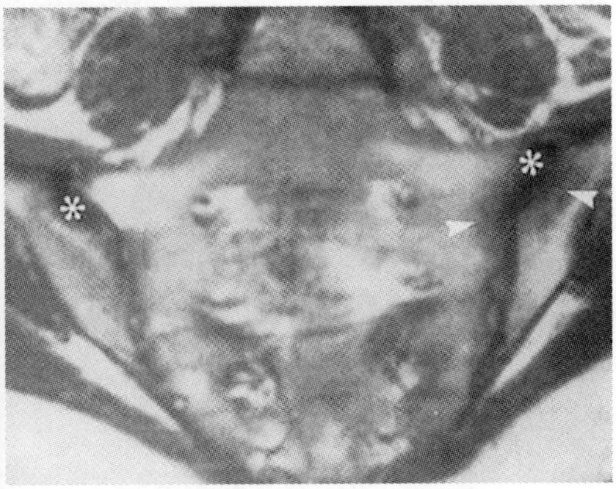

B

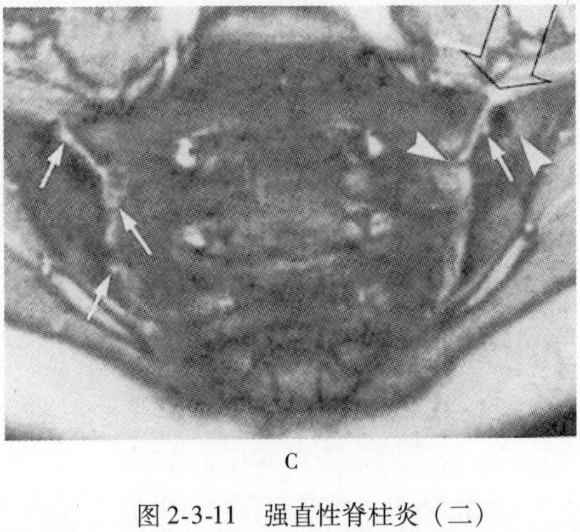

C

图 2-3-11　强直性脊柱炎（二）

A：CT 骨窗示双侧骶髂关节髂侧关节面侵袭破坏（箭头），软骨下骨质硬化（星号）；B：骶髂关节长轴 SE T1WI 示双侧骶髂关节软骨下骨质呈低信号（星号）；C：Gd-DTPA 静脉注射后 GRE 准 T1WI 示双侧关节间隙（箭头）、骨质侵袭区（箭头）、左关节囊（空心箭）和关节旁骨质内（箭头）明显强化。

双侧受累。髋关节间隙均匀变窄，髋臼和股骨头关节面边缘骨赘，关节面出现小的穿凿样骨缺损，最终可发生骨性强直（图 2-1-23，2-3-10）。

（4）胸骨　胸骨柄体间改变与骶髂关节改变相似，边缘糜烂，并可发生关节强直。

（5）耻骨联合和坐骨结节　与骶髂关节处改变相类似，但产生骨性强直罕见。坐骨结节处有骨侵袭和附丽病改变（图 2-1-23）。

（6）附丽病（enthesopathy）　附丽病是指肌腱，关节囊、韧带与骨附着处的骨化和骨质侵袭，常见于坐骨结节、髂骨嵴、坐骨耻骨支、股骨大小粗隆、跟骨结节等处。X 线表现为韧带、肌腱附着处骨化，形成自附着骨向外延伸的髭须状致密影，并伴有附着骨局部性侵袭和硬化。

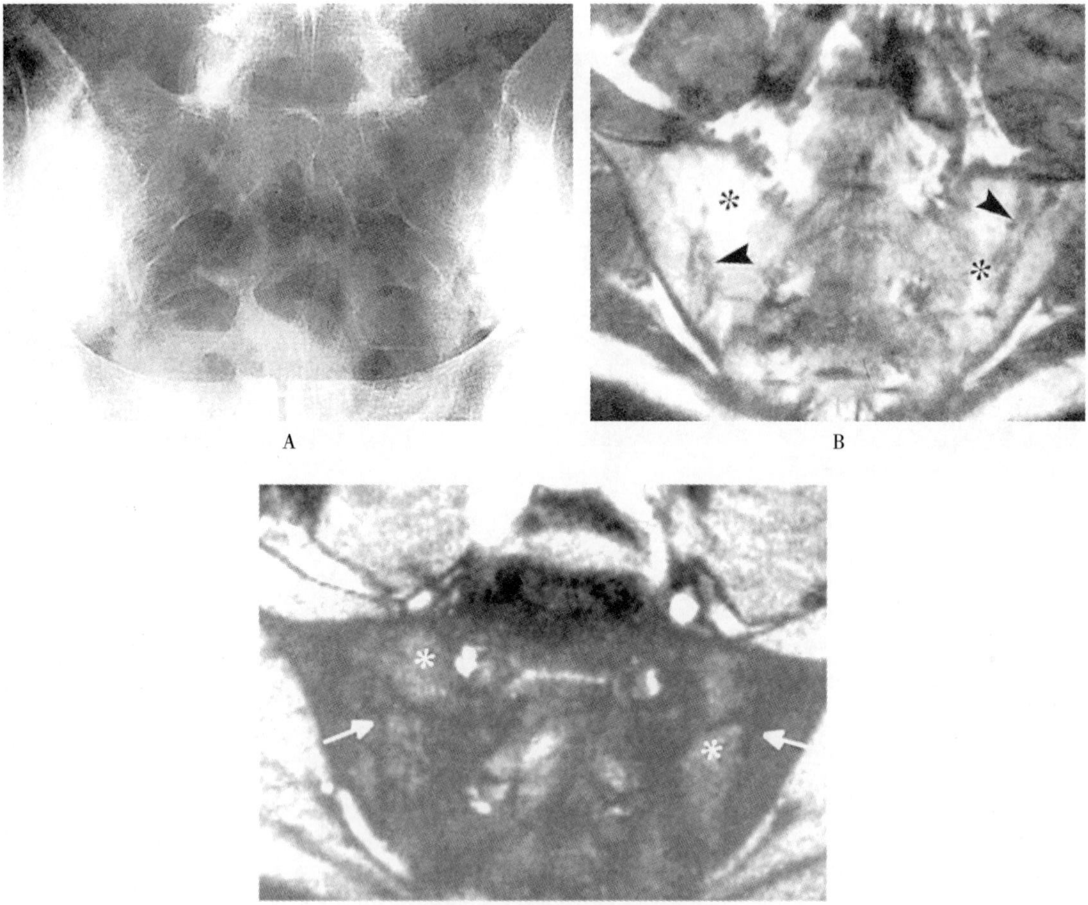

A　B　C

图 2-3-12　强直性脊柱炎（三）

A：骶髂关节正位 X 线片示双侧软骨下骨质硬化；B：骶髂关节长轴 SE T1WI 示关节软骨下骨质硬化区呈明显低信号（箭头），周围脂肪沉积呈明显高信号（星号）；C：骶髂关节长轴 SE T2WI 示关节软骨下骨质硬化区仍呈明显低信号（箭头），周围脂肪沉积呈中等信号（星号）。

2. MRI　关节积液呈长 T1 长 T2 水样信号，增厚的滑膜可被强化。软骨表面不规则为关节软骨破坏的可靠征象。软骨破坏后可继发骶髂骨骨髓水肿，表现为关节面周围髓腔斑片状长 T1 长 T2 信号，增强扫描可轻中度强化（图 2-3-11）。软骨下骨侵袭显示长 T1 长 T2 信号皮质缺损区，关节腔呈假性增宽（图 2-3-11）。病变继续发展，MRI 可显示关节周围骨髓内脂肪蓄积，T1WI 和 T2WI 上均呈高信号，增强后信号无改变（图 2-3-12）。骶髂关节周围韧带肥厚骨化，T1WI、T2WI 均呈现明显低信号（图 2-3-13）。

（二）鉴别诊断

1. 类风湿性关节炎　常伴有广泛的骨质疏松，血清类风湿因子阳性。骶髂关节炎往往发生于病变晚期，常为单侧受累，即使双侧侵及，也多不对称，一般无骨性强直。

2. 致密性骨炎　女性发病，髂骨内侧三角形或梨形硬化，骶髂关节间隙正常，关节面及相邻骨质无侵袭破坏。

3. 骶髂关节结核　常累及单侧关节，主要表现为关节面不规则破坏，可见死骨，周围可伴有明显骨硬化。

4. 髋关节结核　单关节发病，以骨破坏为主，关节间隙不均匀变窄，可见沙砾样死骨或关节内钙化，无双侧骶髂关节损害。

5. 弥漫性特发性骨质增生症　老年发病，椎旁见粗大韧带骨化，骨桥形成，尤以前纵韧带骨化为著，骶髂关节不受累。实验室检查正常。

6. Reiter 综合征、银屑病性关节炎和肠源性关节炎　骶髂关节炎双侧侵袭多不对称，增生硬化亦更明显。椎旁韧带和组织的钙化骨化多粗大、不连续和不对称。

四、幼年强直性脊柱炎

幼年强直性脊柱炎（juvenile ankylosing spondylitis）的诊断依据为 14 岁以前发病，男性多见。X 线显示单侧或双侧骶髂关节炎，并具有下列条件之二：①腰背痛或有腰背痛史；②外周关节炎，特别发生于下肢者；③足跟痛或附丽病；④HLA-B_{27} 阳性；⑤有脊椎关节病家族史。

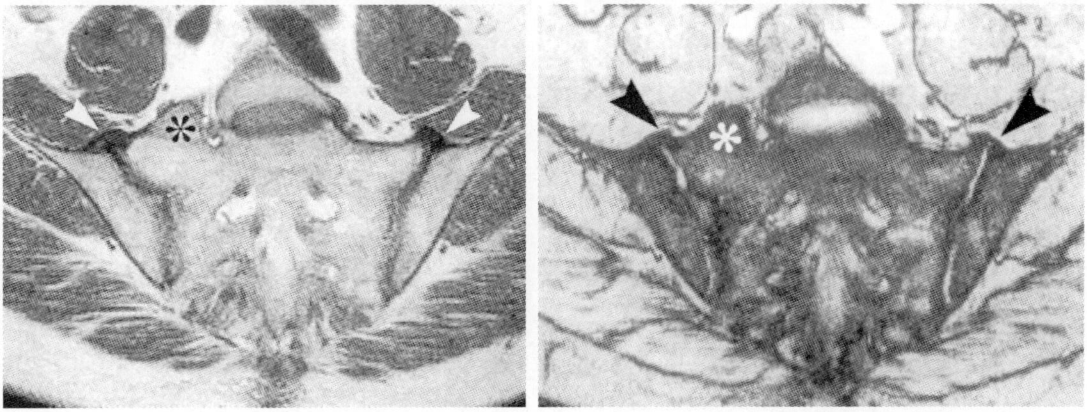

A　　B

图 2-3-13　强直性脊柱炎（四）

A、B：骶髂关节长轴 SE T1WI 和 Gd-DTPA 静脉注射后脂肪抑制 SE T1WI 示双侧骶髂关节囊和骶髂关节前韧带骨化，无明显强化（箭头）。

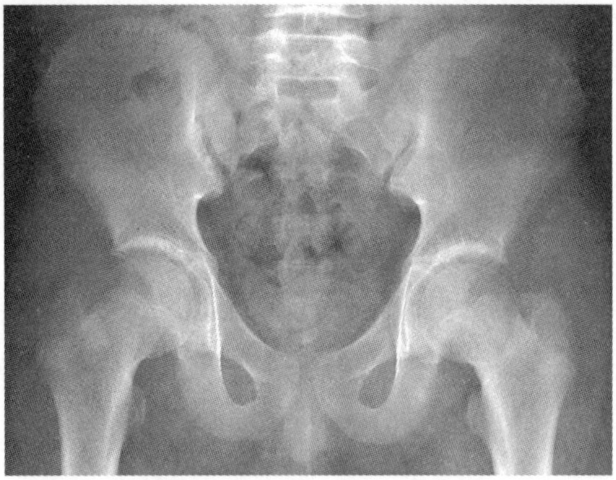

图 2-3-14　幼年强直性脊柱炎

患者，男性，13 岁。X 线平片示骨质轻度疏松，骶髂关节局限性侵袭并伴硬化。

1. 影像学表现　骶髂关节局限性侵袭并伴硬化（图 2-3-14、15）。关节间隙先增宽、后变窄，最终部分强直或完全强直。椎体"变方"，椎间小关节面模糊，椎体骨质略疏松。髋关节间隙变窄，关节面模糊，继而形成骨性强直，髋臼缘骨质增生（图 2-3-15）。膝踝关节囊肿胀，关节面模糊，并伴有轻度致密硬化。跖趾关节可发生骨性强直，肌腱、韧带附着处可见附丽病改变。

2. 鉴别诊断　本病主要应与幼年类风湿性关节炎相鉴别。后者女性多见，$HLA\text{-}B_{27}$阴性而类风湿因子阳性。骶髂关节较少受累，关节面硬化少见，极少发生关节融合。常为多关节对称发病，以上肢受累为主。手足小

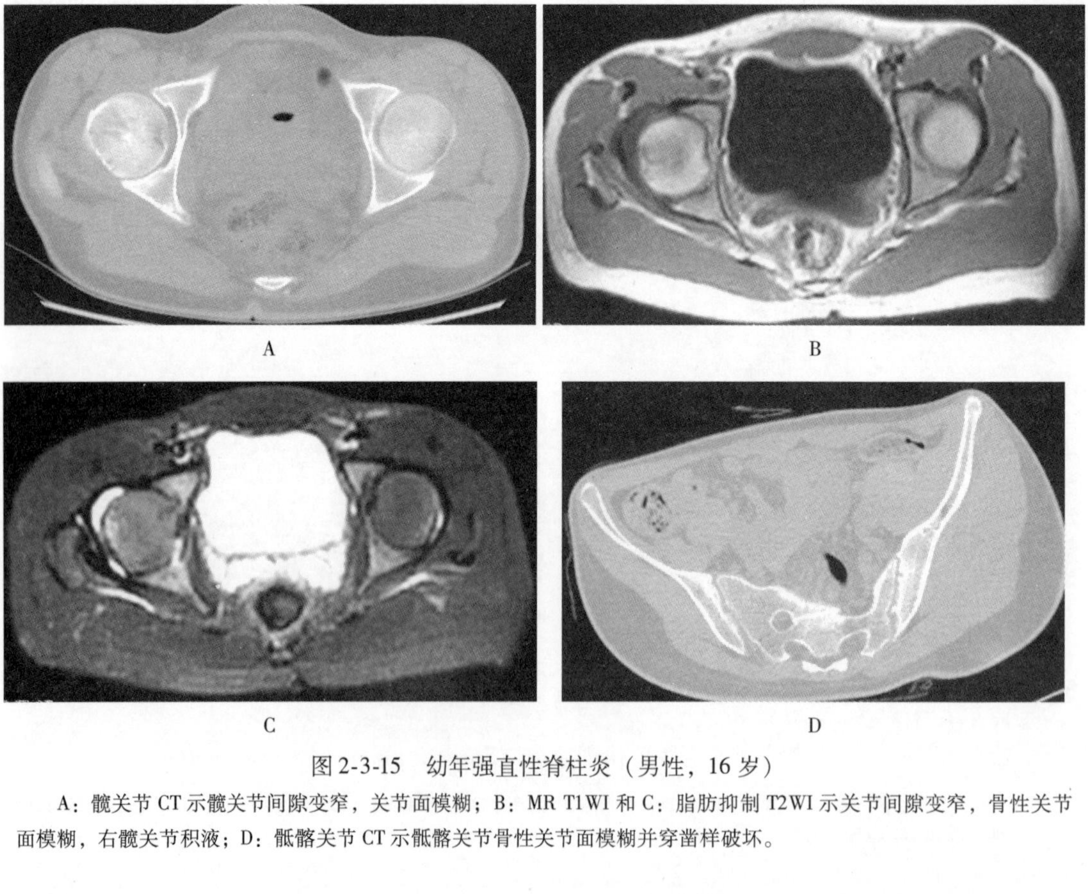

图 2-3-15　幼年强直性脊柱炎（男性，16 岁）

A：髋关节 CT 示髋关节间隙变窄，关节面模糊；B：MR T1WI 和 C：脂肪抑制 T2WI 示关节间隙变窄，骨性关节面模糊，右髋关节积液；D：骶髂关节 CT 示骶髂关节骨性关节面模糊并穿凿样破坏。

关节肿胀，关节周围骨质疏松较幼年强直性脊椎炎明显。长骨干骺端可出现带状透亮区，骨骺膨大。病变不侵犯椎间盘，不出现附丽病改变。

五、银屑病性关节炎

银屑病性关节炎（psoriatic arthritis）见于3%～6.8%的银屑病患者，尤以皮疹性银屑病者多见。如皮肤银屑病经治疗好转，关节炎也随之缓解；当银屑病复发时，关节炎症状也可加重。

本病好发年龄为30～50岁，男女之比约为3∶2。病变易累及手足关节，以远端指（趾）间关节尤为多见，亦可累及腕关节、骶髂关节和髋关节，双侧多不对称。

（一）影像学表现

X线上，病变早期远端指（趾）间关节周围软组织肿胀。随着关节软骨被破坏，远端指（趾）间关节间隙出现狭窄，但一般比较轻微。末节指（趾）骨基底部所附肌腱处不规则骨质增生，向两侧形成骨刺状突起而呈铅笔帽状，颇具特征。有时，手足小关节骨端边缘可出现边缘清晰轮廓不整的虫噬状或小的穿凿状骨质缺损。骨干边缘骨膜增生，形成与原骨干分界不清、密度不匀、边缘不整的毛絮状新骨。骨端可因骨质吸收而变尖细，呈铅笔尖状，甚至消失。指（趾）骨可出现局限性骨质糜烂吸收，但无普遍性骨质疏松。跟骨后上方有时可出现密度不匀的骨质增生，类似类风湿性关节炎。腕关节受累时，除关节间隙变窄并有小囊状孤立的虫噬样缺损外，尚可出现毛絮状骨炎改变。骶髂关节下1/3髂侧关节面下呈现骨炎样改变（图2-3-16）。晚期受累的关节可发生半脱位或强直，末节指间关节可出现屈曲畸形。

胸腰段脊椎椎体外侧可出现跳跃式粗而不对称的椎旁骨化，但多无椎体变方或椎间小关节受累以及脊柱强直。胸骨柄体关节和胸锁关节受累，表现为软组织肿胀，关节面骨糜烂、硬化和融合。

（二）鉴别诊断

1. 类风湿性关节炎　多见于中年女性。主要侵犯近侧指（趾）间关节，两侧对称性分布。骨质疏松广泛，关节面糜烂区边缘模糊，关节周围韧带附着处无骨质增生改变，指（趾）骨骨端无铅笔尖状骨吸收。电泳检查示巨球蛋白增多，血清类风湿因子阳性。

2. 麻风　常有骨质萎缩，骨和关节有吸收破坏，病变区感觉丧失。

六、赖特综合征

赖特综合征（Reiter syndrome）主要包括尿道炎、结膜炎和多发性关节炎，并有黏膜和皮肤损害，常发生于肠道感染（尤其是痢疾）或不洁性生活史之后。

本病好发于15～35岁男性。一般先有尿道炎，继而发生结膜炎，再出现多发性关节炎。关节炎好发于下肢承重关节，以膝、踝、趾跖关节多见。关节炎有时持续数月才消退，甚至因迁延或复发而持续数年。除关节炎外，尚可有肌腱周围炎，特别在跟腱和髌腱附着处。

X线表现：急性期，为膝、踝和足部小关节肿胀和邻关节骨端骨质疏松，可伴有跟腱炎和髌腱炎。跖骨和近节趾骨骨干、跟骨跖面以及胫腓骨近关节处，可出现骨膜增生。跟骨下缘绒毛样骨赘，颇具诊断特征。半数有关节间隙变狭窄。慢性期，跟骨的跟腱和跖筋膜附着处出现糜烂吸收和骨赘形成，常双侧对称。42%的患者有骶髂关节炎，常单侧发病，较少发生关节强直。约29%的患者累及脊柱，常侵及下段胸椎和上段腰椎，表现为不对称分布的椎旁组织骨化。

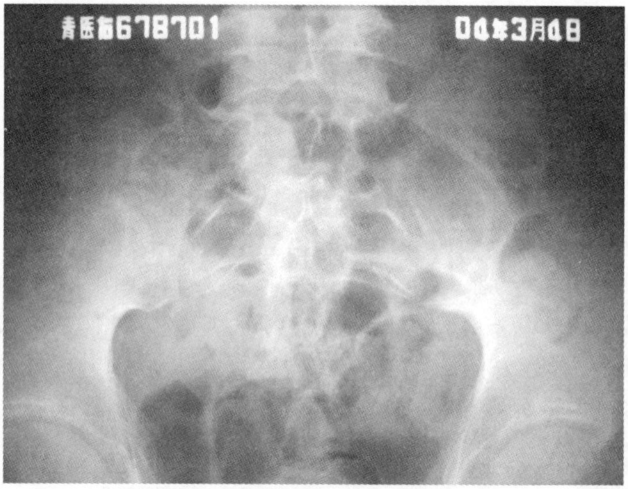

A

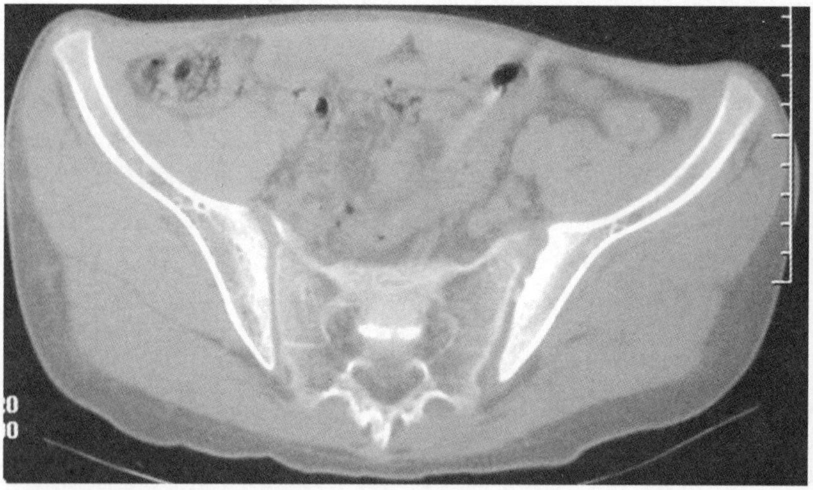

B

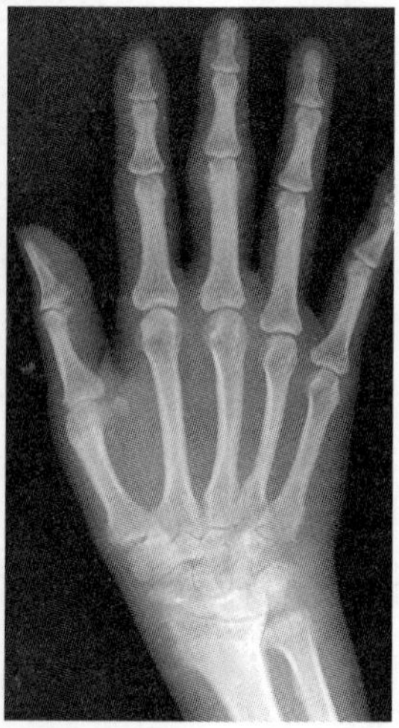

C

图 2-3-16 银屑病性关节炎

A、B：X 线平片和 CT 平扫示骶髂关节下 1/3 髂侧关节面下呈现骨炎样改变；C：左腕尺侧缘腕骨、第 5 掌骨近端、尺骨远端边缘毛糙模糊，第 5 掌骨近侧、尺骨可见局限骨膜增生；中指近侧关节肿胀及拇侧边缘侵蚀模糊。

七、结肠炎性关节炎

结肠炎性关节炎（arthritis associated with inflammatory bowel diseases）指结肠炎性病变所伴发的关节炎，包括10%～15%的溃疡性结肠炎患者和10%～20%的克罗恩病（Crohn disease）患者。

发病年龄为25～44岁。关节炎主要为急性非特异性滑膜炎，通常为单关节发病，多见于膝、踝等下肢大关节。关节炎症持续6周可消退，并可随结肠炎发作和加重而发生相应变化。半数患者$HLA\text{-}B_{27}$呈阳性，多见于骶髂关节和脊柱受累。

X线上，周围关节病通常表现为关节肿胀、局限性骨膜炎和邻关节骨端骨质疏松。骨膜新骨有时形成广泛。关节面侵袭和关节间隙变窄较类风湿关节炎改变轻微，常见于膝、肘关节，亦见于手足和腕关节（图2-3-17）。骶髂关节和脊柱改变与强直性脊柱炎相似（图2-3-18）。

八、雅库关节炎

雅库关节炎（Jaccoud arthritis）系风湿热引起的反应性滑膜炎和腱鞘炎。表现为发热，非对称性游走性关节疼痛，开始侵犯膝、踝关节，也可累及肩、肘、腕和掌指、跖趾关节。

影像学表现为早期关节囊和周围软组织肿胀，关节内积液可使关节间隙略增宽，相邻骨端出现骨质疏松。多数风湿热经治疗，关节症状消退，不遗留任何损害。少数风湿热反复发作，并出现关节滑膜炎性肉芽组织增生，致使掌（跖）骨头尺侧出现“切迹”。关节囊纤维化后，可使掌（跖）向尺侧偏斜和掌（跖）指（趾）关节半脱位。

九、系统性红斑狼疮

系统性红斑狼疮（systemic lupus erythematosus）系一种引起多脏器损害和具有多种抗体的自身免疫性疾病。本病好发于年轻女性，关节病变多对称性累及近侧指间关节，其他全身关节亦可受累，表现关节疼痛和肿胀。实验室检查显示狼疮细胞和抗核抗体阳性。

1. 影像学表现　X线以对称性关节和软组织肿胀、非侵袭性关节内外侧偏斜最为多见。手部主要表现为关节尺侧偏斜、半脱位

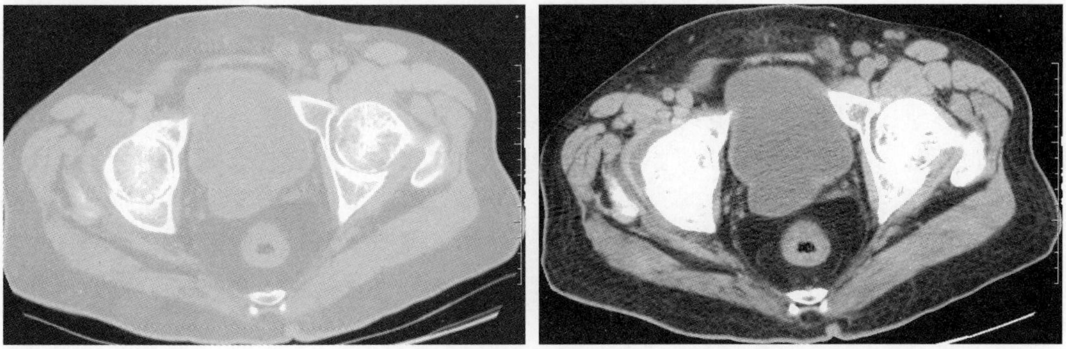

A　　B

图2-3-17　结肠炎性关节炎（一）

男性，45岁，结肠炎病史10年。CT平扫软组织窗及骨窗示右髋关节间隙变窄，关节积液，股骨头骨质疏松。

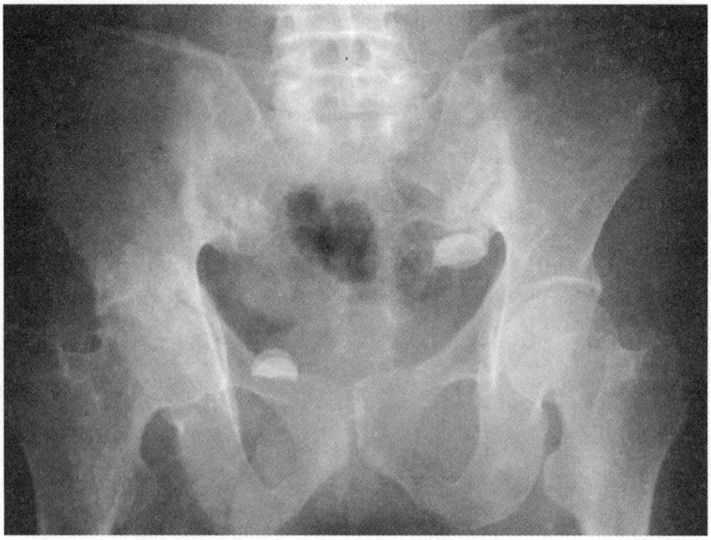

图 2-3-18 结肠炎性关节炎（二）

双侧骶髂关节面破坏周围伴硬化，关节间隙假性增宽。

和鹅颈状畸形。关节半脱位可为多发，常见于拇指指间关节，亦见于寰枢关节。少见关节间隙变窄、骨性关节面破坏和关节周围组织钙化。骨缺血坏死为常见的并发症，可发生于肱骨头、股骨头和胫骨髁，亦见于舟骨和掌骨。邻关节骨质疏松可局限于骨端或弥漫于骨的全部。软组织钙化多见于血管。远节指骨可出现硬化或吸收。

2. 鉴别诊断 类风湿性关节炎，多伴有关节破坏和侵袭，少有肝肾脏器损害。

十、硬皮病骨关节改变

硬皮病（scleroderma）是一种以胶原过度沉积和小血管动脉炎为主要表现的系统性结缔组织疾病。本病的好发年龄为 20 ~ 40 岁，男女发病率之比为 1∶3。常对称性累及手部小关节，其他关节亦可受累。受累关节疼痛、肿胀、僵硬和畸形。患者面部表情淡漠似“面具脸”，手指皮肤萎缩，色泽发亮呈腊肠样外观。

1. 影像学表现 X 线上关节异常主要表现为关节周围、关节内和皮下软组织钙化，典型表现为沿指骨周围多发的簇样钙化影，以及纤维化所致的关节挛缩变形。第 1 腕掌关节单独出现的关节面侵袭和掌骨基底的桡侧半脱位颇具诊断特征。腕骨间关节和桡腕关节常有间隙变窄和骨性关节面侵袭，与类风湿性关节炎相似。手部短管骨多有现骨质疏松，少数有骨质吸收改变。后者多见于远节指骨末端，多为截断状末端骨质溶解。骨溶解亦可进展至中节和近节指骨。此外，足骨、肋骨、尺桡骨远端、锁骨远端和下颌骨亦可见骨吸收。

2. 鉴别诊断 类风湿性关节炎，多为近侧指间关节和掌指关节对称受累，不伴有软组织钙化和皮肤硬化改变，不难与本病鉴别。

十一、多发性肌炎骨关节改变

多发性肌炎是原因不明的骨骼肌炎性疾病，血管周围及肌肉间质内炎性细胞浸润，以淋巴细胞和浆细胞为主。当伴有皮肤改变时被称为皮肌炎。

本病的好发于儿童和老年人，主要表现为对称性近段肢体无力。皮肌炎易并发恶性肿瘤。实验室检查示自身抗体阳性，血清肌酶活性增高。

X线平片上，皮下和肌间组织钙化，多出现于病变的愈合期。钙化可广泛分布于四肢、腋窝、腹股沟和腹壁，呈线条状或结节状。骨关节改变少见，包括关节肿胀和周围软组织钙化、关节挛缩和畸形，以及指端骨溶解和骨质疏松。

（刘吉华 牛军杰 连鸿凯）

第四章

创伤和退变性关节病

一、退行性骨关节病

退行性骨关节病（degenerative osteoarthropathy）又称骨关节炎、肥大性关节炎、退行性关节炎或增生性关节炎，是以关节软骨退变、关节面及其边缘形成新骨为特征的非炎症性的骨关节病。常见于承重的大关节如膝关节和髋关节及脊柱，其次为肩、踝和指间关节。

根据致病原因可分为原发和继发两种。

1. 原发性退行性骨关节病　在正常生理情况下，软骨内成分处于动态稳定状态。随年龄的增长，关节软骨中的硫酸软骨素含量减少，导致失去支撑作用的胶原微纤维分解，关节软骨退化。本型发病年龄多在40岁以后，男性多于女性。主要症状为关节活动时疼痛，晚期可出现关节肿大，甚至畸形，但少有强直。

2. 继发性退行性骨关节病　由于关节外伤（一次严重的外伤或反复发生的轻度损伤）、感染（如急性或慢性关节炎等）、先天畸形（如脊柱侧弯、髋臼发育不良）或局部缺血等，使关节软骨发生损害，并在机械因素作用下继发其他改变。

（一）影像学表现

1. X线、CT　早期骨关节面边缘变锐，进而可见关节承重多的部位间隙变窄，膝关节以内侧间隙先变窄为特点。在髋关节以前上部间隙变窄为著。后期，关节面边缘骨赘形成，骨性关节面不规则致密硬化和变平，关节骨端肥大（图2-4-1）。部分病例关节面下可出现单发或多发的小圆形囊状透光区，变窄的关节间隙内有时可见气体密度。关节面边缘骨赘碎裂和关节软骨碎裂脱落进入关节腔，可形成关节内致密游离体，关节退变严重者可发生半脱位。本病一般无软组织肿胀，但少数病例可因急性关节积液而出现肿胀。

脊椎退变时，椎体边角骨赘形成，以腰背部椎体前缘和侧缘更为常见，相邻两椎体之间的骨赘可连接成骨桥。椎体后缘骨赘常压迫神经根或脊髓而引起相应的临床症状。椎间隙不规则变窄，相邻椎体边缘骨性终板不规则硬化。椎间小关节的退行性改变，可使椎间孔前后径缩小，压迫其内走行的神经根，亦可引发脊椎滑脱（假性滑椎）与反滑椎。颈椎钩椎关节增生亦使相邻椎间孔变小。脊柱生理曲度异常，颈椎可失去其前凸弧线而显僵直，胸椎之后凸弧度增大而呈后凸畸形。

CT易于发现关节内骨性游离体，多位于关节囊松弛部，大小0.5～2cm，边缘光整或不规则，密度多不均匀。软骨下囊变显示为单个或多个低密度骨质缺损区，多为小圆形或类圆形，边缘有宽窄不一的高密度硬化环绕，偶可出现气液平（图2-1-21）。

2. MRI　软骨退变主要发生在关节承重区。软骨内出现条状或不规则形低信号影，以梯度回波序列（反转角为50°～80°）显示最清楚。随着病变进展，关节软骨变薄，表面不光整，并逐渐形成溃疡。严重者关节软

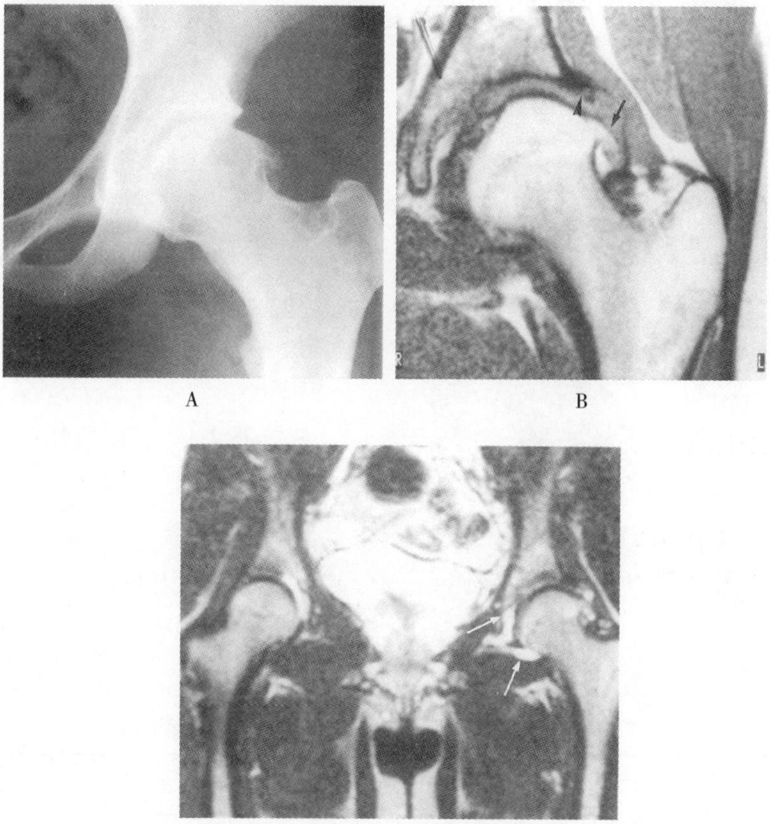

A　　B　　C

图2-4-1　退行性骨关节病（一）

A：左髋正位X线片示股骨头边缘骨赘，股骨颈内侧皮质增厚；B：MRI冠状位SE T1WI示股骨头骨赘高信号（长箭），髋臼关节唇外侧局限性信号增高，提示撕裂（箭头）；C：MRI冠状位SE T2WI示左髋关节腔积液增多，呈高信号（箭头），左髋臼较对侧小，提示左髋关节发育不良是本病发生的重要原因。

骨碎裂、缺损或大部脱失，暴露出软骨下骨质。

关节软骨变性后，软骨下骨可出现水肿、充血和纤维肉芽组织增生，及骨小梁骨折。MRI 表现为软骨下骨髓内有厚薄不一的长 T1 长 T2 信号带，骨性关节面低信号带的下陷或中断。随后，因骨质增生硬化，骨性关节面低信号带不规则加宽，以关节承重面为著。少数与骨髓信号相似（图 2-4-1、2）。

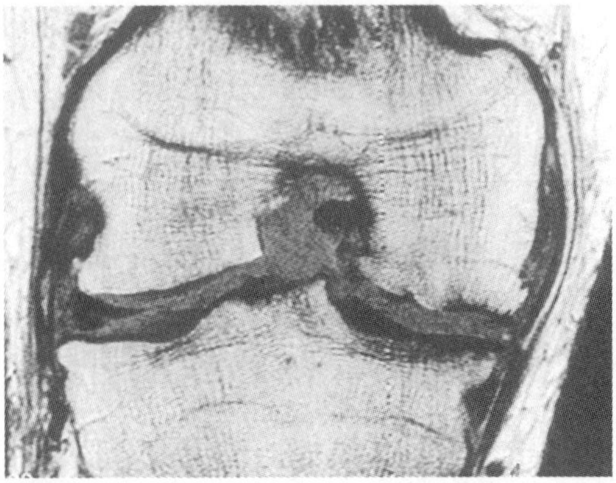

图 2-4-2　退行性骨关节病（二）

右膝关节 MRI 冠状位 SE T1WI 示内侧半月板未显示，外侧半月板斜形高信号线延伸至表面。内侧髁透明软骨完全消失。

软骨下骨内“假囊肿”常呈圆形或类圆形，大小不等，一般为 2 ~ 20mm，多呈长 T1 长 T2 液性信号，信号均匀，边界清楚锐利。“假囊肿”以疏松纤维组织为主时，则呈长 T1 略长 T2 信号。当液体、气体和纤维组织混合存在时，T2WI 信号明显不均匀，边界不清（图 2-4-3、4）。

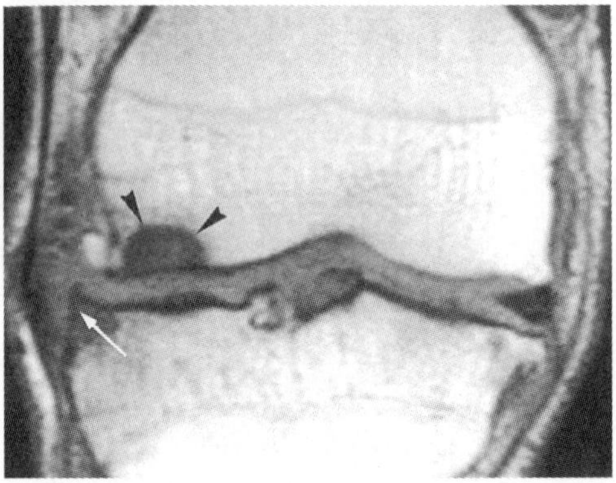

图 2-4-3　退行性骨关节病（三）

MRI 冠状位 SE PDWI 示左膝关节边缘性骨赘（箭头），关节间隙变窄及软骨下囊肿（箭头）。

（二）鉴别诊断

退行性关节病与褐黄病的鉴别见表 2-4-1。

表 2-4-1　褐黄病关节病和退行性关节病的鉴别

鉴别要点	褐黄病关节病	退行性关节病
部位	髋、肩、膝、骶髂关节、耻骨联合	髋、膝和手
关节间隙狭窄	局限或普遍性	局限
骨赘	无或很轻	明显
囊变	小	小或大
关节面塌陷、关节内碎块	存在	无
肌腱钙化、骨化	存在	无

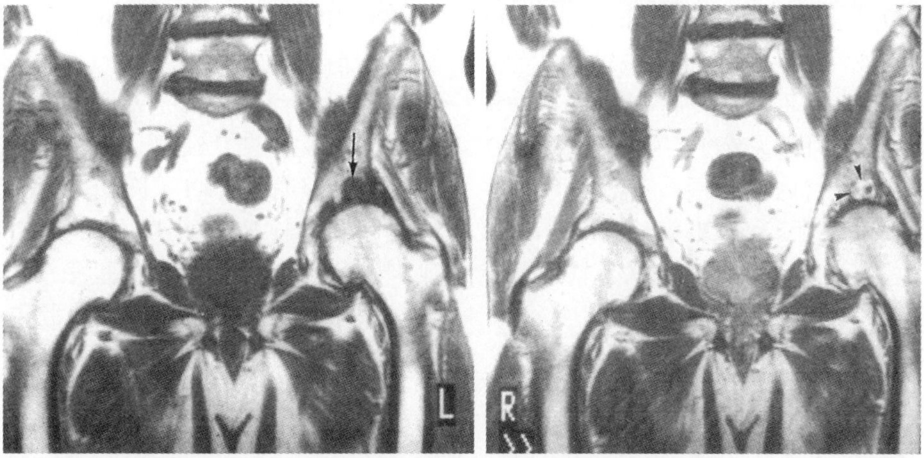

A　　B

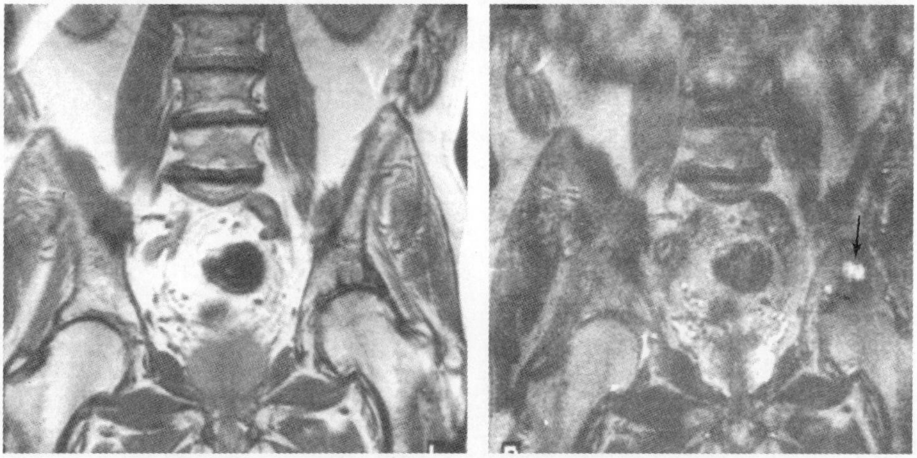

C　　D

图 2-4-4　退行性骨关节病

A～D：MRI 冠状位 SE T1WI、Gd-DTPA 静脉注射后 SE T1WI、SE PDWI 和 SE T2WI 示双侧髋关节关节间隙明显变窄，左侧髋臼软骨下囊肿（箭头）呈长 T1、长 T2 信号，静脉注射 Gd-GTP（A）增强后囊肿周围强化（箭头）。

二、侵袭性骨关节炎

侵袭性骨性关节炎（erosive osteoarthritis）具有遗传性，好发于绝经后妇女，主要累及双手，尤以指间关节和第 1 腕掌关节多见。受累关节肿、痛、僵硬、弹响和运动受限。

X 线上，双手关节对称性受累，表现为关节肿胀，关节间隙变窄，关节边缘增生，关节面及邻近骨质侵袭破坏和（或）硬化。指间关节侵袭可使远侧面呈“海鸥展翅”状，近侧面中央凹陷，颇具特征。本病无关节周围骨质疏松，再结合实验室检查正常和“海鸥翅征”可与类风湿性关节炎鉴别。

三、创伤性关节炎

创伤性关节炎（traumatic arthritis）是关节创伤所致的继发性关节炎，可由机械外力的直接作用或关节不正常负重所致。前者均有关节创伤史；后者，可为职业性关节过度劳损者，或肢体畸形如脊柱侧弯、膝内翻或外翻、髋臼发育不良伴股骨头半脱位等所致。实验室检查一般无异常。病理上主要为损伤性滑膜炎和关节软骨损伤引发的退行性骨关节病改变。

1. X线、CT　急性期关节囊肿胀，关节间隙略增宽（图2-4-5）。当发生继发性退行性骨关节炎时，关节间隙变窄，以承重区明显。骨性关节面和关节边缘骨质增生硬化（图2-4-6）。如骨折线贯穿至关节面者关节内可见骨折碎片（图2-4-5），也可因骨痂增生，错位愈合或骨骺损伤生长发育异常而造成关节畸形。关节内可出现游离体，关节周围软组织内可见条状或片状钙化、骨化影。

2. MRI　可较好地显示关节软骨及软骨下骨的异常，以及关节韧带松弛和断裂。关节韧带可见撕裂，表现为低信号的韧带变肿胀、扭曲、中断卷缩，T2WI信号明显增高。关节软骨断裂或分离，表现为中等信号的线形软骨结构中断、缺失。关节软骨下骨髓挫伤水肿，呈明显长T1、长T2信号。关节软骨下骨硬化呈长T1、短T2信号；若病史较久，骨挫伤区由于黄骨髓化而呈短T1、短T2信号。关节边缘骨赘形成，关节腔内可见游离体（图2-4-7）。

四、髌骨软化症

髌骨软化症（chondromalacia of patella）也称髌骨软骨软化症，是指髌骨软骨面的软化、碎裂和脱落等退行性变化引起的膝关节病，好发于年轻人，常有膝关节半蹲位受伤史，表现为膝前疼痛或酸软无力，上下楼屈膝或下蹲时疼痛加重，活动时髌骨可出现响声。有些作者将其归为膝关节退行性关节病的一部分。

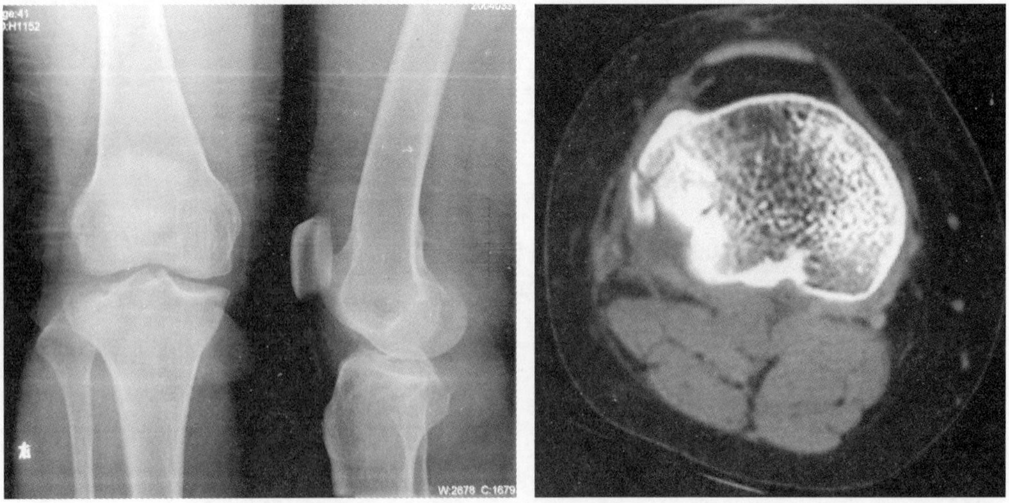

A　　B

图2-4-5　急性创伤性关节炎

A：X线平片和B：CT示膝关节周围软组织肿胀，胫骨外侧平台下陷，内可见骨折线。

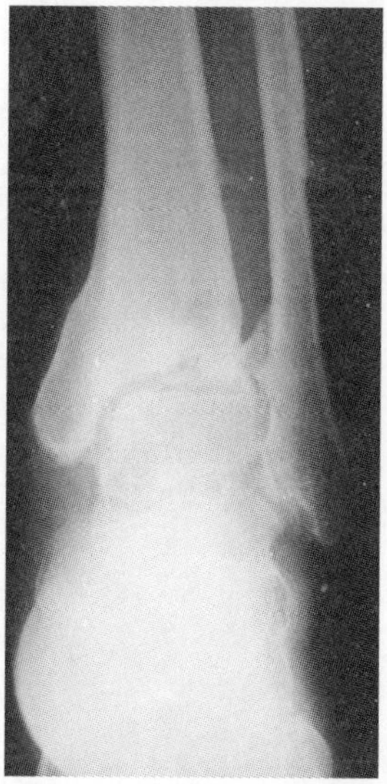

图 2-4-6　创伤性骨关节炎

X 线平片示继发性退行性骨关节炎，关节间隙变窄，骨端骨质增生。

1. X 线、CT　早期表现正常，晚期髌骨关节面骨质硬化和不规整糜烂，可见小囊状缺损，关节面边缘骨质增生。退变的髌骨可致股骨骨干远端的前面、股骨髁上方磨损。由于股四头肌的牵拉，股骨干之外侧受侵较大，出现边缘光滑的扇形皮质凹陷。侧位观察，股骨干远端前面可出现双重皮质边缘。膝关节完全伸直时，髌骨恰好嵌在股骨下端的糜烂凹陷中。一般股胫关节，无显著的骨关节改变。

2. MRI　横断或矢状面 T1WI、T2WI 均可有效显示关节软骨侵袭、变薄、表面不整和软骨下骨的囊性缺损。根据软骨信号特点可分为 3 期，Ⅰ期：关节软骨局部肿胀隆起，T1WI、T2WI 上呈现低信号；Ⅱ期：关节面不光整，局部软骨变薄；Ⅲ期：局部软骨缺如，骨质暴露和囊性变，关节腔内液体增多（图 2-4-8～10）。

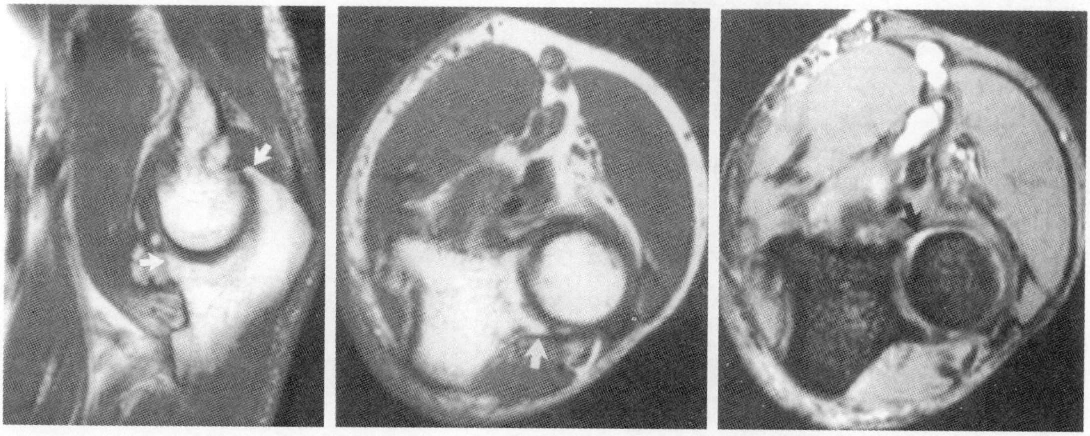

A　B　C

图 2-4-7　肘关节创伤性关节病

A：MRI 矢状位 FSE T1WI 示关节间隙变窄、尺骨鹰嘴及冠突骨质增生（箭头）；B：MRI 横轴位 FSE T1WI 示尺骨鹰嘴及冠突骨赘显示佳（箭头）；C：MRI 横轴位 GRE 2D 示骨赘和关节积液（箭头）。

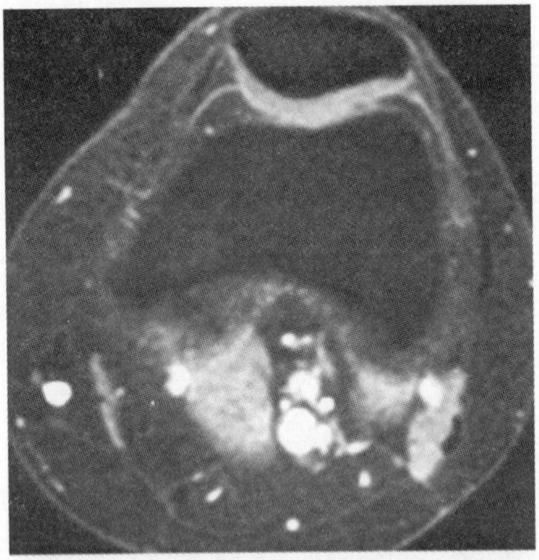

图 2-4-8　正常髌骨软骨

膝关节 MRI 横轴位 T1WI 显示正常的髌骨软骨呈两面稍高、中层稍低的信号。

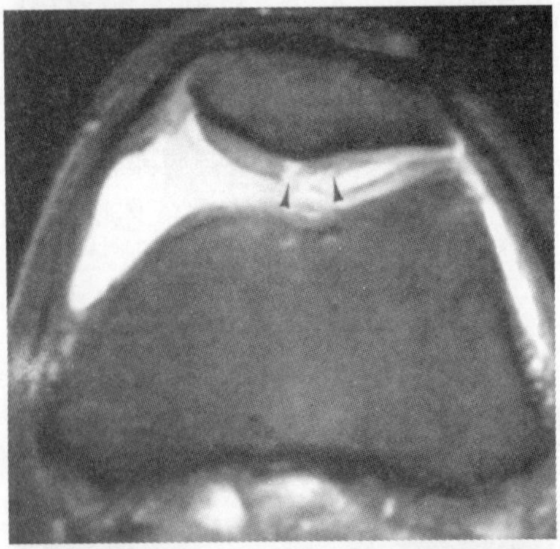

图 2-4-9　髌骨软化（一）

膝关节 MRI 横轴位 FSE PDWI 髌骨软骨中部见局限性高信号，轮廓不规则，膝关节腔积液。

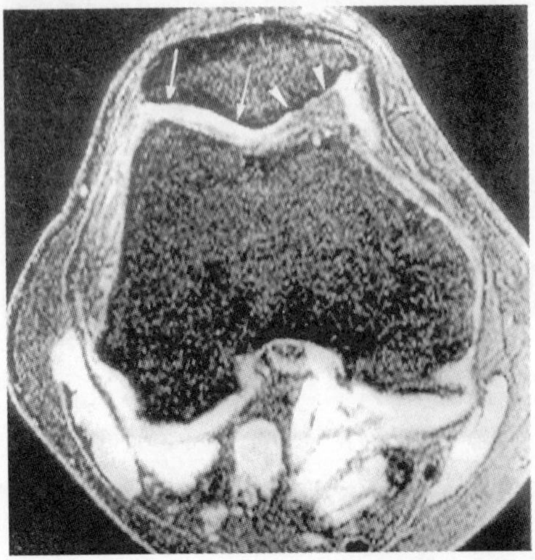

图 2-4-10　髌骨软化（二）

膝关节 MRI 横轴位 GR T2WI　髌骨内侧软骨变薄，正常信号消失（箭头），软骨下骨质暴露。

五、神经营养性关节病

神经营养性关节病（neurotrophic arthropathy）又称神经性关节病，最初由夏科（Charcot）描述，故又称夏科关节。在中枢性或周围性神经疾病所致的感觉障碍基础上，反复多次的关节创伤而导致本病的发生。病理上，既有关节囊和周围软组织明显的创伤性炎症、关节广泛的破坏和崩解，又有骨端反应性增生、硬化和骨赘形成。

本病多见于40～60岁，男性较多。可累及任何关节，但以四肢大关节多见，更常见于多活动关节。常为单发，少数可累及多个关节。特点是病变关节明显肿胀、活动过度、无痛或疼痛较轻。局部痛温觉减退或丧失，深反射消失。脊髓空洞症所致者以肩、肘关节发病为主。糖尿病患者的神经营养性关节

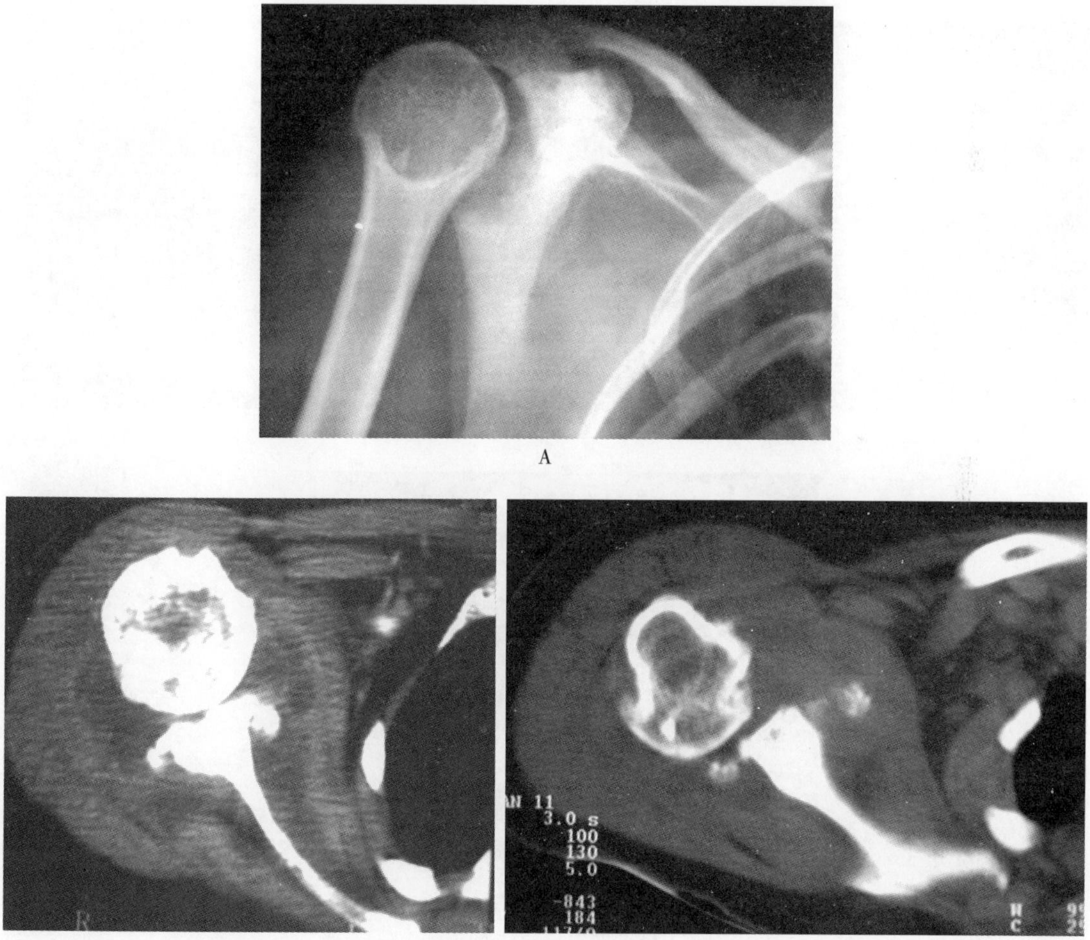

A　B　C

图2-4-11　神经营养性关节病（一）

A：肩关节正位X线片示关节盂破坏，周围硬化，肩部软组织肿胀；B：CT软组织窗示肩关节周围软组织弥漫性肿胀呈低密度；C：CT骨窗示肿胀软组织内钙化影，肩关节骨质增生、硬化及脱位。

病则多见于足部。

（一）影像学表现

1. X线、CT　初期，关节囊膨胀，密度增高，关节间隙增宽。大量积液可使关节发生半脱位。关节内可出现少量结构不清、大小不一的游离钙化碎片。关节软骨破坏后，关节间隙变窄，关节边缘有小骨刺形成。病变进展时，骨性关节面吸收明显，继而软骨下骨质硬化和碎裂，并在关节面边缘形成不规则骨块。关节边缘骨刺逐渐明显，并可碎裂成为关节内游离体。病变晚期，关节骨端可有明显损毁，形成多发性骨碎屑，残存骨质有明显骨硬化，关节出现明显脱位。骨旁和关节周围可出现广泛的新骨和钙化（图2-4-11、12）。根据X线表现可分3型：①溶解吸收型，以切除样骨吸收为主，骨端有轻微

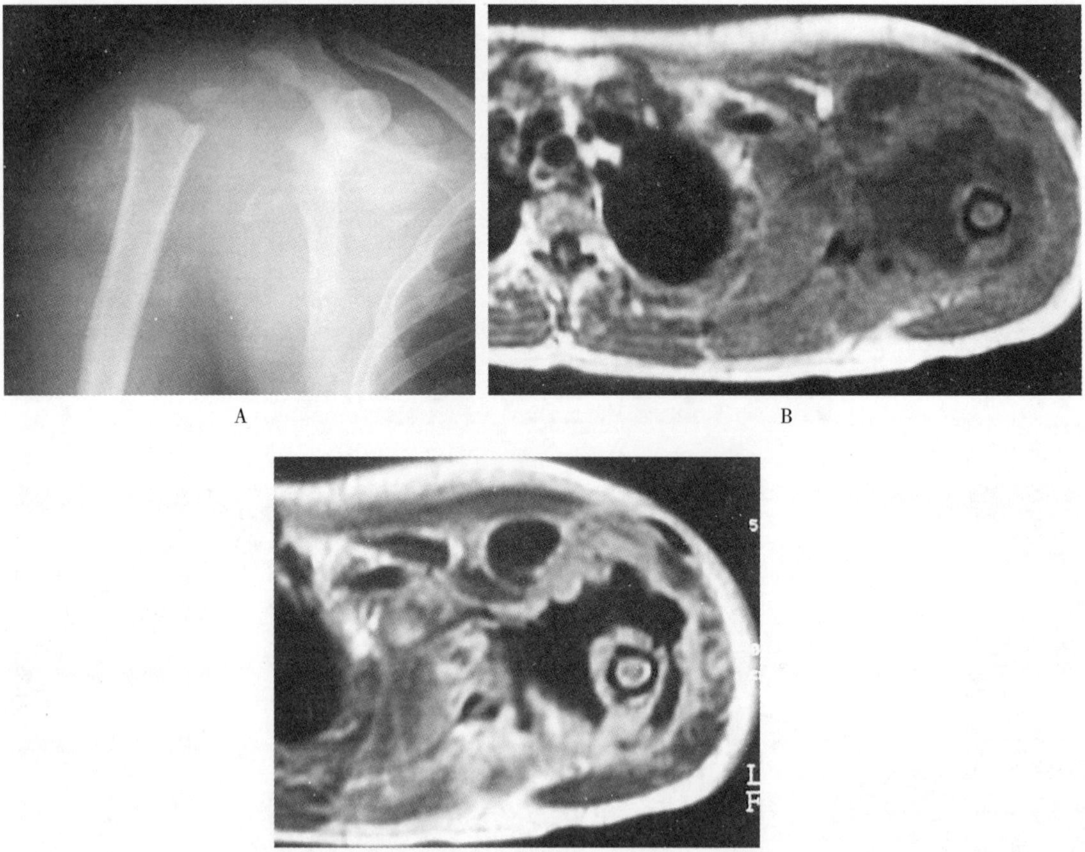

A　B　C

图2-4-12　神经营养性关节病（二）

A：肩关节正位X线片示左肱骨头崩解，残端骨质密度较高，肩胛盂缺损变形，关节囊异常肿胀，其内有较多大小不等的骨片碎屑。肱骨近端向外上脱位；B：MRI横轴位T1WI示左肩关节明显肿胀，关节腔内液性信号；C：Gd-DTPA静脉注射后，横轴位T1WI示关节腔内增生肥厚的关节囊和滑膜肉芽组织明显强化，呈绒毛状围绕关节腔。积液无强化，肱骨近端呈小岛状位于关节腔内，环绕皮质增生的肉芽组织明显强化。

硬化，增生性改变少，碎片多少不一，其边缘锐利；②增生肥大型，骨增生硬化明显，有大量骨膜新骨和骨赘，游离体多钝圆；③混合型，既有骨吸收又有少量骨膜及骨赘增生。CT可显示关节腔明显扩大和积液，关节囊弥漫性增厚，此点可与关节区肿瘤鉴别（图2-4-11）。

2. MRI　关节囊明显扩张和积液，关节结构消失，在关节腔内杂有许多碎骨块。后者可仍呈短T1骨髓脂肪信号。在横断面图像上残端骨干和其附着的肉芽组织被周围大量的关节积液环绕，貌似水湾中的孤岛，称之为“孤岛征”，为典型MRI表现。增强扫描，增生肥厚的关节囊及滑囊滑膜明显强化，并呈现较多乳头状突起，常厚达几厘米，且强化多不均匀，破坏崩解的骨残端无异常强化。增强后的关节各结构显示较为清楚：中心为骨残端和崩解的碎骨块浸泡在关节积液中；边缘为明显强化的关节囊和滑膜肉芽组织，其绒毛状或乳头状突起向内延伸；最外侧为水肿的韧带、肌肉组织，强化不明显，也是本病的典型表现，与关节滑膜肿瘤或其他恶性肿瘤不同（图2-4-12）。

（二）鉴别诊断

1. 退行性骨关节病　常有关节疼痛，不伴有骨关节面碎裂和关节结构分解毁伤。

2. 血发病性关节炎　关节端骨质明显疏松，关节面侵蚀、硬化，关节腔内可见出血信号和长T1短T2含铁血黄素沉着的肉芽组织，临床有明显出血史，但无关节结构分解毁伤。

3. 痛风　病变主要侵犯四肢小关节，在关节旁软组织中可出现痛风结节，其中含有尿酸盐结晶，临床上有典型的急性关节疼痛和突然缓解的发作史。

4. 类风湿性关节炎　病变好侵犯近端指间关节和四肢远端关节，骨端无毁损性骨吸收，有游走性关节肿胀疼痛史，血清类风湿因子阳性。

5. 关节区恶性肿瘤　骨破坏常为溶骨性，骨残端模糊、密度低而无硬化，CT和MRI显示软组织肿块影并与骨破坏区相延续，无“孤岛征”。

（刘吉华　牛军杰　连鸿凯）

第五章

代谢性关节病

一、血友病性关节炎

血友病（hemophilia）是因缺乏某种凝血因子所致的出血性疾病。血友病甲是缺乏凝血因子Ⅷ所致，血友病乙为缺乏凝血因子Ⅸ所致，传统所称血友病即指血友病甲。关节内反复出血则引起血友病性关节病（hemophilic arthropathy）。关节反复出血可刺激滑膜增生肥厚，形成血管翳，破坏关节软骨。形成继发性骨性关节炎。骨膜下或骨内也可发生出血，大量出血可形成血友病性假肿瘤。

患者常有自发性出血，可因轻微外伤引起。表浅部位出血，局部皮肤可呈紫黑色，深部血肿，则往往有相应部位疼痛。关节出血多见于膝、踝、肘和肩关节，表现为关节肿胀、疼痛和功能障碍。实验室检查示部分凝血活酶时间、白陶土凝血活酶时间和凝血时间均延长，其中部分凝血活酶时间最敏感。因子Ⅷ、Ⅸ活性测定可进行定性诊断。

（一）影像学表现

1. X线、CT　关节囊和关节周围组织肿胀，因关节内大量积血，局部密度增高（图2-5-1）。含铁血黄素沉着于滑膜内，可在关节囊内显示更致密的斑块影。

骨骺因长期充血可使发育加速，表现为化骨中心提早出现，体积变大，干骺端横径增宽。骨骺边缘因受增生的滑膜侵袭而呈不规则状。骨骺因内出血出现不规则凿孔状透光区和粗大骨小梁，呈现缺血坏死类似的改变。骺板凹凸不平，呈波浪状，有时出现骨骺滑脱和骨骺干骺早期闭合。干骺骨骺不对称性早期愈合，可引起关节畸形。骨骺改变以桡骨头部、股骨下端、胫骨近端常见。

关节软骨被破坏后，可发生继发性退变。关节间隙不规则变窄，关节面凹凸不平和硬化，关节面边缘骨质增生，关节面下有大小不等的囊状透光区。这些改变常见于关节内出血史较长的患者，多伴有关节周围组织萎缩，关节出现纤维强直。股骨髁间窝和尺骨鹰嘴窝增宽为血友病性关节炎的特征之一(图2-5-1)。

骨内出血可使远离关节的骨内出现不规则凿孔状稀疏区，常为多发性，边界锐利，有时围以硬化边（图2-5-2)。骨膜下出血可导致长骨骨干骨膜反应，亦可产生袖口状或三角状骨膜新骨，酷似恶性肿瘤。骨膜下血肿可出现不规则钙化。

2. MRI　可显示关节内出血、滑膜肥厚、软骨破坏、骨质破坏和软骨下骨囊肿形成。

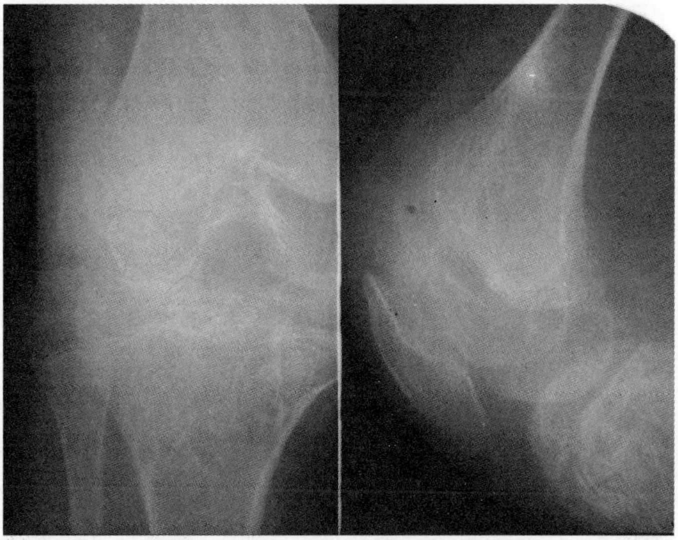

图 2-5-1　血友病性关节炎（一）
X 线平片示股骨髁间窝变深。

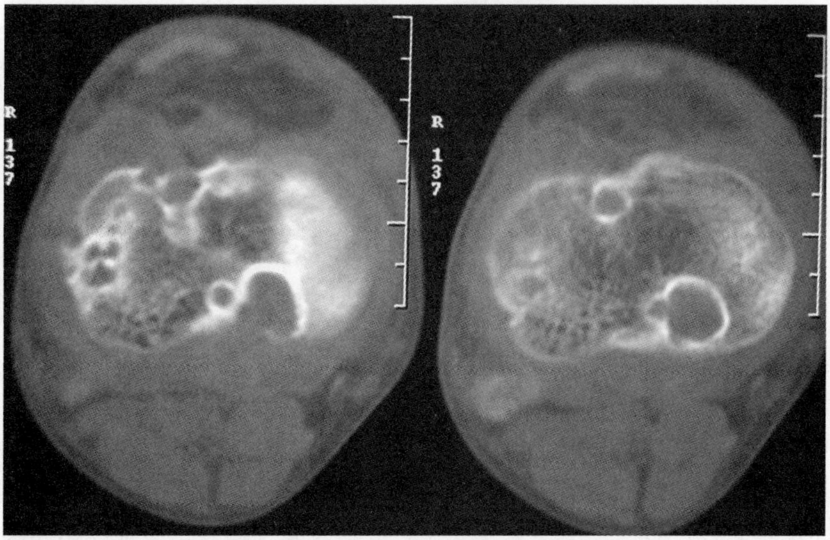

图 2-5-2　血友病性关节炎（二）
CT 平扫骨窗示关节面下骨质破坏，伴硬化边。

根据不同信号特点可用来判断关节内积血时间。慢性血友病性关节病滑膜不规则增厚，脂肪抑制的3D-GRE序列上呈介于液体和软骨之间的中等信号，软骨则为高信号，有利于区分软骨、滑液和骨质。T1WI和T2WI滑膜内均显示有低信号结节，代表纤维化和含铁血黄素沉着。后期可见软骨和软骨下骨侵袭（图2-5-3）。

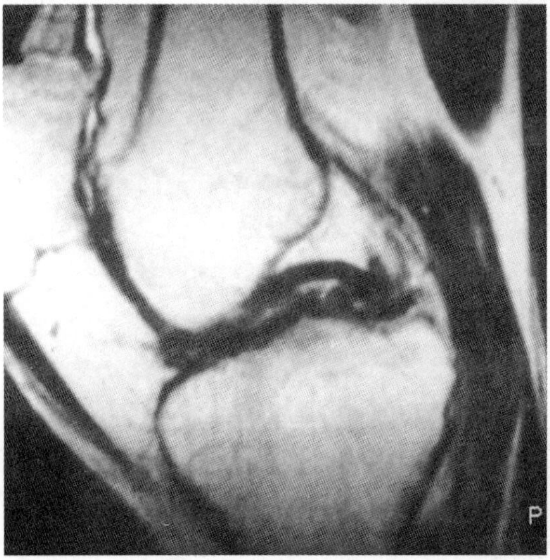

图2-5-3　血友病性关节炎（三）

矢状位SE T2WI示膝关节髌骨关节软骨损伤，关节面骨质破坏。

（二）鉴别诊断

1. 类风湿性关节炎　主要侵犯近端指间关节和腕关节，也可累及大关节。关节囊膨胀不如血友病性关节炎显著。类风湿因子阳性，凝血时间正常。

2. 退行性骨关节病　病变一般发生于中老年，软组织多不肿胀，关节面下骨的囊性骨质缺损较小，且较血友病少见。

3. 痛风　病变常侵犯手足小关节，伴有关节旁痛风结节。血清尿酸盐含量增高，凝血时间正常。

4. 化脓性关节炎　早期即有关节软骨和骨性关节面破坏，临床有明显的全身中毒症状和局部体征。

二、痛风性关节炎

痛风（gout）是嘌呤代谢紊乱性疾病。体液、血液中尿酸增加，尿酸盐沉着于各种间叶组织内引起炎症反应。沉积于关节并引起病变者，称为痛风性关节炎（gouty arthritis）。

临床上分为3期：①无症状期：仅有高尿酸血症；②急性关节炎期：起病急骤，关节剧痛，夜间明显。早期多侵犯单关节，以第1跖趾关节为多见（50%～90%），其次为踝、手、腕、膝、和肘等关节。数日至两周后症状缓解，关节炎逐渐消退，皮肤红肿渐渐恢复正常。间歇期可从数月到数年，关节完全恢复正常，以后每年可复发1～2次或数年复发1次，愈来发作愈频繁，间歇期愈短，受累关节逐渐增多；③慢性关节炎期：炎症不能完全消退，关节畸形僵硬。在耳轮和发病关节可发现痛风结节。长期痛风患者约1/3有肾脏损害。实验室检查显示血尿酸增高。

（一）影像学表现

1. X线、CT　常累及手足小关节，尤以第1跖趾关节多见。早期，X线表现为关节周围不对称性软组织肿胀。随着病情进展，手足小关节周围软组织肿块内出现斑点状密度较淡的钙化，关节面边缘可显示直径数毫米至2cm、边缘锐利、分界清晰的囊状穿凿状或虫噬状骨质缺损，随关节软骨破坏关节间隙开始变窄，病变相邻骨结构和密度多无异常。至慢性关节炎期，邻关节骨端内显示圆形、半圆形或分叶状骨质缺损区，边缘锐利，可呈蜂窝状改变。关节面不整齐，关节间隙变窄。骨端缺损区周围可伴有骨质增生硬化、皮质膨胀、骨赘形成、骨端增大或病理骨折。骨缺损区自中心向外增大，完全破坏骨性关节面并伴骨膜新骨形成时，骨端可呈杯口状缺损（图 2-5-4、5）。关节破坏可并发半脱位、关节强直和退变。骶髂关节可单侧或双侧受累，呈现关节边缘硬化，不规则囊状透光区，局部骨质疏松和关节间隙消失。骶髂部和髋部可有痛风石钙化。慢性痛风可有骨内钙化，呈不规则结节状或斑片状，类似骨梗死，多见于手、踝和腕部。

2. MRI　痛风结节 T1WI 多为均匀低信

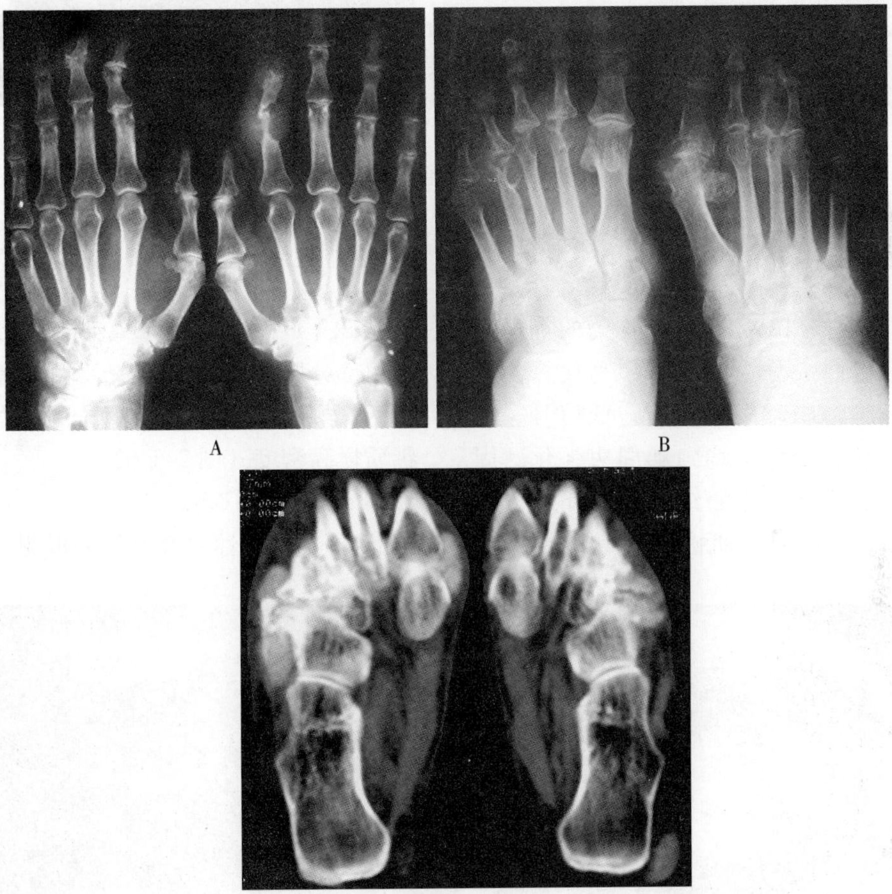

A　B　C

图 2-5-4　痛风性关节炎（一）

A：双手及腕正位 X 线片示指间关节和腕关节间隙变窄，右手第 2、3 远指间关节偏斜畸形，左侧第 2 近节指骨远侧部和中节指骨近侧部外压性吸收变细，并伴有相应的软组织肿块，双侧腕骨、右桡骨茎突及尺骨远端骨质内有小囊状透光区；B：双足正位 X 线片示左侧第 1、3 和右侧第 2、4 跖趾关节间隙变窄，相邻骨端内穿凿状骨质破坏，伴皮质轻度膨胀和软组织肿胀；C：CT 软组织窗示双侧骰跖关节面破坏硬化，边缘增生，周围有较高密度异常软组织结节。右侧第 1 楔跖关节周围亦见同样密度的结节。

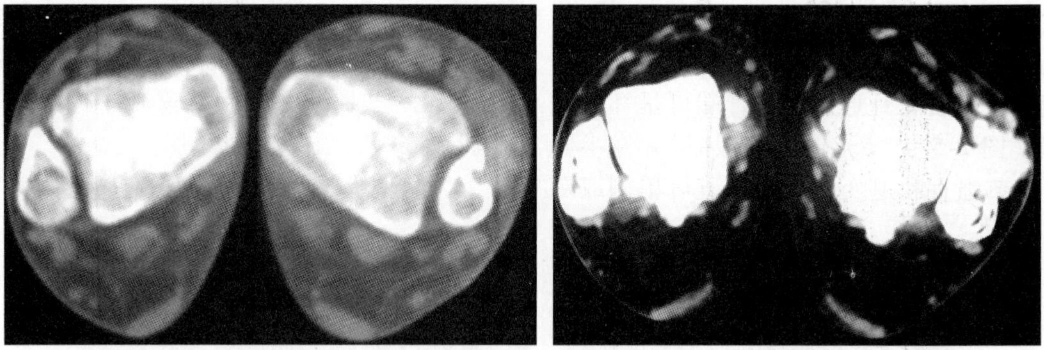

A　　B

图 2-5-5　痛风性关节炎（二）

A：CT 骨窗示右腓骨穿凿样骨质破坏，伴硬化缘和相邻皮质缺损；B：CT 软组织窗示右腓骨旁伴钙盐沉积的痛风结节。

号，与肌肉相仿，T2WI 多呈较均匀的等、高信号。其中蛋白成分为高信号，钙化、含铁血黄素、纤维组织和尿酸结晶为低信号。病灶多均匀强化，少数不均匀和周边强化。周边强化的原因可能是尿酸结晶周围环绕着肉芽组织。肌腱、韧带、肌肉甚至骨髓也可有强化。关节滑膜和纤维囊亦可较弥漫性增厚充填部分关节腔，并向关节囊外突出，T_1WI 呈低信号，T2WI 亦为低信号，CT 呈较均匀的钙质样高密度（图 2-5-6）。

（二）鉴别诊断

1. 类风湿性关节炎　多侵犯两手的近端

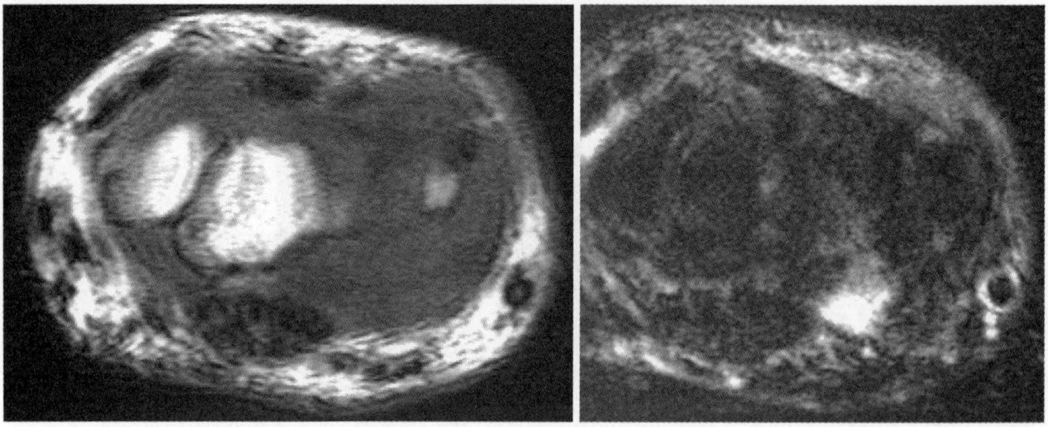

A　　B

图 2-5-6　痛风性关节炎（三）

A、B：MRI 横轴位　T1WI 和 T2WI 显示 T1WI 和 T2WI 均呈低信号的组织充填部分关节腔，并向关节囊外突出，CT 呈较均匀的钙质样高密度。

指间关节，有普遍性骨质疏松，以受累关节为中心，软组织呈梭形肿胀，骨端囊性骨缺损较小，不形成痛风结节。

2. 过敏性关节炎 其发作有转瞬即逝的特点，往往累及大关节，关节疼痛不明显。

3. 退行性骨关节病 无关节骨皮质侵袭和皮质下囊性骨质缺损，多见于远端指间关节。

4. 银屑病性关节炎 无痛风结节，血清中尿酸含量不增高。

5. 内生性软骨瘤 位于短管状骨骨干，呈不规则骨缺损，骨干膨大。

6. 继发性痛风 由红细胞增多症、白血病、肾病或药物所致。各具特有的病史、体征和实验室结果，不难鉴别。

三、假痛风

假痛风（pseudogout）又叫二水焦磷酸钙晶体沉积症（calcium pyrophosphate dihydrate crystal disease，CPPD），也称为软骨钙质沉着症（chondrocalcinosis），是二水焦磷酸钙晶体沉积于软骨或其他软组织引起的疾病。

好发年龄为40岁以上，且年龄愈大，发病率愈高。男女发病率相仿。临床表现复杂多样，关节炎是其主要表现。自病变关节中可抽出较黏稠、浑浊的淡黄色或黄绿色滑液，其内钙盐浓度高于血清。显微镜检查显示滑液内含中量到大量的杆状或菱形晶体，长度1～20μm。根据关节炎的表现可分为以下几种类型：

1. 假性骨关节炎型 约占50%，呈多发进行性骨性关节炎表现，多对称性累及膝、腕、肩、肘、掌指、髋、踝等关节。其中50%有急性假性痛风发作史。与一般骨性关节炎不同之处是：腕、肩及踝关节改变，髌骨改变及膝外侧间隙变窄更明显。

2. 假性痛风关节炎型 约占25%，呈反复发作的关节红、肿、热痛及压痛，多见于腕、肩、踝及膝关节，与痛风相似，但症状较轻。约20%伴有高尿酸血症，5%伴有尿酸晶体沉积。

3. 假性类风湿关节炎型 约占5%，与类风湿关节炎相似，可有晨僵、关节疲劳、急性凹陷性水肿、关节活动受限及关节挛缩屈曲、血沉增快、类风湿因子阳性（约占CPPD患者的10%），但关节受累常不对称。

4. 假性神经病性关节病 约占5%，类似夏科关节，关节破坏严重，可有软骨碎裂、脱落成游离体。

5. 无症状性软骨钙化症 影像学上可见纤维软骨，透明软骨，肌腱呈点状、线样钙化，但少见沉积于滑囊及关节囊，临床无症状。

6. 其他 发生于外伤或关节手术后，称为假外伤性关节炎。有的与强直性脊柱炎或弥漫性特发性骨增生症相似，亦可出现脊髓及神经根受压症状，主要是CPPD晶体沉积于黄韧带所致。

（一）X线、CT表现

1. 透明软骨钙化 常对称性累及两侧关节为本病特征。多呈完整或断续的细线样致密影，平行于骨性关节面，与骨性关节面之间可有1～2mm的间隙，颇具特征。钙化多见于炎性症状出现之前的关节或无症状关节。相反，X线表现正常，关节可有明显关节炎症状，并在关节滑液里发现焦磷酸钙晶体。透明软骨钙化最常见于膝关节（发生率为7%），其次为腕、肘、髋、踝，肩等大关节，骶髂关节也可发生。

2. 纤维软骨钙化 最常见于膝关节半月板，其次为耻骨联合、腕部三角软骨盘、髋臼唇缘、肩胛骨盂唇、肩锁和胸锁关节的纤维软骨盘，以及颈腰椎椎间盘和纤维环（图2-1-22）。

3. 关节囊和肌腱附着处钙化　关节囊的钙化常见于肘、趾、掌、指及肩关节（图2-5-7）。软组织钙化时可见于跟腱、肱三头肌、股四头肌、冈下肌腱和肩峰上滑囊。钙化呈点状、线样或不规则钙质样高密度灶，也可呈团块状、痛风结节样或肿瘤样钙化。累及脊柱时，钙化主要发生于胸腰部棘上、棘间和黄韧带。软组织内血管壁钙化亦常见。

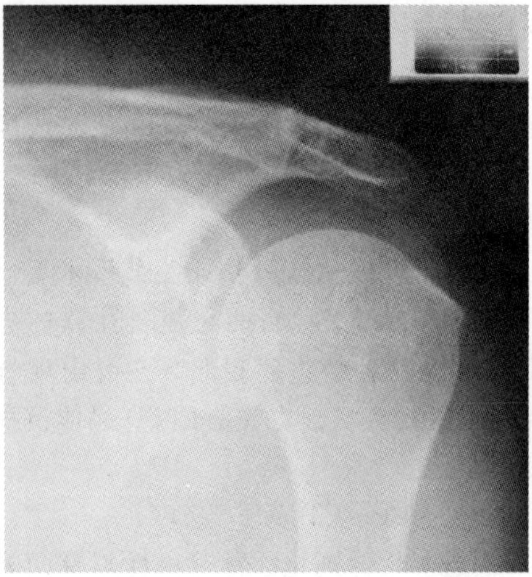

图2-5-7　假痛风

X线平片示肩关节囊钙化。

4. 关节退变　类似退行性骨关节病表现，包括关节间隙狭窄、关节面硬化和关节面下囊肿形成。常对称性累及膝、腕和掌指关节。

CT常可发现X线平片不能发现的微小钙化点及其空间位置。薄层高分辨率扫描对于微小囊变和钙化腱鞘下方骨侵袭的显示，亦优于X线平片。CT尚可较准确显示类痛风结节样钙化和脊柱黄韧带钙化所致的椎管狭窄，尤其是肿瘤样痛风结节团块的范围，及其与周围结构的关系。

（二）鉴别诊断

1. 痛风性关节炎　常累及手足小关节，以第1跖趾关节最常见。血尿酸升高。极光显微镜下滑液内尿酸晶体为强烈的隐性双折射。多有明显不均匀软组织肿胀及骨侵蚀，少有软骨钙化，多局限于膝、腕部纤维软骨，且为不对称性的微细钙化，痛风结节多均匀强化；而CPPD的关节软骨钙化常对称性累及透明软骨及纤维软骨，结节多无强化。

2. 退行性骨性关节病　影像学表现与CPPD相似。但后者退行性变呈进行性加重，并常有急性假痛风发作史及软骨钙化。膝关节CPPD易侵犯外侧间隙和髌骨，而退行性骨关节常侵犯内侧间隙。

3. 黑酸尿性关节炎　椎间盘钙化、耻骨联合及肩、膝、髋关节周围软组织和肌腱钙化虽与假痛风相似，但本病自婴儿期即出现尿色发黑等症状，且持续终生，尿中可检出尿黑酸。椎间盘钙化为层状。

四、羟磷灰石钙沉积病

羟磷灰石钙沉着病（calcium hydroxyapatite deposition disease，calcium HADD）系羟磷灰石钙（calcium hydroxyapatite），也称钙化性肌腱炎。病理为包括八钙磷酸盐和三钙磷酸盐在内的碱性磷酸钙晶体沉积，可引起关节周围软组织急性炎症或慢性关节病。

一般分为关节周围型和关节内型：①关节周围型多见于40～70岁，无性别差异。最常累及肩部冈上肌肌腱，其次为腕、手、肘、足和髋部。主要症状为突发性疼痛，局限性压痛和肿胀，以及关节活动受限，多为单关节发病；②关节内型多见于老年人，女性较男性多见。HA 晶体沉积所致的破坏性关节病变常发生于肩关节，表现为肩痛，无力。

（一）影像学表现

1. 关节周围型 X 线上，慢性钙质沉积表现为肌腱或关节周围内无定形、绒毛状、密度较淡的条束状或圆形致密影，无骨小梁结构。受累肌腱或韧带附着处可出现骨糜烂。肩关节受累患者 50% 为双侧性，冈上肌肌腱最常见。其他发病部位包括颈长肌、臀肌和尺侧屈腕肌肌腱。

2. 关节内型 X 线表现正常或呈现无定形绒毛状致密影。当出现关节内钙化时，常伴有退行性骨关节炎改变。常累及手部小关节，其次为腕、膝、髋和肩关节。HA 晶体沉积所致的破坏性关节病变常发生于肩关节，表现为节间隙变窄或消失，肱骨头与肩盂关节面糜烂和软骨下骨硬化。亦可见于膝关节，常双侧对称，X 线改变常较临床症状明显。

（二）鉴别诊断

1. 关节周围型

（1）焦磷酸钙沉积病 除显示肌腱、关节囊和滑膜钙化外，多有关节软骨钙化。

（2）痛风性关节炎 除软组织内痛风结节钙化外，邻关节骨端多有圆形、类圆形骨破坏区，可有硬化边缘和皮质膨胀。

2. 关节内型

（1）退行性骨关节病 无关节囊或滑膜钙化。膝关节受累时以内侧股胫关节较重。

（2）焦磷酸钙沉积病 常为多关节受累，并有软骨钙化，透明软骨和纤维软骨性结构均受侵犯。

五、血色素沉着病

血色素沉着病（hemochromatosis）又称血色病，是一种较少见的先天性铁代谢紊乱性疾病。本病好发于 40 岁以上男性，男女之比约为 10∶1。主要表现为皮肤色素沉着，肝脾大，糖尿病，心脏增大，性功能减退和关节肿痛。关节病变多见于 50 岁以上的中老年人，常由掌指关节开始并逐渐累及手部其他关节、腕关节乃至大关节。关节积液中有磷酸钙结晶。血清铁增高。

X 线上关节炎多见于手部，掌指关节、腕关节和近侧指间关节均可受累，但罕有远指间关节发病。掌骨头（尤为 2、3 掌骨头）和腕骨软骨下小囊状透光区，常伴有纤细硬化缘和邻近关节间隙变窄，颇具诊断特征。少数患者显示掌骨头增大，关节面侵蚀或关节面边缘骨刺形成，而无小囊状透光区形成。髋、膝关节受累时，呈现关节间隙变窄和关节面骨刺等骨性关节炎改变。股骨头可显示软骨下囊肿、塌陷变扁和关节负重区迅速破坏。约 2/3 患者发生关节软骨钙化，最常见于膝关节半月板，其次为腕部三角软骨、髋、肘、耻骨联合和肩关节。脊柱也可受累，表现为骨性终板破坏伴有碎骨片。

肝脏在 CT 上密度明显增高，在 MRI 上 T1WI、T2WI 信号明显降低，呈所谓“黑肝”。

（刘吉华 牛军杰 连鸿凯）

第六章

滑膜肿瘤和肿瘤样病变

一、滑膜骨软骨瘤病

滑膜骨软骨瘤病（synovial osteochondromatosis）主要发生于关节滑膜，亦可发生于具有滑膜组织的滑囊和腱鞘。本病属于肿瘤样病变，近年来认为系由于滑膜组织受刺激后化生而来。多继发于创伤性关节炎和关节退行性变。病理上，滑膜增生肥厚，并形成大小不等的软骨体、骨体或骨软骨体，多以蒂与滑膜相连。若脱落于关节囊内，则称为游离体。

本病男多于女，30～50 岁多见，好发部位依次是膝、肘、髋、踝、肩、下颌及手足等关节。一般为单关节发病，偶可多关节或对称性发病。主要症状为肿胀疼痛、运动障碍。活动时可有摩擦音和关节绞锁。少数可扪及游离体。

（一）影像学表现

1. X 线、CT　关节腔或滑囊所在部位见

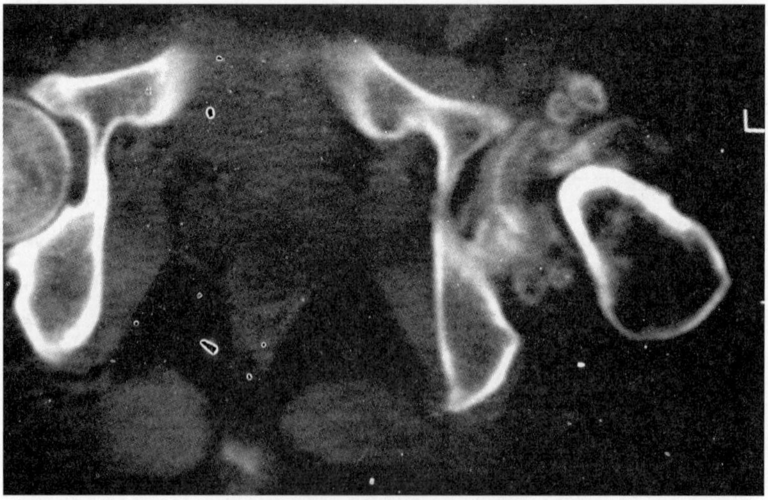

图 2-6-1　髋关节滑膜骨软骨瘤病

CT 骨窗示左髋关节囊腔内类圆形钙质样高密度结节，边缘密度更高，关节明显退变。

分散或密集的圆形或卵圆形致密颗粒或结节，亦可为桑椹状、花朵状、柿饼状或网格状。数目不一、直径数毫米到数厘米不等。典型者中心部为浅淡的松质骨，周围部为致密的钙化环带。少数为伴皮质边缘的松质骨块或完全钙化的致密结节。游离者多簇集于关节囊或滑囊的松弛部。压迫邻关节骨端，可形成局限性骨吸收。病变所在关节可呈现肿胀和退变（图 2-1-15、16，图 2-6-1）。

2. MRI　瘤体信号强度取决于瘤体成分。骨软骨体中心区为短 T1、长 T2 信号，外围区随钙化数量不同而呈中等 T1、长 T2 或长 T1、短 T2 信号。完全钙化软骨体 T1WI 和 T2WI 均呈明显低信号；未钙化软骨体 T1WI 为中等信号，T2WI 为高信号。骨体呈短 T1、长 T2 骨髓信号。当出现关节积液时，T2WI 表现为高信号关节积液内出现圆形、类圆形低信号缺损（图 2-1-16）。

（二）鉴别诊断

1. 剥脱性骨软骨炎　游离体多为单个，同时有关节面及其下方的局限性软组织密度骨缺损。

2. 骨性关节病　骨赘脱落所形成的关节游离体多较小，形态不规则，缺乏中心区和周围区密度及信号差别。两者可相互并发。

3. 神经性关节病　除有游离体外，尚见邻关节骨端密度增高、崩解及无痛性肿大。

二、滑膜肉瘤

滑膜肉瘤（synoviosarcoma）是一种具有向滑膜组织分化的恶性肿瘤。除关节、腱鞘和滑囊外，亦可发生于肌肉、骨骼、胸腹壁、眼眶和椎旁等部位。滑膜肉瘤占软组织肿瘤的 8.3%。

发病年龄 9 ~ 67 岁，以 15 ~ 30 岁最多，男多于女。好发于四肢部（占 82.7%），其中下肢占 60% ~ 70%。发生于关节内者少见，不足 10%。主要症状局部为疼痛、肿块和活动受限。肿块表面肤色多正常，界限常不清，可出现局部静脉怒张。远处转移以肺部多见，其次为淋巴结和骨骼。

（一）影像学表现

1. X 线、CT　表现为类圆形或分叶状软组织肿块，边界清楚或模糊，呈等或略低于肌肉密度，肿块内可有细沙状、斑点状或不定形钙化。软组织肿块周围骨质可有压迫性或侵袭性破坏，常跨关节侵犯多骨，也可为弥漫性溶骨性骨破坏伴骨膜反应。骨膜增生可呈层状、放射状，范围局限，与软组织肿块紧密相连（图 2-6-2 ~ 5）。增强扫描肿瘤组织呈均匀或不均匀强化（图 2-6-5）。

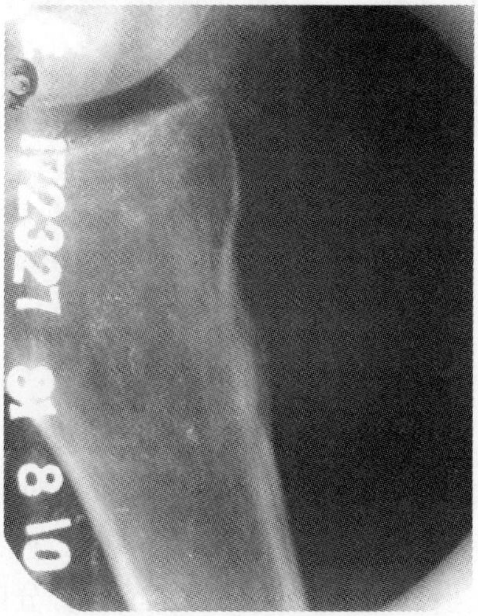

图 2-6-2　滑膜肉瘤

X 线平片示软组织肿块邻近骨质局限性骨侵蚀和骨膜反应。

2. MRI　肿瘤缺乏特异性信号。T1WI 与肌肉类似，SE T2WI 高于皮下脂肪，FSE T2WI 略低于脂肪信号，边界清楚或模糊，其

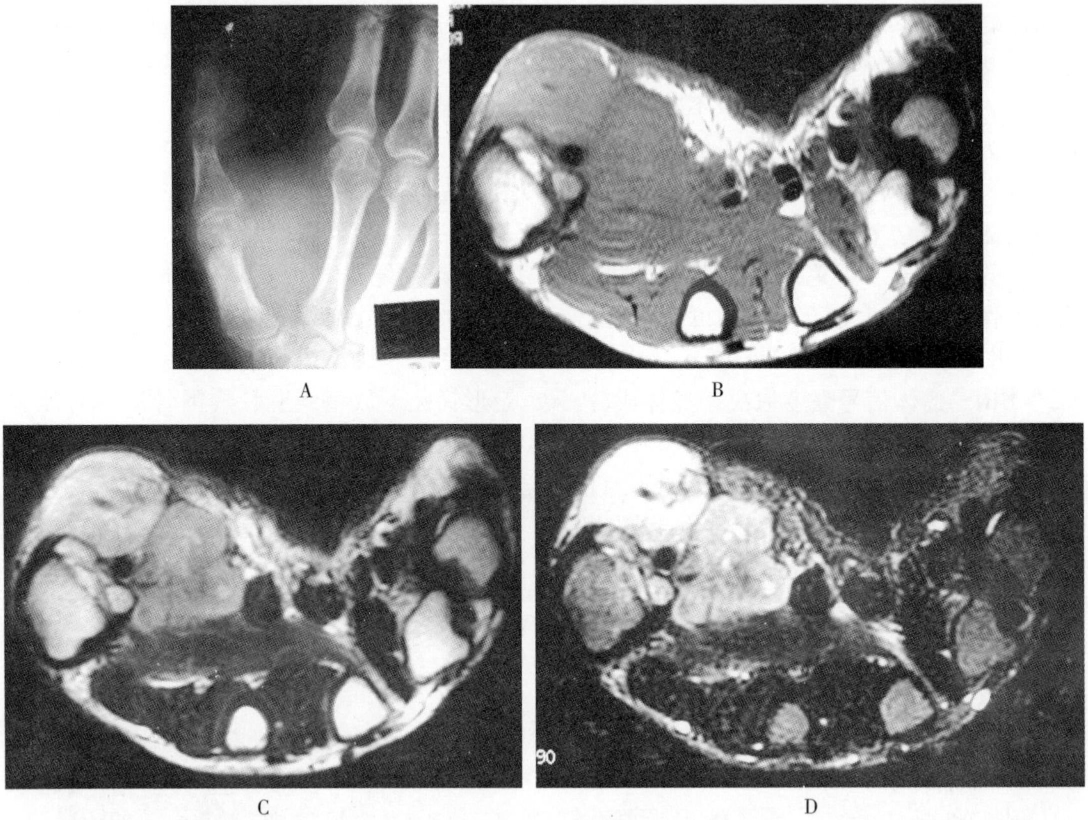

图 2-6-3　手部滑膜肉瘤

A：右手拇指侧位 X 线片示第 1、2 掌骨间软组织肿胀，第 1 掌指骨骨质疏松；B、C：MRI 横轴位 SE T1WI 和 FSE T2WI 示大鱼际肌区分叶状等 T1、长 T2 肿块，包绕拇长屈肌腱，并侵犯掌骨皮质；D：MRI 横轴位脂肪抑制 FSE T2WI 示肿块边界显示更清楚。

内可见条带状低信号间隔。少数病例 T2WI 呈与肌肉相似的信号。10% ~40% 可见液液平面，其中下部液面 T1、T2 均较短。通常，肿块长径小于 5cm 时，信号均匀，有分隔，境界清楚，难以与良性病变相鉴别。病灶增大时，T2WI 信号不均，边缘由清楚变模糊。肿瘤内出血 T1WI 和 T2WI 均呈高信号（图 2-6-4）。增强扫描肿瘤不均匀强化。

（二）鉴别诊断

1. 绒毛结节性滑膜炎　病灶生长缓慢，边界清楚，密度均匀，多呈长 T1、短 T2 信号，增强扫描较均匀强化，极少出现钙化和大块状边界模糊的溶骨性破坏区。

2. 其他软组织肿瘤　主要根据发病部位进行鉴别。

三、色素沉着绒毛结节性滑膜炎

色素沉着绒毛结节性滑膜炎（pigmented villonodular synovitis）又称滑膜黄色瘤病、黄色瘤、黄色肉芽肿、绒毛性关节炎、出血性绒毛滑膜炎、关节黄色样肿瘤、巨细胞纤维瘤，是一种发生于滑囊、腱鞘和关节滑膜的慢性增生性疾病，恶性者罕见。

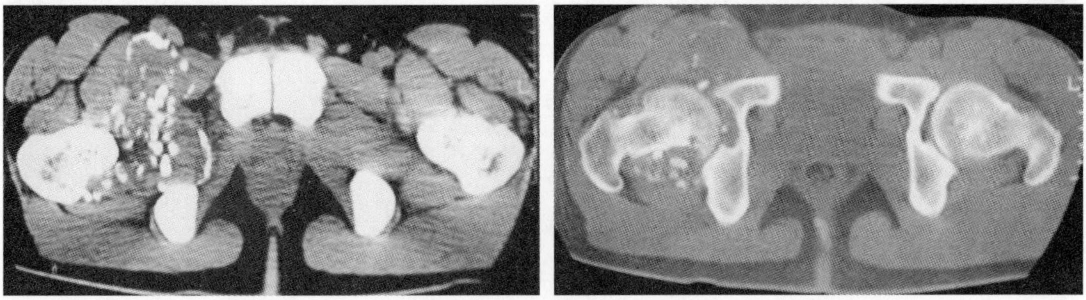

A　　　　B

图 2-6-4　髋关节滑膜肉瘤（一）

A：CT 软组织窗示右侧关节囊腔区分叶状低密度异常软组织肿块，内有钙质样高密度颗粒状，边缘有壳状钙化；B：CT 骨窗示股骨头颈前后缘压迫性骨吸收及邻近骨质圆形骨破坏。

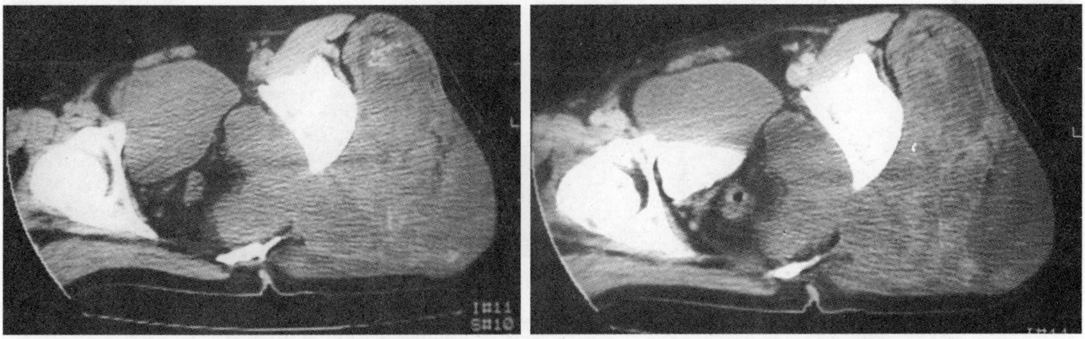

A　　　　B

图 2-6-5　髋关节滑膜肉瘤（二）

A：CT 平扫示左臀部分叶状略低密度肿块，伴有点条状和磨玻璃样钙质样高密度；B：CT 增强扫描示肿块轻度不均匀强化。

本病分为局限型和弥漫型两类，以弥漫型较常见。局限型又称腱鞘巨细胞瘤（见第三篇）；弥漫型，整个滑膜面由绒毛状或结节状增生的团块状物所覆盖，而呈苔藓状或髭状。

好发年龄 30 ~ 50 岁。起病缓慢，常单发于一个关节，偶尔多发，好发于膝关节，其次为髋、踝、肩、肘等大关节。初期可无明显症状。随着病变进展，受累关节可呈慢性进行性肿胀，以后可伴有关节部疼痛、压痛和活动受限。当绒毛结节突破关节时，关节周围可出现结节状团块。

（一）影像学表现

1. X 线、CT　X 线显示关节肿胀，CT 显示滑囊、腱鞘或关节滑膜上局限性圆形、类圆形、分叶状肿块和弥漫性不均匀增厚，并突向关节腔内，近似或高于肌肉密度，偶可见磨玻璃样钙质样高密度。病变可侵入相邻骨端，呈现单个或多个圆形、类圆形骨质缺损，边界清晰，伴薄层硬化缘（图 2-1-8，2-6-6、7）。增强扫描明显较均匀强化。受累关节亦可发生退变，多表现为关节边缘增生，骨性关节面下囊变，但关节间隙一般保持正常。受累滑囊、腱鞘或关节腔内多有少量或中等量积液。晚期可出现关节间隙狭窄。

2. MRI 关节滑膜呈结节状或（和）弥漫性增厚，T1WI 与肌肉信号相似，T2WI 因含铁血黄素的顺磁作用亦呈与肌肉相近的低信号。T2WI 高信号或不均匀的高低混杂信号，在各种序列上均见有霉斑样或胡须样低信号为本病特征（图 2-6-6、8）。与骨髓相比，滑囊、腱鞘或关节腔内积液呈长 T1、长 T2 信号。约半数病例出现骨侵袭，早期骨内病变边界模糊，后期边界清楚并出现长 T1、短 T2 硬化线。病变区多呈明显较均匀强化（图 2-6-6）。

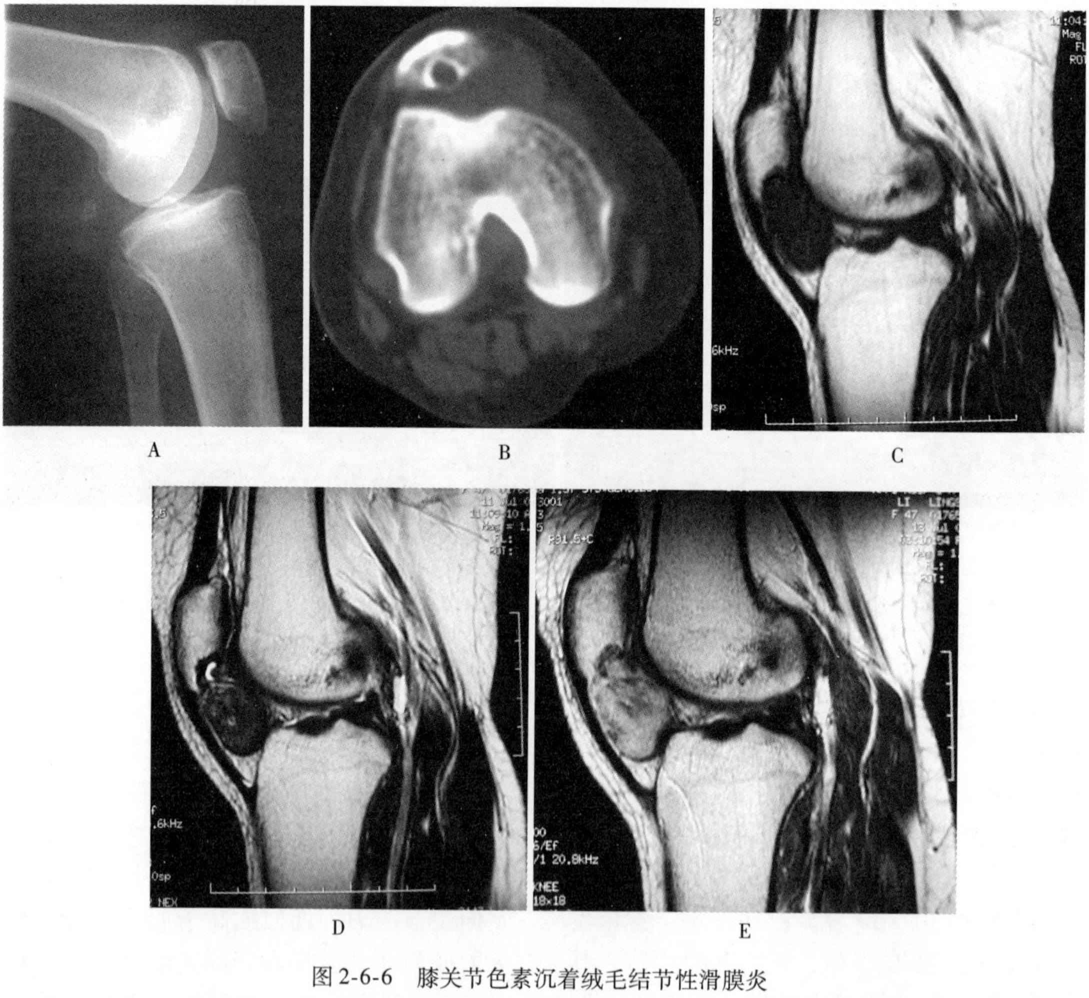

A B C D E

图 2-6-6 膝关节色素沉着绒毛结节性滑膜炎

A：左膝关节正位 X 线片示髌骨下缘半圆形破坏区，伴硬化边，髌下脂肪垫内异常软组织致密影；B：CT 骨窗更清楚显示髌骨下缘半圆形破坏区，伴硬化边；C、D：MRI 矢状位 SE T1WI 和 FSE T2WI 示髌下脂肪垫区软组织块影，T1WI 呈与肌肉相似的低信号，T2WI 仍以低信号为主，伴有斑点状不同程度长 T2 信号，髌骨下缘骨质破坏；E：Gd-DTPA 静脉注射后 SE T1WI 示病灶异常软组织成分大部中等强化。

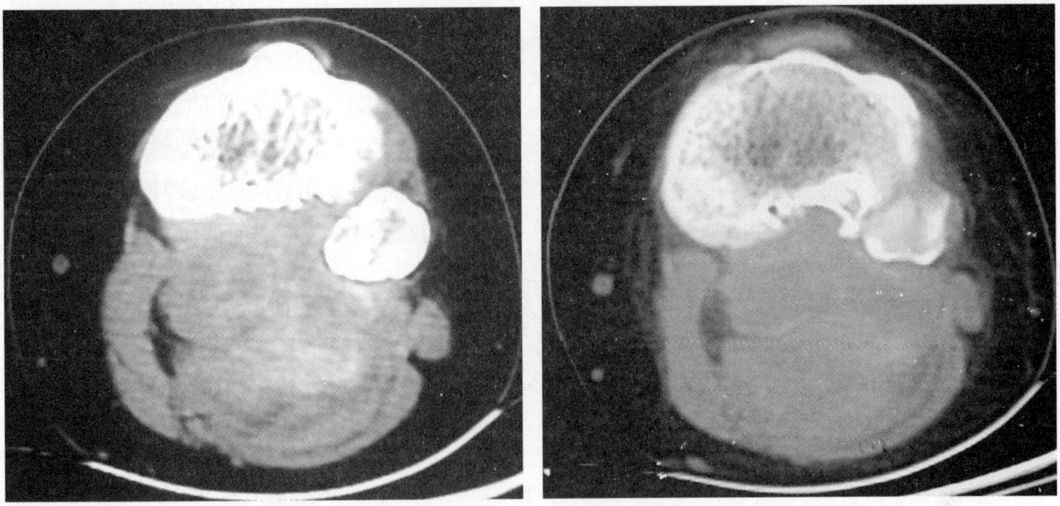

A　　　　　　　　　　　　B

图 2-6-7　膝部色素沉着绒毛结节性滑膜炎

A：CT 软组织窗示左腘窝等密度肿块，内有磨玻璃样高密度影；B：CT 骨窗示左胫骨后方局限性骨吸收，边缘光整、硬化。

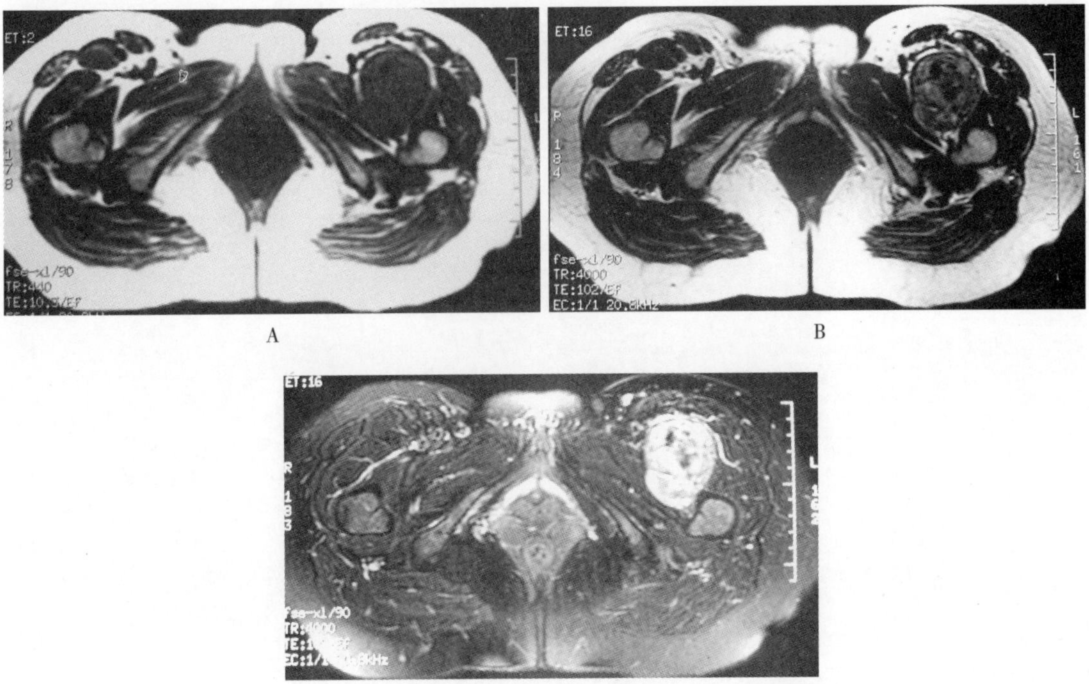

A　　　　　　　　　　　　B

C

图 2-6-8　髂腰肌囊色素沉着绒毛结节性滑膜炎

A～C：MRI 横轴位 SE T1WI、FSE T2WI 和脂肪抑制 FSE T2WI 示左髂腰肌囊区边界清楚的等 T1、略长 T2 肿块，内有长 T1、短 T2 斑点（含铁血黄素沉着）。

（二）鉴别诊断

1. 滑膜肉瘤　软组织内可出现小钙化点，骨质破坏区边缘模糊且不规则，无弥漫性滑膜增厚。

2. 早期滑膜骨软骨瘤病　滑膜结节呈中等T1、长T2信号，无弥漫性滑膜增厚和相邻骨性关节面破坏，不难与色素沉着绒毛结节性滑膜炎相鉴别。

3. 类风湿性关节炎　常对称发病，滑膜及关节周围软组织弥漫性肿胀，呈长T1、长T2信号，多同时伴有骨质疏松和关节间隙变窄，可与色素沉着绒毛结节性滑膜炎相鉴别。

4. 骨型关节结核　破坏区多位于骨内，而非边缘部位，增强扫描多无明显强化。

（刘吉华　牛军杰　连鸿凯）

第七章

其他类型关节病

一、肥大性骨关节病

肥大性骨关节病（hypertrophic osteoarthropathy）又称马-斑（Marie-Bamberger）综合征，分特发性和继发性两种。特发性可能与遗传有关。继发性常见于肺部病变、先天性心脏病、肝脏病变、血液疾病、消化道病变。其中继发于肺部病变者最为常见，因而有称为肺性肥大性骨关节病者。主要表现为慢性增生性骨膜下骨炎。

继发性肥大性骨关节病自幼儿至老年均可发生，男性多于女性。杵状指（趾）为常见体征。少数病例杵状指（趾）较关节症状出现更早。四肢关节疼痛、肿胀为常见症状。疼痛以前臂和小腿显著，呈持续性或游走性，有时可伴有发热。骨关节症状可早于或晚于原发病症状，或与原发病同时出现（特发性者见第一篇第十章）。

X线上，主要表现为四肢远端骨膜新骨形成，常见于肘、膝关节以下部位，以胫、腓、尺、桡以及手足之短管状骨最常见，其次为肱、股、肩、锁等骨。严重病例，骨膜增生可见于髌骨、籽骨和跟骨。末节指（趾）骨、椎体、盆骨、肋骨、颅骨、跗，腕骨较少受累。骨膜增生均为双侧对称，多由骨干远端开始向近端蔓延，程度逐渐减弱。严重者可覆盖全部骨干，甚至骨骺。增生骨膜常呈花边状或葱皮样（分层状），厚度1～10mm不等，并可随原发病灶之清除而停止或吸收。骨皮质和髓腔多不受累（图2-7-1）。软组织改变主要呈现杵状指和末节指骨粗隆处软组织增厚，不伴有骨质吸收。关节可显示积液和骨端骨质疏松改变，但不多见。

婴幼儿特发性可有颅缝增宽，缝间骨增多。四肢长骨和短管状骨有多发性对称性层状骨膜增生，骨干增粗，结构粗糙（图2-7-2）。指（趾）远端软组织呈杵状增粗，末节指骨骨质疏松，可呈囊状或栅格状。韧带钙化，韧带附着处有骨刺形成，可致关节或脊柱强直。

二、大骨节病

大骨节病（osteoarthrosis deforms endemica）系发育期致病的以关节软骨、骺软骨和骺板软骨变性坏死为基本病变的地方性骨病。主要分布于我国东北地区。

本病多累及四肢关节，双侧对称，以手、足、踝和肘部最常见、最明显。主要症状和体征为侏儒及对称性关节肿大、疼痛和畸形。实验室检查血清碱性磷酸酶含量增高。

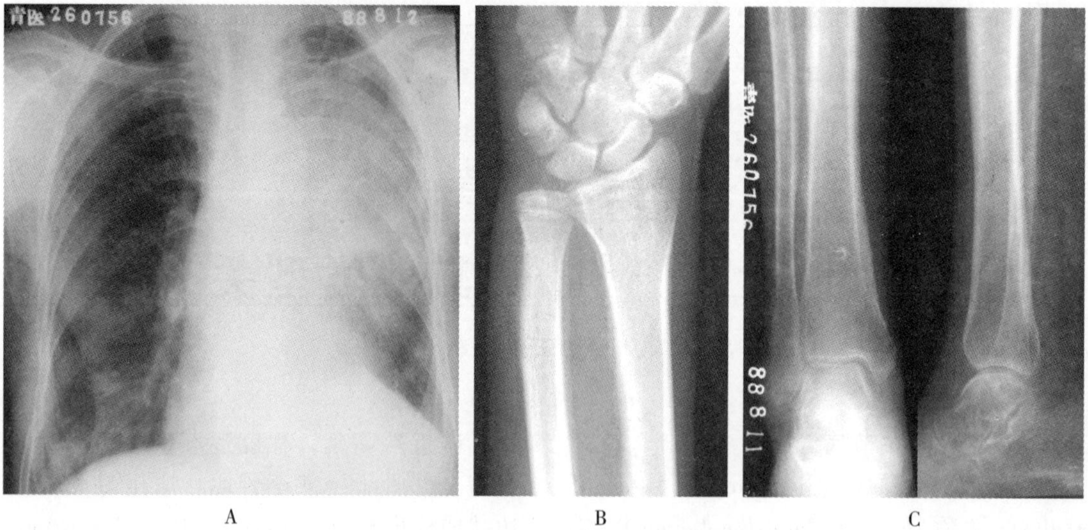

图 2-7-1 肥大性骨关节病

系肺癌患者。A～C：X 线平片示尺桡骨和胫腓骨广泛骨膜增厚，呈层状。

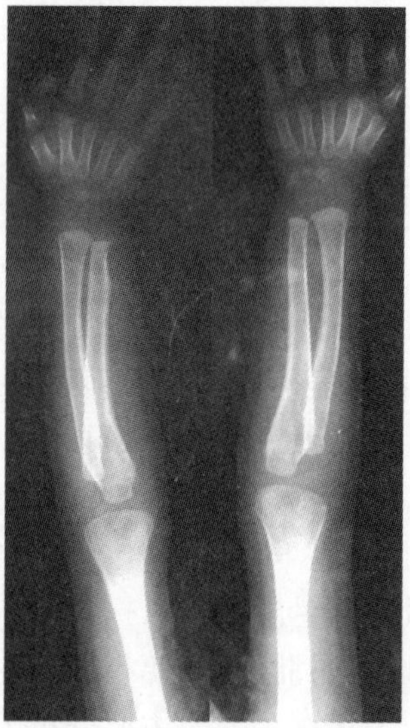

图 2-7-2 特发性肥大性骨关节病

X 线平片示双侧尺、桡骨对称性骨膜增厚。

（一）影像学表现

X线上根据发病年龄和部位大致分为4型，即干骺型、骨骺型、骨端型和关节型。

1. 干骺型　好发于5岁左右儿童，二次化骨中心出现之前。多最早显示先期钙化带增厚、硬化、模糊、齿状不规则或呈多条硬化线，干骺端凹陷伴硬化。重者干骺端凹陷并向两侧形成尖角，骨质内显示不规则硬化区及透光区。

2. 干骺骨骺型　多见于12岁左右儿童，干骺骨骺闭合前。干骺端深陷、硬化并膨大。骨骺早期边缘模糊，均匀性致密，可呈锥形并嵌入凹陷的干骺端，严重者碎裂形成关节内游离体。干骺骨骺中心早闭。骨干短缩。

3. 骨端型　多见于16岁左右青少年，干骺骨骺闭合前后。轻者骨性关节面毛糙，骨端平直、不规则、硬化。重者骨性关节面凹陷、硬化，边缘刺状增生。骨端囊变、破碎，

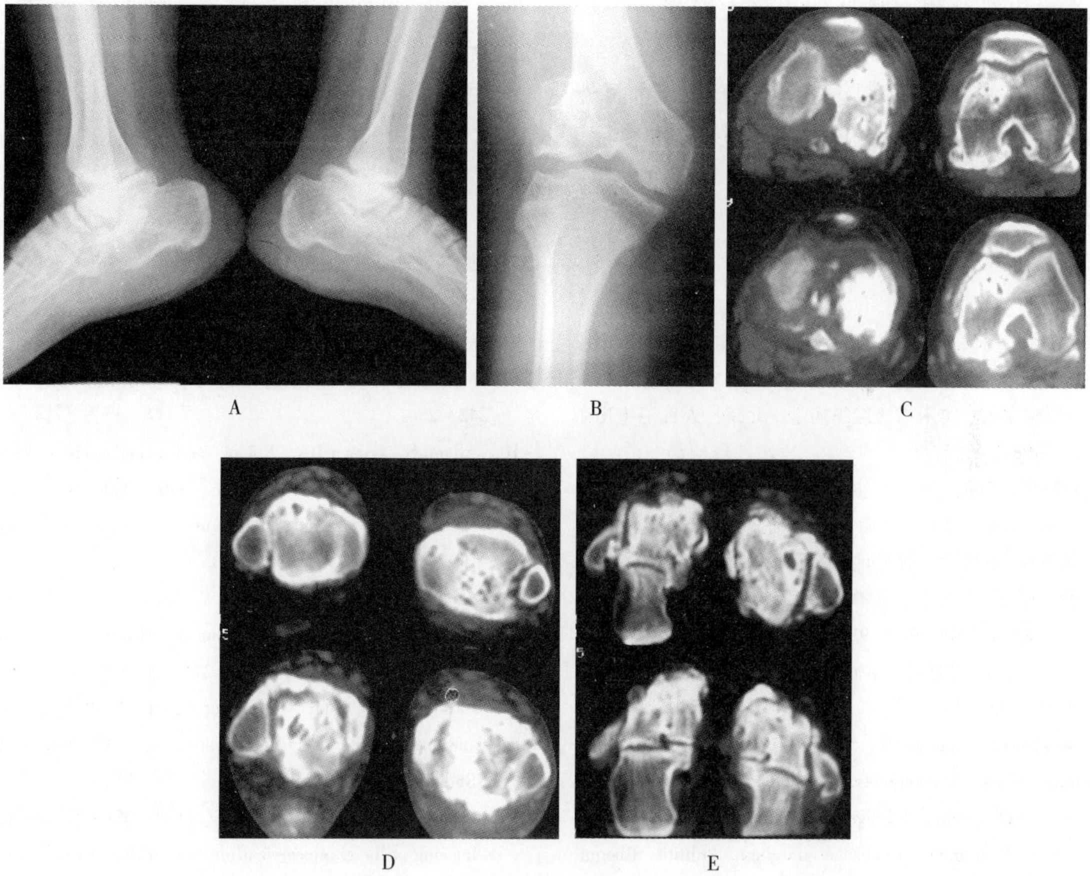

图2-7-3　大骨节病

A：双踝关节侧位X线片示双距骨明显扁平，密度增高，跟距骨短小，足弓及跟骨角变小，胫腓骨骨端粗大，距胫、距舟关节面硬化并不规则；B：右膝关节正位X线片示关节相邻骨端增粗，股骨外髁扁平，关节面不规则硬化和边缘增生；C、D、E：CT骨窗示膝关节、距胫关节和跗骨间关节关节面硬化，边缘增生和关节面下小囊变。

形成游离骨块。关节间隙变窄，骨干干骺粗短。

4. 骨关节型　见于干骺骨骺闭合后。X线表现为骨端膨大，骨干粗短。关节间隙变窄，关节面硬化、凹陷、平直和不规则，关节内游离体。严重者出现关节半脱位和畸形。

在踝关节，距骨改变明显且颇具特征，其次为跟骨。早期，胫距关节间隙变窄，继而距骨关节面硬化并呈波浪状；晚期，距骨不均匀性密度增高及囊变，颈部缩短，滑车低平，头部上翘。胫骨骨端粗大畸形。跟骨短缩、扁平（图2-7-3）。

在腕关节，先有腕骨骨质疏松，继而外缘模糊、不规则、硬化、棱角形成和囊变。重者体积变小，间隙变窄，并形成小碎骨片。桡骨远端关节面硬化，倾斜度变小。远尺桡关节畸形、脱位。

在肘关节，鹰嘴窝变深，肱骨内外侧髁及鹰嘴肥大，近尺桡关节脱位。

脊柱改变多见于儿童及青少年，表现为曲度变直或轻度侧弯，椎体扁平，外侧缘凹凸不平，上下缘波浪状骨硬化，椎间隙不均匀。

（二）鉴别诊断

应于退行性骨关节病，软骨发育不良，骨骺发育不良和脊柱骨骺发育不良并进行性骨关节病相鉴别，结合流行病史不难诊断。

（刘吉华　牛军杰　连鸿凯）

参考文献

1. 徐爱德，徐文坚，刘吉华，等. 骨关节CT和MR诊断学. 济南：山东科学技术出版社，2002，278.
2. 卢君健主编. 实用结缔组织病学. 北京：人民卫生出版社，1987，1-5.
3. 张晓莉，李鹰，韩美君主编. 医学免疫学和微生物学. 北京：军事医学科学出版社，1998，54-74.
4. 何晓琥，曾庆馀. 幼年型类风湿性关节炎和成人Still病. 见：蒋明，朱立平，林孝义主编. 风湿病学. 北京：科学出版社，1995，915-929.
5. 张乃峥主编. 临床风湿病学. 上海：上海科技出版社，1999，107-111.
6. Backhaus M, Kamradt T, Sandrock D, et al. Arthritis of the finger joints. A comprehensive approach comparing conventional radiography, scintigraphy, ultrasound, and contrast-enhanced magnetic resonance imaging. Arthritis Rheum, 1999, 42:1232.
7. 张乃峥主编. 临床风湿病学. 上海：上海科技出版社，1999，118-139.
8. 张乃峥主编. 临床风湿病学. 上海：上海科技出版社，1999，84-90.
9. 马宝骊. 自身免疫与自身免疫疾病. 见：蒋明，朱立平，林孝义主编. 风湿病学. 北京：科学出版社，1995，242-254.
10. Albani S, Carson DA. Etiology and pathogenesis of rheumatoid arthritis. In: Koopman WJ. eds. Arthritis and allied conditions. 13th ed. Baltimore: Williams & Wikins, 1997, 977-992.
11. Sanders TG, Linares R and Su A. Rheumatoid nodule of the foot: MRI appearances mimicking an indeterminate soft tissue mass. Skeletal Radiol, 1998, 27 (8):457.
12. Agildere AM, Tutar NU, Yucel E, et al. Pachymeningitis and optic neuritis in rheumatoid arthritis: MRI findings. Br J Radiol, 1999, 72 (856):404.
13. Einig M, Higer HP, Meairs S, et al. Magnetic resonance imaging of the craniocervical junction in rheumatoid arthritis: Value, limitations, indications. Skeletal Radiol, 1990, 19 (5):341.
14. Oostveen JC, Roozeboom AR, van de Laar MAFJ, et al. Functional turbo spin echo magnetic resonance imaging versus tomography for evaluating cervical spine involvement in rheu-

matoid arthritis. Spine, 1998, 23 (11):1237.

15. 吴恩惠主编. 医学影像诊断学. 北京：人民卫生出版社，2001，415－417.

16. Damron TA, Heiner JP. Rapidly progressive protrusio acetabuli in patients with rheumatoid arthritis. Clin Orthop, 1993, (289):186.

17. Nakahara N, Uetani M, Hayashi K, et al. Gadolinium-enhanced MR imaging of the wrist in rheumatoid arthritis: Value of fat suppression pulse sequences. Skeletal Radiol, 1996, 25 (7):639.

18. Gasson J, Gandy SJ, Hutton CW, et al. Magnetic resonance imaging of rheumatoid arthritis in metacarpophalangeal joints. Skeletal Radiol, 2000, 29 (6):324.

19. Rubens DJ, Blebea JS, Totterman SMS, et al. Rheumatoid arthritis: evaluation of wrist extensor tendons with clinical examination versus MR imaging-a preliminary report. Radiology, 1993, 187 (3):831.

20. Stiskal MA, Neuhold A, Szeed M, et al. Rheumatoid arthritis of the craniocervical region by MR imaging: detection and characterization. AJR, 1995, 165 (3):585.

21. McGonagle D, Conaghan PG, O'Connor P, et al. The relationship between synovitis and bone changes in early untreated rheumatoid arthritis. a controlled magnetic resonance imaging study. Arthritis Rheum, 1999, 42 (8):1706.

22. Ostergaard M, Hansen M, Stoltenberg M, et al. Magnetic resonance imaging-determined synovial membrane volume as a marker of disease activity and a predictor of progressive joint destruction in the wrists of patients with rheumatoid arthritis. Arthritis Rheum, 1999, 42 (59):18.

23. Ostergaard M, Stolenberg M, Lovgreen-nielsen P, et al. Magnetic resonance imaging-determined synovial membrane and joint effusion volumes in rheumatoid arthritis and osteoarthritis. Comparison with the macroscopic and microscopic appearance of the synovium. Arthritis Rheum, 1997, 40 (10):1856.

24. Valeri G, Ferrara C, Ercolani P, et al. Tendon involvement in rheumatoid arthritis of the wrist: MRI findings. Skeletal Radiol, 2001, 30 (2):138.

25. Reijnierse M, Bloem JL, Dijkmans BAC, et al. The cervical spine in rheumatoid arthritis: relationship between neurologic signs and morphology on MR imaging and radiographs. Skeletal Radiol, 1996, 25 (2):113.

26. Grob D, Wursch R, Grauer W, et al. Atlantoaxial fusion and retrodental pannus in rheumatoid arthritis. Spine, 1997, 22 (14):1580.

27. Reijnierse M, Breedveld F, Kroon HM, et al. Are magnetic resonance flexion views useful in evaluating the cervical spine of patients with rheumatoid arthritis? Skeletal Radiol, 2000, 29 (2):85.

28. Redlund-johnell I, Larsson EM. Subluxation of the upper thoracic spine in rheumatoid arthritis. Skeletal Radiol, 1993, 22 (2):105.

29. Arnett FC, Edworthy SM, Bloch DA, et al. The American rheumatism association 1987 revised criteria for the classification of rheumatoid arthritis. Arthritis Rheum, 1988, 31 (3):315.

30. Jevtic V, Watt I, Rozman B, et al. Distinctive radiological features of small hand joints in rheumatoid arthritis and seronegative spondyloarthritis demonstrated by contrast-enhanced (Gd-DTPA) magnetic resonance imaging. Skeletal Radiol, 1995, 24 (5):351－352.

第三篇　软 组 织

第一章

概　　论

一、比较影像学

1. X线平片　X线平片可用来检查临床所触及肿块是否确系软组织肿瘤；主要用于发现钙化、骨化及邻近的骨质破坏；对较大的脂肪瘤或血管瘤伴有静脉石时能确诊。但X线一般不能明确软组织病变的范围与性质，对大多数软组织病变诊断价值有限。

2. CT　与X线平片相比CT最大的优势是具有很高的密度分辨率，目前空间分辨率比MRI高，可达1mm以下。CT对发现钙化、骨化和骨质破坏敏感，能够发现隐匿部位的病灶，比X线容易显示病灶的部位和边界。对软组织血管瘤、脂肪瘤和囊肿等具有定性诊断价值。通过增强扫描，特别是动态增强扫描可显示病灶的血供和灌注状态，从而为良恶性肿瘤的鉴别、肿瘤的放化疗反应和肿瘤术后复发与纤维瘢痕的鉴别等提供重要信息。但CT对软组织分辨力远不及MRI，对大多数高恶性肿瘤不能明确界限，而且对大多数肿瘤不易定性。因此对软组织肿瘤，CT可作为MRI检查的辅助，而不应是首选。

3. MRI　MRI是目前诊断软组织病变的最佳成像技术，对各种不同软组织如脂肪、肌肉、筋膜、软骨、骨组织、骨髓、血管、神经、肌腱、韧带等均能清晰显示，层次分明，对比良好，而且能够多方位、多角度观察，分析病灶的内部结构，准确显示病变范围及边界。通过弥散成像和波谱分析可获得病变的病理、生理、血运及分子学改变等多方面的信息，从而为软组织病变良恶性的鉴别、病变疗效观察、病灶内微量出血的判断和肿瘤供血动脉和引流静脉的观察等提供诸多有价值的信息。因此，对软组织病变应首选MRI检查。然而，MRI的不足之处是对钙化不够敏感，对良恶性肿瘤的鉴别也存在一定局限性。

对大多数良性及恶性软组织肿瘤，如能将病变的MRI表现结合临床资料进行综合分析，一般可得到正确诊断。少部分病变，如脂肪瘤、血管瘤、腱鞘巨细胞瘤、纤维瘤等，在MRI上有突出的特征，可单靠MRI做诊断。

4. 超声　超声是应用方便且相对廉价的无创伤性影像学检查方法，在软组织肿瘤的诊断中起着重要作用。但多数肿瘤超声表现无特异性，因此，超声检查的作用在于证实可疑性病变，确定病变大小，有无液化囊变，了解肿瘤内部血流是否丰富等，导引经皮活检，以及监测患者的化疗疗效。此外，超声还可以区分局部肿块和水肿，以及实性和囊性病变。与 MRI 相比，超声的优势在于无部分容积效应、使用方便、价格低廉和检查时间较短等。此外，儿童和不合作患者产生的运动伪影对超声检查的影响较小。超声导引下经皮穿刺活检较 CT 和 MRI 费时少，费用低，易为患者所接受。

5. 核医学成像　近十年来，随着成像技术的发展，检查敏感性的提高，以及新放射性药物的应用，核医学在软组织病变中的应用得到重视。核医学用于软组织病变诊治有两方面原因：首先，原发性肿瘤所摄取的放射性药物对转移灶和复发灶具有相同的敏感性，全身各部位可同时显像，在此基础上不再增加患者的放射剂量，因而可很好的用于软组织肿瘤的分期和随访；其次，一些放射性药物只能为存活肿瘤细胞摄取，从而可鉴别治疗后的瘢痕组织和残余肿瘤。但核医学成像目前在显示病变的特异性方面还远远不能满足临床需要，比 CT 和 MRI 的空间和密度分辨率还有很大差距。

核医学技术包括 γ-照相，单光子发射计算机断层术（SPECT）和正电子发射断层（PET）等。近年来，出现了 CT 和 MRI 机与 PET 一体化的新技术，将解剖、代谢和病理信息更清楚地同时显示，具有广阔的应用前景。

二、软组织基本病变

软组织基本病变大致包括肥大、肿胀、萎缩、肿块、钙化、骨化、出血和积气等，这些变化 X 线难以明确观察，主要依赖 CT 和 MRI 检查。

1. 肌肉组织肥大　肌肉肥大可由过度生长、肌肉发育不对称或运动造成，也可由肿瘤浸润或炎症等引起。

X 线平片表现为受累肌肉体积增大，肌肉间隙变小，有时伴有邻近骨骼的粗大和皮下脂肪层增厚。CT 表现为肌肉组织增厚，呈等密度，肌间隙变小，双侧不对称等。MRI 一般表现为等 T1 等 T2 信号，有时伴有肌肉内脂肪减少。

2. 软组织肿胀　软组织肿胀可因炎症、水肿、创伤及邻近骨骼的损伤或炎症引起，也可由甲状腺功能减退或静脉、淋巴管阻塞引起。

X 线平片上其密度可略高于邻近正常软组织，皮下脂肪层内可出现网状结构影，皮下组织与肌肉间边界不清，肌间隙模糊，软组织层次不清。CT 表现为局部肌肉肿胀，密度正常或减低，肌间隙模糊，邻近皮下脂肪组织密度增高，并可出现网状相对高信号影。MRI 表现为片状长 T1 长 T2 信号，边界不清，T2WI 压脂像显示更佳。

3. 软组织萎缩　软组织萎缩一般包括肌肉体积变小和肌肉组织间隙相对扩大，原因多是失用，也可能由动静脉畸形（AVM）引起，AVM 引起肌肉萎缩的原因可能是窃血现象，与脑部 AVM 机制相似，导致病变周围的肌肉组织体积变小。

X 线表现为病变部位肌肉间隙扩大，皮下脂肪层相对增厚。CT 表现为病变肌肉呈等密度，体积缩小，肌肉纤维间间隙和肌肉间隙扩大，皮下脂肪层增厚；MRI 显示上述改变最清晰，肌肉内脂肪增多，表现为沿肌肉长轴方向的条状短 T1 长 T2 信号。

4. 软组织肿块

（1）肿块的原因　①肿瘤，原发或转移瘤；②炎症，包括感染性如脓肿、寄生虫病，自体免疫性如结节病；③损伤，肌肉撕裂、韧带断裂、非急性骨化性肌炎；④肌细胞死亡，肌肉坏死。

一般而言，在X线平片上良性肿瘤或肿瘤样病变境界清楚，而恶性病变常边缘模糊；邻近软组织可受压移位，邻近骨表面可见压迹、骨皮质受侵或骨膜反应。在CT和MRI上软组织肿块易于观察，肿块的形态和边界常能辨认。肿块内可因出血或坏死组织碎屑沉积而出现液-液平面，其上层为液体，下层为坏死组织或血液的有形组织。CT和MRI增强扫描有助于明确软组织肿块的边界，有利于区别肿瘤组织和瘤周水肿，也有利于判断肿瘤内的囊变、坏死及病灶与邻近神经、血管的关系。

（2）肿块的CT密度改变

1）高密度病变　钙化、骨化、新鲜出血在CT上都表现为高密度；在MRI上表现却不同，钙化和骨化一般在各个序列都表现为低信号，但也有少数表现为长T1长T2信号。出血在MRI上的多表现为短T1长T2信号，但在非常早期（如≤24h），MRI上可表现为等或低信号。

2）等密度病变　一般不含钙化及出血坏死和囊变的实性软组织肿瘤多呈等密度，以神经源性肿瘤、淋巴瘤、平滑肌类肿瘤、滑膜类肿瘤和纤维类肿瘤多见。在MRI上多表现为等T1稍长T2信号。

3）低密度病变　囊肿、脂肪类肿瘤和恶性程度较高或坏死、囊变较多的肿瘤在CT上多表现为低密度病变，其中脂肪类肿瘤的CT值达到－80Hu以下，可以帮助定性。在MRI上脂肪类肿瘤表现为瘤内含有短T1长T2信号，脂肪抑制序列呈低信号，很有特点。对于高恶性的脂肪肉瘤的诊断，发现病灶内少量的脂肪成分是诊断的关键。

4）混杂密度病变　含有坏死、出血、钙化、骨化及囊变的良恶性病变CT上绝大多数表现为混杂密度，MRI上则表现为混杂T1混杂T2异常信号。

（3）肿块的MRI信号变化

1）软组织肿块T_1高信号的原因　包括含脂肪组织、亚急性血肿、高蛋白物质、黑色素瘤等。

2）软组织肿块T_2高信号的原因　包括骨化性肌炎早期、出血、炎症、浸润性肿瘤等。

3）软组织肿块T_2灶状或多灶状低信号的原因　包括钙化（代谢或肿瘤性）、异物（手术后小的金属异物）、气体（创伤或炎症）、含铁血黄素沉着（陈旧性出血）、磁性伪影（血流）等。

（4）肿块部位　肿块的部位分为皮下、肌肉内和肌肉间，有时可同时累及两个以上部位，如血管瘤和高度恶性软组织肿瘤。神经源性肿瘤一般位于肌间隙内；良性脂肪瘤多位于皮下组织内，也可位于肌肉内或肌间隙内。淋巴瘤多沿肌肉组织蔓延，造成受累肌肉弥漫性肿大是其特点。滑膜肿瘤和腱鞘巨细胞瘤/色素沉着绒毛结节性滑膜炎多位于关节周围，以膝关节最多。

（5）肿块的边界　良性肿瘤的边界一般光滑整齐，恶性肿瘤的边界多不清晰。但部分生长活跃的良性肿瘤，如侵袭性硬纤维瘤和硬纤维瘤病，弥漫型腱鞘巨细胞瘤等常无清楚的边界；而部分分化较好的恶性肿瘤，如高分化脂肪肉瘤、软骨类肿瘤等则常有清楚边界。

（6）肿块的形态　神经源性肿瘤多成长梭形或串珠样，较有特点。脉管类肿瘤多呈匍匐状生长，可见到迂曲走形的管状结构，表现也比较特异。其他大多数软组织肿瘤的形态无明显特异性，高度恶性软组织肿瘤多呈菜花样或弥漫的不规则形，良性肿瘤多呈圆形或类圆形。

5. 软组织钙化和骨化　局限性钙化多见于成软骨类肿瘤、血管瘤、平滑肌瘤、滑膜肉瘤、脂肪瘤、毛发基质瘤、骨化性肌炎早期和皮下脂肪坏死等。软骨类肿瘤和血管瘤钙化多呈环形或多发不规则形；滑膜肉瘤多呈散在斑点状钙化；脂肪瘤钙化多呈斑块状。

广泛性钙化见于高钙血症、甲状旁腺功能亢进、结缔组织病（皮肌炎、硬皮病）、寄生虫感染、肿瘤样钙质沉着病、进行性骨化性肌炎和早老症等。

近年来发现钙化的信号可以多种多样，T1WI 可以表现为高信号，主要与以下因素有关：①钙化灶内有肿瘤成分或黏液；②钙化结晶不规则，颗粒细，表面积大，可与水分子产生快速可逆性结合。

软组织局限性和广泛性钙化常见原因和临床、影像学特点见表 3-1-1、2。

软组织骨化的病因包括神经性疾病、物理性损伤和烧伤、静脉功能不全、肿瘤（骨旁和骨外骨肉瘤）、软组织假性恶性骨肿瘤、进行性骨化性肌炎、肢骨纹状肥大和手术所致等。在 CT 上钙化和骨化较难鉴别，一般认为能够见到骨小梁时可以诊断为骨化。MRI 对钙化的检出率远远低于 X 线和 CT。

表 3-1-1　局限性软组织钙化

原　因	影像学表现	临床特点
骨化性肌炎	早期为淡而模糊的钙化，晚期为明显骨化，骨皮质外层一般完整，与钙化之间有透亮间隙	局部硬而长期存在的软组织肿块
恶性骨肿瘤	钙化阴影位于骨破坏区周围的软组织肿块内，其形态不规则或可呈环状、半环状、放射状及棉絮样等	可见于骨肉瘤、尤因肉瘤、骨纤维肉瘤或软骨肉瘤，局部有肿、痛等表现
血管瘤	局部隆起的软组织肿块内可见大小不等、多发的圆形或椭圆形环状钙化。典型者呈按扣样，可引起邻近骨骼改变（骨质硬化或疏松）	局部界限不清的软组织肿块，扪之柔软，易被压平，皮肤可见扁平，皮肤可见扁平或海绵状血管痣
葡萄糖酸钙输注	无一定形状，多呈线状或围绕血管周围，骨与骨膜正常	葡萄糖酸钙注射漏出史。皮肤坏死，可自行吸收
皮下脂肪坏死	皮下脂肪层中可见斑点状或网状钙化	婴儿多见。局部皮下有硬结
感染或炎症	斑点状钙化，早期淡而模糊；后期为骨化。与骨之间有透光的带状条纹，骨皮质外层通常正常	可有浅表淋巴结肿大。结核菌素或真菌皮肤试验阳性。若由外伤引起者，有时可见异物
脂肪瘤或脂肪母细胞瘤	CT 示脂肪密度的肿块，超声可见回声增强	肿块部位可触及不同的硬度
毛发基质瘤	境界清楚的肿块中，可见细少样钙化	常见于颈和腕部，为皮肤和皮下组织的良性上皮瘤
平滑肌瘤	桑葚样钙化	一般无异常表现

表 3-1-2 广泛性软组织钙化

原　因	影像学表现	临床特点
高血钙和（或）维生素D过多症	肾结石形成或有肾钙化，血管和皮下组织有钙化，大脑镰和松果体钙化，骨干和椎体密度增高、广泛骨质硬化	摄入维生素D过多。血清钙、磷增高，可有癫痫发作
甲状旁腺功能亢进	关节周围软组织有钙化、有肾结石或肾钙化。普遍性骨质疏松，骨膜下骨质吸收	可有慢性肾病、血清碱性磷酸酶和甲状旁腺激素增高
结缔组织病（皮肌炎、硬皮病）	软组织钙化为条纹状或分散状而不连贯，骨皮质可有虫噬状破坏，肢端骨质溶解、骨质疏松，食管和结肠可有假性憩室形成，也可出现吞咽障碍和胃肠道积气	皮肤病变，肌肉萎缩，血清钙，磷正常
寄生虫感染	棘球蚴钙化为小圆形、椭圆形或环状；血吸虫病时可见膀胱钙化、肾积水及肺部改变	肌痛、无力，嗜伊红细胞增多，有绦虫、棘球蚴、丝虫或血吸虫病史
肿瘤样钙质沉着病	多见大关节周围。钙化阴影呈致密的圆形或椭圆形，偶尔可见气-液平面	软组织肿胀但不疼痛，多见于髋、肩、肘关节周围。血清钙、磷正常
进行性骨化性肌炎	早期表现为颈、背部肌肉钙化，逐渐累及其他肌肉，第1掌、跖骨常有发育不良性畸形	常染色体显性遗传，关节强直、皮下结节，指（趾）弯曲，血清钙、磷正常
早老[郝-吉（Hutchinson-Gi-lford)综合征]	下颌骨及锁骨发育不良，前囟闭合延迟，颅骨可见缝间骨，血管钙化，骨质疏松	老年面容，脱发，皱纹多、身材矮小，早衰，甲发育不良，小颌

6. 软组织出血　软组织内出血多见于血友病、高恶性软组织肉瘤或血管脂肪瘤等，陈旧性出血多见于弥漫性腱鞘巨细胞瘤和海绵状血管瘤；在老年人中轻微外伤和不恰当的抗凝治疗常造成肌肉内或肌肉间血肿，应注意与软组织肿瘤内大量出血的鉴别。血肿在CT上早期呈高密度，随着时间延长，密度逐渐降低。软组织内或肿瘤血肿MRI信号的变化规律常不如脑内血肿明显，信号变化复杂，可能与反复多次出血有关，多表现为混杂信号。血肿的信号变化规律见表3-1-3。

表 3-1-3 血肿的MRI信号变化

分期	血红蛋白相关产物	信号强度	
		T1	T2
超急性期	氧合血红蛋白（细胞内）	中等	中等
急性期	去氧血红蛋白（细胞内）	中等	低信号
亚急性早期	高铁血红蛋白（细胞内）	高	低信号
亚急性晚期	高铁血红蛋白（细胞外）	高	常高信号或混杂
慢性期	含铁血黄素沉着	低	低

7．软组织积气 正常软组织内并无气体存在，外伤、手术或产气菌感染时软组织内可出现气体。在平片和CT上表现为不同形态的很低密度影，MRI上各序列均表现为低信号。

（郁万江 房世保）

第 二 章

软组织肿瘤

人体软组织包括脂肪、肌肉、肌腱、纤维结缔组织、韧带、滑膜、神经、血管、淋巴等，这些组织可发生多种肿瘤。不同类型肿瘤在发病年龄和发病部位上，有其倾向性。淋巴管瘤在儿童多见，脂肪瘤30～80岁多见，恶性肿瘤多见于20～60岁。良性脂肪瘤多见于皮下浅表部位，位于筋膜下深部组织较少；滑膜肉瘤多位于四肢关节附近，也可见于脊柱。位于肩胛骨下的深部软组织肿瘤，多为韧带样纤维瘤。

肿瘤小时可不产生症状，体积增大到一定程度时可产生疼痛和压迫症状，如血管球瘤、血管平滑肌类肿瘤、神经源性肿瘤及其他肿瘤压迫神经时，常有明显疼痛，可能与这些肿瘤含神经或平滑肌有关，也可能与神经受刺激及平滑肌痉挛有关。软组织肿瘤常可触及局部肿块，恶性者常可迅速增大。

一、常见良性软组织肿瘤

1．脂肪类肿瘤　脂肪瘤、血管脂肪瘤、梭形细胞及多形性脂肪瘤、脂肪母细胞瘤及脂肪母细胞瘤病、冬眠瘤。

2．纤维组织类肿瘤　纤维瘤、浅表性纤维瘤病、深部纤维瘤病。

3．纤维组织细胞类肿瘤　纤维组织细胞瘤、不典型纤维黄色瘤。

4．平滑肌类肿瘤　平滑肌瘤、血管平滑肌瘤。

5．横纹肌类肿瘤　成人横纹肌瘤。

6．血管及淋巴管瘤　血管瘤、血管球瘤、淋巴管瘤、血管淋巴管瘤。

7．滑膜类肿瘤　腱鞘巨细胞瘤（色素沉着绒毛结节性滑膜炎）。

8．神经类肿瘤　外伤性神经瘤、Morton神经瘤、神经鞘瘤、神经纤维瘤及神经纤维瘤病。

9．软骨及骨组织肿瘤　骨外软骨瘤、骨外骨瘤。

10．其他　黏液瘤、韧带样纤维瘤、良性间叶瘤、良性副神经节瘤。

二、常见恶性软组织肿瘤

1．脂肪肉瘤　分为分化良好型、黏液型、圆细胞型、多形性型及去分化型。

2．纤维组织类　纤维肉瘤。

3．纤维组织细胞类　中间型（皮肤隆突性纤维肉瘤），恶性纤维组织细胞瘤。

4．平滑肌类　平滑肌肉瘤。

5．横纹肌类　横纹肌肉瘤（分胚胎型、腺泡型、多形性及混合型）。

6. 血管类 恶性血管内皮细胞瘤、血管肉瘤、恶性血管外皮细胞瘤。

7. 滑膜类 滑膜肉瘤。

8. 神经类 恶性神经鞘瘤、原始神经外胚层肿瘤。

9. 软骨及骨组织类 软骨肉瘤、骨肉瘤。

10. 其他 腺泡状肉瘤、上皮样肉瘤、肌腱及腱鞘透明细胞肉瘤（黑色素瘤）、骨外尤因肉瘤、恶性间叶瘤。

第一节 软组织良性肿瘤

一、脂肪瘤

脂肪瘤（lipoma）是最常见的软组织良性肿瘤，30～50 岁好发，女性多于男性，5% 为多发，一般无不适症状。根据瘤体生长的部位、形状及组织学表现可分为四型：典型脂肪瘤、异位脂肪瘤、异形脂肪瘤和冬眠瘤。

典型脂肪瘤多发生于皮下脂肪组织，亦可发生于深部组织如腹膜后。此瘤一般单发，亦可多发，多呈分叶状，有包膜。肿瘤由成熟的脂肪组织构成，瘤内可含有纤维组织，发生黏液变，亦可含有血管或平滑肌组织，有时可发生软骨或骨化生。

异位脂肪瘤（heterotopic lipoma）中最常见的为肌肉内脂肪瘤，瘤内可伴有非脂肪组织；肌肉间脂肪瘤也较常见。树枝状脂肪瘤为异位脂肪瘤的另一类型，多见于膝关节，又称为腱鞘或关节脂肪瘤，组织学上可见肥大的由脂肪充填的滑膜绒毛。神经纤维脂肪瘤也是异位脂肪瘤，发生于神经干上，好发于正中神经，常见于婴儿、儿童及青年人。

异型脂肪瘤（heterotypic lipoma）的特点为具有两性现象，如血管脂肪瘤，类软骨脂

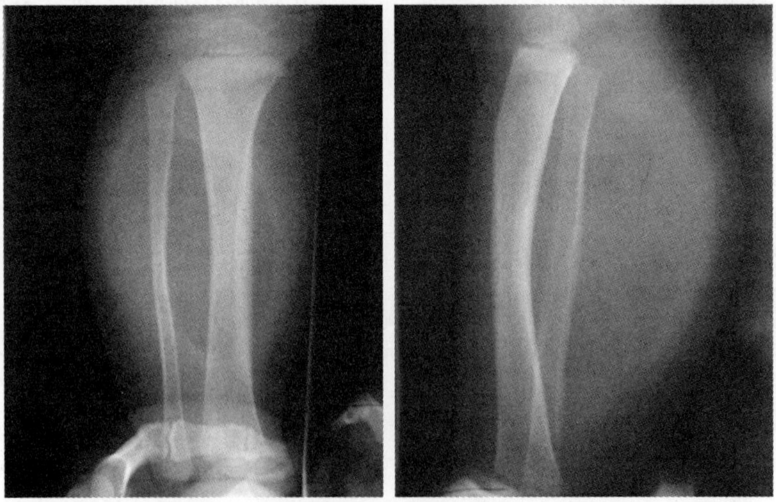

A　　　　B

图 3-2-1 脂肪瘤（一）

男，1 岁。左小腿增粗 5 个月。左小腿正侧位 X 线片，左小腿后部软组织内隐约可见略低密度软肿块，边界清楚。邻近腓骨内侧皮质骨轻度受压凹陷。

肪瘤等。

冬眠瘤具有棕色脂肪瘤的特点且含血管多于典型脂肪瘤。该瘤好发部位在颈部、肩胛间区、腹膜后及纵隔，它被认为是剩余脂肪的贮藏器官，类似冬眠动物的背部脂肪垫，故得此名。

（一）影像学表现

1. X线、CT 在质量好的X线平片上，脂肪瘤呈低密度，边缘规整，呈圆形或类圆形（图3-2-1）。若系纤维脂肪瘤，则在低密度中可见密度较高的网状影。

CT上肿瘤为一个或多个，呈圆形或卵圆形，分叶状，边缘光整的极低密度区，CT值-120～-80Hu，密度均匀。肿瘤内部可有分隔，有包膜，随肌肉收缩其形态可发生改变。部分呈浸润性生长（侵袭性脂肪瘤），其边缘多模糊不清（图3-2-2、3）。肿瘤内可发生不规则钙化。增强扫描无强化。冬眠瘤若棕色脂肪含量高，密度可与肌肉近似。

2. MRI 含成熟脂肪组织，边缘整齐；T1WI上呈高信号，T2WI上呈中或高信号，且信号均匀，在所有序列上与皮下脂肪信号相同，增强扫描不强化（图3-2-4）。

部分脂肪瘤因含有其他成分，而表现不典型。纤维脂肪瘤内可见薄的纤维间隔，呈不等度低信号。黏液脂肪瘤除含有大量脂肪组织外，还含有多少不等的黏液样组织，后者在T1WI上呈略低信号或等信号，在T2WI上信号高于脂肪。骨脂肪瘤内的骨骼成分在T1WI和T2WI上均呈低信号。少数良性脂肪瘤发生在肌肉内或肌肉间，可浸润邻近组织，但其信号仍同成熟脂肪组织，若其内含有非脂肪组织或极少见的坏死、出血时，应与脂肪肉瘤区别。冬眠瘤因棕色脂肪含量高，T1WI上呈低信号，T2WI上呈高信号。

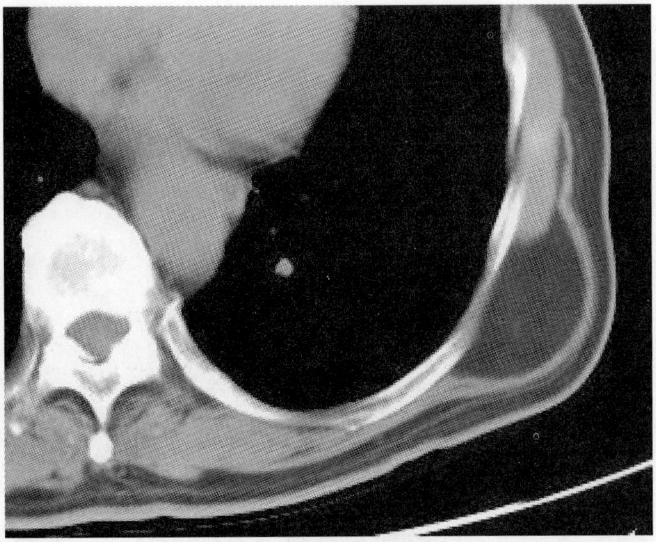

图3-2-2 脂肪瘤（二）

男，85岁。左侧胸壁软组织包块3年，质软。胸部CT平扫，左侧肋间肌肉间隙内脂肪密度肿块，边界清楚。

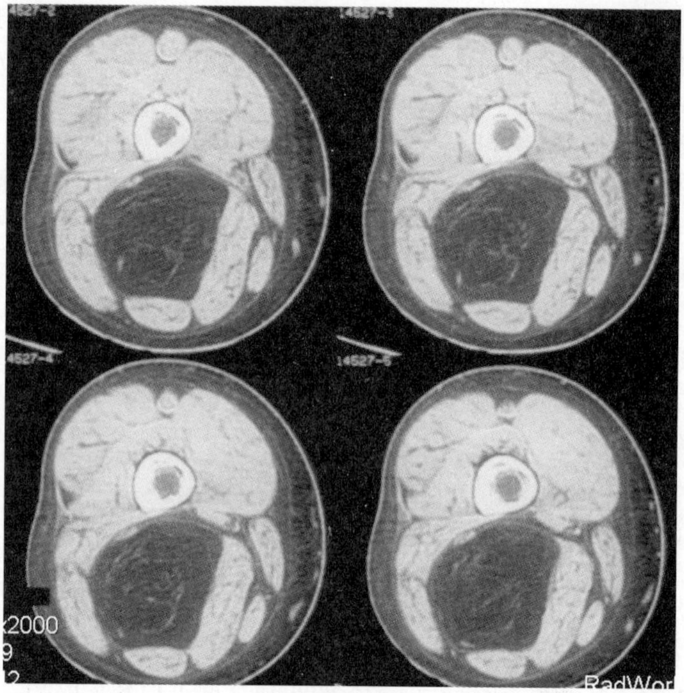

图 3-2-3　脂肪瘤（三）

女，55 岁。右大腿后部肿块 3 年。CT 平扫，左股后部肌肉间隙内脂肪密度肿块，边界清楚，内部可见细网状纤维间隔。

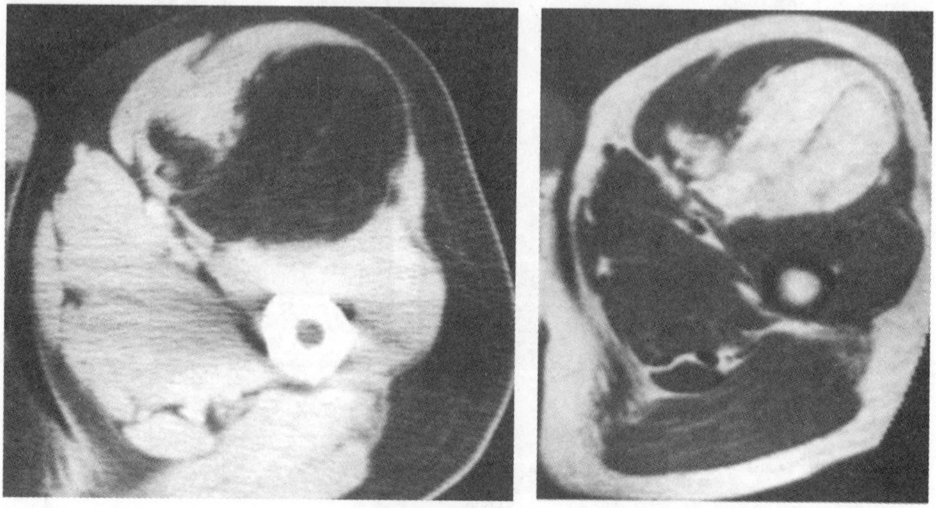

A　　　　　　　　　　　　B

图 3-2-4　脂肪瘤（四）

男，50 岁。左大腿增粗 4 年。CT 平扫（A），股骨前方肌肉组织内脂肪密度肿块，其中见稍高密度纤维间隔影。MRI T1WI（B）示肿块呈不规则高信号，纤维间隔呈低信号。

（二）鉴别诊断

软骨脂肪瘤或骨脂肪瘤应与含有钙化、骨化和脂肪组织的畸胎瘤鉴别，后者常含有其他软组织成分和液性成分，MRI 信号更不均匀。若病灶内出现骨骼或牙齿等结构，对畸胎瘤的诊断有确诊的价值。

二、血管脂肪瘤

血管脂肪瘤（angiolipoma）是脂肪瘤的一个亚型，是含成熟脂肪组织及血管组织的良性肿瘤，可分为非浸润性和浸润性血管脂肪瘤两种，前者多发生于皮下组织，有完整的包膜，对周围组织无浸润，术后一般不复发；而后者多发生于肌肉内，无完整的包膜，浸润周围健康组织，术后复发率高达 33% ~ 50%，一般发生于术后 3 年左右。

血管脂肪瘤主要以皮下结节形式出现，通常在 20 岁左右首次发病。男女发病率相似。最常发生于前臂，其次是躯干和上臂的皮下组织或肌肉内。很少发生在面部、头皮、手和足部。脂肪为主型多无症状，而血管为主型常伴疼痛。多发性血管脂肪瘤比单发性血管脂肪瘤多得多，大约占血管脂肪瘤的 2/3，但家族发病率不超过 5%。

（一）影像学表现

1. X 线、CT　表现为肌肉间隙或肌肉内或皮下组织的软组织肿块，密度不均匀，其内可见数量不等的脂肪组织；以脂肪组织为主时，表现酷似脂肪瘤。肿瘤可侵袭其邻近的骨质，表现为邻近骨质呈边缘不整或局限性骨质破坏与残缺。增强扫描病灶呈明显强化，血管丰富病例呈“毛线球”样强化（图 3-2-5）。

2. MRI　肿瘤表现为边缘清楚的软组织肿块，呈等 T1、中长 T2 信号，边缘部分或肿瘤内部可见脂肪信号，增强扫描肿瘤呈明显强化，延迟扫描可见病灶仍呈明显强化（图 3-2-6）。

（二）鉴别诊断

本病主要应和脂肪肉瘤及血管瘤鉴别。脂肪肉瘤若含有脂肪成分，特别是含有多量脂肪时应与本病鉴别，但脂肪肉瘤病灶内较少见到流空血管影，经常见到坏死征象，增强扫描可出现异常强化征象，但多为一过性强化，较少出现延迟强化现象。血管瘤很少形成大软组织肿块，可供鉴别。但当血管脂肪瘤内脂肪含量较少时，与血管瘤鉴别有一定困难。

三、血管瘤

血管瘤（haemangioma）是血管组织所形成的良性肿瘤，可发生于任何器官与部位。发生于软组织的血管瘤多见于皮肤、肌肉、肌腱滑膜及结缔组织。按照血管腔的大小及血管内皮的类型分为四型，即毛细血管型、海绵型、静脉型和混合型；按发生的部位可分为皮肤、皮下、肌肉和滑膜等类型。

多见于婴儿和儿童，女性为男性的 2 ~ 3 倍。皮肤血管瘤较深部者多见，大多数为混合型，即皮肤、皮下、肌间及肌内均有病灶存在，呈广泛性蔓延生长。一般无明显自觉症状，可有间歇性疼痛、肿胀。有时可在肿胀处触及搏动和听到血管性杂音。

少数毛细血管瘤生长在三叉神经支配区域，可伴有颅内血管瘤，并出现癫痫、智力障碍和偏盲，此即为 Sturge-Weber 综合征。巨大海绵状血管瘤可伴发 Kasabach-Merritt 综合征（K-M 综合征），即血管瘤伴发血小板减少综合征。肌肉内血管瘤是指发生在骨骼肌内的良性血管瘤，是深部血管瘤最常见的类型，多伴有数量不等的成熟脂肪组织，故又称为肌内血管脂肪瘤。

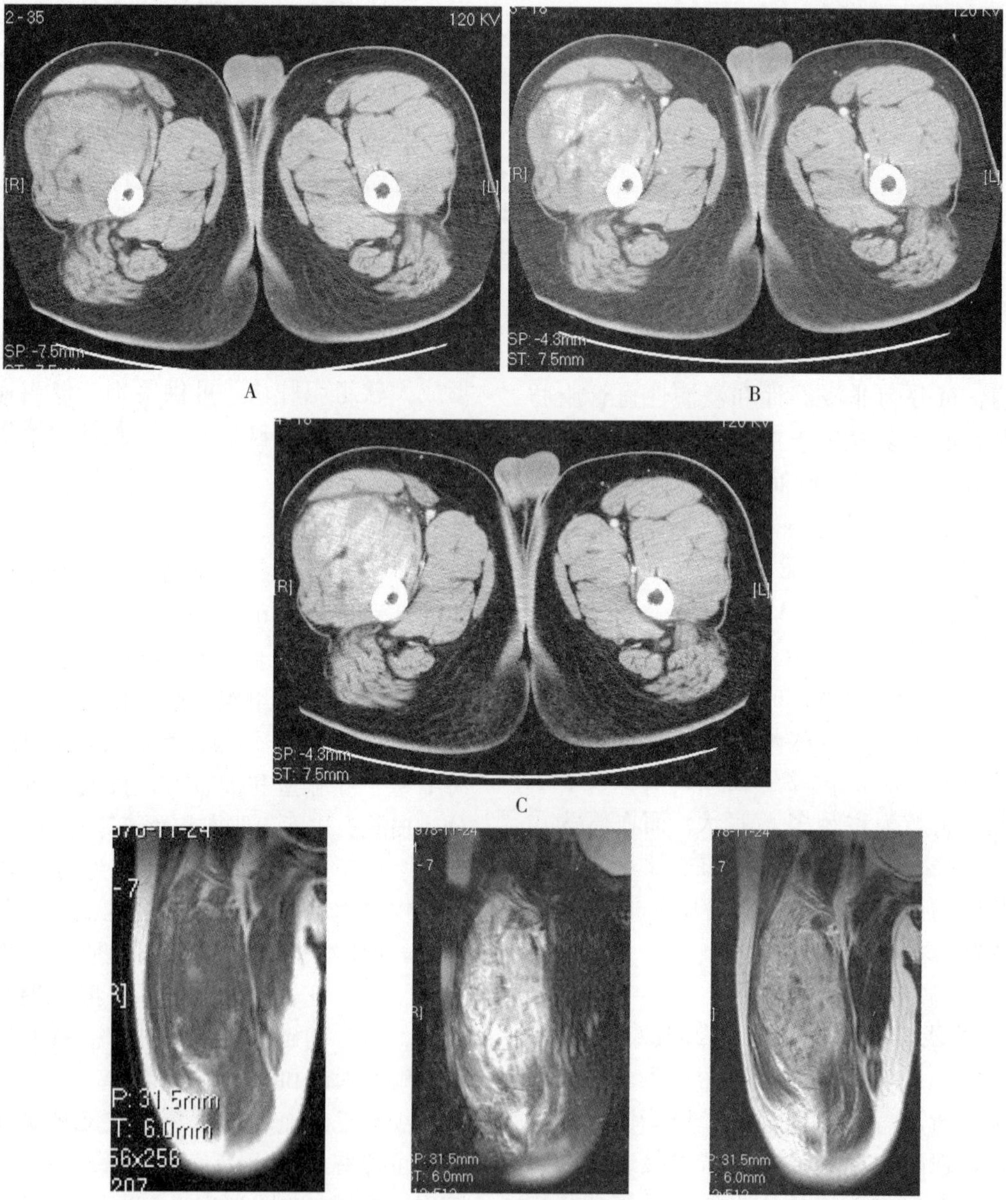

图 3-2-5　血管脂肪瘤（一）

男，26 岁。右大腿肿物 2～3 年。A：CT 平扫，右大腿前部肌肉内大软组织肿块，边界不清；B：增强 CT 扫描，病灶呈不均匀明显强化，其内可见迂曲强化血管影，呈“毛线球”样；C：CT 增强延时扫描，病灶仍强化明显，而且强化范围扩大；D、E：MRI 冠状 T1WI、抑脂 T2WI，病灶呈稍长 T1 长 T2 信号，通过抑脂发现病灶内含有脂肪组织；病灶内还可见迂曲条状流空信号；F：MRI 冠状位增强扫描，病灶呈较均质强化。

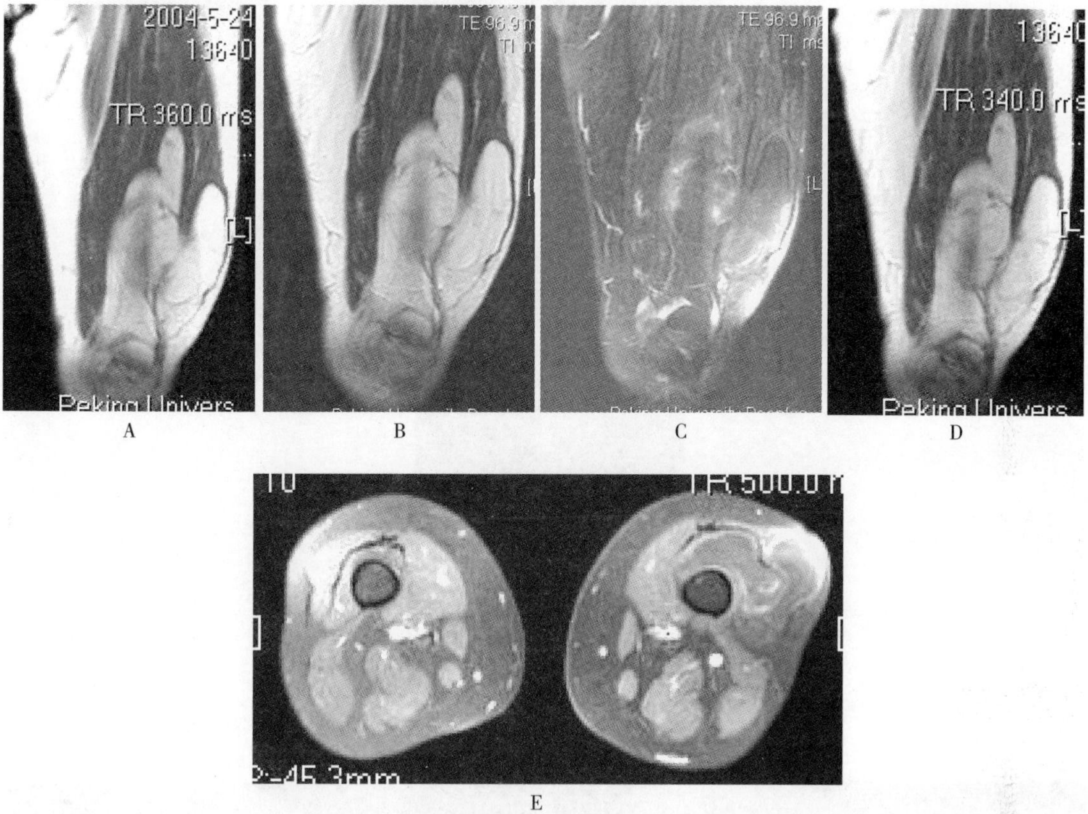

图 3-2-6　血管脂肪瘤（二）

女，74 岁。右大腿肿物 3 年。A、B、C：MRI 冠状 T1WI、T2WI 及抑脂 T2WI，病灶呈不规则分叶状，呈稍短 T1 长 T2 信号为主，通过抑脂发现病灶内含有大量脂肪组织，抑脂像发现肿瘤中下部存在长 T2 信号，提示有非脂肪成分存在。D：MRI 增强扫描和 E：为抑脂像，见病灶以分叶状边缘强化为主，内部仅轻度强化。

1. X 线、CT　X 线对较小的血管瘤不能显示，范围较大的或形成块样结构的血管瘤，可见软组织影肥厚，及大小不等的、多发散在的圆形或椭圆形环状钙化影，典型者在环状钙化影内伴有小圆点状钙化斑，呈现为“按扣”样影，为本病的特征性表现（图 3-2-7）。软组织血管瘤所致的骨骼改变，一般仅为压迫性骨质破坏，表现为骨边缘有局限性凹陷，少数在骨内也可出现较广泛的骨质残缺。

CT 扫描对软组织内钙化的静脉石极敏感，40% 病灶见有不规则钙化或静脉石影，为重要的诊断依据。海绵状血管瘤常伴有脂肪组织增生，病变可发生于肌间或肌内，边界大多不清楚，表现为不均匀低密度病灶。增强扫描呈“毛线团样”明显强化，有时强化明显不均匀。如肿瘤对邻近骨骼，可造成骨骼的压迫吸收，可见皮质变薄或破坏（图 3-2-8、9）。

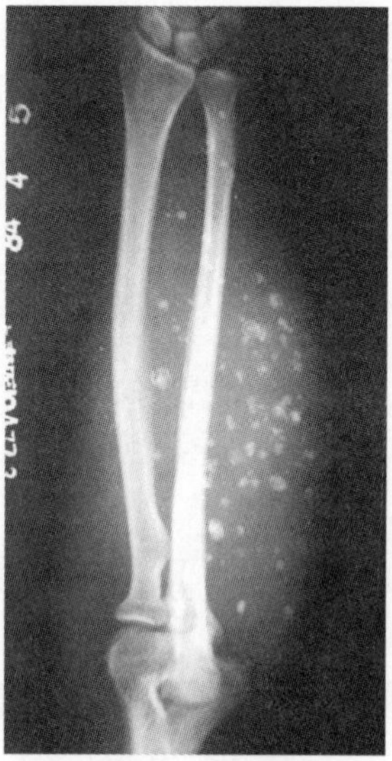

图 3-2-7　血管瘤（一）

女，27 岁。左前臂肿块 8 年，左前臂 X 线片显示弥漫性软组织肿胀，其内可见“按扣”样钙化灶。

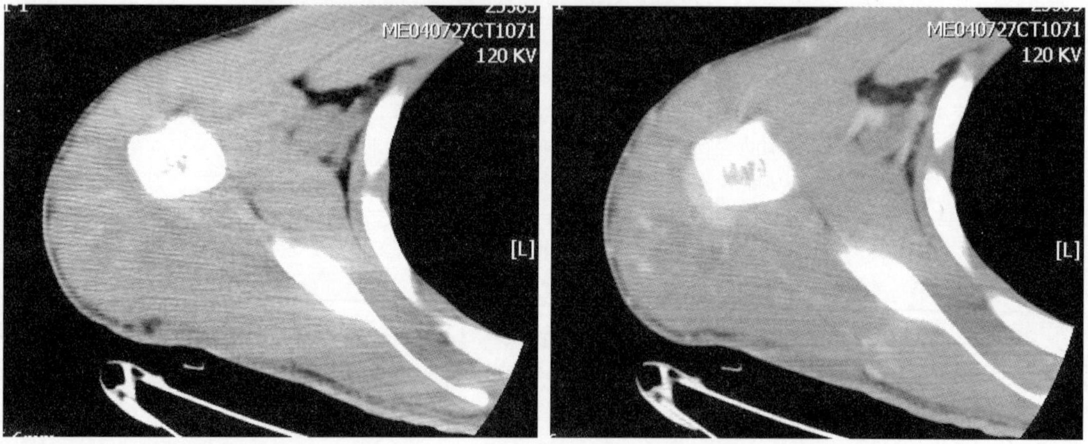

A　　B

图 3-2-8　血管瘤（二）

男，27 岁。右肩肿胀 10 年。A：CT 平扫，右肩部软组织弥漫性肿胀，肌肉间脂肪间隙不清；B：CT 增强扫描，肿块内见多条高密度血管影。

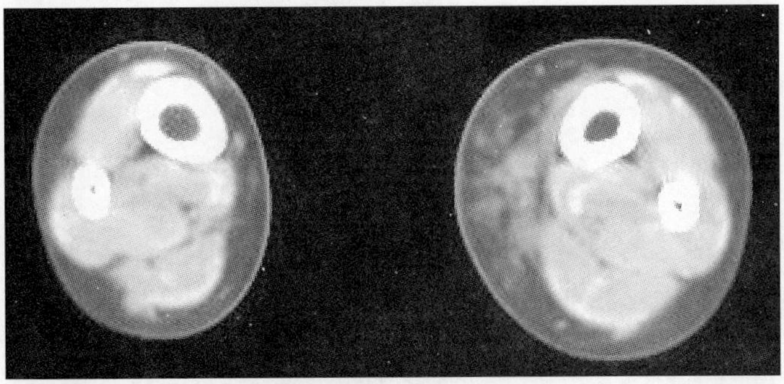

A

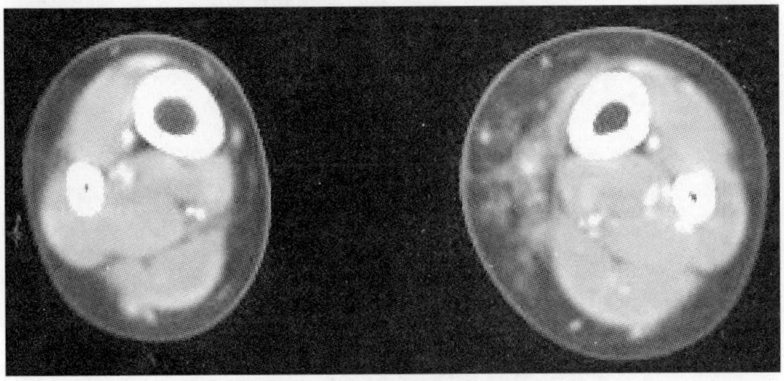

B

图 3-2-9 血管瘤（三）

女，10 岁。左小腿增粗 3 年。A：CT 平扫，左小腿内侧皮下弥漫性软组织肿块，边界不清；B：CT 增强扫描，软组织肿块明显强化，其内可见多条迂曲血管影。

2. MRI 肿块多呈不均匀等长 T1 长 T2 信号，可见流空现象，一般无明显占位效应，病灶无清楚边界。病灶内的脂肪组织呈散在点片状短 T1、中长 T2 信号，病灶内可见低信号的纤维间隔。T2WI 上呈高信号的病理基础是病灶血窦内多量淤滞血液所致，而病灶间信号的差异可能与病灶内血液流速的差异有关。静脉石及钙化均呈低信号；亚急性及慢性反复出血分别表现为不规则斑点、片状短 T1 长 T2 信号及含铁血黄素沉着引起的短 T2 低信号环。血管瘤与周围组织的对比以脂肪抑制 T2WI 最好（图 3-2-10）。MRI 还可以发现供血动脉和引流静脉，可鉴别血管瘤与动静脉畸形。海绵型血管瘤多为弥漫性生长，T2WI 以高信号为主，毛细血管型倾向于局限性生长，T2WI 以稍高信号为主；混合型的生长方式和 T2WI 信号特征与海绵型相似。

四、淋巴管瘤

淋巴管瘤（lymphangioma）是由原始淋巴囊与淋巴系统隔绝后或原始淋巴管局部过度增生引起的一种先天性良性错构瘤。病理上可分为毛细淋巴管瘤、海绵状淋巴管瘤和囊状淋巴管瘤。

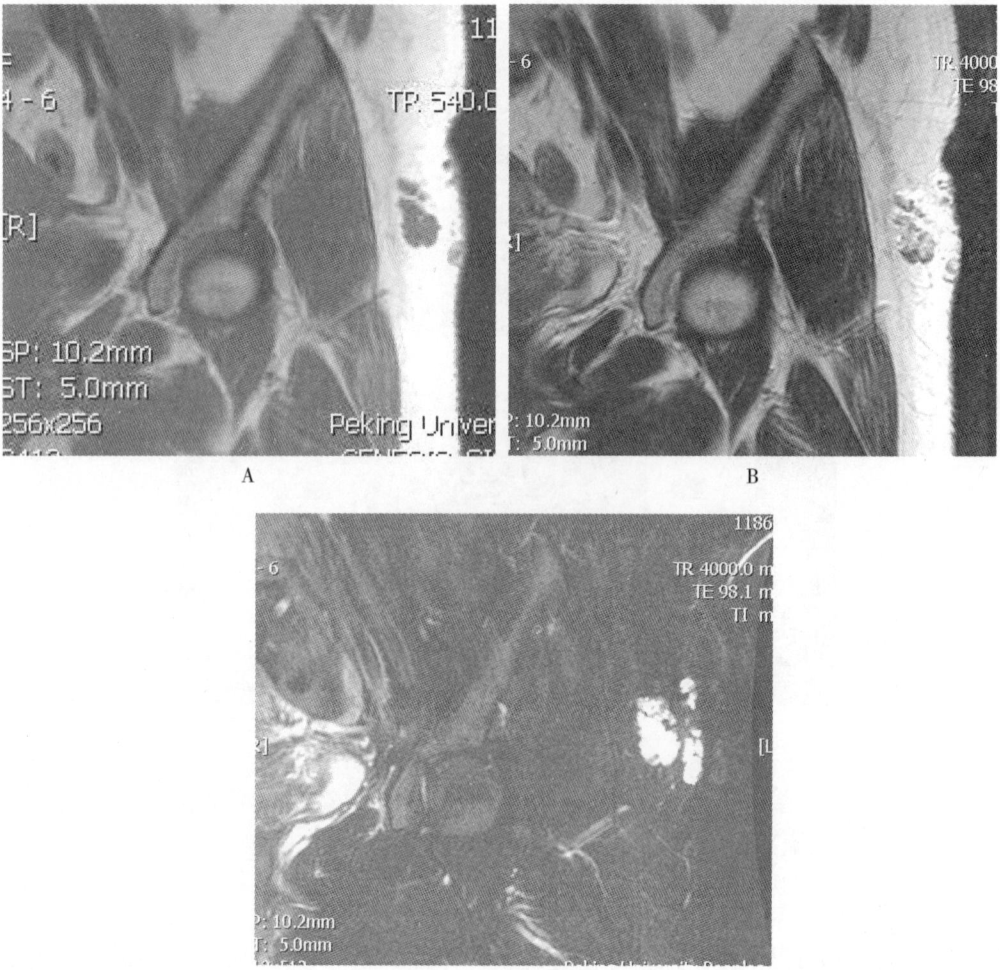

图 3-2-10　血管瘤（四）

女，49 岁。左髂部肿物 10 年。A：左髋部冠状 MRI T1WI，左髋外侧皮下脂肪组织内流空血管影成团分布；B：MRI T2WI，病变实质成分呈高信号，仍见成团分布的流空血管影；C：MRI 脂肪抑制 T2WI，病灶内脂肪成分抑制，血管部分呈相对高信号。

多见于小儿，90% 以上在 2 岁内发病，男女发病率相当。好发于颈部、腋窝、胸壁、四肢等部位。发生于表浅部位者，表现为水泡状或丘状隆起。发生于深部软组织者，表现为柔软、无痛性肿块。肿瘤较大时，压迫邻近器官，出现压迫性症状。

（一）影像学表现

1. X 线、CT　一般不进行 X 线检查。为了更好地了解囊性淋巴管瘤的具体部位和大小，也可在抽液后注入水溶性造影剂，囊腔充填造影剂后，可被清楚显示。多房性囊状水瘤可表现为表面光滑、彼此相连、类似葡萄串状的影像。CT 表现为局限性圆形或类圆形囊性肿块，呈水样密度，边缘清楚，囊内可有分隔，囊壁薄，罕有钙化（图 3-2-11、12）。增强扫描囊壁可强化，邻近器官或结构受压、移位。CT 引导下穿刺造影，肿瘤呈表面光滑、多房、彼此相通的囊状结构。

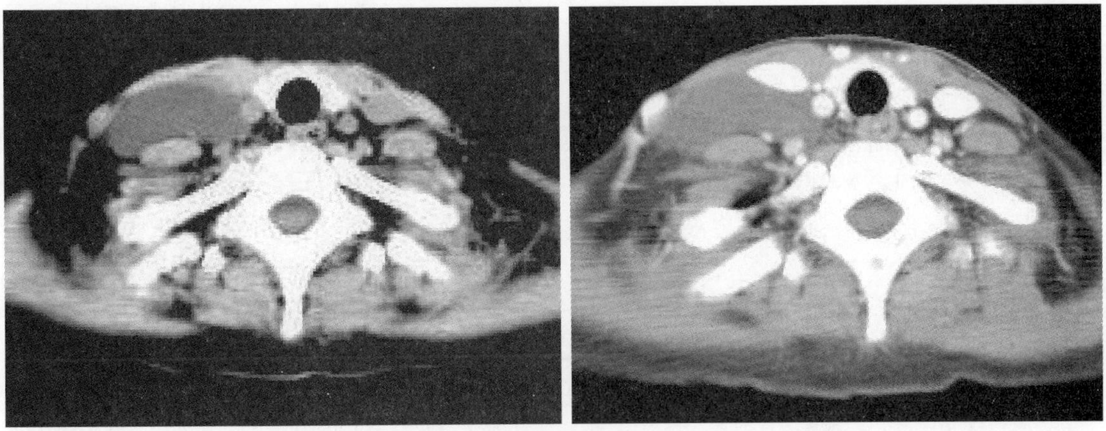

A　　　　B

图 3-2-11　淋巴管瘤（一）

女，34 岁。右颈部肿块半年。A、B：颈根部 CT 平扫及增强扫描，右侧颈根部肌肉间团块状低密度影，增强扫描不强化。

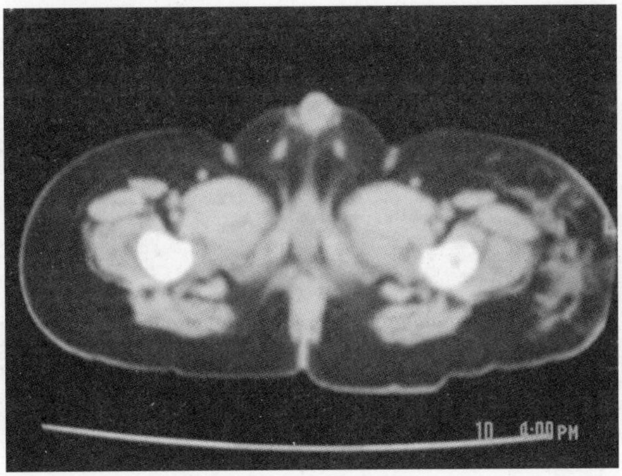

图 3-2-12　淋巴管瘤（二）

CT 平扫，左髋部皮下脂肪组织内等低密度肿块，边界不清，实质成分呈交叉索条状。

2. MRI　肿块呈长 T1、长 T2 液性信号，如其内含有脂肪性或高蛋白液体或亚急性出血时，在 T1WI 上可呈高信号，边缘清楚，其内有厚度不等的低信号间隔或实性成分。囊内容物不增强，囊壁及囊内间隔可增强。

（二）鉴别诊断

颈部发生的淋巴管瘤需注意与鳃裂囊肿和神经鞘瘤的鉴别，鳃裂囊肿发生的位置较高，生来即有，而淋巴管瘤发生位置较低，可在后天出现；颈部神经鞘瘤常位于血管鞘内，实质部分可强化，与淋巴管瘤不同。

五、神经纤维瘤

神经纤维瘤（neurofibroma）可发生于全身各处的神经干和神经末梢，最常侵犯皮神经。90% 为单发，多发神经纤维瘤称为神经纤维瘤病 I 型，常侵犯皮神经以外的其他神经。

大多发生在 20～30 岁之间，男女发病率相等。常发生于皮肤和皮下组织，亦好发生于下肢。表现为皮下无痛性软组织肿块，沿神经长轴分布。

1. X 线、CT　X 线不易清楚显示软组织肿块，对诊断帮助不大。CT 上发生在周围神经的神经纤维瘤平扫表现为软组织内梭形低或略低密度灶，边界清楚，密度均匀，沿神经方向走行，位于肌间隙内。CT 上低密度的原因与黏液基质含水量高，外周神经脂肪组织聚集和囊性退变有关。发生在脊神经的神经纤维瘤呈哑铃状边界清楚的肿块，致椎间孔增宽，椎弓根及椎体可受侵袭，边缘硬化。增强扫描神经纤维瘤可有不同程度强化（图 3-2-13、14）。

2. MRI　肿瘤常呈长梭形，在 T1WI 表现为等信号，与骨骼肌信号相似。在 T2WI 上，中心呈稍低信号，周围呈高信号或高低信号混杂存在。增强扫描，肿瘤实质区可强化（图 3-2-15、16）。

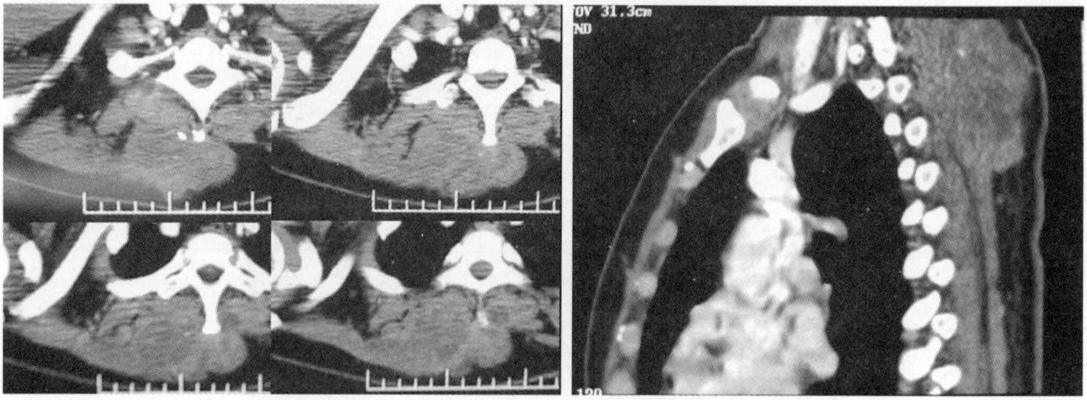

A　　　　B

图 3-2-13　神经纤维瘤（一）

A：颈胸交界部 CT 平扫示背部竖脊肌浅面不规则软组织团块，边界不清，密度不均匀，其内可见钙化斑点；B：CT 矢状重建显示不规则软组织肿块，密度不均匀。

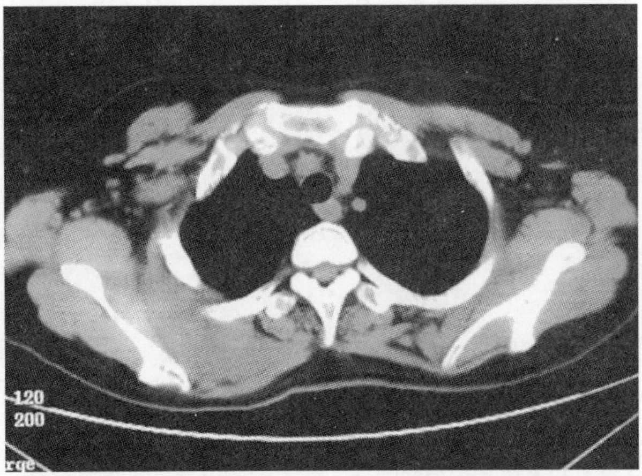

图 3-2-14　神经纤维瘤（二）

女，21 岁。右背部肿块 1 年。胸部 CT 平扫，显示肩胛骨深面，前锯肌浅面软组织肿块，边界不清。

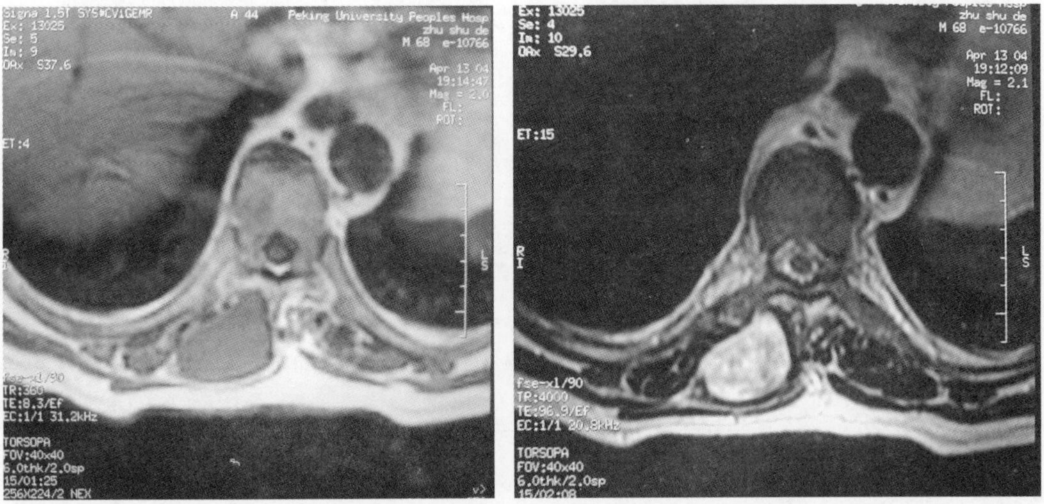

A　　　　B

图 3-2-15　神经纤维瘤（三）

男，68 岁。背部肿块 1 年，逐渐增大。A、B：MRI 横轴位 T1、T2WI，显示胸背部中线右侧长 T1 长 T2 信号软组织肿块。

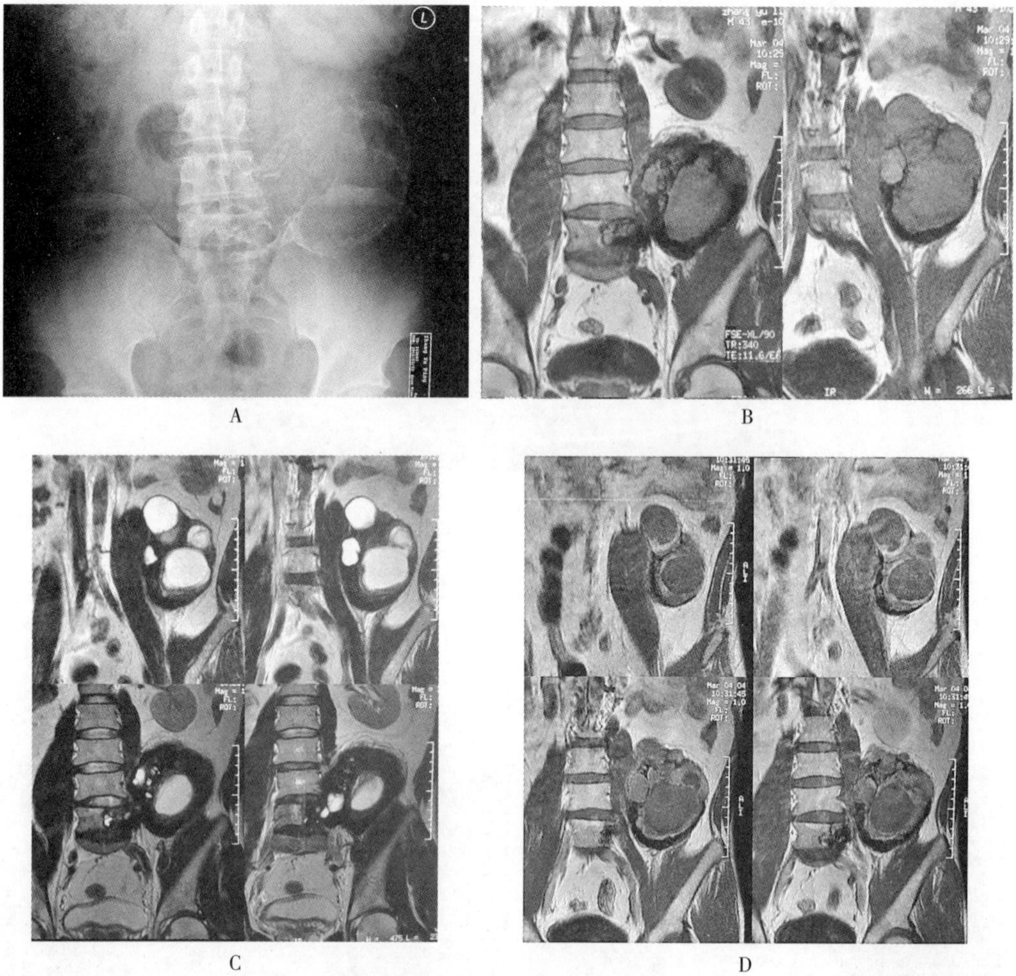

图 3-2-16　神经纤维瘤（四）

男，63 岁。腰痛 2 年。A：腰椎正位 X 线平片，L_5 左侧骨质破坏，伴有大软组织肿块，边缘大量层状钙化；B：MRI 冠状位 T1WI，显示腰 5 椎体左侧附件破坏，腰 3～5 左侧椎旁大软组织肿块，信号不均匀；C：MRI 冠状位 T2WI，肿块中含有多个囊状水样信号区；D：MRI 冠状位 T1WI 增强扫描，肿块中见多个环状强化。

六、神经鞘瘤

神经鞘瘤（schwannoma）又称施万细胞瘤，为来源于施万细胞的良性肿瘤。施万细胞来自胚胎的神经嵴，因而施万细胞瘤属于非神经胶质的神经外胚层肿瘤。常合并Ⅱ型神经纤维瘤病。本病起自感觉神经的鞘细胞，有完整的包膜，生长缓慢。

多见于成年人，好发于 40～60 岁。颅内多见于听神经，三叉神经次之。椎管内多见于颈段，胸段次之。周围神经的神经鞘瘤多见于较大的神经干，且以四肢屈侧较多。临床症状因发病部位不同而异，听神经瘤可引起听力下降；脊神经后根的神经鞘瘤可产生感觉、功能异常。

1. X线、CT 因肿瘤部位不同而异。发生于脊柱周围的病例，骨质改变出现较晚，骨质缺损边缘光滑、锐利，骨质增生少见。CT上神经鞘瘤为等或稍低密度梭形肿块，边界清楚、密度不均匀，位于肌间隙内，沿神经走行。病灶内常伴有出血、囊变、坏死和钙化（图3-2-17）。增强扫描病灶不均匀强化。

2. MRI T1WI肿瘤表现为等、低信号，中心呈稍低信号，周围呈高信号，称为“靶征”，中心低信号由胶原纤维和神经鞘细胞所致。增强扫描，病灶强化显著，出血和囊变区不强化（图3-2-18）。约90%的神经鞘瘤可在肿块旁发现伴行的神经，神经纤维瘤则无此征象。此外，25%的患者可见相邻肌肉沿长轴萎缩。

七、侵袭性纤维瘤病

侵袭性纤维瘤病（aggressive fibromatosis）又称为韧带样瘤（desmoid tumor），是一种发生于深部软组织的纤维组织过度增生，肿瘤无包膜，常向周围的肌肉组织或脂肪组织浸润生长，手术后易复发。

腹壁纤维瘤病（abdominal fibromatosis）好发于育龄期妇女，多在20～40岁之间。多起源于腹壁的肌腱膜结构，特别是腹直肌和腹内斜肌及其被覆的腱膜。表现为缓慢生长的无痛性肿块，少数病例可同时伴有腹壁外纤维瘤病。

腹壁外纤维瘤病（extraabdominal fibromatosis）的发生率与腹壁纤维瘤病相似，可见于10岁以下的儿童，但以青春期至40岁最多见，老年人罕见。好发部位依次为上肢带（肩和上臂）、胸壁和背部、大腿和前臂，头颈部少见。

腹腔内和肠系膜纤维瘤病（intra-abdominal and mesenteric fibromatosis）的发病年龄为14～75岁，男性略多见。13%的患者合并肠息肉病（Gardner综合征）。少数病例可同时伴有腹壁纤维瘤病。盆腔纤维瘤病好发于

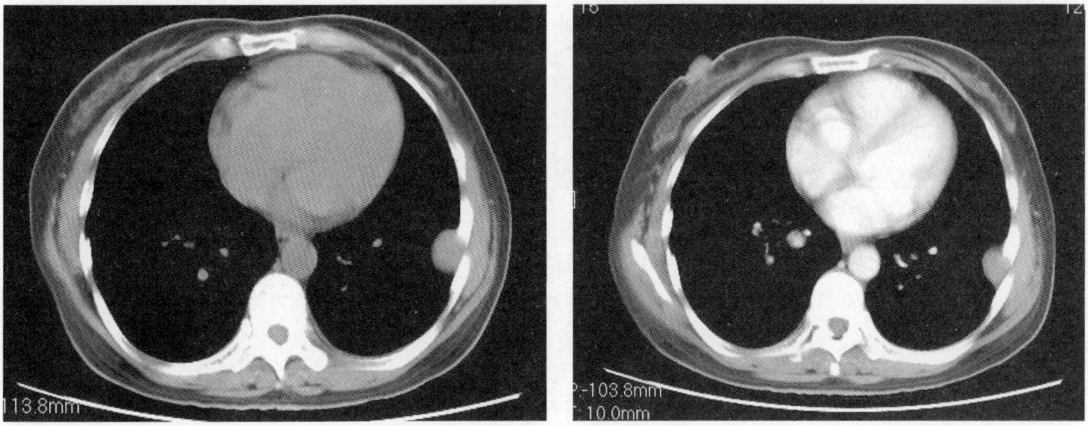

A　　B

图3-2-17 神经鞘瘤（一）

女，50岁，查体发现左胸壁肿块。A、B：CT平扫及增强扫描，左侧胸壁内侧局限性软组织肿块，增强扫描均匀强化。

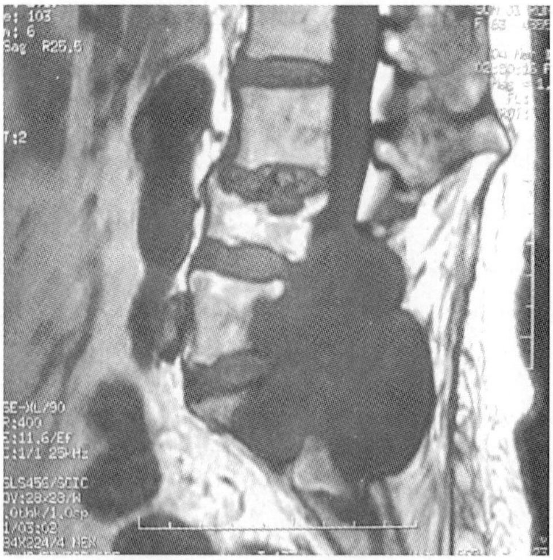

A

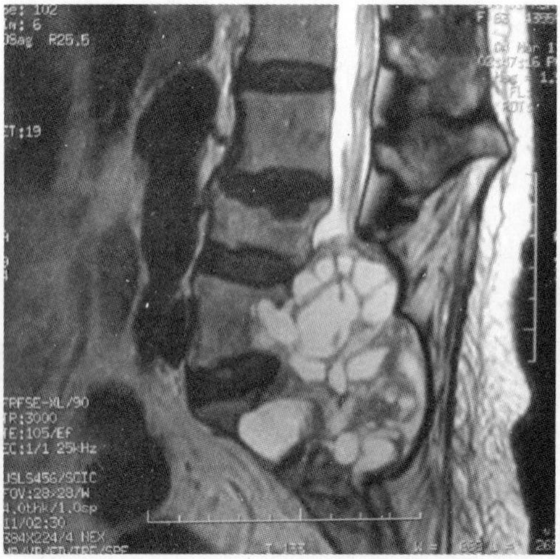

B

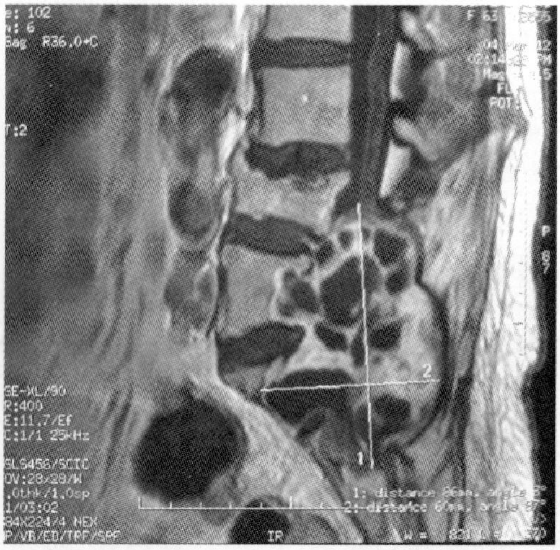

C

图 3-2-18　神经鞘瘤（二）

女，63 岁。腰骶部肿物 3 年。A、B：腰骶部 MRI T1WI、T2WI L_4 ~ S_2 段椎管内分叶状长 T1 长 T2 大软组织肿块，信号不均匀，L_5 及 S_1、S_2 骨质侵袭性破坏，腰 4 椎体陈旧性压缩骨折伴有骨赘形成；C：腰骶部 MRI T1WI 增强扫描，肿块呈明显不均匀强化。

20 ~ 35 岁，病变多位于髂窝和盆腔底部，临床上常被误诊为卵巢肿瘤或肠系膜囊肿。肠系膜纤维瘤病多为散发性，多位于小肠系膜，部分可位于回结肠系膜、胃结肠韧带、大网膜或腹膜后，肿块体积多较大。

（一）影像学表现

1. X 线、CT　一般不进行 X 线检查，通常根据病史和查体即可确诊。当病变形成大的肿块时，可摄片观察病灶与周围结构的关系。表现为局部密度增高的肿块，通常无明显界限，形态大致可呈条状或不规则形。密度一般较均匀，少数可见树枝状钙化（图3-2-19）。CT表现无特异性，多表现为形态及边缘不规则的软组织肿块，与肌肉密度相似。邻近骨质结构受累时可见边缘性骨质破坏（图3-2-20）。增强扫描可呈轻度强化。

2. MRI 肿瘤多表现为形态及边缘不规则的软组织肿块，一般呈不均匀的中等信号，或稍高于肌肉。肿瘤的信号与瘤内细胞数量有关，瘤细胞数量较多时，在T1WI上呈等信号，T2WI上常呈较高信号。肿瘤纤维结构含量较多时，在T1WI和T2WI上均呈低信号。多数肿瘤有轻度强化，强化区在T2WI上多呈高信号（图3-2-21、22）。部分肿瘤可侵袭邻近的骨骼。

（二）鉴别诊断

需鉴别的软组织肿瘤包括结节性筋膜炎、恶性纤维组织细胞瘤、纤维肉瘤，滑膜肉瘤、原始神经外胚层肿瘤等，有时鉴别困难。结节性筋膜炎常常在短期内迅速生长，易误诊为恶性肿瘤，但病程多为1～2周，多不超过3个月。恶性纤维组织细胞瘤多见于老年人，常呈不规则分叶状；纤维肉瘤位置通常较深，常浸润破坏邻近骨骼，边界多不清楚；滑膜肉瘤常发生在关节周围，常见“三重信号”特点，强化明显，MRI上边界多不清楚。原始神经外胚层肿瘤生长迅速，局部症状多较明显，就诊时常发生远处转移。

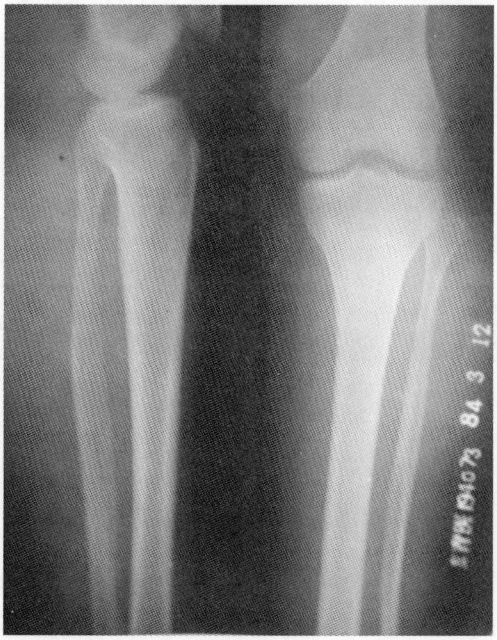

A

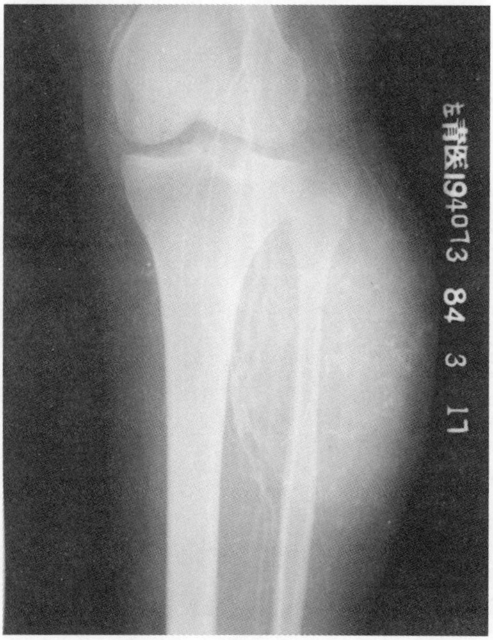

B

图3-2-19 侵袭性纤维瘤病（一）

女，21岁。左小腿肿块1年。A：左小腿正侧位X线片示，小腿后外侧局限性软组织肿胀，边界不清；B：血管造影，显示肿瘤血管较少。

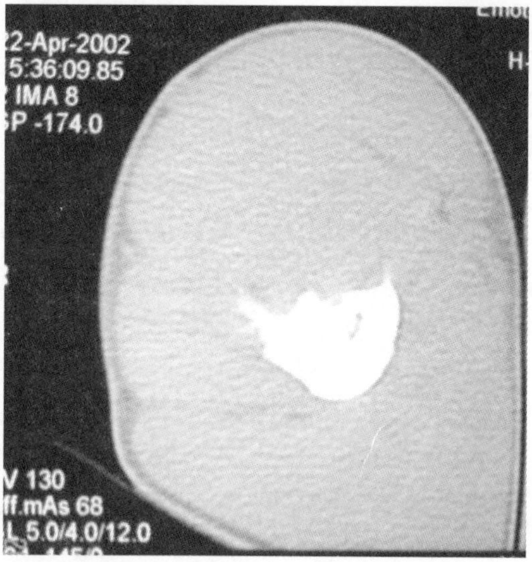

图 3-2-20 侵袭性纤维瘤病（二）

男，30 岁。左上臂 CT 平扫，左肱骨前方等密度软组织肿块，边界欠清，肱骨前部骨皮质侵袭性骨质破坏。

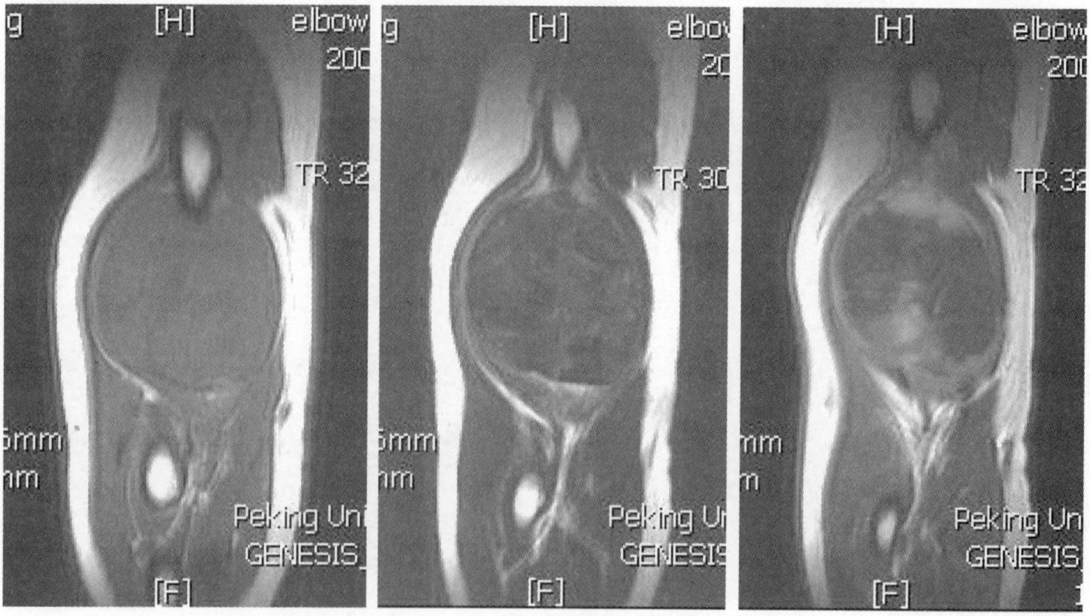

A B C

图 3-2-21 侵袭性纤维瘤病（三）

女，38 岁，左肘部肿块半年。A、B：左上臂 MRI 冠状位 T1、T2WI 示软组织肿块边界清楚，呈等长 T1 混杂 T2 异常信号，周围可见低信号纤维包膜影；C：MRI 冠状位 T1WI 增强扫描，肿块呈边缘性轻度强化，中央部分强化不明显。

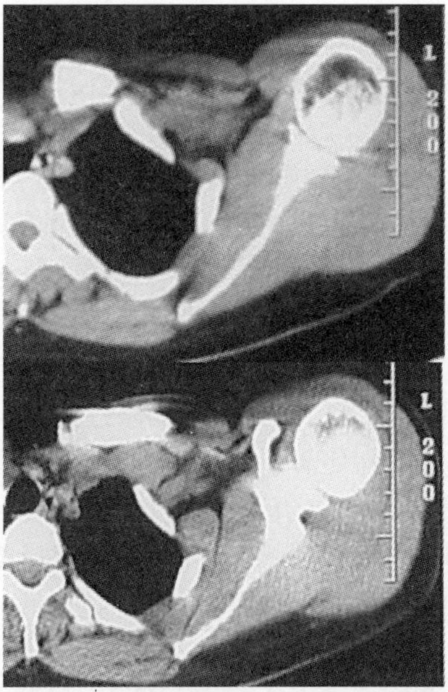

A

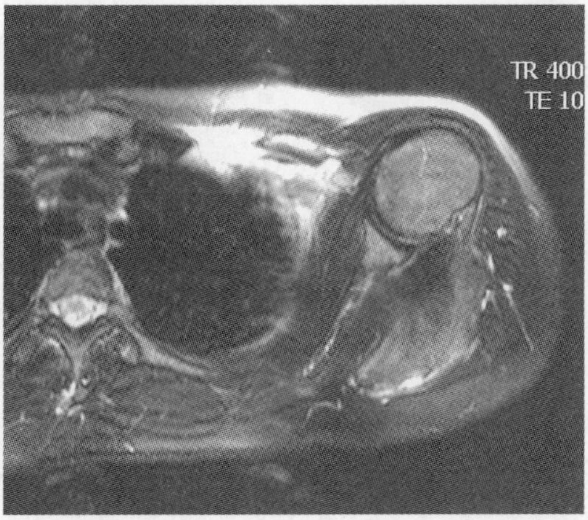

B

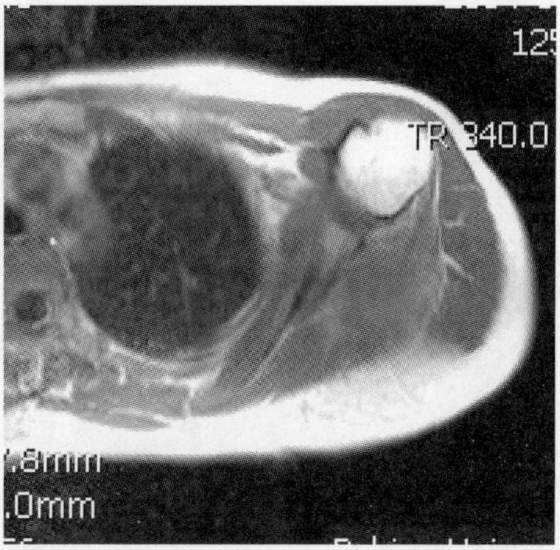

C

图 3-2-22　侵袭性纤维瘤病（四）

女，41 岁。发现左肩后部肿块 4 个月。A：CT 平扫示左肩后部肌肉层次模糊，软组织肿块边界不清；B：MRI 横轴位脂肪抑制 T2WI 示左肩关节后方等长 T2 软组织肿块，边界欠清；C：MRI 横轴位 T1WI 增强扫描示肿块呈不均匀中度强化。

八、局限性腱鞘巨细胞瘤

局限性腱鞘巨细胞瘤（circumscribed giant cell tumor of tendon sheath）是一种局限性滑膜样单核细胞增生，伴有数量不等的多核破骨细胞样细胞、泡沫细胞、含铁血黄素细胞和炎症细胞。病理改变与弥漫性色素沉着绒毛结节滑膜炎相同，但有完整的包膜。本病好发于30岁~50岁，女性和男性的比例约为2∶1。好发于手指或足趾小关节附近。多数呈无痛性、生长缓慢的结节样肿物，直径为0.5~5.0cm。

1. X线、CT　X线平片可见软组织局限性隆起，少数也可表现为境界清楚的钙化影。肿块邻近的骨质表现为压迫性骨吸收，或边缘清楚的囊状骨质破坏。CT上肿瘤多呈局限性密度增高的软组织肿块，边界清楚。肿块邻近的骨质表现为压迫性骨吸收，或呈边缘清楚的囊状骨质破坏。6%病灶内可见钙化（图3-2-23）。

2. MRI　肿瘤在T1WI上呈等信号，T2WI上由于含铁血黄素沉积，表现为中等至低信号，较有特点（图3-2-24、25）。增强扫描病灶可见强化。

九、弥漫性腱鞘巨细胞瘤

弥漫性腱鞘巨细胞瘤（DGCT）是一种滑膜样单核细胞增生，内混有多核巨细胞，泡沫细胞、吞噬含铁血黄素的细胞和炎症细胞。与局限性腱鞘巨细胞瘤相比，弥漫性腱鞘巨细胞瘤更易累及年轻患者，发病年龄广，但大多数为40岁以下，女性略多见。大多数起病缓慢，以反复发作的关节轻度肿痛、不适伴活动受限就诊，无夜间加重。少数伴有关

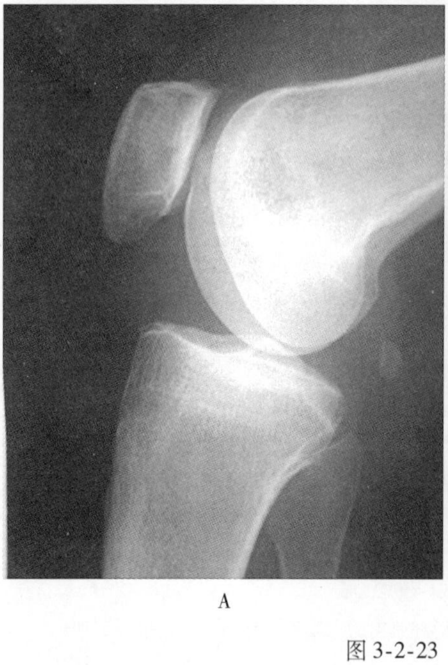

A

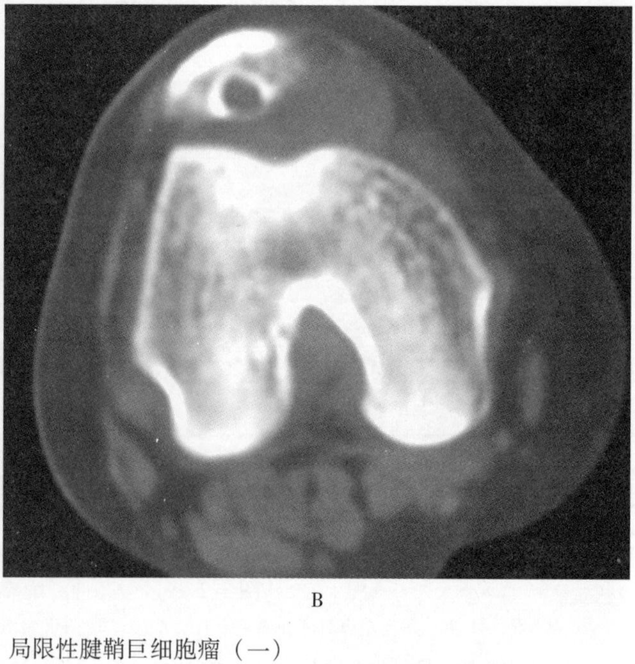

B

图3-2-23　局限性腱鞘巨细胞瘤（一）

A：膝关节侧位X线片示髌骨下部关节面下囊状低密度，边界清，髌下囊软组织局限性增厚；B：横轴位CT示髌骨后下部关节面下囊性低密度灶，可见硬化边。

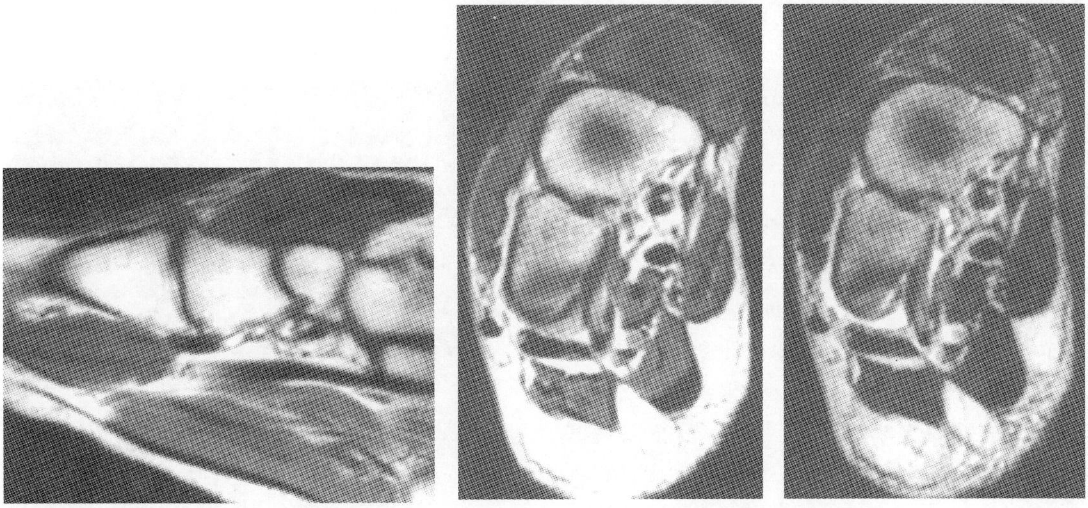

A　B　C

图 3-2-24　局限性腱鞘巨细胞瘤（二）

男，29 岁。左足背肿块 10 年。A、B：MRI 矢状及横轴 T1WI 示左足背低信号软组织肿块，边界清，中央信号更低；C：MRI 增强扫描，肿块轻度强化，中央部分不强化。

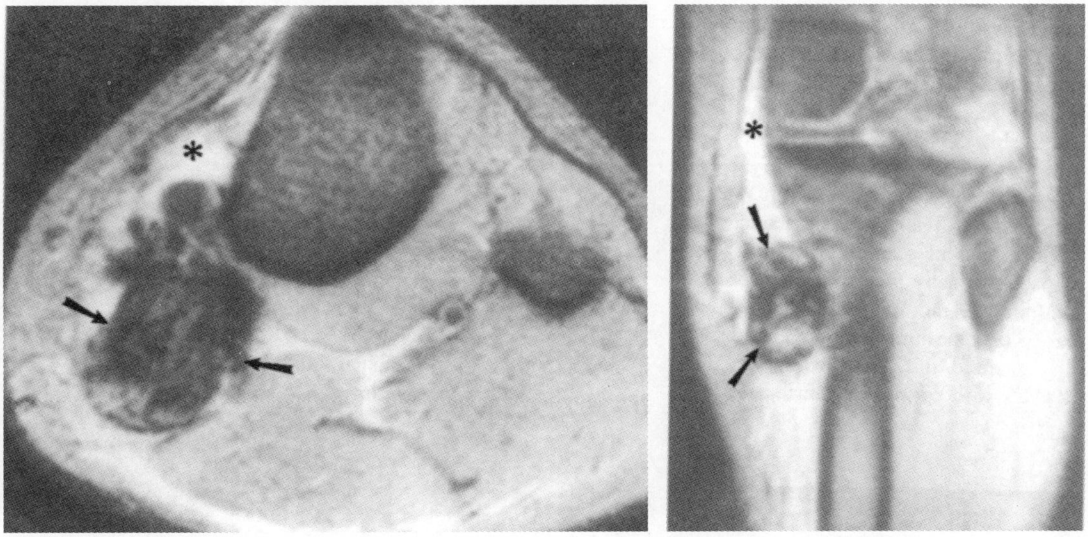

A　B

图 3-2-25　局限性腱鞘巨细胞瘤（三）

女，16 岁。左膝外侧肿块 2 年。A、B：MRI 横轴位及冠状位 T2WI 示胫骨近端后方球形等低信号肿块（箭头），周围伴水肿信号（＊）。

节绞锁、局部热感。少数由于外伤后关节积液迅速增多而使病灶在短期内迅速增大。少数患者有外伤史。

1. X线　CT　可见关节边缘骨质破坏，表现为类圆形或花瓣样骨质缺损，破坏区边界锐利，与正常骨交界区可见薄层硬化边，无骨膜反应。破坏区周围可见大小不一多发软组织肿块影，边界不清。部分病例仅见弥漫性软组织肿胀，其内隐约可见结节状或团块状软组织密度影，无明显骨质破坏。肿块内均未见钙化或骨化征象，受累关节无骨质疏松，关节间隙无明显异常（图3-2-26）。CT可见关节边缘骨质破坏，呈类圆形、花瓣样或不规则形，边界清楚，与正常骨交界处可见厚薄不一的硬化带，无骨膜反应。骨破坏区周围及关节囊周围可见多发结节状、团块状软组织密度影，边界不清，无钙化或骨化征象。关节囊内可见积液。增强扫描病灶呈不均匀轻到中度强化（图3-2-27）。

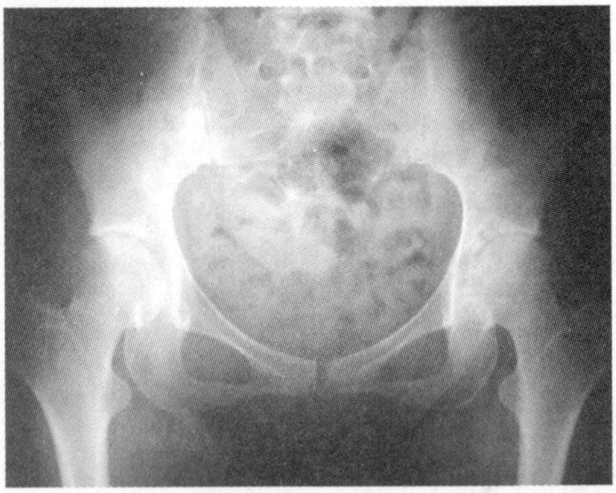

图3-2-26　弥漫性腱鞘巨细胞瘤（一）

女，27岁。左髋关节痛3年，加重2个月。左髋关节边缘骨质破坏，表现为类圆形或花瓣样骨质缺损，破坏区边界锐利，与正常骨交界区可见薄层硬化边。

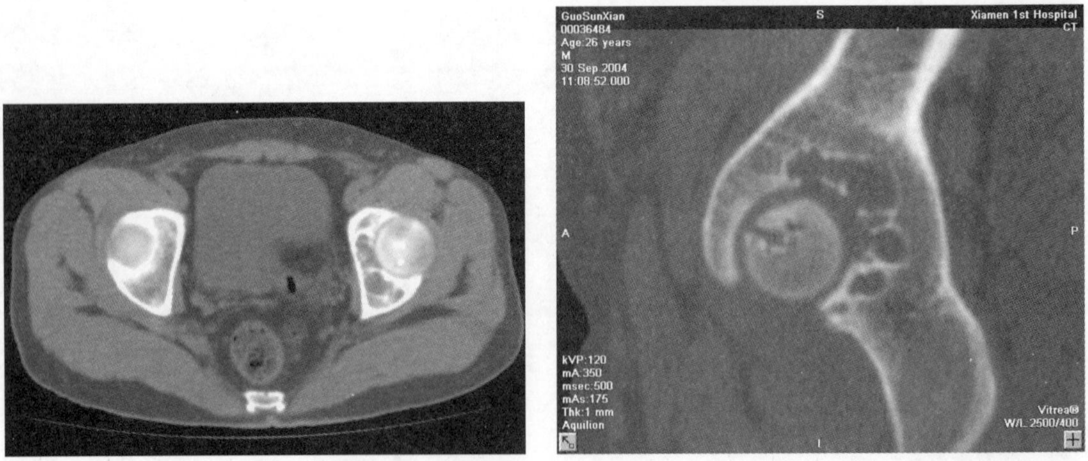

A　　B

图3-2-27　弥漫性腱鞘巨细胞瘤（二）

男，28岁。左髋疼痛2年。A：CT横轴位示髋臼边缘侵袭性骨质破坏，边界清，可见薄层硬化边；B：CT冠状位重建，上述征象显示更清晰。

2. MRI 根据病灶囊、实性成分的比例，弥漫性腱鞘巨细胞瘤的 MRI 表现可分为三型，Ⅰ型以实性成分为主，未见或仅见少量积液；Ⅱ型病变实性成分与囊性成分并存，比例差别不大；Ⅲ型病变以囊性成分为主，仅见滑膜弥漫性轻度增厚或结节状增厚。临床上Ⅰ型和Ⅱ型病灶占大多数，Ⅲ型病变较少（图 3-2-28～30）。

了解弥漫性腱鞘巨细胞瘤的各种影像学表现对全面认识本病的影像学特点，减少误漏诊具有重要价值。Ⅰ型和Ⅱ型 DGCT，影像学易诊断，Ⅲ型 DGCT 易误诊。

十、肌肉内黏液瘤

肌肉内黏液瘤（myxoma）是一种少见的间叶组织发生的软组织良性肿瘤，病灶内可见细胞丰富并有富含血管的区域。合并骨纤维异常增殖症时，称为 Mazabraud 综合征。

多发生于 30 岁以上，男女发病相仿。一般发生在肢体较大的肌肉，大腿、肩部、臀部和上臂肌群，其中发生于右大腿的占 63%。表现为局部生长缓慢的、无痛性软组织肿块。

（一）影像学表现

1. CT 病灶呈球形或卵圆形的软组织密度肿块，其密度较周围肌肉低，边缘清晰，典型病例 CT 值为 10～30Hu，密度均匀（图 3-2-31）。增强后无强化。

2. MRI MRI 可清楚辨认病变发生的肌肉，肿瘤在 T1WI 上呈均匀低信号，在 T2WI 上呈均匀高信号，边界清楚（图 3-2-32、33），病灶内可见低信号间隔影。增强扫描边缘和间隔可强化。

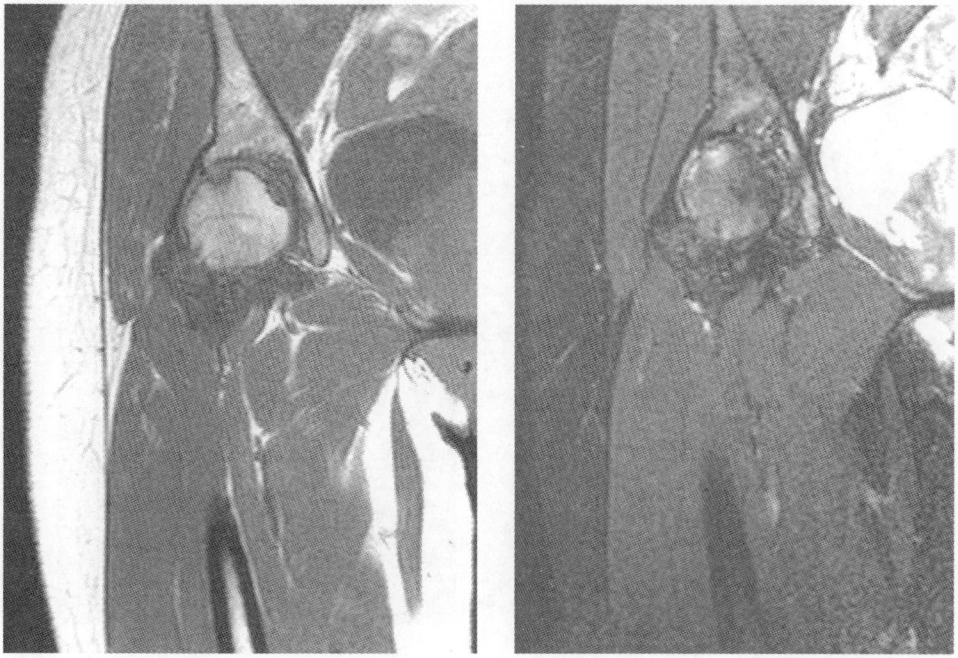

A B

图 3-2-28 弥漫性腱鞘巨细胞瘤（三）

女，27 岁。右髋关节痛 3 年。A：MRI T1WI，右髋关节滑膜增厚，呈长 T1 短 T2 信号，关节腔内无明显积液征象，为Ⅰ型 MRI 表现；B：压脂 T2WI，髋臼和股骨上端关节面边缘骨质破坏，边界锐利。

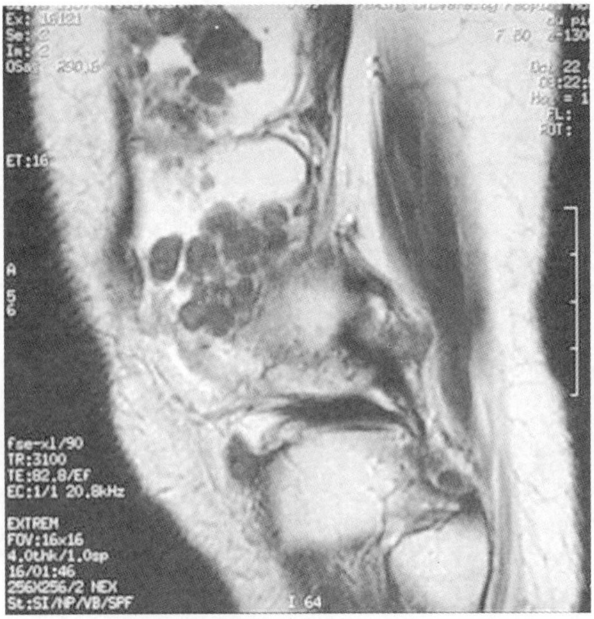

图 3-2-29　弥漫性腱鞘巨细胞瘤（四）

女，50 岁。反复右膝关节肿痛、积液 3 年。MRI T2WI 示病变实性成分与囊性成分并存，比例差别不大，实性成分可见含铁血黄素沉积所致的弥漫性低信号，为Ⅱ型 MRI 表现。

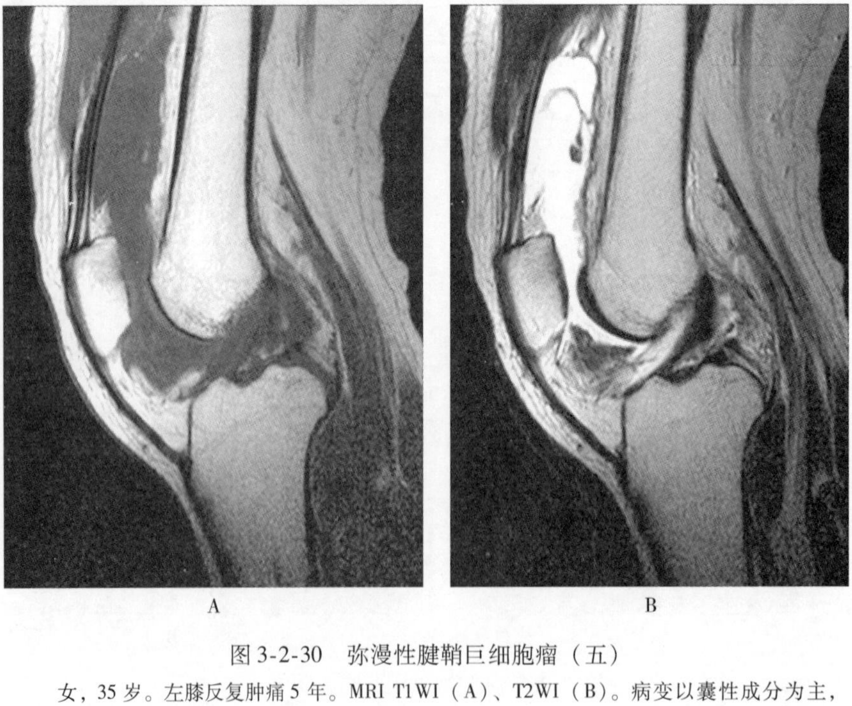

A　　B

图 3-2-30　弥漫性腱鞘巨细胞瘤（五）

女，35 岁。左膝反复肿痛 5 年。MRI T1WI（A）、T2WI（B）。病变以囊性成分为主，滑膜局限性轻度增厚或结节状增厚，为Ⅲ型 MRI 表现。

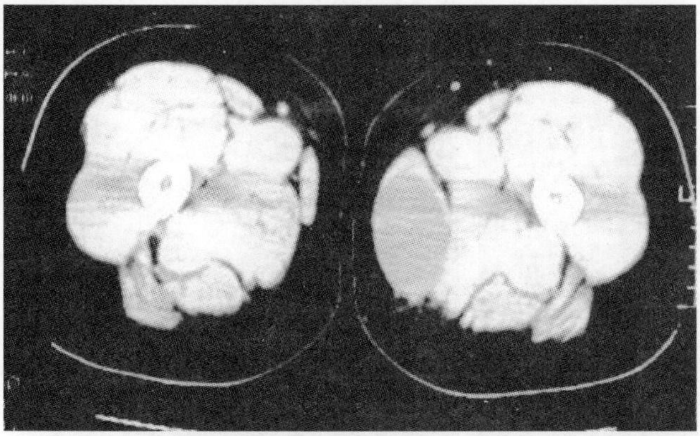

图 3-2-31　肌肉内黏液瘤（一）

CT 平扫，左侧缝匠肌内可见类圆形低密度病灶，边界清楚。

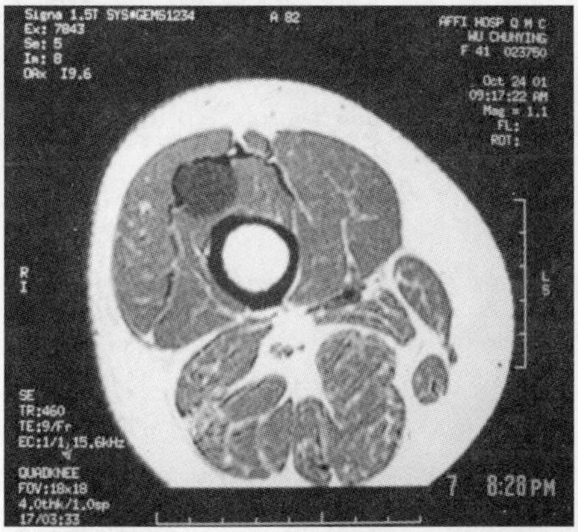

A

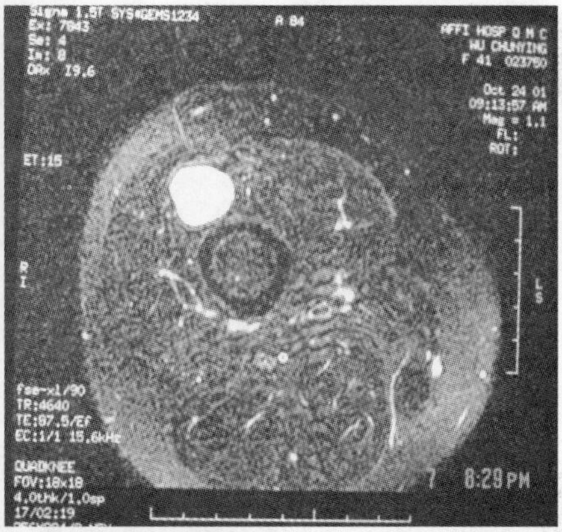

B

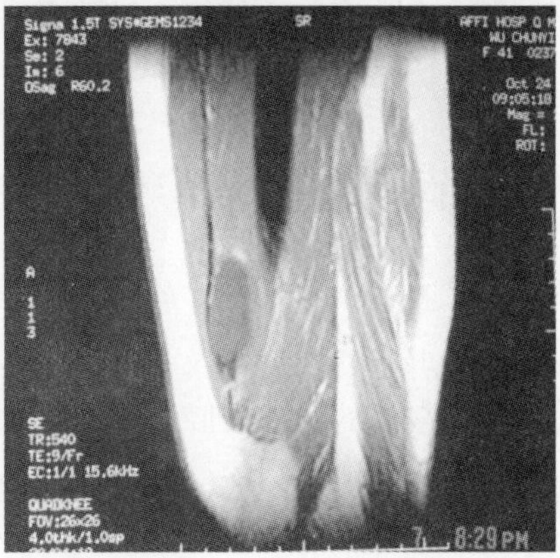

C

图 3-2-32　肌肉内黏液瘤（二）

女，41 岁。发现右大腿肿块半月。A、B：MRI 右大腿 T1、T2WI 示右侧股中间肌内类圆形长 T1 长 T2 信号灶，边界清楚；C：MRI 矢状位 T1WI 示病灶呈低信号。

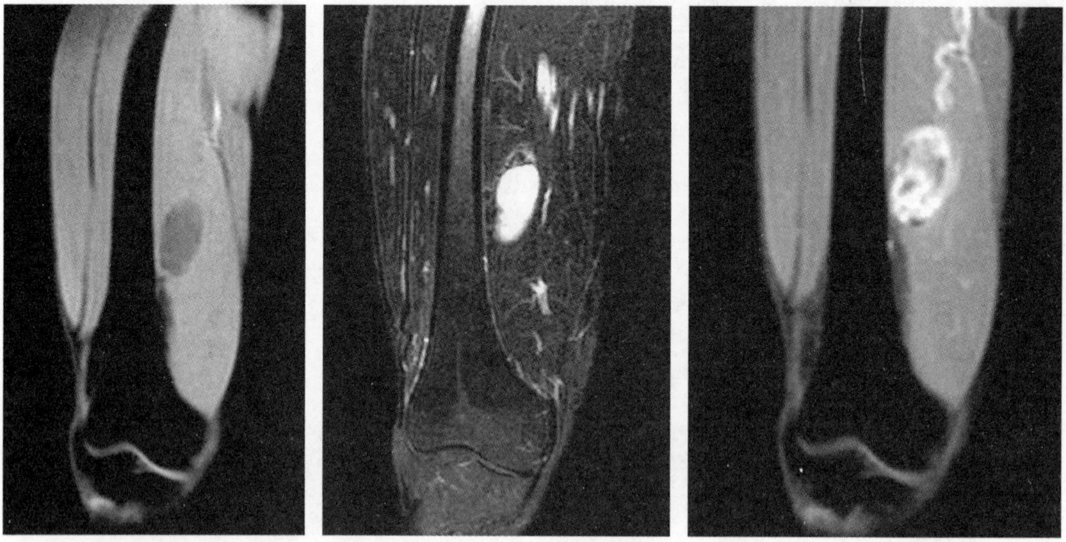

A B C

图 3-2-33 肌肉内黏液瘤（三）

男，37 岁。右大腿肿块 1 月余。A、B：MRI 右大腿冠状位脂肪抑制 T1WI、T2WI，右侧股神经内侧肌内类圆形长 T1 长 T2 信号灶，边界清楚；C：MRI 冠状位脂肪抑制 T1WI 增强扫描示病灶呈不均匀强化。

（二）鉴别诊断

本病发生于肌肉内，主要需与神经源性肿瘤、黏液样脂肪肉瘤、恶性纤维组织细胞瘤、黏液样软骨肉瘤等鉴别。神经源性肿瘤病灶内实质较多，多呈长梭形，而肌肉黏液瘤实质成分少且大多呈类圆形。黏液样脂肪肉瘤、恶性纤维组织细胞瘤、黏液样软骨肉瘤等边界一般不清，病灶实质成分较多，病史较短，肿块大，与本病不难鉴别。

（郁万江 房世保）

第二节 软组织恶性肿瘤

一、恶性纤维组织细胞瘤

软组织恶性纤维组织细胞瘤（malignant fibrous histiocytoma，MFH）是成年人最常见的原发性软组织恶性肿瘤。约占所有软组织肉瘤的 20% ~30%，也可由韧带样纤维瘤恶变而来。肿瘤由恶性纤维细胞和组织细胞组成，呈结节状，可有假包膜。恶性纤维组织细胞术后复发率高达 50% ~80%，转移率为 42%，易转移至肺、淋巴结和肝脏。

好发于中老年人，平均年龄 50 岁。75% 累及下肢，25% 累及上肢，其次是腹膜后、腹腔、躯干和头颈部，大多数起源于深筋膜深层。主要表现为深部软组织肿块和局部疼痛，也可为无痛性软组织肿块。可在几个月内进行性增大。

（一）影像学表现

1. CT 表现为边界较清的软组织团块影，呈略低密度，可有钙化和出血，肿块中常含有低密度的坏死灶。肿块可向周围侵犯邻近的神经、血管。增强扫描病灶呈明显不均匀强化（图3-2-34～37）。CT表现无特征性。

2．MRI　肿块呈结节状，可有分叶，多数边界清楚，少数浸润性生长者边界不清。MRI信号多不均匀，T1WI上病灶呈略低信号，T2WI病灶呈高信号。少数病例T2WI病灶呈低信号，反映其内部纤维含量较高。较大的病灶内常见出血、坏死区，肿瘤内流空的血管影提示为血管丰富的部位。注射Gd-DTPA后，病灶不均匀强化或强化不明显（图3-2-38～40）。

（二）鉴别诊断

与纤维肉瘤难以鉴别，一般纤维肉瘤相对纤维成分较少，一般不见钙化，经常侵犯邻近骨骼，临床症状出现较早。恶性纤维组织细胞瘤还应注意与淋巴瘤鉴别，淋巴瘤一般引起病变肌肉梭形肿胀，T1WI和T2WI信号较均匀，T1WI呈等或略低信号，T2WI呈中等高信号；坏死少见，一般不发生钙化。对于纤维成分较少的MFH有时与淋巴瘤鉴别困难。

二、脂肪肉瘤

脂肪肉瘤（liposarcoma）多数为位于深部软组织的恶性软组织肿瘤，可起源于肌筋膜或深部血管丰富的部位，占所有软组织恶性肿瘤的20%左右，是成年人第二位常见的软组织恶性肿瘤。脂肪肉瘤通常体积较大，直径多在5～15cm，呈结节状或分叶状，一般无包膜。脂肪肉瘤病理分为四型：即脂肪瘤样型、黏液样型、多形型和圆形细胞型。后两型分化差。

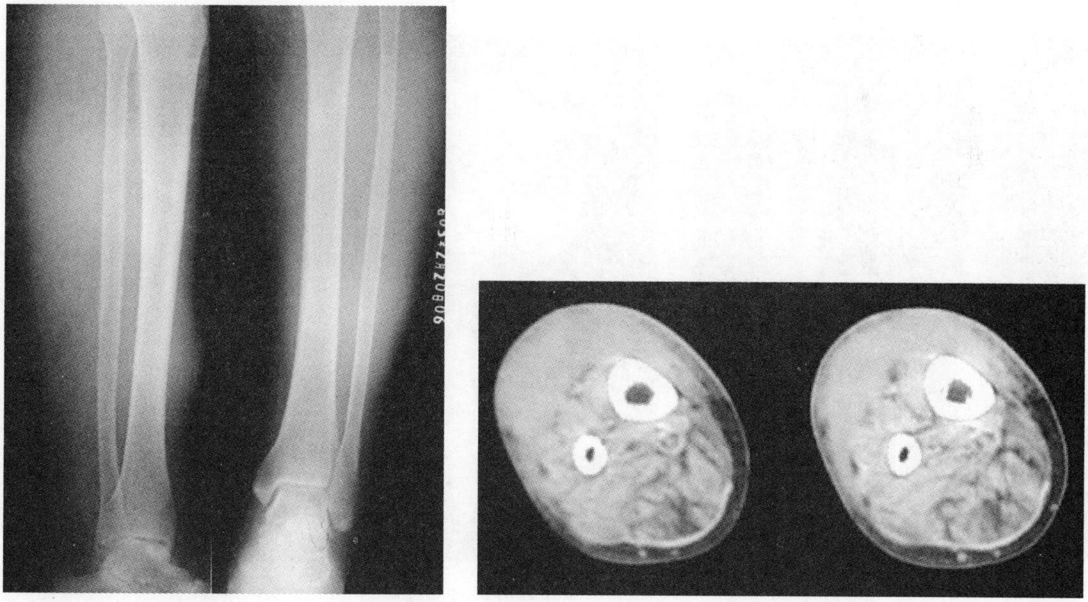

A　　B

图3-2-34　恶性纤维组织细胞瘤（一）

A：小腿X线平片，软组织弥漫性肿胀，胫骨前方局限性突起软组织肿块；B：小腿CT平扫，小腿前方软组织内弥漫性软组织肿块，边界不清，皮下脂肪层消失。

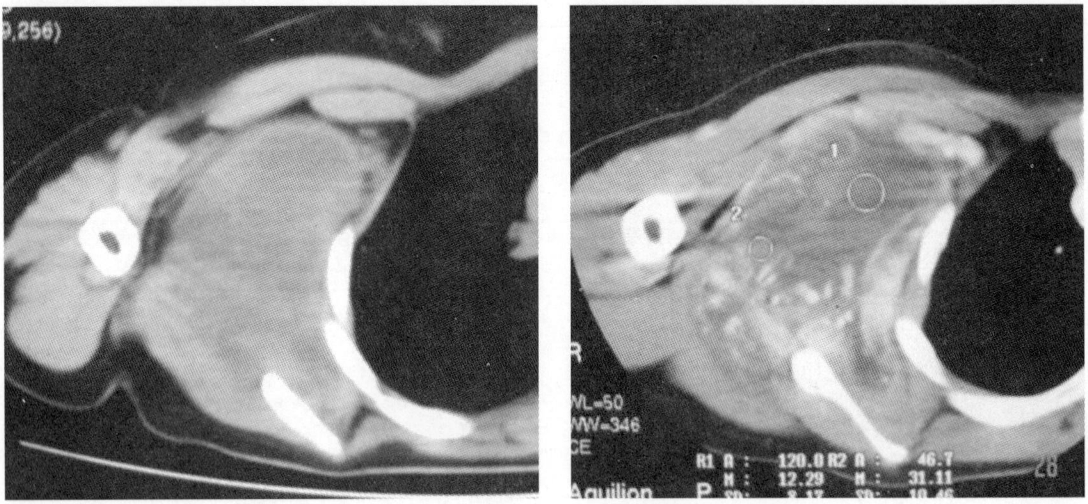

A B

图 3-2-35　恶性纤维组织细胞瘤（二）

女，14 岁。右腋窝肿块 3 个月。A：右腋窝 CT 平扫，右腋窝可见巨大软组织团块，与前锯肌和肩胛下肌分界不清；B：右腋窝 CT 增强扫描，病灶呈明显不均匀强化。

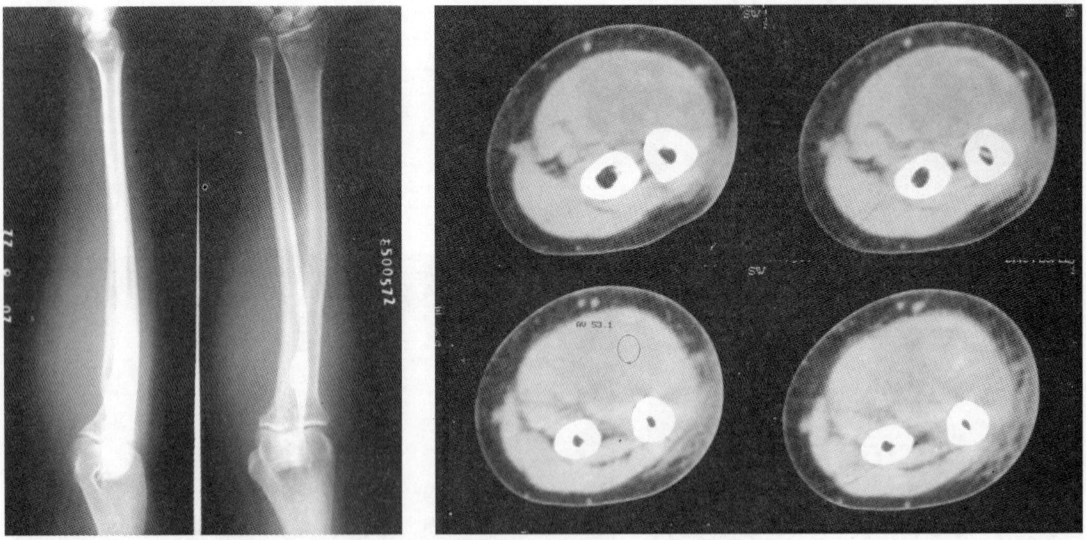

A B

图 3-2-36　恶性纤维组织细胞瘤（三）

A：右前臂 X 线平片，近肘关节部前方软组织局限性团块，边界不能辨认；B：右前臂 CT 平扫，尺桡骨前方软组织弥漫性肿大，肿块边界不清。

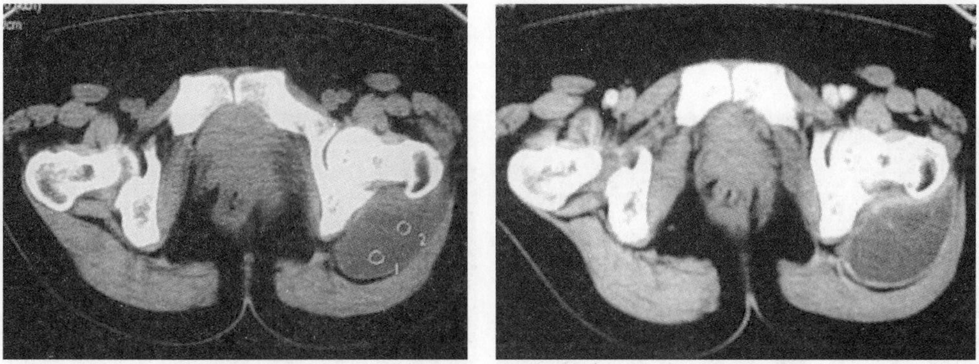

A　　　　　　　　　　B

图 3-2-37　恶性纤维组织细胞瘤（四）

女，44 岁，左臀部肿块 40 天。A、B：CT 平扫及增强扫描，左臀大肌深面类圆形软组织肿块，呈不均匀等密度，增强扫描不均匀强化，边界较清。

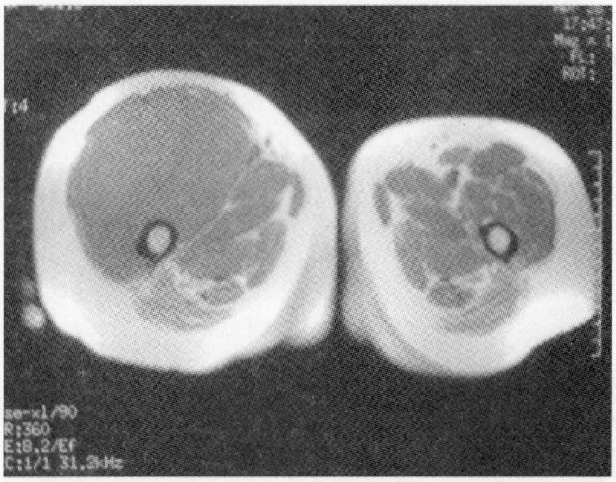

A

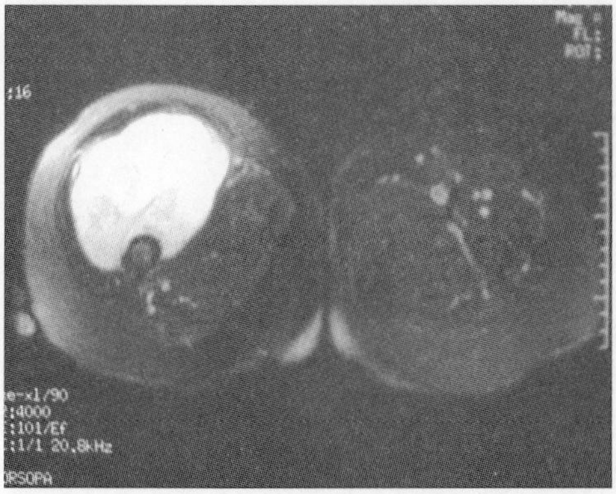

B

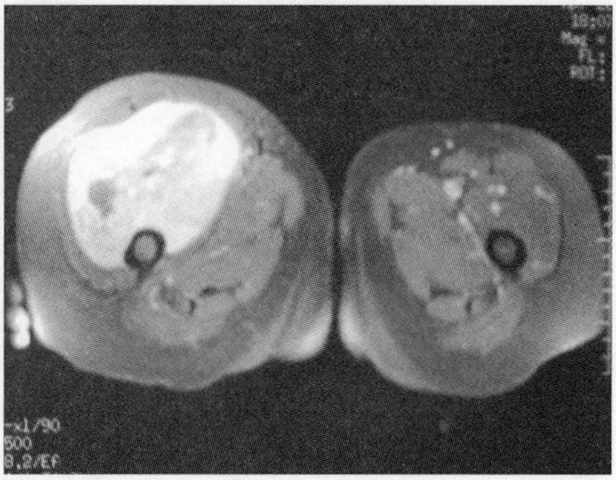

C

图 3-2-38　恶性纤维组织细胞瘤（五）

女，58 岁，右大腿前部肿块 2 年。A、B：MRI T1WI 及脂肪抑制 T2WI，右股骨前方大软组织肿块，与周围肌肉分界不清并部分包绕股骨，呈稍长 T1 长 T2 信号；C：脂肪抑制 MRI 增强扫描，病灶呈明显强化，不均匀。

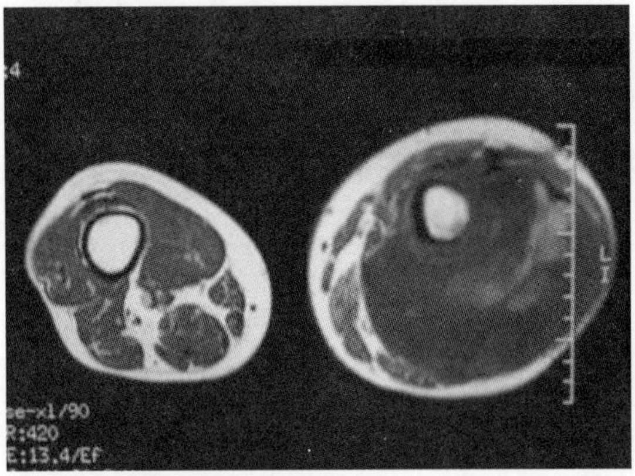

A

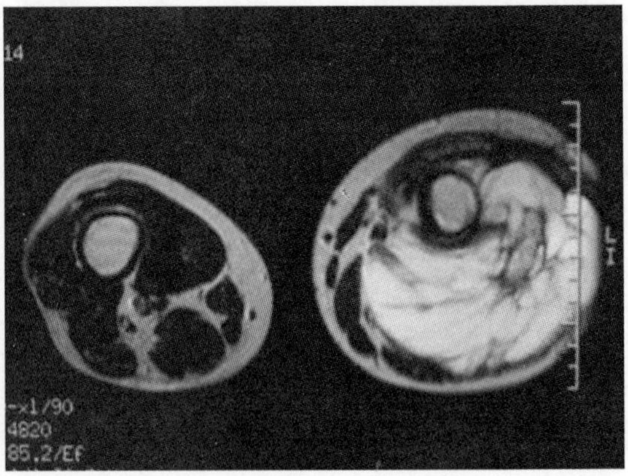

B

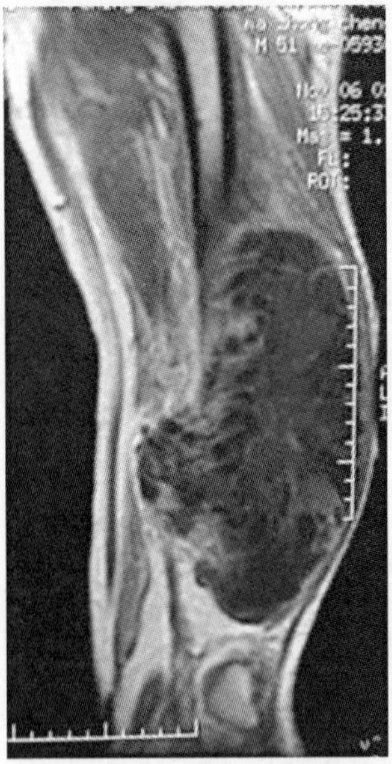

C

图 3-2-39 恶性纤维组织细胞瘤（六）

男，51 岁。左大腿肿胀 3 年，疼痛 3 个月。A、B：左大腿下部 MRI 横轴位 T1 WI、T2WI，股骨后方大软组织肿块，以长 T1、长 T2 信号为主，其内含有出血信号及囊变液体信号，其内见多条低信号间隔，周围肌肉组织受压推移，与肿块间分界不清；C：MRI 矢状位 T1WI 增强扫描，肿块呈杂乱索条状强化，囊变部分不强化。

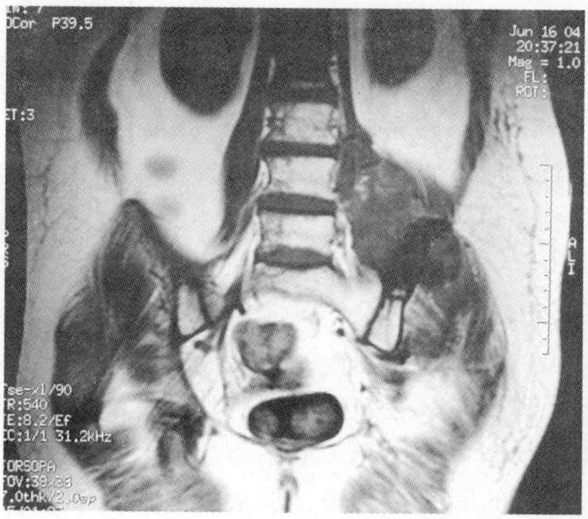

A

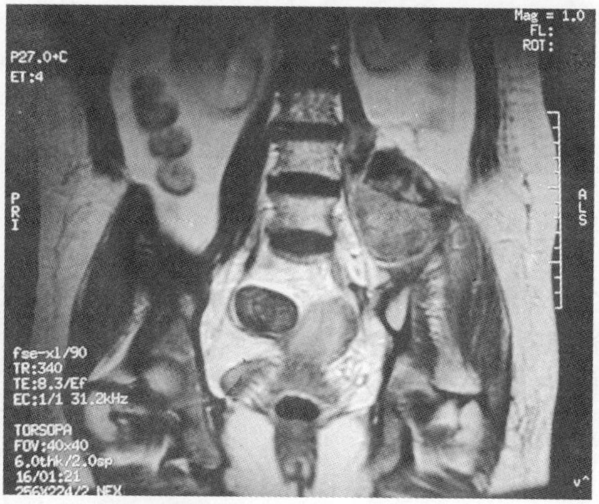

B

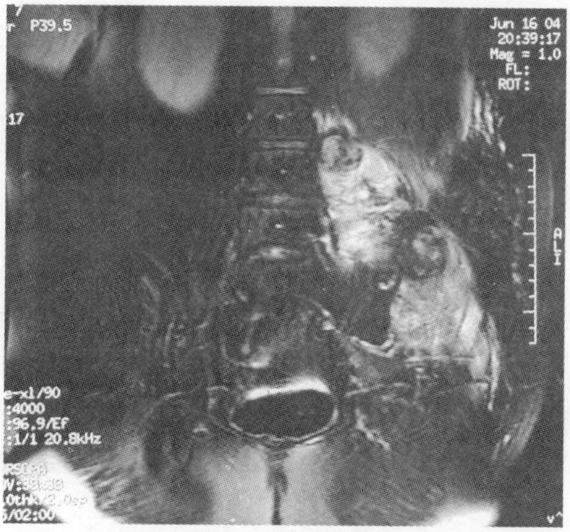

C

图 3-2-40　恶性纤维组织细胞瘤（七）

女，45 岁。腰背部肿块 2 年。A、B：MRI 冠状位 T1、T2WI，C：MRI 脂肪抑制冠状位 T2WI，左侧下腰部椎旁软组织肿块，呈不均匀长 T1 长 T2 信号，与左侧腰大肌分界不清；左侧髂骨受累，病灶周围可见大片水肿信号。

多见于 40～60 岁，男女发病率相似。多发生于深部软组织，最常见于大腿及腹膜后组织，发生于躯干及下肢的脂肪肉瘤各占 40%左右。一般表现为深部无痛性肿块，肿块边界不清，或部分固定于周围软组织内。

（一）影像学表现

1. X 线、CT　病灶较大者表现为软组织局限性增厚或局限性肿块影，分化较好的病灶内可见到脂肪密度的透亮区，难以确定病变的边界。分化良好的脂肪肉瘤内含脂肪成分较多，CT 表现与脂肪瘤相似，强化较轻或不强化；分化不良的脂肪肉瘤呈软组织密度肿块，瘤内较少或见不到脂肪成分，形态不规则，边界常不清楚，增强扫描可见结节性或弥漫性强化（图 3-2-41）。

2. MRI 脂肪肉瘤的 MRI 表现与肿瘤分化程度有关。分化良好的脂肪肉瘤 MRI 上信号类似于皮下脂肪，即 T1WI 和 T2WI 均表现为高信号，瘤体内可见信号相对较低的间隔。当瘤体内含有其他成分时则信号不均匀。分化不良的脂肪肉瘤边界模糊，含有很少或不含有脂肪成分，T1WI 呈中等或低信号，T2WI 呈高信号（图 3-2-41～43）。出血和坏死是脂肪肉瘤常见的征象。对于脂肪类肿瘤的 MRI 扫描应强调抑脂技术，对于发现有否脂肪成分及脂肪含量很有帮助，从而有利于判断肿瘤的性质。

（二）鉴别诊断

分化好的脂肪肉瘤与脂肪瘤难以鉴别。分化很差的脂肪肉瘤可很少有脂肪组织，需与恶性纤维组织细胞瘤、纤维肉瘤、原始神经外胚层肿瘤等鉴别。恶性纤维组织细胞瘤和纤维肉瘤 MRI 上多数可见到不规则片状等或稍长 T1 短 T2、增强扫描不强化的纤维组织，有利于鉴别；原始神经外胚层肿瘤发病年龄相对较轻，软组织肿块巨大，对周围组织浸润更明显，一般不难鉴别。位于软组织深部的脂肪性肿瘤，尽管有时没有明显强化的实性成分，也应考虑到高分化脂肪肉瘤的可能，尤其是发生于老年患者。

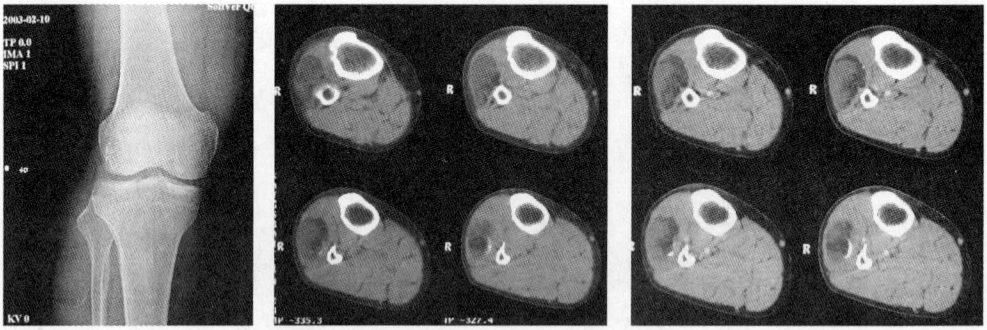

A　　B　　C

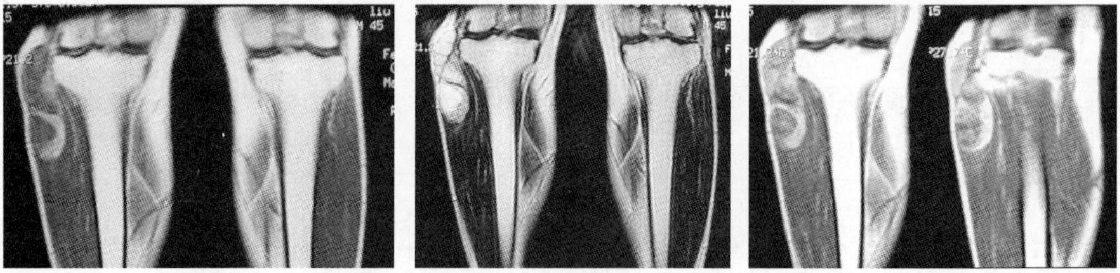

D　　E　　F

图 3-2-41　脂肪肉瘤（一）

男，45 岁。右膝外侧肿痛 2 个月。A：右膝正位 X 线平片，右腓骨外上方隐约可见略低密度软组织肿块，边界不清；B、C：右小腿上端 CT 平扫及增强扫描，病灶呈等低密度，其内含有脂肪密度成分及钙化灶，增强扫描病灶呈中度强化；D、E：双小腿 MRI 冠状位 T1、T2WI，软组织肿块下半含有短 T1 长 T2 脂肪信号，肿瘤实质呈长 T1 长 T2 信号，边界清楚；F：双小腿 MRI 冠状位 T_1WI 增强扫描，病灶呈明显不均匀强化。

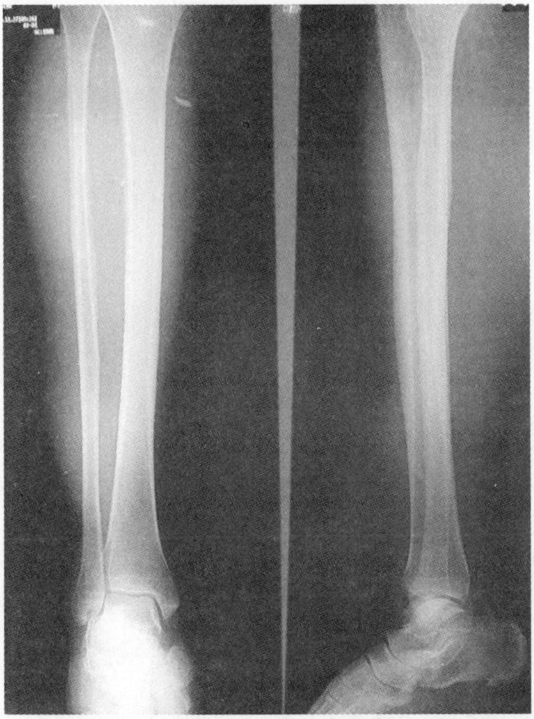

A

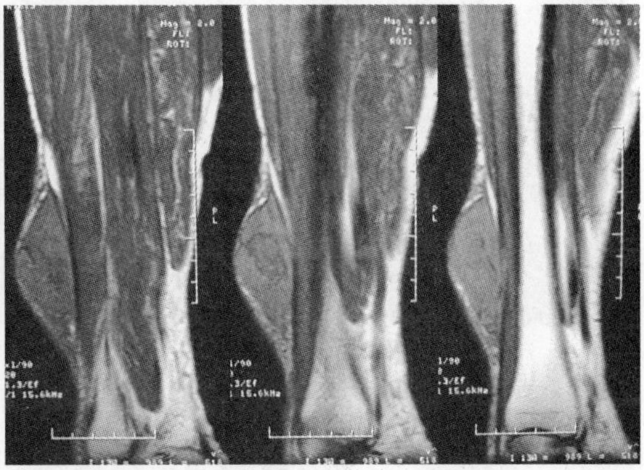

B

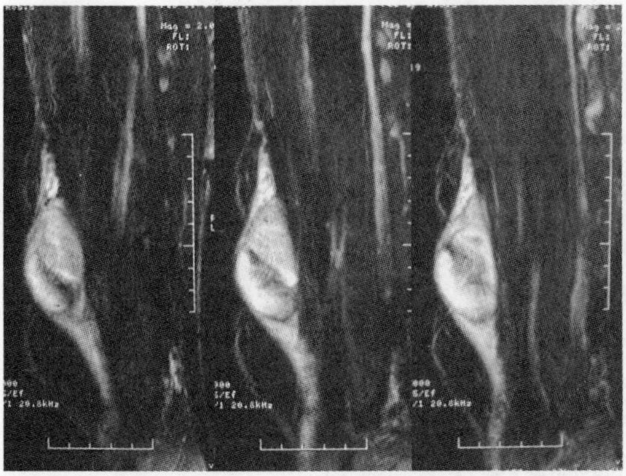

C

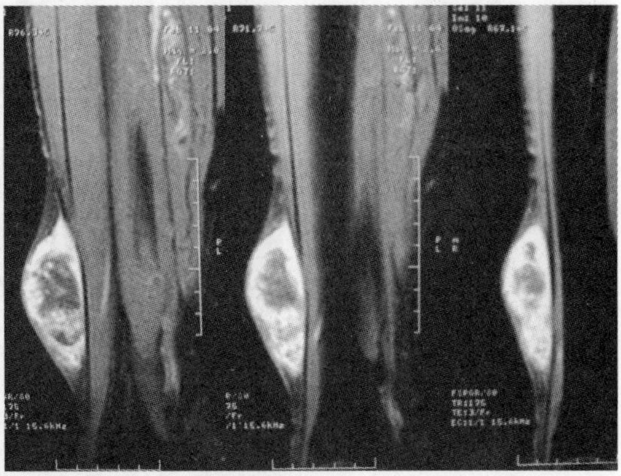

D

图 3-2-42 脂肪肉瘤（二）

女，68 岁。右下腿下段外侧肿块 10 年，近来生长增快。A：右小腿正侧位 X 线片示右小腿下段外侧可见等密度肿块影，边界不清楚；B、C：MRI T1WI、脂肪抑制 T2WI，右小腿下外侧肌肉表面长圆形软组织肿块，呈等长 T1 不均匀长 T2 异常信号，伴有周围水肿；D：MRI 增强扫描，病灶呈不均匀强化。

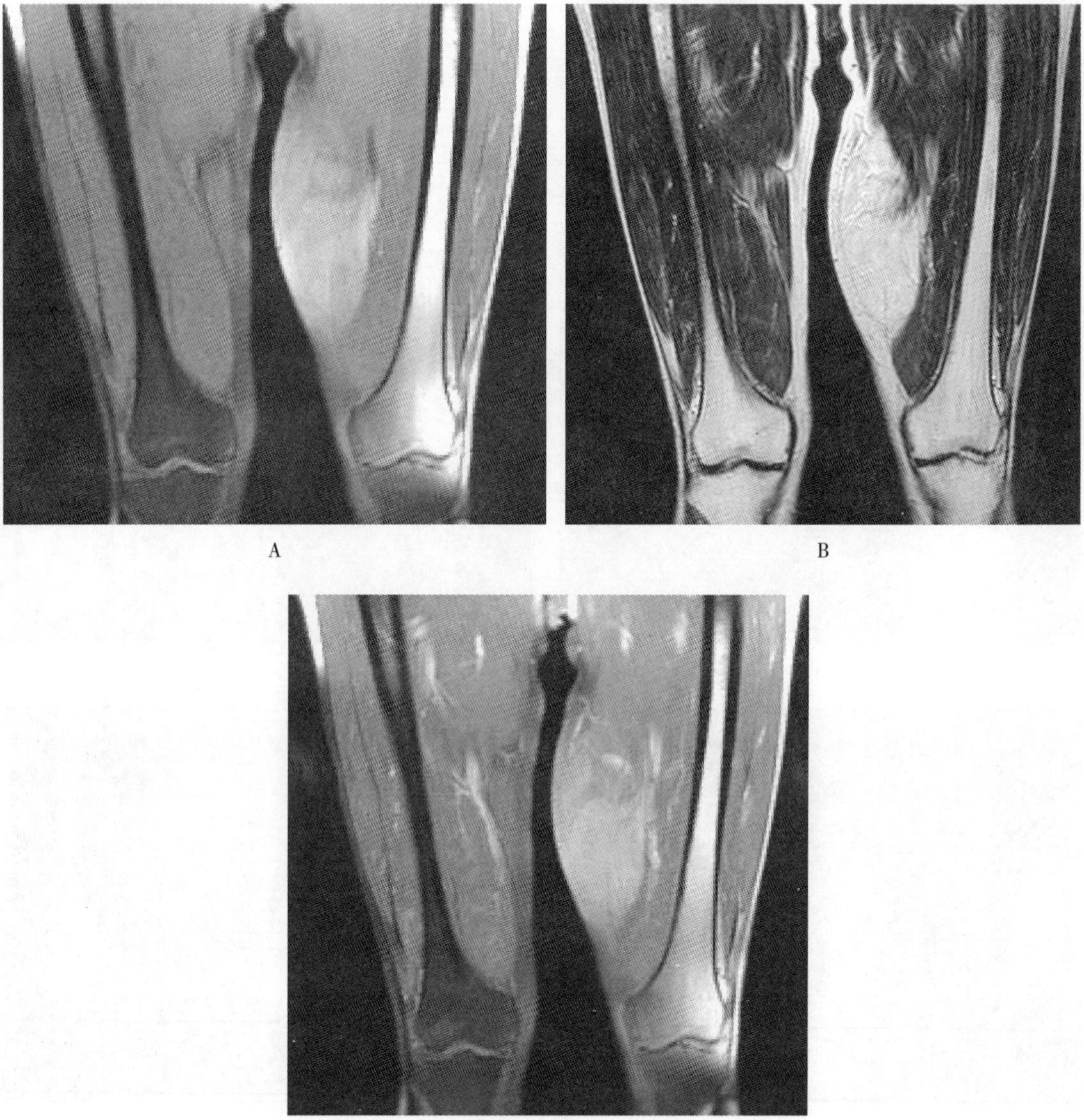

A　B　C

图 3-2-43　脂肪肉瘤（三）

A、B：MRI 脂肪抑制 T1WI 和 T2WI，左股部内侧软组织内见类圆形稍短 T1、长 T2 肿块，边界尚清；C：MRI 冠状位脂肪抑制 T1WI 增强扫描，病灶呈轻中度强化。

三、横纹肌肉瘤

横纹肌肉瘤（rhabdomysarcoma）是趋向于纹状肌细胞分化的肉瘤，在间充质或上皮性恶性肿瘤中（肾、乳房、肺、子宫、卵巢）存在部分横纹肌细胞分化。病理分胚胎型、腺泡型和多形型。

胚胎型多见于6岁以下的儿童，好发部位是头颅的腔道结构，以及头颅软组织内；腺泡型常见于青少年；多形型多见于中老年人。后两型多见于四肢，尤其是下肢。肿瘤生长迅速，具有较大的侵袭性及破坏性，症状出现较早，可从黏液腔和眼眶中突出到表面，也易发生远处转移。

（一）影像学表现

1. X线、CT　X线平片上可见软组织内略高密度肿块，边界不清，可引起邻近骨质破坏和骨膜反应。CT显示为不均匀密度的软组织肿块，边界较清，周围的骨质、血管、神经可被侵犯（图3-2-44）。

2. MRI　显示肿瘤呈不均匀的等T1、中长T2信号，信号一般不均匀，病灶内坏死区一般较小；可见假包膜，病灶边界可以清楚，也可以不清。

（二）鉴别诊断

青少年、儿童期的横纹肌肉瘤主要应与恶性畸胎瘤和淋巴瘤鉴别，恶性畸胎瘤大多含有或多或少的脂肪成分，淋巴瘤若未经化疗或放疗一般很少见坏死征象。成年人的横纹肌肉瘤症状出现相对较早，就诊时肿瘤内坏死区一般较小，MRI信号较均匀可供诊断参考。应鉴别的疾病包括恶性纤维组织细胞瘤、纤维肉瘤、腺泡状肉瘤、上皮样肉瘤，血管肉瘤、神经肉瘤等。

四、纤维肉瘤

纤维肉瘤（fibrosarcoma）是恶性软组织肿瘤中较为常见的一种，起源于成纤维细胞，主要由似成纤维细胞的瘤细胞及其间多少不等的胶原纤维及网状纤维组成，周围可有假

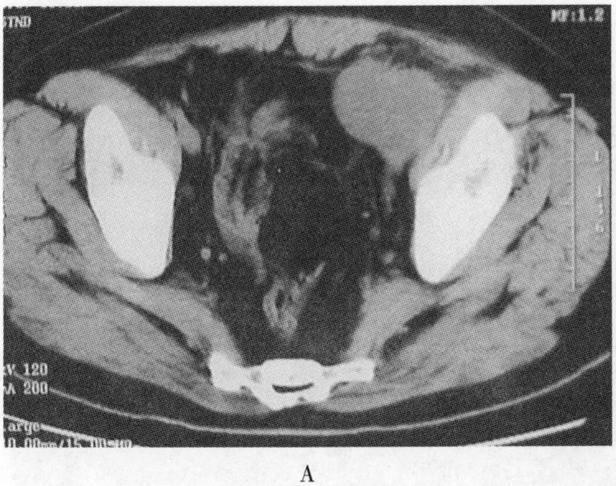

A

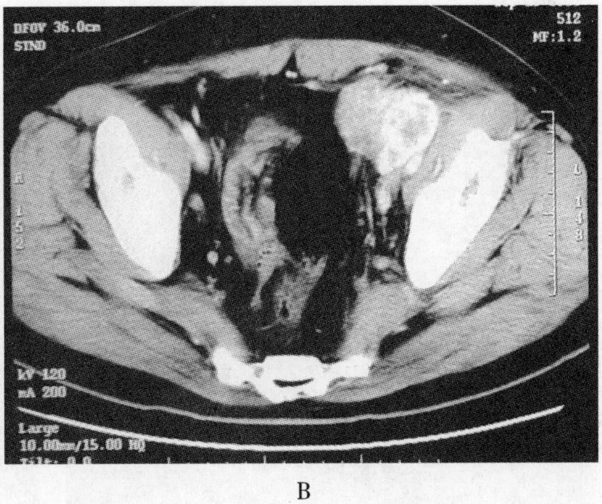

B

图3-2-44　横纹肌肉瘤

A、B：CT平扫及增强扫描，左髂腰肌内侧软组织肿块，呈略低密度，类圆形，与髂外血管分界不清。增强扫描呈不均匀强化。

包膜。容易波及邻近骨组织。

好发于30～55岁，无性别差异。纤维肉瘤可发生于身体的各个部位，但以大腿与膝部最为多见，其次是躯干与四肢远端。肿瘤常侵犯周围组织。主要表现为孤立性硬实肿物，生长较缓慢，一般无明显疼痛。

（一）影像学表现

1. X线、CT　X线表现为软组织肿块，一般无钙化。CT表现为圆形或分叶状软组织肿块，边界清或不清，密度不均匀，钙化少见，可伴有或不伴有邻近骨皮质侵袭或破坏。发生于四肢的肿瘤，易向近侧沿神经血管束扩展（图3-2-45）。

2. MRI　软组织肿块在T1WI呈中低信号，在T2WI呈高信号，病灶信号略不均匀。注射Gd-DTPA增强后，肿瘤呈不均匀强化（图3-2-46、47）。作者得见4例，抑脂T2WI上信号比其他软组织肿瘤相对更高，坏死区小，信号相对较均匀；肿瘤发生的位置都深在，贴近骨骼，均有邻近骨骼的明显侵袭性破坏，病灶周围及受累骨骨髓腔内伴有广泛水肿信号。肿瘤邻近的血管神经束均被侵犯。

（二）鉴别诊断

软组织纤维肉瘤缺乏影像学特征，与恶性纤维组织细胞瘤、恶性神经源性肿瘤、成人横纹肌肉瘤、血管肉瘤、腺泡状肉瘤及上皮样肉瘤等鉴别有一定困难。若肿瘤发生部位深在，邻近骨骼有较广泛侵袭性破坏，坏死区较小时，应首先考虑纤维肉瘤可能。

五、原发骨骼肌非霍奇金淋巴瘤

原发骨骼肌非霍奇金淋巴瘤（primary skeletal muscle non-Hodgkin lymphoma）是一种少见的软组织肿瘤，Lee和Martinez等认为，原发骨骼肌淋巴瘤的诊断需符合下列指标：①组织病理学证实为非霍奇金淋巴瘤；②胸片和胸腹盆腔CT未发现其他部位的淋巴瘤；③肌肉病变早于或范围大于骨病变；肌肉内大的软组织肿块，其邻近的骨髓正常或骨髓病变范围比软组织肿块小；④既往无淋巴瘤病史。

原发骨骼肌淋巴瘤各年龄组均可发生，但以中老年人多见。原发骨骼肌淋巴瘤好发

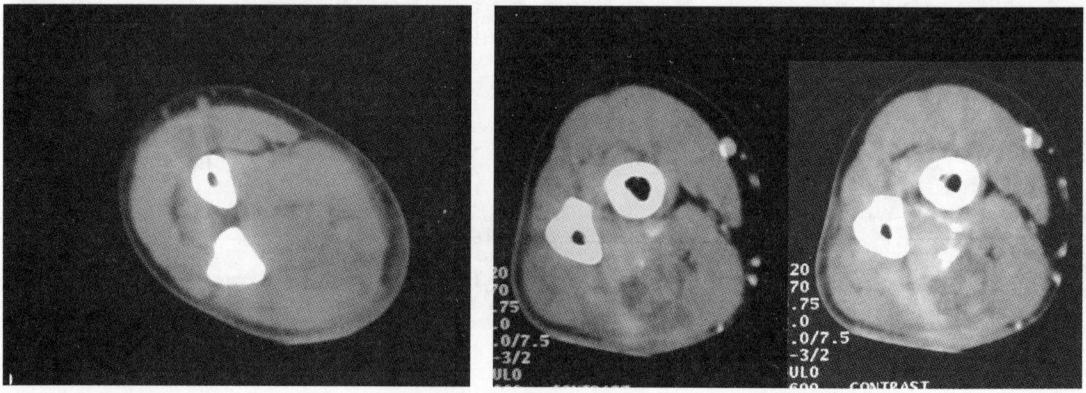

A　B

图3-2-45　纤维肉瘤（一）

A、B：CT平扫及增强扫描，前臂背侧软组织团块，与邻近肌肉组织分界不清，肿块呈略低密度。增强扫描见肿块呈明显不均匀强化，边界不清。

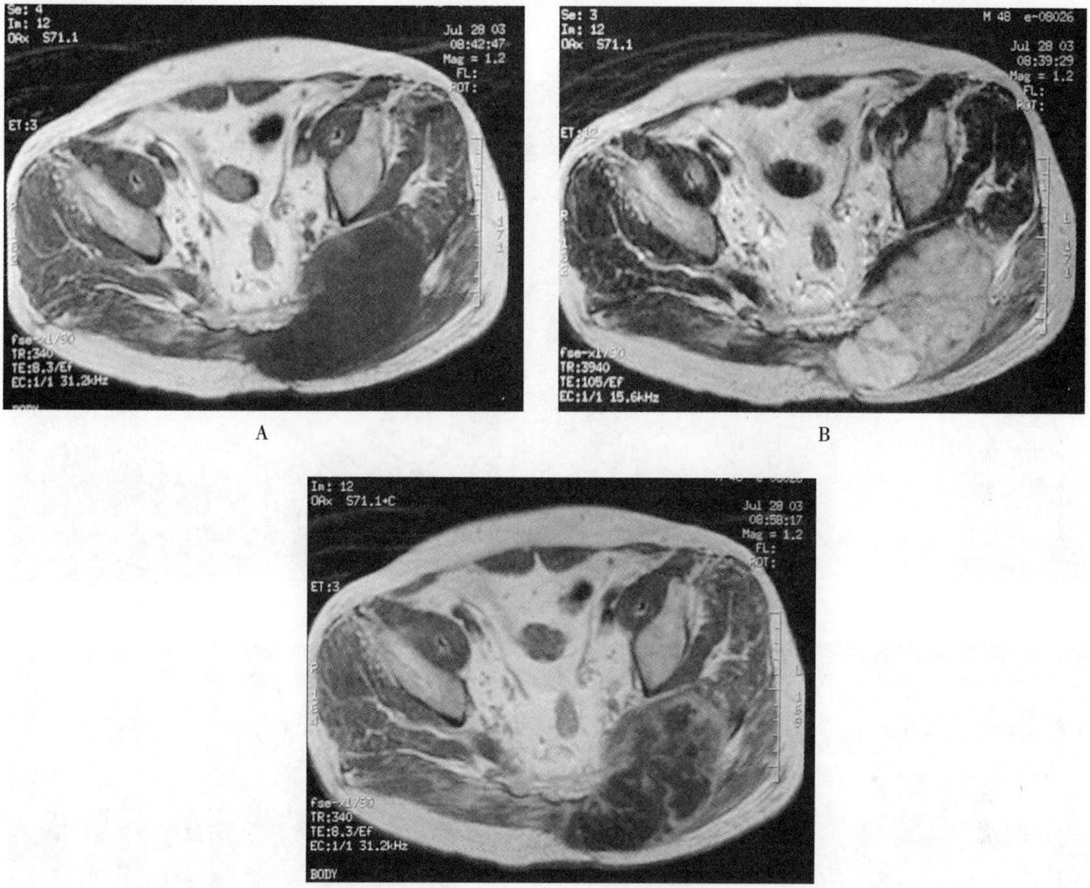

A　B

C

图 3-2-46　纤维肉瘤（二）

男，48 岁。左臀部肿块 2 年，左下肢痛 4 个月。A、B：横轴位 MRI T1、T2WI，左坐骨大孔后部长 T1 长 T2 软组织肿块，周围肌肉组织推压移位，并且与病灶间分界不清，周围肌肉组织水肿；C：横轴位 MRI T1WI 增强扫描，病灶呈明显不均匀强化。

于四肢尤其是大腿及上肢部位，即肩关节和髋关节周围。而继发性骨骼肌淋巴瘤以腰大肌、髂肌最常见。

临床表现为局部疼痛、肿胀或全身不适，可伴有发热、消瘦，部分患者可无自觉症状，其中发热是淋巴瘤中比较常见且重要的临床表现。

（一）影像学表现

1. X 线、CT　X 线平片上可见软组织内略高密度肿块，边界不清，可引起邻近骨质破坏和骨膜反应。CT 显示为不均匀密度的软组织肿块，边界较清。CT 平扫密度等于或略低于周围正常肌肉，肌肉弥漫性增大，受累肌肉的形态仍可辨别。周围的骨质、血管、神经受压移位，较少被侵犯。增强扫描可见肿瘤均呈中度强化，较均匀（图 3-2-48）。

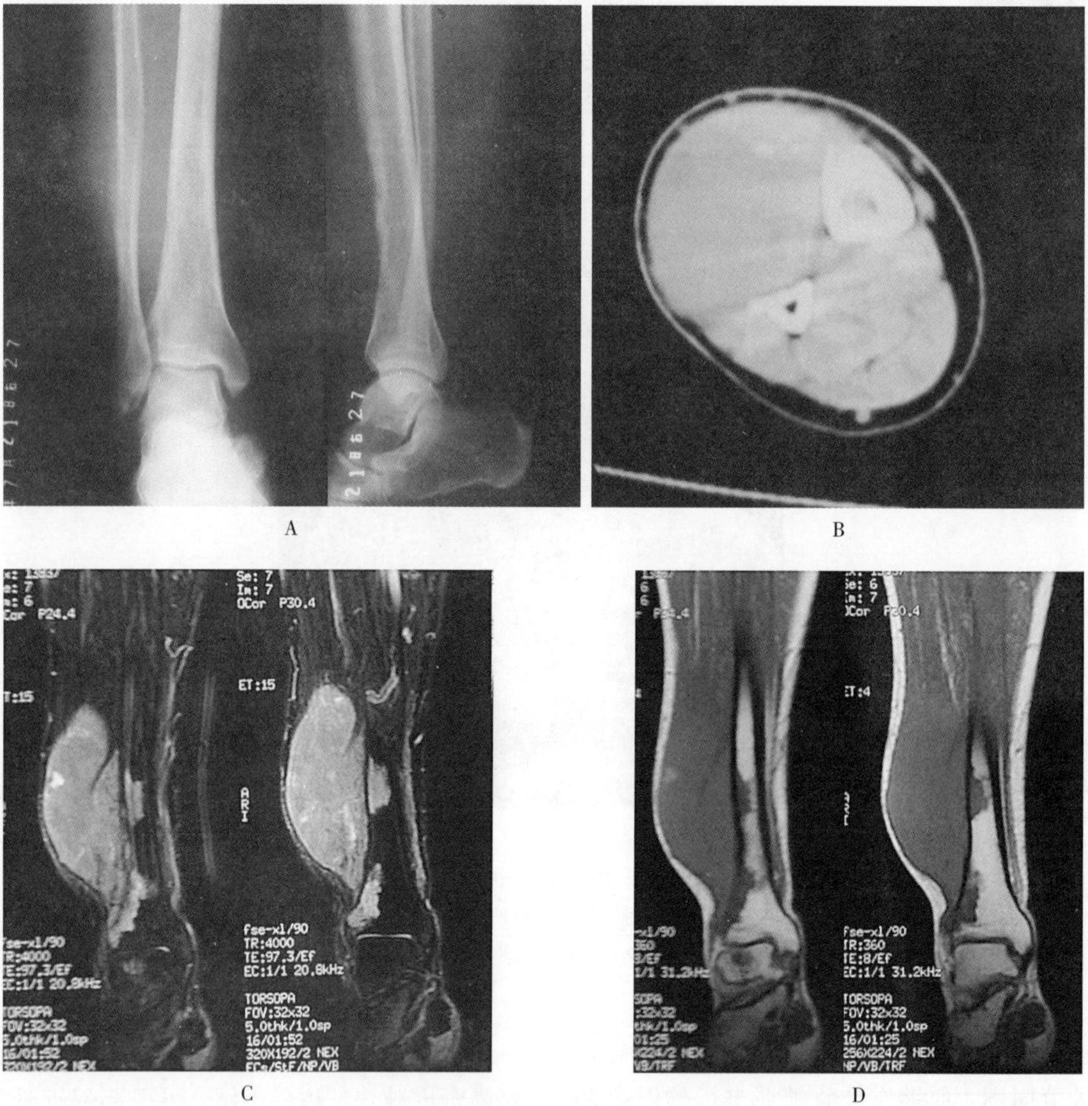

图 3-2-47　纤维肉瘤（三）

男，40 岁。右小腿肿块半年。A：X 线平片示右小腿前外侧软组织肿块，胫骨前缘皮质受累；B：CT 平扫，右小腿前外侧软组织肿块，边界不清，与胫骨和腓骨关系密切；C、D：MRI T2、T1WI，肿块呈等 T1 长 T2 信号，其内可见短 T2 间隔影。

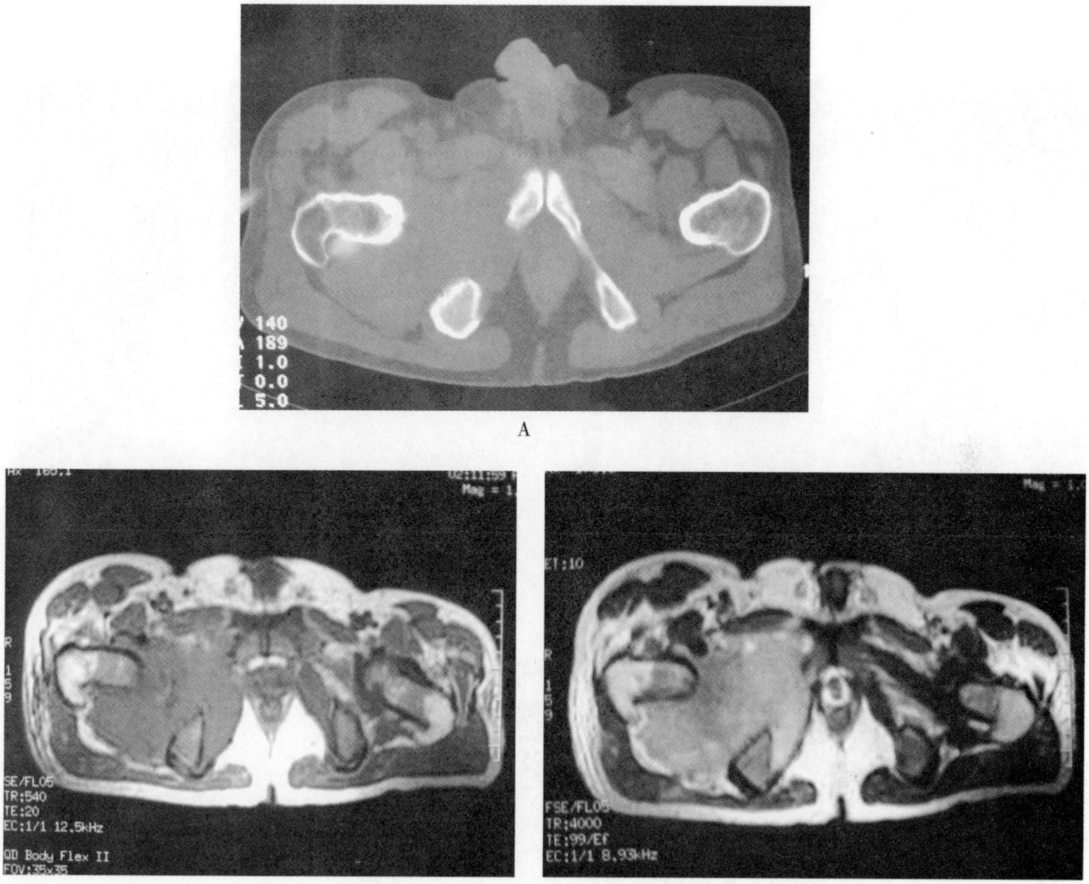

A

B　　C

图 3-2-48　原发骨骼肌非霍奇金淋巴瘤（一）

男，40 岁。右大腿痛半年。A：CT 平扫，右髋下部软组织肿胀，闭孔外肌、闭孔内肌及下孖肌肿胀，其外形尚可分辨，髂股韧带及坐股韧带受累；B、C：MRI T1、T2WI，病灶呈均匀稍长 T1 长 T2 信号，病灶边界显示清楚。

2. MRI　MRI 显示肿瘤呈不均匀的等 T1、中长 T2 信号，病灶边界可以清楚，也可以边界不清。受累肌肉整体均出现异常改变，虽然肿块可以很大，但仔细观察发现其仍保留原肌肉的大致外形，可根据解剖位置明确定出病变肌肉。MRI 增强扫描可见肿瘤均呈中度强化，较均匀，提示肿瘤的血供比较丰富，且坏死少见，与文献报道相符。邻近肿瘤的骨骼可多处受累，表现为边缘侵袭性改变，骨髓内可出现较大范围的水肿区。局部淋巴结可肿大，甚至可发生远处淋巴结肿大（图 3-2-48、49）。

（二）鉴别诊断

肌肉淋巴瘤肿块尽管可以很大，但仔细观察仍可辨认受累肌肉的解剖结构，而且肿块坏死较少，病史一般较长，临床多有发热，根据这些特点诊断骨骼肌淋巴瘤并不困难。有时恶性纤维组织细胞瘤影像学表现与肌肉

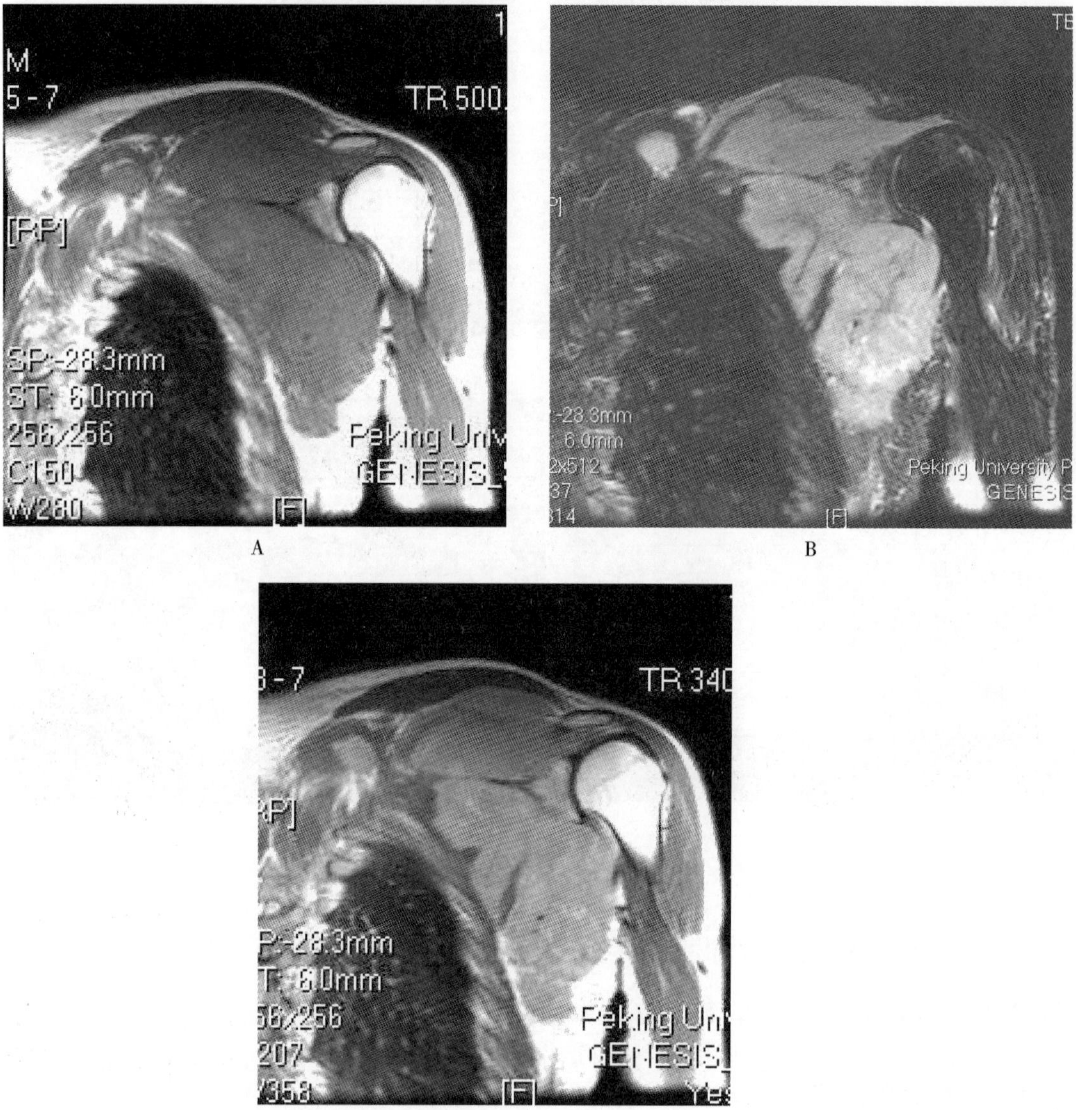

图 3-2-49　原发骨骼肌非霍奇金淋巴瘤（二）

男，27 岁。左肩肿痛 3 年。A、B：左肩冠状位 MRI T1、T2WI 及增强扫描，左侧冈上肌、肩胛下肌及小圆肌肿大，呈稍长 T1 长 T2 异常信号，信号较均匀；C：T1WI 增强扫描病灶呈中度均匀强化。

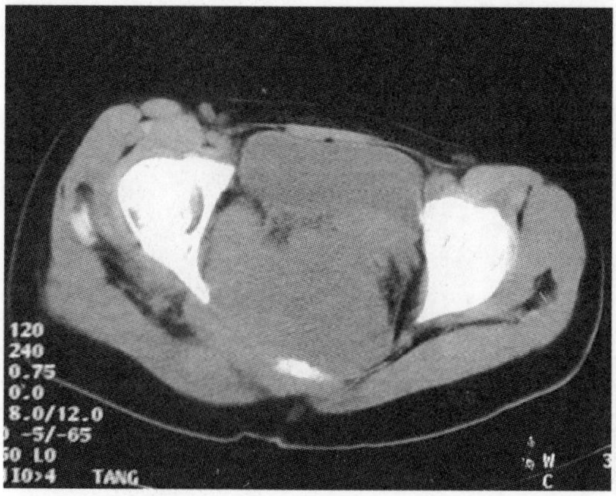

A

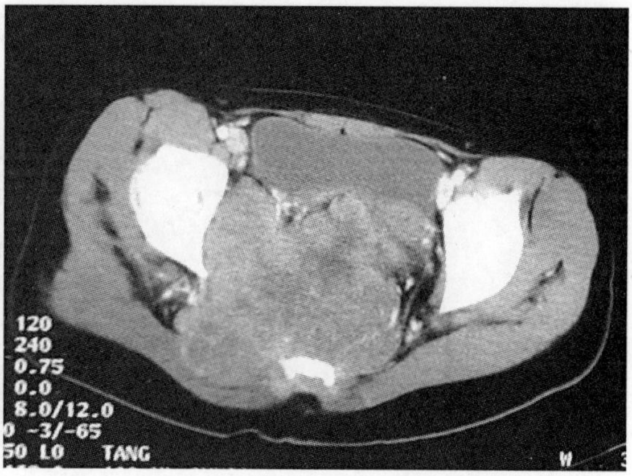

B

图 3-2-50 原始神经外胚层肿瘤（一）

骶骨区疼痛 8 个月，鞍区麻木伴大小便障碍 3 个月。A：CT 平扫，骶尾骨前方巨大软组织肿块，呈浸润生长，累及右侧臀大肌，与膀胱及子宫间分界不清；B：CT 增强扫描，肿块呈不均匀强化。

淋巴瘤极其相似，T1、T2WI 上信号也较均匀，且沿肌肉浸润，但恶性纤维组织细胞瘤发病年龄较大，临床发热较少，可供鉴别。

六、原始神经外胚层肿瘤

骨与软组织原始神经外胚层肿瘤（premitive neuroectodermal tumour，PNET）是起源于周围神经的原始外胚层恶性肿瘤，1993 年 WHO 正式确定为 pPNET。

pPNET 可发生于任何年龄，但以青少年为多，约占青少年恶性肿瘤的第 2 位。pPNET 全身各处均可发生，但以骨和软组织为多见，尤以脊柱旁、胸壁和下肢多发。临床表现为局部疼痛、肿胀，可伴有发热、消瘦。疼痛较剧烈，夜间加重。

（一）影像学表现

1. CT 软组织肿块通常较大，呈浸润性的生长，与正常组织分界不清楚，并侵犯周围的骨骼、脏器、神经及血管。一般无骨膜反应及钙化或瘤骨的形成，但年龄较小的患者可出现较明显的骨质硬化或瘤骨，尤其是发生于髂骨等扁骨和长骨干骺端者。病灶密度通常不均匀，多见坏死和/或出血。增强扫描呈明显的不均匀强化（图 3-2-50）。

2. MRI 软组织肿块常异常巨大，呈不均匀长 T1 长 T2 信号，与邻近结构分界不清，常浸润邻近肌肉、血管神经束蔓延生长；出血、坏死常见。增强扫描呈明显不均匀强化。发生于椎体的 pPNET 多为多椎体弥漫性破坏，呈长 T1 长 T2 信号，相邻的椎间盘未受到侵犯，与脊柱转移瘤和多发性骨髓瘤的表现相似。矢状位和冠状位观察，pPNET 表现有沿硬膜外和韧带下跨节段浸润的趋势，似脊柱结核的椎旁脓肿，但范围和信号不同，其 T2WI 上信号相对较低。发生于椎管内的 pPNET 与神经源性肿瘤一样均沿脊神经蔓延，但其对邻近的骨和软组织有明显的侵袭破坏，表现出高恶性特点，病灶与邻近结构的分界不清（图 3-2-51、52）。

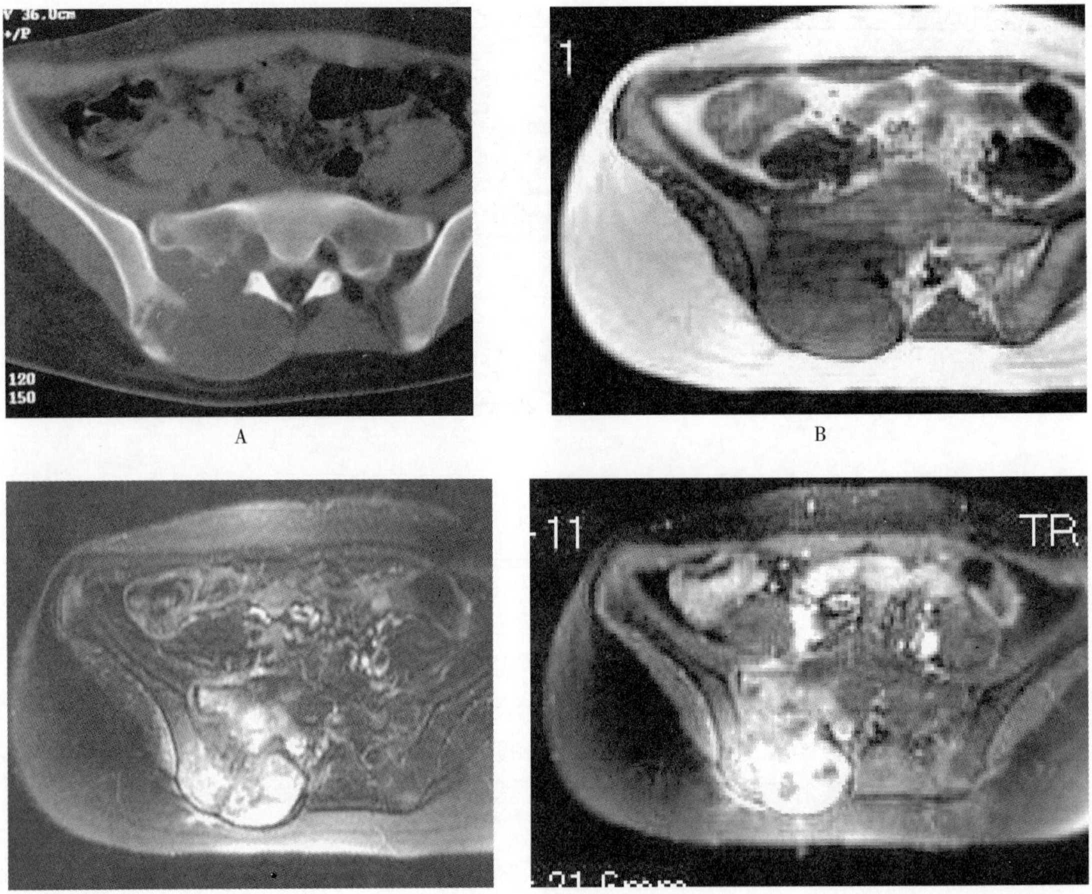

A B C D

图 3-2-51 原始神经外胚层肿瘤（二）

女，14 岁。右骶髂关节后部肿痛 2 个月。A：CT 平扫，右骶髂关节后部大软组织肿块，侵犯邻近的骶骨和髂骨，并侵入骶管和骶后孔，右侧竖脊肌肿大；B、C、D：MRI T_1、T_2WI 和增强扫描，肿瘤范围显示更加清楚，右侧竖脊肌受累情况明显，增强扫描病灶呈明显不均匀强化。

（二）鉴别诊断

软组织 pPNET 需要与其他类型的骨或软组织恶性肿瘤鉴别，如恶性神经鞘瘤、转移瘤、淋巴瘤、恶性纤维组织细胞瘤、纤维肉瘤、横纹肌肉瘤等。对于发生于躯干部、发病年龄较小、病史较短、骨质破坏严重，软组织肿块异常大的病例应考虑 pPNET 的可能性。对于年龄较轻，脊柱弥漫多发单纯溶骨性骨质破坏，具有明显邻近结构浸润表现、沿脊神经及硬膜外或韧带下蔓延倾向的患者，应首先考虑 pPNET。对于发生于四肢软组织的肿块，若肿块巨大，病史较短，肿块发生多小灶性坏死时，也应考虑到 pPNET 的可能。

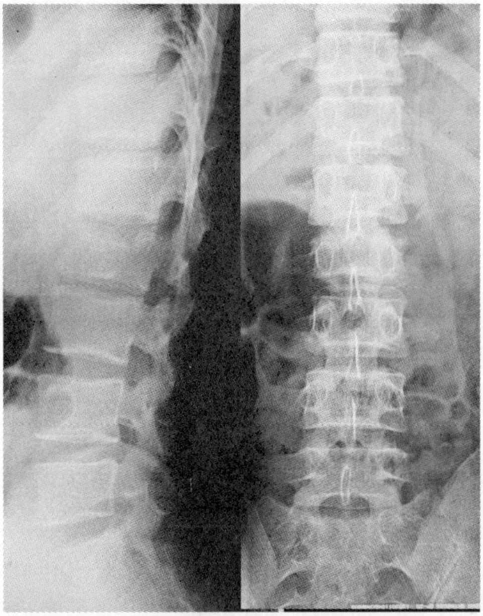

A

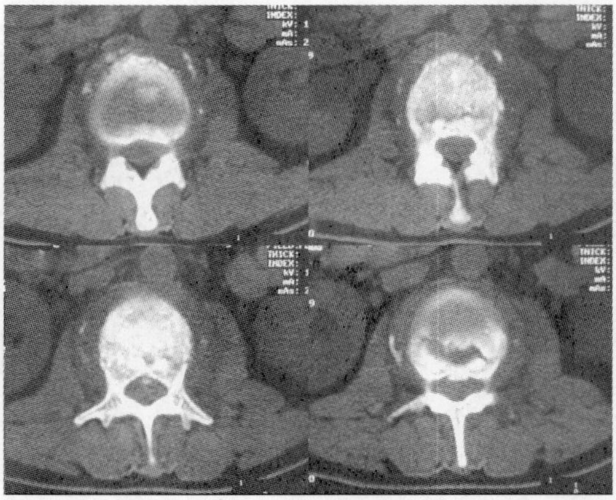

B

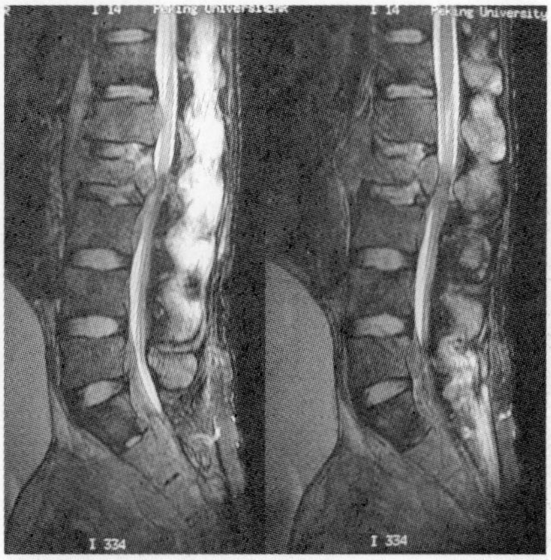

C

图 3-2-52 原始神经外胚层肿瘤（三）

男，18 岁。背部疼痛 5 个月，截瘫 1 个月。A：X 线平片示 L_2 骨质破坏；B：CT 平扫，破坏灶周围可见软组织肿块；C：MRI 脂肪抑制 T2WI，显示腰骶椎多发病变，并沿韧带下及硬膜外跨节段浸润。

（郁万江 房世保）

第三章

其他软组织病变

一、骨化性肌炎

约50%有外伤史，主要原因为肌肉内出血后钙化及骨化，约外伤一周后先从出血病灶周围开始有钙化形成，在X线、CT上呈模糊不规则絮状高密度影，2周以后，钙化向病灶内部发展；约6周后，病灶已经入成熟期，钙化转成骨化，骨化组织内可有骨髓形成，周边密度较高，中央密度较低。在MRI上，骨髓组织信号同皮下脂肪；病灶内钙化、骨化、纤维化及含铁血黄素沉着，在T1WI及

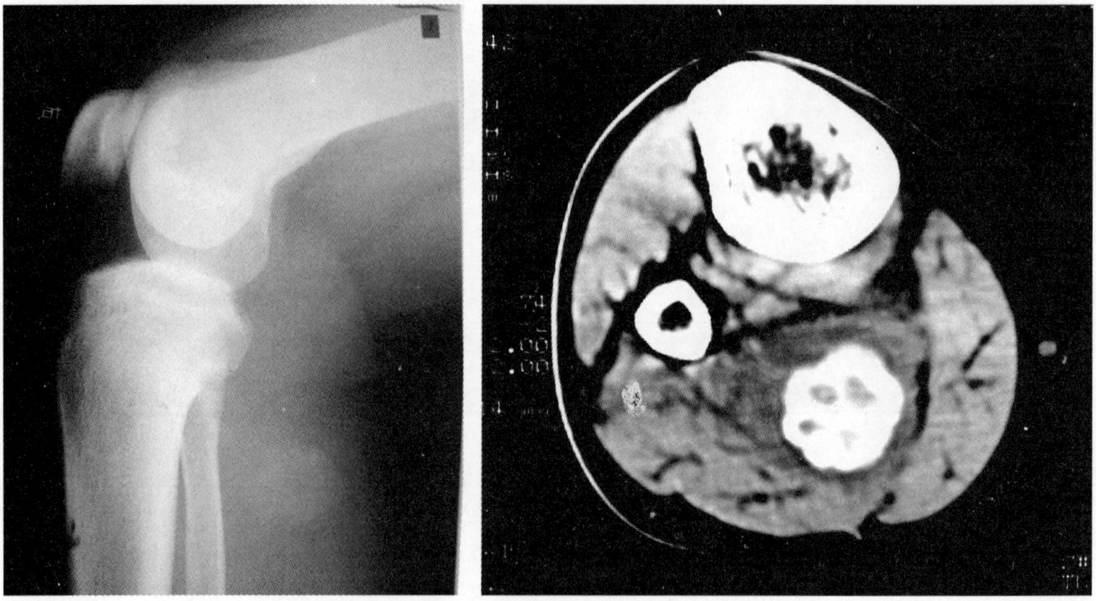

A　　B

图3-3-1　骨化性肌炎（一）

男，20岁。右小腿肿块1个月。A：X线平片，右小腿后上部软组织内类圆形高密度影；B：CT平扫，比目鱼肌内菊花形不均匀钙化灶，周围水肿。

T2WI 上均呈低信号。少数病例因病灶邻近骨骼而使骨骼内出现骨髓水肿或有骨膜反应，但与骨旁骨肉瘤不同，后者瘤骨先在病灶中心形成，再向外发展，并常侵犯骨骼（图 3-3-1 ~4）。

二、软组织内血肿

常有外伤、手术史、出血性疾患或肿瘤，在软组织内形成血肿，局部肌肉增大，超急期（HbO_2）在 MRI 的 T1WI 上呈低或等信号，T2WI 上呈高信号，历时数小时；急性期（DHb）在 T1WI 上呈低或等信号，T2WI 上呈低信号，历时 1 ~ 3 天；亚急性早期（RBC 内 MHb），在 T1WI 上呈高信号，T2WI 上呈低信号，历时数天；亚急性晚期（MHb 已溶解出 RBC 之外），可从数天到数月，在 MRI 的 T1WI 及 T2WI 上均呈高信号。慢性期血肿早期在 T1WI 及 T2WI 上均呈高信号，但边缘出现低信号环。再后，在长达数年的后遗症期，血肿腔收缩并逐渐演变为黑腔，其内有液化囊腔形成时，T1WI 为低信号，T2WI 为高信号，周围有低信号环围绕（图 3-3-5、6）。

鉴别诊断主要包括出血及脂肪组织或少见的黑色素瘤。若经 MRI 抑脂技术检查不是脂肪组织即可考虑为出血或少见黑色素瘤。

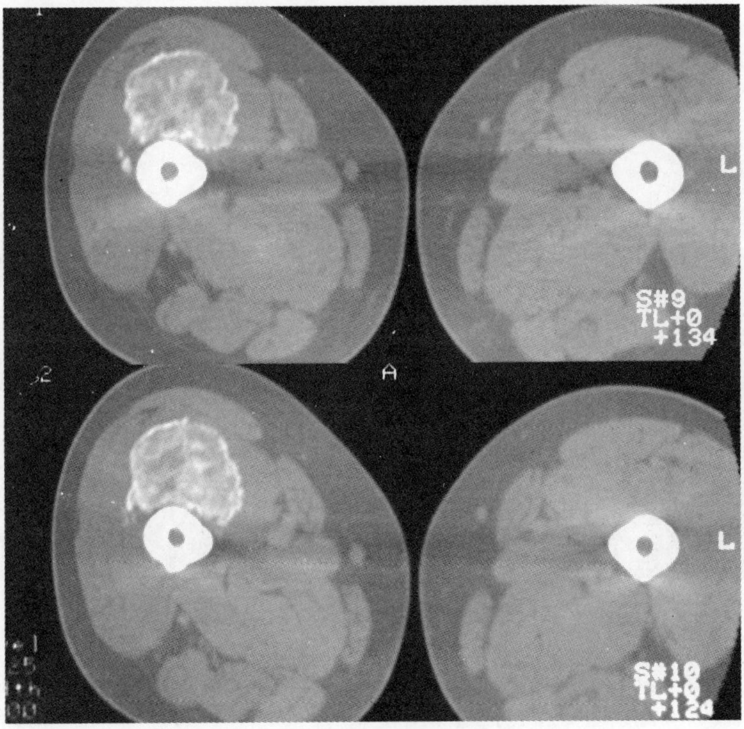

图 3-3-2　骨化性肌炎（二）

男，23 岁。CT 片示右大腿股中间肌内团状不均匀钙化灶，周边密度较高，中央密度较低。

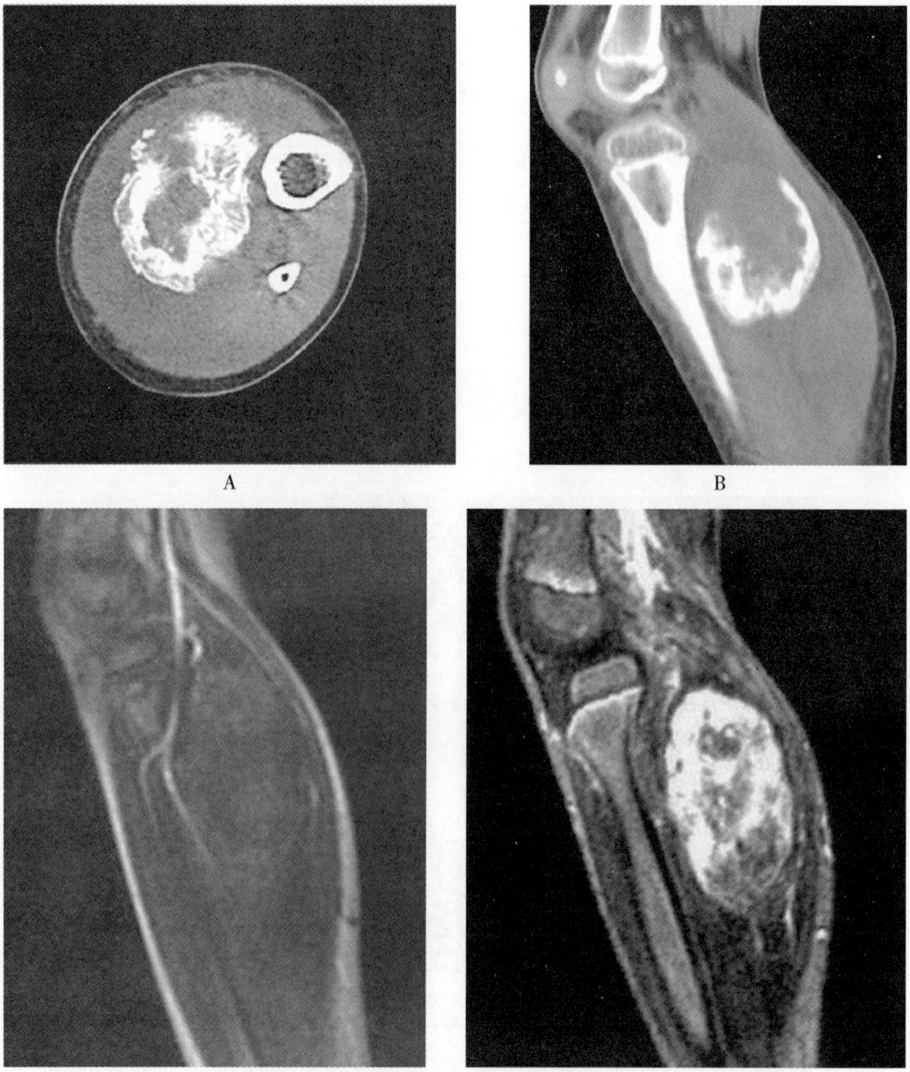

图 3-3-3 骨化性肌炎（三）

男，9 岁。左小腿包块 20 余天。A、B：CT 平扫示右小腿比目鱼肌内团状不规则钙化，周边密度较高，中央密度较低，病灶周围肌肉水肿；C、D：MRI T1WI 和 T2WI 示病灶呈混杂信号，边界较清。

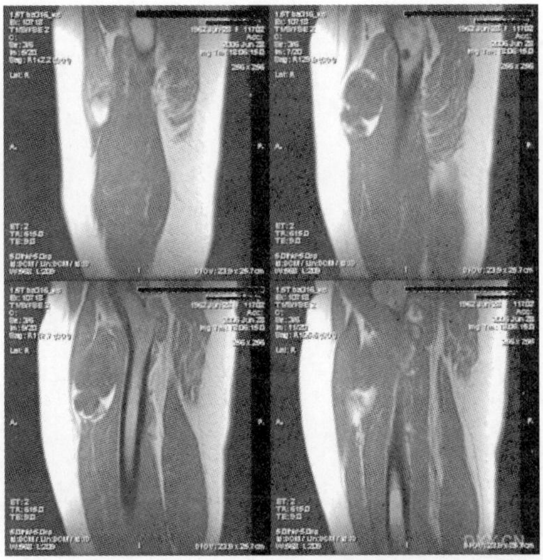

A

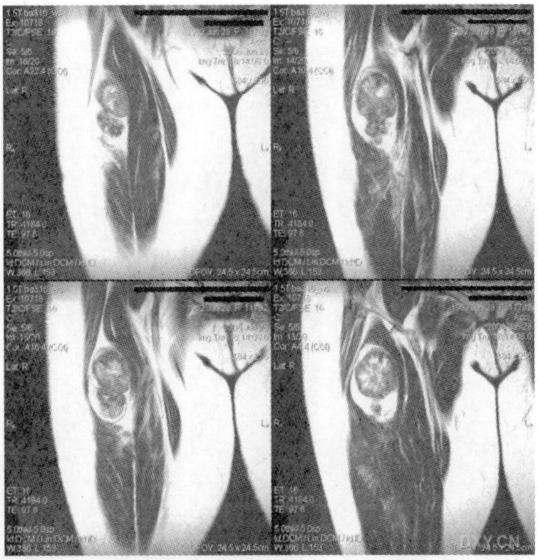

B

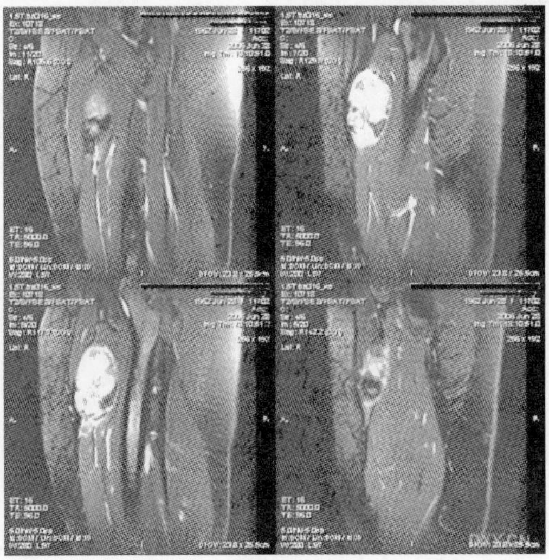

C

图 3-3-4　骨化性肌炎（四）

女，44 岁。发现右下肢包块 10 天。A：MRI T1WI 示右大腿股外侧肌内混杂信号病灶，周边呈高信号，中央呈低信号；B：MRI T2WI 示病灶呈混杂信号，周围可见假包膜；C：MRI 脂肪抑制 T2WI 示病灶呈混杂信号，高信号为主，其内含有脂肪成分。

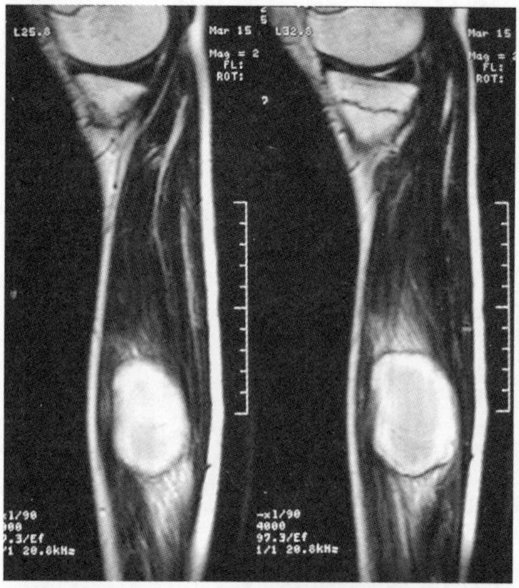

A

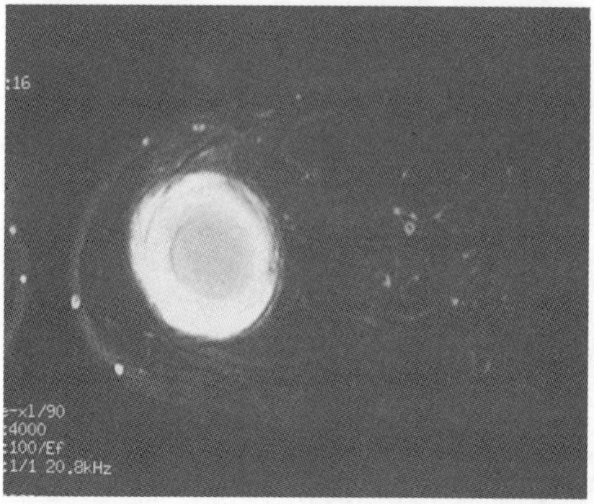

B

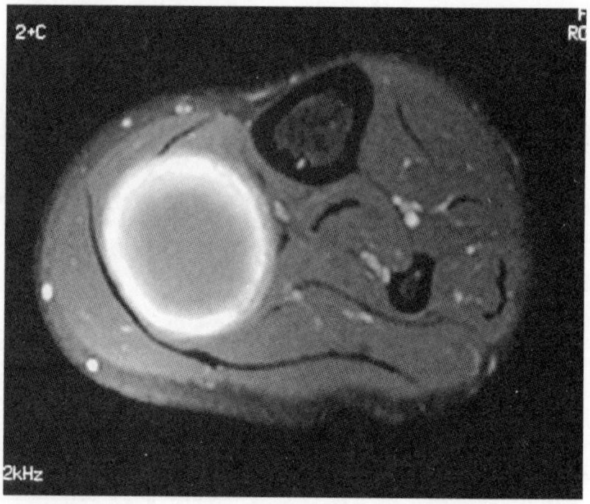

C

图 3-3-5　软组织内血肿（一）

男，19 岁。左小腿肿痛 40 天。A：MRI T_2WI，左小腿比目鱼肌内类圆形高信号，周围信号更高；B：MRI 脂肪抑制 T2WI，病灶位于比目鱼肌内；C：MRI 增强扫描脂肪抑制 T1WI，病灶无强化。

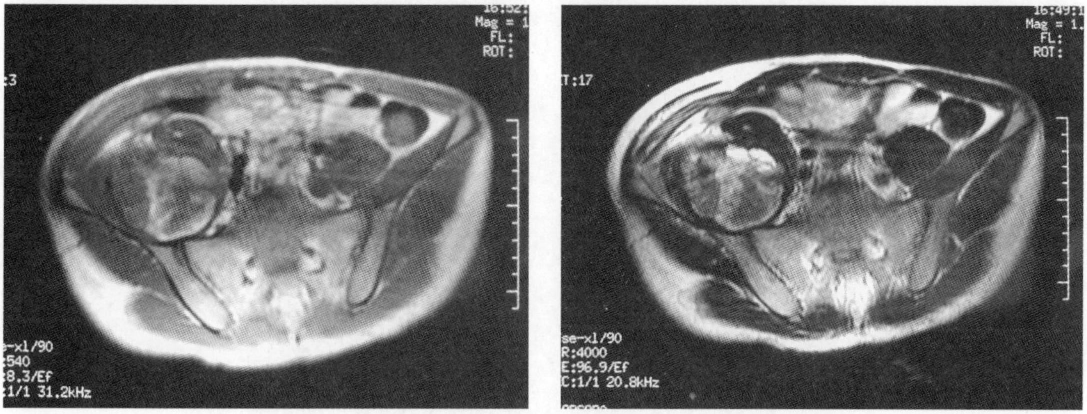

A　　　　B

图 3-3-6　软组织内血肿（二）

男，18 岁。右下肢疼痛，活动障碍半年，加重半月。3 年前曾有类似症状发作，未疗好转。A、B：MRI T1WI 和 T2WI，右侧髂窝内混杂 T1、T2 异常信号，周围呈低信号。经检查证实为血友病。

三、软组织脓肿

临床上有感染症状如发热、白细胞增高等。在 CT 上，呈边缘整齐或不整齐的软组织肿块或囊腔形成。在 MRI T1WI 上呈低信号，T2WI 上呈高信号，信号可均匀或不均匀，其内可有分隔，脓肿壁或分隔可增强，脓液不增强；有时可见气-液面，不难与实性肿瘤鉴别（图 3-3-7 ~9）。

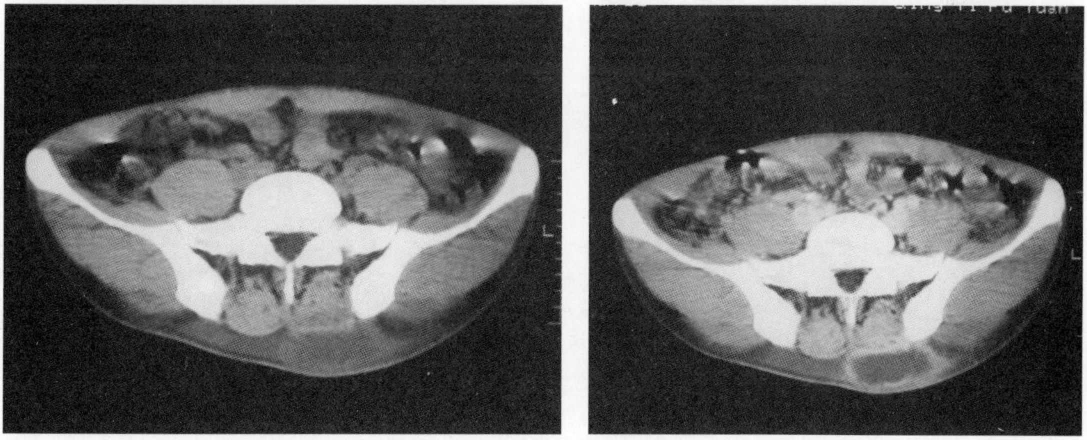

A　　　　B

图 3-3-7　软组织脓肿（一）

男，36 岁。骶骨后部肿痛 20 天，伴发热。A：CT 平扫，骶骨后部皮系组织内环形高密度影，中央密度较低，边界不清，与左侧竖脊肌关系密切；B：CT 增强扫描，病灶呈周边强化，壁不规则。

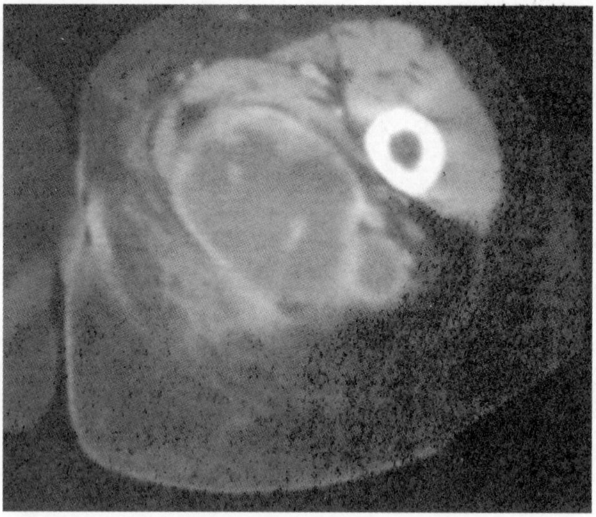

图 3-3-8　软组织脓肿（二）

男，15 岁。左大腿后部肿痛半个月。CT 增强扫描，左股骨内后方肌肉组织内分叶状软组织肿块，多腔，实性部分强化较明显，病灶中央为坏死脓腔。

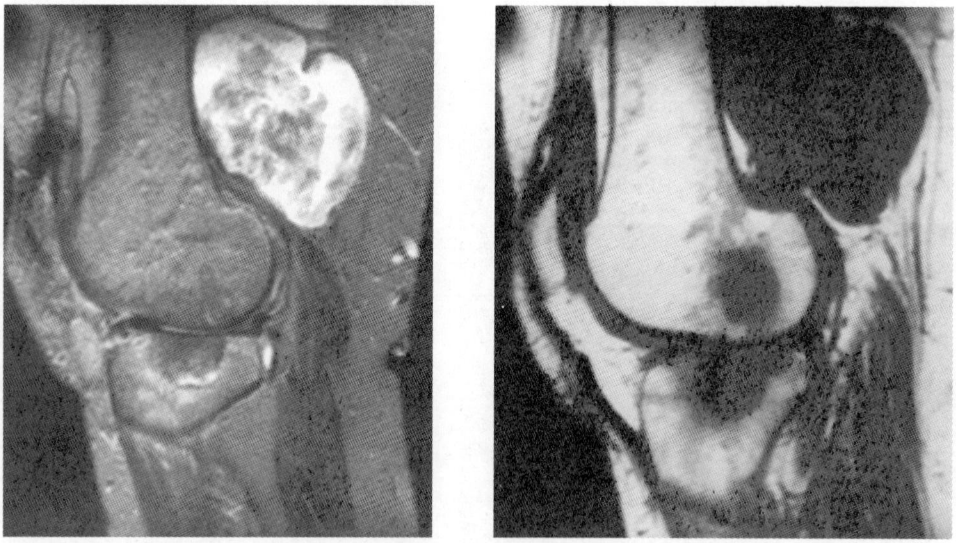

A　B

图 3-3-9　软组织脓肿（三）

男，26 岁。左膝关节肿痛 1 年。A、B：MRI 矢状 T2、T1WI，股骨下段后方长 T1 不均匀长 T2 异常信号；胫骨外侧髁关节面下局限性骨质破坏。病理证实为结核性脓肿。

四、动静脉畸形

动静脉畸形（arteriovenenous malformation，AVM）又称蔓状血管瘤（racemose hemangioma）为迂曲、扩张的供血动脉与引流静脉间血管襻直接相通形成的异常血管团，主要由小动脉和小静脉组成，并有动静脉瘘。常为先天性，也可由外伤、肿瘤、感染等引起。常见于儿童和青年，女性多见。可发生于身体的任何部位，但以四肢，尤其是下肢多见。病变可以位于皮下组织，也可位于邻近的肌肉内。

X线平片偶可见病变区有钙化斑点，邻近骨骼可见不规则骨膜反应。CT上为混杂密度软组织肿块，有时，可见高密度的点状、线状血管影或钙化灶；不出血时，无周围水肿或占位效应，但多数病例常有自发性出血；增强扫描，畸形血管强化并可显示引流静脉强化（图3-3-10、11）。有时动脉期强化不显著，静脉期后始呈明显强化，持续时间较长。

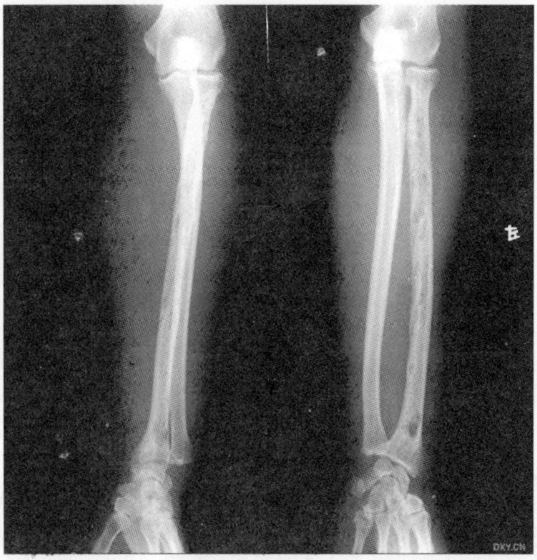

图3-3-10 动静脉畸形（一）

男，29岁。外伤后左前臂远端背侧疼痛，肿胀8个月。X线平片示左前臂软组织肿胀，左桡骨可见不规则骨质破坏和骨膜反应。

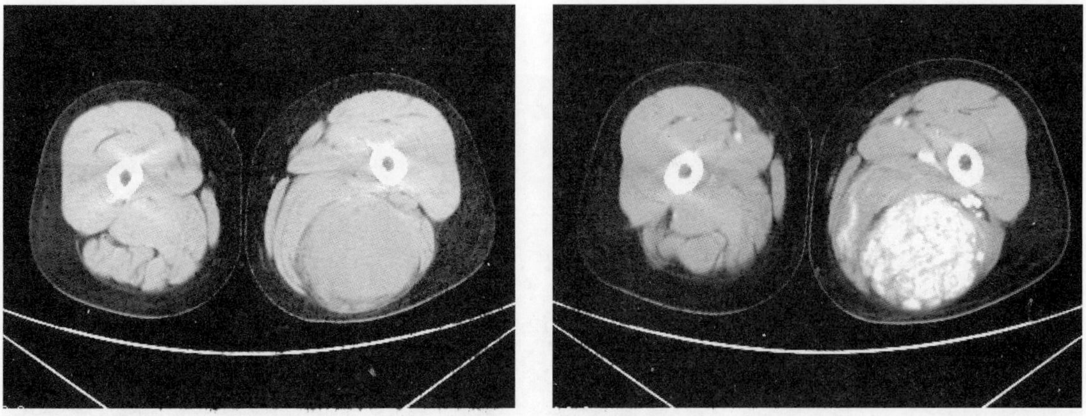

A B

图3-3-11 动静脉畸形（二）

女，25岁。左大腿后部软组织肿块5年。A、B：CT平扫及增强扫描，左股后部肌间隙内类圆形软组织肿块，平扫为略低密度，增强扫描呈显著强化，周围见引流静脉。

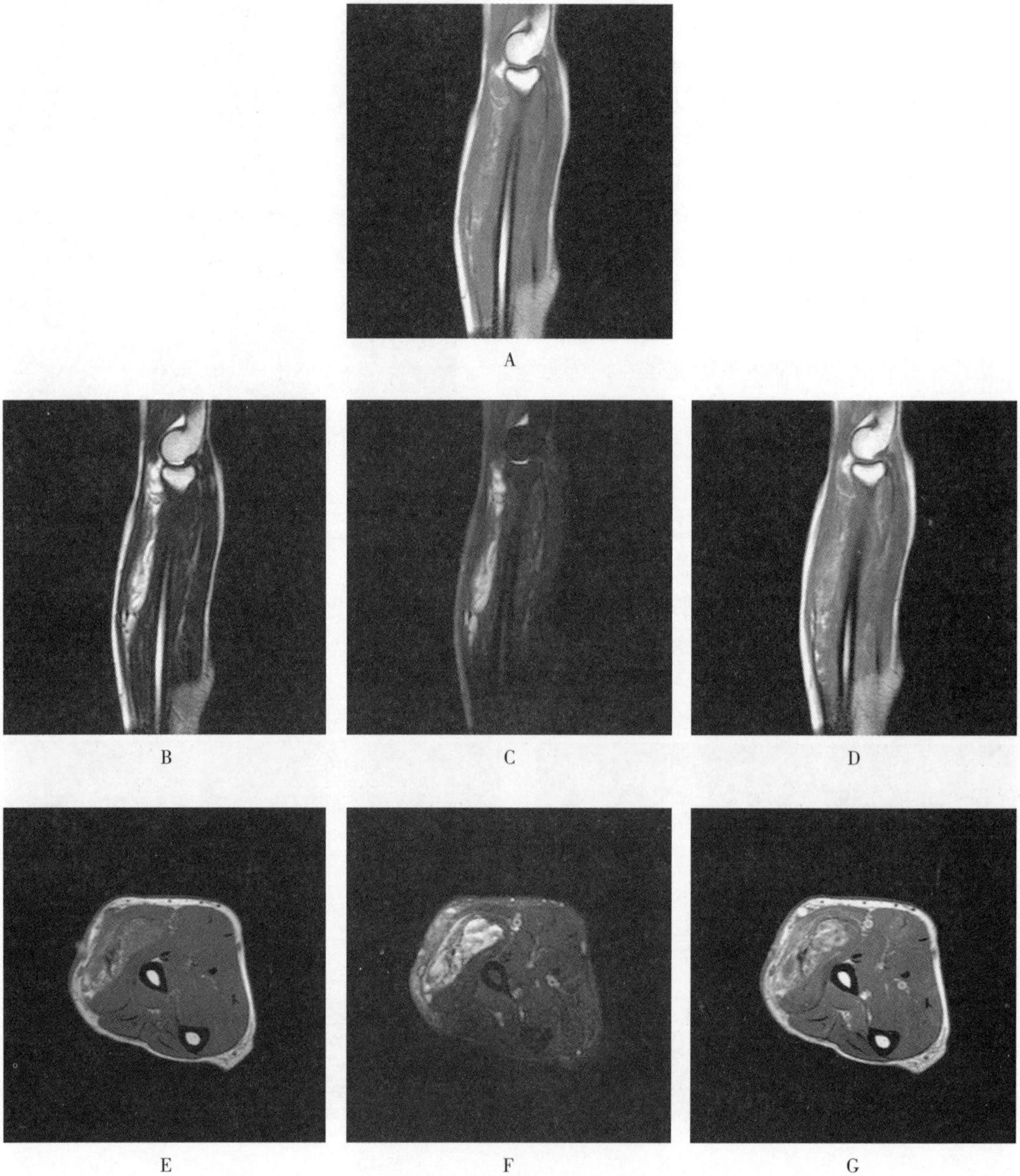

图 3-3-12　动静脉畸形（三）

女，26 岁。右前臂肿物数年。右前臂肱桡肌及皮下脂肪组织内不规则长片状混杂 T1（A），混杂 T2（B、C、D），异常信号，其内可见血管流空及少量脂肪组织，边界不清。增强扫描病灶呈明显不均匀强化（E、F、G）。

在 MRI 上 AVM 形态不规则，边界不清楚，表现为多数盘曲杂乱的条状、线状、环状或团状的异常血管结构，可以杂有纤维组织和脂肪，但没有明确的实性肿块。病灶内可见迂曲扩张、相互缠绕的畸形血管团，因流空效应，在 T1WI 及 T2WI 上均呈低信号，颇具特征；如病灶内伴有出血及血栓形成，则呈混杂信号（图 3-3-12）。MRI 上还可显示供血动脉及引流静脉。有时邻近骨骼可见受累。

五、假性动脉瘤

假性动脉瘤为动脉破裂后，出血通向腔外，有一较窄颈与动脉相通，其内流动血液在 MRI 上呈现无信号区，其内可有部分血栓形成，亚急性期血肿在 T1WI 及 T2WI 均呈高信号，慢性期血栓有含铁血黄素沉着时呈低信号（图 3-3-13、14）。X 线平片或 CT 上，可见假性动脉瘤壁的钙化影（图 3-3-15）。本病的影像学表现具有一定特征性，不难与其他实性肿瘤鉴别。

六、截瘫后软组织钙化

截瘫后软组织钙化或骨化的发生率可高达 50%，病理上属营养不良性钙化。钙化一般在脊髓损伤后 1 ~ 6 个月出现，发展较快，到一定程度后可不再进展。钙化的分布多在受损脊髓节段平面以下，最常见于骨盆、大腿和膝关节周围，钙化或骨化可为单发或多发。

发生于髋部者可呈絮状或团块状，常包绕于关节周围。膝关节周围的钙化或骨化多

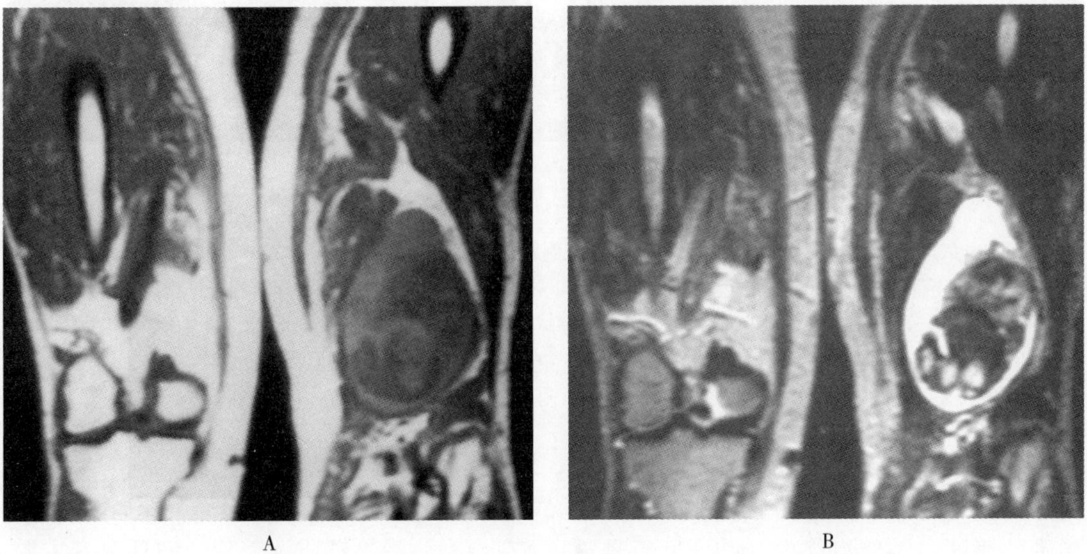

A　　B

图 3-3-13　假性动脉瘤（一）

男，65 岁。左膝后方软组织肿块 1 个月。A、B：双股部冠状位 MRI T1、T2WI，左股骨下段后部等长 T1 混杂 T2 异常信号肿块，边界较清。

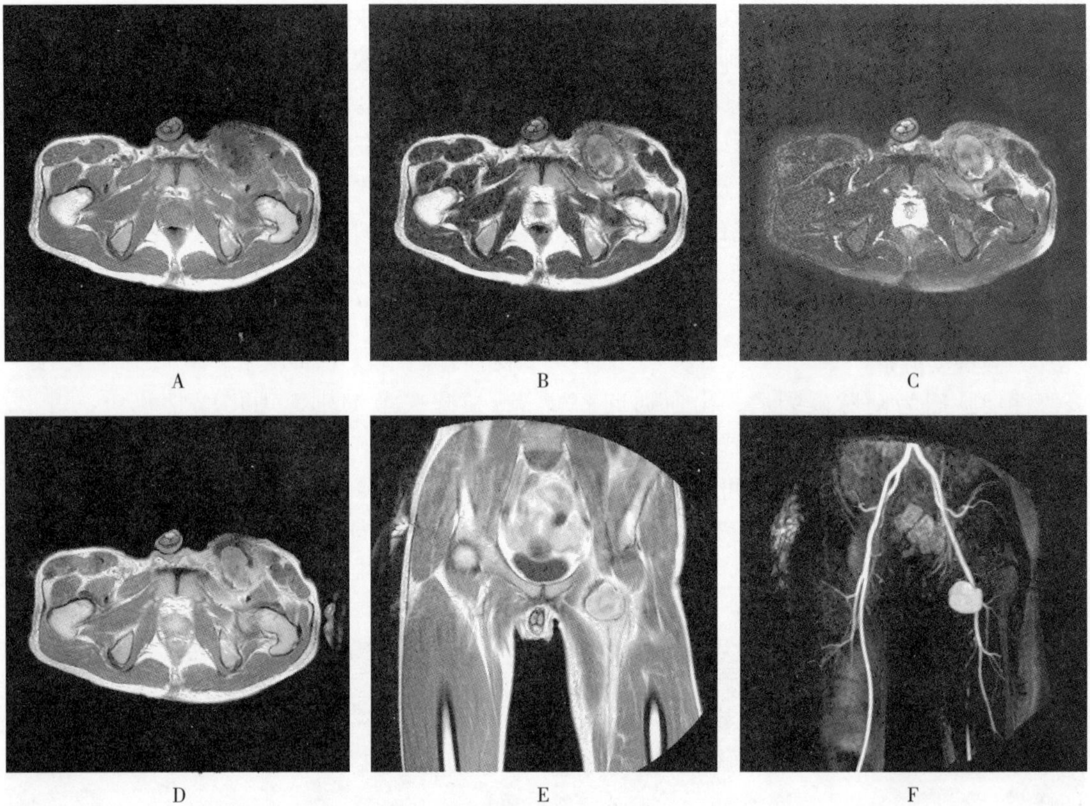

图 3-3-14 假性动脉瘤（二）

男，34 岁。左髋部外伤后左腹股沟区肿块 20 天。左侧大腿根部前内侧肌间隙内可见类圆形不均匀等低 T1（A），等高 T2（B）异常信号，压脂 T2WI（C）呈混杂高信号，病灶周围可见假包膜。周围脂肪间隙模糊，邻近肌肉内可见水肿信号。增强扫描（D、E），病灶呈明显强化，周围软组织片状强化。MRA（F）可见左侧股动脉中上段内侧类圆形高信号与之相连。

呈小片状或条状，沿股骨髁边缘分布，大多在内髁处。大腿部的钙化或骨化常分布在骨干周围的肌腱与结缔组织内，也可见于骨膜下，常呈骨针状改变。同时，截瘫后骨改变还包括骨质疏松和骨质吸收（图 3-3-16）。

七、特发性钙质沉着症

特发性钙质沉着症（idiopathic calcinosis）又称为特发性肿瘤样钙质沉着症，是一种少见的疾病，一般可分为两大类，即局限性钙质沉着症和弥漫性钙质沉着症。病理改变主要为：①结节病灶由成纤维组织和胶原纤维组成的囊状灶，内充满乳白色石灰糊状钙化液；②皮肤及皮下组织为多发性钙化组织代替，肌肉为结缔组织代替，中间散在较多钙化。

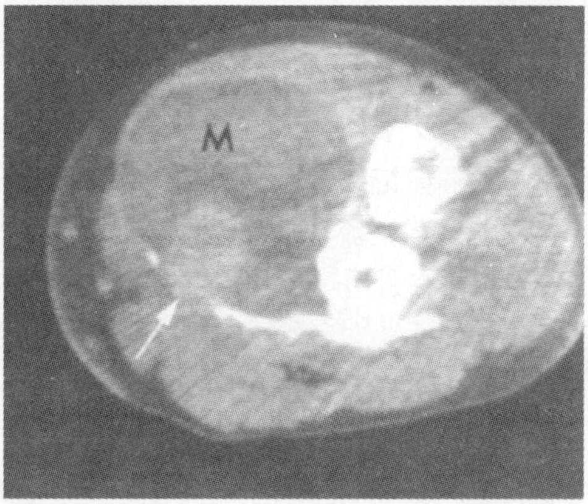

图 3-3-15 假性动脉瘤（三）

男，20 岁。外伤后左股骨骨折，内侧软组织肿块 1 天。左股部 CT 增强扫描，左股骨断端错位，内侧肌肉组织内不均匀密度软组织肿块，股动脉破裂，影像增粗（箭头）。

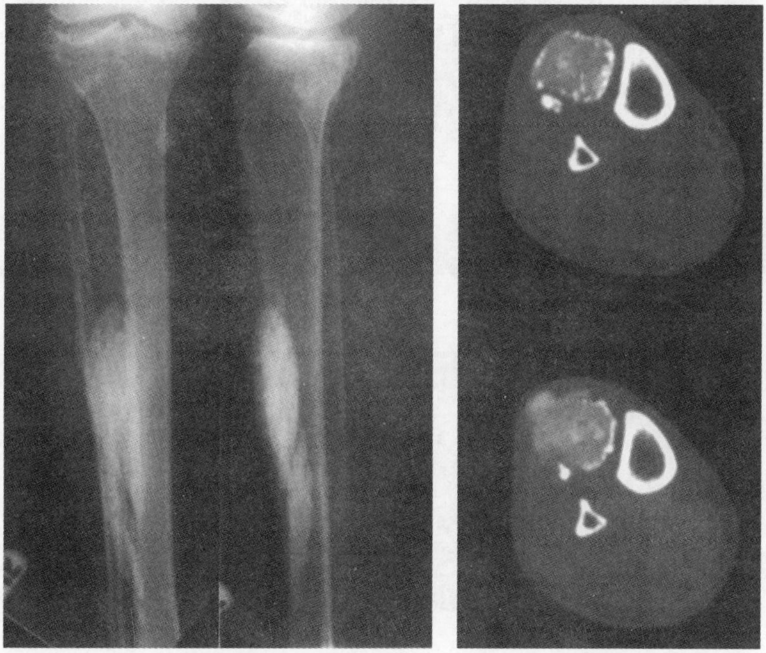

A　　B

图 3-3-16 截瘫后软组织钙化

女，35 岁。右侧偏瘫 2 个月，右小腿包块半月。A：右小腿正侧位 X 线平片示小腿前外侧边界清楚的钙化灶，略呈梭形；B：右小腿 CT 示钙化灶位于小腿前外侧肌肉组织内，大钙化灶周围见小钙化灶。

好发于青少年女性，1/3 患者有家族史。局限性钙质沉着症发病隐袭，病程缓慢，常累及指（趾）末端、关节附近皮肤及皮下组织。关节周围常有疼痛，关节附近深层组织中可触及结节。可突出皮下，也可溃破，流出灰白色物质。弥漫性钙质沉着症可有外伤史及体温升高，周身不适，疼痛，软弱无力。

（一）影像学表现

1. X 线、CT　局限性者常于皮下显示出无定形的致密钙斑，最多见于手足、指（趾）骨末端邻近的软组织内。钙斑的大小不一，可为结节状、条索状、斑片状、团块状，也可显示为点状颗粒，称为“骨沙”。可破溃，沿瘘管钙盐聚集成管状。弥漫性钙质沉着常

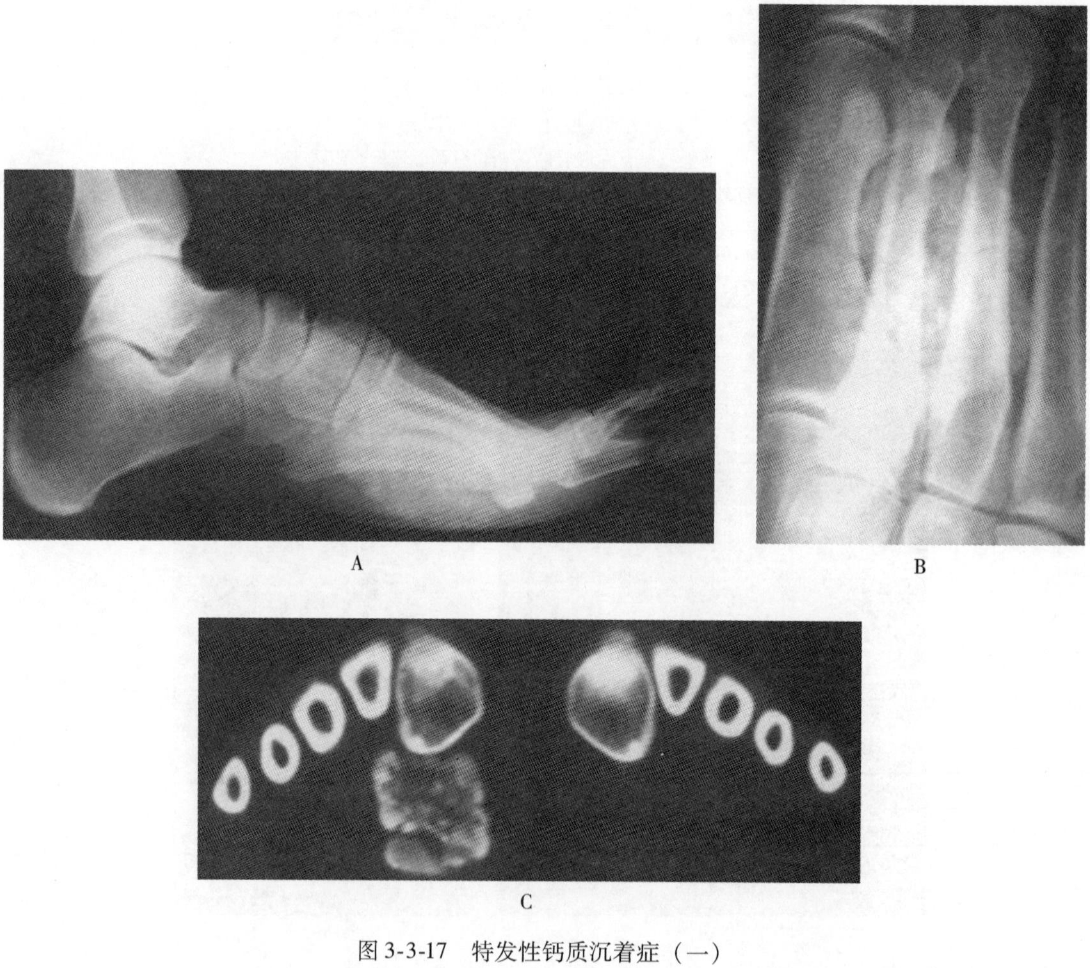

A　B　C

图 3-3-17　特发性钙质沉着症（一）

男，23 岁。左足内侧肿痛 3 年。A、B：右足侧位、局部正位 X 线片，右足内侧底部软组织内无定型钙化团块，邻近骨质未见异常改变；C：足部 CT 平扫，钙化团块边界清晰，密度不均匀，中央部分密度较低。钙化灶与骨骼的关系显示清楚。

显示于四肢易创伤的部位，如指掌侧，肘伸侧，膝前面以及髋两侧等肌束内。钙斑的表现与局限性者大致相同，唯所涉及的范围较广、较多，且密度较高，多沿肢体长轴呈带状分布，呈壳样高密度，中央呈相对略低密度，CT 显示较为清楚（图 3-3-17 ~ 19）。钙质沉着症对骨骼大多无任何影响。晚期患者可有骨质疏松现象。

2. MRI　在 T2WI 上，钙化周围可见水肿高信号，完全钙化者在 T1WI、T2WI 上均表现为低信号（图 3-3-19）。

（二）鉴别诊断

1. 痛风　软组织内钙化多限于关节周围，在关节边缘及其邻近骨骼可有穿凿样骨质缺损。

2. 钙化性血肿　多伴有外伤，如骨折、脱位、挫伤等。

3. 钙化性关节周围炎　最常见于肩部，钙化多为条状或梭形，结合临床表现不难区分。

八、腱鞘囊肿

腱鞘囊肿是关节附近的一种囊性肿块，病因不明，与关节囊、韧带、腱鞘中的结缔组织所发生的退行性变有关。临床上将手足小关节处的滑液疝囊和发生在肌腱的腱鞘囊肿统称为腱鞘囊肿。而大关节的囊性疝出另有命名，如膝关节后方的囊性疝出叫腘窝囊肿，又称 Baker 囊肿。除少数异位囊肿外，腱

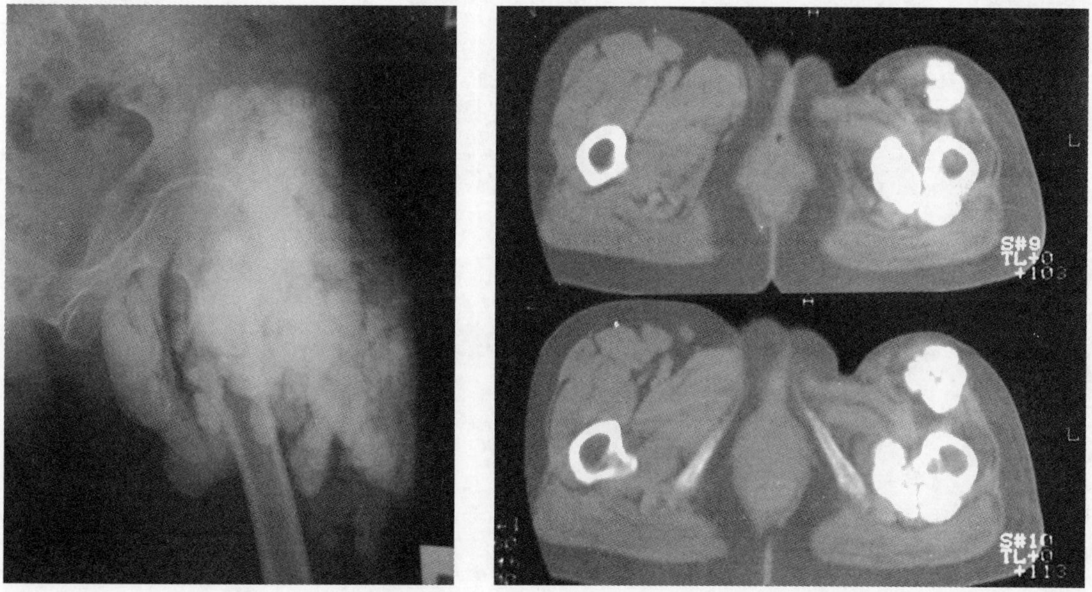

A　　B

图 3-3-18　特发性钙质沉着症（二）

女，68 岁。左髋部肿块 3 年。A：左髋关节 X 线正位片示左髋关节周围大量钙化，呈簇状分布；B：左髋关节 CT 示左髋关节周围多簇钙化灶，部分与股骨上段紧密相邻。

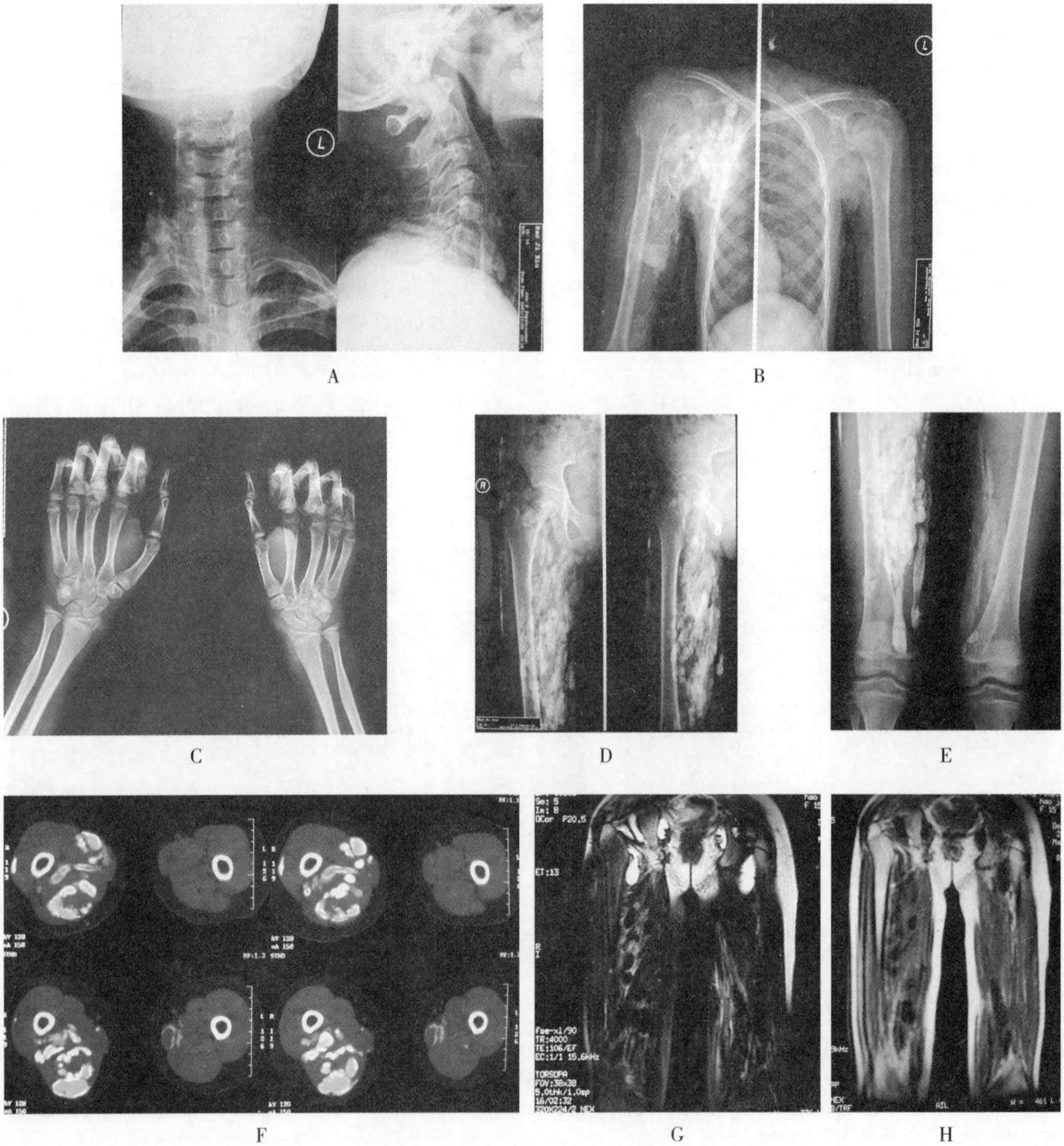

图 3-3-19　特发性钙质沉着症（三）

女，15 岁。全身体表肿物 6 年，由软变硬。A～E：X 线平片，双侧颈根部双肩关节周围，右上臂、双下肢软组织内广泛钙化，双腕关节周围软组织增厚；F：CT 平扫，双下肢肌肉呈包壳样钙化；G、H：MRI 脂肪抑制 T2WI 和 T1WI，钙化灶呈长 T1 短 T2 异常信号，周围伴有水肿信号。

鞘囊肿均有好发部位（腕背侧舟月关节和足背中跗关节等处）和近似水的密度或信号，且不增强，容易诊断（图3-3-20）。

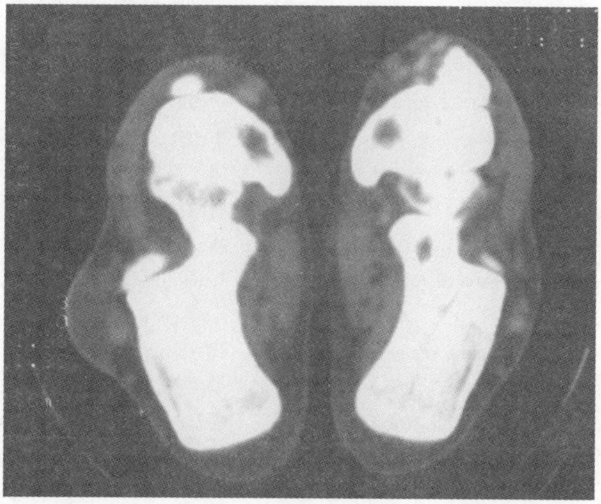

图3-3-20　腱鞘囊肿

男，25岁。右踝外伤后软组织肿块3个月。CT平扫示右踝外侧肌腱表面类圆形囊性病灶，边界清楚，密度均匀，病理证实为腱鞘囊肿。

（郁万江　房世保）

参 考 文 献

1. Frassica FJ, Thompson RCJr. Evaluation, diagnosis and classification of benign soft tissue tumors. J Bone Joint Surg Am, 1996, 78-A:126-140.
2. Greenfield GB, Arrington JA, Kudryk BT. MRI of soft tissue tumors. Skeletal Radiol, 1993, 22:77-84.
3. Simon MA, et al. Diagnostic strategy for bone and soft-tissue tumors. J Bone Joint Surg Am, 1993, 75-A:622-631.
4. Arisen AM, et al. MRI and CT evaluation of primary bone and soft-tissue tumors. AJR, 1984, 146:749-756.
5. Berquist TH, et al. Value of MRI in differentiating benign from malignant soft tissue masses: study of 95 lesions. AJR, 1990, 155:1251-1255.
6. Choi H, et al. Soft-tissue sarcoma, AJR,1991,157:353-358.
7. Dalinka MK, et al. Use of MRI in the evaluation of bone and soft tissue tumors. Radiol Clin North Am, 1990, 28:461-470.
8. Enzinger FM, et al. Soft Tissue Tumors. St louis CV Mosby Co, ed2, 1988.
9. Erlemann R, et al. Musculoskeletal neoplasms. Radiology, 1990, 176:489-495.
10. Sundaram M, et al. MRI of tumor and tumor-like lesions of bone and soft tissue. AJR, 1990, 155:817-824.
11. Kransdorf MJ, et al. Imaging of soft tissue tumors. Radiol Clin North Am, 1993, 31:359-372.
12. Vigorita VJ, et al. Orthopaedic pathology. Lippincott, Williams and Wilkins, 1999.
13. Burgener FA, et al. Differential Diagnosis in Magnetic Resonance Imaging. New York: Thieme, 2002.
14. Kline MB, et al. Noninfiltrating angiolipoma of the mediasti-

num. Radiol, 1990, 175:737 - 738.

15. Sundaram M, et al. Myxoid liposarcoma: MRI appearance with clinical and histological correlation. Skeletal Radiol, 1990, 19:359.
16. 徐爱德主编. 骨关节疾病影像学图鉴. 山东: 山东科技出版社, 2002, 502.
17. 徐爱德, 徐文坚, 刘吉华主编. 骨关节 CT 和 MRI 诊断学. 山东: 山东科技出版社, 2002, 544.
18. 王云钊主编. 中华影像医学骨肌系统卷. 北京: 人民卫生出版社, 2002, 479.
19. Kaneta K, Kaneko M, Sato H, et al. Giant angiolipoma of the nasal septum; a case report. International Congress Series, 2003, 1240:519 - 521.
20. Hoeft S, Luettges J, Werner JA. Infiltrating angiolipoma of the temporalis. Auris Nasus Larynx, 2000, 27:265 - 269.
21. 王秋艳, 范国平, 刘明, 等. CT、MRI 在儿童软组织血管瘤中的应用. 苏州大学学报（医学版）, 2003, 23 (2):205 - 206.
22. 王晓琪, 张雪林, 杨星, 等. 神经纤维瘤和神经鞘瘤不典型 CT 表现五例. 临床放射学杂志, 2000, 19 (12):818.
23. Bourgouin PM, Shepard Jo-AO, Moore EH, et al. Plexiform neurofibromatosis of the mediastinum CT appearance. AJA, 1988, 151:461.
24. Rodriguez-Bigas MA, Mahoney MC, Karakousis CP, et al. Desmoid tumors in patients with familial adenomatous polyposis. Cancer, 1994, 74:1270 - 1274.
25. 赵东兵, 邵永孚. 硬纤维瘤的临床特点——附 100 例病例报告. 癌症, 2000, 19 (2):173.
26. 郭坚, 文国英, 张根娣, 等. 局限性和弥漫性腱鞘巨细胞瘤 52 例临床及病理. 诊断病理学杂志, 2001,8 (5):272 - 274.
27. 刘国平, 杜靖远, 陈汝径. 恶性腱鞘巨细胞瘤一例. 同济医科大学学报, 1994, S1:19.
28. Somerhausen NSA, Fletcher CDM. Diffused-type giant cell tumor Clinico-pathologic and immunhistochemical analysis of 50 cases with extraarticular disease. Am J Surg Pathol, 2000, 24:479 - 492.
29. Bezzi M, Spinelli A, Pierleoni M. Cystic lymphangioma of Spleen US-CT-MRI correlation. Eur Radiol, 2001,11 (7):1187 - 1190.
30. Wadsworth DT, Newman B, Abramson SJ, et al. splenic lymphangiomatosis in children. Radiology, 1997,202 (1):173 - 176.
31. Mentzel HJ, Schramm D, Vogt S, et al. Intra-abdominal lymphangioma in a new born. J Clin Ultrasound, 1998, 26 (6):320 - 322.
32. 巩曰红, 程军, 吴立德, 等. 颈胸部囊性淋巴管瘤影像学诊断. 实用放射学杂志, 2001, 17 (11):871 - 872.
33. 李传江, 张新泉, 张荣泽. 腹膜后巨大囊性淋巴瘤 1 例. 临床放射学杂志, 2001, 20 (2):88.
34. 俞同福, 王德杭, 虞梅玲, 等. 囊性淋巴管瘤的 CT 诊断. 实用放射学杂志, 2004, 20 (4):361.
35. Tsitouridis I, Sayegh FE, Natsis K, et al. Mazabraud's syndrome: MRI evaluation. Eur J Radiol Extra, 2003, 45:83 - 87.
36. 娄明武, 胡卫东, 王静波. 软组织恶性纤维组织细胞瘤的 CT、MRI 表现. 实用放射学杂志, 2001,17(6):408.
37. Remide A, Aysenur M, Janer A, et al. Liposarcoma of soft tissue: MR finding with pathologic correlation. Skeletal Radiol, 1997, 26:167.
38. 陈健宇, 梁碧玲, 刘庆余. 四肢软组织脂肪肉瘤 MRI 表现与组织分化的关系. 癌症, 1999, 18 (2):211 - 213.
39. 薛潋艳, 朱铭, 孙爱敏. 小儿盆腔横纹肌肉瘤的影像学诊断. 中国临床医学影像学杂志, 2003, 14(5):351 - 353.
40. 侯建明, 任彦玲. MRI 示右臀部横纹肌肉瘤广泛转移 1 例. 中国临床医学影像学杂志, 2002, 10 (2):142.
41. 张明华, 郝秉香, 范清宇, 等. 原发四肢、躯干恶性软组织肿瘤的 MRI 诊断. 中国临床医学影像学杂志, 2003, 14 (4):278 - 280.
42. Komatsuda M, Nagao T, Arimori S. An autopsy case of malignant lymphoma associated with remarkable infiltration in skeletal muscles. Rinsho Ketsueki, 1981, 22 (3):891.
43. 杨军乐, 董季平, 阎锐, 等. 左骶棘肌非何杰金淋巴瘤 1 例报告. 实用放射学杂志, 2003, 19 (11):1046.
44. 刘瑛, 吴宁, 石木兰. 肌肉淋巴瘤的 CT 表现. 临床放射学杂志, 2002, 21 (11):876.
45. 徐金法, 耿玉进, 许俊龙. 椎旁肌肉内非霍奇金淋巴瘤侵入椎管 1 例. 中国临床医学影像杂志,2003,14 (2):149.
46. 庞华栋, 韦彦权, 吴大哲. 左胫骨原发性非霍奇金淋巴瘤 1 例. 中国医学影像技术, 2002, 18 (9):921.
47. Choudhury J, Yalamanchil M, Friedenberg W. Skeletal muscle lymphoma. Med Oncol, 2002, 19 (2):125 - 129.
48. Eustace S, Winalski CS, McGowen A, et al. Skeletal mus-

cle lymphoma：observations at MR imaging. Skeletal Radiol，1996，25（5）:425－430.

49. Samuel LM，White J，Lessells AM，et al. Primary Non-Hodgkins Lymphoma of Muscle. Clin Oncol，1999，11（1）:49.

50. Chew FS，Schellingerout D. Primary lymphoma of skeletal muscle. AJR，1999，172（5）:1370.

51. Grunshaw ND，Chamlers AG. Skeletal muscle lymphoma. Clin Radiol，1992，45（6）:399.

52. Lee JKT，Glazer HS. Psoas muscle disorders. Radiol，1986，160（3）:683.

53. 郁万江，杜湘珂，王思伦. 原发骨骼肌非霍奇金淋巴瘤的影像学表现特点. 中国医学影像技术，2004，20（5）:752－754.

54. Schmidt D，et al. Malignant peripheral neuroectodermal tumor and its necessary distinction from Ewing's sarcoma：a report from the Kiel Pediatric Tumor Registry. Cancer，1991，68:2251.

55. Kleihues P，Burger PC，Scheithauer BW. Histological typing of tumors of the central nervous system，2nd ed，Berlin：Springer-Verlay，1993，27－30.

56. Dehner LP. Primitive neuroectodermal tumor and Ewing's sarcoma. Am J Surg Pathol，1993，17（1）:1－13.

57. Hart MN，Earle K M. Primitive neuroectodermal tumors of the brain in children. Cancer，1973，32（5）:890－897.

58. Dehner LP . Peripheral and central primitive neuroectoderma tumors：a nosologic concept seeking a consensus. Arch Pathol Lab Med，1986，110（5）:997－1001.

59. Ibarburen C ，Haberman JJ ，derhouni EA. Peripheral primtive neurcr ectodermal tumors：CT and MRI evaluation. Eur J Radiol，1996，2（1）:225－232.

60. 丁向东，王志华，牛俊扬，等. 外周性原始神经外胚层瘤的形态及免疫组化观察. 临床与实验病理学杂志，2000，16（2）:123－125.

61. 那加，李竟贤，方志伟，等. 骨和软组织尤文氏瘤与外周性原始神经外胚层肿瘤的临床病理学研究. 中华肿瘤学杂志，1998，20（1）:71－73.

62. 杨光别，龚向阳. 外周性原始神经外胚层肿瘤的 CT 表现. 中华放射学杂志，2001，35（7）:535－537.

63. 郁万江，杜湘珂，徐爱德. 肌骨外周性原始神经外胚层肿瘤的临床影像学诊断. 中华放射学杂志，2007，41（3）:82－84.